Bönninghausen: Therapeutisches Taschenbuch

Bönninghausen
Therapeutisches Taschenbuch

für homöopathische Ärzte
zum Gebrauch am Krankenbette
und beim Studium der reinen Arzneimittellehre

vollständig neu bearbeitet von
M. Hoffmann
und L. G. Kampe

Jungjohann Verlagsgesellschaft
Neckarsulm Stuttgart

Zuschriften und Kritiken an:
Dr. med. H. Jungjohann, Postfach 1252, D-7107 Neckarsulm

Wichtiger Hinweis
Aus dem historischen Charakter des Werkes ergibt sich die besondere Verpflichtung, anhand der Beipackzettel zu verschreibender Präparate zu überprüfen, ob die dort gemachten Angaben von den Daten in diesem Buch abweichen, und Verordnungen in eigener Verantwortung zu bestimmen.

Die Deutsche Bibliothek – CIP-Einheitsaufnahme

Hoffmann, Michael:
Bönninghausen Therapeutisches Taschenbuch für homöopathische Ärzte zum Gebrauch am Krankenbette und beim Studium der reinen Arzneimittellehre /vollständig neu bearb. von M. Hoffmann und L. G. Kampe. – 2. Aufl. – Neckarsulm; Stuttgart: Jungjohann, 1992
ISBN 3-8243-1186-0
NE: Kampe, Lothar G.:; Bönninghausen, Clemens von [Begr.]

Alle Rechte vorbehalten
2. Auflage Februar 1992

© 1992 Jungjohann Verlagsgesellschaft mbH, Neckarsulm, Stuttgart

Das Werk einschließlich aller seiner Teile ist urheberrechtlich geschützt.
Jede Verwertung außerhalb der engen Grenzen des Urheberrechtsgesetzes ist ohne Zustimmung des Verlages unzulässig und strafbar. Das gilt insbesondere für Vervielfältigungen, Übersetzungen, Mikroverfilmungen und die Übertragung auf elektronische Datenträger.

Herstellung: Druckhaus Schwaben, Heilbronn
Umschlag: Arne Schäffler, Ulm

Printed in Germany

Vorwort

Die Bearbeiter dieses Werkes hoffen, daß diese vollkommen neue Ausgabe von Bönninghausen's Therapeutischem Taschenbuch lange aktuell bleibt und wünschen ihr ein ebenso langes Bestehen wie den "alten" Ausgaben, die inzwischen vergriffen sind.

Als Originalvorlage diente *Bönninghausen's Therapeutisches Taschenbuch für homöopatische Aerzte zum Gebrauche am Krankenbette und beim Studium der reinen Arzneimittellehre*. Neu herausgegeben von E. S. Fries, pract. homöopath. Arzt in Zürich. Leipzig, A. Magrgraf's homöopathische Officin. 1897.

Der Vollständigkeit halber haben wir das Werk um drei Teile ergänzt, die im Original nicht vorhanden sind, jedoch die Arbeit sinnvoller gestalten:

- *Anleitung zur Erstellung eines vollständigen Krankheitsbildes mit dem Ziel einer homöopathischen Heilung* (von den Bearbeitern)

- *§ 153 des Organon der Heilkunst* von Samuel Hahnemann, 6. Auflage, 1921

- *Kurze Belehrung für Nicht-Ärzte über die Verhütung und Behandlung der asiatischen Colera,* von C. v. Bönninghausen, Reg.-Rath a. D. Münster 1849

Für die Zusammenstellung dieses Werkes wurden moderne Computersysteme verwendet, wodurch die "Fehler", die C.M.F. von Bönninghausen 1846 und E.S. Fries 1897 machten, ausgebessert werden konnten. Diese "Fehler" waren begründet in der Arbeitsweise der beiden Vor-Autoren, die sich wahrscheinlich Karteikarten bedienten und somit sehr häufig unterschiedliche, heute teilweise kaum mehr bekannte Mittelnamen verwendeten.

Es wurde versucht, unvollständige Mittelbezeichnungen der Originale entweder zu berichtigen oder anhand der *Encyclopedia of pure Materia Medica* von Timothy F. Allen, 1874, ausfindig zu machen. Diese Enzyklopädie ist wohl die vollständigste und genaueste *Materia Medica* unserer Zeit, wenn auch sicher einige "moderne" Mittel fehlen mögen. Es wurde versucht, Mittelbezeichnungen von Bönninghausen, denen ein Teil fehlte, in Richtung auf die Symptom-Spezifität zu korrigieren.

Desweiteren wurden — soweit möglich — alle Mittelnamen in die heute übliche Nomenklatur nach **Kent** übersetzt, der Tatsache Rechnung tragend, daß dies das heute übliche System ist. Aus technischen Gründen beträgt die maximale Zeichenlänge eines Mittels sieben Zeichen, so daß ggf. auch die Abkürzungen ein wenig, aber immer noch verständlich, abgekürzt wurden. Für Schwierigkeiten finden Sie im 3. Teil des Buches eine vollständige Mittel-Liste.

Die Symptombezeichnung wurden in modernes Deutsch übersetzt, auch wenn diese Sprache fremdartig vorkommen mag.

Die Eigentümlichkeiten der Bönninghausenschen Sprache wurden dabei jedoch möglichst nicht vernichtet, vielmehr die moderneren Bezeichnungen nur hinzugefügt. Eine Anpassung der Rechtschreibung auf den "modernen" Stand wurde zusätzlich vorgenommen.

Wir haben die von Bönninghausen original verwendete Reihenfolge der Symptome und Symptom-Abteilungen im großen und ganzen beibehalten. Durch die Übertragung in modernes Deutsch und durch die vollständige Ausschreibung des gesamten Symptoms haben sich jedoch einige Symptome alphabetisch verschoben, so daß die Reihenfolge in strenger Reihe manchmal nicht mehr stimmen mag.

Das vollständige Ausschreiben von Symptombezeichnungen ist neu, wenn auch noch nicht üblich. Vollständig bedeutet jedoch auch hier immer in Verbindung mit der Symptomgruppe des Oberkapitels, so wie es in der Kopfzeile jeder Seite abgedruckt erscheint.

Wir haben immer wieder Unklarheiten und Schwierigkeiten bei der Zugehörigkeits-Bestimmung von Symptomen feststellen müssen, woraufhin wir diese Methode wählten. Ein konkretes Beispiel:

① **Körperteile und Organe**
② **Augen**

▲ ③ **Pupillen unbeweglich**   ④ BB: 0075, ⑤ BU: 16

acon, *apis*, **bar-c**, <u>**bell**</u>, cham, chin, <u>**cic-v**</u>, **cupr**, **dig**, ferr, **hell**, hydr-ac, **hyos**, *laur*, **merc-c**, **nit-ac**, **op**, *plb*, ran-b, seneg, spig, <u>**stram**</u> ⑥

① Bezeichnung der aktuellen Abteilung
② Bezeichnung der aktuellen Symptom-Obergruppe

③ Ausgeschriebenes, vollständiges Symptom, in Relation zur Obergruppe
④ BB = Symptomnummer von Bönningbase (siehe unten)
⑤ BU = Seitennummer der Original-Vorlage (siehe oben)

⑥ Mittel-Liste mit Wertigkeiten. Es bedeuten:

<u>**Fett, unterstrichen**</u>   höchster Rang, Wertigkeit 5

Fett   zweiter Rang, Wertigkeit 4

Kursiv   dritter Rang, Wertigkeit 3

Normal   vierter Rang, Wertigkeit 2

(in Klammern)   niedrigster Rang, Wertigkeit 1

Die Bearbeiter weisen schließlich noch daraufhin, daß das hier vorliegende therapeutische Taschenbuch auch als Computerprogramm **Bönningbase** (für IBM-kompatible Arbeitsplatzrechner, Bezug über: Dragon House, Hölderlinstr.1, O-6018 Suhl) vorliegt.

Wir wünschen viel therapeutischen Erfolg mit dem Buch und hoffen, daß es in bezug auf die Haltbarkeit und Aktualität das Original noch übertreffen möge. Anschließend an die gleichlautende Bitte Bönninghausen's bitten auch wir um Nachsicht für etwaige Fehler oder Unklarheiten.

Suhl, im Frühjahr 1992

Michael Hoffmann
Lothar Georg Kampe

Danksagung

Der Dank der Bearbeiter gilt:

den Mitarbeiterinnen, die wie die Weltmeister getippt haben

Alice Hoffmann, der Großmutter, die uns finanziell unterstützte und damit wesentlich zum Entstehen dieses Werkes beigetragen hat

Heilpraktiker Helmut Schneider, Mannheim, Homöopath.

Inhaltsverzeichnis

I	Vorwort der Herausgeber	V
	Lebenslauf Bönninghausen	XI
	Vorwort Fries, 1897	XV
	Vorwort Bönninghausen, 1845	XVII
	Anleitung zur Repertorisation nach Bönninghausen	XXVI
	Kurze Belehrung über die Cholera	XXVIII
II	**Repertorium**	1
1	*Abteilung 1* — Gemüth und Geist	2
	Gemüth	2
	Verstand	4
	Gedächtnis	5
	Benebelung	6
	Begleitende Beschwerden	7
2	*Abteilung 2* — Körperteile und Organe	8
	Innerer Kopf	8
	Äußerer Kopf	10
	Augen	12
	Gesicht	15
	Gesichtstäuschungen	16
	Gesicht	18
	Ohren	19
	Gehör	21
	Nase	23
	Schnupfen	24
	Geruch	27
	Angesicht: Äußeres Aussehen	28
	Angesicht: Empfindungen	33
	Zähne	35
	Mund und Schlund	37
	Hunger und Durst	39
	Hunger und Durst: Abneigung gegen	40

Hunger und Durst: Verlangen nach	42
Geschmack	46
Aufstoßen	49
Übelkeit und Erbrechen	50
Innerer Bauch	52
Äußerer Bauch	55
Bauch	56
Hypochondrien	56
Bauchringe	57
Blähungen	57
Stuhlausleerung, Stuhlgang	59
Stuhlbeschwerden	63
Harnorgane	64
Harn	65
Harn: Bodensatz	68
Harn: Harnabgang	69
Harn: Begleitende Beschwerden	71
Geschlechtsteile	72
Geschlechtsteile: männlich	72
Geschlechtsteile: weiblich	73
Geschlechtstrieb	75
Menstruation	76
Menstruation: Begleitende Beschwerden	78
Weißfluß	79
Atem	80
Husten	82
Luftwege	87
Äußerer Hals	89
Äußerer Hals: Hals und Nacken	90
Brust	90
Rücken	93
Obere Extremität	94

	Untere Extremität	97		Schweiß	198
	Untere Extremität: Gelenke	100		Zusammengesetzte Fieber	202
	Untere Extremität: Knochen	102		Begleitende Beschwerden	204
3	*Abteilung 3* – Empfindungen und Beschwerden	103		Zusammengesetzte Fieber: Begleitende Beschwerden	205
	Äußere und innere Körperteile im Allgemeinen	103	6	*Abteilung 6* – Änderung des Befindens	206
	Drüsen	141		Verschlimmerung nach der Zeit	206
	Knochen	144		Verschlimmerung nach Lage und Umständen	208
	Haut und Äußeres	148		Schlimmer durch verschiedene Speisen und Getränke	220
4	*Abteilung 4* – Schlaf und Träume	180			
	Schlaf	180		Verschlimmerung nach Lage und Umständen	226
	Schlaf: Lagen im Schlaf	182			
	Schlaf	183		Besserung nach Lage oder Umständen	246
	Träume	185			
5	*Abteilung 5* – Fieber	190		Besserung durch Speisen und Getränke	250
	Blutlauf	190			
	Frost	193		Besserung nach Lage oder Umstände	251
	Hitze	194	III	**Anhang**	**259**
	Kälte	197		Verzeichnis aller Mittel	259
	Schauder	198		Kurzliste Symptomübersicht	270

Bönninghausen: Leben und Werk, Lebensgeschichte

Clemens Maria Franz von Bönninghausen wurde am 12. März 1785 auf dem elterlichen Landgut Heringhafen in der holländischen Provinz Overijssel geboren. Sein Vater, Ludwig Ernst Baron von Bönninghausen, fürstlich münsterischer Oberleutnant und Kammerherr, Ritter des holländischen Ordens van de Unie, starb schon am 5. Mai 1812.

Bönninghausen studierte, nachdem er das Gymnasium zu Münster besucht hatte, an der Groninger Universität, wo er zunächst die Jurisprudenz als Berufsfach wählte, dann aber mit Vorliebe naturwissenschaftliche und medizinische Vorlesungen besuchte. Am 30. August 1806 erlangte er den Grad als Doktor beider Rechte und trat am 1. Oktober desselben Jahres seine (nur kurze) Laufbahn am Obergericht Deventer an.

Schon im folgenden Jahr begleitete er seinen Vater nach Utrecht. Dieser war als Abgeordneter vom Oberijsselschen Wahlkomitee beim damaligen König von Holland, Louis Napoleon, bestellt worden. Louis Napoleon war von Cl. v. Bönninghausen sehr bald beeindruckt und ernannte ihn zum Auditeur beim Staatsrat. Innerhalb eines Jahres stieg er zunächst zum Auditeur der Königs und unmittelbar danach zum Generalsekretär des requetes auf. In dieser einflußreichen Stellung, die im letzten halben Jahr noch durch die Funktionen als königlicher Bibliothekar und Chef des topografischen Amts, sowie durch die Tresorie des pensions et des secours vermehrt wurde, verblieb er bis zur Abdankung des Königs am 1. Juli 1810.

Er kehrte auf das Familiengut Darup zurück und widmete sich von dieser Zeit an dem Studium der Landwirtschaft und den damit in näherer Beziehung stehenden Hilfswissenschaften; die Botanik wurde sein Lieblingsfach. Schriftkontakte zu bekannten Agrar-Gelehrten Deutschlands, besonders zu Thaer und Schwerz, ermöglichten mehrere Beiträge in den "Möglin'schen Annalen"; besonders die Abhandlung "Ueber die Twentische Roggenwirthschaft" verdient Erwähnung. Bönninghausen versuchte durch Rat und Beispiel die westfälische Landwirtschaft zu verbessern. In diese Zeit fällt auch die vom ihm ausgehende Stiftung des landwirtschaftlichen Vereins für den Regierungsbezirk Münster, des ersten und in erweiterter Form noch bestehenden Vereins im westfälischen Teil der preußischen Monarchie, dessen erste Versammlung am 3. Mai 1819 in Coesfeld stattfand.

1816 wurde Bönninghausen bei der Organisation der preußischen Provinzen Rheinland und Westfalen die Verwaltung dieses Kreises, in dem auch das Gut Darup lag, angetragen. Er nahm an und behielt die Verwaltung bis 1822. Dann ernannte ihn die Staatsregierung neben dem Ober-Regierungsrat Rolshausen zu Cöln zum

General-Kommisar des Katasters dieser beiden Provinzen. Dieses neue Amt veranlaßte ihn zu ständigen Reisen in die im Kataster (heute: Grundbuch) zu registrierenden Gemeinden, wobei er immer auch seine botanischen Kenntnisse erweiterte. Als Ergebnis dieser Forschungen erschien 1824 der "Prodromus florae Monasteriensis" und als Folge davon übertrug man ihm die Direction des botanischen Gartens in Münster. Er führte diesen Garten lange Jahre hindurch und kam mit den bedeutendsten Botanikern Europas in Verbindung. Seine agronomischen und botanischen Schriften fanden Beifall; Bönninghausen erhielt von vielen gelehrten Gesellschaften Diplome. Sprengel als auch Reichenbach legten je einer Pflanzenfamilie Bönninghausen's Namen bei. 1824 bis 1828 und wieder ab 1829 war er Privatdozent an der Akademie zu Münster.

Die ernste Zerrüttung seiner Gesundheit im Jahre 1828 war der erste Anlaß seines Kontakts zur Homöopathie. Als ziemlich alle Hoffnungen auf die Heilung seiner Erkrankung aufgegeben waren, schrieb er einen Abschiedsbrief an seinen Freund, Dr. med. A. Weihe in Herford, den damals ersten homöopathischen Arzt in Rheinland und Westfalen.

Dieser machte Bönninghausen Hoffnungen und heilte ihn bis zum Sommer 1829 mittels der Homöopathie. Seit jener Zeit war Bönninghausen nicht nur erklärter Anhänger, sondern auch überzeugter Förderer der Homöopathie. Er frischte seine medizinischen Kenntnisse auf und versuchte, die Ausübung der Homöopathie zu erleichtern. Da er selbst kein Arzt war, durfte er keine ärztliche Praxis führen und beschränkte so seine Tätigkeiten auf literarische Auswertungen. Am 11. Juli 1843 erhielt er vom preußischen König Friedrich Wilhelm IV die Erlaubnis zur uneingeschränkten Ausübung der Heilkunde in einer Praxis — entgegen sämtlichen Vorurteilen der damaligen Zeit. Besonders aus dieser Anfangszeit stammen die meisten von ihm herausgegebenen Werke. Wie sich Bönninghausen nach der Vollendung des Katasters und nach seiner erbetenen und bewilligten Entlassung aus dem Staatsdienst nur noch der homöopathischen Praxis widmete, wird durch verschiedenste Mitteilungen im Archiv, in der "Homöopathischen Zeitung" und im "Homöopath-Beleg" belegt.

Dazu gehören noch außer einigen Studien im Manuskript (bis Anfang 1862) 112 ansehnliche Quartbände seines sorgfältig geführen Krankenjournals. Sein ungeheueres Wirken auf dem Gebiet der Homöopathie ist bekannt.

Bönninghausen stand seit Anfang der 30er Jahre des 19. Jahrhunderts in regem Kontakt zu Hahnemann, Stapf, Große, Mühlenbein, Weihe und anderen hervorragenden Vertretern der Homöopathie. Nach dem Ableben des Stifters seiner Schule gründete Bönninghausen 1848 eine jährliche Versammlung der homöopathischen Ärzte im Rheinland und Westfalen.

Seine Arbeit fand im Inland leider viel weniger Anerkennung als im Ausland. So ernannte ihn das Colleg. med. in Cleveland (Nordamerika) am 1. März 1854 zum Dr. med., der französische Kaiser am 20. April 1861 zum Ritter der Ehrenlegion. Er war Mitglied, Ehrenmitglied und Förderer mehrerer gelehrter Gesellschaften.

Clemens Maria Franz von Bönninghausen starb am 25. Januar 1864.

Arbeiten von Bönninghausen*
(ohne Anspruch auf Vollständigkeit)

Dissertation inauguralis de jure venandi; Groningen 1806.

Geschichte und vorläufige Resultate der Untersuchung über die Erscheinungen an der ehemaligen Nonne A.K. Emmerich zu Tülmen nebst einer Nachschrift; Hamm 1819.

Zweite Nachschrift zu der Geschichte...; Coesfeld 1820, Hamm?

Dritte und hoffentlich letzte Nachschrift zu der Geschichte...; Coesfeld 1820.

Ueber die Twentische Roggenwirthschaft. Mit Betrachtungen von A. Thaer. (Aus den Möglin'schen Annalen der Landwirtschaft abgedruckt.); Berlin 1820.

Nomenclator botanicus, sistens plantas phanerogamas, in circulo Coesfeldiae-Westphalorum inquilinas, secundum norman Linnaei dis positus; Coesfeld 1821.

Prodromus florae Monasterii Westphalorum. Pars I. Phanerogamia; Monast. 1824.

Kurze und faßliche Anleitung zur Anlegung von Lohschlägen, mit besonderer Berücksichtigung des Regierungsbezirks Münster und einer zweckmäßigen Benutzung getheilter Gemeinheitsgründe u.s.w.; Münster 1825.

Statistik der westfälischen Landwirtschaft im J. 1828 u.s.w.; Münster 1829.

Beiträge zur Kenntnis der Eigenthümlichkeiten aller bisher vollständig geprüften homöopatischen Arzneien in Betreff Erhöhung oder Linderung ihrer Beschwerden nach Tageszeit und Umständen und den von ihnen erregten Gemüthsbeschaffenheiten u.s.w.; Münster 1831, 1833 (2. Auflage).

Die Heilung der asiatischen Cholera und das sicherste Schutzmittel gegen dieselbe nach des Hofraths Dr. Hahnemann neuesten Schreiben an den Verfasser; Münster 1831.

Systematisch-alphabetisches Repertorium der homöopatischen Arzneien: nebst einem Vorworte des Herrn Dr. Hahnemann. I. Theil, enthaltend: die antisporischen, antisyphilitischen und antisykotischen Arzneien; Münster 1832, 1833 (2. Auflage, II. Theil, enthaltend, die (sogenannten) nicht antisporischen Arzneien; Münster 1835).

---

* entnommen und in modernes Deutsch übertragen aus Raßmann, Ernst: Nachrichten vom Leben und den Schriften Münsterländischer Schriftsteller, 1866

Die homöopatische Diät und die Entwerfung eines vollständigen Krankheitsbildes behuf homöopatischer Heilung, für das nichtärztliche Publikum; Münster 1833 (2. Auflage).

Versuch einer homöopatischen Therapie der Wechselfieber, zunächst für angehende Homöopatiker; Münster 1833; 2. vermehrte und gänzlich umgearbeitete Ausgabe Leipzig 1864.

Uebersicht der Hauptwirkungs-Sphäre der antipsorischen Arzneien und ihrer charakteristischen Eigenthümlichkeiten, als Anhang zum Repertorium; Münster 1833.

Uebersicht der Hauptwirkungs-Sphäre der antipsorischen Arzneien, so wie der antisyphilitischen und antisykotischen und ihrer charakteristischen Eigenthümlichkeiten, als Anhang zum Repertorium; Münster 1833.

Die Homöopathie; ein Lesebuch für das gebildete, nichtärztliche Publikum; Münster 1834.

Versuch über die Verwandtschaften der homöopathischen Arzneien, nebst einer kurzen Uebersicht ihrer Eigenthümlichkeiten und Hauptwirkungen;
Münster 1836.

Therapeutisches Taschenbuch für homöopatische Aerzte, zum Gebrauche am Krankenbette und beim Studium der reinen Arzneimittel-Lehre; Münster 1846 (dasselbe auf englisch und französisch.)

Denksprüche über die Witterung oder meteroologische Aphorismen unserer Vorfahren, aus ihren Schriften gesammelt und mit einem Anhange über das Barometer und das chemische Wetterglas; Münster 1848.

Kurze Belehrung für Nicht-Aerzte über die Verhütung und Behandlung der asisatischen Cholera zufolge Beschlusses der Verhandlung homöopatischer Aerzte Rheinlands und Westfalens am 10. August 1849; Münster 1849.

Der homöopatische Hausarzt in kurzen therapeutischen Diagnosen. 1. Heft; Münster 1853.

Die Körperseiten und Verwandschaften. Homöopatische Studien; Münster 1853.

Die homöopatische Behandlung des Keuchhustens in seinen verschiedenen Formen; Münster 1860.

Die Aphorismen des Hippocrates nebst den Glossen eines Homöopathen; Leipzig 1863 (auch ins Französische und Englische übersetzt.)

Vorwort von E. S. Fries
aus der Ausgabe 1897

Die vorliegende neue Ausgabe des Bönninghausen'schen therapeutischen Taschenbuchs umfaßt alle bis jetzt bekannten und geprüften Arzneimittel, unter Zugrundelegung von Dr. Allen's 1891 erschienenen amerikanischen Ausgabe. Sie ist aber außerdem durch Beiträge aus den seit vielen Jahren gesammelten, praktisch bewährten Notizen nachstehender Collegen vermehrt worden. Es wurden Zusätze von Dr. Kunkel (Kiel), Dr. Hesse (Hamburg) und E.S. Fries (Zürich) für die 1.- 6.- Abthlg., von E.S. Fries (Zürich) speziell für Abthlg. III, 4 (Haut), von Sanitätsrath Dr. Ide (Stettin) für die 6. Abthlg. geliefert. Geh. Sanitätsrath Dr. Faulwasser (Bernburg), welcher die Herausgabe dieses Werkes zuerst anregte, hat die ganze 7. Abthlg. revidirt und mit Beiträgen versehen.

Selbstverständlich soll das neue Werk das Studium unserer Materia Medica nicht entbehrlich machen, vielmehr zum gründlichen Studium derselben anregen. Es soll besonders dazu beitragen, im einzelnen Krankheitsfalle die Auffindung des entsprechenden Arzneimittels nach der von Bönninghausen angegebenen, combinatorischen Methode rascher zu ermöglichen.

In dieser Beziehung sei besonders für die Anfänger unserer Heilmethode zur näheren Erklärung und zum Gebrauch der einzelnen Abtheilungen des Werkes dringend auf die angefügte Bönninghausen'sche Originalvorrede verwiesen, und dabei erwähnt, dass Prof. Hering in Philadelphia das folgende Schema zur Wahl des passenden Mittels im gegebenen Falle bei seinen Vorlesungen über homöopathische Arzneimittellehre für die Studirenden an die Wandtafel zeichnete.

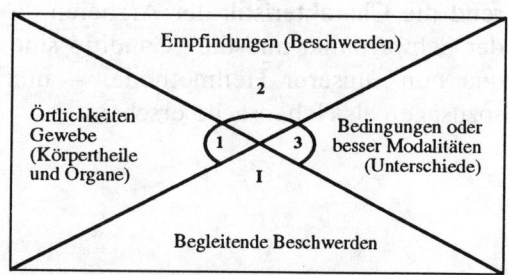

Drei Punkte dieses Schema sind massgebend und nothwendig für die passende Mittelwahl. Die Heilung wird zur grössten Wahrscheinlichkeit bei Befolgung dieser Methode, wie denn auch das vorliegende Taschenbuch hierzu ausgiebige Anleitung giebt, so z. B. entspricht dessen 1. und 2. der Nr. 1 und I im obigen Schema, 3.- 5. Abthlg. der Nr. 2 u. 1, und endlich die 6. Abthlg. der Nr. 3. Es bedeutet:

Fett, unterstrichen	höchster Rang
Fett	zweiter Rang
Kursiv	dritter Rang
Normal	vierter Rang
(in Klammern)	niedrigster Rang
	(geändert in der neuen Fassung)

Wenn auch berufene und unberufene Scribenten von einer neuen, fortschrittlichen Richtung in der Homöopathie sprechen und dies lieber inaugurieren wollen, so hat doch eine nähere Prüfung diese neue Richtung als eine fast ausschließliche Makrodosologie und als ein schablonenmässiges Generalisieren und Curiren nach Krankheitsnamen erkannt, bei welchem auf den neuesten diagnostischen Standpunkt das Hauptgewicht gelegt wird, während die Charakteristik der Arzneien — der Schwerpunkt und die "Conditio sine qua non" unserer Heilmethode — nur sozusagen als Nebensache erscheint.

Wir halten dies für einen entschiedenen **Rückschritt** und für ein totales Verkennen unserer individuell spezifischen Heillehre.

Eine rationelle homöopathische Behandlung erfordert allerdings gleichfalls eine Diagnose nach den neuesten Ergebnissen der medicinischen Wissenschaft. Aber diese **Krankheits-Diagnose** allein genügt keineswegs zur Auffindung des entsprechenden Heilmittels in einem gegebenen Falle.

Es müssen, wie oben angedeutet, neben den objectiven auch die subjectiven Symptome, sowie die Ursachen und Bedingungen, die begleitenden Beschwerden etc. beim Krankenexamen erforscht werden, um zur richtigen, dem Einzelfall entsprechenden **Mitteldiagnose** und damit — statt zu palliativen — zu positiven therapeutischen Erfolgen gelangen.

Zürich, im Juli 1896   E.S. Fries

Original-Vorrede
Bönninghausens Ausgabe 1845

Ueber fünfzehn Jahre sind verflossen, als ich zuerst diejenige Form eines "Repertoriums der homöopathischen Arzneien" einführte, welche sich entweder in meinen ursprünglichen Ausgaben, oder in den, nach meinem Muster bearbeiteten und im Wesentlichen unveränderten Handbüchern unsers fleissigen *Jahr* einer grossen Verbreitung erfreut und eben dadurch ihre Brauchbarkeit bewährt hat.

Ein eben so langer, ununterbrochener Gebrauch war mehr als hinreichend, über die Vortheile und Mängel derselben zu urtheilen, und dass noch bis zur neuesten Zeit herab ähnliche Werke erscheinen und reichlichen Absatz finden, beweist zur Genüge, dass dem Bedürfniss derselben noch immer nicht hinreichend abgeholfen ist.

Es liegt wohl ausser allem Zweifel, dass das fleissige und umsichtige Studium der reinen Arzneimittellehre durch kein Repertorium, es möge sein, welches es wolle, vollständig ersetzt werden kann. Auch ist Nichts weniger jemals meine Absicht gewesen, als Jene entbehrlich zu machen; vielmehr halte ich sämtliche Werke, die solches bezwecken, für unbedingt schädlich. Dagegen lässt sich eben so wenig in Abrede stellen, dass der homöopathische Arzt sich nur in den, ihm oft sparsam genug zugemessenen Mussestunden solchem Studium widmen kann, in der Praxis aber irgend einer abgekürzten, leicht übersichtlichen und das Charakteristische hervorhebenden Zusammenstellung der Symptome bedarf, um seinem Gedächtnisse zu Hülfe zu kommen, damit er im Stande sei, bei jedem konkreten Krankheitsfalle unter den im Allgemeinen indicirten Mitteln das homöopathisch passendste Heilmittel mit Sicherheit und ohne zu grossen Zeitverlust zu finden.

Die Mängel der seitherigen Repertorien haben, meines Erachtens, ihren Grund hauptsächlich darin, dass die Bearbeitung derselben sich auf dasjenige beschränkte, was in der reinen Arzneimittellehre vorlag, verbunden mit den allerdings vorher sorgfältig geprüften Ergebnissen der Praxis, niemals aber die Gesammtheit beider benutzt wurde, um zur Werthsbestimmung jedes Symptoms, zur Ergänzung der Unvollständigen unter ihnen und zur Ausfüllung zahlreicher, dem Praktiker jeden Augenblick aufstossenden Lücken Anleitung zu geben.

Wenn eine Menge von Symptomen dadurch unvollständig wird, dass entweder die genaue Angabe des Körpertheils, oder jede der Empfindungen, am häufigsten aber die der Verschlimmerung oder Besserung durch Zeit, Lage und Umständen dabei vermisst wird: so werden die Schwierigkeiten der richtigen Auffassung der Erkenntniss ihrer Werthe für den Heilbedarf dadurch um so mehr erschwert, dass das Charakteristische sich nie in einem einzelnen, auch noch so vollständigen Symptome ausspricht, dass die Individualität des Prüfenden durchgängig auf die Prüfungen einen bedeutenden, leicht irreleitenden Einfluss übt, dass überdem, neben manchen Wechselwirkungen untergeordneten Ranges, auch Nachwirkungen mit unterlaufen, und dass überhaupt der Werth oder Unwerth der meisten Zeichen erst durch mühsame Vergleichung des Ganzen, niemals aber ohne Vorstudium im Augenblicke selbst, wo man dessen bedarf, aus der blossen reinen Arzneimittellehre beurtheilt werden kann.

Eine unausbleibliche Folge hiervon war deshalb bei der alten Einrichtung der Repertorien einerseits die Zerstreuung vieler, mehr oder weniger wichtiger Zeichen unter verschiedenen Rubriken, welches die Auffassung der Gesammtheit erschwert, andererseit eine Unzahl von Lücken, zu deren Ausfüllung jede Grundlage fehlte, worauf die Analogie hätte fussen können.

Diese Unsicherheit und Unvollständigkeit bei aller Weitläufigkeit, welche jedem Homöopathen zur Genüge bekannt ist, veranlasste mich seit mehreren Jahren, eine Einrichtung zu suchen, welche die vorerwähnten Mängel wenigstens in so weit beseitigte, als solches nach dem bisherigen Stande unserer Wissenschaft möglich war, und ich muss es dankbar den Manen meines verewigten Lehrers und Freundes *Hahnemann* nachrühmen, dass er mich dabei in ununterbrochenem Briefwechsel mit trefflichem Rathe unterstützt hat.

Aus Scheu vor noch weiter getriebener Zertheilung der Symptome, als bisher geschehen und von mehreren Seiten missbilligt war, ging anfangs meine Absicht dahin, die bisherige Form und Einrichtung meines ursprünglichen, von *Hahnemann*, seinen wiederholten Versicherungen gemäss, allen anderen vorgezogenen Repertoriums beizubehalten, dasselbe aber, ausser der Vereinigung in einem Bande, nicht nur in allen Theilen schärfer zu bestimmen, sondern auch sowohl aus der Analogie als aus der Erfahrung möglichst zu vervollständigen. Aber das, ungefähr zur Hälte fertige Manuscript wuchs mir unter den Händen weit über alle Erwartung, zu solchem Umfange heran, dass ich endlich um so mehr davon Abstand nahm, als ich einsah, dass höchstwahrscheinlich derselbe Zweck auf einfachere Art und dabei noch vollständiger zu erreichen war, wenn ich durch Hervorhebung des Eigenthümlichen und Charakterischen der Mittel nach ihren verschiedenen Beziehungen einen Weg in das weite Feld der Combination eröffnete, welcher bisher noch nicht betreten war.

Um sicher zu sein, die homöopathische Literatur mit keinem unnützen Buche zu vermehren, musste jedoch erst die Erfahrung befragt werden, und nachdem diese während des Gebrauches einer ähnlichen, aber bloss auf die Polychreste beschränkten Anordnung sich über Erwarten günstig dafür ausgesprochen und ebenso der verewigte Stifter der neuen Schule meine Idee eine "vortreffliche und überaus folgenreiche" genannt hatte, trug ich kein Bedenken mehr, dasselbe ganz auszuarbeiten, wie ich solches in der Gestalt des vorliegenden Taschenbuches, mit der Bitte um freundliche Aufnahme und um Nachsicht mit unvermeidlichen Mängeln und Irrthümern, dem homöopathischen Publikum übergebe.

Der Zweck dieses Taschenbuches ist ein zweifacher, wie auf dem Titel angegeben, nämlich einmal, um am Krankenbette dem Gedächtnisse des Arztes bei der Wahl der

Mittel zu Hülfe zu kommen, und ander mal, um beim Studium der reinen Arzneimittellehre als ein Leitfaden zu dienen, vermittelst dessen man sich gehörig orientieren, über den grösseren oder geringeren Werth jedes Symptomes ein Urtheil fällen und diese selbst vervollständigen und schärfer bestimmen kann.

Bei der grossen Menge der, unter fast jeder Rubrik vorkommenden Mittel war es für beide Zwecke unerlässlich, durch Verschiedenheit des Drucks den verschiedenen Werth anzudeuten, wie in meinen früheren Repertorien geschah und welches *Hahnemann* wiederholt als ein nothwendiges Erforderniss bezeichnete. Demzufolge finden sich durchlaufend durch das ganze Werkchen unter den genannten Arzneien fünf durch die Schrift kennbar gemachte Rangordnungen, wovon die vier Wesentlicheren in der ersten Abtheilung (Gemüht und Geist) unter der Rubrik "Habsucht" sehr übersichtlich vorkommen und zum erklärenden Beispiel dienen mögen.

Fett, unterstrichen	höchster Rang
Fett	zweiter Rang
Kursiv	dritter Rang
Normal	vierter Rang
(in Klammern)	niedrigster Rang
	(geändert in der neuen Fassung)

Es ist einleuchtend, dass die Bestimmung und Abgränzung dieser Werthstufen, deren Anzahl zu vermehren weder zweckmässig noch leicht ausführbar schien, keine mathematische Genauigkeit gestatteten, ja nicht einmal das mehr oder weniger Hinneigen zu dem vorhergehenden oder dem folgenden Range anzudeuten, sondern nur so viel zu erreichen war, dass der Fehler unter dem einer halben Stufe blieb. Ohne die Anmassung zu haben, behaupten zu wollen, dass überall innerhalb der erwähnten Grenzen das Richtige getroffen sei, kann ich doch die Versicherung geben, dass kein Fleiss, keine Sorgfalt und Umsicht gespart wurde, um so viel als möglich Irrthümer zu vermeiden. Daher unterzog ich mich nicht allein der überaus langweiligen Mühe der Correctur, sondern veranstaltete gleichzeitig für das Ausland eine englische und eine französische Ausgabe in der Weise, dass überall, wo die alphabetische Ordnung und der Vorrath von Typen es immer zuließ, nur die Rubrikwörter ausgehoben und vertauscht wurden, der übrige, sorgfältig revidirte Text aber stereotypartig stehen blieb. Die englische Uebersetzung verdanke ich einem der ausgezeichnetsten, mit der englischen Literatur und Sprache vollkommen vertrauten deutschen Homöopathen, der jedoch nicht genannt zu sein wünscht. Die französische ist von mir selbst, und wenn namentlich in dieser hie und da Verstösse gegen den Genius der nicht sehr wortreichen französischen Sprache vorkommen, so darf ich wohl als Ausländer auf billige Nachsicht Anspruch machen. — Wie schwierig übrigens die Correctur selbst war, davon zeugt der sechste Bogen, welcher einer nöthigen Reise wegen von einem anderen Corrector besorgt wurde, und worin namentlich mehrere versetze, übrigens keinen Zweifel lassende Buchstaben übersehen sind. Die wenigen irreführenden Druckfehler oder Auslassungen ganzer Wörter sind am Schlusse angezeigt.

Die Einrichtung des Werks ist leicht zu übersehen und es bedarf deshalb hier nur weniger Erläuterungen und Bemerkungen. Es zerfällt in *sieben*, deutlich und bestimmt von einander geschiedenen *Abtheilungen* und in jeder derselben ist so viel möglich, um das Nachschlagen zu erleichtern, die systematische Ordnung mit der alphabetischen Reihenfolge verbunden. Obwohl jede Abtheilung als ein für sich abgeschlossenes Ganzes zu betrachten ist, so giebt sie doch jedesmal nur einen Theil eines Symptoms, welches seine Vollständigkeit erst durch ein oder mehrere der anderen Abtheilungen erhält. Beim Zahnweh z. B. findet sich der Sitz des Schmerzes in der zweiten Abtheilung, die Art des Schmerzes in der Dritten, die Erhöhung oder Linderung nach Zeit, Lage und Umständen in der Sechsten, und was sonst als Nebenzeichen zur Vollendung des Krankheitsbildes und zur Sicherung der Wahl des Heilmittels nöthig ist, lässt sich ebenso in den verschiedenen Abtheilungen nachschlagen.

Zur *ersten Abtheilung* ist insbesondere zu erwähnen, dass einestheils unsere reine Arzneimittellehre nirgends mehr Nachwirkungen enthält, als unter den Symptomen des Gemüths, und dass anderentheils die meisten angehenden Homöopathen diesen Theil eines vollständigen Krankheitsbildes am öftersten zu übersehen pflegen, oder Fehlgriffe machen. Ich hielt es daher für angemessen, hier nur das Wesentliche und Vorherrschende unter möglichst wenigen Rubriken zusammenzuziehen, um das Auffinden zu erleichtern. Auch die Rubrik "Verstand" konnte bedeutend vereinfacht werden, weil viele Zeichen (z. B. Wahnsinn durch die verschiedene Gemüthsbeschaffenheit), anderweitig ihre genauere Bestimmung erhalten.

In der *zweiten Abtheilung*, "Körperteile und Organe" ist eben so zusammengezogen, was immer zusammenzuziehen war, weil der Tendenz des ganzen Werkes gemäss das Eine durch das Andere seine nähere Bestimmung erhalten soll; dagegen wird man mehrere, in der Praxis wichtig befundene Zeichen (z.B. am äussern Kopfe, Angesicht, Husten) angeführt finden, welche man in anderen Schriften vergeblich suchen wird. Uebrigens dient diese Abtheilung im Wesentlichen dazu, anzugeben, welche Arzneien in höherem oder niederem Grade auf die verschiedenen Körperteile und Organe einwirken, und nur bei einzelnen Organen sind einige andere Zeichen angegeben, die sich bloss auf diese beschränken und anderwärts keine passende Stelle fanden.

Die *dritte Abtheilung* enthält in alphabetischer Ordnung die sämmtlichen Empfindungen und Beschwerden, und zwar 1) im Allgemeinen, dann insbesondere 2) an den Drüsen, 3) an den Knochen und 4) an der Haut und dem Aeusseren, und soll eben so das mehr oder weniger Charakteristische in der Art der Beschwerden, wie die Vorhergehende den betroffenen Körpertheil, darstellen.

Die *vierte Abtheilung* handelt vom Schlafe und von den Träumen, sowie die *Fünfte* von den Fiebern, und zwar in beiden nur nach den wesentlichen und scharf ausgesprochenen Verschiedenheiten.

In Beziehung auf die zweite, vierte und fünfte Abtheilung ist insbesondere über die mehrmals vorkommende Rubrik "Begleitende Beschwerden" folgende Erläuterung zu geben. Ueberzeugt von der Wichtigkeit der Zeichen, welche mit andern zusammentreffen und damit eine Symptomen-Gruppe bilden, sammelte ich seit vielen Jahren zu den, in der reinen Arzneimittellehre vorkommenden Nebensymptomen alles dahin Gehörige, was fremde und eigene Erfahrung lieferte, und die Zahl derselben war dadurch so unglaublich angewachsen, dass ich im Stand war, daraus allgemeine Regeln zu abstrahiren. Diese ergaben nun mit grosser Sicherheit, dass das eine Mittel weit mehr, als das andere zu solchen vorher, während oder nachher erscheinenden Nebenbeschwerden geneigt sei, dass dann aber diese Letztern nicht ausschliesslich aus diesem oder jenem bestehen, sondern dass überhaupt jede Art von Beschwere, welche zum Wirkungskreise des Mittels gehört, obwohl die Charakteristischen öfter- er als die Anderen, dabei als Begleiterin auftreten kann. Auf dieser, seit langer Zeit geprüften und durchaus richtig befundenen Wahrnehmung beruhet die Zusammenziehung der "Begleitenden Beschwerden" unter einer Rubrik, mit Andeutung der Rangordnung der Mittel, wie überall, durch die Verschiedenheit der Schrift, und wo solche zur Berücksichtigung kommen, müssen sie unter den Eigenthümlichkeiten der mehr oder weniger dabei konkurrierenden Mittel gesucht werden.

Die *sechste Abtheilung*, welche die Veränderungen des Befindens nach Zeit, Lage und Umständen enthält, steht an Wichtigkeit Keiner der Vorhergehenden nach, aber sie bedarf bei der Anwendung die meiste Vorsicht. Insbesondere hat man sich zu hüten, das für eine Verschlimmerung anzusehen, was eigentlich nur in der Nachwirkung (oder Wechselwirkung) des Mittels liegt, wenn es sich auch übrigens als eine Verschlimmerung des Befindens im Allgemeinen zu erkennen giebt. So ist z.B. der bloss in der Morgenzeit eintretende Durchfall sehr oft durch Bry. zu heilen, obwohl Verstopfung und abendliche Verschlimmerung zur eigentlichen Erstwirkung dieses Mittels gehören. Solcher Erscheinungen, die man bei den Arzneiprüfungen mit dem Namen "Nach- oder Wechselwirkungen" belegt, gibt es auch viele bei natürlichen Krankheiten, wo ein, dem eigentlichen Leiden entgegengesetzter, aber ebenfalls leidender Zustand eintritt, welcher den Unkundigen zu einer falschen Mittelwahl verleiten kann. In anderer Hinsicht stehen die hier verzeichneten Bedingungen der Verschlimmerung oder Besserung in einer weit ausgedehnteren Beziehung zu dem Gesammtleiden und dessen einzelnen Zeichen, als gewöhnlich geglaubt wird, und beschränken sich niemals ausschliesslich auf das eine oder andere Symptom; im Gegentheile hängt sehr oft vorzugsweise von dieser die richtige Wahl des passenden Heilmittels ab. So reichte, — um nur ein Beispiel zu geben, — mein hiesiger Freund der *Dr. Lutterbeck* in meiner Abwesenheit einem meiner Patienten, die in solchen Fällen stets an ihn verwiesen werden, und den ich von einer sehr weit gediehenen **Phtisis tuberculosa** geheilt hatte, gegen einige noch bestehende Beschwerden, worunter namentlich eine unangenehme Glätte der Zähne mit vielem Schleime daran vorherrschte, und welches nach jedem Rasiren zwei Tage schlimmer wurde, mit dem entschiedensten und dauerhaftesten Erfolge Carb. an. 30., obwohl das einzige Haut-Symptom des Gesichts, wobei es *Dr. Adams* beobachtet hatte, gar nicht vorhanden war und überhaupt dieses Verschlimmerungszeichen nicht ein mal völlig constatirt war. — Der erfahrene Homöopath wird daher leicht finden, dass ich dieser Abtheilung ganz besonderen Fleiss zugewendet und darin manches Selbsterprobte aufgenommen habe, was man in der reinen Arzneimittellehre und anderwärts vergeblich suchen wird.[*]

Die **siebente und letzte Abtheilung** gibt unter der Rubrik "Konkordanzen" die Resultate einer Vergleichung der Wirkun-

---

[*] es folgt ein Bericht über die Konkordanzen, die in diesem Buch aus Gründen der Aktualität nicht mehr aufgeführt wurden. Wir haben die Erläuterung der Vollständigkeit halber mit aufgenommen.

gen sämmtlicher vorkommenden Arzneien untereinander, und zwar zuerst in Beziehung auf die hier vorgenannten und mit der jedesmal entsprechenden Ziffer bezeichneten Abtheilungen und am Ende (unter Ziffer VII) nach dem daraus gezogenen Mittel, überall mit Angabe der Rangordnungen in gleicher Weise, wie in den vorhergehenden Abtheilungen. – Diese mühsame und grossen Zeitaufwand erfordernde Arbeit, (welche indessen meine Bekanntschaft mit der reinen Arzneimittellehre bedeutend erweitert und berichtet hat), lasse ich an die Stelle der früher (1836) von mir herausgegebenen "Verwandtschaften" treten, welche damals freilich noch mangelhaft genug waren, deren Nutzen aber mein Rezensent (Hygea IV. S. 369ff.) im Widerspruche mit sich selbst nachträglich dadurch anerkannt hat, dass er sie in seinem "Handbuche der homöopathischen Arzneimittellehre" (Leipzig bei Schumann) mit allen Mängeln und Irrthümern und wenigen, grösstentheils fehlerhaften Zusätzen, wörtlich abschrieb, ohne die früher verhöhnte Quelle zu nennen, woraus er solche geschöpft hatte. Ich darf daher hoffen, dass Niemand diese Abtheilung in dieser verbesserten Gestalt und möglichst von Irrthümern gereinigt, als unnütz und überflüssig ansehen wird. Für mich selbst, der ich seit 15 Jahren die reine Arzneimittellehre, als einen der wesentlichsten Theile der Homöopathie, zu meinem Hauptstudium gemacht habe, waren diese Konkordanzen von der entschiedensten Wichtigkeit, sowohl zur Erkenntniss des Genius der Arzneien, als auch zur Prüfung und Sicherung der Wahl und zur Bestimmung der Aufeinanderfolge der verschiedenen Mittel, namentlich in chronischen Krankheiten. Freilich ist dazu erforderlich, dass man in der reinen Arzneimittellehre schon ziemlich bewandert ist, aber es erleichtert für den Anfänger gar sehr den Gebrauch dieser Konkordanzen, dass die symptomenreichen Polychreste, wie natürlich, die meisten Berührungspunkte darbieten und daher eine genauere Kenntniss dieser Letzten ihn schon in den Stand setzt, sich ihrer leicht und mit grossem Nutzen zu bedienen. – Am Schlusse sind mit Antid, die bekannten Antidote, und mit Noc die Schädlichen Mittel angegeben.

Ich bemerke noch, dass auch jetzt dieselben Gründe, welche mich im Jahr 1835 veranlassten, ausser Osmium noch manche andere Mittel auszuschliessen, fortbestehen und dass ich nicht gern Sicheres und Erprobtes mit Zweifelhaftem und Unbewährtem vermengen mochte.

Für die Anfänger in der Homöopathie dürfte es noch erforderlich sein, über den Gebrauch dieses Taschenbuches, welches hauptsächlich für sie bestimmt ist, einige Worte zu sagen, und zwar in Bezug auf den zwiefachen, oben erwähnten Zweck desselben.

Beim Studium der reinen Arzneimittellehre habe ich es am einfachsten und förderlichsten gefunden, nach der Ordnung dieses Taschenbuchs jedesmal alle, durch die oben erläuterte Auszeichnung des Drucks bezeichneten charakterischen Zeichen, am Besten in den Orginalwerken, sonst aber auch in meinem oder einem anderen Repertorium etwa mit Blei zu unterstreichen und die fehlenden nachzutragen, was wenig Zeit und Mühe kostet und dann eine leichte Uebersicht gewährt, welche nach Maassgabe weiterer Erfahrungen immer mehr vervollständigt werden kann. In solcher Weise erlangt man nicht nur eine gründliche Kenntniss von den wichtigsten Zeichen und von dem Genius jedes Mittel, sondern auch eine bleibende schriftliche Sammlung des Wissenswerthesten, welche sich bei der Bearbeitung dem Gedächtnisse tief einprägt, später aber bei verwickelten Fällen nachgesehen werden kann und dann nicht selten zu einer richtigen Wahl die erheblichsten Dienste leistet.

Beim Gebrauche am Krankenbette hängt sehr viel davon ab, ob Jemand noch ganz und gar Anfänger, oder schon mehr oder weniger in der Homöopathie bewandert und eingeübt ist. Wo Einer noch gar nichts weiss, da ist er freilich genöthigt, Alles ohne Ausnahme mühsam nachzuschlagen. Je mehr er weiss, desto weniger hat er noch zu suchen und braucht am Ende nur hier oder da seinem Gedächtnisse zu Hülfe zu kommen. Ein Beispiel dürfte dies am besten erläutern und ich wähle zu dem Ende ein Krankheitsbild aus meiner jüngsten Praxis, wofür die Mittelwahl zwar nicht schwierig und anfangs sehr leicht schien, aber bei mangelnder Aufmerksamkeit doch auch zu verfehlen war und welches manchem angehenden Homöopathen nebenbei dazu dienen kann, sich selbst über das Maass seines Wissens zu prüfen.

E.N. aus L.; ein Mann von einigen 50 Jahren, blühender, fast allzurother Gesichtsfarbe, in der Regel heiteren, bei den heftigern Anfällen aber zu Zornausbrüchen geneigten Gemüths mit deutlich nervöser Aufgeregtheit, leidet schon seit einem Paar Monaten, – (nach vorgängiger allopathischer Vertreibung eines sogenannten rheumatischen Schmerzes der rechten Augenhöhle durch äussere Mittel, welche nicht zu erfahren waren,) – an einer eigenen Art von heftigen Schmerzen am rechten Unterschenkel, welche die sämmtlichen Muskeln der hintern Seite, namentlich die Wade bis zur Ferse herab, jedoch nicht die Gelenke des Knies oder Unterfusses ergreifen. Den Schmerz selbst beschreibt er als ein höchst schmerzhaftes klammartiges, zuckendes Reissen, oft von Stichen unterbrochen, die von Innen nach Aussen gehen, in der Morgenzeit aber, wo der Schmerz überhaupt viel erträglicher ist, dumpf wühlend und wie zerschlagen. Die Schmerzen verschlimmern sich gegen Abend und in der Ruhe, besonders, nach vorgängiger Bewegung, im Sitzen und Stehen, und namentlich wenn er dies bei einem Spaziergange im Freien thut. Während des Gehens selbst springt der Schmerz oft plötzlich von der rechten Wade in den linken Oberarm, und wird dann am unerträglichsten, wenn er die Hand in die Rocktasche oder in den Busen steckt und den Arm ruhig hält, während er durch Bewegung des Arms gelindert wird und davon oft plötzlich zur rechten Wade zurückkehrt. Die meiste Erleichterung gewährt auf und ab Gehen in der Stube und Reiben des leidenden Theils. Die Nebenbeschwerden bestehen in Schlaflosigkeit Vormitternacht, abendlichen, öfters wiederkehrenden Anfällen von schnell überlaufender Hitze mit Durst, ohne vorgängigen Frost, widrigfettigem Mundgeschmack mit Uebelkeit im Halse und in einem, fast beständigen, drückenden Schmerze in dem unteren Theile der Brust und in der Herzgrube, als wenn sich da selbst etwas herausdrängen wollte.

Jeder tüchtige, mit den Wirkungen seiner Heilmittel vollkommen vertraute Homöopath wird bei einem so vollständigen und genauen Krankheitsbilde über die hier hülfreiche Arznei nicht lange in Zweifel stehen, indem die Gesammtheit der Zeichen nur einer derselben durchaus homöopathisch entspricht, während der Anfänger sich genöthigt sehen wird, fast jedes Zeichen nachzuschlagen und erst nach langem Suchen die Angemessenste unter den konkurrirenden Mitteln findet. Zwischen diesen beiden Extremen von Halb-Wissen, welche das Nachschlagen öfterer oder seltener nöthig machen.

Der Eine, z.B.; weiss, dass die schnell überspringenden Schmerzen von einem Theile auf den Andern, die gegen Abend und in der Ruhe schlimmer sind. dabei der fettige Mundgeschmack, die Schlaflosigkeit vor Mitternacht und noch einige andere der angeführten Symptome vorzugsweise der Wirkung der Pulsatilla angehören, ist aber nicht sicher, ob auch diese letzteren zu vergleichen. Dann aber wird er bald einsehen, dass die Pulsatilla in der That das rechte homöopathische Heilmittel nicht sein kann, weil ausser den Gemüths-Symptomen auch noch mehrere Andere gar nicht in Aehnlichkeit zutreffen, oder gar mit denen dieser Arznei im Widerspruche stehen.

Ein Anderer hat mehr die Eigenthümlichkeiten der Schmerzen studirt und erinnert sich deutlich, dass die China den lähmigen und Zerschlagenheits-Schmerzen, so wie dem klammartigen, zuckenden Reissen und den Stichen von Innen nach Aussen vorzugsweise entspricht, und dass auch Schmerzen dabei vorkommen, die von einem Theile auf den anderen überspringen. Er glaubt überdem zu wissen, dass auch andere Zeichen, wie die Verschlimmerung in der Ruhe, so wie die Besserung durch Bewegung und Reiben, nebst der fliegenden Hitze mit Durst zusammentreffen; aber von dem Uebrigen weiss er es nicht, und muss also nachschlagen. Da wird er nun sehr bald, eben so wie der Vorige, auf Widersprüche stossen, welche ihm die Unangemessenheit der China für den vorliegenden Fall deutlich zu erkennen geben.

Keinem von beiden wird es nun noch einfallen, dem Kranken versuchsweise ein Mittel zu reichen, dessen Heilkraft in diesem Falle so unwahrscheinlich ist, sondern als gewissenhafter homöopathischer Arzt weiter forschen und vergleichen, und mit Hilfe bald das einzige, hier wahrhaft angezeigte Heilmittel finden.

Wenn aber ein Dritter in der Homöopathie bewandert genug ist, um gleich von vornherein die Gegen-Anzeigen von Puls., Chin. und anderen konkurrirenden Arzneien zu erkennen, die den Hauptzeichen entsprechende Valeriana aber nicht hinlänglich kennt, um seiner Sache mit diesem, seltener anwendbaren Mittel völlig sicher zu sein, so wird schon ein schnelles Aufsuchen einiger zweifelhaften Zeichen hinreichen, ihm bald die Ueberzeugung zu gewähren, dass diese Arznei unter den Bekannten die hülfreichste sein müsse, wie auch der Erfolg bestätigte, indem nach einer einzigen, hochpotenzierten, ungemein kleinen, in Wasser aufgelöst genommenen Gabe binnen dreien Tagen das ganze Leiden mit sämmtlichen Nebenbeschwerden völlig gehoben war.

Ein Halbwisser aber, welcher bloss in den Quellen nachschlagen will und jede Art von Repertorium verschmäht, wird nicht leicht darauf kommen, dieses nur selten für ähnliche Beschwerden gebräuchliche Heilmittel im zweiten Bande des Archivs nachzusuchen, und vorher wenigstens mit der Vergleichung anderer, häufiger vorkommenden Arzneien viel Zeit und Mühe verschwenden, die nützlicher anzuwenden war. Und wenn er nun doch endlich darauf gekommen ist, so wird er selbst hier auf Anstände und Zweifel treffen, die für den Uneingeweihten, ohne andere Hülfsmittel, nicht so leicht zu überwinden sind, weil die meisten der hier zur Anwendung kommenden Symptome einer grösseren oder geringeren Vervollständigung aus der Charakteristik des Mittels erfordern, um genau zu passen, und, ausser mehren Druckfehlern in den Anmerkungen, viele Nachwirkungen, die nicht als solche bezeichnet und nicht leicht zu erkennen sind, die Unsicherheit vermehren.

Bei weitem schwieriger noch ist ohne Repertorium für den nicht sehr bewanderten Homöopathen die Heilung von Krankheiten mit wenigen Syptomen, wofür sehr viele Mittel konkurriren. So grassirt z.B. hier und in der Umgegend unter den Kindern gegenwärtig ein bösartiger Keuchhusten, welcher zu Anfange nur ausnahmsweise die bekannten Indikationen für Dros., niemals die für die übrigen gewöhnlichen Keuchhusten-Mittel darbot. Indessen war gleich bei den erkrankten Kindern eine auffallende Aufgedunsenheit und Geschwulst, nicht so sehr des Gesichts, als besonders gleich über den Augen, zwischen den Liedern und Brauen, bemerkbar, wo es häufig wie ein dickes "Säckchen" heraustrat, ein Symptom, welches bisher noch von keinem anderen Mittel, als allein von Kali carb. (219) beobachtet ist, und in der That war im Beginne der gegenwärtigen Epidemie diese Arznei das einzige, schnell und dauerhaft helfende Heilmittel. Nur in der letzten Periode ging dieselbe Krankheit in eine andere Form über, welche durch den kalten Stirnschweiss beim Erbrechen in den Anfällen Veratr. alb. verlangte.

Es ist hier der Ort nicht, über die Grösse und Wiederholung der Gaben, worüber ausserdem die Akten noch nicht geschlossen sind, ausführlich zu reden. Dennoch kann ich mich nicht enthalten, mit Hinweisung auf dasjenige, was ich darüber im "Neuen Archiv für die homöopathische Heilkunst" gesagt habe, die Versicherung zu geben, dass meine Erfahrungen sich fortwährend aufs Entschiedenste für die "Hochpotenzen", für sehr langes Wirkenlassen und gegen die Wiederholungen ohne Zwischenmittel aussprechen. Selbst bei Knochenleiden, wie z.B. Krümmungen des Rückgrats und Auswachsen von Schultern und Hüften, habe ich nach Hochpotenzen in so kurzer Zeit die vollständigsten Heilungen erfolgen sehen, wie niemals früher bei Anwendung tieferer Dynamisationen. Ich kann daher aus meiner ziemlich ausgedehnten Praxis nur bestätigen, was unsere ächt-hahnemannischen Koryphäen daruber mitgetheilt haben, und ich bin mit meinen Resultaten seit zweien Jahren, wo ich fast nur "Hochpotenzen" reiche, noch weit besser zufrieden, als früher, obwohl der bei Weitem grösste Theil meiner Patienten von der Art ist, wie sie so häufig aus den Händen der Allöopathen in die Unsrigen gelangen.

Schliesslich empfehle ich dieses Werkchen, als die Frucht einer beinahe dreijährigen Arbeit, einer gründlichen und vorurtheilsfreien, aber freundlichen Prüfung, und mich selbst dem Wohlwollen aller derjenigen, welche nur das Gute wünschen und mit mir den festen Entschluss gefasst haben, den ganzen noch übrigen Rest ihres Lebens der Homöopathie und der leidenden Menschen zu widmen.

Münster im October 1845

C. v. Bönninghausen

Anleitung zur Erstellung eines vollständiges Krankheitsbildes mit dem Ziel einer homöopathischen Heilung*

1. Zuerst wird ein allgemeines Bild der kranken Person erstellt, durch Angabe des **Alters** und **Geschlechts**, der **Konstitution, Lebensweise, Beschäftigung** und besonders noch der **Gemüthsart in gesunden Tagen**. In vielen Fällen ist es wichtig, auch sonstige Eigenheiten derselben, wie z.B. Farbe der Haut und der Haare, Magerkeit oder Fettsucht, schlanker oder gesetzter Bau und dergleichen mehr zu wissen, und daher jedesmal beizufügen.

2. Weiterhin benötigt man kurz aber deutlich die wichtigsten früher überstandenen Krankheiten nebst deren Verlauf und Heilung, mit Hinweisen, ob diese noch Nachwirkungen zurückgelassen haben. Dabei ist es stets notwendig, die Art der Behandlung und die dabei verordneten Medikamente (Antibiotika; allopathisch, phytotherapeutisch, homöopatisch, anders) zu kennen, besonders wenn solche in großen Gaben gebraucht wurden. Möglichst restliche Medikamente mitbringen lassen.

3. Nun ist die aktuelle Krankheit an der Reihe. Man beschreibe sie erst einmal allgemein umrissen, die am **meisten ausgezeichneten** oder **beschwerlichen** Symptome werden hervorgehoben. Erst dann erfolgt eine **ausführliche** und **umständliche** Beschreibung der Krankheit im ganzen Umfang mit **allen** Symptomen. *Man vermeide alle Kunstnamen und gelehrte Ausdrücke — diese generalisieren, während die Homöopathie strengstens individualisieren muß.*

4. Nun folgt eine genaue Aufstellung **aller** Erscheinungen und Symptome, die beim "gesunden" Patienten nicht vorkommen. Weitläufigkeiten und Wiederholungen vermeiden! Den Patienten zum Ausdruck in **Umgangssprache** bewegen, so daß er am besten erklären kann, wie es ihm geht. Die **Art** der Symptome beschreiben lassen. Beachten Sie dabei auch 153 des *Organon der Medizin* von Samuel Hahnemann:

---

* übertragen und verständlicher gemacht durch Heilpraktiker Michael Hoffmann

Organon § 153

Bei dieser Aufsuchung eines homöopathisch specifischen Heilmittels, das ist, bei dieser Gegeneinanderhaltung des Zeichen-Inbegriffs der natürlichen Krankheit die Symptomreihen der vorhandenen Arzneien, um unter diesen eine, dem zu heilenden Uebel in Aehnlichkeit entsprechende Kunstkrankheits-Potenz zu finden, sind die

> **auffallendern,**
> **sonderlichen,**
> **ungewöhnlichen** und
> **eigenheitlichen** (charakteristischen)

Zeichen und Symptome des Krankheitsfalles, besonders und fast einzig fest in's Auge zu fassen; denn vorzüglich diesen, müssen sehr ähnliche, in der Symptomenreihe der gesuchten Arznei entsprechen, wenn sie die passendste zur Heilung sein soll. Die allgemeinern und unbestimmtern; Eßlust- Mangel, Kopfweh, Mattigkeit, unruhiger Schlaf, Unbehaglichkeit u.s.w., verdienen in dieser Allgemeinheit und wenn sie nicht näher bezeichnet sind, wenig Aufmerksamkeit, da man so etwas Allgemeines fast bei jeder Krankheit und jeder Arznei sieht.

In Hinsicht auf die Vollständigkeit der Symptome ist jedesmal ganz genau die Stelle an dem schmerzenden Teil zu unterscheiden (z.B. am Kopf: Stirn, Schläfen, Kopfseiten, Wirbel, Scheitel, Hinterkopf; rechts, links, halber oder ganzer Kopf). Grundsätzlich sind die sogenannten Modalitäten (Verbesserung oder Verschlimmerung nach Zeit, Lage und Umständen) festzuhalten. Bei der Zeit besonders die verschiedenen Tageszeiten (morgens, vormittags, mittags, nachmittags, abends, nachts, vor oder nach Mitternacht) oder Wochentage (jeden Sonntag, o.ä.) notieren.

Welchen Einfluß haben Ruhe oder Bewegung, Wärme oder Kälte, freie Luft oder Zimmer- "Mief", essen und trinken, Berührung, Entblößung, Gemüthsbewegungen, Wetter, Licht u.ä. auf die Symptome?

Kurze Belehrung für Nicht-Ärzte über die Verhütung und Behandlung der asiatischen Cholera zu folge Beschlusses der Versammlung homöopathischer Ärzte Rheinlands und Westfalens vom 10. 8.1849

▲ **1. Zur Verhütung der Cholera**

Sowohl bei der im Anfange der dreißiger Jahre dieses Jahrhunderts, als auch bei der gegenwärtig grassierenden Cholera-Epedemie hat es sich als unzweifelbar herausgestellt, daß mit Ausnahme des räthselhaften Agens nichts den Ausbruch dieser Krankheit mehr befördert als die **Furcht** vor derselben. Selbst die anscheinende Bösartigkeit der Seuche in der ersten Periode ihres Auftretens, wo bei der gewöhnlichsten allopathischen Behandlung meistens weit über die Hälfte der davon Ergriffenen dahinsterben, sowie der Umstand, daß gewöhnlich der ersten Erkrankung in einem Hause mehrere Andere bald nachfolgen, obschon ein eigentlich kontagiöser Charakter dieser Krankheit mit vielen triftigen Gründen bestritten werden kann, lassen sich fast nur allein die dadurch hervorgerufene Angst und Schrecken genügend erklären.

Es bleibt daher vor allen Dingen, auch in sanitäts-polizeilicher Hinsicht, die erste Aufgabe, alles zu beseitigen, was die Phantasie mit **Angst** und **Furcht** erfüllen kann. Dahin gehören die Sperrungen, Warntafeln und ungewöhnliche Leichenbestattungen, sowie überhaupt sämmtliche Anstalten, und Vorkehrungen, welche in den Augen des Publikums diese Krankheit als eine besonders gefährliche und mörderische darstellen. Selbst die Cholera-Spitäler haben sich in der Erfahrung nur nachtheilig erwiesen, indem die Cholera-Kranken durchschnittlich einen großen Widerwillen dagegen äußern, und der Transport dahin gewöhnlich die Krankheit um ein ganzes Stadium weiterrückt, so daß eben dadurch der Wirkungskreis des Spitalarztes ein höchst trauriger wird. Es ist daher bei Annäherung oder beim Ausbruche der Cholera-Epidemie unbedingt anzurathen, sorgfältig alles zu vermeiden, was **Muthlosigkeit, Furcht, Schreck** und **Angst** zu erregen im Stande ist. Als ein **zweites** Beförderungsmittel der Cholera ist allgemein eine **fehlerhafte Diät** und **Lebensweise** anerkannt. Dahin gehören nicht nur im Allgemeinen alle Unmäßigkeiten in Speisen und Getränken, und Ausschweifungen jeder Art, sondern auch insbesondere der Genuß einzelner Dinge, wovon besonders die Folgenden gemieden werden müssen: – Kalte Speisen und Getränke, alles sauere und unreife Obst, Gurken, Melonen, junger oder schäumender Wein, frischer, ungegorener Most, frisches oder unvollständig ausgegohrenes, besonders schäumendes Bier und

Kohlensäure haltendes Wasser, wie Selteser-, Heppinger-, und dergleichen Mineralwasser; sodann Kaffee, Thee, Branntwein, sehr fette Speisen, alle Arten von Gewürzen und endlich alle Arneien im weitesten Sinne des Wortes, sie mögen Namen haben, wie sie wollen, und entweder als Flieder-, Camillen-, Baldrian- und andere Aufgüsse der Art, oder als (Cholera-) Magentropfen, Magenbitter, Magenelixire und so weiter angpriesen sein. Die gesundeste und beste Nahrung ist die einfache und nahrhafte, wie die Homöopathie solche vorschreibt, frei von allen Substanzen, welch arzneiliche Kräfte besitzen und dadurch auf das Befinden des Menschen irgend einen, wenn auch nur oft nur unmerklichen Einfluß üben. Zum Getränke diene ein gut ausgegorenes Bier und, wer es haben kann, täglich ein Paar Gläser rothen, ganz säurefreien Weines, der gehörig abgelagert und nicht zu jung ist.

Nicht wenige Ärzte sind **drittens** der Meinung, daß ein hoher Grad anhaltender Hitze mit darauf folgender starker Abkühlung der Luft und die dadurch herbeigeführte **Erkältung** eine häufige Veranlassung zum Ausbruche der Cholera gebe, und es ist in der That auffallend, daß an viel Orten die Mehrzahl der Menschen in den Abend- und Nacht-Stunden nach sehr warmen Tagen von der Krankheit ergriffen worden sind. Jedenfalls ist es mithin rathsam, seine Kleidung demgemäß einzurichten, um sich nicht solchen Erkältungen auszusetzen, und besonders beim Aufenthalte in der kühlen Abendluft und namentlich auch beim Baden die nöthigen Vorsichtsmaßregeln nicht außer Acht zu lassen.

Endlich ist in dieser Beziehung noch **viertens** zu erwähnen, daß gewöhnlich zur Zeit der herrschenden Cholera-Epedemie die meisten Menschen eine gewisse Unbehaglichkeit im Magen und Unterleibe verspüren, viele aber dabei von einer besonderen, meistens schmerzlosen, nur mit vielem Poltern und Kollern im Unterleibe verbundenen **Diarrhöe** befallen werden, welche bei Versäumung oder unrichtiger Behandlung oft in wahre Cholera, und dann meistens in ein vorgerücktes Stadium derselben übergeht, wo die Heilung schon schwieriger und unsicherer ist. Diese eigenthümliche **Diarrhöe**, welche man mit dem Namen **Cholerine** bezeichnet hat und zu anderen Zeiten unerheblich sein würde, ist es während der Cholera-Periode durchaus nicht, und verlangt, wenn man sich nicht offenbar einer großen Gefahr aussetzen will, sofort ärztliche Hülfe und das specifische Heilmittel, welches jeder homöopathische Arzt kennt und bei ihnen zu haben ist, wegen möglichen Mißbrauchs aber nicht Jedermanns Händen anvertraut werden darf.

Wer die vorerwähnten vier Punkte gehörig beachtet und befolgt, der wird ruhig die Cholera-Epedemie heranrücken sehen dürfen und mit der größten Wahrscheinlichkeit davon gar nicht berührt werden. Indessen haben die Homöopathen die Überzeugung, im Besitze von **Schutzmitteln** zu sei, welche die Kraft besitzen, den Ausbruch der Cholera heilkräftig zu verhinden. Natürlicher Weise sind dies und können dies nur solche Arzneien sein, welche vermögend, auch die bereits ausgebrochene Krankheit zu heilen, wie solches das erste und nöthigste Erforderniß aller prophylaktischen Mittel ist, ohne welches dasselbe nicht das mindeste Zutrauen verdienen würde. Wenn auch der Umstand, daß viele Tausende von Menschen beim Gebrauche dieser Schutzmittel der Homöopathen von der Cholera verschont geblieben sind, wie solches thatsächlich erwiesen vorliegt, nicht unwidersprechlich zu dem Schlusse berechtigt, daß sie unbedingt schützen, weil vielleicht zufälliger Weise gerade diese auch ohne dem von der Seuche befreit geblieben wären: so sprechen doch eben diese Thatsachen wenigstens sehr für die Wahrscheinlichkeit einer solchen heilsamen Wirkung, und um so leichter kann dadurch die so nöthige Ruhe und Furchtlosigkeit erhalten werden. Hieraus lassen sich demnach überwiegende Gründe dafür folgern, diese Schutzmittel wenigstens allen denjenigen anzuempfehlen, welche darin eine Beruhigung finden, die sie auf anderem Wege vergeblich suchen würden.

▲ **2. Zur Behandlung der Cholera**

Es giebt eine Form der Cholera, die besonders zu Anfange des Ausbruchs in überwiegender Mehrzahl vorzukommen pflegt und deren **Verlauf so rasch** ist, daß dabei **augenblickliche Hülfe** unumgänglich nöthig ist. Dieser Umstand macht es zur Pflicht, das nichtärztliche Publikum darüber zu unterrichten, wie es sich in vorkommenden Fällen dieser Art zu verhalten hat, um nicht den günstigsten Zeitpunkt zur Heilung ungenutzt vorübergehen zu lassen und durch Versäumnis ein Unglück herbeizuführen, welches anfangs leicht abzuwenden gewesen wäre.

Die Form dieser Cholera spricht sich in folgenden Symptomen aus, welche der Mehrzahl nach bei jedem Falle der Art vorzukommen pflegen: – Die Krankheit tritt in der Regel plötzlich und ohne erhebliche Vorboten jederzeit mit tonisch krampfhaftem Charakter auf. Von Minute zu Minute sinken immer mehr und mehr die Kräfte des Erkrankten, so daß er schon nach ganz kurzer Zeit nicht mehr stehen, oft nicht mehr aufrecht sitzen kann und hülflos zu Boden stürzt. Die Mienen sind verstört, die Augen eingefallen, oft nach Oben gewendet, das Angesicht bläulich, kalt, zuweilen mit kaltem Schweiß bedeckt, die Kinnbacken häufig krampfhaft verschlossen. Der ganze Körper sowohl, als die Extremitäten sind kalt und die ganze Haut bläulich. Schwindel zum Umfallen. Große Angst und Hoffnungslosigkeit sprechen sich in allen Gebärden und Gesichtszügen aus. Der Athem ist kalt und mühsam, oft ganz unterbrochen, wie bei Erstickung von Schwefeldampf. Wie betäubt und fühllos wimmert oder schreiet er in hohlem oder eigenthümlich heiserem Tone, ohne jedoch über etwas zu klagen. Beim Befragen nennt er gewöhnlich ein brennendes und drückendes Gefühl im Magen und Schlunde, und schreiet oft so laut auf bei Berührung der Herzgrube. Dazu gesellt sich in der Regel: Harnverhaltung mit vergeblichem Drängen auf die Blase: flammartiger Schmerz in den Muskeln, besonders in den Waden, und schwacher, langsamer, oft ganz verschwindender Puls. Der Kranke ist gewöhnlich ohne Übelkeit und ohne Durst, fast stets noch ohne Erbrechen und ohne Durchfall, obwohl sich schon häufig beständiges vergebliches Drängen auf den Stuhl einfindet. In diesem ersten Stadium ist sichere und schnelle Heilung möglich, aber dabei auch die **schnelle Hülfe** unumgänglich nöthig, wenn der Kranke nicht darin unterliegen oder die Krankheit in ein weiteres Stadium übergehen soll, wo die Rettung ungleich schwieriger und unsicherer ist. Wenn da, oft mitten in der Nacht, erst zum Arzte geschickt und dann die vorgeschriebene Arznei aus der Apotheke geholt werden muß, so ist gemeinlich der günstigste Zeitpunkt zum Heilen längst vorüber. daher ist es unumgänglich nothwendig, das einzige hier hülfreiche, sehr wenig kostende Heilmittel, – den **Kampfer-Spiritus**, (Spiritus vini camphoratus, aus einem Theil Kampfer und zwölf Theilen Weingeist bestehend, wie es in allen Apotheken vorräthig ist) – nicht nur im Hause, sondern auch so zur Hand stehend zu haben, daß es **zu jeder Stunde, bei Tag und Nacht, sogleich zu finden ist.**

Von diesem Kampfergeiste giebt man augenblicklich dem Erkranktem **einen bis zwei Tropfen** auf einem Stückchen Zucker oder in einem Löffel mit reinem kalten Wasser, und wiederholt diese Gabe alle 3, 4, längstens 5 Minuten, bis die Beschwerden nachlassen, wo man dann in immer längeren Zwischenräumen eingiebt und ganz damit aufhört, wenn der Schlaf eintritt. Ist der Mund durch Kinnbacken-Krampf (Mundklemme) verschlossen und der Kranke dadurch zum Einnehmen unfähig, so wird entweder der Kampfergeist mit der Hand auf Brust und Gliedern eingerieben, auch allenfalls ein Klystir von 1/2 Pfund Wasser mit etwa zwei Theelöffeln voll Kampfergeist beigebracht, oder endlich auf einem heißen Bleche etwas Kampfer verdunstet, damit auf solche Weise dieses Mittel, auch ohne Einnehmen, seine Wirkung thun könne. Je schneller man dies Alles sogleich bei der Entstehung jener oben erwähnten Krankheitszeichen in Ausführung bringen kann, um desto schneller und sicherer geneset der Kranke, oft in einem Paar Stunden; er bekommt allmählig wieder Wärme, Kräfte, Besinnung, Ruhe, Schlaf und ist gerettet. Im ungünstigsten Falle aber wird durch diese Behandlung nicht nur die Krankheit am Fortschreiten gehindert, sondern auch gleichzeitig Zeit gewonnen, um weitere ärztliche Hülfe herbeizuholen, während man die Zwischenzeit benutzt, das Zimmer zu lüften und den Kampferdunst zu entfernen. der nun nicht nur mehr nutzen kann, sondern auch der Wirkung der anderen Mittel hinderlich ist.

Nur die Anwendung dieses Mittels allein **darf und muß** den Händen des Nicht-Arztes anvertraut werden. Man **darf es, weil die oben beschriebene Anwendung niemals Schaden thun kann; man muß** es, weil nur von der schleunigsten Anwendung Hülfe zu erwarten ist. Für alle anderen Fälle und Formen der Cholera ist es um so weniger rathsam dem Nicht-Arzte die übrigen dabei dienlichen Arzneien nahmhaft zu machen, als dabei Zeit genug übrig bleibt, ärztliche Hülfe einzuholen, zumal wenn jederzeit, auch selbst in andern, mit abweichenden Zeichen auftretenden Cholera-Fällen, sogleich der Kampfer in der angegebenen Weise angewendet wird, indem es sich deutlich in mehrfacher Erfahrung herausgestellt hat, daß eine vorgängige Anwendung von Kampfer bei dieser Krankheit selbst für die Wirkung der nachfolgenden Arzneien äußerst vortheilhaft gewesen ist.

"Jeder kann", – sagt Hahnemann in einem Schreiben vom 18. September 1831, – "ohne alle Gefahr den Kampfer bei den erkrankten Seinigen selbst anwenden, weil er dabei durch den Kampferdunst, und so lange er damit fortfährt, vor Ansteckung geschützt und unangetastet bleibt. – Um aber", – schreibt derselbe unterm 28. Juni desselben Jahres, – "die Ansteckung und Verbreitung der Cholera gewisser unmöglich zu machen, müssen Kleidungsstücke, Wäsche, Bettzeug, u.s.w. zwei Stunden lang in einer Backofenhitze von etwa 80 Grad Reaumur, (wobei ein Gefäß mit Wasser kocht), erhalten werden, – einer Hitze, in welcher alle bekannten Anstekkungsstoffe und so auch die bekannten Miasmen am sichersten vernichtet werden."

Des Suum ciuque wegen möchte noch der Einwurf der Gegner der Homöopathie kurz beleuchtet sein, wonach nämlich der Kampfer, in der angegebenen Weise angewendet, aufhöre ein homöopathisches Heilmittel zu sein, weil die Gabe dafür zu groß wäre und zu schnell wiederholt würde. Abgesehen davon, daß die Auffindung dieses spezifischen Heilmittels für das erste Stadium der asiatischen Cholera mit vollem Rechte der Homöopathie allein indiziert werden muß, so ist noch dabei zu bedenken, daß das Grund-Prinzip dieser Heillehre, (similia similibus) von der Größe und von der Wiederholung der Gaben nichts besagt, und daß diese nur nach den Ergebnissen der Erfahrung für jede Arznei und für jede Krankheitsart besonders abgemessen werden muß. "Dabei ist nun", – wie der Stifter dieser Heillehre unterm 11. Juli 1831 erinnert, – "der Kampfer eine so besondere Arzneisubstanz, daß man sie leicht für eine Ausnahme von allen Übrigen zu halten in Versuchung kommen könnte; denn er macht auf den menschlichen Körper einen, obschon mächtigen, doch nur gleichsam oberflächlichen Eindruck, welcher zugleich so vorübergehend ist, wie von keiner Anderen., so daß man bei seiner homöopathischen Anwendung die kleine Gabe fast augenblicklich wiederholen muß, wenn die Heilung einen dauerhaften Erfolg haben soll."

▲ **3. Zur Rekonvaleszenz**

Wenn die Krankheit durch die rechtzeitige und vorschriftsmäßige Anwendung des Kampfers gebrochen ist, geht die Erholung und Rekonvaleszenz des Kranken in der Regel, ohne weitere Nachhülfe oder Arznei, und bei gehöriger Diät, sehr leicht und schnell von Statten, besonders wenn dabei ein erquickender Schlaf eingetreten ist. Zuweilen treten aber einige Nachwehen besonderer Art ein, wohl meistens weniger gefährlich, aber doch belästigend genug, um Hülfe wünschenswert zu machen, zumal wenn der Körper durch die Macht der Krankheit in sehr hohen Grade angegriffen war, und hier erscheinen dann hauptsächlich folgende drei Formen:

1. Allgemeine Unempfindlichkeit mit Schwinden der Sinne und wiederkehrende Ohnmachten, wogegen schnell und binnen einer Stunde etwas weniges von der **Muskatnuß** hilft, welches man dem Leidenden auf die Zunge streut, oder wiederholt daran riechen läßt.

2. Krankhafte Überreizungen der organischen Thätigkeit mit großer Geistes-Aufregung, Schlaflosigkeit, Überempfindlichkeit gegen Schmerz und Geräusch und Unerträglichkeit der Freien Luft, wogegen unerwartet schnell ein Paar Tassen **Kaffee** hülfreich sind.

3. Starker Schwindel mit Übelkeit und Ängstlichkeit, wogegen das Rauchen einer **Cigarre oder das Kauen von etwas Taback** dient.

Bei allen sonstigen Nachkrankheiten, so wie auch bei den Vorgenannten, wenn diese den angegebenen Mitteln nicht schnell weichen, darf die schleunige Herbeiholung ärztlicher Hilfe nicht versäumt werden. Am allernotwendigsten ist dies bei den, nach homöopathischer Behandlung nur äußerst selten vorkommenden Nervenfiebern, welche nach großen Erschöpfungen und bedeutendem Säfteverlust oft sehr bösartig und hartnäckig sind.

In der Rekonvaleszenz ist übrigens die homöopathische Diät unzweifelbar die naturgemäßeste und beste, und daher strenge zu beobachten. In keinem Falle ist es nöthig, die Enthaltsamkeit über ein gehöriges Maaß auszudehnen; im Gegentheil ist dies oft nachtheilig und verzögert nur die gänzliche Herstellung. Man beginne mit einem Paar Löffeln magerer und gewürzloser Fleischbrühe, welcher man, wenn sie ohne Nachtheil und Beschwerden vertragen wird, etwas Brod zusetzt. Allmählig gehe man dann zum Fleische selbst, zu weichgesottenen Eiern und zu etwas gut abgekochtem Gemüse über, wenn der Patient dazu Neigung hat. Zum

Getränke reiche man ihm zu Anfange nur etwas mit Wein geröthetes Wasser in kleinen Portionen, später mehr, so viel er wünscht, und endlich etwas reinen, säurefreien und gut abgelagerten rothen Wein. Natürlich muß alle Unmäßigkeit vermieden werden; aber Hunger leiden darf er nicht, wie überhaupt alles, was Hungerkur heißt, aus der Diät der Homöopathie verbannt ist, weil sie die Überzeugung haben, daß die Arznei nur mittelbar, die reagirende Lebenskraft aber unmittelbar die Heilung der Krankheiten bewirkt und daher in keiner Weise geschwächt oder in ihrer Energie behindert werden darf.

Dr. C. v. Bönninghausen
Reg.-Rath a. D.
Principiis obsta.
Münster 1849

Repertorium

Abteilung 1 Gemüth und Geist

Gemüth

▲ Allgemeine Angegriffenheit BB: 0001, BU: 1

abrot, **acon**, agar, agn, *aloe*, *alum*, *am c*, am m, **ambr**, **anac**, *ant cr*, ant t, **arn**, **ars**, asaf, asar, **aur**, *bar c*, **bell**, bism, bor, *bov*, **bry**, **cact**, calad, **calc**, *calc p*, camph, **cann i**, *cann s*, **canth**, **caps**, *carb an*, *carb s*, *carb v*, **caust**, **cham**, chel, *chin*, *cic v*, *cinnb*, clem, **cocc**, *coff*, colch, coloc, **con**, croc, **cupr**, **cycl**, dig, dros, dulc, euph, euphr, ferr, **gels**, **graph**, guaj, hell, *hep*, **hyos**, **ign**, ip, jod, kali c, kali n, kreos, **lach**, laur, **led**, **lil t**, **lyc**, mag c, mag m, mang, mar, *meli*, *meny*, **merc**, mez, mosch, mur ac, **nat c**, **nat m**, *nit ac*, nux m, **nux v**, olnd, op, **oxyt**, par, petr, *ph ac*, **phos**, **pic ac**, **plat**, plb, *psor*, **puls**, ran b, ran s, rheum, rhod, **rhus t**, ruta, sabad, sabin, samb, sars, sec, sel, seneg, **sep**, **sil**, spig, *spong*, squil, **stann**, **staph**, **stram**, stront, *sul ac*, **sulph**, tarax, thuj, *valer*, **verat**, verb, viol o, *viol t*, **zinc**

▲ Angst BB: 0002, BU: 1

acon, acon f, *agar*, agn, **all c**, *alum*, *am c*, am m, ambr, **aml n**, **anac**, ant cr, **ant t**, **arn**, **ars**, **aur**, **bar c**, **bell**, bor, **bry**, *cact*, calad, **calc**, **calc ac**, *calc p*, *camph*, **cann i**, canth, *caps*, carb an, carb v, *caust*, **cham**, chel, chin, **cic v**, **clem**, **cocc**, *coff*, **coloc**, con, **cupr**, cycl, **dig**, dros, **ferr**, **graph**, **hell**, hep, *hyos*, ign, kali c, *kali i*, *kali n*, **lach**, **lyc**, meny, **merc**, **merc c**, mur ac, *nat c*, **nit ac**, **nux v**, op, *ox ac*, *petr*, ph ac, **phos**, *plat*, *psor*, **puls**, raph, **rhus t**, ruta, sabad, **sabin**, samb, **sec**, sep, sil, *spig*, **spong**, stann, **stram**, stront, **sulph**, *thea*, thuj, valer, **verat**, **zinc**

▲ Boshaftigkeit BB: 0003, BU: 2

acon, agar, am c, am m, **anac**, arn, **ars**, aur, *bell*, bor, *caps*, caust, chin, cic v, coloc, **cupr**, *guaj*, **hyos**, ign, *lach*, led, *lyc*, mang, *nat c*, *nat m*, *nit ac*, **nux v**, par, phos, *plat*, sec, squil, **stram**, **thuj**, verat

▲ Dreistigkeit BB: 0004, BU: 2

acon, agar, alum, ant t, bov, *calad*, **ign**, merc, mez, nat c, **op**, *puls*, squil, sulph, tarax, verat

▲ Ernsthaftigkeit BB: 0005, BU: 2

alum, *am c*, am m, ambr, anac, ang, ant cr, ars, aur, **bar c**, bell, bor, bov, *cann s*, caust, *cham*, chin, cina, **cocc**, *con*, cycl, **euph**, euphr, ign, jod, led, *lyc*, merc, nat c, nux m, *olnd*, ph ac, *plat*, plb, puls, rhus t, seneg, *sep*, spig, staph, **sul ac**, sulph, **thuj**, verat

▲ Fröhlichkeit BB: 0006, BU: 2

agar, alum, *ang*, ant t, arn, **aur**, **bell**, **cann i**, cann s, caps, **carb an**, *cic v*, **coff**, con, **croc**, cupr, cycl, dig, ferr, fl ac, **hyos**, ign, jod, **lach**, laur, *lyc*, meny, **nat c**, nat m, **nux m**, **op**, ph ac, **phos**, **plat**, plb, sabad, sars, seneg, spig, **spong**, **stram**, tab, **tarax**, *thea*, ther, *valer*, **verat**, verb, **zinc**

▲ Gereiztheit BB: 0007, BU: 2

abrot, **acon**, aeth, am m, ambr, **anac**, *ang*, ant cr, arg m, *arn*, *ars*, **aur**, bar c, **bell**, bor, **bry**, *calc*, *calc p*, **camph**, *cann i*, *canth*, carb an, carb v, caust, *cedr*, **cham**, chin, **cic v**, *cina*, coc c, cocc, **coff**, colch, coloc, con, croc, cupr, dulc, ferr, *hep*, **hyos**, *ign*, *ip*, jod, kreos, *lach*, *laur*, lyc, mag s, *mar*, merc, mur ac, nat c, **nat m**, **nit ac**, **nux v**, olnd, op, *ox ac*, *petr*, ph ac, **phos**, puls, ran b, *seneg*, *sep*, *sil*, stann, *stram*, *stront*, sul ac, **sulph**, **thea**, *valer*, verat, *zinc*

▲ **Gleichgültigkeit**　　BB: 0008, BU: 2

agar, **agn**, alum, am c, am m, ambr, *anac*, **apis**, arg n, *arn*, *ars*, asaf, asar, *bell*, berb, bism, calc, *calc i*, *cann i*, caps, caust, *cham*, **chel**, **chin**, cic v, cina, clem, **cocc**, **con**, croc, crot h, *cycl*, *dig*, *euphr*, **gels**, graph, *hell*, **ign**, ip, kali bi, kali c, **lach**, laur, lyc, **meli**, meny, merc, mez, *mur ac*, **nat m**, nit ac, nux v, olnd, *op*, **ph ac**, **phos**, **phyt**, **pic ac**, plat, **puls**, rheum, rhod, **sep**, **sil**, *squil*, *staph*, stram, **sulph**, verat, verb, **viol t**, zinc

▲ **Habsucht**　　BB: 0009, BU: 2

ars, bry, calc, **lyc**, *nat c*, **puls**, sep

▲ **Hoffart**　　BB: 0010, BU: 2

alumn, anac, arn, aur, *caust*, chin, cic v, cupr, dulc, *ferr*, guaj, *hyos*, ign, ip, *lach*, **lyc**, merc, nux v, par, *phos*, **plat**, stram, **verat**

▲ **Hoffnungslosigkeit**　　BB: 0011, BU: 3

acon, agn, am m, ambr, *ant t*, **arn**, **ars**, **aur**, *bar c*, **bell**, bry, **calc**, camph, **cann i**, canth, carb an, carb v, **caust**, cham, *chin*, coff, colch, **con**, dig, **graph**, hep, **ign**, jod, *lach*, **lyc**, *merc*, **nat c**, **nat m**, nit ac, nux v, ph ac, phos, plb, **psor**, **puls**, rhus v, ruta, sep, sil, spig, *stann*, *sul ac*, **sulph**, thuj, **verat**, verb

▲ **Mißtrauen**　　BB: 0012, BU: 3

absin, **acon**, **anac**, *ant cr*, *apis*, *arg n*, **arn**, **ars**, **aur**, **bapt**, *bar ac*, **bar c**, **bell**, bor, **bry**, **cact**, calc, *calc p*, camph, **cann i**, **caust**, cham, **cic v**, *cimic*, **cocc**, *con*, cupr, **dig**, dros, *dub*, gels, *glon*, **hell**, **hyos**, *kali br*, lach, *lil t*, **lyc**, meny, **merc**, **nat c**, **nit ac**, op, phos, plb, *psor*, **puls**, rhus t,

ruta, **sec**, **sep**, *sil*, **stann**, staph, **still**, **stram**, sul ac, **sulph**, *thea*, *valer*, **verat**

▲ **Sanftheit**　　BB: 0013, BU: 3

acon, *ambr*, anac, **arn**, **ars**, asar, aur, **bor**, bov, **cact**, **calad**, **cann i**, *caps*, carb an, caust, *cedr*, **chel**, *cic v*, **cina**, **clem**, **cocc**, *con*, croc, **cupr**, euph, euphr, hell, *ign*, jod, **lil t**, **lyc**, mag m, mang, mur ac, nat c, **nat m**, **nit ac**, op, ph ac, **phos**, plb, **puls**, **rhus t**, sep, **sil**, spong, stann, **stram**, **sulph**, *thuj*, **verat**, zinc

▲ **Traurigkeit**　　BB: 0014, BU: 3

abrot, **acon**, *aesc*, *agar*, **agn**, *aloe*, am c, ambr, **anac**, **arg n**, **ars**, asar, **aur**, **bell**, bov, *bry*, **cact**, calc, *calc ac*, *calc f*, *calc p*, camph, *cann i*, *caps*, carb an, caust, **cham**, **chel**, **chin**, cic v, **cimic**, **cina**, **cinnb**, **clem**, **cocc**, **coff**, colch, **con**, **corn**, croc, cupr, cycl, **dig**, **dros**, *ferr*, *gels*, graph, *hell*, *helo*, hep, hyos, **ign**, ip, jod, *kali br*, kali c, *kali i*, kreos, *lach*, laur, **lil t**, **lyc**, mag c, mag s, **meli**, meny, **merc**, *merc c*, **mez**, mur ac, **naja**, **nat c**, **nat m**, **nit ac**, **nux v**, ol an, olnd, **oxyt**, petr, ph ac, **phos**, **phyt**, **plat**, **psor**, **puls**, ran s, rheum, rhod, **rhus t**, sabin, sec, sep, sil, spig, **spong**, **stann**, *staph*, **still**, **stram**, **sul ac**, **sulph**, tab, **thuj**, verat, viol o, **viol t**, *zinc*

▲ **Verdrießlichkeit**　　BB: 0015, BU: 3

abiesLc, *abrot*, **acon**, *aesc*, aeth, *agar*, *aloe*, **alum**, *am c*, *am m*, **anac**, ang, **ant cr**, **arn**, **ars**, **ars i**, **asaf**, asar, **aur**, **bell**, berb, **bism**, **bor**, *bov*, **bry**, **calc**, *calc ac*, *calc p*, *cann i*, **cann s**, **canth**, **caps**, **carb ac**, carb v, **caust**, **cham**, **chel**, chin, **cic v**, **cina**, *cinnb*, **clem**, **cocc**, coff, **colch**, **coloc**, **con**, cor r, **croc**, *crot t*, cupr, cycl, *dios*, dros, *dulc*, ferr, **gran**, *graph*, guaj, **hep**, hydr ac, *hyos*, **ign**, **ip**, jod, kali c, kali i, kreos, *lach*, laur, **led**, **lyc**, mag c, *mag m*, mang, mar, **meli**, meny, **merc**, **merc c**, mez, **mur ac**, **nat c**, **nit ac**, **nux v**, olnd, op, par, **petr**, **ph ac**, **phos**, *phys*, **plat**, *psor*, **puls**, **ran b**, **rhus t**, ruta, **sabin**, **samb**, **sars**, seneg, **sep**, **sil**, *spong*, squil, *stann*, **staph**, **stram**, stront, **sul ac**, **sulph**, *thea*, **thuj**, verat, **verat v**, verb, **viol t**, zinc

▲ **Verliebtheit** BB: 0016, BU: 4

acon, **ant cr**, **apis**, bell, calad, *calc*, *calc p*, **cann i**, cann s, **canth**, carb v, *chin*, coff, *coloc*, *con*, croc, dulc, **graph**, **hyos**, **ign**, kali c, **lach**, lyc, meny, *merc*, mosch, *nat c*, *nat m*, nux m, **nux v**, *op*, **phos**, **plat**, plb, **puls**, rhus t, ruta, *sabin*, sel, sep, **sil**, *staph*, **stram**, sulph, thuj, **verat**, verb, *zinc*

▲ **Wechselnde Stimmung** BB: 0017, BU: 4

acon, *agn*, **alum**, ambr, anac, ant t, arg m, arn, ars, *asaf*, asar, **aur**, **bar ac**, **bar c**, *bell*, *bism*, bor, bov, cann s, *caps*, **carb an**, caust, chin, cocc, *con*, **croc**, cupr, *cycl*, dros, **ferr**, gels, **graph**, *hyos*, **ign**, *jod*, kali c, *lyc*, merc, mez,

naja, nat c, *nat m*, **nux m**, op, *phos*, **plat**, **puls**, sars, sep, **stann**, *stram*, **sul ac**, *sulph*, tarent, *valer*, **zinc**

▲ **Zerstreutheit** BB: 0018, BU: 4

acon, *agn*, alum, **am c**, am m, anac, ang, **arn**, aur, **bar c**, *bell*, **bov**, **calad**, calc, **cann i**, *cann s*, *carb s*, **caust**, **cham**, *chin*, *cic v*, **cocc**, colch, *croc*, cycl, dulc, *graph*, **hell**, hep, **ign**, *kali br*, *kali c*, lach, led, **lyc**, mang, **merc**, **mez**, mosch, nat c, *nat m*, nit ac, **nux m**, **nux v**, *olnd*, **op**, petr, *ph ac*, phos, plat, **puls**, rhod, rhus t, **sep**, *sil*, spig, **stann**, stram, sul ac, **sulph**, *thuj*, **verat**, verb, viol o, viol t

---

Verstand

▲ **Allgemeine Angegriffenheit** BB: 0019, BU: 4

acon, *agar*, alum, *am c*, *am m*, ambr, **anac**, *ang*, *ant t*, *apis*, *arn*, **ars**, *asaf*, *asar*, aur, *bar c*, **bell**, *bism*, bor, **bov**, **bry**, calad, **calc**, camph, *cann s*, **canth**, caps, **carb an**, *carb s*, *carb v*, *caust*, **chel**, **chin**, *cic v*, clem, **cocc**, coff, colch, coloc, *con*, **croc**, *dig*, dros, euphr, **ferr**, **glon**, **graph**, **hell**, hep, *hyos*, **ign**, *jod*, *kali br*, **kali c**, *kali n*, **kreos**, **lach**, *laur*, led, *lyc*, **mag c**, *mag m*, **mang**, meny, **merc**, **mez**, **mosch**, mur ac, **nat c**, **nat m**, *nit ac*, **nux m**, **nux v**, *olnd*, **op**, par, **petr**, ph ac, phos, *plb*, **puls**, ran b, *rheum*, **rhod**, **rhus t**, *ruta*, sabad, *sabin*, samb, sars, **sec**, seneg, **sep**, **sil**, spig, spong, *squil*, **stann**, **staph**, **stram**, stront, *sul ac*, **sulph**, tarax, **thuj**, valer, **verat**, verb, *viol t*, **zinc**

▲ **Aufgeregtheit** BB: 0020, BU: 4

acon, **agar**, alum, am c, ambr, anac, *ang*, *ant cr*, **bell**, **cann i**, cann s, **chin**, **coff**, *dig*, hyos, **lach**, laur, lyc, *mur ac*, **nux m**, **op**, phos, plat, sabad, *stram*, **sul ac**, sulph, **valer**, *verb*, **viol o**, zinc

▲ **Leichtes Begreifen** BB: 0021, BU: 5

ambr, *ang*, bar c, **cann i**, cann s, caust, **coff**, hyos, **lach**, lyc, **op**, phos, *sabad*, sep, sulph, *valer*, **verat**, **viol o**

▲ **Schweres Begreifen** BB: 0022, BU: 5

agar, **agn**, *alum*, am c, **ambr**, *anac*, ant cr, *ars*, asaf, *asar*, *aur*, **bapt**, *bar c*, *bell*, bor, **bry**, *calc*, camph, **cann i**, **cann s**, caps, *carb s*, carb v, caust, *cham*, **chel**, chin, **cimic**, **cocc**, colch, **con**, **corn**, **crot h**, cupr, **cycl**, dig, dulc, **gels**, **hell**, hep, **hydr ac**, *hyos*, **ign**, *kali bi*, *kali br*, *laur*, **lyc**, **meli**, meny, **merc**, merc c, **mez**, mosch, mur ac, **nat c**, *nat m*, nit ac, **nux m**, *nux v*, *olnd*, **op**, *petr*, **ph ac**, **phos**, **pic ac**, plat, **plb**, **puls**, **ran b**, rheum, **rhus t**, *ruta*, *sabad*, *sec*, sel, **sep**, **sil**, spig, *spong*, stann, **staph**, **stram**, *sul ac*, **sulph**, **tab**, **thuj**, *verat*, viol o, viol t, **zinc**

▲ **Bewußtlosigkeit** BB: 0023, BU: 5

absin, acon, *aconin*, *act sp*, aeth, *agar*, agn, **ail**, alum, am c, ambr, anac, ant t, **apis**, **arn**, ars, asar, aur, **bar c**, **bell**, bov, *bry*, *calc*, **camph**, **cann i**, cann s, *canth*, *carb ac*, *carb s*, *cham*, chel, *chen a*, chin, **cic v**, **cina**, cocc, colch, *con*, *crot h*, **cupr**, **gels**, **glon**, guaj, **hell**, **hydr ac**, **hyos**, ip, **kali c**, lach, *laur*, *lyc*, mag c, *merc*, mez, mosch, **mur ac**, nat c, **nat m**, *nit ac*, **nux m**, *nux v*, *olnd*, **op**, petr, **ph ac**, phos, *plat*, *plb*, *puls*, ran b, rheum, rhod, **rhus t**, ruta, sec, sel, sep, **sil**, spig, stann, staph, **stram**, sulph, tab, *tarax*, valer, *verat*, viol o

▲ **Blödsinn** BB: 0024, BU: 5

absin, aeth, *agar*, **anac**, ant cr, **ars**, asar, aur, **bar c**, **bell**, bov, **bry**, *calc*, cann s, *caps*, *carb s*, *cham*, cocc, **coff**, *con*, cupr, cycl, *dulc*, *hell*, **hyos**, *ign*, lach, **laur**, lol, **lyc**, **merc**, **merc c**, mez, mosch, *mur ac*, **nat c**, nat m, **nux m**, nux v, olnd, **op**, **par**, petr, **ph ac**, phos, **pic ac**, **plb**, puls, *ran b*, rheum, rhus t, ruta, **sabad**, *sec*, sel, seneg, **sep**, sil, **spong**, *stann*, *staph*, **stram**, sul ac, verat

▲ **Delirien** BB: 0025, BU: 5

abrot, *absin*, **acon**, *acon f*, *act sp*, aeth, *agar*, am c, **anac**, ant cr, **ant t**, **apis**, **arn**, **ars**, **arum t**, **atro**, **aur**, **bapt**, **bell**, bism, **bry**, *bufo*, calc, **camph**, **cann i**, *cann s*, **canth**, *carb s*, carb v, caust, *cham*, **chel**, chin, **cic v**, *cimic*, *cina*, **cocc**, coloc, **con**, **croc**, **crot h**, **cupr**, **dig**, *dub*, *dulc*, **gels**, *hell*, **hydr ac**, **hyos**, *hyper*, ign, **ip**, jod, *kali br*, kali c, **lach**, lachn, **lyc**, **merc**, **merc c**,

mur ac, nux m, *nux v*, **op**, *par*, **petr**, *ph ac*, **phos**, *plat*, **plb**, podo, puls, *ran b*, rheum, **rhus t**, sabad, samb, *sec*, spong, **stram**, sul ac, **sulph**, tarax, *tarent*, *ther*, valer, **verat**, **verat v**, *zinc*

▲ **Einbildungen** BB: 0026, BU: 6

acon, *agar*, **ambr**, anac, ang, ant cr, **ars**, *aur*, **bapt**, bar c, **bell**, *bry*, *calc*, **cann i**, *cann s*, *canth*, carb an, *carb s*, *carb v*, *caust*, chin, **cic v**, **cocc**, coff, con, croc, *crot h*, cupr, *dub*, euphr, **glon**, **hell**, hep, **hyos**, **ign**, jod, *kali bi*, kali c, lach, led, **lyc**, mag m, **merc**, mur ac, nit ac, *nux v*, **op**, **petr**, **ph ac**, **phos**, **plat**, psor, **puls**, **rhus t**, **sabad**, samb, sec, *sep*, **sil**, spong, *stann*, **staph**, **stram**, **sulph**, **ther**, *thuj*, **valer**, *verat*, verb, viol o

▲ **Ekstasen** BB: 0027, BU: 6

acon, *agar*, agn, ang, **ant cr**, arn, *bell*, bry, *cann i*, cham, *lach*, olnd, **op**, ph ac, **phos**, plat, stann, *stram*, verat

▲ **Wahnsinn** BB: 0028, BU: 6

acon, aeth, agar, **anac**, ant cr, arn, **ars**, **aur**, **bell**, calc, camph, cann s, *canth*, caust, *chel*, **cic v**, **cimic**, **cocc**, coloc, con, *croc*, crot h, **cupr**, **dig**, dulc, **glon**, **hyos**, *ign*, kali br, kali c, *lach*, led, **lyc**, **merc**, *nat c*, nat m, nux m, nux v, olnd, op, par, *phos*, **plat**, plb, puls, rhus t, sabad, sec, seneg, *sep*, squil, **stram**, **sulph**, ter, **verat**, zinc

---

Gedächtnis

▲ **Lebhaftes** BB: 0029, BU: 6

acon, *anac*, ang, **aur**, **bell**, coff, *croc*, cycl, **hyos**, **op**, *phos*, seneg, *viol o*

▲ **Schwaches** BB: 0030, BU: 6

acon, *agar*, **alum**, am c, **anac**, arn, *ars*, *aur*, *bapt*, bar c, **bell**, berb, bor, *bov*, **bry**, *calc*, carb s,

carb v, caust, clem, cocc, *colch*, **con**, *croc*, **crot h**, *cupr*, **cycl**, dig, **graph**, **guaj**, **hell**, hep, **hyos**, *ign*, kali br, kali c, **kreos**, **lach**, laur, **lyc**, **merc**, mez, mosch, murx, **nat m**, nit ac, **nux m**, **olnd**, *op*, **petr**, ph ac, phos, plat, **plb**, *puls*, rhod, **rhus t**, *sabin*, **sel**, *sep*, *sil*, **spig**, *staph*, **stram**, stront, sul ac, **sulph**, **verat**, *verb*, **viol o**, *zinc*

▲ **Verlorenes** BB: 0031, BU: 6

absin, **agn**, **anac**, **bar ac**, **bar c**, **bell**, *bry*, *calc p*, camph, **cann i**, *carb s*, *chel*, *cocc*, **con**, cycl, **dig**, **glon**, *graph*, hell, **hyos**, hyper, **kali br**, kali c, lyc, meli, merc, mez, *nat c*, **nat m**, **nux m**, olnd, op, **petr**, **ph ac**, **phos**, **plb**, *puls*, **rhus t**, *sel*, **sep**, *sil*, **spig**, staph, **stram**, **sulph**, tell, **verat**, **zinc**

Benebelung

▲ **Benebelung allgemein** BB: 0032, BU: 7

acon, **agar**, *alum*, *am m*, ang, ant t, **arg**, ars, asar, aur, **bell**, *bov*, **bry**, **calc**, camph, **cann s**, caps, carb v, **caust**, cham, **chel**, chin, cic v, **cocc**, coff, **con**, croc, dulc, **gels**, graph, hell, **hyos**, ign, ip, **kali c**, kali n, kreos, **laur**, *lyc*, **mag m**, merc, **mez**, mosch, nat c, *nat m*, *nux m*, **nux v**, **op**, petr, **ph ac**, *phos*, **puls**, **rheum**, *rhod*, **rhus t**, sabad, *samb*, sars, *sec*, **sep**, **sil**, spong, squil, **stram**, sul ac, sulph, tarax, *thuj*, *valer*, **verat**, **zinc**

▲ **Betäubung** BB: 0033, BU: 7

acon, agar, alum, *ant t*, **apis**, arg, *arn*, **ars**, asar, **bar c**, **bell**, bov, bry, *caj*, **calc**, **camph**, **cann s**, caps, *carb ac*, **carb s**, caust, *cham*, **chel**, chin, **cic v**, **cocc**, *coff*, **con**, *crot h*, **cupr**, dulc, *gels*, graph, **hell**, hydr ac, **hyos**, ip, *kali c*, kali n, lach, **laur**, led, lyc, mag m, **meli**, merc, **merc c**, *mez*, *mosch*, mur ac, nat c, **nat m**, nux m, **nux v**, *olnd*, **op**, **ph ac**, **phos**, plb, **puls**, **rheum**, *rhod*, **rhus t**, sabad, *sec*, sep, *sil*, spig, stann, **stram**, **sulph**, tarax, **ter**, thuj, *valer*, **verat**, verb, zinc

▲ **Eingenommenheit** BB: 0034, BU: 7

acon, *agar*, agn, **aloe**, alum, am c, *ambr*, **anac**, ang, *ant cr*, *arn*, *ars*, asar, **aur**, **bapt**, bar c, **bell**, bov, *bry*, calad, **calc**, *calc p*, camph, *cann i*, **cann s**, **canth**, **caps**, *carb s*, carb v, *caust*, *cham*, **chel**, *chin*, **cic v**, **cocc**, *coff*, colch, **con**, croc, cupr, cycl, **dios**, *dulc*, dulc, graph, **hell**, hep, **hyos**, **hyper**, **ign**, jod, *kali bi*, **kali br**, kali c, **lach**, laur, led, **lyc**, **meli**, meny, **merc**, mez, mosch, *mur ac*, **nat c**, **nat m**, nit ac, *nux m*, **nux v**, *olnd*, **op**, oxyt, par, **petr**, **ph ac**, phos, **pic ac**, **plat**, plb, **puls**, ran b, rheum, **rhus t**, ruta, *sabad*, **sabin**, *sec*, *sel*, **sep**, *sil*, **spig**, spong, *stann*, **staph**, **stram**, sul ac, **sulph**, tarax, **ther**, thuj, *valer*, **verat**, verb, *viol o*, zinc

▲ **Schwindel** BB: 0035, BU: 7

acon, *aeth*, **agar**, agn, **aloe**, *alum*, am c, am m, **ambr**, *anac*, ant cr, ant t, **apis**, **arg**, **arg n**, **arn**, **ars**, asaf, asar, **aur**, **bapt**, **bar c**, **bell**, bism, bor, bov, **bry**, *cact*, calad, **calc**, *calc i*, *calc p*, **camph**, **cann i**, **cann s**, **canth**, caps, **carb ac**, **carb an**, **carb s**, carb v, **caust**, *cham*, **chel**, chin, *chr ac*, **cic v**, **cimic**, *coca*, **cocc**, coff, coloc, **con**, croc, crot h, crot t, **cupr**, cycl, **dig**, *dros*, *dub*, *dulc*, *ery a*, *euph*, euphr, *ferr*, **gels**, **glon**, *gran*, **graph**, hell, hep, **hydr ac**, hyos, **ign**, **ip**, jod, *kali c*, kali ch, kali n, **kalm**, kreos, **lach**, **laur**, led, **lob**, lol, *lyc*, mag c, mag m, mag s, **meli**, meny, **merc**, *mez*, **mosch**, mur ac, *nat c*, **nat m**, nicc, nit ac, **nux m**, **nux v**, ol an, *olnd*, **onos**, **op**, oxyt, *pall*, par, **petr**, **ph ac**, **phos**, **phyt**, plat, plb, podo, prun, psor, **puls**, ran b, ran s, *rheum*, *rhod*, **rhus t**, ruta, *sabad*, sabin, **sal ac**, samb, **sang**, sars, *sec*, *sel*, **seneg**, **sep**, sil, **spig**, *spong*, *squil*, stann, *staph*, **stram**, stront, *sul ac*, **sulph**, **tab**, *tarax*, **ter**, **ther**, thuj, valer, verat, verat v, verb, *viol o*, **zinc**

Begleitende Beschwerden

▲ Begleitende Beschwerden BB: 0036, BU: 8

acon, agar, *alum*, *am c*, am m, ambr, anac, *ant cr*, *ant t*, **arg**, arn, **ars**, asaf, aur, *bar c*, **bell**, bov, *bry*, calad, **calc**, camph, *canth*, *carb an*, carb v, caust, **cham**, chel, *chin*, cic v, cina, *cocc*, coff, coloc, con, *croc*, *cupr*, dig, dulc, *ferr*, graph, hell, *hep*, *hyos*, *ign*, *ip*, jod, kali c, kali n, **lach**, **laur**, led, *lyc*, *mag c*, *mag m*, **merc**, mez, **mosch**, nat c, *nat m*, *nit ac*, *nux m*, **nux v**, olnd, op, par, *petr*, ph ac, **phos**, plat, plb, **puls**, ran s, rhod, *rhus t*, ruta, *sabad*, *sabin*, sars, sec, sel, seneg, *sep*, sil, *spig*, spong, squil, stann, staph, **stram**, *stront*, *sulph*, **verat**, verb, zinc

Abteilung 2 Körperteile und Organe

Innerer Kopf

▲ Im Allgemeinen BB: 0037, BU: 9

abrot, **acon**, *aconin*, *agar*, *agn*, *all c*, *aloe*, *alum*, *am br*, **am c**, **am m**, *ambr*, *aml n*, **anac**, *ang*, *ant cr*, *ant t*, **apoc**, *arg*, *arn*, *ars*, *asaf*, *asar*, *aur*, **bapt**, *bar c*, **bell**, *bism*, *bor*, *bov*, **bry**, **calc**, *calc ac*, *calc p*, *camph*, **cann i**, *cann s*, *canth*, *caps*, **carb an**, *carb s*, **carb v**, *caust*, *cham*, *chel*, **chin**, *cic v*, *cimic*, *cina*, *clem*, *coc c*, **cocc**, *cod*, *coff*, *colch*, **coloc**, **con**, *croc*, *cupr*, *cycl*, *dig*, **dros**, *dulc*, *elaps*, *epiphe*, *eucal*, *euph*, *euphr*, **ferr**, *ferr p*, **gels**, **glon**, *graph*, *guaj*, **hell**, **hep**, *hyos*, *hyper*, **ign**, *ip*, **iris**, **jod**, **kali c**, *kali n*, *kreos*, **lach**, **laur**, *led*, **lyc**, *mag m*, *mang*, *mar*, *meli*, *meny*, **merc**, *merc c*, **mez**, *mosch*, *mur ac*, **nat c**, **nat m**, *nit ac*, **nux m**, **nux v**, *olnd*, *onos*, *op*, *par*, **petr**, *ph ac*, **phos**, *phyt*, *plat*, *plb*, **puls**, *ran b*, *ran s*, *rheum*, *rhod*, *rhus t*, *ruta*, **sabad**, **sabin**, *samb*, **sang**, *sars*, *sec*, *sel*, *seneg*, *sep*, **sil**, *spig*, *spong*, *squil*, **stann**, *staph*, *stram*, *stront*, *sul ac*, **sulph**, *tarax*, *thea*, *ther*, **thuj**, *valer*, *verat*, *verat v*, **verb**, *viol o*, *viol t*, **zinc**

▲ Vorderkopf BB: 0038, BU: 9

acon, *aconin*, **aesc**, **aeth**, *agar*, *agn*, **ail**, *aloe*, *alum*, **am c**, **am m**, *ambr*, *anac*, *ang*, **ant cr**, **ant t**, *antip*, *apis*, *arg*, **arg n**, *arn*, **ars**, *asaf*, *asar*, *aur*, *bar c*, **bell**, **bism**, *bor*, *bov*, **bry**, **calc**, *calc p*, *camph*, **cann i**, *cann s*, *canth*, **caps**, **carb ac**, *carb an*, *carb s*, **carb v**, *caust*, **cedr**, *cham*, **chel**, **chin**, *cic v*, *cina*, **cinnb**, *clem*, **cocc**, *coff*, *colch*, *coloc*, *con*, *croc*, *cupr*, *cycl*, *dig*, **dros**, *dulc*, *euph*, *euphr*, **ferr**, *gels*, *glon*, *gran*, *graph*, *guaj*, *ham*, *hell*, **hep**, **hyos**, **ign**, *ip*, *iris*, *jod*, *kali br*, **kali c**, *kali i*, *kali n*, *kreos*, *lach*, **laur**, *led*, *lyc*, **mag c**, **mag m**, *mang*, *mar*, *meny*, **merc**, *merc if*, **mez**, *mosch*, *mur ac*, *naja*, *nat a*, **nat c**, **nat m**, *nit ac*, *nux m*, **nux v**, *olnd*, *onos*, *op*, *par*, **petr**, *ph ac*, **phos**, *phyt*, **plat**, *plb*, **puls**, **ran b**, *ran s*, *rheum*, *rhod*, *rhus t*, *rumx*, *ruta*, **sabad**, **sabin**, *samb*, **sang**, *sars*, *sec*, *sel*, *seneg*, **sep**, **sil**, *spig*, **spong**, *squil*, **stann**, *staph*, *stict*, *stram*, *stront*, *sul ac*, **sulph**, *tarax*, **thuj**, *valer*, *verat*, **verb**, *viol o*, *viol t*, **zinc**

▲ Schläfen BB: 0039, BU: 10

abrot, *acon*, *aconin*, *agar*, **agn**, *all c*, **alum**, *am c*, *am m*, *ambr*, **anac**, *ang*, *ant cr*, *ant t*, **arg**, *arn*, *ars*, *asaf*, *asar*, *aur*, *bar c*, **bell**, *bism*, *bor*, *bov*, *bry*, *cact*, **calc**, *calc ac*, *calc i*, *camph*, *cann i*, *cann s*, *canth*, *caps*, *carb ac*, *carb an*, *carb v*, *caust*, *cham*, *chel*, **chin**, *cina*, *clem*, **cocc**, *coff*, *colch*, **coloc**, *con*, *croc*, *cupr*, **cycl**, *dig*, *dros*, *dulc*, *euph*, *euphr*, *fl ac*, *graph*, *guaj*, *hell*, *hep*, *hyos*, *ign*, *ip*, *jod*, **kali c**, *kali n*, **kreos**, *lach*, *laur*, *led*, *lob*, *lyc*, **mag c**, *mag m*, **mang**, *mar*, *meny*, **merc**, *merc c*, *mez*, *mosch*, *mur ac*, *nat c*, *nat m*, *nit ac*, **nux m**, *nux v*, *olnd*, **par**, *petr*, *ph ac*, *phel*, *phos*, **plat**, *plb*, **puls**, *ran b*, *ran s*, *rheum*, *rhod*, *rhus t*, *ruta*, **sabad**, **sabin**, *samb*, *sars*, *seneg*, *sep*, *sil*, *spig*, *spong*, *squil*, **stann**, *staph*, *stram*, *stront*, *sul ac*, *sulph*, *tarax*, **thuj**, *usn*, *valer*, *verat*, **verb**, *viol t*, **zinc**

▲ Seiten des Kopfes BB: 0040, BU: 10

acon, *agar*, *alum*, *am c*, *am m*, *anac*, *ang*, *ant t*, *arg*, *arg n*, *arn*, *ars*, **asaf**, *asar*, *aur*, *bar c*, *bell*, *bor*, **bov**, *bry*, *cact*, *calc*, *camph*, *cann s*, **canth**, *caps*, carb an, carb v, caust, cham, chel, chin, cic v, cina, *clem*, cocc, coff, colch, coloc, con, *croc*, cupr, cycl, dig, dros, dulc, euph, euphr, ferr, *graph*, **guaj**, hell, hep, hyos, ign, jod, *kali c*, kreos, lach, **laur**, led, *lyc*, *mag c*, *mag m*, mang, mar, meny, merc, mez, mosch, mur ac, nat c, nat m, nit ac, nux m, *nux v*, olnd, par, *petr*, **ph ac**, phos, *plat*, plb, *puls*, rhod, rhus t, ruta, sabad, sabin, **sars**, sep, sil, *spig*, spong, squil, stann, staph, stront, sul ac, *sulph*, tarax, **thuj**, valer, **verat**, **verb**, viol t, <u>zinc</u>

▲ Scheitel   BB: 0041, BU: 10

abiesLc, acon, agar, *agn*, alum, am c, am m, *ambr*, *anac*, ant cr, ant t, arg, arn, ars, asaf, asar, aur, bar c, **bell**, bor, bov, **bry**, <u>cact</u>, calc, **calc p**, cann s, canth, caps, **carb an**, carb v, *caust*, chel, chin, *cimic*, cina, *cocc*, colch, coloc, *con*, croc, **cupr**, cycl, dig, *dulc*, ferr, *glon*, graph, guaj, hell, *helo*, hep, hyos, *hyper*, ign, ip, *iris*, jod, kali c, kali n, *kreos*, *lach*, *laur*, led, lyc, mag c, mang, **meny**, merc, *merc if*, **merc ir**, *mez*, mosch, mur ac, *nat c*, *nat m*, **nit ac**, **nux m**, nux v, *olnd*, *pall*, *par*, petr, *ph ac*, *phel*, **phos**, plat, puls, ran b, <u>ran s</u>, rheum, rhod, rhus t, ruta, *sabad*, sabin, samb, sars, *sep*, **sil**, **spig**, spong, squil, *stann*, *staph*, *stict*, *stram*, stront, sul ac, **sulph**, *ther*, *thuj*, *valer*, <u>verat</u>, *verb*, viol t, *zinc*

▲ Hinterkopf   BB: 0042, BU: 11

acon, *agar*, alum, am c, am m, **ambr**, *anac*, ang, ant t, arg, arn, ars, asaf, asar, aur, *bar c*, **bell**, *bism*, bor, bov, (brom), **bry**, *calc*, camph, cann s, canth, caps, **carb ac**, **carb an**, **carb v**, caust, **chel**, *chin*, cic v, **cimic**, cina, *clem*, *coca*, *cocc*, coff, **colch**, con, croc, *crot h*, cupr, cycl, dig, *dros*, dulc, *eup per*, *euph*, euphr, **gels**, *graph*, guaj, *hell*, hep, **ign**, ip, jod, *jug r*, *kali c*, **kali n**, kreos, laur, led, *lyc*, *mag c*, **mag m**, *mang*, mar, *meny*, *merc*, **mez**, **mosch**, *mur ac*, **nat c**, nat m, *nit ac*, nux m, **nux v**, olnd, **onos**, *op*, *par*, **petr**, ph ac, *phos*, **pic ac**, plat, plb, *psor*, *puls*, ran b, ran s, rhod, *rhus t*, ruta, sabad, **sabin**, samb, *sang*, *sars*, *sec*, **seneg**, sep, <u>sil</u>, *spig*, spong, *squil*, *stann*, staph, *stict*, stront, sul ac, **sulph**, *tarax*, **thuj**, valer, verat, verb, viol t, *zinc*

▲ Halbseitig   BB: 0043, BU: 11

acon, **agar**, *agn*, <u>**alum**</u>, am c, *am m*, ambr, <u>**anac**</u>, ang, ant cr, *ant t*, **arg**, arn, ars, <u>**asaf**</u>, asar, aur, **bar c**, *bell*, bism, bor, *bov*, bry, **calc**, camph, cann s, **canth**, caps, carb an, *carb v*, *caust*, *cedr*, cham, *chel*, *chin*, cic v, **cina**, clem, *cocc*, coff, colch, coloc, con, *croc*, cupr, **cycl**, *dig*, dros, **dulc**, euph, euphr, ferr, *graph*, **guaj**, hell, hep, hyos, *ign*, jod, **kali c**, kali n, *kreos*, lach, *laur*, led, *lyc*, *mag c*, *mag m*, **mang**, *mar*, *meny*, *merc*, **mez**, mosch, **mur ac**, *nat c*, nat m, *nit ac*, *nux m*, **nux v**, **olnd**, *par*, petr, **ph ac**, **phos**, <u>**plat**</u>, plb, *puls*, ran b, ran s, rheum, *rhod*, rhus t, ruta, **sabad**, **sabin**, samb, <u>**sars**</u>, sel, seneg, sep, sil, **spig**, *spong*, *squil*, **stann**, **staph**, **stront**, <u>**sul ac**</u>, sulph, *tarax*, **thuj**, valer, verat, <u>**verb**</u>, viol o, viol t, <u>**zinc**</u>

▲ Halbseitig-Rechts   BB: 0044, BU: 11

acon, *agar*, *agn*, **alum**, am c, *am m*, ambr, anac, ang, ant cr, ant t, *apis*, arg, **arn**, ars, *asaf*, asar, aur, bar c, <u>**bell**</u>, **bism**, **bor**, bov, brom, **bry**, *calad*, <u>**calc**</u>, camph, *cann s*, **canth**, **caps**, carb an, <u>**carb v**</u>, **caust**, *cedr*, cham, **chel**, chin, cic v, **cina**, clem, cocc, coff, *colch*, coloc, con, croc, cupr, cycl, dig, *dros*, **dulc**, euph, euphr, ferr, **fl ac**, *graph*, guaj, *hell*, **hep**, *hyos*, <u>**ign**</u>, jod, kali c, kreos, *lach*, laur, led, **lyc**, *mag c*, mang, mar, meny, merc, *merc if*, *mez*, **mill**, **mosch**, mur ac, nat c, **nat m**, nit ac, *nux m*, **nux v**, *olnd*, op, par, petr, *ph ac*, *phos*, *plat*, **plb**, *prun*, *psor*, **puls**, **ran b**, *ran s*, rheum, *rhod*, **rhus t**, *ruta*, <u>sabad</u>, **sabin**, samb, **sang**, sars, sec, sel, seneg, *sep*, <u>**sil**</u>, *spig*, spong, *squil*, stann, **staph**, *stram*, *stront*, **sul ac**, *sulph*, tarax, **thuj**, **valer**, verat, **verb**, viol o, viol t, *zinc*

▲ Halbseitig-Links   BB: 0045, BU: 12

acon, agar, agn, alum, *am c*, **am m**, ambr, *anac*, ang, **ant cr**, ant t, *apis*, arg, *arg n*, **arn**, *ars*, **asaf**, asar, aur, bar c, bell, bism, bor, **bov**, <u>**brom**</u>, *bry*, calad, **calc**, camph, cann s, canth, **caps**, *carb an*, carb v, *caust*, *cedr*, **cham**, chel, *chin*, **cic v**, cina, *clem*, cocc, coff, *colch*, **coloc**, con, **croc**, cupr, **cycl**, dig, *dios*, dros, **dulc**, **euph**, euphr, *ferr*, fl ac, **graph**, **guaj**, hell, hep, hyos, ign, *ip*, **jod**, **kali c**, *kali n*, *kreos*, **lach**, *laur*, led, lyc, **mag c**, *mang*, mar, *meny*, **merc**, **mez**, mill, mosch, *mur ac*, nat c, nat m, **nat s**, **nit ac**, **nux m**, *nux v*, **olnd**, op, **par**, *petr*, *ph ac*, *phos*, **plat**, plb, **psor**, *puls*, ran b, ran s, rheum, **rhod**, *rhus t*,

ruta, sabad, *sabin*, **samb**, **sang**, *sars*, sec, **sel**, seneg, **sep**, sil, **spig**, *spong*, squil, **stann**, **staph**, stram, stront, *sul ac*, **sulph**, **tarax**, **thuj**, valer, *verat*, verb, viol o, viol t, **zinc**

Äußerer Kopf

▲ **Bewegungen des Kopfes** BB: 0046, BU: 12

agar, agn, **alum**, am m, ang, ant t, arg, *asar*, aur, **bell**, bry, **camph**, canth, caust, cham, chin, **cic v**, **cina**, **cocc**, colch, **cupr**, **dig**, ferr, *hell*, hep, **hyos**, **ign**, kali c, kreos, *lach*, **led**, lyc, **merc**, nat m, nux m, nux v, olnd, *op*, par, **ph ac**, phos, puls, rheum, rhus t, **sep**, **spig**, **spong**, staph, **stram**, *tarax*, verat, viol o, viol t

▲ **Empfindungen** BB: 0047, BU: 12

acon, *agar*, *agn*, **alum**, am c, *ambr*, *ang*, *arg*, **arn**, *ars*, asar, aur, **bar c**, **bell**, bism, bor, bov, bry, **calc**, *cann s*, canth, caps, *carb an*, *carb v*, **caust**, *cham*, chel, **chin**, cina, clem, *coc c*, **cocc**, coloc, cycl, *dig*, *dros*, **ferr**, **graph**, *guaj*, *hell*, hep, hyos, ign, *ip*, jod, kali c, *kali n*, kreos, lach, *laur*, led, **lyc**, *mag m*, *mang*, meny, **merc**, **mez**, mosch, *mur ac*, nat c, **nat m**, *nit ac*, nux m, **nux v**, **olnd**, op, **par**, *petr*, *ph ac*, **phos**, plat, *puls*, *ran b*, *ran s*, *rhod*, **rhus t**, **ruta**, *sabad*, sars, *sel*, **sep**, **sil**, spig, *spong*, stann, **staph**, sul ac, **sulph**, tarax, **thuj**, **verat**, viol o, **zinc**

▲ **Haare** BB: 0048, BU: 12

acon, agar, **alum**, am c, **ambr**, ant cr, *arg n*, *arn*, **ars**, asar, aur, **bar c**, **bell**, **bor**, bov, **bry**, **calc**, **calc p**, *canth*, caps, *carb an*, **carb v**, *caust*, chel, **chin**, cina, cocc, colch, *con*, cycl, dulc, **ferr**, *fl ac*, **graph**, **hep**, *ign*, *jod*, **kali c**, kali n, *kreos*, lach, *laur*, **lyc**, mag c, mag m, mang, meny, **merc**, **mez**, mur ac, nat c, **nat m**, **nit ac**, nux v, par, **petr**, *ph ac*, **phos**, plb, puls, **rhus t**, sabad, sars, sec, **sel**, *sep*, **sil**, *spig*, *spong*, *staph*, sul ac, **sulph**, thuj, **verat**, *zinc*

▲ **Dunkle Haare** BB: 0049, BU: 13

acon, *am m*, ambr, **anac**, *ant cr*, arg, **arn**, **ars**, asar, **bell**, bry, calc, *cann s*, caps, **carb v**, **caust**, *chin*, clem, con, dros, **dulc**, euphr, *graph*, **guaj**, hell, hep, ign, ip, jod, **kali c**, lach, *led*, lyc, mag m, merc, **mosch**, mur ac, *nat c*, **nat m**, **nit ac**, **nux v**, *olnd*, petr, **ph ac**, **phos**, **plat**, *plb*, **puls**, rheum, rhod, rhus t, ruta, sabin, sars, **sep**, sil, *stann*, **staph**, **sulph**, verat, *verb*, zinc

▲ **Helle Haare** BB: 0050, BU: 13

agar, am m, ambr, **ang**, *ars*, aur, bar c, bell, **bor**, bov, **bry**, **calc**, **caps**, caust, **cham**, cina, **clem**, **cocc**, coff, **con**, croc, cupr, **dig**, euph, ferr, **graph**, hell, hep, **hyos**, ign, *ip*, **jod**, kali c, **lach**, laur, **lyc**, *mag c*, mag m, **merc**, **mez**, mosch, mur ac, *nat c*, nux v, op, **petr**, *ph ac*, phos, plat, **puls**, rheum, **rhus t**, ruta, *sabad*, **sel**, seneg, sep, **sil**, spig, **spong**, stann, staph, *stram*, sul ac, **sulph**, **thuj**, *verat*, viol o

▲ **Haut** BB: 0051, BU: 13

acon, *agar*, *alum*, ambr, anac, ant cr, *ant t*, arg, arn, **ars**, aur, *bapt*, **bar c**, bell, **bor**, **bov**, bry, **calc**, **canth**, caps, carb an, *carb v*, *caust*, **chel**, chin, cic v, *clem*, *cycl*, *dros*, **ferr**, **graph**, hell, **hep**, *kali c*, *laur*, **led**, *lyc*, mag c, mag m, **merc**, *merc if*, **mez**, mosch, mur ac, **nat m**, *nit ac*, nux v, **olnd**, *par*, petr, **phos**, *puls*, ran s, **rhus t**, **ruta**, *sabad*, sars, sel, **sep**, **sil**, *spig*, **staph**, *still*, *sul ac*, **sulph**, *thuj*, *vinc*, *viol t*, zinc

▲ Knochen BB: 0052, BU: 13

agn, ang, *ant cr*, *arg*, **arg n**, ars, **asaf**, **aur**, bar c, **bell**, **bry**, **calc**, *calc p*, *canth*, **caps**, carb v, caust, cham, **chin**, **clem**, cocc, *cupr*, *fl ac*, graph, *guaj*, **hep**, ign, *ip*, kali n, **lyc**, *mang*, **merc**, merc c, *mez*, nat m, **nit ac**, nux v, **ph ac**, phos, *puls*, rhod, *rhus t*, **ruta**, sabad, *sabin*, *samb*, sep, sil, *spig*, **staph**, *still*, *sulph*, *thuj*, verat, *viol t*, zinc

▲ Backenbart BB: 0053, BU: 13

agar, *ambr*, **calc**, *graph*, **mez**, nat c, **nat m**, *nit ac*, plb, sil

▲ Haargrenze BB: 0054, BU: 13

calc, **nat m**, *petr*, **sep**, *tell*

▲ Hinterkopf BB: 0055, BU: 13

am c, am m, *ambr*, ant cr, *ant t*, **ars**, bar c, bell, *bor*, bry, **calc**, carb an, **carb v**, *caust*, chel, *chin*, **clem**, *cycl*, euph, *graph*, **hep**, *jod*, **lyc**, merc, *mez*, **nat c**, *nat m*, nit ac, *olnd*, **petr**, puls, rhus t, *ruta*, **sep**, **sil**, spig, **staph**, **sulph**, *tell*, **thuj**, *viol o*, zinc

▲ Hinter den Ohren BB: 0056, BU: 14

alum, am c, am m, ambr, anac, **ang**, ant cr, arg, **arn**, aur, **bar c**, **bell**, *bry*, **calc**, cann s, **canth**, carb an, carb v, **caust**, chel, chin, *cic v*, cina, cocc, **con**, dros, **graph**, hell, **hep**, *kali c*, **kali n**, lach, **lyc**, meny, *merc*, *mez*, **mur ac**, *nit ac*, **olnd**, **petr**, *ph ac*, phos, *psor*, **puls**, *rhus t*, ruta, **sabad**, sabin, sars, sel, **sep**, **sil**, spong, stann, **staph**, **sulph**, tarax, thuj, verb, **viol t**, zinc

▲ Schläfen BB: 0057, BU: 14

alum, **anac**, ant cr, **arg**, *asar*, bar c, *bell*, bry, **calc**, carb v, caust, chel, **chin**, *cocc*, *cycl*, **dros**, ign, **kali c**, **kreos**, lach, **lyc**, mang, **merc**, **mur ac**, **nat m**, *nit ac*, **par**, *petr*, *ph ac*, phos, plat, **puls**, *rhus t*, sabad, sabin, sep, sil, *sul ac*, **thuj**, zinc

▲ Seiten des Kopfes BB: 0058, BU: 14

agar, ambr, ars, *bar c*, **bov**, carb an, **caust**, coloc, dros, **graph**, *guaj*, *kali c*, lyc, nit ac, **ph ac**, phos, *ruta*, *sars*, **staph**, thuj, *verat*, viol t, **zinc**

▲ Stirn BB: 0059, BU: 14

alum, *ambr*, *ant cr*, **aur**, bar c, **bov**, **calc**, carb an, **carb v**, **caust**, chel, *cic v*, **clem**, *con*, dros, *graph*, **hep**, jod, **kreos**, **led**, *lyc*, *meny*, merc, *mur ac*, **nat m**, *nit ac*, nux v, **par**, **ph ac**, **phos**, *psor*, rhod, **rhus t**, sabad, sars, **sep**, **sil**, *spig*, **staph**, **sulph**, verat, *viol o*, viol t, zinc

▲ Vorder- (Haar-) Kopf BB: 0060, BU: 14

agar, alum, am c, am m, *anac*, **ars**, bar c, **bell**, bism, bry, calc, *carb v*, cic v, *con*, dros, dulc, graph, **hep**, *kali c*, *kreos*, lyc, mag c, *mag m*, **merc**, *mez*, nat c, **nat m**, olnd, *par*, *petr*, **phos**, plat, *ran b*, *sabad*, *sep*, **sil**, staph, *sulph*, *thuj*, **viol t**, zinc

▲ Wirbel (Scheitel) BB: 0061, BU: 14

agar, ars, **bar c**, bry, **calc**, **carb an**, carb v, *caust*, cupr, **graph**, hep, lyc, *meny*, **mez**, **nit ac**, par, phos, plb, **ran s**, **sel**, *sep*, **sil**, *spig*, spong, squil, staph, **verat**, **zinc**

▲ Linke Kopfseite BB: 0062, BU: 14

acon, agar, alum, *ammc*, anac, *ant cr*, *ant t*, arg, **ars**, **asar**, aur, *bar c*, bell, *bor*, calc, caps, **carb an**, *carb v*, **caust**, cham, chel, **chin**, **clem**, cocc, coloc, **dig**, dulc, *euph*, **graph**, **hep**, jod, kali c, kali n, laur, *lyc*, *mag c*, mag m, mang, meny, **merc**, *merc c*, mill, *mur ac*, nat c, **nat m**, nit ac, *olnd*, *onos*, *petr*, *ph ac*, **phos**, *plat*, *rhod*, rhus t, **ruta**, *seneg*, sep, *sil*, *spig*, staph, stront, **sulph**, *tarax*, **thuj**, *verb*, viol t, zinc

▲ Rechte Kopfseite BB: 0063, BU: 14

agar, *agn*, *alum*, am c, *am m*, *ambr*, **anac**, *aur*, *bell*, bor, brom, **bry**, **calc**, **canth**, caps, carb an, carb v, caust, **chel**, chin, clem, coloc, **con**, dig, **dros**, graph, *guaj*, hep, *jod*, **kali c**, *kali n*, *kreos*, laur, *led*, *lyc*, mag m, *mang*, **meny**, merc, *mez*, mur ac, *nat c*, nat m, **nit ac**, petr, ph ac, phos, plat, psor, **puls**, ran b, *ran s*, rhod, **rhus t**, *sabad*, **sars**, **sep**, **sil**, spig, *spong*, stann, **staph**, stront, thuj, *verat*, viol t, *zinc*

Augen

▲ **Augapfel überhaupt**   BB: 0064, BU: 15

<u>acon</u>, **agar**, agn, *alum*, am c, am m, *ambr*, anac, ang, ant cr, *ant cr*, ant t, arg, **arn**, **ars**, asaf, asar, **aur**, **bad**, **bapt**, *bar c*, <u>bell</u>, bism, *bor*, bov, **bry**, calad, <u>calc</u>, camph, cann s, *canth*, caps, carb an, *carb v*, **caust**, *cedr*, **cham**, chel, chin, *cic v*, **cimic**, cina, **clem**, cocc, coff, colch, *coloc*, *com*, **con**, **croc**, *crot t*, cupr, cycl, **dig**, dros, dulc, *eup per*, euph, <u>euphr</u>, ferr, *gels*, *graph*, guaj, *hell*, <u>hep</u>, **hydr ac**, **hyos**, *ign*, *ip*, jod, **kali c**, kali n, *kreos*, lach, laur, *led*, **lyc**, *mag c*, mag m, mang, mar, meny, **merc**, *mez*, mosch, mur ac, *nat c*, *nat m*, **nit ac**, nux m, **nux v**, olnd, *onos*, op, *ox ac*, *par*, *petr*, *ph ac*, **phos**, *plat*, **plb**, *prun*, **puls**, ran b, *ran s*, *raph*, *raph*, rheum, rhod, **rhus t**, *ruta*, sabad, sabin, samb, *sang*, sars, sec, sel, **seneg**, **sep**, **sil**, <u>spig</u>, spong, squil, **stann**, **staph**, **stram**, **stront**, *sul ac*, <u>sulph</u>, tarax, **thuj**, valer, **verat**, verb, viol o, viol t, *zinc*

▲ **Aderhaut (Choroidea)**   BB: 0065, BU: 15

ars, *gels*, *merc*, *psor*

▲ **Augenweiß (Sclerotica)**   BB: 0066, BU: 15

aur, *chel*, *clem*, *merc c*, *plb*, *puls*, *sulph*, *ter*, *thuj*

▲ **Bindehaut (Conjunktiva)**   BB: 0067, BU: 15

<u>acon</u>, agar, alum, am c, *am m*, **ambr**, ang, *ant cr*, **ant t**, **apis**, arg, **arg n**, *arn*, **ars**, **ars i**, *asar*, *aur*, *bar c*, <u>bell</u>, bism, bor, **bry**, *calc*, camph, **cann i**, cann s, *canth*, caps, carb v, caust, **cedr**, *cham*, *chel*, **chin**, **chlol**, **cimic**, **clem**, cocc, coff, *colch*, coloc, **con**, *corn*, croc, *crot h*, *crot t*, cupr, **dig**, dulc, euph, **euph**, *ferr*, *gels*, graph, *grin*, **hep**, *hydr*, **hyos**, *ign*, *ip*, *iris*, **jod**,

kali bi, *kali c*, **kali i**, lach, *led*, **lyc**, mag c, *mag m*, mar, **meli**, **merc**, *merc c*, *merc d*, *merc if*, **merc ir**, *merc n*, *mez*, *napht*, <u>nat m</u>, *nat s*, nit ac, **nux v**, *op*, petr, ph ac, **phos**, **pic ac**, **plb**, *psor*, **puls**, ran b, ran s, **rat**, <u>rhus t</u>, sabad, samb, **sars**, <u>sep</u>, **sil**, *sin n*, **spig**, stann, staph, **stram**, stront, *sul ac*, <u>sulph</u>, tarax, thuj, **verat**, *vesp*, viol o, <u>zinc</u>

▲ **Glaskörper**   BB: 0068, BU: 15

carb s, *gels*, *prun*, *seneg*

▲ **Hornhaut**   BB: 0069, BU: 15

acon, am c, am m, ang, ant t, **arn**, **ars**, **ars i**, **aur**, bar c, *bell*, *bov*, bry, **cadm**, <u>calc</u>, *calc p*, **cann s**, caps, *carb s*, **caust**, *chel*, *chin*, *cinnb*, *colch*, <u>con</u>, *crot h*, cupr, *dig*, dulc, euph, <u>euphr</u>, ferr, graph, **hep**, *hydr*, hyos, *ip*, **kali bi**, kreos, lach, lyc, **mag c**, <u>merc</u>, *merc c*, **merc if**, *merc ir*, *merc n*, mosch, *nat c*, nat m, *nat s*, *nit ac*, *nux v*, op, phos, *phys*, *phyt*, plb, <u>puls</u>, *rhus t*, *ruta*, sars, **seneg**, sep, **sil**, *spig*, spong, squil, *stann*, stram, <u>sulph</u>, tarax, *thuj*, valer, verat

▲ **Kammerwasser**   BB: 0070, BU: 16
   (Humor aqueus)

colch, **crot h**, *merc*, **plb**

▲ **Iris**   BB: 0071, BU: 16

apis, *asaf*, *aur*, **bry**, **clem**, *colch*, *coloc*, *gels*, *grin*, **jod**, *kali bi*, *merc if*, *nit ac*, *phys*, *ran b*, **spig**, *ter*, *thuj*

▲ **Linse (incl. grauer,** BB: 0072, BU: 16
grüner und netzförmiger
Star)

acon, agar, am c, am m, anac, ang, ant t, arn, ars, aur, *bar c*, **bell**, bov, bry, **calc**, *calc f*, **cann s**, caps, **caust**, *chel*, *chin*, cina, **con**, croc, *dig*, dulc, euph, **euphr**, **hep**, *hyos*, ign, kreos, *lyc*, *mag c*, mang, *merc*, nat c, *nat m*, *nit ac*, *op*, **phos**, plb, **puls**, *rhus t*, *ruta*, sars, sec, seneg, sep, **sil**, spig, stann, staph, stram, **sulph**, tarax, valer, verat

▲ **Netzhaut** BB: 0073, BU: 16

ars, **bell**, *crot h*, *dig*, gels, *kalm*, *lach*, *merc*, merc c, *nux v*, onos, *phos*, *phys*, sant, sep

▲ **Pupillen erweitert** BB: 0074, BU: 16

acon, *aconin*, aeth, *agar*, *agn*, anac, ang, *apis*, *arn*, **ars**, asaf, aur, bar c, bar m, **bell**, **calc**, camph, canth, **caps**, *carb an*, caust, **chin**, **cic v**, *cimic*, **cina**, **coca**, cocc, **con**, **croc**, cupr, **cycl**, **dig**, dros, *dub*, **dulc**, euph, gels, *gran*, **guaj**, **hell**, **hep**, *hydr ac*, **hyos**, hyper, **ign**, **ip**, kreos, lach, *laur*, **led**, **lyc**, *mang*, (meny), **merc**, mez, mosch, mur ac, *nat c*, nit ac, **nux v**, olnd, **op**, par, *petr*, *ph ac*, phos, *plb*, *puls*, rheum, rhod, *rhus t*, *samb*, **sang**, sars, **sec**, **spig**, **squil**, stann, **staph**, **stram**, (tarax), thuj, valer, **verat**, **verat v**, verb, **zinc**

▲ **Pupillen unbeweglich** BB: 0075, BU: 16

acon, *apis*, **bar c**, **bell**, cham, chin, **cic v**, **cupr**, **dig**, ferr, **hell**, hydr ac, **hyos**, **laur**, **merc c**, **nit ac**, **op**, *plb*, ran b, seneg, spig, **stram**

▲ **Pupillen verengt** BB: 0076, BU: 16

acon, *agar*, **anac**, *ang*, ant t, **arn**, **ars**, *aur*, **bell**, calc, **camph**, canth, caps, **cham**, **chel**, chin, **cic v**, *cina*, **clem**, **cocc**, croc, crot t, **dig**, dros, hell, hyos, **ign**, *jab*, *kali br*, laur, **led**, *mang*, *meny*, merc c, **mez**, mosch, **mur ac**, nux m, nux v, olnd, **op**, ph ac, **phos**, **plb**, **puls**, *rheum*, rhod, (rhus t), **ruta**, samb, *sec*, seneg, **sep**, **sil**, squil, *stann*, staph, *stram*, **sulph**, tarax, **thuj**, **verat**, viol o, viol t, **zinc**

▲ **Pupillen verwachsen** BB: 0077, BU: 17

calc, *clem*, *graph*, **nit ac**, *sil*, *sulph*

▲ **Sehnerv** BB: 0078, BU: 17

bell, **carb s**, *dig*, **lach**, *nux v*, *onos*, **plb**

▲ **Tränenapparat** BB: 0079, BU: 17

arg n, *fl ac*, *nat m*, *petr*, *phos*, **puls**, **sil**

▲ **Tränen** BB: 0080, BU: 17

acon, agar, agn, **all c**, *alum*, am c, am m, ambr, anac, *ant t*, **apis**, **arn**, **ars**, asar, **aur**, bar c, **bell**, bor, bov, **bry**, **calc**, *calc p*, camph, *canth*, caps, *carb an*, **carb s**, **carb v**, caust, *cedr*, **chel**, *chin*, cina, *cinnb*, **clem**, coff, colch, **coloc**, **con**, *croc*, **crot t**, *dig*, euph, **euphr**, *ferr*, *graph*, hell, hep, ign, **jod**, **kali bi**, *kali c*, **kali i**, kali n, **kreos**, **lach**, laur, **led**, **lyc**, mag c, *mar*, meny, **merc**, **mez**, mill, mosch, mur ac, *nat c*, **nat m**, *nat s*, nicc, **nit ac**, nux m, **nux v**, olnd, op, *osm*, par, petr, *ph ac*, *phel*, **phos**, plat, **puls**, ran b, ran s, rheum, rhod, **rhus t**, **ruta**, *sabad*, sabin, sars, sec, **seneg**, **sep**, **sil**, *sin n*, spig, spong, **squil**, **stann**, **staph**, **stram**, stront, **sul ac**, **sulph**, tarax, **tell**, *thuj*, valer, **verat**, viol o, **zinc**

▲ **Augenbrauen** BB: 0081, BU: 17

agar, **agn**, alum, am m, ambr, ang, **arn**, *ars*, *asaf*, bar c, **bell**, bov, bry, camph, cann s, canth, **caust**, chin, cina, *cinnb*, clem, *coloc*, croc, cupr, *dig*, **dros**, euph, guaj, **hell**, ign, ip, *iris*, **kali c**, *laur*, mang, merc, mosch, *nat m*, nux v, olnd, *osm*, **par**, petr, plat, plb, *ran b*, rhod, *rhus t*, ruta, **sel**, sep, sil, *spig*, spong, stann, stram, stront, **sulph**, *tarax*, **thuj**, *viol t*, zinc

▲ **Augenhöhlen** BB: 0082, BU: 17

acon, alum, am m, *anac*, ang, *ant cr*, **arn**, *ars*, *arum t*, *asaf*, **aur**, bar c, **bell**, *bism*, **bov**, *bry*, calc, camph, chel, chin, **cimic**, *cinnb*, **clem**, cocc, *coloc*, con, *cor r*, cupr, dig, *hell*, hep, *hyos*, ign, *jod*, *lach*, laur, led, *lyc*, mag c, *meny*, merc, merc c, *mez*, mur ac, nit ac, nux m, *nux v*, olnd, *osm*, *par*, ph ac, *phos*, **plat**, plb, *puls*, *rhod*, **rhus t**, ruta, sars, *sel*, *seneg*, *sep*, *sil*, **spig**, spong, stann, stront, sul ac, *sulph*, <u>valer</u>, verat, *verb*, zinc

▲ **Augenlider**   BB: 0083, BU: 17

acon, *agar*, agn, **alum**, am m, *ambr*, anac, ang, ant cr, ant t, **apis**, arg, arn, **ars**, asaf, asar, **aur**, *bapt*, bar c, <u>**bell**</u>, **bor**, bov, **bry**, <u>**calc**</u>, camph, cann s, canth, caps, carb an, *carb s*, *carb v*, <u>**caust**</u>, **cham**, *chel*, *chin*, cic v, cina, clem, *coca*, *cocc*, *cod*, *colch*, *coloc*, *con*, **croc**, cupr, *cycl*, **dig**, dros, *dub*, dulc, *euph*, **euphr**, *ferr*, *ferr p*, *fl ac*, **gels**, *graph*, guaj, hell, **hep**, *hydr*, *hyos*, **ign**, *ip*, jod, *kali c*, *kali i*, kali n, *kreos*, lach, laur, led, **lyc**, *mag c*, mag m, mang, mar, *meny*, **merc**, *merc ir*, mez, mosch, mur ac, *nat ac*, **nat m**, nit ac, nux m, **nux v**, *olnd*, *onos*, op, *par*, petr, **ph ac**, *phel*, **phos**, *phys*, *phyt*, plat, *plb*, <u>**puls**</u>, ran b, ran s, *raph*, *rheum*, *rhod*, <u>**rhus t**</u>, ruta, sabad, sabin, sars, sec, sel, *seneg*, <u>**sep**</u>, **sil**, **spig**, *spong*, squil, *stann*, **staph**, *stram*, stront, sul ac, <u>**sulph**</u>, *tarax*, *thuj*, *valer*, **verat**, verb, *viol o*, viol t, **zinc**

▲ **Oberlider**   BB: 0084, BU: 18

acon, *agar*, agn, **alum**, ang, **apis**, arg, arn, **ars**, *asaf*, *asar*, aur, *bar c*, *bell*, bor, **bry**, **calc**, camph, *cann s*, canth, carb an, carb v, <u>**caust**</u>, **cham**, **chel**, chin, cina, clem, *coca*, *cocc*, colch, coloc, con, **croc**, *cycl*, *dulc*, *euph*, *ferr*, **gels**, graph, hell, **hep**, hyos, ign, *kali br*, *kali c*, *kali i*, kreos, laur, **lyc**, mag c, mag m, *mang*, mar, *merc*, *mez*, mosch, mur ac, *nat c*, *nat m*, nux v, *olnd*, op, *paeo*, **par**, *ph ac*, **phos**, *plb*, **puls**, rheum, rhod, **rhus t**, sabin, *sal ac*, *sang*, seneg, <u>**sep**</u>, **sil**, <u>**spig**</u>, spong, squil, *stann*, **staph**, *stram*, <u>**sulph**</u>, tarax, thuj, *uran*, **verat**, viol o, **zinc**

▲ **Unterlider**   BB: 0085, BU: 18

agar, *alum*, *am m*, arg, **ars**, *ars i*, asar, aur, *bell*, **bry**, <u>**calc**</u>, *canth*, carb v, **caust**, cham, chin, cic v, *colch*, coloc, *croc*, **dig**, dros, euph, euphr, ferr, graph, jod, *lach*, laur, lyc, **mag c**, **merc**, mez, nat c, **nat m**, olnd, *petr*, <u>**ph ac**</u>, <u>**puls**</u>, ran b, **rhus t**, <u>**ruta**</u>, sabin, sec, <u>**seneg**</u>, **sep**, sil, spig, *stann*, sul ac, sulph, *zinc*

▲ **Lidränder**   BB: 0086, BU: 18

acon, *agar*, *ant cr*, *apis*, *arg*, **arg n**, arn, **ars**, *aur*, bad, **bell**, **bor**, calc, canth, *carb s*, **cham**, *chel*, *cinnb*, **clem**, *coc c*, *colch*, **dig**, **euphr**, **hep**, *hydr*, kali bi, *kreos*, lyc, <u>**merc**</u>, *merc if*, *mez*, **nat m**, **nux v**, *par*, *petr*, *ph ac*, *phyt*, *psor*, <u>**puls**</u>, rhus t, *sabad*, *seneg*, **sep**, *sil*, **spig**, **staph**, *stram*, <u>**sulph**</u>, <u>**valer**</u>, zinc

▲ **Innere Lidfläche**   BB: 0087, BU: 18

acon, agar, <u>**ars**</u>, **bell**, *bor*, *bry*, *calc*, canth, caust, *cham*, *coc c*, con, dros, ign, **kali bi**, **merc**, nat m, *nat s*, **nux v**, *par*, **phos**, *phyt*, **puls**, <u>**rhus t**</u>, *sep*, *sil*, **sulph**

▲ **Augenwinkel**   BB: 0088, BU: 18

acon, **agar**, **alum**, am c, am m, anac, ang, *ant cr*, *ant t*, arg, **arg n**, arn, ars, *asar*, **aur**, *bar c*, **bell**, bism, **bor**, bov, **bry**, **calc**, camph, *carb an*, **carb v**, **caust**, cham, *chel*, chin, cic v, *cina*, *clem*, coff, colch, coloc, con, dig, **euph**, **euphr**, *graph*, guaj, *hell*, hep, hyos, **ign**, ip, jod, *kali c*, kali n, lach, *laur*, led, lyc, *mag c*, mag m, mar, meny, merc, mez, mosch, *mur ac*, nat c, **nat m**, nit ac, **nux v**, olnd, par, **petr**, **ph ac**, **phos**, plat, plb, **puls**, **ran b**, *ran s*, rhod, rhus t, *ruta*, sabad, sars, seneg, **sep**, <u>**sil**</u>, spig, spong, *squil*, **stann**, **staph**, stront, sul ac, <u>**sulph**</u>, *tarax*, **thuj**, valer, verat, zinc

▲ **Äußerer Augenwinkel**   BB: 0089, BU: 19

agar, *alum*, anac, ant cr, asar, **bar c**, **bor**, *bry*, <u>**calc**</u>, camph, carb an, carb v, cham, chel, *chin*, cina, colch, con, **euph**, euphr, <u>**graph**</u>, *hep*, hyos, ign, ip, *kali c*, kali n, laur, lyc, merc, mosch, *mur ac*, nat c, **nat m**, nit ac, **nux v**, ph ac, phos, puls, <u>**ran b**</u>, ran s, rhus t, ruta, sabad, sars, seneg, *sep*, sil, spig, *spong*, **squil**, *stann*, **staph**, stront, *sul ac*, <u>**sulph**</u>, tarax, *thuj*

▲ **Innerer Augenwinkel**   BB: 0090, BU: 19

acon, **agar**, **alum**, anac, ang, ant cr, **ant t**, *apis*, **arg n**, arn, asar, **aur**, bar c, <u>**bell**</u>, bor, *bry*, **calc**, *calc p*, **cann i**, *carb an*, **carb v**, **caust**, chel, cic v, cina, **clem**, coloc, **con**, dig, *euphr*, *gamb*, *graph*, **hell**, hyos, *kali bi*, lach, *laur*, led, **lyc**,

Körperteile und Organe

mag c, mag m, mar, meny, merc, mez, mosch, mur ac, nat c, *nat m*, nit ac, **nux v**, *par*, **petr**, *ph ac*, **phos**, **puls**, *rhod*, rhus t, *ruta*, sars, *sep*, **sil**, spig, *stann*, <u>**staph**</u>, stront, sul ac, *sulph*, tarax, *thuj*, valer, verat, <u>zinc</u>

▲ **Schielen** BB: 0091, BU: 19

alumn, **bell**, *calc p*, *cann i*, *cic v*, *cina*, *gels*, hyos, *jab*, *sal ac*, *stram*, zinc

▲ **Starrsehen** BB: 0092, BU: 19

acon, am c, **aml n**, **ang**, ant t, *arn*, **ars**, *asar*, **bell**, *bry*, *camph*, canth, *carb ac*, cham, chin, **cic v**, cina, **cocc**, *con*, **cupr**, **dig**, *glon*, *hell*, **hep**, hyos, **ign**, **kali c**, *laur*, merc, mosch, **mur ac**, nux m, *nux v*, **op**, *ph ac*, *rhus t*, ruta, <u>*sec*</u>, *seneg*, *sep*, spig, *spong*, *squil*, <u>**stram**</u>, **sulph**, verat

▲ **Links** BB: 0093, BU: 19

acon, *agar*, all c, alum, am c, am m, ambr, anac, *ant cr*, ant t, **apis**, *arn*, **ars**, *arum t*, *asaf*, asar, *aur*, bar c, *bell*, *bor*, bov, brom, **bry**, calad, *calc*, camph, canth, caps, **carb an**, carb v, **caust**, cedr, **chel**, **chin**, cina, *clem*, colch, *con*, *croc*, *dros*, euph, *euphr*, ferr, *fl ac*, *hell*, **hep**, ign, jod,

kali bi, kali c, kali n, **lach**, **laur**, *lyc*, *mag c*, mar, meny, merc, **mez**, **mill**, mur ac, *nat m*, *nit ac*, **nux v**, *olnd*, *op*, par, petr, *ph ac*, *phos*, plat, **plb**, *psor*, **puls**, ran b, ran s, *rheum*, rhod, *rhus t*, *ruta*, sabad, *sabin*, sars, *sel*, seneg, **sep**, *sil*, **spig**, **spong**, **squil**, **stann**, staph, stram, *stront*, sul ac, <u>**sulph**</u>, **tarax**, **thuj**, valer, verat, *viol o*, *viol t*, zinc

▲ **Rechts** BB: 0094, BU: 19

acon, agar, *agn*, *alum*, **am c**, am m, ambr, anac, ant cr, *ant t*, **apis**, *arn*, *ars*, *asaf*, asar, aur, *bar c*, <u>**bell**</u>, *bism*, bor, *bov*, *brom*, **bry**, calad, <u>**calc**</u>, **camph**, **cann s**, **canth**, caps, carb an, **carb v**, *caust*, cham, chel, chin, **cic v**, cina, <u>**clem**</u>, coff, *colch*, <u>**coloc**</u>, *com*, **con**, *croc*, *cycl*, **dig**, dros, euph, **euphr**, *ferr*, **fl ac**, *graph*, *guaj*, *hep*, *hyos*, *ign*, jod, **kali c**, **kali n**, *kreos*, laur, *led*, <u>**lyc**</u>, *mag m*, **mang**, *mar*, **merc**, mill, *mur ac*, **nat c**, <u>**nat m**</u>, <u>**nit ac**</u>, *nux m*, nux v, *olnd*, par, **petr**, ph ac, **phos**, <u>**plat**</u>, **plb**, *prun*, *psor*, **puls**, *ran b*, **ran s**, rheum, **rhod**, <u>**rhus t**</u>, ruta, sabad, sars, sel, <u>**seneg**</u>, <u>**sep**</u>, <u>**sil**</u>, spig, spong, squil, stann, **staph**, stram, sul ac, *sulph*, tarax, thuj, *valer*, **verat**, viol t, zinc

Gesicht

▲ **Bewegungen vor dem** BB: 0095, BU: 20
  Gesicht

agar, **aloe**, <u>**arg n**</u>, bell, bor, *calc p*, **cann i**, carb s, **cic v**, **con**, **euphr**, hyos, ign, **lach**, *laur*, *lyc*, meny, merc, *mosch*, **nux v**, *olnd*, *par*, petr, sabad, **sep**, *stram*

▲ **Blenden vor den Augen** BB: 0096, BU: 20

bar c, **calc**, *camph*, carb an, *caust*, chel, cic v, **con**, dig, **dros**, *euphr*, graph, hyos, ign, **kali c**, *lyc*, mang, *merc*, nat c, *nit ac*, *nux v*, olnd, *ph ac*, **phos**, seneg, <u>**sil**</u>, stram, sulph, **valer**

▲ **Blindheit** BB: 0097, BU: 20

acon, am c, anac, ant cr, *ant t*, arn, ars, **aur**, *bar c*, **bell**, **calc**, *cann s*, *carb s*, **caust**, **chel**, *chin*, **cic v**, cocc, <u>**con**</u>, *croc*, **dig**, *dros*, dulc, euph, **euphr**, *ferr*, **gels**, *graph*, *guaj*, *helo*, hep, *hydr ac*, <u>**hyos**</u>, jod, *kali br*, **kali c**, kali n, *kalm*, laur, **lith**, *lyc*, mag c, *merc*, nat c, **nat m**, nit ac, *nux v*, *olnd*, **op**, *petr*, ph ac, **phos**, plat, **plb**, <u>**puls**</u>, rhus t, *ruta*, sars, **sec**, seneg, *sep*, <u>**sil**</u>, *spig*, staph, <u>**stram**</u>, **stront**, **sulph**, *tab*, thuj, valer, *verat*, **verat v**, *viol o*, zinc

▲ Periodische Blindheit BB: 0098, BU: 20

acon, am c, anac, *ant cr*, **ant t**, *bar c*, bell, *cadm*, calc, caust, **chel**, **chin**, *con*, croc, **dig**, **euphr**, graph, **hyos**, kali n, *lyc*, merc, nat c, **nat m**, *nux v*, petr, **phos**, plb, **puls**, rhus t, ruta, *sec*, sep, **sil**, spig, *staph*, stram, **sulph**, *verat*

▲ Flimmern vor den Augen BB: 0099, BU: 20

acon, **agar**, *aloe*, *alum*, **am c**, **ant t**, **aran**, ars, **bell**, bor, *bry*, calc, **carb v**, **caust**, **cham**, **chel**, **chin**, *clem*, *coca*, *colch*, *coloc*, *con*, **dig**, dros, graph, *hep*, **hyos**, *ign*, **jod**, lach, led, *lyc*, mez, mur ac, **nat m**, **nux v**, *olnd*, *op*, **petr**, ph ac, **phos**, *plat*, puls, *sec*, *seneg*, *sep*, **sil**, **staph**, *stram*, stront, sulph, *tab*, verat

Gesichtstäuschungen (Sehen)

▲ In dunklen Farben BB: 0100, BU: 20

acon, *agar*, *am m*, ambr, **anac**, *arn*, ars, asaf, **bell**, **calc**, carb v, *caust*, cham, **chin**, cic v, **cocc**, **con**, cupr, dig, dros, **euphr**, ferr, *hep*, kali c, laur, lyc, *mag c*, mang, meny, **merc**, *mosch*, mur ac, *nat c*, **nat m**, **nit ac**, nux v, olnd, op, petr, ph ac, **phos**, plb, **ruta**, sabad, sec, **sep**, **sil**, squil, *staph*, **stram**, sulph, thuj, verat, verb

▲ In hellen Farben BB: 0101, BU: 21

aloe, alum, *am c*, **ant t**, ars, **aur**, *bar c*, **bell**, **bor**, *bry*, **camph**, *cann s*, caust, **chel**, *cic v*, coloc, *con*, *croc*, *dig*, dros, dulc, euphr, *fl ac*, graph, **hyos**, ign, *jod*, **kali c**, lyc, mang, meny, mez, *nat m*, **nux v**, olnd, op, ph ac, plat, **puls**, rhus t, sabin, sec, seneg, *spig*, *stram*, *stront*, **valer**, *verat*, *viol o*, zinc

▲ Farbe blau BB: 0102, BU: 21

bell, *dig*, **lach**, **lyc**, *stram*, *stront*, sulph, zinc

▲ Farbe bunt BB: 0103, BU: 21

bell, **bry**, cic v, *coca*, *con*, *dig*, euph, *hyos*, *kali c*, kali n, *nat m*, *osm*, **ph ac**, **phos**, sep, *stram*, sulph

▲ Farbe gelb BB: 0104, BU: 21

agar, **aloe**, *alum*, *am m*, ars, **bell**, **canth**, *carb s*, *crot h*, **dig**, *hyos*, *kali c*, mang, **osm**, *sep*, *sil*, *stront*, sulph, zinc

▲ Farbe grau BB: 0105, BU: 21

cic v, nit ac, (nux v), **phos**, sep, **sil**, *stram*

▲ Farbe grün BB: 0106, BU: 21

ars, *cann i*, *canth*, *carb s*, **dig**, *merc*, **osm**, **phos**, **ruta**, *sep*, *stram*, *stront*, sulph, *zinc*

▲ Farben regenbogenfarbig BB: 0107, BU: 21

bell, **bry**, *cic v*, **con**, dig, euph, *kali c*, *kali n*, **ph ac**, **phos**, stann, *stram*, sulph

▲ Farbe rot BB: 0108, BU: 21

bell, cact, cann s, **con**, *croc*, dig, **hep**, **hyos**, **osm**, *phos*, sabad, sars, spig, stram, *stront*, **sulph**

▲ Farbe schwarz BB: 0109, BU: 21

acon, *agar*, am m, aur, bar c, **bell**, **calc**, caps, carb v, **chin**, chlol, cic v, **cimic**, **cocc**, **con**, dig, **euphr**, **kali c**, **lach**, lyc, **mag c**, mang, **merc**, mosch, nit ac, (nux v), petr, ph ac, **phos**, *phys*, ruta, sec, **sep**, **sil**, *staph*, **stram**, *tab*, valer, verat

Körperteile und Organe

▲ **Farben streifig** BB: 0110, BU: 21

am c, am m, *bell*, cham, *cic v*, **con**, *dig*, jod, kali c, **nat m**, phos, *puls*, **sep**

▲ **Farbe weiß** BB: 0111, BU: 21

alum, *am c*, *bell*, cann s, caust, chel, *chlol*, *coca*, *coloc*, **con**, *dig*, **kali c**, ph ac, sulph

▲ **Doppeltsehen** BB: 0112, BU: 21

agar, am c, **aur**, bar c, **bell**, *carb s*, caust, cham, **cic v**, *coca*, **con**, **dig**, **euph**, **gels**, graph, **hyos**, *jod*, (kali c), led, **lyc**, merc, **nat m**, **nit ac**, **olnd**, *op*, petr, **plb**, **puls**, sec, seneg, *stram*, **sulph**, *tab*, **verat**, *verat v*

▲ **Halbseitiges** BB: 0113, BU: 21
   Doppeltsehen

cham

▲ **Horizontales** BB: 0114, BU: 21
   Doppeltsehen

nit ac, **olnd**

▲ **Zu entfernt** BB: 0115, BU: 21

anac, *carb an*, cic v, *nat m*, *nux m*, **phos**, **stann**, stram, *sulph*

▲ **Zu nahe** BB: 0116, BU: 21

bov, cic v, hyos, stram

▲ **Zu groß** BB: 0117, BU: 21

berb, **cann i**, **euph**, **hyos**, *laur*, **nat m**, **nux m**, *osm*, **phos**, staph, verb

▲ **Zu klein** BB: 0118, BU: 21

hyos, **plat**, *stram*, thuj

▲ **Halbsehen** BB: 0119, BU: 22

aur, calc, caust, lith, lob, **lyc**, mur ac, *nat m*, stram, zinc

▲ **Horizontales Halbsehen** BB: 0120, BU: 22

ars, **aur**, gels, mag p

▲ **Senkrechtes Halbsehen** BB: 0121, BU: 22

caust, **lith**, **lyc**, **mur ac**, **nat m**

▲ **Zu hell** BB: 0122, BU: 22

camph, carb an, **con**, **fl ac**, **hyos**, *nux v*, **valer**

▲ **Unrichtigsehen** BB: 0123, BU: 22

bell, bov, *cimic*, *coca*, *dig*, euph, **hyos**, *kali c*, **plat**, *stram*

▲ **Verworren,** BB: 0124, BU: 22
   verschwommen sehen

cina, **con**, **gels**, *graph*, **iris**, **jab**, jod, led, **lil t**, lyc, **meli**, **nat m**, **plat**, *sil*, *stram*

▲ **Gesichtstäuschungen in** BB: 0125, BU: 22
   fremden Dingen

bell, *croc*, *dig*, *fl ac*, **kali c**, **nat c**, **nux v**, olnd, *op*, *phos*, *phys*, *sant*, *sec*, *sep*, **spig**, staph, *stram*, zinc

▲ **Feurige** BB: 0126, BU: 22

acon, *am c*, ars, **aur**, *bar c*, **bell**, **bry**, calc, *calc p*, cann s, carb v, **caust**, cham, *coca*, *coloc*, **con**, **croc**, **cupr**, *dig*, *dulc*, glon, graph, **hyos**, jod, **kali c**, **lach**, mang, **merc**, mez, **nat c**, **nat m**, **nux v**, olnd, op, petr, ph ac, **phos**, **psor**, **puls**, *sec*, **sep**, *sil*, **spig**, staph, *stram*, stront, *sulph*, **thuj**, valer, *verat*, *viol o*, **zinc**

▲ **Fleckige** BB: 0127, BU: 22

acon, *agar*, alum, *am c*, **am m**, *anac*, **aur**, **bar c**, **bell**, **calc**, cann s, carb v, caust, **chel**, chin, *chlol*, *cic v*, **cimic**, *coca*, cocc, **con**, *dig*, dros, *euphr*, glon, hyos, **kali c**, *lyc*, **mag c**, mang, *merc*, mosch, **nat c**, **nat m**, **nit ac**, petr, ph ac, **phos**, *phys*, ruta, *sec*, seneg, **sep**, **sil**, *stram*, stront, **sulph**, *tab*, thuj, *valer*, verat

▲ **Fliegen** BB: 0128, BU: 22
(mouches volantes)

acon, **agar**, *aloe*, *am m*, ant t, *aur*, **bell**, **calc**, *cann s*, caust, **chin**, *cocc*, *coff*, **con**, dig, *dulc*, hep, *hyos*, *led*, mag c, *meli*, **merc**, *nat c*, *nat m*, **nit ac**, op, **phos**, plb, puls, **rhus t**, *ruta*, sec, **sep**, **sil**, spig, **stram**, *sulph*, zinc

▲ **Gestalten (Fratzen)** BB: 0129, BU: 22

acon, agar, ambr, **bell**, *bry*, calc, *caust*, chin, **cocc**, *con*, hep, **hyos**, merc, **op**, ph ac, phos, *rhus t*, samb, sec, *sil*, **stram**, sulph, *verat*

▲ **Nebel (Flor)** BB: 0130, BU: 22

acon, *agar*, *alum*, am m, ambr, anac, *ant t*, arg, arn, ars, *asaf*, aur, *bar ac*, *bar c*, **bell**, bism, bov, *bry*, **calc**, cann s, carb an, *carb s*, **caust**, chel, chin, *cic v*, cina, con, **croc**, *crot h*, *crot t*, cycl, *dig*, dros, dulc, euph, *euphr*, **gels**, graph, hep, hyos, *ign*, jod, kali c, *kreos*, *laur*, **lyc**, mag c, merc, *nat c*, **nat m**, *nit ac*, op, par, *petr*, **ph ac**, **phos**, plat, *plb*, *puls*, ran b, rhod, rhus t, **ruta**

sabin, *sars*, **sec**, seneg, *sep*, *sil*, *spig*, *staph*, *stram*, **sulph**, thuj, verb, viol t, **zinc**

▲ **Schein um das Licht** BB: 0131, BU: 23

alum, anac, **bell**, calc, *chlol*, *cic v*, **dig**, *euph*, *hyos*, kali c, **kali n**, **lach**, **osm**, ph ac, **phos**, **puls**, **ruta**, *sars*, sep, *stann*, staph, *stront*, **sulph**, zinc

▲ **Kurzsichtigkeit** BB: 0132, BU: 23

agar, **am c**, *anac*, *ang*, **ant t**, **calc**, *carb v*, **chin**, cimic, con, **cycl**, euph, **euphr**, graph, *hep*, **hyos**, lach, **lyc**, *mang*, mez, *nat c*, *nat m*, **nit ac**, **petr**, **ph ac**, **phos**, *phys*, *plb*, **puls**, ruta, sel, spong, **stram**, **sul ac**, **sulph**, **thuj**, **valer**, verb, *viol o*, viol t

▲ **Fernsichtigkeit** BB: 0133, BU: 23

alum, am c, *bell*, bry, **calc**, **carb an**, *caust*, *chel*, **con**, **dros**, *hyos*, lyc, mag m, mez, **nat m**, **nux v**, petr, **sep**, **sil**, *spig*, sulph

Gesicht

▲ **Lichtscheue** BB: 0134, BU: 23

acon, *agar*, *agn*, *ail*, **all c**, *alum*, *am c*, *am m*, anac, *ant cr*, **ant t**, **apis**, **arg n**, **arn**, **ars**, *aur*, *bar c*, **bell**, bor, **bry**, **calc**, **calc p**, camph, carb an, *carb s*, **caust**, **cham**, **chin**, *cic v*, *cimic*, cina, **clem**, **coca**, **coff**, *colch*, **con**, **croc**, *crot h*, crot t, cupr, **dig**, *dros*, *dub*, euph, **euphr**, **graph**, **hell**, **hep**, **hyos**, **ign**, kali c, **kali n**, lach, *laur*, **lyc**, mag c, mang, **merc**, *merc c*, *merc n*, mur ac, **nat c**, *nat m*, nit ac, nux m, **nux v**, *osm*, *paeo*, ph ac, *phel*, **phos**, **puls**, **rhus t**, *sang*, sars, *seneg*, sep, *sil*, *spig*, staph, **stram**, sul ac, **sulph**, tarax, *thuj*, **verat v**, *xan*, **zinc**

▲ **Lichtsucht** BB: 0135, BU: 23

acon, am m, **bell**, **stram**

▲ **Schwäche des Gesichts,** BB: 0136, BU: 23
der Augen
(undeutliches Sehen)

agar, alum, am c, am m, **anac**, ang, **apis**, ars, *aur*, bar c, **bell**, bor, bry, **calc**, **cann s**, canth, caps, carb an, carb v, cham, **chel**, **chin**, *chlol*, *cic v*, *cimic*, cina, coff, *com*, **con**, *croc*, dig, **dros**, *dub*, dulc, **euphr**, *gels*, graph, **hep**, *hyos*, **ign**, *jab*, jod, **kali br**, *kreos*, lach, laur, led, *lil t*, **lyc**, mag c, **mang**, **merc**, nat c, *nat m*, nit ac, par, petr, ph ac, *phos*, *plat*, plb, *rheum*, rhod, rhus t, **ruta**, sabad, sars, *sec*, **seneg**, *sep*, sil, *spig*, **staph**, **stram**, *stront*, **sulph**, thuj, verat, verb, zinc

▲ Sehnerven-Lähmung BB: 0137, BU: 23

acon, *agar*, alum, am c, am m, ambr, *anac*, ang, ant cr, ant t, arn, ars, asaf, **aur**, *bar c*, **bell**, bor, *bry*, **calc**, camph, cann s, canth, *caps*, carb an, carb v, **caust**, cham, *chel*, **chin**, *cic v*, *cocc*, **con**, croc, cycl, **dig**, *dros*, dulc, *euphr*, *ferr*, graph, **hep**, **hyos**, ign, jab, jod, *kali c*, kreos, *laur*, led, **lyc**, mag c, mang, **merc**, mez, *nat c*, **nat m**, *nit ac*, **nux v**, *olnd*, op, par, *petr*, ph ac, **phos**, *plb*, **puls**, rhus t, ruta, sabad, sabin, sars, **sec**, seneg, *sep*, **sil**, *spig*, *staph*, **stram**, stront, **sulph**, tab, thuj, **verat**, verb, *zinc*

▲ Trübsichtigkeit BB: 0138, BU: 24

acon, **agar**, *aloe*, alum, *am c*, am m, *anac*, *ang*, ant t, *arn*, *ars*, asaf, **aur**, **bar c**, **bell**, *bov*, bry, **calc**, *calc p*, **cann s**, *canth*, *caps*, carb an, *carb s*, **caust**, cham, **chel**, *chin*, **chlol**, cic v, *cimic*, *cina*, **clem**, **cocc**, **coloc**, **con**, *croc*, **crot h**, cupr, cycl, *dig*, dros, *dulc*, euph, **euphr**, ferr, **gels**, graph, *helo*, **hep**, hyos, *ign*, ip, jod, **kali bi**, *kali br*, kali i, **kalm**, *kreos*, **lach**, laur, led, **lil t**, **lyc**, **mag c**, mag m, *mang*, **merc**, mosch, *nat c*, **nat m**, **nit ac**, nux v, op, *osm*, petr, ph ac, **phos**, plat, *plb*, **puls**, rheum, rhod, **rhus t**, **ruta**, sabad, **sabin**, *sars*, sec, **seneg**, *sep*, **sil**, spig, *stann*, *staph*, **stram**, stront, sul ac, **sulph**, tarax, **thuj**, valer, verat, **verat v**, verb, **zinc**

▲ Vergehen des Gesichts BB: 0139, BU: 24
 (Sicht verschwindet)

acon, **agar**, alum, ambr, *anac*, ant t, arg, *arn*, ars, asaf, *asar*, **aur**, **bell**, bor, *bry*, **calc**, camph, cann s, caps, carb an, **caust**, cham, *chel*, chin, **cic v**, *cina*, clem, **con**, *croc*, *cupr*, *cycl*, *dig*, *dros*, dulc, *euphr*, **ferr**, *graph*, **hep**, **hyos**, *jod*, kali c, **kali n**, lach, laur, led, *lyc*, mag c, mag m, **mang**, meny, **merc**, mez, *mosch*, *mur ac*, **nat m**, nit ac, *nux v*, **olnd**, *op*, petr, **phos**, plat, plb, **puls**, ran b, *ruta*, sabad, *sabin*, *sec*, seneg, sep, *sil*, **spig**, squil, *staph*, **stram**, **sulph**, tarax, *thuj*, verat, viol t, zinc

▲ Zittern vor den Augen BB: 0140, BU: 24

bell, **cann i**, **con**, *kalm*, **led**, **lyc**, phos, *plat*, sabin, seneg, *stram*, thuj, *viol o*

▲ Zusammenfließen der BB: 0141, BU: 24
 Buchstaben beim Lesen

bell, bry, **cann i**, *chel*, **chin**, *clem*, **dros**, *ferr*, **graph**, hyos, lyc, meph, **nat m**, seneg, sil, stram, *viol o*

Ohren

▲ Äußeres Ohr BB: 0142, BU: 24

acon, **agar**, **alum**, am c, am m, ambr, **anac**, **ang**, ant cr, **apis**, **arg**, **arn**, **ars**, asaf, asar, aur, **bar c**, **bell**, **berb**, bism, **bor**, bov, **bry**, **calc**, *calc p*, **camph**, **cann s**, *canth*, **caps**, carb an, *carb s*, carb v, **caust**, cham, **chel**, **chin**, *cic v*, cina, *clem*, *coc c*, cocc, **colch**, coloc, con, *crot h*, *cupr*, *dig*, **dros**, **dulc**, ferr, *ferr p*, graph, **guaj**, **hell**, **hep**, hyos, jod, *kali bi*, **kali c**, *kali m*, **kreos**, *laur*, lyc, *mang*, meny, **merc**, mez, *mur ac*, nat c, *nat m*, *nat s*, *nit ac*, nux v, **olnd**, par, **petr**, **ph ac**, *phos*, **plan**, plat, *plb*, **psor**, **puls**, *rhod*, **rhus t**, *ruta*,
sabad, *sabin*, **sars**, **sep**, **sil**, **spig**, **spong**, squil, **stann**, staph, *sulph*, *tarax*, **tell**, thuj, *verat*, verb, viol o, viol t, *zinc*

▲ Inneres Ohr BB: 0143, BU: 25

acon, agar, **alum**, ambr, **anac**, **ang**, *ant cr*, arg, arn, ars, asaf, **asar**, aur, *bar c*, **bell**, bism, **bor**, bov, *bry*, **calc**, camph, *cann s*, *canth*, caps, carb an, *carb v*, **caust**, cham, **chel**, *chen a*, chin, cic v, cina, clem, *colch*, coloc, **con**, croc, cupr, cycl, dig, **dros**, **dulc**, euph, euphr, ferr, **graph**, guaj, hell, hyos, *ign*, ip, jod, **kali c**, **kreos**, lach, laur, **lyc**, **mang**, *mar*, *meny*, **merc**, *mez*, *mur ac*, nat c, **nat m**, **nit ac**, *nux v*, olnd, par, **petr**, **ph ac**, *phos*, **plat**, *plb*, **puls**, *ran b*, rheum, rhus t, *ruta*, sabad, sabin, samb, *sars*, seneg, **sep**, *sil*, **spig**, *spong*, squil, *stann*, *staph*, stram, sul ac, *sulph*, *tarax*, *thuj*, valer, *verat*, **verb**, viol o, *zinc*

▲ **Mittelohr** BB: 0144, BU: 25

ars i, *bell*, **cann i**, *caps*, *dulc*, *hydr*, *kali bi*, *kali m*, *merc c*, *mez*, *phyt*, *sil*, *stict*, *sulph*, *thuj*, *verat v*, zinc

▲ **Eustachische Röhre** BB: 0145, BU: 25

agar, **ars i**, **bar m**, *coc c*, *ery a*, *ferr p*, *gels*, *jod*, *merc*, *nit ac*, *nux v*, *petr*, *phos*, *phyt*, *sal ac*, *sil*, *spig*, *stram*

▲ **Vor den Ohren** BB: 0146, BU: 25

arg, *bry*, **calc**, carb v, mur ac, olnd, sars, **sep**, sil, verb, **zinc**

▲ **Hinter den Ohren** BB: 0147, BU: 25

acon, alum, am c, *am m*, *ambr*, anac, **ang**, ant cr, arg, *arn*, asar, *aur*, *bar ac*, **bar c**, *bell*, bor, *bry*, **calc**, *calc p*, *cann s*, **canth**, **caps**, carb an, carb v, **caust**, cham, **chel**, chin, *cina*, *coc c*, colch, coloc, **con**, dig, dros, *ferr p*, **graph**, hell, **hep**, kali c, *kali n*, **lach**, lyc, mag c, mang, meny, merc, **mez**, **mur ac**, *nat m*, *nit ac*, **olnd**, **petr**, *ph ac*, phos, plat, plb, **psor**, **puls**, rhod, rhus t, *ruta*, **sabad**, sabin, sars, sel, *sep*, **sil**, spong, squil, stann, **staph**, **sulph**, tarax, thuj, verat, *verb*, viol o, viol t, *zinc*

▲ **Unter den Ohren** BB: 0148, BU: 25

alum, *arg*, asar, aur, **bar c**, **bell**, calc, carb an, carb v, **chel**, *chin*, cina, cocc, dros, jod, mang, nat c, *nit ac*, **olnd**, **phos**, *puls*, **ruta**, sars, sep, **sil**, **sulph**, verat, *zinc*

▲ **Am Ohrläppchen** BB: 0149, BU: 25

alum, ambr, ang, **arg**, *arn*, **bar c**, *bry*, camph, carb v, **caust**, chel, **chin**, colch, graph, hyos, **kali c**, kali n, **kreos**, *mar*, merc, **nat m**, *nit ac*,

olnd, **ph ac**, phos, plat, *rhus t*, **sabad**, **sars**, **sep**, *stann*, verat

▲ **An den Ohrdrüsen** BB: 0150, BU: 25

am c, arg, *arn*, asaf, aur, *bar c*, **bell**, brom, **bry**, **calc**, caps, **carb an**, **carb v**, caust, **cham**, *chin*, cocc, **con**, dig, *dulc*, euph, graph, hep, *hyos*, **ign**, **kali c**, lyc, mag c, mang, **merc**, mez, nat c, *nit ac*, nux m, petr, ph ac, *phos*, **puls**, **rhus t**, sabad, sars, *sep*, *sil*, *staph*, **sulph**, thuj

▲ **Ausfluß aus den Ohren** BB: 0151, BU: 26

alum, am c, am m, anac, ant cr, **ars**, **asaf**, aur, bar c, bell, *bor*, bov, bry, **calc**, calend, carb an, **carb v**, **caust**, cham, cic v, cist, *colch*, **con**, croc, *crot h*, *fl ac*, *graph*, hep, *hydr*, jod, **kali c**, *lach*, **lyc**, meny, **merc**, mosch, *nat m*, *nat s*, **nit ac**, **petr**, *phos*, **puls**, *rhus t*, sel, *sep*, sil, *spig*, **sulph**, **tell**, zinc

▲ **Ausfluß von Blut aus den Ohren** BB: 0152, BU: 26

bar c, *bell*, bry, **calc**, caust, *cic v*, *con*, elaps, graph, lach, *lyc*, **merc**, mosch, **nit ac**, petr, *phos*, **puls**, rhus t, sep, *sil*, **sulph**, zinc

▲ **Ausfluß von Eiter aus den Ohren** BB: 0153, BU: 26

alum, **am c**, **asaf**, **aur**, bell, **bor**, bov, **calc**, carb an, *carb v*, *caust*, cham, cist, *con*, *ferr p*, gels, graph, *hep*, kali c, lach, **lyc**, **merc**, nat m, *nit ac*, *petr*, phos, **psor**, **puls**, *rhus t*, sep, **sil**, *sulph*, zinc

▲ **Ausfluß von Feuchtigkeit aus den Ohren** BB: 0154, BU: 26

asaf, *carb an*, **caust**, *colch*, kreos, *meny*, **merc**, nat m, **nit ac**, phos, spig

▲ **Ausfluß von Schleim aus den Ohren** BB: 0155, BU: 26

alum, bell, bor, **calc**, *ferr p*, graph, lyc, **merc**, *phos*, **puls**, *sulph*

Körperteile und Organe

▲ **Stinkender Ausfluß** BB: 0156, BU: 26
aus den Ohren
ars, **ars i**, aur, bov, carb v, cist, *cub*, *elaps*, hep, kali bi, **merc**, **psor**, **tell**, *thuj*, zinc

▲ **Ausfluß aus den Ohren** BB: 0157, BU: 26
frißt Wunden
ars i, *calc p*, merc, **tell**

▲ **Ohrenschmalz blutrot** BB: 0158, BU: 26
con

▲ **Ohrenschmalz flüssig** BB: 0159, BU: 26
am m, **con**, jod, *lach*, **merc**, mosch, *sel*, *sil*

▲ **Ohrenschmalz hart** BB: 0160, BU: 26
con, elaps, *lach*, puls, sel

▲ **Ohrenschmalz vermehrt** BB: 0161, BU: 26
agar, **con**, cycl, hep, *petr*, sel, sil, zinc

▲ **Ohrenschmalz links** BB: 0162, BU: 26
acon, agar, agn, alum, **am c**, am m, *ambr*, **anac**, ant cr, **apis**, arg, **arn**, *ars*, **asaf**, asar, **aur**, bar c, bell, *bism*, **bor**, **brom**, **bry**, calad, *calc*, **camph**, cann s, canth, *caps*, carb an, *carb v*, *caust*, chel, chin, cic v, clem, *coc c*, colch, coloc, con, croc, cupr, cycl, dig, dros, **dulc**, euph, euphr, ferr, fl ac, **graph**, **guaj**, hep, **ign**, jod, kali c, kali n, *kreos*, *lach*, **laur**, lyc, mang, mar, meny, **merc**, **mez**, **mill**, *mur ac*, nat c, nat m, *nit ac*, nux m, **olnd**,*par*, petr, ph ac,*phos*, plat, plb, **psor**,*puls*, ran b, ran s, rheum, *rhod*, *rhus t*, sabad, *sabin*, sars, sel, seneg, *sep*, sil, *spig*, spong, squil, *stann*, **staph**, *sulph*, tarax, *tell*, thuj, valer, verat, **verb**, **viol o**, viol t, zinc

▲ **Ohrenschmalz rechts** BB: 0163, BU: 27
acon, **agar**, **alum**, am c, **am m**, ambr, anac, **ant cr**, apis, arg, arn, ars, asaf, *asar*, *bar c*, **bell**, bor, **bov**, brom, bry, *calad*, **calc**, *cann s*, **canth**, **carb an**, carb v, *caust*, cham, **chel**, chin, *cic v*, clem, *cocc*, **colch**, coloc, **con**, croc, **cupr**, *cycl*, dig, dros, dulc, euph, euphr, ferr, **fl ac**, graph, **hell**, **hep**, *hyos*, *ip*, **jod**, **kali c**, kali n, kreos, *lach*, laur, *led*, **lyc**, *mag c*, *mag m*, mang, mar, meny, **merc**, mez, mill, mur ac, nat c, nat m, **nit ac**, *nux m*, **nux v**, par, *petr*, *ph ac*, **phos**, **plat**, **plb**, prun, psor, **puls**,*ran b*, **ran s**, rheum, rhod, **rhus t**, ruta, sabad, sabin,*samb*, **sars**, sel, seneg, sep, **sil**, spig, **spong**, squil, stann, staph, **sul ac**, **sulph**, tarax, **thuj**, valer,*verat*, verb, zinc

Gehör

▲ **Empfindlichkeit** BB: 0164, BU: 27
acon, alum, *am c*, am m, ambr, *anac*, ang, **ant cr**, **arn**, **ars**, asaf, **asar**, **aur**, *bar c*, **bell**, bor, bry, calad, **calc**, camph, cann s, *canth*, caps, carb an, carb v, *caust*, **cham**, chel, *chen a*, *chin*, cina, *cocc*, **coff**, colch, **con**, cupr, dig, **graph**, hell, hep, *hyos*, ign, ip, jod, **kali c**, *lach*, laur, **lyc**, *mag c*, mag m, *merc*, **mur ac**, *nat c*, nit ac, nux m, **nux v**, olnd, **petr**, ph ac, **phos**, **plan**, plb, **puls**, *sabad*, sabin, *sang*, sars, sel, seneg, **sep**, sil, **spig**, squil, staph, *sulph*, ther, thuj, valer, *verat*, **verat v**, *viol o*, zinc

▲ **Feines Gehör** BB: 0165, BU: 27
acon, agar, alum, arn, *ars*, **aur**, **bell**, **bry**, calc, **chin**, **coca**, **cocc**, **coff**, *colch*, **con**, cupr, **hep**, kali c, lach,*lyc*,*mur ac*, **nux v**, phos, **plan**, **puls**, thuj

▲ **Allgemeines Geräusch** BB: 0166, BU: 27
in den Ohren
(Ohrensausen)

acon, *agar*, agn, *aloe*, alum, *am c*, am m, ambr, anac, ant cr, **arg n**, *arn*, ars, asaf, *asar*, **aur**, **bar c**, **bar m**, <u>bell</u>, **bor**, bov, **bry**, *cact*, <u>calc</u>, *calc p*, **cann i**, cann s, canth, carb an, *carb s*, *carb v*, <u>caust</u>, *cedr*, *cham*, **chel**, *chin*, *cic v*, *coca*, **cocc**, **con**, **cupr**, **dig**, dros, *dulc*, *elaps*, euph, *ferr*, <u>graph</u>, **hep**, hyos, ign, jod, **kali c**, kreos, *lach*, **led**, **lyc**, *mag c*, mag m, mang, *mar*, *meny*, **merc**, mez, *mosch*, *nat c*, **nat m**, **nit ac**, **nux v**, *olnd*, op, par, **petr**, ph ac, **phos**, **pic ac**, **plat**, <u>puls</u>, rheum, **rhod**, *rhus t*, ruta, **sabad**, <u>sang</u>, sars, sec, **sep**, **sil**, <u>spig</u>, spong, *stann*, **staph**, *sul ac*, <u>sulph</u>, **thuj**, valer, *verat*, viol o, zinc

▲ **Geräusch: Brausen** BB: 0167, BU: 28

acon, *agar*, **agn**, all c, alum, am c, *am m*, ambr, anac, ant cr, ant t, *arn*, **ars**, asaf, **aur**, **bar c**, **bar m**, <u>bell</u>, berb, **bor**, bov, **bry**, *cact*, **calc**, cann s, canth, *carb ac*, *carb an*, *carb s*, *carb v*, <u>caust</u>, *cedr*, cham, **chel**, *chen a*, chin, cic v, *cimic*, cinnb, *coca*, *cocc*, colch, **coloc**, **con**, croc, *cupr*, *dig*, *dros*, *dulc*, *elaps*, **ferr**, *gels*, <u>graph</u>, *hep*, hydr ac, *hyos*, ign, *jod*, *kali br*, **kali c**, kreos, **lach**, laur, *led*, **lyc**, *mag c*, mag m, mang, mar, meny, **merc**, mosch, mur ac, nat ac, **nat m**, nicc, *nit ac*, **nux v**, ol an, olnd, *op*, **petr**, **ph ac**, **phos**, **plat**, <u>puls</u>, rheum, **rhod**, rhus t, ruta, *sabad*, **sal ac**, *sang*, sec, **sep**, **sil**, <u>spig</u>, spong, stann, staph, stram, stront, sul ac, <u>sulph</u>, ther, thuj, *verat*, **verat v**, viol o, *zinc*

▲ **Geräusch: Flattern** BB: 0168, BU: 28

acon, *agar*, alum, ant cr, *aur*, **bar c**, **bell**, bor, **calc**, *caust*, cham, chin, cocc, con, *cupr*, dros, dulc, **graph**, hep, *kali c*, lach, laur, mag c, mag m, meny, *merc*, mosch, nat m, nit ac, olnd, *petr*, phos, **plat**, **puls**, rheum, rhod, *sabad*, sep, *sil*, <u>spig</u>, spong, stann, *sulph*, zinc

▲ **Geräusch: Klingen** BB: 0169, BU: 28

acon, **agar**, agn, alum, am c, am m, ambr, ang, ant cr, arg n, arn, ars, asaf, asar, *aur*, **bar c**, **bell**, **bor**, *bry*, <u>calc</u>, camph, <u>cann i</u>, cann s, canth, carb an, *carb s*, *carb v*, <u>caust</u>, *cham*, **chel**, chin,

cic v, clem, *coca*, **con**, croc, *cupr*, *dig*, dulc, elaps, **euph**, *euphr*, ferr, **glon**, **gran**, **graph**, *hep*, hyos, ign, **kali c**, kali n, kreos, *lach*, **led**, **lyc**, *mag c*, mag s, mang, *mar*, **meny**, **merc**, mez, *mur ac*, **nat m**, nat s, **nux v**, *olnd*, op, **osm**, par, **petr**, ph ac, **phos**, *plat*, psor, <u>puls</u>, **rhod**, *rhus t*, ruta, sabad, **sal ac**, sang, *sars*, **sep**, **sil**, **spig**, spong, *stann*, staph, sul ac, <u>sulph</u>, tarax, thuj, valer, verat, viol o, zinc

▲ **Lähmung der** BB: 0170, BU: 28
Gehörnerven

acon, **agar**, alum, am c, ambr, **anac**, ang, *ant cr*, **arg n**, *arn*, **ars**, **ars i**, *asar*, *aur*, **bar c**, <u>bell</u>, *bor*, *bry*, **calc**, cann s, **caps**, **carb s**, carb v, **caust**, cham, **chel**, *chen a*, *chin*, *coca*, **cocc**, **con**, *crot h*, cycl, *dros*, **dulc**, elaps, *gels*, **graph**, *guaj*, *hydr*, <u>hyos</u>, *ign*, *jod*, *kali c*, *lach*, *led*, **lyc**, *mag c*, mang, **merc**, *nat c*, nat m, **nit ac**, **nux v**, olnd, **op**, **petr**, *ph ac*, **phos**, **pic ac**, <u>puls</u>, rhod, *rhus t*, ruta, sabad, **sal ac**, sec, **sep**, **sil**, *spig*, staph, **stram**, **sulph**, *tell*, *ter*, *verat*, *visc*

▲ **Schwerhörigkeit** BB: 0171, BU: 29

acon, agar, agn, alum, *am c*, am m, **ambr**, **anac**, **ang**, *ant cr*, arg, *arn*, *ars*, asaf, *asar*, **aur**, **bar c**, <u>bell</u>, *bor*, bov, **bry**, calad, <u>calc</u>, **calc p**, cann s, canth, **caps**, carb an, carb v, **caust**, cham, *chel*, chin, **cic v**, **cocc**, coff, colch, **con**, croc, crot t, cycl, dig, **dros**, *dulc*, elaps, euph, *fl ac*, **graph**, *hep*, hydr ac, <u>hyos</u>, *ign*, ip, **jod**, jod, **kali c**, *kali n*, kreos, **lach**, lachn, **laur**, **led**, <u>lyc</u>, **mag c**, *mag m*, mang, mar, meny, **merc**, mez, mosch, mur ac, **nat c**, **nat m**, <u>nit ac</u>, **nux v**, **olnd**, <u>op</u>, par, <u>petr</u>, **ph ac**, **phos**, plat, **plb**, <u>puls</u>, ran b, rheum, *rhod*, **rhus t**, **ruta**, *sabad*, sabin, **sal ac**, sars, <u>sec</u>, sel, **sep**, <u>sil</u>, *spig*, spong, squil, stann, *staph*, **stram**, sul ac, <u>sulph</u>, *tab*, tarax, thuj, valer, **verat**, *verb*, viol o, zinc

▲ **Verstopfung in den** BB: 0172, BU: 29
Ohren

acon, anac, ang, arg, ars, *asar*, bism, bor, **bry**, calad, *calc*, **carb s**, **carb v**, **caust**, cham, **chel**, chin, colch, **con**, cycl, dig, **glon**, *graph*, guaj, **jod**, **kali c**, *lach*, led, <u>lyc</u>, **mang**, mar, **meny**, merc, mez, nat c, <u>nit ac</u>, nux m, *petr*, **phos**, <u>puls</u>,

Körperteile und Organe

rhus t, **sel**, **sep**, **sil**, **spig**, spong, stann, sul ac, **sulph**, **verat**, **verb**

Nase

▲ **Äußere Nase** BB: 0173, BU: 29

acon, *alum*, ambr, *ant cr*, *apis*, *arn*, **aur**, *bar c*, *bell*, *bor*, bov, bry, **calc**, cann s, *canth*, *caps*, carb an, *carb v*, **caust**, **cedr**, cham, chel, *chin*, cic v, clem, coff, colch, *con*, dros, dulc, euphr, *graph*, hell, hep, hyos, *jod*, **kali c**, *laur*, lyc, mag c, mag m, meny, **merc**, mez, **nat c**, **nat m**, nit ac, *petr*, **ph ac**, *phos*, **plb**, **puls**, rheum, rhod, **rhus t**, ruta, *samb*, sars, *sep*, *sil*, **spig**, spong, *staph*, *sul ac*, **sulph**, tarax, **thuj**, verat, viol o, viol t, zinc

▲ **Innere Nase** BB: 0174, BU: 29

acon, *aesc*, *agar*, *ail*, *all c*, *alum*, *am c*, *am m*, ambr, *anac*, ang, **ant cr**, *ant t*, *apis*, arg, *arg n*, *arn*, **ars**, **arum t**, asar, **aur**, *bar c*, **bell**, **bor**, bov, **brom**, **bry**, **calc**, **camph**, *canth*, *caps*, *caust*, *cham*, chel, chin, *cic v*, cimic, **cina**, *cinnb*, clem, *coc c*, *coca*, *cocc*, *coff*, **colch**, *coloc*, con, *cor r*, *crot t*, cycl, *dios*, dros, *elaps*, euph, **euphr**, *fl ac*, *gamb*, **graph**, guaj, hep, **hydr**, *hyos*, **ign**, *ip*, *jod*, **kali bi**, kali c, **kali i**, *kali n*, kreos, lach, laur, led, *lyc*, mag c, mag m, mang, **mar**, meny, **merc**, merc c, *merc ir*, **mez**, mur ac, naja, *nat a*, nat c, **nat m**, **nit ac**, *nux v*, *osm*, **petr**, ph ac, **phos**, *phyt*, *plan*, plb, **podo**, **puls**, **ran b**, ran s, *rhus t*, *rumx*, ruta, **sabad**, *sang n*, sars, *sec*, *sel*, *seneg*, **sep**, **sil**, sin n, **spig**, squil, stann, **staph**, *stict*, **sulph**, *ther*, **thuj**, **verat**, *wye*, zinc

▲ **Nasenflügel** BB: 0175, BU: 30

alum, ambr, **aur**, **brom**, *canth*, carb v, *caust*, *coc c*, con, dulc, *euphr*, hell, kali c, *kreos*, *mag m*, **merc**, **mez**, nat c, **nat m**, nat s, nux v, *phos*, *plb*, *puls*, *rhus t*, sel, **sil**, spig, *squil*, staph, **sulph**, **thuj**, viol t, zinc

▲ **Nasen-Knochen** BB: 0176, BU: 30

anac, arn, ars, **asaf**, **aur**, *calc*, carb an, **cinnb**, *clem*, *colch*, con, *hep*, hyos, *kali bi*, lach, **merc**, *mez*, *nat m*, petr, *phos*, plat, *puls*, **sil**, spong, *sulph*, thuj, verat

▲ **Nasen-Rücken** BB: 0177, BU: 30

alum, calc, canth, chin, **cinnb**, con, *ham*, *kali bi*, olnd, **ph ac**, ruta, samb, *spig*, spong, *thuj*

▲ **Nasen-Scheidewand** BB: 0178, BU: 30

aur, bry, caust, cina, colch, con, *crot t*, *hydr*, jod, *kali bi*, *lyc*, *merc*, ol an, petr, psor, ruta, *sil*, staph, **sulph**

▲ **Nasen-Spitze** BB: 0179, BU: 30

apis, aur, **bell**, *bor*, **bry**, **calc**, canth, **carb an**, **carb v**, **caust**, **cedr**, *chel*, clem, colch, con, *kali n*, **meny**, merc, *mosch*, **nit ac**, *ph ac*, ran b, rheum, **rhus t**, samb, **sep**, **sil**, *spong*, *sul ac*, **sulph**, viol o

▲ **Nasen-Wurzel** BB: 0180, BU: 30

acon, agar, agn, *am m*, ant t, *arn*, *arum t*, **asar**, bar c, bell, **bism**, **calc**, camph, cann s, carb v, caust, cina, *cinnb*, colch, *coloc*, *con*, *elaps*, ferr, hell, hep, **hyos**, ign, jod, **kali bi**, kali c, *kali i*, *lach*, laur, meny, merc, *merc c*, *merc if*, mez, *mosch*, *nat a*, *nat m*, nit ac, *olnd*, petr, plat, **puls**, *ran b*, rheum, *rhod*, **ruta**, *sang*, *sang n*, *sil*, staph, *stict*, *thuj*, viol t, *zinc*

▲ Nasenbluten BB: 0181, BU: 30

acon, agar, all c, *aloe*, alum, **am c**, am m, **ambr**, anac, ang, **ant cr**, **ant s**, ant t, *arg*, **arn**, *ars*, *asar*, **aur**, **bar c**, bar c, **bell**, berb, bism, bor, *bov*, **bry**, cact, **calc**, *calc p*, cann s, **canth**, **caps**, *carb an*, *carb s*, **carb v**, caust, *cerium*, **cham**, **chin**, cina, *cinnb*, *cinnm*, clem, cocc, coff, *colch*, coloc, **con**, cor r, **croc**, *crot h*, crot t, *cupr*, *dig*, *dros*, **dulc**, *elaps*, euphr, **ferr**, **graph**, **ham**, hep, *hydr*, **hyos**, **ign**, **ip**, jod, *kali c*, kali i, **kali n**, **kreos**, **lach**, lachn, **led**, *lyc*, mag c, mag m, **meli**, **merc**, merc c, mez, **mill**, **mosch**, *mur ac*, *nat c*, *nat m*, **nit ac**, *nux m*, **nux v**, op, **par**, **petr**, **ph ac**, **phos**, **plat**, plb, **puls**, **ran b**, rhod, **rhus t**, ruta, *sabad*, **sabin**, samb, sars, **sec**, sel, seneg, **sep**, **sil**, spong, *squil*, stann, **staph**, **stram**, **stront**, sul ac, **sulph**, tarax, **ter**, *thuj*, valer, **verat**, viol o, *zinc*

▲ Nasenbluten mit BB: 0182, BU: 30
   blassem (hellrotem) Blut

am c, *ant t*, **arn**, ars, **bell**, bor, bov, *bry*, *calc*, canth, *carb v*, chin, dig, *dios*, *dros*, **dulc**, ferr, graph, **hyos**, ip, *kali n*, kreos, lach, lachn, laur, **led**, mag m, *merc*, nat c, nux m, **phos**, *puls*, **rhus t**, *sabad*, **sabin**, **sec**, sep, sil, stram, *stront*, sulph, *zinc*

▲ Nasenbluten mit dunk- BB: 0183, BU: 31
   lem (schwarzem) Blut

acon, *am c*, **ant cr**, **arn**, *asar*, bell, *bism*, *bry*, **canth**, carb v, **cham**, chin, *cinnb*, **cocc**, con, **croc**, *cupr*, dig, dros, ferr, graph, *ign*, kali n, **kreos**, **lach**, led, *lyc*, *mag c*, mag m, *nit ac*, **nux m**, **nux v**, **ph ac**, phos, **plat**, **puls**, **sec**, *sel*, sep, **stram**, sul ac, *sulph*

▲ Nasenbluten mit BB: 0184, BU: 31
   geronnenem Blut

arn, **bell**, bry, *canth*, carb an, *caust*, **cham**, **chin**, con, *croc*, **ferr**, **hyos**, **ign**, **ip**, kreos, *mag m*, merc, *nit ac*, nux v, ph ac, **plat**, **puls**, **rhus t**, sabin, sec, sep, **stram**, *stront*

▲ Nasenbluten mit BB: 0185, BU: 31
   zähem Blut

croc, **cupr**, mag c, *sec*

▲ Blutschnauben BB: 0186, BU: 31

agar, alum, *am c*, am m, ambr, **ant cr**, arg, asar, aur, bar c, bor, calc p, *canth*, caps, *caust*, cupr, *dros*, **ferr**, **graph**, hep, *kali c*, **lach**, led, lyc, mag c, mag m, meny, **merc**, mez, nat c, *nat m*, **nit ac**, *nux v*, *par*, petr, ph ac, **phos**, puls, ran b, *rhus t*, ruta, *sabad*, **sep**, *sil*, spig, *stront*, **sulph**, *thuj*

▲ Gestank aus der Nase BB: 0187, BU: 31

alum, asaf, **aur**, **bell**, **calc**, caust, *con*, dig, **dios**, *elaps*, **graph**, hep, kali bi, lyc, mag m, **merc**, *nat c*, **nit ac**, *nux v*, ph ac, *phos*, **puls**, *rhus t*, sep, **sulph**, thuj

▲ Harnartiger Gestank BB: 0188, BU: 31
   aus der Nase

graph

▲ Süßlicher Gestank aus BB: 0189, BU: 31
   der Nase

nit ac

Schnupfen

▲ Fließschnupfen BB: 0190, BU: 31

acon, *aesc*, *agar*, *aloe*, *alum*, *am c*, **am m**, ambr, ant cr, **ant s**, *ant t*, *arg*, **arg n**, **ars**, arum t, *asaf*, asar, *aur*, *bar c*, **bell**, *bor*, *bov*, **brom**, bry, calad, **calc**, *calc p*, camph, *canth*, caps, carb an, *carb v*, *caust*, **cham**, chel, chin, *cic v*, *cimic*, *cina*, clem,

Körperteile und Organe

cocc, coff, colch, coloc, **con**, *crot t*, cupr, *cycl*, *dros*, dulc, *eup per*, euph, **euphr**, **ferr**, *gels*, **graph**, guaj, hell, hep, *hydr*, *ign*, *jal*, **jod**, kali bi, *kali c*, **kali i**, kreos, **lach**, laur, led, *lyc*, mag c, **mag m**, mang, mar, meny, merc, merc c, merc ir, *mez*, mosch, mur ac, *naja*, *nat a*, **nat c**, nat m, *nit ac*, nux v, osm, **par**, petr, ph ac, **phos**, plat, *plb*, puls, *ran b*, *ran s*, *rhod*, rhus t, **rumx**, *sabad*, *samb*, **sang**, sars, sel, seneg, **sep**, **sil**, **spig**, **spong**, squil, stann, *staph*, *stict*, *stront*, sul ac, sulph, *thuj*, verat, zinc

▲ **Stockschnupfen** BB: 0191, BU: 32

acon, agar, agn, alum, **am c**, am m, *ambr*, *anac*, *ant cr*, *antip*, arg, **ars**, arum t, asar, **aur**, bar c, **bell**, bov, bry, calad, **calc**, **camph**, **cann s**, canth, **caps**, *carb an*, **carb v**, *caust*, *cham*, **chel**, chin, cic v, *cimic*, cina, coff, **con**, *cupr*, *dig*, dros, **dulc**, *elaps*, euph, **graph**, guaj, *hep*, *hydr*, hyos, ign, **ip**, jod, **kali bi**, **kali c**, kali c, **kali i**, kali n, *kreos*, lach, *laur*, **lyc**, *mag c*, *mag m*, mang, **mar**, meny, **merc**, mez, mosch, *mur ac*, **nat c**, **nat m**, nit ac, **nux m**, nux v, op, **par**, **petr**, ph ac, **phos**, plat, plb, *psor*, puls, **ran b**, *rhod*, *sabad*, sabin, **samb**, **sang**, *sars*, sel, seneg, **sep**, sil, sin n, **spig**, **spong**, squil, *stann*, staph, *stict*, *stram*, *sul ac*, **sulph**, **thuj**, *verat*, verb, **zinc**

▲ **Blutige Nasenab-** BB: 0192, BU: 32
 sonderung

acon, agar, alum, *am c*, ambr, ant t, arg, *ars*, **arum t**, bar c, bor, *bry*, canth, caps, carb v, *caust*, **chin**, *clem*, **cocc**, con, cupr, dros, euphr, **ferr**, graph, hep, *ip*, jod, *kali bi*, kali c, *kreos*, lach, *laur*, led, *lyc*, mag c, mag m, merc, **mez**, *nat m*, *nit ac*, nux m, **nux v**, op, *par*, petr, ph ac, **phos**, *puls*, ran b, rhus t, sabad, sabin, sel, **sep**, *sil*, spig, spong, squil, *stict*, stront, *sul ac*, **sulph**, thuj, *zinc*

▲ **Brennende Nasenab-** BB: 0193, BU: 32
 sonderung

all c, alum, am m, **ars**, **ars i**, arum t, calad, *calc*, canth, carb an, *cina*, **cinnb**, **con**, euph, jod, kali c, **kali i**, *kreos*, mez, mosch, **puls**, sul ac, sulph

▲ **Dicke Nasenab-** BB: 0194, BU: 32
 sonderung

acon, *alum*, **am m**, ambr, ant cr, arg, *ars*, **arum t**, *aur*, bar c, bor, bov, **calc**, **carb v**, caust, dig, graph, **hydr**, ip, jod, **kali bi**, *kreos*, lyc, mag c, mag m, mang, merc, mur ac, **nat c**, **nat m**, *nat s*, nit ac, op, par, **phos**, puls, ran b, sabad, **sang n**, sars, *sel*, sep, *sin n*, *spong*, **stann**, **staph**, sul ac, *thuj*, zinc

▲ **Eitrige Nasenab-** BB: 0195, BU: 32
 sonderung

acon, alum, am c, arg, ars, *asaf*, *asar*, *aur*, bell, **calc**, *cham*, **chin**, *cic v*, cina, cocc, **con**, dros, ferr, *graph*, guaj, hep, ign, **ip**, **kali c**, *kali n*, kreos, *lach*, *led*, **lyc**, mag c, *mag m*, **merc**, **nat c**, nat m, *nit ac*, nux v, *petr*, **ph ac**, **phos**, plb, **puls**, **rhus t**, *sabin*, *samb*, **sep**, **sil**, *stann*, **staph**, *stict*, **sulph**, zinc

▲ **Gelbe Nasenab-** BB: 0196, BU: 32
 sonderung

acon, alum, am c, am m, ant cr, **ars**, **arum t**, aur, **bar c**, bell, berb, bor, *bov*, *bry*, **calc**, carb an, carb v, cham, *cic v*, cinnb, con, dig, graph, hep, **hydr**, ign, **jod**, *kali c*, **kreos**, **lyc**, mag c, mag m, mag s, mang, merc, **mez**, mur ac, **nat c**, *nat m*, *nat s*, *nit ac*, nux v, ph ac, **phos**, plb, **puls**, sabad, *sabin*, sang, **sang n**, *sel*, seneg, **sep**, **spig**, spong, *stann*, **staph**, *sul ac*, **sulph**, *thuj*, verat

▲ **Graue Nasenab-** BB: 0197, BU: 33
 sonderung

ambr, anac, **ars**, *carb an*, *chin*, kali c, kreos, lyc, mang, *nux v*, rhus t, seneg, *sep*, **thuj**

▲ **Grünliche Nasenab-** BB: 0198, BU: 33
 sonderung

arn, *ars*, asaf, aur, berb, bor, bov, calc, cann s, carb an, *carb v*, colch, dros, *ferr*, hyos, jod, **kali bi**, kali c, *kreos*, led, lyc, mang, *merc*, **nat c**, nit ac, nux v, **par**, *phos*, plb, puls, *rhus t*, **sep**, sil, *stann*, *stict*, sulph, *ther*, *thuj*

▲ **Molkige Nasenab-** BB: 0199, BU: 33
sonderung
am c, **ars**, carb v, ferr, *puls*, *sep*, *sil*, **sulph**

▲ **Scharfe Nasenab-** BB: 0200, BU: 33
sonderung
<u>all c</u>, **alum**, *am c*, **am m**, *anac*, ant cr, <u>**ars**</u>, **ars i**,
arum t, *bor*, calc, cann s, canth, carb an, *carb v*,
cham, chin, *con*, euph, **ferr**, hep, *ign*, *jod*, kali c,
kali i, *kreos*, *lach*, *lyc*, mag c, *mag m*, mag s,
mang, **merc**, *merc c*, **mez**, mur ac, *nat m*, *nit ac*,
nux v, ph ac, **phos**, *puls*, *ran b*, **sang**, *sep*, **sil**,
sin n, *spig*, **squil**, staph, *sul ac*, *sulph*, thuj

▲ **Schleimige Nasenab-** BB: 0201, BU: 33
sonderung
acon, agar, agn, *alum*, *am c*, **am m**, *ambr*,
ant cr, *ant t*, arg, <u>**ars**</u>, asar, aur, bar c, **bell**, **bor**,
bov, **bry**, calad, **calc**, *cann s*, canth, caps,
carb an, *carb v*, *caust*, cham, **chin**, **cina**, *clem*,
cocc, coloc, con, dig, dros, dulc, *euphr*, **ferr**,
graph, guaj, hep, *hyos*, *ip*, *jod*, **kali bi**, kali n,
kreos, **laur**, *lyc*, **mag c**, mang, **merc**, merc ir,
mez, mur ac, **nat m**, nit ac, *nux m*, **nux v**, *op*,
par, *petr*, *ph ac*, <u>**phos**</u>, *plb*, **puls**, rhod, **rhus t**,
sabin, *samb*, sars, *sel*, seneg, <u>**sep**</u>, **sil**, spig,
spong, **squil**, **stann**, staph, *sul ac*, **sulph**, *thuj*,
verat, <u>**zinc**</u>

▲ **Übelriechende** BB: 0202, BU: 33
Nasenabsonderung
alum, *ars*, asaf, *aur*, *bell*, **calc**, caust, chin, *con*,
cub, *elaps*, *graph*, *guaj*, hep, **kali bi**, kali c,
kreos, **led**, lyc, *mag m*, **merc**, *merc c*, <u>**nat c**</u>,
nat s, **nit ac**, *nux v*, *petr*, *ph ac*, <u>**puls**</u>, *rhus t*,
sabin, **sep**, *sil*, stann, sulph, *ther*, thuj

▲ **Verhärtete Nasenab-** BB: 0203, BU: 33
sonderung
agar, alum, ant cr, **bor**, **bry**, carb v, **con**, graph,
jod, **kali bi**, lach, **nat c**, nit ac, phos, *sep*, *sil*,
staph, *stict*, *stront*, sulph

▲ **Wäßrige Nasenab-** BB: 0204, BU: 33
sonderung
aesc, **agar**, <u>**all c**</u>, *aloe*, alum, *am c*, **am m**, ambr,
ant cr, ant t, *antip*, *aral*, arg, <u>**ars**</u>, **ars i**, **arum t**,

asar, **bad**, bell, *bov*, **brom**, **bry**, *calc p*, *carb an*,
carb v, <u>**cham**</u>, *chin*, *clem*, *coca*, coff, **coloc**, con,
cub, *cupr*, *dios*, *dros*, *euph*, <u>**euphr**</u>, *fl ac*, *gels*,
<u>**graph**</u>, *guaj*, *hydr*, ign, **jod**, **kali bi**, **kali i**, kali n,
kreos, **lach**, *mag c*, **mag m**, meny, **merc**, *merc ir*,
mez, *mur ac*, *naja*, *napht*, *nat a*, <u>**nat c**</u>, *nat m*,
<u>**nit ac**</u>, <u>**nux v**</u>, **osm**, **par**, **petr**, **phos**, *phyt*, <u>**plan**</u>,
plb, **puls**, *ran b*, ran s, rhus t, **rumx**, **sabad**,
sang, **seneg**, **sep**, **sil**, *sin n*, **spig**, **squil**, stann,
staph, *sul ac*, **sulph**, <u>**tell**</u>

▲ **Nasenabsonderung zäh** BB: 0205, BU: 33

acon, agn, *alum*, am m, *ant cr*, *ant t*, **ars**, bar c,
bor, <u>**bov**</u>, bry, calc, **cann s**, *canth*, carb v, *caust*,
<u>**cham**</u>, chin, *cinnb*, cocc, colch, dulc, euphr,
graph, *jod*, **kali bi**, kali c, *mag m*, merc c, **mez**,
nat c, nux v, **par**, petr, **ph ac**, **phos**, *plb*, puls,
ran b, sabad, sabin, **samb**, *seneg*, **sep**, spig,
spong, squil, <u>**stann**</u>, *staph*, verat, *zinc*

▲ **Nießen** BB: 0206, BU: 34

acon, **aesc**, **agar**, agn, **all c**, alum, am c, **am m**,
ambr, *anac*, ant cr, **ant t**, *antip*, *aral*, arg, **arg n**,
arn, **ars**, asaf, asar, **bad**, *bapt*, bar c, **bell**, bor,
bov, **brom**, **bry**, calad, *calc*, *calc f*, *calc p*,
camph, cann s, *canth*, caps, carb an, <u>**carb v**</u>,
caust, chel, **chin**, *cimic*, <u>**cina**</u>, clem, *coc c*, *coca*,
cocc, coff, colch, *con*, croc, **cycl**, *dig*, *dios*, **dros**,
dulc, *euph*, euphr, *fl ac*, **gamb**, graph, hell, *hep*,
hydr, *ip*, **jod**, **kali bi**, *kali c*, kali i, kali n, *kreos*,
lach, laur, *lyc*, mag c, mag m, mang, **mar**, **merc**,
merc ir, **mez**, mosch, mur ac, *napht*, **nat c**,
nat m, **nit ac**, nux m, <u>**nux v**</u>, *olnd*, **osm**, *par*,
petr, **ph ac**, **phos**, plb, <u>**puls**</u>, ran s, rhod, **rhus t**,
ruta, <u>**sabad**</u>, *sal ac*, **sang**, <u>**sang n**</u>, sars, *seneg*,
sep, **sil**, spig, **spong**, **squil**, *stann*, **staph**, *stict*,
stront, sul ac, <u>**sulph**</u>, tarax, thuj, valer, verat,
zinc

▲ **Versagendes Nießen** BB: 0207, BU: 34

acon, alum, canth, <u>**carb v**</u>, *caust*, cocc, *colch*,
euph, hell, *laur*, lyc, **mez**, mur ac, **nat m**, *nit ac*,
osm, *phos*, **plat**, *plb*, sars, <u>**sil**</u>, sul ac, sulph, *zinc*

▲ Begleitende Beschwerden   BB: 0208, BU: 34

acon, alum, **am m**, ambr, anac, *ant t*, arn, **ars**, bar c, *bell*, bor, bov, *bry*, calad, **calc**, camph, canth, caps, carb an, **carb v**, *caust*, **cham**, *chin*, cic v, cina, cocc, coff, cupr, dig, dulc, euph, *euphr*, **graph**, *hell*, **hep**, ign, ip, *kali c*, kali n, kreos, **lach**, laur, **lyc**, mag c, mag m, mang, mar, **merc**, *mez*, mosch, mur ac, *nat c*, nat m, *nit ac*, nux m, **nux v**, par, petr, ph ac, *phos*, plat, **puls**, *rhod*, *rhus t*, **sabad**, samb, sars, seneg, **sep**, sil, **spig**, spong, *squil*, stann, **staph**, sul ac, sulph, thuj, verat, zinc

▲ Linke Seite   BB: 0209, BU: 34

agar, **am c**, *am m*, anac, ant cr, *apis*, **ars**, *asar*, **aur**, **bell**, **bor**, **bov**, brom, *bry*, *calc*, canth, *caps*, carb an, **carb v**, *caust*, chel, *chin*, *cina*, cocc, **coff**, **coloc**, dros, *dulc*, fl ac, graph, *hell*, hep, kali c, *lach*, laur, lyc, *mag c*, *mag m*, mar, **merc**, **nat m**, nit ac, **nux m**, *nux v*, *olnd*, petr, *phos*, **plat**, psor, puls, **rhod**, *rhus t*, sabin, *sars*, **sep**, sil, *sin n*, *spong*, stann, **staph**, *sulph*, tarax, *thuj*, viol t, zinc

▲ Rechte Seite   BB: 0210, BU: 35

acon, *agn*, *alum*, am c, am m, *ambr*, anac, ant cr, *asaf*, **aur**, **brom**, **bry**, *calad*, **calc**, *canth*, carb an, carb v, caust, **chel**, cic v, cocc, *colch*, **con**, **croc**, dros, *fl ac*, graph, **hep**, jod, kali bi, **kali c**, *kali n*, laur, **lyc**, *mang*, **mar**, merc, **mez**, *nat c*, nat m, **nit ac**, *nux v*, petr, **ph ac**, **phos**, plat, **rhus t**, sabin, sars, sep, **sil**, **spig**, stann, sul ac, **sulph**, tarax, **thuj**, *verat*, *viol o*, viol t, zinc

Geruch

▲ Empfindlich   BB: 0211, BU: 35

acon, agar, alum, am c, *anac*, ant cr, arn, ars, *asar*, **aur**, *bar c*, **bell**, bry, *calc*, canth, **cham**, **chin**, cina, *cocc*, **coff**, **colch**, *con*, cupr, dig, **graph**, *hep*, *hyos*, ign, ip, kali c, **lyc**, *mag c*, *nat c*, nux m, **nux v**, *petr*, ph ac, **phos**, **plb**, *puls*, sabad, sel, **sep**, sil, *spig*, **sulph**, tab, thuj, valer, viol o, zinc

▲ Schwach   BB: 0212, BU: 35

alum, **am m**, **anac**, *ant t*, **arg n**, *aur*, **bell**, *bry*, **calc**, camph, **caps**, carb an, *carb s*, **caust**, chel, *cocc*, con, **cupr**, *cycl*, *elaps*, graph, hep, **hyos**, **ip**, *kali c*, **kali i**, *laur*, **lyc**, **mag m**, **mang**, **mez**, **nat m**, *nit ac*, **nux v**, *olnd*, **op**, phel, **phos**, **plb**, psor, **puls**, rhod, **rhus t**, ruta, sang, **sec**, **sep**, **sil**, *stram*, sul ac, *sulph*, tab, *verat*, *zinc*

▲ Geruchstäuschungen im Allgemeinen   BB: 0213, BU: 35

agn, alum, **anac**, **ars**, **aur**, **bell**, **calc**, canth, *chin*, con, dig, **graph**, hep, kreos, laur, lyc, **meny**, merc, mez, **nit ac**, **nux v**, **par**, ph ac, *phos*, *plb*, **puls**, seneg, *sep*, sil, **sulph**, **valer**, **verat**

▲ Geruch wie Blut   BB: 0214, BU: 35

nux v, psor, sil

▲ Eitriger Geruch   BB: 0215, BU: 35

seneg, sulph

▲ Fauler Geruch   BB: 0216, BU: 35

anac, **aur**, **bell**, **calc**, canth, chin, cob, con, dig, *graph*, **kreos**, **meny**, merc, mez, **nit ac**, *nux v*, **par**, ph ac, **phos**, *plb*, seneg, **sep**, sulph, valer, *verat*

▲ **Erdiger Geruch** BB: 0217, BU: 35
anac, **calc**, sulph, **verat**

▲ **Pechartiger Geruch** BB: 0218, BU: 35
ars, con

▲ **Saurer Geruch** BB: 0219, BU: 35
alum, bell

▲ **Geruchstäuschungen nach altem Schnupfen** BB: 0220, BU: 36
graph, merc, **puls**, **sulph**

▲ **Schwefelige Geruchstäuschung** BB: 0221, BU: 36
anac, *ars*, calc, graph, **nux** v, plb

▲ **Süßliche Geruchstäuschung** BB: 0222, BU: 36
aur, nit ac, nux v, sil

▲ **Geruchstäuschung wie von Verbranntem** BB: 0223, BU: 36
anac, calc, *graph*, **nux** v, sulph

▲ **Wohlriechende Geruchstäuschung** BB: 0224, BU: 36
agn, *puls*

Angesicht: Äußeres Aussehen

▲ **Abmagerung nur im Gesicht** BB: 0225, BU: 36
ars, *calc*, mez, *psor*, **sel**, sep, tab

▲ **Aufgedunsenheit (Geschwulst)** BB: 0226, BU: 36
acon, aconin, *agar*, alum, **am c**, **am m**, **apis**, **arn**, **ars**, arum t, *aur*, **bar c**, **bell**, bor, *bov*, **bry**, **calc**, **canth**, *caps*, carb an, carb v, caust, **cham**, chel, chin, cic v, cina, cinnb, cocc, *colch*, coloc, *com*, con, cupr, *dig*, dros, **dulc**, *euph*, *ferr*, *graph*, guaj, **hell**, *hep*, *hydr ac*, **hyos**, ip, jod, **kali c**, kali i, kreos, **lach**, lachn, laur, *led*, **lyc**, mag c, mag m, mar, **merc**, **merc c**, mosch, nat c, nat m, *nit ac*, *nux m*, **nux v**, olnd, **op**, petr, ph ac, **phos**, plb, *puls*, rheum, **rhus t**, ruta, sabin, samb, sec, **sep**, sil, *spig*, *spong*, *stann*, staph, **stram**, sul ac, **sulph**, *verat*, **verat v**

▲ **Aufgedunsen um die Augen** BB: 0227, BU: 36
ars, *ferr*, **phos**, puls, *rheum*

▲ **Aufgedunsen unter den Augen** BB: 0228, BU: 36
ars, aur, *bry*, cham, merc, *nux v*, olnd, **phos**, *puls*

▲ **Aufgedunsen über den Augen** BB: 0229, BU: 36
lyc, ruta, **sep**

▲ **Aufgedunsen zwischen Augenlidern und Brauen** BB: 0230, BU: 36
kali c

▲ **Aufgedunsene Backen** BB: 0231, BU: 36
am c, am m, *apis*, **arn**, ars, **aur**, bar c, *bell*, bor, *bov*, *bry*, *calc*, *canth*, carb v, caust, **cham**, chin, *euph*, ferr, *graph*, *hep*, jod, **kali c**, kali i, lach, *lyc*, mag c, mag m, **merc**, nat c, nat m, *nit ac*, *nux v*, petr, ph ac, *phos*, **puls**, *rhus t*, samb, **sep**, sil, spig, *spong*, **stann**, *staph*, sulph

▲ Aufgedunsene Lippen BB: 0232, BU: 36

acon, *alum*, arg, **arn**, **ars**, arum t, *asaf*, *aur*, bar c, **bell**, *bov*, **bry**, *calc*, *canth*, **caps**, carb an, carb v, caust, chin, con, *crot t*, dig, graph, hell, hep, *kali c*, kali ch, kalm, lach, lachn, *lyc*, *merc*, **merc c**, *mez*, mosch, mur ac, nat c, **nat m**, **nit ac**, nux m, olnd, op, par, petr, *phos*, **psor**, **puls**, rhus t, sep, *sil*, **staph**, stram, *sulph*, thuj, zinc

▲ Aufgedunsene Oberlippe BB: 0233, BU: 36

apis, arg, *bar c*, **bell**, *bor*, *bry*, calc, *canth*, carb v, con, graph, grat, hep, *kali c*, lyc, **merc**, mez, nat c, **nat m**, *nit ac*, par, petr, *phos*, **psor**, *rhus t*, sil, **staph**, *sulph*, thuj, vinc, zinc

▲ Aufgedunsene Unterlippe BB: 0234, BU: 37

alum, asaf, calc, caust, *lyc*, *mez*, *mur ac*, nat m, **puls**, sep, sil, **sulph**

▲ Aufgedunsene Nase BB: 0235, BU: 37

acon, agn, alum, am c, am m, ambr, ant cr, *arn*, **ars**, **aur**, *bar c*, **bell**, bor, bov, **bry**, **calc**, cann s, **canth**, caps, carb an, carb v, **caust**, *cham*, chel, *chin*, cic v, cocc, con, croc, dulc, euph, graph, hell, **hep**, hyos, ign, jod, **kali c**, kali n, lach, *lyc*, **merc**, mez, **nat c**, *nat m*, **nit ac**, **nux v**, petr, **ph ac**, **phos**, **plb**, **puls**, *ran b*, rhod, **rhus t**, ruta, *sabad*, *samb*, **sep**, **sil**, *spig*, *spong*, stann, staph, *stram*, **sulph**, **thuj**, verat, zinc

▲ Augen eingefallen BB: 0236, BU: 37

ambr, **anac**, **ars**, berb, calc, **camph**, *canth*, carb s, **chin**, **cic v**, **cina**, colch, **coloc**, *crot h*, **cupr**, *cycl*, *dros*, **ferr**, glon, hyos, *jod*, kali br, **kali c**, kali i, lach, **lyc**, *mar*, nit ac, **nux v**, *olnd*, op, **ph ac**, **phos**, **puls**, sec, *spong*, stann, staph, **sulph**, *tab*, verat

▲ Augen hervorgetreten BB: 0237, BU: 37

acon, *ang*, **arn**, **ars**, **aur**, **bell**, bor, *canth*, caps, chin, cic v, *cocc*, *com*, con, cupr, *ferr*, **glon**, *guaj*, hep, *hydr ac*, **hyos**, laur, **merc**, mosch, *nux v*, op, *phos*, rhus t, spig, **spong**, squil, *stann*, staph, **stram**, verat

▲ Ausschlag BB: 0238, BU: 37

agar, agn, *alum*, *am c*, am m, *ambr*, **ant cr**, **ant s**, arg, arn, *ars*, aur, *bar c*, **bell**, bor, **bov**, **bry**, **calc**, *calc p*, cann s, *canth*, caps, carb an, carb s, carb v, **caust**, *cham*, *chel*, *cic v*, cist, clem, cocc, coloc, **con**, *crot h*, dig, dulc, euph, gels, *gnaph*, *graph*, hell, *hep*, hyos, ign, **kali bi**, **kali br**, kali c, kali i, kali n, **kreos**, **lach**, laur, **led**, lyc, *mag c*, *mag m*, mang, merc, **mez**, *mur ac*, *nat c*, **nat m**, *nit ac*, *nux v*, olnd, *par*, *petr*, **ph ac**, *phos*, **psor**, puls, **rhus t**, ruta, sabad, sabin, *sars*, sel, **sep**, **sil**, spong, **staph**, *stram*, stront, sul ac, **sulph**, *tarax*, thuj, valer, **verat**, **viol t**, *zinc*

▲ Ausschlag um die Augen BB: 0239, BU: 37

agn, arn, **ars**, calc, *con*, **hep**, ign, **merc**, olnd, petr, sil, spong, *staph*, **sulph**

▲ Ausschlag in den Augenbrauen BB: 0240, BU: 37

ars, **caust**, hell, **kali c**, *nat m*, *par*, rhus t, **sel**, sep, sil, *staph*, sulph, thuj

▲ Ausschlag auf den Wangen BB: 0241, BU: 37

agar, *agn*, alum, am c, *ambr*, anac, ang, **ant cr**, arn, asaf, bar c, **bell**, bor, **bov**, *bry*, **calc**, **canth**, carb v, **caust**, *cham*, chel, cic v, cina, *con*, cycl, *dig*, dulc, **euph**, graph, hep, hyos, **kali ch**, kali i, kali n, **kreos**, **lach**, laur, lyc, mag m, merc, mez, nat c, **nat m**, nit ac, nux v, *olnd*, *phos*, **rhus t**, ruta, sabad, sabin, sars, **sep**, **sil**, *spong*, **staph**, stront, *tarax*, thuj, valer, **verat**, verb, **viol t**

▲ Ausschlag am Kinn BB: 0242, BU: 38

agn, alum, am c, ambr, anac, **ant cr**, *bell*, bor, *calc*, canth, carb v, *caust*, cic v, clem, *con*, *crot h*, *dig*, dros, dulc, *graph*, *hep*, hyos, **kali c**, **kreos**, laur, **lyc**, mag c, **merc**, *mez*, nat c, *nat m*, nat s, nit ac, nux m, nux v, olnd, **par**, *ph ac*, *phos*, plat, puls, **rhus t**, sabin, *sars*, **sep**, **sil**, *spig*, spong, squil, *stront*, *sulph*, tarax, thuj, *verat*, verb, *zinc*

▲ **Ausschlag um den Mund** BB: 0243, BU: 38

acon, **agar**, *aloe*, *alum*, *am c*, am m, anac, *ant cr*, arn, **ars**, **arum t**, *bar c*, **bell**, bor, **bov**, **bry**, **calc**, *cann s*, canth, *caps*, carb an, carb v, **caust**, cham, chin, **cic v**, clem, cocc, coloc, *con*, *crot t*, dig, dulc, *graph*, hell, hep, *hyos*, *ign*, ip, **kali bi**, **kali c**, **kali ch**, **kreos**, lach, *laur*, led, *lyc*, *mag c*, *mag m*, mang, *merc*, **merc c**, *mez*, **mur ac**, **nat c**, <u>**nat m**</u>, nit ac, **nux v**, *par*, petr, *ph ac*, **phos**, plat,*puls*, **ran b**, rhod, <u>**rhus t**</u>, ruta, sabad, samb, <u>**sep**</u>, **sil**, spig, *spong*, squil, **staph**, **sulph**, *tarax*, thuj, *verat*, zinc

▲ **Ausschlag an der Oberlippe** BB: 0244, BU: 38

acon, ant cr, arn, **ars**, **bar c**, *bell*, canth, *carb v*, *caust*, cic v, con, *graph*, hell, hep, **kali c**, **kreos**, *lyc*, mag c, mag m, *merc*, **nat c**, **nat m**, nit ac, **par**, petr, phyt, plat, **rhus t**, *sabad*, *sil*, spig, squil, **staph**, **sulph**, *thuj*, zinc

▲ **Ausschlag an der Unterlippe** BB: 0245, BU: 38

alum, *bor*, **bry**, **calc**, *caust*, cham, clem, **ign**, *mez*, **nat c**, **nat m**, *ph ac*, phos, rhod, <u>**sep**</u>, **sulph**

▲ **Ausschlag am Mundwinkel** BB: 0246, BU: 38

ant cr, arn, **bell**, bov, **calc**, *calc f*, carb v, **caust**, *cic v*, coloc, coloc, **cond**, *graph*, hell, *hep*, **ign**, **kreos**, lyc, **mang**, <u>**merc**</u>, *mez*, nat c, **nat m**, <u>**nit ac**</u>, nux v,*petr*, **phos**, psor, rhod, seneg, **sep**, **sil**, tab, verat, zinc

▲ **Ausschlag an der Nase** BB: 0247, BU: 38

agar, agn, **alum**, am c, am m, anac, *ant cr*, arn, ars, **aur**, *bar c*, **bell**, bor, *bov*, bry, calc, cann s, *canth*, *caps*, **carb an**, **carb v**, <u>**caust**</u>, cham, chel, chin, cina, **clem**, coloc, con, dulc, euphr, *graph*, guaj, hell, hep, ign, jod, **kali c**,*kali n*, lach, laur, **led**, lyc, *mag c*, *mag m*, mang, **merc**, mez, mur ac, **nat c**, *nat m*, **nit ac**, nux v, olnd, par, petr, <u>**ph ac**</u>, *phos*, plat, *plb*, **puls**, rhod, **rhus t**,

sabad, sabin, samb, *sars*, *sel*, seneg, <u>**sep**</u>, <u>**sil**</u>, **spig**, spong, *staph*, stront, sul ac, <u>**sulph**</u>, tarax, *thuj*, verat, *viol t*, zinc

▲ **Ausschlag um die Nase** BB: 0248, BU: 38

alum, am c, **ant cr**, bar c, *bov*, calc, **caust**, dulc, *elaps*, mag m, *nat c*, par, <u>**rhus t**</u>, **sep**, *sil*, sul ac, *sulph*, tarax, zinc

▲ **Ausschlag an den Schläfen** BB: 0249, BU: 39

alum, ambr, anac, **ant cr**, *arg*, arn, bar c, **bell**, *bry*, *carb v*, *caust*, cocc, dulc, *lach*, **lyc**, *mur ac*, **nat m**, nit ac, sabin, spig, **sulph**, thuj

▲ **Ausschlag auf der Stirn** BB: 0250, BU: 39

agar, agn, alum, am c, am m, *ambr*, anac, **ant cr**, arg, arn, ars, aur, bar c, *bell*, **bov**, *bry*, *calc*, canth, caps, carb an, *carb v*, caul, **caust**, *cham*, chel, cic v, *clem*, cocc, *con*, dig, dulc, euph, graph, hell, **hep**, kali c, <u>**kreos**</u>, laur, **led**, lyc, mag c, mag m, merc, mez, mur ac, nat c, **nat m**, nit ac, **nux v**, olnd, *par*, **ph ac**, **phos**, **psor**, puls,*ran b*, rhod, <u>**rhus t**</u>, ruta, sabad, sars, **sep**, *sil*, **staph**, sul ac, <u>**sulph**</u>, valer, *verat*, *viol t*, zinc

▲ **Tiefe Gesichtsfalten** BB: 0251, BU: 39

(alum), (calc), hell, <u>**lyc**</u>, sep, *stram*

▲ **Stirnfalten** BB: 0252, BU: 39

am c, bry, *cham*, graph, **hell**, <u>**lyc**</u>, nux v, *rheum*, *rhus t*, **sep**, *staph*, **stram**, viol o

▲ **Farbe blaß** BB: 0253, BU: 39

acon, aeth,*agar*, alum, *am c*, am m, ambr, **anac**, **ant t**, apis, **arg**, **arg n**, **arn**, <u>**ars**</u>, bad, **bar c**, bell, **berb**, bism, **bor**, bov, **bry**, **cact**, *calc*, *camph*, cann s, *canth*, caps, **carb ac**, *carb an*, *carb s*, carb v, *caust*, *cham*, chel, <u>**chin**</u>, cic v, <u>**cina**</u>, **clem**, **cocc**, *colch*, coloc, **con**, croc, **cupr**, cycl, **dig**, dros, dulc, euph, euphr, **ferr**, **gels**, glon, graph, **hell**, hep, hydr ac, **hyos**, *ign*, **ip**, jod, **kali bi**, *kali br*, **kali c**, **kali ch**, **kali i**, kali n, kalm, kreos, lach, laur, *led*, <u>**lyc**</u>, *mag c*, mag m,

Körperteile und Organe

mang, *mar*, **merc**, **merc c**, mez, mosch, nat c, **nat m**, nat s, *nit ac*, nux m, **nux v**, ol an, olnd, <u>op</u>, ox ac, par, *petr*, <u>ph ac</u>, phel, **phos**, *phyt*, plat, <u>plb</u>, **psor**, **puls**, rheum, **rhus t**, *sabin*, samb, <u>sec</u>, sel, <u>sep</u>, **sil**, **spig**, *spong*, **stann**, *staph*, stram, sul ac, <u>sulph</u>, <u>tab</u>, ter, <u>verat</u>, zinc

▲ **Farbe bläulich** BB: 0254, BU: 39

acon, **agar**, **ang**, *ant t*, **arg n**, **ars**, asar, **aur**, bad, **bell**, **bry**, <u>**camph**</u>, *canth*, carb ac, cham, cic v, **cina**, <u>**con**</u>, *crot h*, *crot t*, <u>**cupr**</u>, <u>**dig**</u>, dros, *gels*, hep, *hydr ac*, <u>**hyos**</u>, ign, <u>**ip**</u>, *kali ch*, *lach*, lachn, laur, *lyc*, merc, mez, nat m, nux v, <u>**op**</u>, ox ac, phos, puls, **samb**, sang, **spong**, *staph*, stram, <u>verat</u>

▲ **Farbe bläulich um die Augen** BB: 0255, BU: 39

anac, <u>**ars**</u>, *bism*, calc, *canth*, cham, <u>**chin**</u>, cina, **cocc**, **cupr**, *ferr*, graph, *hep*, <u>**ign**</u>, <u>**ip**</u>, kali c, *kali i*, *lach*, *lyc*, merc, *mez*, nat c, **nux m**, *nux v*, <u>**olnd**</u>, **ph ac**, **ph ac**, **phos**, *psor*, <u>**rhus t**</u>, *sabad*, *sabin*, <u>sec</u>, *sep*, spig, **staph**, stram, *sulph*, **tab**, verat

▲ **Farbe bläulich um den Mund** BB: 0256, BU: 39

<u>cina</u>, **cupr**, *ph ac*

▲ **Farbe bleifarbig** BB: 0257, BU: 39

arg n, ars, **crot h**, lach, merc

▲ **Farbe bräunlich** BB: 0258, BU: 40

ars, **bapt**, *bry*, *carb ac*, carb v, *crot h*, *gels*, *hyos*, jod, kreos, **nit ac**, *op*, *puls*, samb, sec, **sep**, *staph*, *stram*, **sulph**

▲ **Farbe erdfahl** BB: 0259, BU: 40

ars, bism, **bor**, **bry**, *canth*, <u>**chin**</u>, **cic v**, *cocc*, *croc*, euph, <u>**ferr**</u>, hyos, **ign**, ip, jod, *kreos*, **lach**, *laur*, lyc, *mag c*, mag s, <u>**merc**</u>, mez, mosch, **nat m**, **nit ac**, **nux v**, ol an, *op*, pall, **phos**, plb, *samb*, sec, *sep*, **sil**, zinc

▲ **Farbe fettglänzend** BB: 0260, BU: 40

agar, aur, *bry*, *chin*, **mag c**, merc, **nat m**, *plb*, **rhus t**, **sel**, stram, thuj

▲ **Farbe fleckig** BB: 0261, BU: 40

alum, *am c*, *ambr*, *ars*, *bell*, bry, **calc**, cann s, canth, <u>**carb an**</u>, *colch*, *croc*, *ferr*, hell, *kreos*, *laur*, led, **lyc**, mar, *merc*, mosch, **nat c**, nux m, nux v, op, par, *phos*, <u>**rhus t**</u>, *ruta*, *sabad*, *samb*, sars, sec, *sep*, <u>**sil**</u>, *sulph*, *verat*, zinc

▲ **Farbe gelbe Flecken** BB: 0262, BU: 40

ambr, colch, ferr, <u>sep</u>

▲ **Farbe gelb** BB: 0263, BU: 40

acon, **ambr**, ant cr, **arg**, *arn*, <u>**ars**</u>, asaf, aur, *bell*, **bry**, *calc*, cann s, **canth**, carb an, **carb v**, caust, **cham**, <u>**chel**</u>, *chin*, (cina), **clem**, cocc, <u>**con**</u>, *corn*, **croc**, **crot h**, *crot t*, cupr, **dig**, dulc, euph, **ferr**, *gels*, *gran*, graph, hell, **hep**, *ign*, **jod**, **kali br**, kali c, *lach*, lachn, *laur*, **lyc**, *mag m*, **merc**, nat c, **nat m**, **nit ac**, <u>**nux v**</u>, op, *petr*, (ph ac), **phos**, <u>**plb**</u>, *puls*, ran b, rheum, *rhus t*, ruta, sabad, *sec*, <u>**sep**</u>, sil, *spig*, stann, sul ac, <u>**sulph**</u>, tarax, *verat*

▲ **Gelbe Farbe um die Augen** BB: 0264, BU: 40

nit ac, *nux v*, **spig**

▲ **Gelbe Farbe um den Mund** BB: 0265, BU: 40

nux v, sep

▲ **Gelbe Farbe um die Nase** BB: 0266, BU: 40

nux v, sep

▲ **Gelber Sattel über Wangen und Nase** BB: 0267, BU: 40

sep

▲ **Farbe gelb an den Schläfen** BB: 0268, BU: 40

caust

▲ **Farbe grau** BB: 0269, BU: 40

berb, *cadm*, **carb v**, *dig*, gels, hydr ac, *kreos*, **lach**, laur, mez

▲ **Farbe grünlich** BB: 0270, BU: 40

ars, **carb v**, *dig*, ferr, **jod**, verat

▲ **Farbe grünlich um die Augen** BB: 0271, BU: 40

verat

▲ **Farbe kupfer (Gesichtskupfer)** BB: 0272, BU: 40

alum, **ars**, *aur*, *calc*, cann s, **carb an**, *kreos*, *led*, **rhus t**, **ruta**, *verat*

▲ **Farbe rot** BB: 0273, BU: 40

acon, aeth, **agar**, agn, alum, *am c*, *am m*, ambr, **aml n**, *anac*, ang, ant cr, ant t, **apis**, arg, **arn**, *ars*, asaf, asar, aur, **bapt**, *bar c*, **bell**, bor, bov, **bry**, cact, calad, *calc*, camph, **cann s**, **canth**, *caps*, carb an, *carb s*, carb v, *caust*, **cham**, **chel**, **chin**, **cic v**, **cina**, **clem**, coc c, **cocc**, **coff**, *coloc*, *con*, **croc**, crot h, *cupr*, cycl, dig, **dros**, *dulc*, euph, euphr, **ferr**, gels, **glon**, graph, *grat*, guaj, hell, **hep**, hydr ac, **hyos**, ign, ip, jod, kali c, kali n, **kreos**, *lach*, laur, led, **lyc**, mag c, mag m, mang, mar, **meli**, meny, **merc**, **merc c**, **mez**, mosch, *mur ac*, *nat c*, *nat m*, nicc, nit ac, nux m, **nux v**, *olnd*, **op**, ox ac, par, *petr*, *ph ac*, **phos**, **plat**, plb, psor, **puls**, *ran b*, ran s, rheum, rhod, **rhus t**, *ruta*, **sabad**, sabin, **samb**, sars, sec, sel, seneg, **sep**, **sil**, spig, **spong**, *squil*, **stann**, *staph*, **stram**, *stront*, sul ac, **sulph**, *tab*, *tarax*, *thuj*, **valer**, verat, **verat v**, viol o, *viol t*, zinc

▲ **Farbe rot-bläulich** BB: 0274, BU: 41

acon, agar, **ang**, **ant t**, **ars**, asar, aur, **bell**, **bry**, camph, **cann i**, *carb ac*, cham, cic v, cina, *con*, *cor r*, **cupr**, *dig*, dros, *grin*, hep, hydr ac, hyos, ign, ip, **kali ch**, *lach*, lyc, **meli**, *merc*, op, **ox ac**, *phel*, phos, *puls*, **samb**, *sang*, *spong*, staph, stram, *verat*, **verat v**

▲ **Farbe rotlaufartig** BB: 0275, BU: 41

acon, am c, *apis*, *ars*, bar c, **bell**, bor, *bry*, bufo, calc, *camph*, *canth*, *carb an*, **cham**, clem, **euph**, gels, **graph**, **hep**, *lach*, lyc, *merc*, nat c, phos, *puls*, **rhus t**, *ruta*, samb, sep, *sil*, *stram*, *sul ac*, **sulph**, thuj

▲ **Farbe der Backen rot umschrieben** BB: 0276, BU: 41

acon, agar, **alum**, **ars**, *bry*, calc, cann s, carb v, *cham*, **chin**, cocc, coff, colch, con, croc, *dros*, **dulc**, **ferr**, hep, **jod**, **kali c**, kali n, **kreos**, *lach*, laur, **led**, **lyc**, merc, nat m, nit ac, nux v, olnd, ph ac, **phos**, **puls**, rhus t, sang, seneg, *sep*, sil, spong, **stann**, *stram*, **sulph**

▲ **Farbe wechselnd** BB: 0277, BU: 41

acon, agn, **alum**, **aml n**, asaf, *aur*, **bell**, bism, bor, *bov*, **caps**, *carb an*, **cham**, **chin**, **cina**, croc, cycl, **ferr**, *graph*, hyos, **ign**, jod, kali c, **led**, lyc, *mag c*, mag s, mur ac, nat c, nat m, nux v, *olnd*, op, **ph ac**, **phos**, **plat**, *puls*, *squil*, *stram*, **sul ac**, sulph, valer, verat, **zinc**

▲ **Veränderte Miene** BB: 0278, BU: 41

acon, alum, ant cr, *arg n*, **ars**, **bar c**, **bell**, bism, *bry*, calc, **camph**, **cann i**, *canth*, **caust**, cham, *chel*, *chin*, clem, **colch**, coloc, *crot h*, cupr, *dig*, **gels**, **gran**, *graph*, **hell**, hyos, ign, jod, lach, laur, **lyc**, mag c, **merc**, **merc c**, nux v, olnd, **op**, *ph ac*, **phos**, **plb**, *psor*, puls, *ran s*, rheum, **rhus t**, *sec*, sep, sil, *spig*, spong, **stann**, **stram**, **sulph**, **verat**, viol o, zinc

▲ **Offenstehender Mund** BB: 0279, BU: 41

acon, **ang**, *ars*, **bell**, *camph*, carb v, **gels**, **hyos**, lyc, **op**, ox ac, plb, *puls*, samb, **squil**

▲ **Schwarze Schweißlöcher** BB: 0280, BU: 41

dig, dros, **graph**, hep, **nat c**, **nit ac**, **sabad**, *sabin*, sel, **sulph**

Körperteile und Organe

▲ Sommersprossen BB: 0281, BU: 41

am c, ant cr, ant t, *bry*, **calc**, carb v, con, *dros*, dulc, **graph**, hyos, jod, *kali c*, lach, laur, **lyc**, *merc*, mez, mur ac, **nat c**, **nit ac**, *nux m*, petr, phos, plb, **puls**, sep, *sil*, stann, sulph, thuj

▲ Verzogenes Gesicht BB: 0282, BU: 42
 (Grimasse)
acon, aeth, am c, *ambr*, **ang**, ant t, arg n, ars, bell, bism, *bry*, calc, **camph**, cann s, *canth*, carb v, **caust**, **cham**, *chel*, **cic v**, *cocc*, *colch*, **cupr**, dig, *dulc*, *gels*, **graph**, guaj, **hell**, hep, *hydr ac*, **hyos**, **ign**, **ip**, jod, kali c, *lach*, laur, lyc, **merc**, **merc c**, mosch, nat c, nux m, *nux v*, olnd, op, ph ac, **phos**, **plat**, plb, *puls*, *ran b*, ran s, rheum, **rhus t**, samb, sec, sep, *sil*, *spig*, *spong*, **squil**, **stann**, staph, stram, **sulph**, tab, verat

Angesicht: Empfindungen

▲ Stirn BB: 0283, BU: 42

agar, agn, alum, *am c*, *am m*, **ambr**, anac, **ant cr**, *arg*, *arn*, ars, *aur*, *bar c*, **bell**, **bov**, *bry*, **calc**, *canth*, **caps**, carb an, **carb v**, **caust**, **cham**, *chel*, *chin*, cic v, **clem**, cocc, colch, coloc, con, croc, dig, *dros*, dulc, euph, graph, *guaj*, *hell*, **hep**, ip, jod, kali c, **kreos**, *laur*, **led**, *lyc*, mag c, *mag m*, mang, mar, *meny*, *merc*, *mur ac*, nat c, **nat m**, *nit ac*, nux v, *olnd*, **par**, **ph ac**, **phos**, puls, *rheum*, rhod, **rhus t**, *ruta*, sabad, *samb*, sars, **sep**, *sil*, *spig*, squil, *staph*, sul ac, **sulph**, valer, *verat*, **verb**, viol o, viol t, *zinc*

▲ Schläfen BB: 0284, BU: 42

alum, ambr, anac, **ang**, ant cr, *arg*, arn, asar, bar c, *bell*, bry, *carb v*, caust, cocc, lach, **lyc**, *mur ac*, *nat m*, nit ac, sabin, spig, sulph, thuj, verb

▲ Jochbein BB: 0285, BU: 42

acon, *agar*, *alum*, am m, ambr, *anac*, *ang*, *ant cr*, ant t, **arg**, arn, ars, **asaf**, **aur**, bar c, **bell**, *bism*, **bor**, **bry**, **calc**, *calc p*, cann s, canth, *caps*, *carb v*, caust, **chel**, *chin*, **cina**, *cocc*, **colch**, **coloc**, *con*, *cor r*, **dig**, *dros*, ferr, graph, *guaj*, hell, hep, *ign*, **kali c**, *kali i*, **kalm**, laur, led, *lyc*, mag c, **mag m**, *mang*, merc, mez, *mosch*, *mur ac*, nat c, *nat m*, nit ac, *nux v*, olnd, par, phos, **plat**, plb, puls, rhus t, *ruta*, sabad, *sabin*, *samb*, *sang*, **sep**, **spig**, spong, **stann**, **staph**, stront, *sul ac*, *sulph*, *thuj*, *valer*, verat, **verb**, **viol o**, *zinc*

▲ Wangen BB: 0286, BU: 42

acon, *agar*, agn, *alum*, am c, am m, *ambr*, anac, *ant cr*, arg, **arn**, ars, *asaf*, *asar*, *aur*, **bell**, **bor**, bov, bry, **calc**, cann s, *canth*, carb an, **carb v**, **caust**, *cham*, chel, *chin*, *cina*, *clem*, *cocc*, coloc, *con*, cycl, *dig*, *dros*, dulc, *euph*, euphr, ferr, *graph*, guaj, *hep*, hyos, ign, ip, *iris*, *kali br*, *kali c*, **kali ch**, kali n, kreos, lach, laur, *lyc*, mag m, mang, *meny*, *merc*, mez, *nat m*, nit ac, **nux v**, *olnd*, par, ph ac, *phos*, *phyt*, *plat*, **puls**, **rhus t**, *ruta*, sabad, sabin, samb, *sars*, *sep*, sil, *spig*, **spong**, **stann**, **staph**, stront, sul ac, sulph, tarax, *thuj*, valer, *verat*, verb, viol t

▲ Oberkiefer BB: 0287, BU: 43

acon, *agar*, **alum**, **am c**, *am m*, *ambr*, **ang**, arn, **ars**, asar, **aur**, **bell**, bor, bov, *bry*, **calc**, **calc p**, *canth*, **carb an**, **carb v**, *caust*, *cham*, chel, **chin**, clem, coff, colch, *coloc*, con, cycl, dulc, *euph*, euphr, graph, guaj, **hell**, hyos, *kali bi*, **kali c**, kali n, *kalm*, **kreos**, lyc, mag c, **mag m**, mang, mar, *meny*, merc, **mez**, *mur ac*, **nat c**, **nat m**, **nit ac**, *nux m*, nux v, *ph ac*, **phos**, plat, puls, **ran s**, rheum, rhod, rhus t, *sabad*, samb, sars, seneg, *sep*, sil, **spig**, **spong**, stann, *staph*, stront, **sul ac**, *sulph*, **thuj**, verat, *verb*, <u>zinc</u>

▲ **Unterkiefer** BB: 0288, BU: 43

acon, **agar**, **agn**, *alum*, **am c**, am m, *ambr*, *anac*, *ang*, ant t, arg, *arn*, asaf, asar, **aur**, *bar c*, <u>bell</u>, bor, *bov*, **bry**, calc, camph, cann s, **canth**, caps, carb an, **carb v**, <u>caust</u>, **cham**, chel, **chin**, cic v, *cina*, clem, cocc, coff, colch, coloc, con, **cupr**, dig, *dros*, dulc, euph, *euphr*, *graph*, guaj, *hell*, hep, *hyos*, ign, kali c, kali n, *kreos*, <u>laur</u>, led, *lyc*, *mag c*, mag m, *mang*, mar, meny, **merc**, mez, *mur ac*, <u>nat c</u>, nat m, *nit ac*, *nux m*, *nux v*, olnd, op, par, petr, ph ac, **phos**, *plat*, <u>plb</u>, **puls**, ran b, ran s, rheum, rhod, **rhus t**, ruta, *sabad*, **sabin**, **sars**, sel, seneg, *sep*, **sil**, *spig*, *spong*, squil, stann, <u>staph</u>, *stront*, *sul ac*, *sulph*, *thuj*, valer, **verat**, *verb*, viol o, viol t, <u>zinc</u>

▲ **Kiefergelenk** BB: 0289, BU: 43

acon, *aconin*, alum, am c, am m, **ang**, *arn*, **arum t**, *asaf*, *asar*, <u>bell</u>, **bry**, calc, **camph**, *canth*, carb ac, *caust*, cham, **chel**, **cic v**, *cocc*, **colch**, con, cor r, **cupr**, *dios*, dros, euphr, graph, *hydr ac*, *hyos*, <u>ign</u>, kali c, lach, *laur*, mang, meny, **merc**, **merc c**, mur ac, nat c, nat m, *nit ac*, nux m, **nux v**, *op*, *petr*, ph ac, phos, *plat*, plb, <u>rhus t</u>, *sabad*, sabin, sars, sec, sep, sil, **spig**, **spong**, stann, *staph*, *stram*, sul ac, sulph, thuj, *verat*, verb

▲ **Lippen** BB: 0290, BU: 43

acon, agar, *alum*, *am c*, *am m*, ang, ant cr, **ant t**, **arn**, **ars**, <u>arum t</u>, asaf, **bar c**, <u>bell</u>, *bor*, bov, **bry**, **calc**, cann i, cann s, **canth**, **caps**, carb an, *carb v*, **caust**, *cham*, **chin**, cic v, clem, **con**, croc, cycl, dig, dulc, **graph**, hell, **hep**, hyos, **ign**, ip, **kali c**, *kreos*, laur, *lyc*, mag c, mag m, **merc**, *merc c*, *merc ir*, **mez**, *mur ac*, nat c, <u>nat m</u>, nit ac, **nux v**, olnd, op, *par*, **ph ac**, **phos**, **plat**, **puls**, rhod, <u>rhus t</u>, sabad, <u>sep</u>, **sil**, spig, spong, squil, **staph**, stram, stront, <u>sulph</u>, tarax, *thuj*, valer, *verat*, **zinc**

▲ **Oberlippe** BB: 0291, BU: 43

acon, agar, am c, am m, *ant cr*, arg, *arn*, **ars**, **bar c**, <u>bell</u>, bor, bov, **bry**, calc, **calc p**, *canth*, caps, **carb v**, *caust*, chel, chin, *cic v*, *coff*, *colch*, *con*, *cycl*, dig, dulc, **graph**, *hell*, *hep*, ign, <u>kali c</u>, **kreos**, laur, led, *lyc*, *mag c*, *mag m*, **merc**, mez, mosch, mur ac, **nat c**, *nat m*, *nit ac*, nux v, olnd, **par**, *petr*, ph ac, phos, *plat*, plb, puls, rheum, *rhus t*, **sabad**, sars, sel, seneg, *sep*, *sil*, *spig*, squil, **staph**, **stront**, sul ac, <u>sulph</u>, tarax, **thuj**, valer, verat, <u>zinc</u>

▲ **Unterlippe** BB: 0292, BU: 44

agar, *alum*, am c, am m, arn, ars, *asaf*, aur, bar c, bell, **bor**, bov, **bry**, **calc**, caps, carb v, *caust*, *cham*, chin, *clem*, con, dros, euph, graph, hep, hyos, <u>ign</u>, kali c, laur, lyc, mag c, mang, *mar*, merc, **mez**, mur ac, *nat c*, *nat m*, nux v, olnd, *op*, par, **ph ac**, *phos*, plat, <u>puls</u>, *ran s*, rheum, *rhod*, rhus t, sabad, sabin, samb, sars, <u>sep</u>, sil, spig, spong, *stann*, staph, **sulph**, *valer*, zinc

▲ **Lippenwinkel** BB: 0293, BU: 44

am m, ambr, <u>ant cr</u>, *arn*, asaf, bar c, <u>bell</u>, bov, bry, **calc**, cann s, canth, *carb v*, **caust**, chel, coloc, *cond*, *crot t*, dros, **graph**, *hell*, **hep**, ign, ip, *kreos*, laur, lyc, **mang**, **merc**, mez, nat c, nat m, <u>nit ac</u>, nux v, *olnd*, op, par, **petr**, <u>phos</u>, ran b, *ran s*, rheum, *rhod*, *rhus t*, seneg, *sep*, **sil**, stront, *sul ac*, *sulph*, tarax, *verat*, zinc

▲ **Kinn** BB: 0294, BU: 44

agar, *agn*, alum, am c, am m, ambr, *anac*, **ant cr**, *asaf*, aur, **bell**, bor, *bov*, bry, calc, cann s, **canth**, carb v, <u>caust</u>, chel, cic v, *clem*, cocc, coloc, *con*, *cupr*, dig, dros, *dulc*, euph, *euphr*, graph, **hep**, hyos, *kali c*, **kreos**, laur, led, lyc, *mag c*, mag m, *mang*, **merc**, *mez*, nat c, *nat m*, nit ac, *nux m*, nux v, *olnd*, op, par, ph ac, *phos*, <u>plat</u>, plb, puls, ran b, **rhus t**, sabin, **sars**, *sep*, <u>sil</u>, *spig*, **spong**, squil, *stann*, **staph**, stram, **stront**, **sulph**, tarax, *thuj*, **verat**, *verb*, **zinc**

Körperteile und Organe

▲ **Linke Seite**　　　BB: 0295, BU: 44

acon, alum, *am c*, anac, *ant cr*, ant t, *apis*, arg, *arn*, ars, **asaf**, *asar*, aur, *bar c*, *bell*, *bor*, *bov*, **brom**, bry, *calc*, **cann s**, canth, **caps**, **carb an**, *carb v*, *caust*, cham, chel, chin, **cic v**, *cina*, clem, cocc, *coff*, colch, **coloc**, con, *cupr*, **dig**, *dros*, *dulc*, *euph*, *euphr*, fl ac, graph, guaj, *hell*, hep, **hyos**, *ign*, jod, kali c, *kali ch*, kali n, kreos, **lach**, laur, led, lyc, mag c, mag m, mang, mar, meny, meny, *merc*, *mez*, *mill*, mosch, **mur ac**, nat c, *nat m*, nit ac, nux m, nux v, **olnd**, par, petr, *ph ac*, phos, *plat*, plb, psor, *puls*, ran b, **rhod**, *rhus t*, *ruta*, *sabad*, sabin, *samb*, *seneg*, *sep*, sil, spig, **spong**, stann, staph, stram, stront, sul ac, **sulph**, tarax, *thuj*, valer, *verat*, *verb*, *viol o*, **viol t**, zinc

▲ **Rechte Seite**　　　BB: 0296, BU: 44

acon, *agar*, **agn**, *alum*, am c, **am m**, *anac*, ant cr, ant t, apis, *arg*, arn, **ars**, asaf, asar, **aur**, *bar c*, **bell**, *bism*, bor, brom, **bry**, **calc**, cann s, **canth**, caps, carb an, carb v, **caust**, cham, *chel*, **chin**, cina, **cocc**, *colch*, coloc, con, cupr, *cycl*, dig, *dros*, *dulc*, euphr, **fl ac**, *graph*, *guaj*, **hep**, hyos, jod, *kali c*, *kali n*, **kalm**, kreos, *lach*, laur, led, **lyc**, *mag c*, mag m, *mang*, *mar*, *meny*, **merc**, *mez*, mill, *mosch*, **nat c**, nat m, **nit ac**, *nux m*, **nux v**, olnd, par, petr, ph ac, **phos**, plat, **plb**, **psor**, **puls**, ran b, ran s, *rheum*, **rhus t**, sabad, sabin, *sars*, *sep*, **sil**, **spig**, spong, stann, **staph**, stram, stront, sul ac, *sulph*, *tarax*, *thuj*, *valer*, verat, *verb*, zinc

Zähne

▲ **Zahnschmerzen allgemein**　　　BB: 0297, BU: 45

acon, **agar**, *aloe*, *alum*, *am c*, am m, **ambr**, anac, ang, ant cr, ant t, arg, *arn*, **ars**, asar, aur, *bar c*, **bell**, *bism*, **bor**, *bov*, **bry**, calad, *calc*, **calc f**, *calc p*, *canth*, carb an, *carb s*, **carb v**, **caust**, **cham**, *chel*, **chin**, *clem*, *coc c*, cocc, **coff**, colch, **coloc**, con, croc, cycl, *dios*, dros, *dulc*, **euph**, **ferr**, **fl ac**, **glon**, graph, guaj, hell, hep, **hyos**, ign, ip, jod, **kali c**, kali n, **kreos**, **lach**, laur, *lyc*, *mag c*, **mag m**, mang, *mar*, **merc**, **merc c**, *mez*, mur ac, **nat c**, **nat m**, **nit ac**, **nux m**, **nux v**, olnd, par, *petr*, *ph ac*, **phos**, **plan**, *plat*, plb, **prun**, **puls**, ran s, *raph*, rheum, **rhod**, **rhus t**, ruta, *sabad*, **sabin**, sars, sel, seneg, **sep**, *sil*, **spig**, spong, squil, **staph**, *stront*, *sul ac*, **sulph**, *tab*, tarax, *ther*, *thuj*, **valer**, *verat*, verb, **zinc**

▲ **Schneidezähne**　　　BB: 0298, BU: 45

agar, alum, am c, am m, *ambr*, ang, arg, asar, aur, bell, bor, bov, calc, canth, *carb v*, *caust*, cham, *chin*, cocc, coff, **colch**, dros, ign, jod, kali c, *kreos*, lyc, mag c, **mag m**, *mar*, merc, mez, mur ac, nat c, **nat m**, *nit ac*, **nux m**, nux v, petr, ph ac, *phos*, plat, *ran s*, rhod, **rhus t**, sars, seneg, **sep**, *sil*, *spig*, spong, *staph*, **stront**, *sul ac*, **sulph**, tarax, thuj, **zinc**

▲ **Augenzähne**　　　BB: 0299, BU: 45

am c, anac, calc, laur, mag m, mur ac, *nat c*, petr, **rhus t**, sep, staph, stront, sul ac, zinc

▲ **Backenzähne**　　　BB: 0300, BU: 45

agar, *alum*, **am c**, ambr, anac, ang, ant t, *arg n*, arn, asar, *aur*, bar c, bell, bism, bor, bov, **bry**, calad, calc, *canth*, carb an, **carb v**, *caust*, cham, **chin**, *clem*, cocc, coff, colch, coloc, croc, *cycl*, *euph*, graph, guaj, *hell*, hyos, ign, jod, *kali c*, kali n, **kreos**, laur, *lyc*, *mag c*, **mag m**, *mang*, mar, *merc*, *mez*, mur ac, **nat c**, *nit ac*, *nux m*, *nux v*, olnd, par, petr, *ph ac*, **phos**, plat, plb, **puls**, **ran s**, rheum, **rhod**, rhus t, *sabad*, *sabin*, sars, seneg, *sep*, *sil*, spig, spong, **staph**, stront, sul ac, sulph, thuj, verat, *verb*, **zinc**

▲ **Hohle Zähne** BB: 0301, BU: 46

alum, am c, *ambr*, anac, ang, **ant cr**, asar, **bar c**, **bell**, **bor**, bov, bry, **calc**, carb an, *carb s*, *carb v*, caust, **cham**, *chin*, clem, cocc, coff, *con*, graph, hep, **hyos**, *ip*, *kali c*, kali n, *kreos*, **lach**, **lyc**, **mag c**, *mag m*, mang, **merc**, **mez**, **nat c**, *nat m*, nit ac, **nux v**, *par*, petr, *ph ac*, **phos**, plat, **plb**, **puls**, *rheum*, rhod, **rhus t**, ruta, *sabad*, **sabin**, sel, **sep**, *sil*, spig, **staph**, *sul ac*, sulph, **tarax**, *thuj*, *verat*, zinc

▲ **Oberzähne** BB: 0302, BU: 46

agar, alum, **am c**, *am m*, *ambr*, *ang*, arn, asar, **aur**, **bell**, bor, bov, *bry*, **calc**, *canth*, carb an, **carb v**, *caust*, *cham*, **chin**, clem, coff, colch, con, cycl, *euph*, graph, guaj, *hell*, hyos, **kali c**, *kali n*, **kreos**, *lyc*, mag c, **mag m**, *mang*, mar, merc, **mez**, *mur ac*, **nat c**, **nat m**, **nit ac**, *nux m*, nux v, *ph ac*, **phos**, plat, puls, **ran s**, rheum, rhod, rhus t, *sabad*, sars, seneg, *sep*, sil, **spig**, **spong**, *staph*, **sul ac**, *sulph*, **thuj**, verat, *verb*, **zinc**

▲ **Unterzähne** BB: 0303, BU: 46

agar, *alum*, **am c**, am m, *ambr*, *anac*, *ang*, ant t, arg, *arn*, asar, **aur**, *bar c*, **bell**, bor, *bov*, **bry**, calc, **canth**, carb an, **carb v**, **caust**, **cham**, **chin**, clem, cocc, coff, colch, coloc, con, *dros*, euph, *graph*, guaj, **hell**, hep, *hyos*, ign, kali c, kali n, *kreos*, *lach*, **laur**, *lyc*, *mag c*, mag m, **mang**, mar, merc, mez, mez, *mur ac*, **nat c**, nat m, *nit ac*, *nux m*, **nux v**, olnd, par, petr, ph ac, **phos**, *plat*, **plb**, *puls*, ran s, rheum, rhod, **rhus t**, ruta, *sabad*, **sabin**, **sars**, sel, seneg, *sep*, **sil**, *spig*, *spong*, squil, **staph**, *stront*, *sul ac*, *sulph*, *thuj*, **verat**, *verb*, **zinc**

▲ **Zähne gelb** BB: 0304, BU: 46

coca, **jod**, lyc, **nit ac**, *ph ac*, thuj

▲ **Zähne gelb überzogen** BB: 0305, BU: 46

bry, jod, plb

▲ **Zähne grau** BB: 0306, BU: 46

merc

▲ **Zähne lose und fallen aus** BB: 0307, BU: 46

ars, bry, *carb v*, **merc**, **merc c**, **nit ac**, psor, *sec*, sil

▲ **Zähne mit Schleim überzogen** BB: 0308, BU: 46

hyos, **jod**, mag c, plb, sulph

▲ **Zähne mit Schmutz überzogen** BB: 0309, BU: 46

merc

▲ **Zähne schwarz** BB: 0310, BU: 46

merc

▲ **Zähneknirschen** BB: 0311, BU: 46

acon, ant cr, *apis*, arn, **ars**, **bell**, **cann i**, *crot h*, hyos, *podo*, stram, verat

▲ **Zahnfleisch** BB: 0312, BU: 47

alum, *am c*, am m, *ambr*, anac, ant cr, *apis*, arg, *arg n*, arn, **ars**, aur, *bar c*, **bell**, bism, **bor**, bov, *bry*, **calc**, *canth*, *caps*, **carb an**, **carb v**, **caust**, cham, chin, cic v, **clem**, *colch*, con, *crot h*, *crot t*, dol, dulc, *fl ac*, **graph**, ham, hep, hyos, jod, **kali c**, kali n, kreos, *lach*, *lyc*, mag c, mag m, mar, **merc**, **merc c**, *mur ac*, nat c, **nat m**, nat m, *nit ac*, nux m, **nux v**, par, *petr*, *ph ac*, **phos**, **plb**, **puls**, ran s, rhod, *rhus t*, **ruta**, sabad, *sabin*, *sars*, sec, **sep**, *sil*, spig, spong, stann, **staph**, *stront*, sul ac, *sulph*, *thuj*, zinc

▲ **Oberes Zahnfleisch** BB: 0313, BU: 47

agar, am c, ang, *aur*, **bar c**, bell, **calc**, *canth*, carb an, colch, graph, kali c, **kreos**, lyc, *mag m*, mur ac, *nat m*, *nit ac*, **ruta**, sep, *stront*

▲ **Unteres Zahnfleisch** BB: 0314, BU: 47

am c, am m, anac, canth, carb an, caust, laur, mag m, *mar*, **nat c**, **petr**, phos, rhod, *sabin*, **sars**, spong, **staph**, sul ac, *sulph*, *thuj*, zinc

▲ Inneres Zahnfleisch BB: 0315, BU: 47

agar, am c, ambr, arn, *graph*, kali c, nat c, *nat m*, ph ac, *puls*, rhus t, **ruta**, sep, **staph**

▲ Zähne links BB: 0316, BU: 47

acon, **agar**, *alum*, *am c*, *am m*, ambr, anac, **apis**, **arn**, *asaf*, *asar*, *aur*, **bar c**, bell, **bor**, *brom*, *bry*, **calc**, cann s, canth, **carb an**, **carb v**, *caust*, **cham**, *chel*, *chin*, **clem**, coff, *colch*, **con**, *croc*, *cycl*, **euph**, fl ac, graph, **guaj**, *hyos*, jod, kali c, *kali n*, *kreos*, **laur**, *led*, lyc, mar, **merc**, **mez**, *mill*, nat m, **nux m**, *nux v*, olnd, **phos**, *plan*, *puls*, ran s, *rheum*, **rhod**, **rhus t**, sabad, *sabin*, *samb*, sel, *seneg*, **sep**, **sil**, **spig**, spong, *staph*, stront, **sulph**, **thuj**, *verat*, **verb**, **zinc**

▲ Zähne rechts BB: 0317, BU: 47

agar, *agn*, alum, *am c*, *ambr*, anac, apis, *aur*, bar c, **bell**, *bov*, brom, **bry**, **calc**, *camph*, *cann s*, canth, carb an, carb v, *caust*, **chel**, *chin*, *coff*, colch, *coloc*, con, **fl ac**, *graph*, **hell**, *jod*, kali c, **kreos**, lach, laur, lyc, **mag c**, *mang*, *mar*, *merc*, mez, *nat c*, *nat m*, *nit ac*, **nux v**, olnd, **petr**, *ph ac*, **psor**, *puls*, **ran b**, ran s, rhod, *rhus t*, *ruta*, **sabad**, **sars**, *sep*, *sil*, spig, spong, **staph**, stront, sulph, *tarax*, thuj, *valer*, **verb**, zinc

Mund und Schlund

▲ Mundhöhle überhaupt BB: 0318, BU: 47

abrot, **acon**, agar, agn, **alum**, *am c*, am m, *ambr*, anac, ang, ant cr, *ant t*, *arg*, arn, **ars**, **arum t**, *asaf*, asar, aur, **bapt**, **bar c**, **bell**, bism, **bor**, bov, *bry*, calad, **calc**, camph, cann s, **canth**, **caps**, carb ac, carb an, carb s, **carb v**, *caust*, **cham**, **chel**, **chin**, cic v, cina, **cocc**, coff, *colch*, coloc, con, *corn*, *croc*, *crot t*, cupr, cycl, *dig*, *dios*, *dros*, *dulc*, euph, ferr, **fl ac**, *graph*, guaj, *hell*, *hep*, *hydr*, *hyos*, **ign**, *ip*, *iris*, **jod**, **kali bi**, *kali c*, **kali ch**, *kali i*, kali n, *kreos*, **lach**, *laur*, led, *lyc*, *mag c*, mag m, mang, mar, meny, **merc**, **merc c**, **merc d**, *mez*, mosch, **mur ac**, *nat c*, *nat m*, **nit ac**, **nux m**, **nux v**, olnd, op, *par*, *petr*, *ph ac*, **phos**, *phyt*, plat, *plb*, *podo*, **puls**, ran b, ran s, rheum, *rhod*, **rhus t**, ruta, **sabad**, sabin, samb, *sars*, sec, sel, *seneg*, **sep**, sil, *sil*, *spig*, spong, squil, stann, **staph**, **stram**, *stront*, **sul ac**, **sulph**, *tab*, tarax, **thuj**, valer, **verat**, viol o, **zinc**

▲ Heißer Atem BB: 0319, BU: 48

acon, *ant cr*, asar, **bell**, *calc*, *cham*, coff, ferr, *mang*, **nat m**, *phos*, plat, **rhus t**, *sabad*, *squil*, **stront**, sulph, *zinc*

▲ Kalter Atem BB: 0320, BU: 48

camph, **carb v**, *chin*, *colch*, *cop*, cor r, cupr, mur ac, rhus t, *ter*, *verat*

▲ Harter Gaumen BB: 0321, BU: 48

am c, ambr, ant cr, arn, *ars*, *aur*, **bar c**, **bell**, *bor*, bov, **calc**, *camph*, cann s, **canth**, **caps**, carb v, caust, cham, chin, **cocc**, *coloc*, croc, *crot t*, dig, dulc, *euph*, hell, hyos, **ign**, jod, *kali c*, lach, laur, led, mag c, mag m, *meny*, merc, **mez**, mur ac, nat m, **nit ac**, nux m, **nux v**, **par**, ph ac, **phos**, **puls**, ran b, ran s, rhod, *rhus t*, ruta, *sabad*, *sang*, sep, sil, *spig*, *spong*, **squil**, **staph**, thuj, **zinc**

▲ Weicher Gaumen BB: 0322, BU: 48

acon, ant cr, *arg*, *arg n*, **aur**, *bell*, calc, **canth**, **caps**, **carb ac**, *carb v*, caust, cham, chin, coc c, **coff**, *cop*, *dig*, *dros*, dulc, hell, hep, *jod*, **kali bi**, kali c, *kali n*, **lach**, led, mag c, meny, **merc**, **merc c**, *mez*, **mur ac**, **nat a**, **nat m**, nit ac, nux m, nux v, par, **ph ac**, **phos**, *phyt*, **ran b**, **ran s**, rhod, ruta, *sars*, seneg, sep, *sil*, staph, **stram**, *sul ac*, **sulph**, thuj, valer, **verat**, zinc

▲ Schlund BB: 0323, BU: 48

acon, aconin, aesc, agar, agn, ail, all c, aloe, alum, alumn, am c, am m, ambr, aml n, anac, ang, ant cr, ant t, apis, arg, arg n, arn, ars, arum t, asaf, asar, atro, aur, bapt, bar c, bar m, bell, bism, bor, bov, brom, bry, caj, calad, calc, calc f, camph, cann s, canth, caps, carb ac, carb an, carb s, carb v, caust, cham, chel, chin, chr ac, cic v, cina, coc c, coca, cocc, coff, colch, coloc, con, cond, croc, crot h, crot t, cub, cupr, cycl, dig, dios, dol, dros, dulc, elaps, euph, ferr, fl ac, gels, graph, guaj, hell, hep, hydr, hydr ac, hyos, ign, ip, jod, kali bi, kali br, kali c, kali ch, kali n, kreos, lach, laur, led, lyc, mag c, mag m, mang, mar, meny, merc, merc c, merc cy, merc d, merc if, merc ir, merc n, mez, mosch, mur ac, naja, nat a, nat c, nat m, nit ac, nux m, nux v, olnd, op, paeo, par, petr, ph ac, phos, phyt, plat, plb, psor, puls, ran b, ran s, rhod, rhus t, rumx, ruta, sabad, sabin, sal ac, samb, sang, sang n, sars, sec, sel, seneg, seneg, sep, sil, spig, spong, squil, stann, staph, still, stram, stront, sul ac, sulph, sumb, tab, tarax, thuj, valer, verat, verat v, verb, wye, zinc

▲ Mandeln (Tonsillen) BB: 0324, BU: 49

acon, ail, alum, am m, ars, aur, bapt, bar c, bar m, bell, calc p, crot t, hep, jod, kali bi, merc, merc cy, merc if, merc ir, mur ac, nit ac, phyt, ran s, sabad, sul ac, sulph, thuj

▲ Zunge BB: 0325, BU: 49

acon, acon f, agar, ail, aloe, alum, am c, am m, ambr, anac, ang, ant cr, ant t, apis, arg, arg n, arn, ars, arum t, asar, bar c, bell, bism, bor, bov, bry, calc, calc p, cann i, cann s, canth, carb an, carb s, carb v, caust, cham, chel, chin, chr ac, cic v, cina, clem, cocc, coff, colch, coloc, con, croc, crot h, crot t, cupr, cycl, dig, dros, dulc, ferr, gels, graph, hell, hep, hydr, hyos, hyper, ign, ip, jab, jod, kali bi, kali br, kali c, kali i, kali n, kreos, lach, laur, led, lyc, mag c, mag m, mang, mar, meny, merc, merc c, merc d, merc if, mez, mosch, mur ac, nat c, nat m, nit ac, nux m, nux v, olnd, op, osm, ox ac, par, petr, ph ac, phos, plat, plb, podo, puls, ran s, rheum, rhod, rhus t, ruta, sabad, sabin, sang, sars, sec, sel, seneg, sep, sil, spig, spong, stann, staph, stram, stront, sul ac, sulph, tarax, ter, thuj, verat, verat v, verb, viol t, zinc

▲ Belegte Zunge BB: 0326, BU: 49

acon, agar, alum, am c, ambr, anac, ang, ant cr, ant t, arg n, arn, ars, asar, bapt, bar c, bell, bism, bor, bov, bry, calc, cann i, cann s, canth, carb s, carb v, caust, cham, chel, chin, cina, cocc, colch, coloc, croc, cupr, cycl, dig, dios, eup per, euph, gels, graph, guaj, hydr, ign, ip, jod, kali bi, kali n, lach, laur, lyc, mag c, mag m, mang, merc, merc c, merc if, mez, mur ac, nat c, nat m, nat s, nit ac, nux m, nux v, olnd, osm, ox ac, par, petr, ph ac, phos, plb, puls, ran b, ran s, rheum, rhus t, rumx, ruta, sabad, sabin, sars, sec, sel, seneg, sep, sil, spig, stann, staph, stront, sulph, tarax, thuj, verb, viol t, zinc

▲ Speichel-Vermehrung BB: 0327, BU: 49

acon, aesc, agar, alum, am c, am m, ambr, anac, ang, ant cr, ant t, arg, arg n, arn, ars, asaf, asar, aur, bapt, bar c, bell, bism, bor, bov, bry, calc, camph, cann s, canth, caps, carb an, carb s, carb v, caust, cham, chel, chin, cic v, cina, clem, coc c, cocc, coff, colch, con, crep, croc, crot t, cucur, cycl, dig, dros, dulc, euph, ferr, gran, graph, guaj, hell, hep, hyos, ign, ip, iris, jab, jod, kali bi, kali c, kali i, kali n, kreos, lach, laur, led, lyc, mag c, mag m, mar, meny, merc, merc c, merc d, merc ir, mez, mur ac, nat c, nat m, nit ac, nux m, nux v, olnd, op, ox ac, par, petr, ph ac, phos, phyt, plat, plb, puls, ran b, ran s, rheum, rhod, rhus t, sabad, sabin, samb, sang, sars, sec, sel, seneg, sep, sil, spig, spong, squil, stann, staph, stram, stront, sul ac, sulph, tab, tarax, thea, thuj, valer, verat, verb, viol t, wye, zinc

▲ Speichel-Verminderung BB: 0328, BU: 50

acon, agar, agn, alum, am c, am m, ambr, anac, ang, ant cr, ant t, arg, arn, ars, asaf, asar, aur, bar c, bell, bor, bov, bry, calad, calc, camph, cann s, canth, caps, carb an, carb v, caust, cham, chel, chin, cina, clem, cocc, coff, colch, con, croc, cupr, *cycl*, *dulc*, euph, ferr, graph, *hell*, hep, **hyos**, ign, *ip*, jod, *kali c*, kali n, **lach**, laur, led, **lyc**, mag c, mag m, mang, *meny*, merc, mez, *mosch*, *mur ac*, *nat c*, nat m, **nit ac**, **nux m**, **nux v**, olnd, **op**, **par**, *petr*, *ph ac*, **phos**, plat, **plb**, **puls**, ran b, ran s, rheum, rhod, *rhus t*, ruta, *sabad*, sabin, samb, *sars*, sec, sel, **seneg**, sep, sil, spig, *spong*, squil, *stann*, staph, **stram**, **stront**, sul ac, **sulph**, tarax, *thuj*, **verat**, *zinc*

▲ **Starker Mundgeruch** BB: 0329, BU: 50

acon, *agar*, alum, am c, *ambr*, *anac*, ang, ant cr, ant t, apis, *arg n*, **arn**, **ars**, asar, **aur**, **bapt**, bar c, **bell**, *bism*, bor, **bry**, calc, camph, *canth*, **caps**, carb ac, carb an, carb s, **carb v**, cham, chin, **cimic**, cocc, *coff*, croc, cupr, dig, dros, **dulc**, ferr, *graph*, grat, hell, hep, **hyos**, ign, *ip*, **jod**, kali br, kali c, *kali ch*, *kali i*, kali n, lach, laur, led, lyc, **merc**, *merc c*, **merc d**, mez, **nat m**, **nit ac**, nux m, **nux v**, olnd, **petr**, ph ac, phos, **plb**, *podo*, **puls**, rheum, rhus t, ruta, sabin, sars,

sec, **sep**, sil, *spig*, stann, *stram*, stront, **sul ac**, **sulph**, **tell**, thea, thuj, *valer*, verb, *zinc*, **zing**

▲ **Linke Seite** BB: 0330, BU: 50

acon, alum, ant cr, *ant t*, *apis*, *arum t*, *aur*, **bar c**, **bell**, bov, calc, *carb an*, carb v, **caust**, *colch*, *croc*, *cupr*, dros, *euph*, fl ac, **graph**, **hep**, jod, **kali c**, kreos, **lach**, **lyc**, *mar*, *meny*, **merc ir**, *mez*, mill, nat m, *nit ac*, *nux m*, **nux v**, olnd, ph ac, *phos*, plat, psor, **puls**, *rhod*, **rhus t**, sabad, *sabin*, **seneg**, **sep**, *sil*, spig, **sulph**, *tarax*, *thuj*, *verat*, **zinc**

▲ **Rechte Seite** BB: 0331, BU: 51

alum, **am c**, ant cr, **ars**, aur, bov, **brom**, *calc*, **carb v**, *caust*, *chin*, *coloc*, **dros**, **fl ac**, graph, jod, **kreos**, **lach**, **lyc**, mar, **merc**, **merc if**, mill, *nat m*, *nit ac*, *nux v*, *petr*, *phyt*, plat, *plb*, *psor*, ran b, rhus t, *sabad*, *sang*, *sep*, sil, *spig*, *stann*, *sulph*, *thuj*, zinc

Hunger und Durst

▲ **Appetitlosigkeit** BB: 0332, BU: 51

abies n, **acon**, *agar*, *alum*, *am c*, am m, ambr, anac, ang, **ant cr**, *ant t*, *arg*, **arn**, **ars**, asaf, aur, **bapt**, **bar c**, **bell**, *bor*, bov, **bry**, *cact*, calad, **calc**, cann s, **canth**, caps, **carb ac**, carb an, *carb s*, carb v, *card m*, caust, *cham*, **chel**, chin, cic v, *clem*, **coca**, **cocc**, **coff**, colch, coloc, **con**, croc, *crot h*, *crot t*, **cupr**, *cycl*, **dig**, dros, *dulc*, euph, euphr, ferr, **fl ac**, **gran**, graph, *guaj*, *hell*, hep, hyos, **ign**, **ip**, **jod**, **kali bi**, kali c, *kali n*, kreos, *lach*, *laur*, led, **lyc**, mag c, *mag m*, mang, mar, **merc**, *mez*, mosch, **mur ac**, nat c, **nat m**, *nit ac*, nux m, **nux v**, *olnd*, op, **petr**, **ph ac**, **phos**, **plat**, **plb**, **psor**, **puls**, ran b, ran s, *rheum*, *rhod*, **rhus t**, *ruta*, **sabad**, sabin, *sars*, sec, *sel*, seneg, **sep**, **sil**, spig, spong, squil, *stann*, staph, stram, stront, *sul ac*, **sulph**, thuj, valer, *verat*, verb, viol t, zinc

▲ **Hunger** BB: 0333, BU: 51

agar, agn, *aloe*, *alum*, *am c*, am m, anac, **ang**, ant cr, *ant t*, **arg**, arn, *ars*, asar, **aur**, **bar c**, **bell**, bor, *bov*, **bry**, calad, **calc**, **calc p**, **cann i**, canth, caps, carb an, *carb s*, *carb v*, caust, cham, *chel*, **chin**, *cic v*, **cina**, *cocc*, **coff**, colch, coloc, **crot t**, cupr, *cycl*, dig, dulc, euph, euphr, **ferr**, **gran**, **graph**, guaj, **hell**, *hyos*, **ign**, jod, kali c, kali n, **lach**, laur, **lyc**, mag c, mag m, mang, *mar*, meny, **merc**, *mez*, mosch, *mur ac*, **myric**, **nat c**, *nat m*, **nit ac**, **nux m**, *nux v*, **olnd**, **op**, *par*, *petr*, **phos**, plat, *plb*, **puls**, ran b, rheum, rhod, *rhus t*, ruta, sabad, *sars*, **sec**, seneg, sep, **sil**, spig, **spong**, squil, **stann**, **staph**, stram, *stront*, sul ac, **sulph**, **ther**, valer, verat, verb, *zinc*

▲ Hunger ohne Appetit BB: 0334, BU: 51

agar, *alum*, ang, ant cr, ant t, arg, **ars**, **bar c**, **bell**, **bor**, **bry**, calad, *calc*, canth, carb v, caust, **chin**, *cic v*, clem, *cocc*, coff, colch, coloc, *cycl*, dig, **dulc**, euphr, ferr, **hell**, hep, *ign*, *jod*, kali n, *lyc*, mag c, **mag m**, *merc*, mez, nat c, **nat m**, nux v, **olnd**, **op**, plat, *puls*, **rheum**, *rhod*, **rhus t**, ruta, *sabad*, sil, staph, sul ac, *sulph*, *thuj*, valer, verat, verb

▲ Heißhunger BB: 0335, BU: 51

abrot, agar, *aloe*, am c, ant t, ars, asaf, aur, **bry**, **calc**, *cann i*, *cann i*, *caps*, caust, cham, **chin**, **cina**, **cocc**, **coloc**, *con*, *dros*, *ferr*, graph, guaj, **hell**, hep, *hyos*, ign, **jod**, **kali c**, kali n, lach, **lyc**, mag c, mag m, *meny*, *merc*, mur ac, nat c, **nat m**, nit ac, nux m, **nux v**, **olnd**, *op*, **petr**, ph ac, **phos**, plat, **puls**, **rat**, **rhus t**, ruta, sabad, **sec**, sep, **sil**, *spig*, *squil*, stann, staph, sul ac, **sulph**, **thuj**, uran, valer, **verat**, zinc

▲ Durst BB: 0336, BU: 52

acon, *all c*, am c, **am m**, *anac*, ang, **ant cr**, ant t, **apoc**, **arn**, **ars**, aur, **bar c**, **bell**, *bism*, *bov*, **bry**, calad, **calc**, *camph*, cann s, **canth**, **caps**, carb an, *carb s*, **carb v**, *caust*, **cham**, **chel**, **chin**, cic v, **cina**, coc c, cocc, coff, **colch**, **coloc**, **con**, *croc*, *crot h*, *cub*, **cupr**, cycl, **dig**, *dros*, **dulc**, **eup per**, ferr, *fl ac*, graph, guaj, **hell**, *helon*, hep, hyos, *ign*, ip, *jatr*, **jod**, *kali c*, **kali i**, kali n, kreos, lach, *laur*, led, lyc, mag c, *mag m*, **merc**, **merc c**, *mez*, mur ac, **nat c**, **nat m**, *nat s*, **nit ac**, **nux v**, **op**, petr, ph ac, **phos**, plat, **plb**, **podo**, *puls*, **ran b**, *ran s*, rheum, rhod, **rhus t**, *ruta*, *sabad*, samb, **sec**, sel, seneg, *sep*, **sil**, spig, *spong*, squil, *stann*, staph, **stram**, *stront*, *sul ac*, **sulph**, ther, thuj, *uran*, valer, **verat**, verat v, *verb*, **zinc**

▲ Durstlosigkeit BB: 0337, BU: 52

agar, **agn**, *all c*, am c, am m, *ambr*, *ang*, ant cr, **ant t**, **apis**, **apoc**, arg, arn, **ars**, **asaf**, asar, aur, **bell**, bov, bry, *calad*, calc, **camph**, cann s, *canth*, **caps**, carb v, caust, *chel*, **chin**, cina, *cocc*, coff, *coloc*, **con**, **cycl**, dig, dros, dulc, **euph**, **gels**, **hell**, hep, hyos, ign, *ip*, kali c, *kali n*, kreos, lach, *led*, lyc, **mang**, **meny**, merc, *mosch*, *mur ac*, nat c, nit ac, **nux m**, *nux v*, **olnd**, *op*, petr, *ph ac*, *phos*, plat, **puls**, rheum, rhod, *rhus t*, ruta, **sabad**, *sabin*, **samb**, *sars*, **sep**, spig, spong, *squil*, **staph**, stram, *sulph*, *tarax*, thuj, valer, *verat*

▲ Durst mit Abscheu gegen Getränke BB: 0338, BU: 52

agn, arn, **bell**, **canth**, caust, **hyos**, *lach*, lyc, *nat m*, **nux v**, rhus t, samb, **stram**

▲ Trinklust ohne Durst BB: 0339, BU: 52

ars, *calad*, camph, *cocc*, *coloc*, graph, nux m, phos

Hunger und Durst: Abneigung gegen

▲ Bier BB: 0340, BU: 52

alum, asaf, bell, *bry*, *carb s*, cham, chin, clem, **cocc**, *crot t*, ferr, **nux v**, ph ac, phos, **rhus t**, spig, spong, *stann*, sulph

▲ Branntwein BB: 0341, BU: 52

ign, **merc**, ph ac, rhus t, **zinc**

▲ Brot BB: 0342, BU: 53

agar, chin, **con**, ign, kali c, lil t, **lyc**, mag c, **nat m**, nat s, **nit ac**, **nux v**, *ph ac*, *phos*, **puls**, *rhus t*, **sep**, *sulph*

▲ Schwarzes Brot BB: 0343, BU: 53

kali c, **lyc**, *nux v*, puls, *sulph*

Körperteile und Organe

▲ **Butterbrot** BB: 0344, BU: 53
cycl

▲ **Kakao** BB: 0345, BU: 53
osm

▲ **(Hartgesottene) Eier** BB: 0346, BU: 53
bry, ferr

▲ **Fade (ungesüßte) Speisen** BB: 0347, BU: 53
rheum

▲ **Feste Speisen** BB: 0348, BU: 53
ang, ferr, merc, **staph**

▲ **Fette Speisen und Butter** BB: 0349, BU: 53
ang, **ars**, bell, **bry**, calc, **carb an**, **carb v**, chin, *colch*, croc, *cycl*, dros, hell, *hep, meny*, **merc**, **nat m**, <u>petr</u>, *phos*, ptel, **puls**, **rheum**, rhus t, *sang*, sec, sep, *sulph*

▲ **Fisch** BB: 0350, BU: 53
graph, **zinc**

▲ **Fleisch** BB: 0351, BU: 53
aloe, alum, am c, arn, *ars*, aur, *bry*, **calc**, *carb s*, **carb v**, caust, chel, chin, cycl, *ferr*, **graph**, hell, *ign*, kali bi, kali c, kreos, kreos, lachn, **lyc**, mag c, *merc, mez*, <u>mur ac</u>, nat c, *nat m*, nicc, *nit ac*, nux v, *op*, <u>petr</u>, *phos*, **plat**, ptel, **puls**, **rhus t**, **sabad**, sec, **sep**, <u>sil</u>, stront, <u>**sulph**</u>, *thuj*, **zinc**

▲ **Getränk** BB: 0352, BU: 53
bell, berb, lach

▲ **Warmes Getränk** BB: 0353, BU: 54
cham

▲ **Fleischbrühe** BB: 0354, BU: 53
arn, *ars*, bell, (cham), *graph*, *rhus t*

▲ **Gemüse** BB: 0355, BU: 530
hell, *mag c*

▲ **Gewürzte Speisen** BB: 0356, BU: 53
puls

▲ **Haferschleim** BB: 0357, BU: 53
ars

▲ **Heringe** BB: 0358, BU: 53
fl ac, lyc, phos

▲ **Käse** BB: 0359, BU: 53
chel, olnd

▲ **Kaffee** BB: 0360, BU: 535
bell, **bry**, **calc**, carb v, **cham**, chin, **coff**, dulc, fl ac, *kali br*, lil t, *lyc, merc, nat m*, <u>**nux v**</u>, ph ac, **phos**, *rhus t*, *sabad*, spig, *sul ac*

▲ **Ungesüßten Kaffee** BB: 0361, BU: 53
rheum

▲ **Kartoffeln** BB: 0362, BU: 553
(alum), thuj

▲ **Knoblauch und Zwiebeln** BB: 0363, BU: 530
sabad

▲ **Mehlspeisen** BB: 0364, BU: 53
ars, *phos*, ptel

▲ **Milch** BB: 0365, BU: 53

am c, *ant t*, arn, bell, **bry**, **calc**, *carb v*, *cina*, **guaj**, *ign*, jod, *nat c*, nit ac, nux v, *phos*, **puls**, rheum, **sep**, **sil**, stann, *sulph*

▲ **Muttermilch** BB: 0366, BU: 53

sil

▲ **Obst** BB: 0367, BU: 53

bar c

▲ **Säuerliches** BB: 0368, BU: 53

bell, *cocc*, **ferr**, hell, ign, *nux v*, ph ac, **sabad**, **sulph**

▲ **Salziges** BB: 0369, BU: 53

carb v, chin, graph, puls, **sel**

▲ **Schweinefleisch** BB: 0370, BU: 53

dros, psor, puls

▲ **Spirituosen** BB: 0371, BU: 54

kreos

▲ **Süßes** BB: 0372, BU: 54

ars, bar c, **caust**, graph, *merc*, nit ac, *phos*, **sulph**, *zinc*

▲ **Tabak** BB: 0373, BU: 54

bry, ign, <u>**nux v**</u>, *op*, *phos*, **puls**, **sulph**, *thuj*

▲ **Den gewohnten Tabak** BB: 0374, BU: 54

ant t, arg m, bor, brom, calc, hyper, ign, lyc, nux v, zing

▲ **Warme Speisen** BB: 0375, BU: 54

merc c

▲ **Wasser** BB: 0376, BU: 54

aloe, **bell**, *bry*, **calad**, *canth*, caust, chin, ham, <u>**hyos**</u>, lyc, *nat m*, <u>**nux v**</u>, **stram**

▲ **Kaltes Wasser** BB: 0377, BU: 54

brom

▲ **Wein** BB: 0378, BU: 54

ign, lach, **merc**, ph ac, *rhus t*, **sabad**, sulph, **zinc**

Hunger und Durst: Verlangen nach

▲ **Äpfeln** BB: 0379, BU: 54

ant t, guaj

▲ **Austern** BB: 0380, BU: 54

bry, **lach**, (lyc), nat m, *rhus t*

▲ **Bier** BB: 0381, BU: 54

acon, *ars*, asar, **bry**, calad, calc, *carb s*, *caust*, chin, *cocc*, *coloc*, graph, **kali bi**, *lach*, mang,

merc, mosch, **nat c**, **nux v**, *op*, **petr**, *ph ac*, **puls**, **rhus t**, **sabad**, *spig*, spong, **stront**, *sulph*, zinc

▲ **Bitterem** BB: 0382, BU: 54

acon, *dig*, **nat m**

▲ **Branntwein** BB: 0383, BU: 54

acon, arg, arn, **ars**, **asar**, bov, bry, calc, chin, cic v, *ferr p*, **hep**, kreos, lach, mosch, mur ac,

Körperteile und Organe

nux v, olnd, <u>op</u>, puls, **sel**, **sep**, *spig*, *staph*, *sul ac*, **sulph**, ther

▲ **Brot** BB: 0384, BU: 54
aloe, am c, **ars**, bell, bov, cina, coloc, ferr, hell, ign, mag c, nat c, *nat m*, **plb**, puls, staph, *stront*

▲ **In Milch gekochtem Brot** BB: 0385, BU: 54
abrot

▲ **Butter** BB: 0386, BU: 54
merc

▲ **Butterbrot** BB: 0387, BU: 54
ferr, ign, **mag c**, <u>merc</u>, (puls)

▲ **Zitronen** BB: 0388, BU: 54
bell

▲ **Eiern** BB: 0389, BU: 54
calc

▲ **Eingepökeltem** BB: 0390, BU: 54
abiesLc, ant cr, hyper

▲ **Eis** BB: 0391, BU: 54
arg m, eup per, nat s, phos

▲ **Erquickendem** BB: 0392, BU: 54
aloe, bell, *carb ac*, carb an, *caust*, **cocc**, kali bi, nux v, **ph ac**, **phos**, **puls**, *rheum*, *sul ac*, **valer**

▲ **Erde** BB: 0393, BU: 54
alum, nit ac

▲ **Essig** BB: 0394, BU: 54
arn, *hep*, **sep**

▲ **Essigwasser** BB: 0395, BU: 54
ars

▲ **Fetten Speisen** BB: 0396, BU: 54
ars, *nit ac*, **nux v**

▲ **Fett von Schinken** BB: 0397, BU: 54
mez

▲ **Fisch** BB: 0398, BU: 54
nat m

▲ **Fleisch** BB: 0399, BU: 54
abiesLc, hell, kreos, lil t, *mag c*, *meny*, nit ac, sulph

▲ **Flüssigen Speisen** BB: 0400, BU: 55
ang, *bry*, *ferr*, merc, **staph**, **sulph**

▲ **Gebackenem** BB: 0401, BU: 55
plb

▲ **Gepökeltem** BB: 0402, BU: 55
ant cr, hyper

▲ **Gemüse** BB: 0403, BU: 55
alum, **mag c**

▲ **Geräuchertem** BB: 0404, BU: 55
calc p, **caust**, kreos

▲ **Hering** BB: 0405, BU: 55
puls

▲ **Kaltem Getränk** BB: 0406, BU: 55
bov, caust, cocc, croc, dulc, eup pur, merc, phos, rhus t, spong, verat

▲ Warmem Getränk BB: 0407, BU: 55
ars, calad, hyper, sabad

▲ Gewürztem und BB: 0408, BU: 55
   Pikanten
chin, *fl ac*, **phos**, **sang**

▲ Gurken BB: 0409, BU: 55
abiesLc, *ant cr*, verat

▲ Heringen und Sardinen BB: 0410, BU: 55
nit ac, **puls**, verat

▲ Honig BB: 0411, BU: 55
sabad, verat

▲ Holzkohle BB: 0412, BU: 55
alum, cic v

▲ Scharfem Käse BB: 0413, BU: 55
arg n, ign

▲ Kräuterkäse BB: 0414, BU: 55
sep

▲ Kaffee BB: 0415, BU: 55
ang, *ars*, **aur**, **bry**, caps, carb v, *chin*, colch, **con**, (kali bi), lach, mez, mosch, nux m, **sel**

▲ Kaffeebohnen BB: 0416, BU: 55
alum, *chin*, sabin

▲ Kaffeesatz BB: 0417, BU: 55
alum

▲ Kalk (Kreide) BB: 0418, BU: 55
alum, ferr, **nit ac**, **nux v**

▲ Kalten Speisen und BB: 0419, BU: 55
   Getränken
acon, **ant t**, <u>**ars**</u>, **cann i**, *cedr*, **croc**, <u>**eup per**</u>, *merc*, *merc*, *merc c*, **nat s**, *ph ac*, <u>**rhus t**</u>, <u>**verat**</u>

▲ Kartoffeln BB: 0420, BU: 55
calc p, olnd

▲ Kohle BB: 0421, BU: 55
cic v

▲ Kühlen Sachen BB: 0422, BU: 55
chin

▲ Weißen Lappen BB: 0423, BU: 55
alum

▲ Leckereien BB: 0424, BU: 55
   (Süßigkeiten)
am c, **arg n**, bry, calc, carb v, <u>**chin**</u>, **ip**, **kali c**, lyc, *mag m*, merc, **nat c**, nux v, petr, *rheum*, **rhus t**, **sabad**, sil, *sulph*

▲ Limonade BB: 0425, BU: 55
bell, cycl, eup pur, fl ac, lach, puls, sabin, sec

▲ Mehlspeisen BB: 0426, BU: 55
sabad

▲ Milch BB: 0427, BU: 55
anac, apis, *ars*, **aur**, bov, *bry*, *calc*, **chel**, mang, **merc**, nat m, nux v, *ph ac*, <u>**rhus t**</u>, **sabad**, *sabin*, **sil**, *staph*, *stront*

▲ Kalter Milch BB: 0428, BU: 55
rhus t

▲ Obst BB: 0429, BU: 55
aloe, *alum*, **ant t**, *ars*, chin, guaj, **ign**, mag c, puls, **sul ac**, <u>verat</u>

Körperteile und Organe 45

▲ **Saurem Obst** BB: 0430, BU: 55
cist

▲ **Papier** BB: 0431, BU: 55
alum

▲ **Pickles (in Essig** BB: 0432, BU: 55
eingemachtes Gemüse)
hyper

▲ **Pikantem** BB: 0433, BU: 56
sang

▲ **Trockenem Reis** BB: 0434, BU: 56
alum

▲ **Saftigem** BB: 0435, BU: 56
aloe, **ph ac**, **sabad**, *verat*

▲ **Salzigem** BB: 0436, BU: 56
calc, calc p, **carb v**, **caust**, **con**, meph, *nat m*, nit ac, phos, *thuj*, **verat**

▲ **Sardellen** BB: 0437, BU: 56
cycl, merc br, nat m

▲ **Sauerkraut** BB: 0438, BU: 56
carb an, cham

▲ **Saurem** BB: 0439, BU: 56
ant cr, ant t, apis, **arn**, **ars**, bor, brom, **bry**, carb an, carb v, **cham**, chel, chin, cist, **con**, *conv*, *dig*, **hep**, *ign*, *kali c*, kreos, *lach*, mag c, mang, merc if, **phos**, *podo*, ptel, *puls*, **sabin**, *sec*, *sep*, **squil**, **stram**, **sulph**, ther, **verat**

▲ **Fettem Schinken** BB: 0440, BU: 56
calc p, mez

▲ **Semmeln** BB: 0441, BU: 56
aur

▲ **Speck** BB: 0442, BU: 56
ars, calc p

▲ **Stärke** BB: 0443, BU: 56
alum, nit ac

▲ **Tabak** BB: 0444, BU: 56
glon, staph, ther

▲ **Tabakrauchen** BB: 0445, BU: 56
calc p

▲ **Tee** BB: 0446, BU: 56
hep

▲ **Teesatz** BB: 0447, BU: 56
alum

▲ **Unverdaulichem** BB: 0448, BU: 56
(Erde, Holzkohle,
Papier, Schiefer)
alum, *calc p*, nit ac

▲ **Vielem, mancherlei** BB: 0449, BU: 56
und unbestimmten
Dingen
cina, sang

▲ **Warmen Speisen** BB: 0450, BU: 56
ang, ars, *cupr*, cycl, **ferr**, *lyc*, ph ac

▲ **Kaltem Wasser** BB: 0451, BU: 56
bapt, cann i, cham, chin, eup per, glon, mag c, manc, nat s, olnd, podo, ruta, scill

▲ **Wein**　　　　　　　　BB: 0452, BU: 56

acon, aeth, arg, arn, ars, asaf, aur, bov, **bry**, calc, chel, chin, **cic v**, fl ac, **hep**, hyper, *kali br*, *lach*, mez, puls, sel, **sep**, *spig*, **sulph**, ther

▲ **Zucker**　　　　　　　BB: 0453, BU: 56

am c, arg n, kali c

▲ **Zuckerwasser**　　　　BB: 0454, BU: 56

sulph

▲ **Zwiebeln**　　　　　　BB: 0455, BU: 56

all c, cub

Geschmack

▲ **Im Allgemeinen verändert**　　BB: 0456, BU: 56

acon, agar, agn, *alum*, am br, am c, am m, anac, ang, ant cr, *ant t*, *arn*, **ars**, **asaf**, asar, *aur*, *bar c*, **bell**, bism, bor, bov, **bry**, calad, *calc*, camph, cann s, *canth*, **caps**, *carb an*, *carb s*, *carb v*, *caust*, **cham**, chel, **chin**, **cocc**, coff, colch, coloc, con, *croc*, **cupr**, cycl, dig, dros, dulc, *euph*, euphr, ferr, glon, graph, guaj, hell, *hep*, hyos, **ign**, *ip*, *jod*, **kali c**, kreos, laur, led, **lob**, lyc, *mag c*, *mag m*, *mang*, mar, meny, **merc**, **merc c**, *mez*, mosch, *mur ac*, **nat c**, **nat m**, nit ac, nux m, **nux v**, olnd, op, par, **petr**, *ph ac*, **phos**, plat, plb, **puls**, *ran b*, ran s, *rheum*, rhod, **rhus t**, ruta, *sabad*, **sabin**, **sars**, sec, sel, seneg, **sep**, *sil*, spig, spong, **squil**, *stann*, **staph**, stram, stront, sul ac, **sulph**, *tarax*, *thuj*, **valer**, verat, verb, viol t, *zinc*, **zing**

▲ **Aromatisch**　　　　　BB: 0457, BU: 57

glon

▲ **Bitter**　　　　　　　BB: 0458, BU: 57

acon, aesc, aeth, **aloe**, *alum*, am c, *am m*, ambr, anac, ang, ant cr, ant t, arg n, **arn**, **ars**, *asaf*, asar, **aur**, **bapt**, *bar c*, **bell**, **bism**, **bor**, bov, **bry**, **calc**, calc p, *camph*, cann s, canth, *carb an*, *carb s*, *carb v*, caust, **cham**, **chel**, chin, *cocc*, coff, *colch*, **coloc**, **con**, croc, *crot t*, **cupr**, *dig*, *dios*, **dros**, dulc, euph, euphr, *ferr*, glon, *graph*, hell, *hep*, hyos, **ign**, ill, *ip*, jod, **kali c**, kreos, *laur*, led, **lyc**, *mag c*, mag m, mang, mar, meny, **merc**, **merc c**, **merc ir**, mez, *mur ac*, **nat c**, **nat m**, *nit ac*, nux m, **nux v**, olnd, op, par, **petr**, ph ac, **phos**, phyt, plb, **psor**, ptel, **puls**, ran b, rheum, rhod, **rhus t**, *ruta*, **sabad**, *sabin*, *sang*, *sars*, sec, **sep**, *sil*, *spong*, squil, **stann**, staph, *stram*, stront, sul ac, **sulph**, **tarax**, *thuj*, valer, **verat**, verb, viol t, *zinc*

▲ **Wie von Blut**　　　　BB: 0459, BU: 57

alum, am c, bell, berb, bism, bov, ferr, hipp, ip, jatr, rhus t, sabin, sil, zinc

▲ **Nach Blut**　　　　　BB: 0460, BU: 57

hyper, zinc

▲ **Brenzlig**　　　　　　BB: 0461, BU: 57

bry, *cycl*, laur, *phos*, **puls**, *ran b*, *squil*, *sulph*

▲ **Dumpfig (muffig)**　　BB: 0462, BU: 57

led, lyc

▲ **Wie faule Eier**　　　BB: 0463, BU: 57

acon, arn, ferr, graph, merc, mur ac, sil

▲ Erdig BB: 0464, BU: 57

aloe, **cann s**, caps, *chin*, ferr, hep, *ign*, ip, merc, **nux m, phos, puls**, stront

▲ Fade BB: 0465, BU: 57

acon, agar, *alum*, am m, ambr, anac, ang, **ant cr**, ant t, arg, *arn*, **ars**, asaf, asar, *aur*, bar c, **bell**, **bry**, cann s, **caps**, carb an, *carb s*, cham, **chel**, **chin**, cocc, *colch*, coloc, *crot t*, cupr, *cycl*, dig, dulc, euph, *euphr*, guaj, hell, hep, hydr, hyper, **ign**, *ip*, **kali bi**, *kali c*, kreos, *lyc*, mag c, *mag m*, mang, merc, mez, *nat c*, **nat m**, *nux m*, nux v, ol an, olnd, op, par, **petr**, *ph ac*, phos, plat, **puls**, ran b, *rheum*, rhod, *rhus t*, *ruta*, sabad, *sabin*, sars, *sec*, seneg, sep, spig, *stann*, **staph**, stram, *stront*, sul ac, **sulph**, tab, *thuj*, **valer**, verat, **verb**

▲ Faul BB: 0466, BU: 58

acon, *agar*, anac, ang, ant t, **arn**, **ars**, asaf, asc t, **aur**, **bar c**, **bell**, bov, *bry*, calc, *canth*, **caps**, *carb an*, *carb s*, **carb v**, caust, **cham**, chin, *coff*, coloc, **con**, *cupr*, cycl, *dros*, eup per, euph, *ferr*, graph, ham, hep, hyos, ign, iris, kali bi, kali br, kali c, kreos, **lob**, *lyc*, mag c, mag m, mar, **merc**, mosch, mur ac, **nat m**, nux m, **nux v**, olnd, petr, ph ac, *phos*, plan, psor, **puls**, rheum, **rhus t**, ruta, **sep**, sil, spig, *stann*, **staph**, sul ac, **sulph**, thuj, **valer**, *verat*, zinc, *zing*

▲ Fettig BB: 0467, BU: 58

aesc, **alum**, ambr, **asaf**, bar c, bry, carb v, **caust**, *cham*, cycl, euph, glon, ign, ip, laur, **lyc**, *mag m*, **mang**, *mur ac*, *petr*, ph ac, *phos*, **puls**, ran s, rhod, *rhus t*, sabad, sabin, *sil*, *thuj*, **valer**

▲ Nach Leuchtgas BB: 0468, BU: 58

pic ac

▲ Harnartig BB: 0469, BU: 58

psor, seneg

▲ Nach Heringslake BB: 0470, BU: 58

anac

▲ Nach verdorbenem Käse BB: 0471, BU: 58

zinc

▲ Kräuterig BB: 0472, BU: 58

calad, **nux v**, *ph ac*, puls, *sars*, stann, verat

▲ Metallisch BB: 0473, BU: 58

aesc, **agn**, *aloe*, alum, am c, arg n, **bism**, *calc*, *carb s*, chel, **coc c**, **cocc**, coloc, **cupr**, hep, *ip*, *ip*, jatr, lach, meph, merc, *nat c*, **nux v**, *phos*, plb, **ran b**, **rhus t**, sars, seneg, **sulph**, ust, **zinc**

▲ Wie nach Mist BB: 0474, BU: 58

calc, merc, sep

▲ Nüchtern BB: 0475, BU: 58

thuj

▲ Pfefferig BB: 0476, BU: 58

hydr

▲ Ranzig BB: 0477, BU: 58

agar, alum, bell, bry, ferr, kali i, nat c, petas, valer

▲ Salzig BB: 0478, BU: 58

alum, *am c*, ambr, anac, ant cr, **ant t**, arn, **ars**, *bar c*, **bell**, *bov*, brom, calc, cann s, *carb s*, **carb v**, caust, **chin**, coff, croc, cupr, dig, dros, *euph*, *graph*, *hyos*, ill, **jod**, kali br, **lyc**, *mag c*, *mag m*, **merc**, mez, **nat c**, *nux m*, nux v, **phos**, **puls**, rhod, **rhus t**, **sep**, *stann*, stram, *sul ac*, **sulph**, *tarax*, ther, **verat**, *verb*, zinc

▲ Sauer BB: 0479, BU: 58

abrot, *acon*, *aloe*, *alum*, am c, am m, *ambr*, **ant t**, arg n, *ars*, asar, aur, **bar c**, **bell**, **bism**, bor, *bry*, **cact**, **calc**, *calc p*, cann s, canth, *caps*, carb an, *carb s*, *carb v*, caust, **cham**, **chin**, cina, *cocc*, *colch*, *con*, croc, *crot t*, *cupr*, cycl, dig, dros, ferr, *graph*, *hep*, *hydr*, **ign**, *ip*, jod, **kali c**, kreos, laur, *lith*, **lyc**, mag c, *mag m*, mang, **merc**, mez, mur ac, *nat c*, **nat m**, *nat s*, *nit ac*, nux v, olnd, op, **ox ac**, par, **petr**, **ph ac**, phos, *plb*, *podo*, ptel, **puls**, ran b, ran s, rheum, rhod, *rhus t*, *rob*, sabad, *sabin*, *sars*, sec, *sep*, **sil**, spig, spong, squil, **stann**, staph, stram, sul ac, sulph, tarax, thuj, *verat*, zinc

▲ **Seifig** BB: 0480, BU: 59

dulc, jod

▲ **Schleimig** BB: 0481, BU: 59

abrot, ust

▲ **Süßlich** BB: 0482, BU: 59

acon, aeth, **agar**, **alum**, *am c*, anac, arg, arg m, **ars**, *asar*, *aur*, bar c, bell, **bism**, bov, **bry**, *calc*, canth, *carb s*, carb v, *chin*, coc c, cocc, *coff*, croc, *crot t*, cupr, **dig**, *ferr*, glon, hep, hydr ac, hyos, *ip*, jod, *kali c*, kali i, *kreos*, *laur*, *lyc*, mag c, **merc**, mez, mur ac, nat c, nit ac, *nux v*, **phos**, *plat*, **plb**, **puls**, ran b, ran s, *rhus t*, **sabad**, sabin, samb, *sars*, *sel*, sep, spong, **squil**, **stann**, *sul ac*, **sulph**, thuj, verat, *zinc*

▲ **Süßlich bitter** BB: 0483, BU: 59

arg n

▲ **Wie Tinte** BB: 0484, BU: 59

aloe

▲ **Nach Tinte** BB: 0485, BU: 59

arg n

▲ **Widrig** BB: 0486, BU: 59

agar, *aloe*, am m, anac, ant t, arg, **ars**, *asaf*, bell, **bism**, **bry**, **calc**, cann s, *canth*, caps, carb an, *carb s*, caust, cham, *chel*, *chin*, *cina*, *cocc*, croc, *crot t*, cupr, cycl, dig, *dros*, euph, guaj, ign, **jod**, *kali c*, *led*, mang, mar, **merc**, mez, nat c, *nat m*, **nux v**, par, petr, ph ac, *phos*, plb, **puls**, rheum, rhus t, *sabad*, sabin, *sars*, sec, *sel*, seneg, **sep**, sil, spig, *squil*, **stann**, staph, stram, sul ac, **sulph**, thuj, **valer**, verat, verb, **zinc**

▲ **Feiner Geschmack** BB: 0487, BU: 59

acon, agar, arn, aur, *bar c*, **bell**, *camph*, chin, *cocc*, **coff**, colch, con, hep, nux v, thuj

▲ **Schwacher** BB: 0488, BU: 59

alum, *am m*, *anac*, **ant cr**, ant t, arg, **ars**, bar c, *bell*, *bry*, **calc**, cann s, *canth*, *caps*, carb an, *carb s*, carb v, caust, chin, cic v, cina, *cocc*, colch, cupr, *cycl*, dros, **ferr**, hell, hep, hyos, ign, ip, *kali c*, kali n, kreos, lyc, mag c, *mag m*, mang, **merc**, mosch, *nat c*, *nat m*, **nux v**, olnd, op, **par**, ph ac, phos, plb, **puls**, rheum, **rhod**, *rhus t*, ruta, *sang*, sars, **sec**, seneg, **sil**, spong, **squil**, staph, **stram**, stront, *sul ac*, **sulph**, tarax, thuj, *verat*, viol t

▲ **Verlorener** BB: 0489, BU: 59

acon, *alum*, **am m**, **anac**, *ant cr*, *ant t*, *apis*, arg, *ars*, aur, bar c, **bell**, **bry**, *cact*, **calc**, canth, carb an, carb v, caust, cina, cocc, hell, hep, **hyos**, *ip*, kali br, **kali c**, kali i, kali n, *kreos*, *lyc*, *mag c*, **mag m**, *merc*, nat c, **nat m**, nux v, *op*, *par*, ph ac, phos, plb, ptel, **puls**, rheum, **rhod**, rhus t, ruta, sabad, **sang**, sars, **sec**, seneg, *sep*, **sil**, spig, staph, *stram*, stront, *sul ac*, *sulph*, thuj, *verat*

Aufstoßen

▲ Aufschwulken BB: 0490, BU: 60

acon, alum, am m, *ant cr*, **ant t**, *arg*, **arn**, ars, *bar c*, **bell**, **bry**, **calc**, camph, **cann s**, canth, *carb ac*, *carb s*, *carb v*, caust, cham, chin, cic v, cina, *coca*, **coloc**, **con**, cycl, dig, *dros*, dulc, ferr, **graph**, *hep*, **ign**, kali c, lach, laur, *lyc*, mag m, **mar**, **merc**, mez, mosch, mur ac, nat c, *nat m*, nit ac, **nux v**, olnd, par, *petr*, **phos**, plat, **plb**, **puls**, rhod, rhus t, sabin, *sal ac*, **sars**, sep, spong, staph, stront, **sul ac**, sulph, thuj, valer, **verat**, verb, *zinc*

▲ Aufsteigen BB: 0491, BU: 60
(Aufdämmen)

acon, alum, ambr, **ant cr**, **asaf**, asar, bell, *bry*, **calc**, **cann s**, **canth**, **carb s**, *carb v*, *caust*, chel, *chin*, cic v, coff, **con**, *croc*, cycl, dulc, **ferr**, *hell*, *hep*, *ign*, kali c, lyc, mag m, mang, **merc**, **merc c**, nat c, nit ac, *nux m*, **nux v**, *ph ac*, **phos**, **plat**, plb, **puls**, *ran b*, *rhus t*, *rob*, ruta, *sabad*, *sars*, **spig**, *stann*, **stram**, *sul ac*, **valer**, verat

▲ Aufstoßen BB: 0492, BU: 60

abrot, *acon*, *aesc*, **agar**, agn, all c, **aloe**, **alum**, am c, **am m**, **ambr**, anac, ang, **ant cr**, **ant t**, arg n, **arn**, ars, *asaf*, *asar*, **bar c**, **bell**, bism, *bor*, **bry**, calad, **calc**, **calc ac**, camph, cann s, **canth**, **caps**, **carb ac**, **carb an**, *carb s*, **carb v**, **caust**, *cham*, **chel**, *chen a*, **chin**, cic v, *cina*, *coc c*, **cocc**, *coff*, **colch**, **coloc**, **con**, *conv*, croc, **cupr**, **cycl**, dig, dios, *dros*, **dulc**, euph, euphr, **ferr**, **fl ac**, gels, **graph**, guaj, *hell*, *hep*, hyos, **ign**, **ip**, *iris*, *jod*, **kali c**, kali n, kreos, *lach*, **laur**, led, **lyc**, *mag c*, *mag m*, mang, mar, meny, **merc**, **mez**, *mosch*, *mur ac*, **nat c**, **nat m**, **nit ac**, nux m, **nux v**, *olnd*, op, **ox ac**, par, **petr**, **ph ac**, **phos**, plat, **plb**, *podo*, **psor**, **puls**, ran b, ran s, rhod, **rhus t**, ruta, *sabad*, sabin, **sars**, sec, sel, seneg, **sep**, sil, *spig*, spong, **squil**, **stann**, **staph**, stram, stront, **sul ac**, **sulph**, tarax, thuj, valer, **verat**, **verb**, viol t, *zinc*

▲ Schluchzen BB: 0493, BU: 60

acon, **agar**, agn, alum, am c, **am m**, ambr, anac, ang, ant cr, ant t, arg, arn, **ars**, asar, *bar c*, **bell**, bor, bov, **bry**, *caj*, calc, *calc f*, *calc i*, cann s, canth, carb an, carb v, caust, cham, chel, **cic v**, cina, *cocc*, coff, colch, coloc, con, *cupr*, **cycl**, dig, **dios**, *dros*, dulc, euph, euphr, *gels*, graph, hep, **hyos**, **ign**, jod, *kali br*, kali c, lach, laur, led, *lyc*, mag c, *mag m*, **mar**, meny, **merc**, mur ac, *nat c*, nat m, *nux m*, **nux v**, op, *par*, petr, phos, plat, **plumbg**, **puls**, **ran b**, ran s, rhus t, ruta, sabad, samb, *sang*, *sars*, **sec**, sel, **sep**, sil, **sin n**, **spong**, stann, *staph*, **stram**, *stront*, **sul ac**, *sulph*, **tarax**, thuj, **verat**, *verb*, zinc

▲ Sodbrennen BB: 0494, BU: 61

agar, *alum*, **am c**, *ambr*, ant cr, *arg*, arn, ars, asaf, *asar*, *bar c*, **bell**, **berb**, bor, bov, bry, **calc**, **canth**, **caps**, **carb an**, **carb s**, **carb v**, **caust**, cham, **chin**, cic v, *coc c*, coff, **con**, **croc**, crot t, dig, *dulc*, euph, ferr, *ferr p*, **graph**, guaj, *hell*, hep, hyos, *ign*, **jod**, kali c, kali n, **lyc**, **mang**, **merc**, mosch, mur ac, **nat c**, **nat m**, *nat s*, *nit ac*, *nux m*, **nux v**, par, *petr*, *ph ac*, phos, plat, **puls**, ran s, *sabad*, **sabin**, sec, **sep**, *sil*, squil, *staph*, **sul ac**, **sulph**, tarax, thuj, **valer**, **verat**, zinc

▲ Wasserzusammenlaufen BB: 0495, BU: 61
im Mund
(Würmerbeseigen)

acon, *alum*, **am c**, **am m**, ambr, *anac*, ant cr, **ant t**, arn, **ars**, *asar*, **bar c**, bell, bov, **bry**, **calc**, **calc p**, cann s, *canth*, caps, **carb an**, **carb v**, **caust**, chel, *chin*, **cina**, clem, **cocc**, colch, con, croc, cupr, *cycl*, *dig*, **dros**, dulc, *euph*, ferr, **graph**, *hell*, hep, **ign**, ip, jod, *kali c*, lach, laur, led, **lyc**, mag c, *mag m*, mang, meny, **merc**, **mez**, mosch, mur ac, **nat c**, **nat m**, nit ac, nux m, **nux v**, olnd, **par**, **petr**, ph ac, **phos**, plat, plb, **puls**, **ran b**, ran s, **rhod**, rhus t, **sabad**, sabin, **sang**, *sars*, seneg, sep, **sil**, *spig*, spong, squil, stann, **staph**, *sul ac*, **sulph**, tarax, thea, thuj, **valer**, **verat**, verb, zinc

Übelkeit und Erbrechen

▲ Brecherlichkeit, Kotzübel
BB: 0496, BU: 61

acon, agar, *alum*, *am c*, am m, anac, *ant cr*, **ant t**, **apom**, arg, *arn*, ars, asaf, *asar*, aur, bar c, *bell*, bism, bor, bov, **bry**, calc, camph, cann s, canth, **caps**, carb an, carb v, caust, **cham**, chel, chin, cina, **cocc**, coff, colch, con, croc, *cupr*, cycl, dig, **dros**, dulc, euph, ferr, gels, *glon*, *graph*, *hell*, *hep*, hyos, ign, **ip**, jod, **kali c**, kali n, kreos, lach, laur, *led*, lyc, *mag c*, mag m, mang, mar, meny, **merc**, mez, mosch, mur ac, *nat c*, nat m, *nit ac*, nux m, **nux v**, *olnd*, op, *petr*, *ph ac*, *phos*, *plat*, *plb*, **puls**, ran s, rheum, rhod, **rhus t**, *ruta*, *sabad*, sabin, *sars*, sec, seneg, **sep**, *sil*, spig, spong, *squil*, *stann*, staph, stram, stront, *sul ac*, **sulph**, **tab**, **ther**, thuj, *valer*, **verat**, verb, zinc

▲ Brechwürgen
BB: 0497, BU: 62

acon, **aesc**, **aeth**, ambr, anac, *ant cr*, **ant t**, *apoc*, arg, *arg n*, **arn**, ars, *asar*, aur, **bell**, bism, **bry**, canch, cann s, *canth*, carb v, *chel*, **chin**, cocc, colch, *coloc*, *crot h*, *cupr*, dig, dros, dulc, graph, hell, *hep*, *hyos*, ign, **ip**, jod, *kali c*, kali n, **kreos**, led, *lob*, lyc, mag c, merc, mez, mosch, nat m, **nux v**, olnd, *op*, **phyt**, *plb*, podo, **puls**, rhus t, sabin, sars, *sec*, seneg, **sep**, sil, *squil*, stann, stram, stront, **sulph**, thuj, **verat**, viol t, zinc

▲ Ekel
BB: 0498, BU: 62

acon, alum, am c, anac, **ant cr**, **ant t**, arg, *arn*, **ars**, asaf, asar, bar c, **bell**, bor, **bry**, calc, **canth**, carb v, caust, *cham*, *chin*, **cocc**, *colch*, con, cupr, cycl, dig, **dulc**, *euph*, **ferr**, *gamb*, *guaj*, *hell*, hep, ign, **ip**, jod, **kali c**, lach, laur, lyc, mag c, mag m, mang, meny, *mosch*, mur ac, nat c, nat m, **nux v**, olnd, *op*, petr, *phos*, *plat*, **plb**, *psor*, puls, *rheum*, rhod, *rhus t*, ruta, *sars*, *sec*, seneg, **sep**, **sil**, spig, stann, stram, *sul ac*, **sulph**, thuj, valer

▲ Erbrechen im Allgemeinen
BB: 0499, BU: 62

acet ac, **acon**, **act sp**, **aesc**, **aeth**, agar, am c, am m, anac, **ant cr**, **ant t**, **apom**, arg, **arg n**, *arn*, **ars**, asaf, **bar c**, **bell**, bism, *bor*, bov, **bry**, *cadm*, **calc**, *calc p*, camph, **cann s**, **canth**, caps, *carb ac*, carb v, caust, *cerium*, **cham**, **chel**, chin, cic v, **cimic**, **cina**, coc c, *cocc*, coff, **colch**, coloc, **con**, *crot t*, **cupr**, dig, dros, dulc, *eup per*, **euph**, **ferr**, *gamb*, *glon*, *gran*, *graph*, **grat**, hell, *hep*, *hydr*, *hydr ac*, **hyos**, **ign**, **ip**, *iris*, jatr, jod, **kali bi**, kali c, *kali ch*, kali n, **kreos**, *lach*, laur, led, *lob*, *lyc*, mag c, *merc*, **merc c**, **merc d**, *merc if*, *mez*, nat c, nat m, *nit ac*, *nux m*, **nux v**, *olnd*, **op**, *ox ac*, petr, ph ac, **phos**, **plb**, **puls**, rhod, rhus t, sabad, sabin, **samb**, **sang**, **sec**, seneg, **sep**, **sil**, squil, *stann*, *stram*, sul ac, **sulph**, **tab**, ter, *thea*, **ther**, thuj, **valer**, **verat**, **verat v**, **zinc**, *zing*

▲ Blutiges Erbrechen
BB: 0500, BU: 62

acon, *ant cr*, **ant t**, **arn**, **ars**, asaf, **bell**, bor, *bry*, **cact**, *calc*, camph, *cann s*, **canth**, caps, carb v, caust, *cham*, **chin**, cic v, con, *crot h*, **cupr**, dig, dros, **ferr**, *ham*, hep, *hyos*, **ip**, jod, kali n, kreos, led, *lyc*, merc, **merc c**, *mez*, **nit ac**, **nux v**, *op*, *ox ac*, **phos**, **phyt**, **plb**, **puls**, *rhus t*, *sabin*, sec, sep, *sil*, **stann**, stram, sul ac, **sulph**, thuj, *verat*, zinc

▲ Fettiges Erbrechen
BB: 0501, BU: 62

ars, hipp, jod, mez, nux v, thuj

▲ Galliges (bitteres) Erbrechen
BB: 0502, BU: 62

acon, *ant cr*, *ant t*, apis, *arn*, **ars**, asar, **bell**, *bism*, bor, **bry**, **calc**, camph, *cann s*, **canth**, *carb ac*, carb v, **cham**, **chin**, cina, cocc, *colch*, **coloc**, **con**, **crot h**, *crot t*, **cupr**, *dig*, **dros**, **dulc**, elaps, **eup per**, **grat**, hell, *hep*, hyos, **ign**, **ip**, iris, jatr, jod, kali bi, *kali c*, lach, **lyc**, mag c, **merc**, **merc c**, *mez*, mur ac, *nat c*, *nat m*, nit ac, **nux v**, olnd, **op**, *ox ac*, petr, **phos**, phyt, **plb**, podo, **puls**, rhod, rhus t, *sabad*, *sabin*, **sang**, sec, **sep**, **sil**, **stann**, *stram*, **sulph**, *thuj*, valer, **verat**, zinc

▲ Erbrechen der genossenen Getränke
BB: 0503, BU: 63

acon, ant cr, **ant t**, **apom**, *arn*, **ars**, bism, **bry**, **cham**, *chin*, cic v, cocc, con, *crot t*, cupr, **dulc**, ferr, **ip**, kreos, nat m, **nux v**, phos, puls, rhus t, **sec**, **sil**, *sul ac*, sulph, *verat*

▲ **Erbrechen der** BB: 0504, BU: 63
genossenen Speisen
acon, aeth, **am c**, anac, **ant cr**, *ant t*, *arn*, **ars**, bell, bism, *bor*, bov, **bry**, **calc**, *calc p*, *canth*, caps, carb v, caust, *cham*, *chin*, *cina*, cocc, coff, **colch**, *coloc*, con, *cond*, **crot h**, *crot t*, **cupr**, cur, *dig*, **dros**, **eup per**, **ferr**, *ferr p*, graph, hipp, *hydr ac*, **hyos**, **ign**, **ip**, jatr, *jod*, kali bi, kali c, *kreos*, lach, laur, led, lob, **lyc**, *mag c*, *merc*, mill, mosch, mur ac, **nat m**, *nit ac*, **nux v**, *olnd*, op, *ph ac*, **phos**, **plb**, **puls**, rhus t, *ruta*, sabin, samb, sec, sep, **sil**, **stann**, *sul ac*, **sulph**, thuj, *uran*, **verat**, zinc

▲ **Erbrechen geronnener** BB: 0505, BU: 63
Milch
aeth, **ant cr**, *ant t*, **sulph**

▲ **Kotiges Erbrechen** BB: 0506, BU: 63
bell, bry, cupr, **nux v**, **op**, **plb**, (sul ac)

▲ **Saures Erbrechen** BB: 0507, BU: 63
acet ac, act sp, *am c*, ant t, **ars**, *asar*, bar c, **bell**, bor, *bry*, *calad*, **calc**, caps, carb v, *caust*, **cham**, **chin**, cocc, con, *ferr*, *graph*, **grat**, hep, *ign*, **ip**, **iris**, kali bi, kali c, **lyc**, nat c, *nat m*, nit ac, **nux v**, olnd, op, petr, ph ac, **phos**, podo, **psor**, **puls**, **rob**, sabin, *sars*, sec, sep, **stann**, stram, **sulph**, **tab**, thuj, **verat**

▲ **Scharfes Erbrechen** BB: 0508, BU: 63
iris

▲ **Schleimiges Erbrechen** BB: 0509, BU: 63
acon, aeth, *am m*, *ant cr*, *ant t*, **arg n**, **ars**, bar c, **bell**, bor, bov, *bry*, calc, cann s, *canth*, caps, carb v, **cham**, **chin**, *cina*, **coc c**, cocc, colch, **con**, *cor r*, *crot t*, **cupr**, dig, **dros**, *dulc*, elaps, ferr, graph, *guaj*, hep, **hyos**, **ign**, **ip**, jod, *kali bi*, **kali n**, *kreos*, lyc, mag c, **merc**, **merc c**, *mez*, mosch, nat c, **nit ac**, **nux v**, olnd, *phos*, **phyt**,

plb, **puls**, samb, **sec**, **sil**, spig, *stram*, *sulph*, **ter**, thuj, valer, **verat**, zinc

▲ **Schwarzes und braunes** BB: 0510, BU: 63
Erbrechen
ant t, apis, arg n, **ars**, bism, *cadm*, calc, camph, *chin*, hep, *hydr ac*, **ip**, *lach*, laur, *lyc*, **merc c**, **nux v**, *op*, *ox ac*, **petr**, **phos**, **plb**, **sec**, squil, stram, *sul ac*, sulph, **verat**

▲ **Übelriechendes** BB: 0511, BU: 63
Erbrechen
ant t, arn, **ars**, *bell*, bism, *bry*, **calc**, **cocc**, coff, *crot t*, **cupr**, guaj, **ip**, *led*, *merc*, nat c, **nux v**, op, ph ac, **phos**, plb, sec, **sep**, **stann**, **sulph**, thuj, valer, verat

▲ **Wäßriges Erbrechen** BB: 0512, BU: 64
acon, am c, ant cr, *ant t*, *arg*, **arn**, **ars**, *asar*, bar c, **bell**, bov, **bry**, **cann s**, **caust**, chin, cina, **coc c**, **coloc**, **con**, **cupr**, cycl, *dros*, ferr, graph, **grat**, *guaj*, **hep**, hyos, **ip**, **iris**, **kali bi**, kali c, kali n, *kreos*, laur, mag c, *mag m*, merc, nat c, **nux v**, *olnd*, *ox ac*, par, *petr*, *phos*, *plb*, puls, **rob**, sars, **sec**, sep, **sil**, spig, **stann**, *stram*, stront, **sul ac**, **sulph**, **tab**, thuj, **verat**, verb, zinc

▲ **Erbrechen von** BB: 0513, BU: 64
Würmern
acon, anac, ars, **cina**, coff, **ferr**, *hyos*, merc, nat m, phyt, **sabad**, sang, **sec**, *sil*, *spig*, *verat*

▲ **Übelkeit im** BB: 0514, BU: 64
Allgemeinen
acon, **aesc**, **aeth**, **agar**, *agn*, *ail*, *aloe*, *alum*, *am c*, am m, ambr, anac, *ang*, **ant cr**, **ant t**, **arg**, **arg n**, **arn**, **ars**, asaf, *asar*, aur, **bapt**, **bar c**, **bell**, **bism**, bor, *bov*, **bry**, calad, **calc**, *calc i*, *calc p*, camph, *canch*, *cann s*, **canth**, **caps**, **carb ac**, carb an, **carb s**, **carb v**, **card m**, *caust*, **cham**, **chel**, *chen a*, **chin**, *cic v*, *cic v*, **cimic**, cina, clem, **coc c**, **cocc**, **coff**, **colch**, coloc, con, **croc**, **crot t**, **cupr**, **cycl**, **dig**, **dios**, *dros*, **dulc**, **eup per**, euph, euphr, ferr, **fl ac**, *gamb*, **gels**, **gran**, **graph**, guaj, **hell**, *hep*, **hydr**, hyos, *ign*, **ip**, **iris**, jod, **kali bi**, **kali c**, *kali ch*, kali n, kreos, lach, laur, led, **lob**, **lyc**, *mag c*, *mag m*, mang, mar, meny, **merc**,

merc if, *mez*, **mosch**, mur ac, *nat c*, **nat m**, **nit ac**, *nux m*, **nux v**, olnd, op, **ox ac**, *par*, **petr**, *ph ac*, **phos**, plat, **plb**, podo, **puls**, **ran b**, ran s, **rheum**, rhod, **rhus t**, *ruta*, *sabad*, sabin, **samb**, **sang**, *sars*, sec, seneg, **sep**, **sil**, *spig*, spong, **squil**, **stann**, *staph*, stram, stront, **sul ac**, **sulph**, **tab**, tarax, **ther**, thuj, **valer**, **verat**, verat v, viol t, **zinc**, *zing*

▲ **Übelkeit in der Brust**　　BB: 0515, BU: 64

acon, anac, arg, asaf, bry, *croc*, *merc*, nux v, ol an, par, **rhus t**, sec, staph

▲ **Übelkeit im Hals**　　BB: 0516, BU: 64

acon, anac, ant t, arg, *ars*, asar, aur, *bell*, cann s, *chin*, cocc, coff, croc, **cupr**, **cycl**, ferr, lyc, *merc*, mez, nit ac, *olnd*, **ph ac**, **puls**, rhus t, sars, spig, **squil**, **stann**, *staph*, sulph, tarax, **valer**

▲ **Übelkeit im Magen**　　BB: 0517, BU: 64

acon, **agn**, ang, **ant t**, *arn*, *asar*, aur, bar c, bell, *bism*, bor, bov, **calc**, *cann s*, *canth*, **caps**, carb an, carb v, caust, *cham*, *chel*, *chin*, cina, *cocc*, coff, colch, *croc*, **cupr**, cycl, *dig*, dros, **hell**, **ip**, *kali c*, laur, led, **lyc**, mag c, *mag m*, mang, mar, meny, **merc**, mez, *mosch*, mur ac, *nat c*, *nat m*, *nit ac*, nux m, **nux v**, par, ph ac, **phos**, plat, plb, **puls**, *rheum*, *rhus t*, *ruta*, sabad, sabin, *samb*, *sars*, sec, seneg, *sil*, *squil*, stann, stront, *sul ac*, **sulph**, thuj, valer, **verat**, zinc

▲ **Übelkeit im Unterleib**　　BB: 0518, BU: 65

agn, *ant t*, **bell**, **bry**, cic v, cocc, croc, crot t, *cupr*, *cycl*, hell, hep, ip, *mang*, mar, nux m, par, **puls**, *rheum*, ruta, *samb*, sil, stann, staph, valer

▲ **Wabbelichkeit**　　BB: 0519, BU: 65
　(Weichlichkeit)

acon, ambr, ant t, arg, arn, **ars**, bar c, bell, bry, calc, canth, **caps**, *carb an*, carb v, **caust**, **cham**, chel, chin, cic v, *cina*, coff, *croc*, **cycl**, dig, euphr, hep, ign, *ip*, kali c, *laur*, *lyc*, meny, merc, mosch, **nat c**, nat m, *nit ac*, **nux v**, *olnd*, *petr*, phos, plat, **puls**, *rhus t*, *sabad*, sabin, sil, **staph**, stront, **sulph**, tarax, *thuj*, *verat*, zinc

Innerer Bauch

▲ **Magen**　　BB: 0520, BU: 65

abies n, *abrot*, *acet ac*, **acon**, *acon f*, *aesc*, *aeth*, *agar*, agn, *aloe*, *alum*, *alumn*, am c, am m, *ambr*, anac, ang, *ant cr*, *ant t*, arg, **arg n**, *arn*, **ars**, *asaf*, asar, aur, **bar c**, **bell**, *bism*, bor, bov, **bry**, *cact*, *calad*, **calc**, camph, *cann s*, **canth**, *caps*, *carb ac*, *carb an*, *carb s*, *carb v*, **caust**, *cham*, *chel*, **chin**, *cic v*, cina, *coca*, **cocc**, coff, **colch**, coloc, *con*, croc, *crot h*, **cupr**, cycl, *dig*, dros, dulc, *elaps*, *euph*, *ferr*, **glon**, *graph*, *grat*, guaj, **hell**, *hep*, *hydr*, *hyos*, **ign**, **ip**, *iris*, *jod*, **kali bi**, **kali c**, *kali ch*, *kali n*, *kalm*, kreos, *lach*, *laur*, led, *lith*, *lob*, **lyc**, mag c, mag m, mang, *mar*, meny, *merc*, mez, *mosch*, mur ac, *myric*, **nat c**, **nat m**, *nit ac*, nux m, **nux v**, *olnd*, op, *par*, *petr*, *ph ac*, **phos**, *phyt*, *plat*, *plb*, *podo*, **puls**, ran b, ran s, *rat*, *rheum*, rhod, **rhus t**, *rob*, *rumx*, *ruta*, *sabad*, *sabin*, samb, **sang**, *sars*, sec, seneg, **sep**, **sil**, spig, spong, squil, **stann**, *staph*, stram, stront, **sul ac**, **sulph**, **tab**, *thea*, thuj, *uran*, *valer*, **verat**, *verat v*, verb, *zinc*, *zing*

▲ **Beide Hypochondern**　　BB: 0521, BU: 65
　(Oberbauch unter den
　beiden Rippenbögen)

<u>acon</u>, **alum**, am m, ang, ant cr, ant t, *arn*, ars, **asaf**, asar, aur, bell, bism, bov, **bry**, **calc**, **camph**, cann s, *canth*, caps, carb an, **carb v**, caust, **cham**, <u>chin</u>, coc c, cocc, coff, colch, **con**, cupr, dig, *dios*, dros, ferr, *graph*, hell, hep, **ign**, ip, kali c, kali n, lach, **laur**, led, *lyc*, mag c, mag m, mang, *mar*, meny, merc, **mosch**, *mur ac*, nat c,

nat m, *nit ac*, **nux v**, *op*, *ph ac*, *phos*, plat, *plb*, **puls**, **ran b**, ran s, **rhod**, rhus t, *ruta*, sabad, sars, sec, sel, seneg, **sep**, *sil*, spig, spong, **stann**, **staph**, *stront*, *sul ac*, **sulph**, tarax, thuj, valer, *verat*, verb, **zinc**

▲ **Leber und** BB: 0522, BU: 66
Lebergegend
abiesLc, *abrot*, *absin*, **acon**, **aesc**, **agar**, agn, *all c*, **aloe**, **alum**, am c, **am m**, ambr, anac, ang, *ant t*, **apoc**, **arg n**, **arn**, **ars**, *asaf*, **aur**, **bapt**, bar c, **bell**, **berb**, bov, **bry**, calad, **calc**, *calc f*, *calc p*, *camph*, cann s, canth, **carb ac**, **carb an**, *carb v*, **card m**, **caust**, *cedr*, *cham*, **chel**, **chin**, *cinnb*, clem, **cocc**, **colch**, **coloc**, **con**, *corn*, croc, **crot h**, **cupr**, *dig*, *dros*, dulc, *euon*, *ferr*, *fl ac*, *gels*, *graph*, *grin*, hell, **hydr**, *hydrc*, hyos, **ign**, ip, *iris*, *jod*, jug r, **kali c**, kali n, kalm, kreos, *lach*, *laur*, **lept**, **lyc**, *mag c*, **mag m**, mar, **merc**, *merc c*, merc d, mill, mosch, *mur ac*, *myric*, *nat c*, **nat m**, *nat s*, *nit ac*, nux m, **nux v**, op, pall, par, petr, *ph ac*, **phos**, plat, *plb*, **podo**, *polyg*, *prun*, *psor*, *puls*, *ran b*, *ran s*, rhod, *rhus t*, *rob*, **ruta**, **sabad**, sabin, *sang*, sars, sec, *sel*, seneg, **sep**, *sil*, *spig*, spong, stann, staph, *sul ac*, **sulph**, *tab*, *tarax*, thuj, *trom*, valer, *verat*, verb, *vip*, **zinc**

▲ **Milz** BB: 0523, BU: 66
abiesLc, *abrot*, *acon*, agar, *agn*, *alum*, *am c*, **am m**, ambr, *anac*, *ang*, ant t, *aran*, arg, *arn*, **ars**, **asaf**, asar, aur, bar c, bell, berb, bism, **bor**, bov, brom, bry, calad, *calc p*, *camph*, **cann s**, canth, caps, carb an, carb v, caust, **cean**, *cedr*, *cham*, chel, **chin**, cob, *coc c*, *colch*, con, *corn*, crot h, *crot t*, cupr, **dios**, dros, **dulc**, ferr, fl ac, *gels*, graph, grat, *grin*, guaj, hep, **ign**, ip, *jod*, kali bi, kali n, kreos, **laur**, lyc, mag c, mag m, *mag s*, mang, *mar*, merc, mez, mosch, **mur ac**, **nat c**, *nat m*, nat s, nit ac, nux m, nux v, ol an, olnd, petr, *ph ac*, *phos*, **plat**, **plb**, *psor*, puls, **ran b**, ran s, rheum, *rhod*, *rhus t*, **ruta**, sabad, *sars*, sec, *sel*, seneg, sep, *sil*, *spig*, spong, **stann**, **sul ac**, **sulph**, tab, tarax, thuj, *valer*, verat, *verb*, viol t, **zinc**, zing

▲ **Zwerchfell** BB: 0524, BU: 66
apis, asar, *asc t*, *bism*, bry, **cact**, cham, *cimic*, cocc, *cupr*, hyos, mez, nux v, op, *ran b*, stann, viol t

▲ **Unterleib im** BB: 0525, BU: 66
Allgemeinen
abrot, *acet ac*, *acon*, *aesc*, *aeth*, agar, agn, *alet*, **aloe**, *alum*, am c, *am m*, *ambr*, *anac*, ang, ant cr, *ant t*, **apoc**, arg, *arg n*, *arn*, **ars**, **asaf**, asar, aur, bar c, **bell**, bism, bor, *bov*, **brach**, *brom*, **bry**, *calad*, **calc**, *calc p*, **camph**, cann s, **canth**, *caps*, **carb ac**, carb an, *carb s*, **carb v**, *caust*, *cham*, chel, **chin**, *cic v*, *cina*, clem, *coca*, **cocc**, coff, *colch*, **coloc**, com, con, croc, crot h, *crot t*, **cupr**, cycl, *dig*, **dios**, dros, *dulc*, *elat*, *euph*, euphr, **ferr**, *fl ac*, *gamb*, *gent l*, *gran*, *graph*, *grat*, guaj, **hell**, *hep*, *hydr*, hydr ac, hyos, **ign**, ip, *jatr*, *jod*, *jug r*, **kali bi**, **kali c**, kali n, *kreos*, *lach*, *laur*, led, **lyc**, *mag c*, *mag m*, mang, mar, meny, **merc**, **merc c**, *mez*, mosch, mur ac, *myric*, **nat c**, *nat m*, nit ac, *nux m*, **nux v**, *olnd*, *ox ac*, par, *petr*, *ph ac*, **phos**, **plat**, **plb**, **podo**, *prun*, **puls**, *ran b*, ran s, **rheum**, *rhod*, **rhus t**, *rob*, *ruta*, *sabad*, sabin, *sal ac*, *sal ac*, *samb*, *sang*, *sars*, sec, sel, *seneg*, **sep**, **sil**, *spig*, *spong*, *squil*, stann, **staph**, *stram*, *stront*, *sul ac*, **sulph**, tarax, **ter**, thuj, valer, **verat**, *verat v*, *verb*, viol t, *xan*, **zinc**

▲ **Oberbauch** BB: 0526, BU: 67
abiesLc, **acon**, **aesc**, **agar**, **agn**, *aloe*, *am c*, am m, *ambr*, *anac*, *ant cr*, ant t, *apoc*, **arn**, *ars*, *asaf*, asar, aur, *bar c*, *bell*, *bor*, bov, **bry**, **calad**, **calc**, *calc p*, *camph*, cann s, **canth**, **caps**, **carb ac**, **carb v**, **caust**, **cham**, chel, **chin**, *cic v*, **cina**, **cocc**, *colch*, **coloc**, con, croc, *crot t*, **cupr**, cycl, **dig**, *dios*, dulc, euphr, *ferr*, **gels**, guaj, hell, hep, *hydr ac*, hyos, **ign**, **ip**, *iris*, *jod*, **kali bi**, kali c, kali n, lach, laur, **lyc**, mag m, *mar*, meny, **merc**, **merc c**, *merc ir*, *mez*, mosch, mur ac, nat c, **nat m**, *nux m*, **nux v**, olnd, *op*, *ox ac*, *par*, *petr*, ph ac, **phos**, *phyt*, plat, *plb*, *podo*, **puls**, *ran b*, ran s, *rhod*, *rhus t*, *rumx*, *ruta*, *sabad*, sabin, *sal ac*, *samb*, sec, seneg, sep, sil, spig, *spong*, **stann**, **staph**, *stram*, *stront*, sul ac, **sulph**, tarax, *thea*, thuj, *valer*, verat, *verb*, viol t, *zinc*

▲ Nabelgegend BB: 0527, BU: 67

acon, *aesc*, *agar*, *alum*, am c, **am m**, ambr, **anac**, ant cr, ant t, *apoc*, *arn*, *ars*, *asaf*, bar c, **bell**, bov, **bry**, *calad*, *calc*, **calc p**, camph, cann s, canth, *caps*, *carb an*, *carb v*, *caust*, *cham*, **chel**, chin, cina, *cocc*, colch, **coloc**, *con*, crot t, *dig*, dios, dulc, *gamb*, *graph*, guaj, *hell*, hep, *hyos*, **ign**, **ip**, jod, kali c, *kali n*, **kreos**, lach, *laur*, *mag c*, *mag m*, mang, mar, meny, merc, *mez*, mosch, *mur ac*, **nat c**, **nux m**, **nux v**, olnd, *op*, par, **ph ac**, *phos*, **plat**, **plb**, *puls*, *ran b*, *ran s*, *rheum*, rhod, **rhus t**, ruta, *sabin*, *sars*, seneg, sep, *sil*, **spig**, spong, *stann*, *staph*, stram, **stront**, **sul ac**, **sulph**, tarax, thuj, *valer*, **verat**, **verb**, viol t, *zinc*

▲ Bauch-Seiten BB: 0528, BU: 67

agar, agn, *alum*, *am c*, am m, ambr, anac, *ang*, ant cr, *arn*, *ars*, **asaf**, *asar*, *aur*, *bar c*, *bell*, bism, bor, bov, **bry**, calad, *calc*, camph, *cann s*, **canth**, *caps*, carb an, **carb v**, *caust*, *cham*, chel, **chin**, cina, *clem*, **cocc**, *coff*, colch, coloc, *croc*, cycl, *dig*, *dros*, dulc, *euph*, ferr, graph, guaj, hell, hep, hyos, **ign**, *ip*, jod, kali c, kali n, *kreos*, *lach*, **laur**, led, **lyc**, *mag c*, *mag m*, mang, *mar*, *meny*, *merc*, mez, mosch, mur ac, **nat c**, *nat m*, **nit ac**, nux m, **nux v**, olnd, op, *par*, *petr*, *phos*, *plat*, plb, puls, *ran b*, *ran s*, rheum, rhod, rhus t, *ruta*, *sabad*, sabin, samb, *sang*, **sars**, sec, seneg, *sep*, sil, *spig*, spong, *stann*, **staph**, stront, **sulph**, **tarax**, **thuj**, valer, viol t, **zinc**

▲ Lenden BB: 0529, BU: 68

acon, *agar*, *agn*, am m, *ambr*, anac, *ant cr*, arg, *arn*, **asaf**, **aur**, bell, **berb**, bov, *calc*, camph, cann s, **canth**, *carb an*, carb v, caust, cham, **chel**, *chin*, cina, clem, cocc, *colch*, **coloc**, dig, *dros*, **dulc**, euph, hep, *hyos*, ign, jod, kali c, **kali n**, kreos, **lach**, **laur**, led, **lyc**, mag c, *mar*, *meny*, merc, **mez**, nat c, *nit ac*, nux v, olnd, *phyt*, **plb**, **puls**, **ran b**, *ran s*, **rheum**, rhus t, *ruta*, sabad, sabin, samb, sars, *sec*, seneg, **sep**, spig, spong, **staph**, stront, sulph, tarax, **thuj**, valer, verat, verb, *vib*, viol t, *xan*, **zinc**

▲ Unterbauch BB: 0530, BU: 68

acon, *aesc*, *agar*, agn, **aloe**, alum, am c, am m, ambr, *anac*, *ang*, ant cr, **ant t**, *arg*, arn, ars, *asaf*, *asar*, **aur**, **bar c**, **bell**, bism, bor, bov, *bry*, calad, **calc**, *camph*, cann s, *canth*, **caps**, carb an, **carb v**, *caust*, cham, *chel*, **chin**, cic v, cina, *clem*, *coc c*, **cocc**, coff, *colch*, *coll*, **coloc**, con, *conv*, *croc*, cupr, *cycl*, dig, *dros*, dulc, *equis*, euph, euphr, ferr, graph, guaj, hell, hep, *hyos*, **ign**, jod, **kali c**, kali n, *laur*, led, **lil t**, **lyc**, mag c, *mag m*, mang, mar, meny, **merc**, *mez*, mosch, *nat c*, nit ac, nux m, **nux v**, olnd, par, *ph ac*, **phos**, plat, plb, **puls**, **ran b**, rheum, rhod, *rhus t*, **ruta**, sabad, *sabin*, samb, sars, *sec*, seneg, **sep**, **sil**, **spig**, *spong*, **squil**, **stann**, staph, *stront*, sul ac, **sulph**, **tarax**, **thuj**, *valer*, **verat**, **verat v**, *verb*, **vib**, viol t, *zinc*

▲ Bauchring BB: 0531, BU: 68

agar, agn, **alum**, *am c*, **am m**, anac, *ant cr*, ant t, *arg*, *ars*, asaf, asar, **aur**, bar c, *bell*, **berb**, bov, **calc**, camph, *cann s*, *canth*, *caps*, **carb an**, carb v, caust, **cham**, chel, *chin*, cic v, **clem**, **cocc**, coff, **coloc**, con, *croc*, *dig*, dros, dulc, *euph*, *graph*, guaj, hell, **ign**, jod, *kali c*, kali n, kreos, laur, **lyc**, *mag c*, mag m, mar, meny, **merc**, *mez*, mur ac, nat c, nat m, *nit ac*, **nux v**, *op*, *osm*, par, petr, ph ac, phos, *plat*, plb, ran b, ran s, rheum, **rhod**, **rhus t**, sabad, sars, *sep*, **sil**, **spig**, spong, **stann**, staph, stram, **stront**, **sul ac**, **sulph**, tarax, **thuj**, *valer*, **verat**, viol t, *zinc*

▲ Leistenbruch BB: 0532, BU: 68

alum, am c, **am m**, anac, ant cr, arg, *asar*, **aur**, **bell**, berb, *calc*, camph, *cann s*, *caps*, carb an, carb v, **cham**, chin, **clem**, **cocc**, coff, *coloc*, dig, euph, *graph*, *guaj*, hell, *ign*, *kali c*, kali n, lach, **lyc**, *mag c*, mar, *merc*, mez, nat m, **nit ac**, **nux v**, *op*, petr, ph ac, phos, plat, *plb*, psor, rheum, **rhus t**, sep, **sil**, spig, spong, stann, staph, stram, stront, **sul ac**, *sulph*, ter, thuj, **verat**, *zinc*

Körperteile und Organe

▲ Leisten-, Blinddarm-, BB: 0533, BU: 69
Ileocoecal-,
Iliacalgegend,
Poupartsch.B
agar, am c, **bapt**, **berb**, **bry**, *carb s,* **chel**, *corn,*
dios, gins, merc c, osm, phos, plb, **sulph**, *thuj*

Äußerer Bauch

▲ Herzgrube BB: 0534, BU: 69

acon, **aloe**, alum, *ant cr,* **ant t**, **arg n**, **ars**, *asaf,*
aur, *bar ac,* bar c, **bell**, **bry**, **cact**, **calc**, caps,
caust, cham, chel, chin, **cic v**, **cocc**, coff, *coloc,*
con, *corn, croc, dios, euph,* ferr, **hell**, *hep,* ign,
kali bi, *kali c, kalm,* lach, **lyc**, mang, *merc,*
merc c, mez, *mosch,* nat c, **nat m**, *nux v, olnd,*
op, *ox ac,* petr, *ph ac, phos, phyt, plat, prun,*
puls, *ran b, ran s, ruta, sabad,* sabin, *samb,* sec,
sep, sil, spig, *spong,* stann, *sulph, tab,* verat, zinc

▲ Bauch, äußerlich BB: 0535, BU: 69

acon, alum, am m, *ambr,* anac, ang, ant cr, *arg,*
arn, *ars,* asaf, asar, aur, bar c, **bell**, *bov,* **bry**,
calc, camph, cann s, **canth**, caps, carb v, caust,
cham, chel, *chin,* cic v, *cocc,* colch, **coloc**, con,
croc, cupr, dig, *dros,* euph, *ferr,* graph, guaj,
hyos, ign, ip, jod, kali c, lach, led, *lyc,* mag c,
mag m, mang, meny, **merc**, mosch, mur ac,
nat c, nat m, nit ac, **nux v**, olnd, op, *par,* petr,
ph ac, phos, *plat,* plb, **puls**, ran b, *ran s,* rheum,
rhod, **rhus t**, ruta, **sabad**, *sabin, samb,* sars, **sel**,
seneg, **sep**, sil, spig, spong, *squil,* stann, *staph,*
stram, stront, sul ac, **sulph**, tarax, *thuj, valer,*
verat, *viol t,* zinc

▲ Bauchring, äußerlich BB: 0536, BU: 69

alum, am c, *am m,* ambr, **ars**, *aur, bov,* calc,
cann s, *canth,* chin, cic v, cocc, dig, euph, graph,
guaj, kali c, **lyc**, mag m, **merc**, mez, mur ac,
nat c, nit ac, *nux v,* ph ac, *puls, sars,* **sel**, sep,
sil, *spig,* stront, *sul ac,* **sulph**, thuj

▲ Schamhügel BB: 0537, BU: 69

am c, anac, ant t, arg, asaf, *aur,* **bell**, *calc p,*
hell, hyos, **meny**, *nat c,* nat m, *nit ac, nux v,* plb,
rhus t, *ruta,* sabad, *sel,* staph, **valer**, *vib, viol t,*
zinc

▲ Leistendrüsen BB: 0538, BU: 69

ant cr, **ars**, *asaf,* aur, *bad,* bar c, **bell**, **calc**,
cann s, *cinnb,* **clem**, *con,* **dulc**, *graph,* **hep**, *jod,*
lyc, *meny,* **merc**, mez, *nat c,* **nit ac**, nux v, *osm,*
ph ac, *phos,* puls, *rheum, rhus t, sil,* **spong**,
stann, *staph,* stram, *sulph,* **thuj**

Bauch

▲ **Linke Seite** BB: 0539, BU: 70

acon, agar, agn, **alum**, am c, **am m**, ambr, anac, ant cr, **ant t**, **apis**, **arg**, arn, ars, **asaf**, *asar*, *aur*, bar c, *bell*, **bov**, *brom*, **bry**, **calc**, camph, *cann s*, canth, *caps*, carb v, caust, **cham**, chel, **chin**, **cina**, cocc, colch, coloc, **con**, croc, *crot t*, **cupr**, *dig*, **dulc**, *euph*, **fl ac**, *graph*, **grat**, **guaj**, **hep**, *ign*, jod, **jug r**, **kali c**, *kreos*, *lach*, laur, *led*, lyc, mag m, *mang*, mar, *meny*, merc, *mez*, **mill**, *mur ac*, *nat c*, **nat m**, *nit ac*, nux m, *nux v*, *olnd*, op, **par**, petr, *ph ac*, plat, **plb**, *psor*, **puls**, ran b, **rheum**, rhod, rhus t, *ruta*, sabad, sabin, *samb*, sars, *sel*, sep, sil, **spig**, *spong*, squil, stann, *staph*, *sul ac*, **sulph**, **tarax**, thuj, **valer**, *verb*, viol t, zinc

▲ **Rechte Seite** BB: 0540, BU: 70

agar, *agn*, am m, **ambr**, anac, *ant cr*, apis, arg, arn, **ars**, asaf, aur, **bapt**, **bar c**, bell, *bism*, *bry*, *calad*, calc, camph, cann s, **canth**, **carb an**, **carb v**, **caust**, chel, chin, *cic v*, *clem*, cocc, *colch*, **coloc**, con, *croc*, cupr, *cycl*, dig, *dros*, dulc, fl ac, graph, guaj, **ign**, *ip*, jod, kali c, **kali n**, kreos, **lach**, laur, **lyc**, **mag m**, *mar*, meny, *merc*, mez, mill, *mosch*, nat c, nat m, nit ac, nux m, *nux v*, olnd, petr, *ph ac*, *phos*, *plat*, plb, **podo**, psor, *puls*, ran b, *ran s*, rhod, **rhus t**, sabad, *sabin*, samb, *sang*, **seneg**, sep, sil, spig, spong, squil, **stann**, *stront*, **sulph**, tarax, **thuj**, verb, *viol t*, zinc

Hypochondrien (Oberbauch unter den Rippenbögen)

▲ **Linke Seite** BB: 0541, BU: 70

acon, *agar*, **agn**, alum, am c, **am m**, *anac*, **ant cr**, **apis**, *arg*, arn, ars, **asaf**, asar, *aur*, **bar c**, bell, brom, *bry*, calad, **calc**, **cann s**, carb an, **carb v**, **caust**, **cham**, *chel*, **chin**, *cocc*, *coff*, **con**, **cupr**, *dig*, *dios*, dulc, **euph**, **ferr**, **fl ac**, *graph*, hep, **ign**, ip, jod, kali c, **kali n**, *kreos*, laur, lyc, mang, mar, merc, **mez**, **mill**, mosch, **mur ac**, nat c, **nat m**, **nit ac**, *nux v*, olnd, par, petr, ph ac, phos, *plat*, **plb**, **psor**, **puls**, ran b, *ran s*, **rheum**, *rhod*, rhus t, *ruta*, sabad, *sars*, *sec*, *seneg*, sep, *sil*, *spig*, squil, stann, staph, sul ac, **sulph**, valer, **verb**, *viol t*, **zinc**

▲ **Rechte Seite** BB: 0542, BU: 70

acon, aesc, *agar*, *agn*, aloe, **alum**, **am c**, am m, **ambr**, **anac**, *ant cr*, apis, *arn*, ars, *asaf*, *bapt*, **bar c**, **bell**, berb, bor, **bry**, calad, **calc**, **canth**, **carb an**, *carb v*, *card*, caust, chel, chin, **clem**, **cocc**, **colch**, con, dig, *dios*, dulc, **ferr**, fl ac, *graph*, hep, **hydr**, *hyos*, **ign**, **iris**, *jod*, **kali c**, kreos, **lach**, laur, *led*, **lyc**, *mag m*, mang, *mar*, **merc**, mill, **mosch**, *myric*, *nat c*, **nat m**, **nat s**, nit ac, *nux m*, **nux v**, par, **petr**, *ph ac*, phos, plat, *plb*, **podo**, prun, psor, *puls*, ran b, *ran s*, rhod, **rhus t**, *ruta*, sabad, *sabin*, sec, sel, sep, sil, *spig*, **stann**, staph, *sul ac*, **sulph**, *tell*, valer, **verat**, verb, zinc

Bauchringe

▲ Linke Seite   BB: 0543, BU: 71
agar, agn, *alum*, **am c**, am m, *ambr*, *ant cr*, **apis**, **arg**, arn, *asar*, aur, bell, *berb*, calc, camph, cann s, carb an, *chel*, cocc, *dig*, **dulc**, **euph**, fl ac, graph, **ign**, kali c, laur, lyc, **mag c**, *mag m*, *merc*, **nit ac**, nux m, *nux v*, *par*, *phos*, rhod, rhus t, *sabad*, sabin, sars, *sep*, sil, *spig*, spong, *stann*, *staph*, *sul ac*, **sulph**, *tarax*, *verat*, viol t, **zinc**

▲ Rechte Seite   BB: 0544, BU: 71
agn, alum, am c, **am m**, *apis*, *ars*, **aur**, *bell*, *bor*, **calc**, camph, cann s, canth, carb an, **carb v**, *cic v*, *clem*, *cocc*, **coloc**, *con*, dig, *dros*, dulc, fl ac, graph, *hell*, *ip*, *jod*, **kali c**, **lach**, laur, **lyc**, *mang*, *mar*, **merc**, **mez**, **nux v**, *oci*, *op*, **petr**, *ph ac*, *psor*, **puls**, *ran b*, **rhod**, **rhus t**, *ruta*, *sabin*, sars, **seneg**, *sep*, **sil**, spig, spong, stann, **staph**, **stront**, **sul ac**, sulph, **thuj**, *valer*, **verat**, zinc

Blähungen

▲ Blähungen im   BB: 0545, BU: 69
Allgemeinen
acon, agar, agn, *ail*, *all c*, **aloe**, alum, am c, **am m**, *ambr*, anac, ang, *ant cr*, **ant t**, **apoc**, arg, **arg n**, **arn**, **ars**, **asaf**, asar, **aur**, **bar c**, **bell**, bism, bor, *bov*, **bry**, calad, *calc*, *calc i*, *calc p*, camph, cann s, **canth**, **caps**, **carb ac**, **carb an**, *carb s*, **carb v**, **caust**, **cham**, chel, **chin**, *cic v*, *cina*, *clem*, *coc c*, *coca*, **cocc**, coff, *colch*, **coloc**, con, corn, croc, **crot h**, **crot t**, *cub*, **cupr**, cycl, *dig*, **dios**, dros, **dulc**, *euph*, euphr, **ferr**, *fl ac*, **gamb**, *gran*, **graph**, guaj, **hell**, hep, *hyos*, **ign**, ip, jod, **kali bi**, **kali c**, *kali i*, kali n, kreos, **lach**, *laur*, led, **lil t**, **lyc**, mag c, *mag m*, mang, **mar**, meny, **merc**, *merc c*, *mez*, mur ac, **nat c**, **nat m**, **nat s**, **nit ac**, **nux m**, **nux v**, *olnd*, **op**, *osm*, par, **petr**, **ph ac**, **phos**, *plat*, **plb**, podo, psor, **puls**, ran b, ran s, **raph**, *rheum*, **rhod**, **rhus t**, **rob**, *rumx*, ruta, *sabad*, sabin, *sal ac*, samb, **sang**, *sars*, *sec*, sel, seneg, **sep**, **sil**, *spig*, spong, **squil**, stann, **staph**, **stram**, *stront*, *sul ac*, **sulph**, **tarax**, ter, **thuj**, *uran*, **valer**, **verat**, verb, viol t, **zinc**, *zing*

▲ Faulriechende   BB: 0546, BU: 69
Blähungen
acon, all c, alum, *ant t*, **arn**, **ars**, asaf, *asar*, aur, bell, *bov*, *bry*, *calad*, calc, *carb ac*, **carb v**, *cham*, chin, **cocc**, *coff*, coloc, **dulc**, *graph*, hep, ign, *ip*, *jod*, kreos, lyc, *mar*, merc, *nat c*, nat m, **nit ac**, nux m, **nux v**, **olnd**, *par*, **puls**, *ruta*, sabin, sars, sec, *sep*, sil, spig, *staph*, stram, **sulph**, **valer**, zinc

▲ Wie faule Eier   BB: 0547, BU: 72
ant t, **arn**, *coff*, kreos, *mar*, psor, sep, stann, staph, **sulph**, *valer*

▲ Feuchtwarme   BB: 0548, BU: 72
Blähungen
carb v

▲ Geruchlos   BB: 0549, BU: 72
agar, *ambr*, arn, **bell**, cann s, carb v, coff, *lyc*, *mar*, merc, phos, zinc

▲ Heiß   BB: 0550, BU: 72
acon, **aloe**, ant t, *cham*, cocc, mag m, mag m, **mar**, nux v, *phos*, plb, **puls**, *staph*, **sulph**, **zinc**

▲ Kalt   BB: 0551, BU: 72
con

▲ **Nach Knoblauch**   BB: 0552, BU: 72
riechend
agar, *mosch*, phos

▲ **Laut**   BB: 0553, BU: 72
am m, canth, **lach**, laur, *mar*, *merc*, squil

▲ **Sauerriechend**   BB: 0554, BU: 72
arn, bell, **calc**, *cham*, coloc, dulc, **graph**, *hep*, *mag c*, **merc**, **nat c**, petr, phos, **rheum**, *sep*, **sulph**

▲ **Stinkend**   BB: 0555, BU: 72
acon, agar, **all c**, **aloe**, alum, am m, ang, ant cr, *ant t*, **arn**, **ars**, **asaf**, *asar*, **aur**, bar c, bell, bism, **bor**, *bov*, **bry**, calad, **calc**, **calc p**, canth, *carb an*, **carb v**, caust, **cham**, **chin**, cocc, coff, **coloc**, con, crot h, **dios**, dros, **dulc**, **graph**, grat, *guaj*, **hell**, hep, ign, *ip*, iris, *jod*, kali c, kali n, kreos, *lach*, lith, lob, lyc, mag c, **mar**, **merc**, mill, mur ac, *nat c*, nat m, nat s, nicc, **nit ac**, nux m, **nux v**, **olnd**, *op*, *paeo*, petr, **ph ac**, phos, **plb**, psor, **puls**, ran b, ran s, rheum, *rhod*, rhus t, ruta, sabin, sang, *sars*, sec, senn, *sep*, **sil**, spig, **squil**, **staph**, **stram**, *stront*, *sul ac*, **sulph**, *valer*, verat, zinc

▲ **Blähungs-Getöse**   BB: 0556, BU: 72
(Bauchknurren)
acon, *aesc*, **agar**, agn, **aloe**, *alum*, *am c*, *am m*, *ambr*, anac, *ang*, *ant cr*, **ant t**, arg, **arn**, ars, *asaf*, asar, **aur**, bar c, *bell*, *bism*, bor, *bov*, **bry**, *calc*, **canth**, caps, **carb ac**, *carb an*, **carb v**, **caust**, **cham**, chel, **chin**, *cic v*, cina, clem, *coc c*, cocc, coff, **coloc**, *con*, croc, **crot t**, cupr, *cycl*, *dig*, **dios**, *dulc*, euph, euphr, ferr, **gamb**, **glon**, *graph*, guaj,

hell, *hep*, hyos, **ign**, ip, **jatr**, jod, **kali bi**, kali c, kali n, *laur*, led, **lyc**, mag c, *mag m*, **mar**, meny, *merc*, *mez*, mosch, *mur ac*, *nat c*, **nat m**, *nit ac*, **nux m**, **nux v**, *olnd*, **op**, *par*, petr, **ph ac**, **phos**, plat, **plb**, **podo**, **puls**, ran b, ran s, *rheum*, *rhod*, *rhus t*, ruta, **sabad**, sabin, samb, **sars**, sec, sel, seneg, **sep**, **sil**, **spig**, spong, **squil**, *stann*, **staph**, *stram*, *stront*, *sul ac*, **sulph**, *tarax*, **thuj**, valer, **verat**, *verb*, **zinc**

▲ **Blähungs-Schmerz**   BB: 0557, BU: 73
acon, alum, am c, am m, *ambr*, **anac**, ant cr, **ant t**, arg, **ars**, **asaf**, *asar*, **aur**, bell, *bism*, bry, calc, camph, cann s, *canth*, **caps**, carb an, **carb v**, **cham**, chel, **chin**, cic v, **coc c**, **cocc**, coff, colch, coloc, **con**, crot t, cycl, dros, euph, ferr, **graph**, *guaj*, hell, hep, **hyos**, **ign**, ip, jod, kali c, lach, *laur*, **lyc**, mag c, **mar**, **menth p**, *meny*, *mez*, nat c, *nat m*, *nit ac*, **nux m**, **nux v**, op, par, **phos**, *plat*, **plb**, **puls**, ran b, **rheum**, **rhod**, *rhus t*, *ruta*, sabin, samb, *sel*, seneg, sep, *sil*, spig, *spong*, **squil**, **staph**, sul ac, sulph, tarax, *thuj*, valer, **verat**, *verb*, zinc

▲ **Blähungs-Versetzung**   BB: 0558, BU: 73
acon, agar, aloe, am c, am m, *ambr*, ang, **ant cr**, **ant t**, **arn**, asar, **aur**, bar c, **bell**, bor, calc, camph, cann s, **canth**, caps, carb ac, carb an, **carb v**, *caust*, **cham**, chin, *cic v*, **cocc**, coff, colch, **coloc**, **con**, euph, **graph**, *guaj*, hell, *hep*, hyos, **ign**, *jod*, **kali c**, kali n, *lach*, **lyc**, *mag m*, **mar**, meny, *mez*, mosch, **nat c**, **nat m**, **nat s**, **nit ac**, **nux m**, **nux v**, op, petr, **ph ac**, **phos**, **plat**, **plb**, **puls**, **raph**, rheum, *rhod*, *rhus t*, ruta, sabad, sabin, sel, *sep*, **sil**, *spig*, *spong*, **squil**, stann, **staph**, stram, stront, sul ac, **sulph**, thuj, valer, **verat**, verb, zinc

Stuhlausleerung, Stuhlgang

▲ **Durchfall** BB: 0559, BU: 73

acon, *aesc*, **aeth**, **agar**, agn, *ail*, *all c*, **aloe**, *alst*, *alum*, am c, **am m**, ambr, anac, *ang*, **ant cr**, ant t, apis, **apoc**, arg, **arg n**, **arn**, **ars**, **ars i**, arum t, asaf, *asar*, aur, bapt, *bar c*, **bell**, benz ac, bism, bov, **bry**, calad, calc, calc p, cann s, **canth**, **caps**, carb ac, carb an, *carb s*, *carb v*, *caust*, **cham**, **chel**, **chin**, chr ac, *cic v*, cina, *cist*, clem, cocc, *coff*, **colch**, **coloc**, con, corn, *corn f*, croc, *crot h*, **crot t**, **cupr**, cycl, dig, dios, *dirc*, *dros*, **dulc**, **elat**, *euph*, **ferr**, *ferr p*, *fl ac*, **gamb**, gels, *gent l*, *gran*, *graph*, **grat**, guaj, hell, hep, *hydr*, **hyos**, *ign*, ip, **iris**, **jal**, *jatr*, jod, **kali bi**, kali c, *kali n*, lach, laur, led, **lept**, *lyc*, *mag c*, *mag m*, mang, mar, **merc**, merc c, merc d, *mez*, *mur ac*, *nat c*, **nat m**, **nat s**, **nit ac**, *nux m*, **nux v**, oena, olnd, op, osm, ox ac, par, petr, **ph ac**, **phos**, **phyt**, *plan*, plat, plb, **podo**, **psor**, **puls**, ran b, **ran s**, **raph**, **rheum**, rhod, **rhus t**, **rumx**, ruta, sabad, *sabin*, *sal ac*, **sang**, sars, **sec**, seneg, **sep**, **sil**, *spig*, spong, *squil*, stann, *staph*, stict, still, **stram**, **stront**, **sul ac**, **sulph**, sumb, *tab*, *tarax*, **thuj**, *trom*, *valer*, **verat**, verb, *viol t*, **zinc**

▲ **Durchfall mit** BB: 0560, BU: 74
Verstopfung wechselnd
ant cr, *card m*, **chel**, **cimic**, **podo**, *puls*

▲ **Schmerzhafter Durchfall** BB: 0561, BU: 74

agar, alum, *am c*, *am m*, *anac*, ang, ant t, **ars**, *asaf*, *asar*, bar c, bell, bor, *bov*, **bry**, calad, calc, **canth**, **caps**, carb an, *carb v*, caust, **cham**, *chin*, **colch**, **coloc**, con, croc, cupr, dig, dros, **dulc**, *euph*, graph, hell, hep, *ign*, ip, **jal**, kali c, *kali n*, laur, lyc, mag c, mag m, mang, meny, **merc**, **merc c**, *mez*, *nat c*, nat m, **nit ac**, **nux v**, op, petr, *phos*, plb, **podo**, *puls*, *raph*, **rheum**, **rhus t**, sabad, sars, seneg, **senn**, *sep*, sil, *spig*, spong, stann, staph, stront, **sulph**, thuj, **verat v**, viol t, zinc

▲ **Schmerzloser Durchfall** BB: 0562, BU: 74

acon, *ambr*, anac, ant t, *apoc*, arn, **ars**, aur, bar c, **bell**, **berb**, **bism**, *bor*, *bov*, bry, *calc*, cann i, *canth*, *carb an*, carb v, **cham**, **chel**, **chin**, cic v, *clem*, *cocc*, coloc, *con*, croc, **crot t**, cupr, dig, *dulc*, **ferr**, *form*, gels, *graph*, *grat*, *hell*, **hyos**, *ign*, ip, **iris**, *kali n*, *laur*, led, **lyc**, *mag c*, mag m, **merc**, mur ac, nat m, *nit ac*, nux m, nux v, *olnd*, op, petr, **ph ac**, **phos**, **plat**, **podo**, *puls*, ran b, *rhod*, *rhus t*, sabin, sars, *sec*, sep, sil, *spig*, spong, staph, **stram**, stront, **sulph**, **tab**, thuj, valer, *verat*, zinc

▲ **Verstopfung** BB: 0563, BU: 74

abies c, *abies n*, *acon*, agar, agn, **alum**, *am c*, **am m**, *ambr*, anac, ang, **ant cr**, ant t, arg, arn, **ars**, *asaf*, asar, aur, **bar c**, **bell**, bor, *bov*, **bry**, calad, **calc**, camph, *cann s*, **canth**, caps, carb an, *carb s*, **carb v**, *card m*, *caust*, cham, *chel*, *chin*, cic v, *cina*, *coca*, **cocc**, **coff**, *colch*, **coll**, *coloc*, **con**, cupr, cycl, **dig**, dros, **dulc**, *euon*, euph, euphr, **ferr**, **gamb**, **gamb**, **graph**, *guaj*, hell, *hep*, *hydr*, **hyos**, ign, **iris**, *jod*, **kali c**, kali n, **kreos**, *lach*, **laur**, **led**, **lil t**, **lyc**, *mag c*, *mag m*, **mang**, **meny**, **merc**, *mez*, **mosch**, nat c, *nat m*, **nit ac**, nux m, **nux v**, *olnd*, **op**, par, *petr*, *ph ac*, **phos**, *phyt*, **plat**, **plb**, psor, *puls*, ran b, rheum, *rhod*, *rhus t*, ruta, **sabad**, *sabin*, **sars**, **sel**, seneg, **sep**, **sil**, spig, *spong*, *squil*, **stann**, **staph**, *stram*, stront, **sul ac**, **sulph**, thuj, **verat**, verb, vib, viol o, viol t, **zinc**

▲ **Verstopfung wegen** BB: 0564, BU: 74
Untätigkeit der Därme
(Darmträgheit)

acon, agn, **alum**, am c, am m, **anac**, ang, ant cr, ant t, **arn**, asaf, aur, *bar c*, bov, **bry**, calc, **camph**, **canth**, carb an, **carb v**, caust, **cham**, **chin**, **cocc**, coff, *colch*, dulc, euphr, **graph**, **hep**, hyos, **ign**, jod, **kali c**, kali n, kreos, **lach**, **lyc**, mag c, **mag m**, mang, *merc*, mez, mosch, mur ac, **nat c**, **nat m**, *nit ac*, **nux m**, **nux v**, olnd, **op**, par, petr, ph ac, **phos**, plat, **plb**, **puls**, *rheum*, *rhod*, rhus t, **ruta**, *sabad*, *sars*, sel, seneg, **sep**, **sil**, *spig*, squil, stann, **staph**, stram, stront, sul ac, **sulph**, *tarax*, **thuj**, valer, **verat**, verb, **vib**, zinc

▲ Verstopfung wegen Kotverhärtung BB: 0565, BU: 75

acon, **aesc**, *agar*, agn, *alum*, **am c**, **am m**, ang, *ant cr*, ant t, **arg**, arn, *ars*, *asaf*, asar, **aur**, *bar c*, **bell**, bov, **bry**, *calc*, camph, *cann s*, *canth*, caps, **carb an**, *carb v*, **caust**, cham, **chel**, chin, *cina*, *coca*, *cocc*, colch, **coloc**, *con*, cycl, dulc, euphr, **graph**, *guaj*, hell, *hep*, hyos, *ign*, *jod*, **kali c**, *kali n*, *kreos*, lach, *laur*, *led*, *lyc*, **mag c**, **mag m**, mang, *meny*, **merc**, *mez*, mur ac, *nat c*, **nat m**, **nit ac**, nux m, **nux v**, *olnd*, **op**, par, petr, *ph ac*, phos, *plat*, **plb**, *prun*, puls, *ran b*, *rheum*, rhod, **ruta**, *sabad*, *sabin*, sars, *sel*, *seneg*, **sep**, **sil**, *spig*, spong, squil, *stann*, *staph*, *stront*, sul ac, **sulph**, **thuj**, **verat**, **verb**, viol t, **vip**, **zinc**

▲ Blutige Stuhlaus- BB: 0566, BU: 75
leerung und Ruhr

acon, aeth, *ail*, *aloe*, *alst*, *alum*, *am c*, am m, ambr, anac, *ant cr*, **apis**, *apoc*, **arg n**, **arn**, ars, **asar**, **bapt**, bar c, **bell**, *benz ac*, *bor*, **bry**, calc, **canth**, **caps**, *carb ac*, carb an, *carb s*, **carb v**, caust, *cham*, chin, colch, **coll**, **coloc**, *con*, *corn*, *croc*, **crot h**, **cupr**, dros, *dulc*, **ferr**, *graph*, hep, *hydr*, *hyos*, ign, **ip**, *jal*, jod, **kali bi**, kali c, kali ch, *kali i*, kali n, lach, **led**, **lyc**, *mag m*, **merc**, **merc c**, **merc d**, mez, *mur ac*, **nat c**, *nat m*, *nat s*, **nit ac**, nux m, **nux v**, *osm*, **ox ac**, **petr**, ph ac, **phos**, **phyt**, plat, plb, **podo**, **puls**, *ran b*, *raph*, *rat*, **rhus t**, ruta, *sabad*, **sabin**, *sang*, sars, *sec*, *sel*, **sep**, **sil**, squil, stann, **stram**, **sul ac**, **sulph**, *sumb*, *tann*, tarax, **thuj**, *trom*, valer, **verat**, zinc

▲ Bräunlich BB: 0567, BU: 75

aloe, ambr, *ant t*, *apis*, **arg n**, **arn**, **arum t**, **asaf**, **bry**, *carb ac*, *card m*, chel, *cic v*, **coloc**, **crot t**, **cupr**, *graph*, **kali bi**, **merc**, merc if, *mez*, **op**, *plan*, **psor**, raph, rheum, rhus t, **rumx**, *sabad*, sec, **sep**, *stram*, *trom*, verat

▲ Brennend BB: 0568, BU: 75

ars, lach, merc, *nit ac*, **podo**

▲ Zu dick geformt BB: 0569, BU: 76

aesc, *aloe*, *ant cr*, **ant t**, **apis**, **arg n**, **asaf**, *aur*, **bry**, calc, *chel*, **coloc**, *crot t*, **cupr**, *dulc*, **elat**, **gamb**, *graph*, *grat*, *hydr*, **ign**, *jal*, *jatr*, *kali bi*, **kali c**, **lept**, *merc*, *naja*, *nat m*, **nux m**, nux v, **petr**, **phos**, **podo**, ran b, **raph**, ruta, seneg, stann, *sul ac*, **sulph**, *thuj*, **verat**, **vib**, *zinc*

▲ Zu dünn geformt BB: 0570, BU: 76

aesc, **am m**, *apis*, *apoc*, **arg n**, arn, ars, *asar*, **bell**, canth, **caps**, **caust**, **coloc**, **crot t**, *ferr*, graph, *hyos*, *kali ch*, **merc**, **merc c**, *mur ac*, **nit ac**, **nux v**, **phos**, **plb**, puls, ruta, **sep**, **sil**, *staph*, **sulph**, verat, **zinc**

▲ Eiterige Stuhlent- BB: 0571, BU: 76
leerung

apis, **arn**, *bell*, *calc*, cann s, **canth**, *chin*, clem, *cocc*, con, ign, jod, *kali c*, **lyc**, **merc**, nit ac, nux v, petr, **puls**, sabin, *sep*, **sil**, sulph

▲ Fettiger Stuhl (ölartig) BB: 0572, BU: 76

caust, *jod*, *thuj*

▲ Galliger Stuhl BB: 0573, BU: 76

aeth, ars, bism, **cham**, chin, **colch**, *coloc*, *crot t*, dulc, *fl ac*, *gels*, ip, merc, **merc d**, nux v, *olnd*, psor, **puls**, sulph, verat

▲ Wie gehackt BB: 0574, BU: 76

cham, **sul ac**

▲ Wie gehackte Eier BB: 0575, BU: 76

cham, *puls*, *rheum*, *sul ac*

▲ Wie gehackter Spinat BB: 0576, BU: 76

arg n

▲ Gelber Stuhl BB: 0577, BU: 76

aeth, aloe, apis, *apoc*, **arg n**, *ars*, asar, **bor**, cann i, carb s, card m, **chel**, chin, cocc, colch, coll, coloc, crot t, *dig*, dios, **dulc**, *gamb*, gels, *gent l*, **grat**, hep, hep, *hydr*, hyos, *ign*, *ip*, iris, lach, *merc c*, **nat s**, **ph ac**, **phos**, **podo**, raph, *sang*, **sul ac**

▲ **Geronnen,** BB: 0578, BU: 76
käsige Massen enthaltend

phos, still

▲ **Grau (aschfarbig,** BB: 0579, BU: 76
weißlich)

acon, *aesc*, am m, ant cr, *ant t*, **apis**, arn, ars, *asar*, aur, **bell**, **benz ac**, **calc**, carb v, caust, *cham*, **chel**, **chin**, *cina*, cist, cocc, **colch**, **coll**, con, cop, *crot t*, *cub*, **dig**, *dios*, *dol*, dros, dulc, **hell**, **hep**, *hydr*, *ign*, *jod*, *kali bi*, kreos, **lach**, *lept*, merc, mez, *naja*, *nat c*, nux m, **nux v**, op, **ph ac**, **phos**, plb, **puls**, rheum, *rhus t*, **sep**, **sil**, spig, spong, **still**, stront, **sul ac**, *sulph*, *thuj*, *verat*

▲ **Grün** BB: 0580, BU: 76

acon, aeth, **am m**, ant t, apis, **arg n**, ars, **bell**, bor, **calc p**, *canth*, carb an, **cham**, *coloc*, **crot t**, cupr, dulc, elat, *ferr*, **gamb**, **grat**, hep, *hydr*, **ip**, laur, lyc, *mag c*, merc, merc c, merc d, *naja*, *nit ac*, nux v, *petr*, ph ac, **phos**, **podo**, *psor*, **puls**, raph, rheum, *sal ac*, *sec*, sep, **stann**, sul ac, **sulph**, *valer*, verat, zinc

▲ **Heftig (gußweise** BB: 0581, BU: 76
erfolgend)

calc p, **crot t**, *elat*, gamb, **grat**, *jal*, **jatr**, **nat c**, nat s, **phos**, *podo*, raph, rheum, rhod, sulph, tab, thuj

▲ **Wie Kitt (Teig)** BB: 0582, BU: 76

merc if

▲ **Plattgedrückt** BB: 0583, BU: 76

puls

▲ **Wie Rühreier** BB: 0584, BU: 76

nux m

▲ **Sauer riechend** BB: 0585, BU: 77

arn, bell, **calc**, *carb s*, *cham*, **coloc**, **dulc**, **graph**, hep, *jal*, **mag c**, **merc**, *mez*, **nat c**, petr, phos, **rheum**, *sep*, *sul ac*, **sulph**

▲ **Schafkotartig (knotig)** BB: 0586, BU: 77

agar, **alum**, am c, **am m**, ang, arn, asar, aur, **bar c**, bell, bor, bry, **carb an**, **card m**, **caust**, **chel**, chin, *coca*, **coll**, **graph**, *guaj*, *jod*, **kali c**, kali n, *led*, *mag c*, **mag m**, *mang*, **merc**, **nat c**, **nat m**, nat s, **nit ac**, **nux v**, olnd, **op**, *petr*, *ph ac*, *phos*, *plat*, **plb**, *prun*, *ruta*, *sec*, *sep*, **sil**, spig, *stann*, staph, *stront*, **sul ac**, **sulph**, **thuj**, **verb**, *viol o*

▲ **Scharf** BB: 0587, BU: 77

acon, **alum**, ang, **ant cr**, **ars**, *bry*, calc, cann s, canth, caps, caust, **cham**, **chin**, coloc, **dulc**, **ferr**, gamb, **graph**, hell, **ign**, **kali c**, lach, **merc**, merc d, nat c, *nat m*, nux m, **nux v**, petr, ph ac, **phos**, **podo**, **puls**, *rheum*, *sabin*, sars, sel, spong, stann, **staph**, **sulph**, verat

▲ **Schaumig** BB: 0588, BU: 77

ant t, *apoc*, **arn**, benz ac, *bor*, calc, *canth*, *carb s*, chin, coloc, elaps, **elat**, **grat**, **ip**, *jod*, **kali bi**, **mag c**, merc, op, *plan*, podo, *rheum*, **rhus t**, *ruta*, sabad, sul ac, **sulph**

▲ **Schleimig** BB: 0589, BU: 77

agar, **aloe**, *alum*, am c, **am m**, ang, *ant cr*, ant t, **apis**, *apoc*, **arg n**, **arn**, ars, **asar**, bapt, bar c, **bell**, **bor**, *bry*, calc, *calc p*, **canth**, **caps**, *carb ac*, carb an, **carb v**, *caust*, **cham**, **chel**, *chin*, *cic v*, *cina*, *coc c*, **colch**, **coll**, **coloc**, con, *crot t*, **cupr**, dig, *dros*, *dulc*, *ferr*, **gamb**, **graph**, *guaj*, **hell**, hep, *hydr*, *hyos*, *ign*, **ip**, *jod*, **kali bi**, **kali c**, *kali i*, **kali n**, lach, **laur**, *led*, lyc, mag c, **mag m**, **merc**, **merc c**, **merc cy**, **merc d**, *naja*, *nat c*, nat m, **nit ac**, nux m, **nux v**, *ox ac*, **oxyt**, par, petr, *ph ac*, **phos**, phyt, **podo**, **puls**, *raph*, **rheum**, **rhus t**, ruta, *sabad*, *sabin*, **sec**, sel, seneg, **sep**, **sil**, **spig**, squil, *stann*, staph, **sul ac**, **sulph**, **thuj**, *verat*, *viol t*, zinc

▲ **Schwarz und dunkel** BB: 0590, BU: 77

aesc, ant t, **ars**, **asaf**, **bapt**, *brom*, **bry**, cact, calc, camph, *carb ac*, **chel**, **chin**, *cic v*, *coca*, coloc, **corn**, *crot h*, **dros**, elaps, *ferr*, *hep*, *jal*, jod, **lept**, **merc c**, **merc if**, <u>**nux v**</u>, *op*, *ox ac*, **petr**, **phos**, <u>**plb**</u>, *psor*, sec, *squil*, **stram**, **sul ac**, **sulph**, tell, *verat*

▲ **Übelriechend und faul** BB: 0591, BU: 77

acon, agar, alum, am m, ang, ant cr, **ant t**, **apis**, <u>**arg n**</u>, **arn**, <u>**ars**</u>, **asaf**, *asar*, **aur**, **bapt**, bar c, bell, **benz ac**, bism, **bor**, **bov**, <u>**bry**</u>, calad, *calc*, *calc p*, canth, *carb ac*, *carb an*, *carb s*, <u>**carb v**</u>, caust, **cham**, **chin**, *cic v*, *cocc*, coff, **coloc**, *corn*, *crot h*, **crot t**, *dig*, dros, **dulc**, *fl ac*, **graph**, *guaj*, *hell*, hep, ign, *ip*, *jal*, *jod*, kali c, kali n, kreos, **lach**, **lept**, lyc, mag c, **mar**, *merc*, **merc c**, *mur ac*, *nat c*, nat m, **nit ac**, *nux m*, **nux v**, **olnd**, **op**, *ox ac*, **oxyt**, *par*, *petr*, *ph ac*, **phos**, **plb**, <u>**podo**</u>, <u>**psor**</u>, **puls**, ran b, ran s, **rheum**, *rhod*, *rhus t*, ruta, sabin, *sal ac*, *sars*, sec, *sep*, <u>**sil**</u>, spig, **squil**, **staph**, *still*, **stram**, *stront*, **sul ac**, <u>**sulph**</u>, *sumb*, *valer*, verat, zinc

▲ **Ungenügend, zu gering** BB: 0592, BU: 78

acon, agar, **alum**, am m, ambr, *anac*, ang, ant cr, arg, <u>**arn**</u>, asar, *bar c*, *bell*, bov, *bry*, *calad*, *calc*, camph, *canth*, caps, carb an, carb v, **cham**, chin, cocc, **colch**, euphr, graph, *grat*, hell, *hep*, **hyos**, ign, ip, *kali c*, **lach**, *laur*, led, lyc, mag c, **mag m**, mang, merc, mez, **nat c**, nat m, nit ac, nux m, <u>**nux v**</u>, olnd, op, petr, plat, plb, rhus t, *ruta*, **sabad**, sabin, *sars*, seneg, **sep**, <u>**sil**</u>, spong, **squil**, *stann*, **staph**, <u>**sulph**</u>, *ter*, thuj, valer, verb, zinc

▲ **Unverdaut** BB: 0593, BU: 78

acet ac, *aesc*, *aloe*, *alst*, **ant cr**, *apoc*, **arg n**, *arn*, **ars**, *asar*, bar c, *bor*, **bry**, **calc**, *calc p*, cham, <u>**chin**</u>, **coloc**, con, <u>**ferr**</u>, **graph**, **hep**, kreos, **meny**, *mez*, **nit ac**, **nux m**, **olnd**, *ox ac*, petr, **ph ac**, **phos**, <u>**podo**</u>, *rheum*, **rhod**, *rhus t*, *sang*, *sil*, squil, *sul ac*, **sulph**, valer

▲ **Unwillkürlich abgehend** BB: 0594, BU: 78

acon, <u>**aloe**</u>, **ant t**, **apis**, *apoc*, arg, <u>**arn**</u>, **ars**, **bell**, *bry*, calc, *carb ac*, *carb s*, carb v, cham, **chin**, *cina*, cocc, *colch*, **coloc**, con, *cond*, *crot h*, *cupr*, *dig*, ferr, *gels*, *hell*, <u>**hyos**</u>, ign, **kali bi**, *lach*, *laur*, merc, **mur ac**, nat c, **nat m**, *nat s*, *nux v*, *olnd*, **op**, *ox ac*, **petr**, <u>**ph ac**</u>, **phos**, puls, *rhus t*, sec, sep, spong, squil, *staph*, **sulph**, <u>**verat**</u>, zinc

▲ **Wieder zurück-** BB: 0595, BU: 78
schlüpfend

<u>sil</u>

▲ **Zäh** BB: 0596, BU: 78

aesc, ars, **asaf**, calc, *caps*, *carb ac*, carb v, **caust**, **chel**, crot t, <u>**hell**</u>, hep, ign, kali c, <u>**merc**</u>, **merc c**, mez, nat c, **nux v**, *plb*, **sars**, <u>**sul ac**</u>, <u>**sulph**</u>, verat

▲ **Würmer** BB: 0597, BU: 78

acon, alum, *ambr*, *anac*, *ars*, *asar*, bar c, bell, bor, **calc**, carb an, carb v, caust, cham, **chin**, *cic v*, <u>**cina**</u>, coff, colch, coloc, croc, *cupr*, dig, *ferr*, **graph**, hyos, *ign*, jod, *kali c*, laur, lyc, mag c, mag m, *mar*, **merc**, nat c, *nat m*, nux m, **nux v**, *petr*, *phos*, **plat**, puls, rhus t, *ruta*, **sabad**, sabin, sec, sep, <u>**sil**</u>, **spig**, *spong*, squil, stann, **sulph**, *valer*, zinc

▲ **Bandwürmer** BB: 0598, BU: 78

alum, *ambr*, anac, *ars*, **calc**, carb an, **carb v**, caust, *chin*, cina, coff, colch, croc, *cucur*, **graph**, *ign*, kali c, laur, lyc, *mag m*, *mar*, merc, *nat c*, nat m, **nux v**, petr, **phos**, <u>**plat**</u>, **puls**, rhus t, <u>**sabad**</u>, *sabin*, sep, <u>**sil**</u>, spig, spong, *stann*, <u>**sulph**</u>, *valer*, zinc

▲ **Madenwürmer** BB: 0599, BU: 79

acon, alum, *ambr*, *asar*, **calc**, **chin**, <u>**cina**</u>, colch, croc, *crot t*, dig, <u>**ferr**</u>, graph, hyos, <u>**ign**</u>, kali c, mag c, <u>**mar**</u>, *merc*, nat c, nux m, **nux v**, petr, *phos*, **plat**, rhus t, sabad, sabin, **sep**, **sil**, **spig**, spong, squil, <u>**sulph**</u>, *valer*, zinc

▲ **Spulwürmer** BB: 0600, BU: 79

acon, **anac**, *ars*, *bar c*, bell, bor, *calc*, caust, cham, *chin*, **cic v**, cina, coloc, **graph**, hyos, jod, *kali c*, *lyc*, mag c, mag m, **merc**, **nat m**, nux m, nux v, petr, phos, phos, **ruta**, sabad, sec, sil, **spig**, sulph, valer

Stuhlbeschwerden

▲ **Vor dem Stuhlgang** BB: 0601, BU: 79

acon, *agar*, *agn*, aloe, alum, am c, *am m*, ambr, anac, ang, **ant t**, arn, *ars*, asaf, *asar*, **bar c**, bell, **berb**, **bor**, bov, **bry**, *calad*, *calc*, camph, cann s, **canth**, **caps**, *carb an*, *carb v*, **caust**, *cham*, chel, chin, cina, *cocc*, *colch*, **coloc**, con, croc, cupr, cycl, *dig*, **dios**, dros, dulc, euph, *ferr*, graph, guaj, hell, hep, *hydr*, ign, *kali bi*, **kali c**, kali n, **lach**, laur, *lil t*, lyc, mag c, *mang*, meny, merc, **mez**, mosch, *nat c*, nat m, nit ac, *nux v*, olnd, **op**, *op*, ox ac, *petr*, ph ac, **phos**, plat, **podo**, **puls**, **rheum**, **rhod**, **rhus t**, ruta, sabad, sars, sec, sel, seneg, *sep*, sil, **spig**, spong, stann, *staph*, stram, *stront*, sul ac, **sulph**, *thuj*, valer, **verat**, viol o, viol t, zinc

▲ **Bei dem Stuhlgange** BB: 0602, BU: 79

acon, *aesc*, *agar*, agn, *aloe*, *alum*, am c, **am m**, ambr, *anac*, *ang*, **ant cr**, ant t, *apis*, arg, *arg n*, arn, **ars**, asaf, asar, aur, *bar c*, bell, **berb**, *bor*, bov, *bry*, *calad*, **calc**, camph, cann s, **canth**, **caps**, *carb an*, **carb v**, *caust*, cham, chel, **chin**, cocc, colch, **coloc**, **con**, **crot t**, cupr, cycl, dig, dros, **dulc**, *euph*, **ferr**, *graph*, guaj, *hell*, **hep**, hyos, *ign*, **ip**, **iris**, jod, *kali bi*, *kali c*, kali n, kreos, *lach*, laur, lyc, mag c, mag m, mag p, meny, **merc**, **merc c**, mez, mosch, *mur ac*, *murx*, *nat c*, **nat m**, **nit ac**, *nux m*, *nux v*, olnd, op, ox ac, par, petr, ph ac, **phos**, plat, plb, **podo**, **puls**, ran b, **rheum**, rhod, **rhus t**, ruta, *sabin*, sars, *sel*, seneg, **sep**, **sil**, **spig**, *spong*, squil, stann, **staph**, stram, *stront*, **sul ac**, **sulph**, tarax, thuj, *trom*, **verat**, verb, viol t, *zinc*

▲ **Nach dem Stuhlgang** BB: 0603, BU: 79

acon, *aesc*, agar, agn, *aloe*, *alum*, *am c*, **am m**, *ambr*, anac, ang, ant t, *apoc*, arg, arn, **ars**, asar, bar c, bell, **berb**, *bor*, bov, bry, **calc**, camph, **canth**, **caps**, *carb an*, **carb v**, **caust**, cham, **chin**, *cocc*, **coloc**, **con**, *crot t*, *cupr*, dig, dros, dulc, euph, ferr, graph, *hell*, *hep*, hyos, *ign*, ip, **iris**, **jatr**, jod, kali bi, **kali br**, **kali c**, kali n, **lach**, laur, *lept*, *lyc*, mag c, **mag m**, *mar*, **merc**, **merc c**, **mez**, **mur ac**, *nat c*, **nat m**, **nit ac**, *nux m*, **nux v**, olnd, op, petr, ph ac, **phos**, *plat*, plb, **podo**, **puls**, **rheum**, rhod, *rhus t*, ruta, sabad, sabin, sars, sec, **sel**, *seneg*, *sep*, **sil**, spig, spong, *stann*, **staph**, *stront*, **sul ac**, **sulph**, tarax, thuj, valer, **verat**, *zinc*

▲ **Stuhldrang** BB: 0604, BU: 80

acon, *aesc*, agar, **aloe**, *alum*, am c, ambr, **anac**, ang, *ant cr*, ant t, **apoc**, *arg*, *arn*, **ars**, *asaf*, **asar**, **bar c**, **bell**, bism, bor, bov, *bry*, calc, **camph**, **canth**, **caps**, *carb an*, *carb s*, *carb v*, *caust*, chel, chin, *cic v*, cocc, coff, **colch**, **coll**, **coloc**, con, **corn**, croc, **crot t**, **cupr**, *dig*, *dulc*, euph, ferr, **gamb**, **gran**, graph, *hell*, **hep**, *hydr*, **hyos**, *ign*, **iris**, *kali c*, *kali ch*, **kali n**, lach, laur, **lil t**, lyc, mag c, **mag m**, mar, meny, **merc**, **merc c**, **merc d**, *mez*, mosch, mur ac, *nat c*, *nat m*, **nit ac**, nux m, **nux v**, op, *petr*, **phos**, *plat*, plb, **podo**, **puls**, *ran s*, **rheum**, **rhod**, *rhus t*, *ruta*, *sabad*, *sars*, sec, sel, seneg, *sep*, *sil*, spig, squil, *stann*, **staph**, stram, stront, sul ac, **sulph**, tarax, *thuj*, *trom*, *verat*, **verb**, **vib**, viol o, *viol t*, zinc

▲ Stuhldrang, vergeblich   BB: 0605, BU: 80

acon, **aesc**, agar, alum, am c, am m, ambr, *anac*, **arn**, *ars*, *asaf*, bar c, **bell**, *bism*, *bov*, **calc**, **canth**, **caps**, *carb an*, *carb v*, *caust*, chin, **cocc**, **colch**, **coloc**, **con**, *crot t*, *cupr*, *dulc*, *euphr*, **gran**, *graph*, **hell**, *hep*, hyos, **ign**, *ip*, jod, *kali c*, *kali n*, *kreos*, *lach*, *laur*, *lil t*, **lyc**, mag c, *mag m*, mang, **merc**, mez, mosch, **nat c**, *nat m*, *nit ac*, nux m, **nux v**, *olnd*, **op**, *par*, **ph ac**, *phos*, plat, *plb*, **puls**, **rheum**, rhod, **rhus t**, *ruta*, *sabad*, sabin, *sars*, sel, seneg, **sep**, **sil**, *spig*, *spong*, **stann**, **staph**, *stram*, stront, *sul ac*, **sulph**, tarax, *thuj*, valer, **verat**, viol o, zinc

▲ After   BB: 0606, BU: 80

acon, **aesc**, *agar*, *agn*, *all c*, **aloe**, **alum**, *am c*, *am m*, *ambr*, *anac*, ang, **ant cr**, ant t, **apis**, **arn**, **ars**, asar, aur, **bar c**, **bell**, berb, bor, bov, *bry*, *cact*, **calc**, *calc p*, camph, **cann i**, cann s, **canth**, **caps**, **carb an**, **carb v**, **caust**, cham, *chel*, chin, cic v, cina, *cocc*, **colch**, **coloc**, **con**, *croc*, **crot t**, cupr, cycl, *dios*, *dirc*, dulc, euph, euphr, *ferr*, *form*, *gamb*, *gels*, **graph**, *ham*, hell, hep, *hydr*, hyos, **ign**, ip, *iris*, jod, **kali bi**, **kali c**, kali n, kreos, *lach*, *laur*, led, *lil t*, **lyc**, mag c, mag m, mang, *mar*, meny, **merc**, *mez*, mosch, **mur ac**, nat c, **nat m**, **nit ac**, nux m, **nux v**, olnd, *op*, *oxyt*, **paeo**, *petr*, *ph ac*, **phos**, *phyt*, plat, *plb*, *podo*, **puls**, ran b, ran s, **rat**, rheum, rhod, *rhus t*, ruta, *sabad*, sabin, sars, **sec**, seneg, **sep**, **sil**, spig, *spong*, squil, *stann*, **staph**, stront, *sul ac*, **sulph**, *thuj*, valer, verat, verb, *vib*, zinc, zing

▲ After-Aderknoten   BB: 0607, BU: 81
   (Hämorrhoiden)

acon, **agar**, aloe, *alum*, **am c**, am m, ambr, *anac*, ang, **ant cr**, ant t, **apis**, *apoc*, arn, **ars**, **bar c**, **bell**, *berb*, bor, **brom**, **cact**, **calc**, canth, **caps**, **carb an**, **carb v**, **caust**, cham, chin, *cinnb*, *coll*, *coloc*, cupr, **dios**, *euon*, euphr, **ferr**, ferr p, **graph**, *ham*, hell, hep, hyos, **ign**, **kali c**, kali n, *lach*, led, lyc, mag c, **merc**, *mill*, **mur ac**, **nat m**, nit ac, **nux v**, *paeo*, *petr*, *ph ac*, **phos**, plb, *podo*, **puls**, ran b, **rat**, rhod, *rhus t*, *sabin*, **sep**, **sil**, spig, spong, stann, staph, *stram*, stront, **sul ac**, **sulph**, *thuj*, valer, verat, verb, zinc, **zing**

▲ Mastdarm   BB: 0608, BU: 81

abies c, *acon*, **aesc**, *agar*, *aloe*, **alum**, am c, *am m*, **ambr**, *anac*, ang, ant cr, *ant t*, arn, **ars**, asar, aur, **bell**, *berb*, bor, bov, *bry*, **calc**, camph, **canth**, carb an, *carb v*, **caust**, cham, *chel*, **chin**, cic v, *cina*, *cinnb*, *cocc*, **colch**, *coll*, *coloc*, *con*, *conv*, cupr, *dulc*, *euph*, **ferr**, *gels*, *graph*, *hell*, hep, *hydr*, **ign**, jod, **kali c**, *kreos*, *lach*, laur, *lil t*, **lyc**, mag c, **mag m**, mang, *mar*, meny, **merc**, **merc c**, *mez*, *mur ac*, nat c, **nat m**, **nit ac**, nux m, **nux v**, *olnd*, op, *petr*, ph ac, **phos**, *phyt*, plat, **plb**, *podo*, *prun*, **puls**, rhod, *rhus t*, *ruta*, *sabad*, sars, *sel*, **sep**, sil, *spig*, spong, squil, *stann*, staph, stram, *stront*, sul ac, **sulph**, *thuj*, valer, verat, *vib*, zinc

▲ Mittelfleisch (Damm)   BB: 0609, BU: 81

agn, **alum**, **am m**, **ant cr**, ant t, ars, asaf, *bell*, bov, bry, calc, cann s, **carb an**, **carb v**, *caust*, chin, **cycl**, graph, hep, ign, *lil t*, **lyc**, mag m, **merc**, *mez*, *mur ac*, **nux v**, *paeo*, petr, phos, **plb**, **rhod**, rhus t, seneg, *sep*, *spig*, **sulph**, **tarax**, *thuj*

Harnorgane

▲ Harnblase   BB: 0610, BU: 81

acon, *all c*, alum, am c, am m, ambr, ang, **ant cr**, **ant t**, **apis**, *apoc*, **arn**, ars, asaf, asar, aspar, **aur**, **bell**, **benz ac**, *bor ac*, **brach**, bry, **calad**, **calc**, *calc p*, camph, *cann s*, **canth**, **caps**, carb an, *carb s*, carb v, caust, cham, **chel**, **chim**

chin, cic v, clem, coc c, coff, colch, coloc, con, cupr, dig, **dulc**, equis, eup pur, ferr, ferr p, gels, guaj, hell, hep, hydr, hyos, ign, ip, kali br, kali c, lach, laur, led, **lil t**, lith, lyc, mag m, mang, meny, merc, **merc c**, mez, mosch, **mur ac**, nat m, nit ac, **nux v**, op, **pareir**, **petr**, petros, ph ac, phos, **plb**, pop, prun, **puls**, ran b, rheum, rhod, rhus t, ruta, sabad, sabin, sant, sars, sec, senec, seneg, **sep**, sil, spig, **squil**, stann, **staph**, sul ac, sulph, ter, thuj, uran, valer, verat, zinc

▲ **Harnröhre** BB: 0611, BU: 81

acon, agar, agn, alum, am c, am m, ambr, anac, ang, ant cr, ant t, **arg n**, arn, ars, asar, **aspar**, aur, bar c, bell, **berb**, **bor**, bov, **bry**, **calc**, calc p, camph, **cann i**, **cann s**, **canth**, **caps**, carb an, carb v, **caust**, cedr, cham, chel, chin, cic v, **clem**, cocc, coff, **colch**, coloc, **con**, croc, crot t, **cub**, cupr, cycl, **dig**, dulc, equis, ery a, eup pur, euph, ferr, **fl ac**, gels, graph, guaj, hell, hep, hydr, ign, ip, jod, **kali bi**, kali br, **kali c**, kali n, lach, laur, led, **lil t**, **lyc**, mag c, mag m, mang, mar, **merc**, **merc c**, mez, mur ac, nat c, **nat m**, **nit ac**,

nux m, **nux v**, op, ox ac, par, pareir, petr, **petros**, **ph ac**, **phos**, plb, pop, prun, **puls**, rhod, rhus t, ruta, sabad, **sabin**, samb, sars, sec, sel, seneg, **sep**, **sil**, spig, squil, stann, staph, still, stram, **sulph**, **ter**, **thuj**, verat, viol t, **zinc**

▲ **Nieren** BB: 0612, BU: 82

acon, alum, **apis**, arn, **ars**, asc c, **bell**, berb, bor, bor ac, camph, **cann i**, **cann s**, **canth**, carb ac, cedr, **chel**, chin, cinnb, **clem**, coc c, coca, cocc, **colch**, **crot h**, dig, dulc, eup per, ferr, ferr i, hell, **helo**, hep, hydr, ip, **kali c**, kali ch, kali n, merc, **merc c**, nit ac, nux v, **oci**, op, petr, ph ac, phos, **phyt**, pic ac, pip n, **plb**, puls, ran s, rhus t, samb, sec, senec, squil, stront, **sulph**, **ter**, thlasp, thuj, tril, **zinc**

▲ **Prostata** BB: 0613, BU: 82

acon, agn, alum, apis, **aspar**, **bar c**, benz ac, caps, chin, clem, cop, cub, cycl, dig, hep, jod, lyc, nat s, **puls**, rhus a, sel, senec, thuj, zinc

Harn

▲ **Blaß** BB: 0614, BU: 82

agar, **alum**, ambr, anac, **ang**, ant cr, **ant t**, **arg n**, **arn**, ars, **arum t**, aur, **bell**, **bism**, bry, calc, **cann i**, cann s, canth, carb v, caust, cedr, cham, **chel**, chin, cocc, **colch**, coloc, **con**, dig, dros, dulc, euphr, **fl ac**, gels, hell, hep, hyos, ign, jod, **kali br**, kali c, **kali n**, kreos, lach, laur, mag c, mag m, mar, **meli**, merc, mez, **mosch**, mur ac, nat c, **nat m**, nux v, op, par, **ph ac**, **phos**, **plan**, plat, plb, **puls**, rheum, rhod, rhus t, samb, sant, sars, sec, **sep**, spig, spong, **squil**, **staph**, **stram**, **stront**, sul ac, **sulph**, thuj, verat, **verat v**, zinc

▲ **Braun** BB: 0615, BU: 83

acon, ant t, arn, bell, bry, calc, canth, colch, graph, kreos, nit ac, puls, sulph

▲ **Dunkel** BB: 0616, BU: 83

acon, aesc, agn, alum, am c, am m, ambr, **ant cr**, **ant t**, apis, arg n, **arn**, ars, asaf, aspar, aur, bar c, **bell**, **benz ac**, bov, **bry**, **calc**, camph, cann i, cann s, **canth**, carb ac, **carb v**, caust, cedr, **chel**, chin, clem, coff, **colch**, **coloc**, con, conv, crot h, crot t, cupr, **dig**, dros, dulc, elat, **equis**, **eup per**, eup pur, ferr i, **glon**, graph, hell, **hep**, **ip**, jod, kali bi, kali c, **kali ch**, kali n, kreos, lach, led, **lith**, lyc, **merc**, mez, **myric**, nat c, **nat m**, nit ac, nux m, nux v, olnd, op, osm, par, petr, ph ac, **phos**, pic ac, plat, **plb**, **puls**, **raph**, *rheum, rhod,* **rhus t**, sabin, *sang, sant,* sars, **sel**, senec, **sep**, sil, squil, **staph**, stront, *sul ac,* **sulph**, *ter,* thuj, *uran,* valer, <u>verat</u>, vip

▲ **Fleischfarbig**   BB: 0617, BU: 83

coloc

▲ **Grünlich**   BB: 0618, BU: 83

ars, aur, berb, bov, **camph**, chin, cop, *jod, kali c,* mag c, <u>merc</u>, *merc c,* ol an, **rheum**, rhod, *ruta, sant,* sulph, **verat**

▲ **Milchfarbig**   BB: 0619, BU: 83

ant t, apis, arn, **aur**, cann s, carb v, **chel**, chin, **cina**, clem, *coloc,* con, cycl, *dulc,* hep, *jod,* lil t, *merc,* mur ac, **ph ac**, *phos,* rhus t, stann, sulph

▲ **Rot**   BB: 0620, BU: 83

absin, **acon, ant t, bapt, bell,** <u>berb</u>, **bry**, *calad,* **calc p, canth,** carb ac, carb s, **card,** *cedr,* **chel,** *crot t,* **cupr,** *dig, form,* **grat, ip, kali bi,** *laur,* **lith, merc,** *merc c,* **op,** *phyt, rheum,* sal ac, *sant,* sec, **sel,** senec, **sulph**

▲ **Trübe**   BB: 0621, BU: 83

alum, am c, **ambr,** *anac,* **ant t,** *ars, aspar, aur,* **bell,** <u>berb</u>, bov, *bry,* calc, camph, **cann s,** *canth,* carb an, *carb s,* carb v, **card m,** cham, **chel,** chim, chin, **cina,** clem, *coca,* colch, **coloc, con,** cop, *crot t, cupr, cycl, dig,* **dulc,** ferr, *hep,* hyos, **ign,** indg, *ip, jod,* kali bi, **kali c,** kali n, kreos, lach, lyc, mag c, mag m, <u>merc</u>, **merc c,** mez, *mosch, mur ac,* nat c, **nat m,** nit ac, nux v, *op,* **petr,** *ph ac,* **phos,** *plb,* psor, **puls, raph, rhus t,** ruta, <u>sabad</u>, sars, sec, seneg, <u>sep</u>, sil, *sul ac,* **sulph,** valer, verat, viol t, zinc

▲ **Trübe werdend**   BB: 0622, BU: 84
  (nach dem Stehen)

acet ac, *am c,* am m, *ambr, ang,* arn, aur, bell, **bry,** *calc,* **caust, cham,** chin, *cina,* coc c, cocc, *coloc, con,* dig, dulc, *graph,* hell, *hep,* jod, *kali n, laur, mang,* **merc,** *mez,* nat c, *par,* petr, **ph ac,** phos, *plat,* rhod, **rhus t,** sabin, sang, *sars,* **seneg,** *sul ac,* **sulph,** *thuj,* **valer, zinc**

▲ **Blutig**   BB: 0623, BU: 84

acon, ambr, ant cr, **ant t,** <u>arg n</u>, **arn, ars,** *bell, benz ac,* berb, *cact,* **calc,** camph, *cann s,* **canth, caps,** *carb s, carb v,* caust, chel, *chim, chin,* cimic, *coc c,* **colch,** *coloc, con, conv, crot h, cupr,* dig, dulc, erig, euph, *ham, hep,* **ip, kali ch,** lach, **lyc, merc,** merc c, *mez,* **mill,** *nat m,* nit ac, **nux v,** *op,* **petr,** *ph ac,* <u>phos</u>, pic ac, **plb,** <u>puls</u>, *rhus a,* sabad, **sars,** sec, senec, sep, *squil, sul ac,* **sulph,** <u>ter</u>, thuj, *uva,* **zinc**

▲ **Eitriger**   BB: 0624, BU: 84

acon, benz ac, *cann s,* **canth,** caps, **clem,** *con,* ip, kali c, **lyc,** merc, **nat m,** *nit ac,* nux v, petr, *pop, puls,* **sabin,** sars, *sep, sil,* staph, sulph, **uva**

▲ **Eiweißhaltig**   BB: 0625, BU: 84

absin, **acon, canth,** carb ac, carb s, *cedr,* **colch,** dig, euon, *glon, helo,* **kali ch,** *kalm, lach, lith,* **merc,** <u>merc c</u>, nit ac, *osm,* **petr,** *ph ac,* **phos,** *phyt,* <u>plb</u>, *sal ac,* sec, *sil, sul ac,* ter, zinc

▲ **Flockig, faserig**   BB: 0626, BU: 84

ant t, *cann s,* <u>canth</u>, cham, *eup pur,* kali c, *kali n,* merc, <u>mez</u>, par, *sars,* seneg, squil, *zinc*

▲ **Mit schillernder**   BB: 0627, BU: 84
  (Fett-) Haut

all c, alum, *calad, calc, canth,* cob, *coca, crot t, hep, jod,* lyc, *op,* <u>par</u>, petr, phos, **psor, puls,** *sars,* **sulph,** thuj

▲ **Heiß**   BB: 0628, BU: 84

acon, aesc, all c, *aloe, alum,* am m, **ant t,** <u>ars</u>, bell, bor, *bry,* calc, **camph,** *cann s,* **canth, caps,** carb an, *carb s,* caust, **cham,** *chim,* chin, **clem,** *coc c,* **colch, dig,** dulc, ferr, **hep,** ign, ip, **kali bi,** *kali c,* **kalm,** *kreos,* lyc, **merc, mez,** nat c, nat m, **nat s,** *nit ac, nux v,* olnd, par, **ph ac,** *phos, pop,* puls, rhod, **rhus t,** *sabad,* sabin, **sars,** senec, seneg, *sep,* sil, **squil,** *staph, still,* stram, sul ac, **sulph, ter,** *thuj,* **verat,** *vesp,* zinc

Körperteile und Organe

▲ **Kalt** BB: 0629, BU: 84
agar, *nit ac*

▲ **Klebrig** BB: 0630, BU: 84
arg, canth, <u>**coloc**</u>, *cupr*, dulc, *kreos*, *ph ac*

▲ **Riecht ammoniakalisch** BB: 0631, BU: 85
aloe, am c, am m, ant t, <u>**asaf**</u>, aur, bell, **benz ac**, *bor*, brom, bufo, calc, **carb ac**, carb an, *carb v*, coc c, dig, *equis*, ferr, graph, jod, kali c, kreos, lyc, **mosch**, **nit ac**,*pareir*, petr, **phos**, puls, rhod, *stront*, sumb, viol t

▲ **Riecht aromatisch** BB: 0632, BU: 85
benz ac, carb ac, eup pur, nux m

▲ **Riecht faulig** BB: 0633, BU: 85
aloe, aur m, hell, spira

▲ **Riecht fischig** BB: 0634, BU: 85
uran

▲ **Riecht harzig** BB: 0635, BU: 85
chel

▲ **Riecht wie Baldrian** BB: 0636, BU: 85
mosch

▲ **Riecht wie faule Eier** BB: 0637, BU: 85
daph

▲ **Riecht wie verbranntes Horn** BB: 0638, BU: 85
aur

▲ **Riecht wie Juchtenleder** BB: 0639, BU: 85
clem

▲ **Riecht wie Knoblauch** BB: 0640, BU: 85
cupr ar, gamb, phos

▲ **Riecht wie Zwiebel** BB: 0641, BU: 85
gamb

▲ **Riecht wie Moschus** BB: 0642, BU: 85
oci

▲ **Riecht wie Veilchen** BB: 0643, BU: 85
cop, lact, nux m, ter, viol o

▲ **Riecht wie Katzenurin** BB: 0644, BU: 85
caj, viol t

▲ **Riecht wie Pferdeurin** BB: 0645, BU: 85
absin, aloe, benz ac, nat c, nit ac

▲ **Riecht sauer** BB: 0646, BU: 85
ambr, calc, *graph*, **merc**, *nat c*, petr

▲ **Riecht süßlich** BB: 0647, BU: 85
aeth, ferr i, hyper, kali c

▲ **Riecht übel (stinkend)** BB: 0648, BU: 85
absin, *agar*, *ambr*, **ant t**, **ars**, bapt, <u>**benz ac**</u>, bor, bov, *caj*, *calad*, *calc*, camph, **carb ac**, *carb an*, **carb v**, *chel*, *chim*, colch, *coloc*, con, *conv*, *cupr*, dros, <u>**dulc**</u>, *guaj*, *kreos*, *lach*, *merc*, *murx*, **nat c**, **nit ac**, *op*, *osm*, *petr*, *ph ac*, phos, **puls**, qua, *rhod*, *sel*, <u>**sep**</u>, *sil*, stann, **sulph**, **ter**, **viol t**

▲ **Scharfer Harn** BB: 0649, BU: 85
ambr, ant t, *arn*, ars, *benz ac*, bor, *calc*, camph, **cann s**, *canth*, caps, carb v, **caust**, cham, chin, **clem**,*graph*, guaj, **hep**, ign,*jod*,*kali c*, laur, **lith**, **merc**, *nat m*, *nit ac*, **par**, petr, **puls**, **rhus t**, sabin, *sars*, seneg, sep, *sulph*, **thuj**, *verat*

▲ **Schäumender Harn**   BB: 0650, BU: 85

chel, chen a, chin s, *crot t*, *cub*, *glon*, kali c, *lach*, *laur*, **lyc**, **myric**, rhus t, **seneg**, spong, *still*, thuj

▲ **Schleimiger Harn**   BB: 0651, BU: 85

ant cr, ars, *aur*, *bry*, *calc*, cann s, *canth*, *caps*, carb v, caust, cham, *chim*, chin, cina, *coc c*, **coloc**, **con**, **dulc**, **equis**, *eup pur*, *hep*, *hydr*, ip, kali n, *merc*, merc c, mez, nat c, **nat m**, *nit ac*, nux v, *pareir*, **petr**, phos, **pop**, **puls**, rheum, *sars*, sec, **seneg**, **sep**, sul ac, *sulph*, **uva**, **valer**

▲ **Unterdrückter Harn**   BB: 0652, BU: 85

apis, **apoc**, *ars*, *asaf*, *aur*, *bell*, *chim*, *colch*, *conv*, *crot h*, **cupr**, **dig**, *dulc*, *hell*, merc c, **phyt**, **sec**, **stram**, sulph, **ter**, *verat*, *zinc*

▲ **Zuckerharn**   BB: 0653, BU: 86

ars, chin, *helo*, kreos, *ph ac*, sizyg, sulph, thuj, **uran**

Harn: Bodensatz

▲ **Im Allgemeinen**   BB: 0654, BU: 86

acon, *alum*, *am c*, am m, **ambr**, anac, **ant cr**, ant t, *arn*, ars, aur, bell, bov, *bry*, **calc**, *cann s*, **canth**, caps, *carb ac*, carb an, carb v, *caust*, cedr, cham, *chim*, **chin**, cina, clem, *coca*, colch, **coloc**, **con**, *crot t*, **dig**, **dulc**, euph, *graph*, hep, hyos, ign, *ip*, jod, *kali c*, *kali n*, *kreos*, *lach*, *laur*, led, **lyc**, mag m, **mang**, meny, **merc**, **merc c**, mez, nat c, **nat m**, **nit ac**, *nux m*, nux v, olnd, op, par, **petr**, **ph ac**, phos, **pic ac**, plat, **puls**, rheum, rhod, *rhus t*, *ruta*, *sal ac*, *samb*, **sars**, sec, *sel*, **seneg**, **sep**, **sil**, spig, *spong*, squil, *still*, *sul ac*, **sulph**, **thuj**, **valer**, **zinc**

▲ **Gelber Bodensatz**   BB: 0655, BU: 86

am c, am m, anac, bry, canth, **cham**, chin, *cimic*, **cupr**, lach, lyc, mang, ph ac, *phos*, seneg, *sil*, *spong*, *sul ac*, ter, thuj, **zinc**

▲ **Grauer Bodensatz**   BB: 0656, BU: 86

ant t, berb, **con**, hyos, led, mang, ph ac, spong

▲ **Rötlicher Bodensatz**   BB: 0657, BU: 86

acon, alum, am m, **ambr**, **ant cr**, ant t, apis, **arn**, **bell**, **berb**, bov, *cact*, calc, camph, cann s, **canth**, carb v, caust, **chin**, *coc c*, *coca*, **coloc**, **con**, dig, *dulc*, elaps, graph, hydrc, hyos, **ip**, kali c, *kreos*, lach, laur, *lith*, **lob**, **lyc**, *mang*, merc c, **mez**, **nat m**, nat s, *nit ac*, nux m, oci, op, *osm*, par, **petr**, *ph ac*, phos, plat, **psor**, **puls**, rhod, ruta, sars, sec, *sel*, *seneg*, **sep**, *sil*, squil, *still*, sul ac, *sulph*, *thuj*, **valer**, zinc

▲ **Weißlicher Bodensatz**   BB: 0658, BU: 86

alum, *am c*, ant t, bar m, bell, **benz ac**, berb, **bry**, *calc*, **canth**, caps, carb v, chin, *colch*, **coloc**, **con**, *crot t*, dig, dulc, eup pur, euph, fl ac, *graph*, **hep**, *hydrang*, hyos, ign, kali bi, kreos, led, mag c, murx, **nit ac**, **olnd**, petr, ph ac, **phos**, *phyt*, **rhus t**, seneg, **sep**, spig, *spong*, *still*, **sulph**, ter, **valer**, zinc

▲ **Blutiger Bodensatz**   BB: 0659, BU: 86

acon, ant t, arn, *calc*, *cann s*, **canth**, caps, chin, *coloc*, con, **dulc**, hell, ip, kali c, **lyc**, *merc*, *mez*, **ph ac**, **phos**, **puls**, sec, **sep**, sul ac, *sulph*, **ter**, *uva*, **zinc**

▲ Eitriger Bodensatz   BB: 0660, BU: 86

calc, cann s, **canth**, **clem**, *con*, *kali c*, **lyc**, merc, nit ac, petr, **puls**, sabin, *sep*, sil, sulph

▲ Faseriger (flockiger) Bodensatz   BB: 0661, BU: 87

ant t, **benz ac**, berb, cann s, **canth**, *cham*, cob, **coloc**, crot t, kali c, kali n, *merc*, **mez**, par, **phos**, *sars*, *seneg*, squil, **zinc**

▲ Lehmiger Bodensatz   BB: 0662, BU: 87

am m, *anac*, berb, canth, chin s, cor r, ign, kali c, mang, ol an, *sars*, *sep*, **sulph**, thuj, **zinc**

▲ Mehlartiger Bodensatz   BB: 0663, BU: 87

ant t, **berb**, **calc**, *cedr*, chin, *graph*, hyos, merc, *nat m*, ph ac

▲ Sandiger, griesartiger, steiniger Bodensatz   BB: 0664, BU: 87

acon, alum, am c, *ambr*, **ant cr**, ant t, *arn*, *cact*, **calc**, cann s, canth, *chin*, *cimic*, *coc c*, con, *dios*, graph, ip, *kali br*, kali c, lach, led, **lyc**, mang, *meny*, *merc*, **nat m**, *nat s*, *nit ac*, *nux m*, *nux v*, *op*, petr, *ph ac*, **phos**, *phyt*, *pip n*, **puls**, rhod, **ruta**, **sars**, *sel*, **sep**, sil, *still*, sul ac, sulph, *thuj*, valer, **zinc**

▲ Schleimiger Bodensatz   BB: 0665, BU: 87

ant cr, ars, *aur*, benz ac, **berb**, *bry*, *calad*, calc, canth, carb v, *caust*, cham, chin, cina, *coca*, *coloc*, *con*, *crot t*, **dulc**, ip, kali bi, kali n, lyc, *merc*, *nat c*, **nat m**, nit ac, nux v, *op*, petr, *ph ac*, phos, **puls**, rheum, *sars*, *seneg*, **sep**, *sul ac*, *sulph*, ter, thuj, **valer**

▲ Wolkiger Bodensatz   BB: 0666, BU: 87

alum, am m, *ambr*, arum m, bov, **bry**, carb v, *caust*, cham, chin, *crot t*, elaps, grat, hydrc, kali c, **kali n**, *laur*, mag m, *merc*, ol an, par, *petr*, **ph ac**, phos, plat, rhod, sars, **seneg**, **thuj**, *valer*, zinc

Harn: Harnabgang

▲ Harndrang im Allgemeinen   BB: 0667, BU: 87

acon, **agar**, agn, *alum*, am c, am m, ambr, anac, ang, ant cr, **ant t**, *apoc*, *arg*, **arn**, **ars**, asar, *aspar*, aur, **bar c**, **bell**, bism, bor, bov, **brach**, **bry**, *calc*, *calc p*, camph, **cann i**, *cann s*, **canth**, **caps**, *carb an*, *carb s*, carb v, **caust**, *cham*, **chel**, **chim**, chin, cic v, **cina**, clem, **coc c**, **cocc**, coff, **colch**, **coloc**, *con*, croc, cupr, *cycl*, **dig**, **dros**, dulc, **equis**, *eup pur*, euph, **ferr**, *graph*, **guaj**, hell, *hep*, hyos, *ign*, *ip*, jod, **kali c**, *kali ch*, *kali n*, kreos, *lach*, laur, led, **lil t**, *lith*, **lyc**, mag c, mag m, mang, **meny**, **merc**, **merc c**, mosch, **mur ac**, *nat c*, *nat m*, *nit ac*, nux m, **nux v**, ol an, olnd, **oxyt**, par, *pareir*, petr, **ph ac**, **phos**, **plb**, *pop*, *prun*, **puls**, ran b, rhod, **rhus t**, *ruta*, sabad, **sabin**, **samb**, **sars**, sec, *sel*, *senec*, seneg, **sep**, *sil*, **spig**, spong, **squil**, *stann*, **staph**, stram, stront, **sulph**, **tarax**, *ter*, **thuj**, valer, *verat*, *verb*, **viol t**, *zinc*

▲ Vergeblicher Harndrang   BB: 0668, BU: 87

acon, *agar*, alum, am c, anac, ant cr, *apis*, **arn**, *ars*, *aur*, bar c, *bell*, bism, bov, bry, calc, **camph**, **camph**, **cann i**, cann s, **canth**, **caps**, carb an, carb v, **caust**, **cedr**, chel, *chin*, *cic v*, *clem*, **colch**, **coloc**, **con**, croc, cupr, **dig**, *dulc*, euph, *graph*, guaj, *hell*, *hep*, **hyos**, ip, jod, **kali c**, kali n, lach, *laur*, led, *lyc*, mag m, mang, *merc*, *merc c*, *mur ac*, nat c, nat m, nit ac, nux m, **nux v**, *op*, par, *pareir*, petr, *petros*, **ph ac**, **phos**, **plb**, **prun**,

puls, rhus t, *ruta*, sabad, *sabin*, **sars**, *sec*, *sep*, *sil*, *squil*, stann, *staph*, *stram*, stront, **sulph**, **ter**, thuj, *verat*, viol t, zinc

▲ **Harnabgang zu gering**   BB: 0669, BU: 88

acon, aesc, **agar**, *aloe*, am c, am m, ambr, *anac*, *ant cr*, **ant t**, **apis**, **apoc**, **arg n**, **arn**, **ars**, *aspar*, *aur*, bar c, **bell**, bism, **bry**, calc, **camph**, **cann i**, **cann s**, **canth**, **caps**, carb v, **caust**, **cedr**, cham, chel, *chim*, **chin**, cic v, clem, *cocc*, coff, **colch**, **coloc**, *con*, *conv*, *crot h*, *cupr*, cycl, **dig**, dros, dulc, **equis**, *eup pur*, **euph**, *ferr i*, **graph**, grat, *ham*, **hell**, *helo*, **hep**, **hyos**, **ip**, *jod*, *kali bi*, **kali c**, **kali ch**, kali n, **kalm**, kreos, lach, **laur**, *led*, **lil t**, **lith**, *lyc*, mag c, mag m, mang, **meny**, **merc**, *merc c*, *mez*, murx, nat c, nat m, **nat s**, **nit ac**, *nux m*, **nux v**, **op**, *ox ac*, par, **petr**, *ph ac*, **phos**, *phyt*, **pic ac**, **plb**, **prun**, **puls**, *rat*, **rhus t**, *ruta*, *sabad*, sabin, samb, **sant**, **sars**, *sec*, sel, **senec**, **seneg**, **sep**, *sil*, spong, **squil**, *stann*, **staph**, *stram*, stront, sul ac, **sulph**, **ter**, *thuj*, **verat**, viol t, zinc

▲ **Zu viel Harnabgang**   BB: 0670, BU: 88

acon, **aesc**, **agar**, **agn**, **all c**, *alum*, **am m**, ambr, ant cr, ant t, **apoc**, **arg**, *arg n*, **arn**, **ars**, **arum t**, *aspar*, **aur**, **bar c**, *bell*, **bism**, bov, *bry*, **cact**, calc, *calc f*, **calc p**, **cann i**, cann s, **canth**, *carb ac*, *carb an*, carb v, *caust*, *cedr*, cham, **chel**, chin, cic v, **cimic**, cina, clem, cocc, coff, *colch*, **coloc**, **con**, *conv*, *crot t*, cupr, *cycl*, *dig*, dros, dulc, **euphr**, **gels**, *glon*, graph, **guaj**, hell, **helo**, hep, *hyos*, **ign**, **jod**, **kali br**, kali c, **kali n**, *kreos*, lach, *led*, lyc, mag c, mang, mar, **meli**, **merc**, **mosch**, **mur ac**, *murx*, *nat c*, **nat m**, **nat s**, nit ac, nux v, *olnd*, par, petr, **ph ac**, **phos**, **plan**, **puls**, rheum, rhod, *rhus a*, **rhus t**, ruta, sabad, *sabin*, **samb**, *sang*, **sars**, sec, *sel*, **seneg**, sep, *sil*, **spig**, spong, **squil**, stann, staph, *still*, *stram*, *stront*, sul ac, **sulph**, **tab**, **tarax**, *thuj*, *uran*, **valer**, **verat**, **verb**, **vib**, **viol t**, zinc

▲ **Harnabgang zu oft**   BB: 0671, BU: 88

acon, **aesc**, *agn*, **all c**, alum, am c, **am m**, *anac*, ang, *ant cr*, *ant t*, **arg**, arn, ars, **aspar**, **bar c**, *bell*, **bism**, *bor*, **bry**, *cact*, calc, **cann i**, *cann s*, **canth**, caps, **caust**, *cedr*, cham, *chel*, chin, cic v, cina, *clem*, *cocc*, **coff**, *colch*, **coloc**, **con**, *crot h*,

cupr, *cycl*, dig, dulc, *ery a*, *eup pur*, euph, **euphr**, *fl ac*, **gels**, graph, *guaj*, **hell**, hyos, **ign**, **jod**, **kali br**, kali c, **kali n**, **kalm**, **kreos**, **lach**, laur, *led*, **lil t**, *lyc*, mag c, mag m, **meli**, **merc**, mez, mosch, **mur ac**, **nat c**, **nat m**, **nat s**, **nit ac**, *olnd*, *ox ac*, **petr**, **ph ac**, *phos*, **plan**, plb, **puls**, *rat*, **rhus t**, ruta, sabin, samb, **sant**, **sars**, sec, **sel**, **senec**, *seneg*, **sep**, *sil*, **spig**, **spong**, **squil**, stann, **staph**, stram, **sulph**, *tarax*, **thuj**, **valer**, verat, **verb**, *vesp*, viol t, zinc

▲ **Harnabgang zu selten**   BB: 0672, BU: 89

acon, *agar*, alum, am c, am m, **arn**, ars, **aur**, *bell*, bism, bry, calc, **camph**, cann s, **canth**, caps, *carb v*, caust, chel, *chin*, cic v, clem, colch, coloc, con, *cupr*, *dig*, dulc, euph, **gamb**, graph, hell, **hep**, **hyos**, ip, jod, kali c, lach, **laur**, led, lyc, merc, mez, mur ac, **nat s**, nit ac, **nux v**, **op**, par, petr, ph ac, phos, **plb**, **puls**, **ruta**, sabin, sars, *sec*, sep, squil, stann, staph, **stram**, stront, *sul ac*, sulph, *verat*, zinc

▲ **Tropfenweiser**   BB: 0673, BU: 89
    Harnabgang

agar, ang, ant cr, **arn**, ars, aur, **bell**, bov, cact, calc, **camph**, **cann i**, cann s, **canth**, *caps*, carb an, *caust*, cham, *chin*, **clem**, coff, *colch*, *coloc*, **con**, cop, *dig*, dros, **dulc**, *ery a*, euph, gamb, *gels*, *graph*, guaj, *hell*, kali c, kreos, *led*, lyc, mag m, merc, **merc c**, nit ac, *nux m*, *nux v*, op, pareir, **petr**, *ph ac*, *phos*, **plb**, **puls**, rheum, rhus t, *ruta*, sabin, samb, **sant**, sec, **sel**, *sil*, spig, spong, **staph**, **stram**, **sulph**, ter, **thuj**, *verb*, zinc

▲ **Unterbrochener**   BB: 0674, BU: 89
    Harnabgang

agar, bell, bov, **cann i**, caps, carb an, *caust*, **clem**, **con**, dulc, *gels*, kali c, led, *op*, *ph ac*, sabin, **sulph**, **thuj**, zinc

▲ **Unwillkürlicher**   BB: 0675, BU: 89
    Harnabgang

acon, *am c*, ant cr, *ant t*, **apis**, *arn*, **ars**, bar c, **bell**, bor, *bry*, calc, camph, *cann i*, cann s, *canth*, caps, *carb ac*, carb an, *carb s*, *carb v*, **caust**, cham, *chin*, **cic v**, *cina*, clem, *cocc*, colch, coloc, **con**, *cupr*, cycl, *dig*, **dulc**, **ferr**, *gels*, *graph*, guaj, *hep*, *hyos*, ign, **jod**, kali c, **kreos**, lach, *laur*, led, **lyc**, *mag c*, mag m, meny, **merc**, *mur ac*, nat c, **nat m**, *nit ac*, nux m, *nux v*, op, *ox ac*, **petr**, *ph ac*, *ph ac*, *phos*, plb, **puls**, rheum, *rhus a*, **rhus t**, *ruta*, **sant**, **sec**, *seneg*, **sep**, **sil**, **spig**, spong, *squil*, staph, **stram**, sul ac, **sulph**, **ter**, thuj, **verat**, *zinc*

▲ Inkontinenz nachts im Bett (Bettnässen)   BB: 0676, BU: 89

acon, am c, ant cr, ant t, *arn*, **ars**, bar c, **bell**, **benz ac**, bor, **bry**, *calc*, camph, cann s, canth, caps, carb an, carb v, **caust**, **cham**, *chin*, cic v, **cina**, clem, cocc, colch, coloc, **con**, cycl, dig, *dulc*, **equis**, ferr, **ferr p**, graph, guaj, *hep*, *hyos*, ign, kali c, **kreos**, lach, laur, led, *lyc*, mag c, mag m, meny, **merc**, mur ac, nat c, *nat m*, nit ac, *nux v*, **op**, *petr*, *ph ac*, *phos*, *plan*, plb, *podo*, **puls**, *rheum*, **rhus t**, *ruta*, seneg, **sep**, **sil**,

spig, spong, squil, staph, **stram**, sul ac, **sulph**, thuj, verat, *viol t*, zinc

▲ Harnabgang verhalten   BB: 0677, BU: 90

acon, agar, **apis**, **arn**, ars, *aur*, **bell**, bism, calc, **camph**, cann s, **canth**, caps, carb v, caust, chel, *chin*, cic v, clem, *colch*, *coloc*, *con*, *cupr*, *dig*, dulc, euph, *graph*, hell, **hep**, **hyos**, ip, jod, lach, **laur**, led, **lyc**, merc, mez, mur ac, nit ac, **nux v**, **op**, ph ac, **plb**, **puls**, rhus t, **ruta**, sabin, sars, *sec*, sep, sil, squil, stann, staph, **stram**, *sulph*, *verat*, zinc

▲ Harnzwang   BB: 0678, BU: 90

acon, **ant t**, **arg n**, bell, **canth**, *caps*, *coc c*, **dig**, **equis**, *eup pur*, **lith**, **nux v**, op, *phos*, **plb**, *prun*, **sant**, **ter**, **verat**

Harn: Begleitende Beschwerden

▲ Vor dem Harnen   BB: 0679, BU: 90

aesc, alum, ang, **ant t**, *apis*, **arn**, asaf, aur, **bell**, berb, **bor**, **bry**, calc, *cann s*, **canth**, *caps*, caust, *cham*, chel, *chin*, cic v, cocc, coff, *colch*, **coloc**, con, cop, croc, *cupr*, **dig**, *dulc*, **gels**, *graph*, hep, hyos, kreos, **lith**, **meli**, merc, mosch, nat c, **nux v**, *op*, **ph ac**, plb, **puls**, *rhod*, **rhus t**, *sabad*, *seneg*, **sep**, sul ac, **sulph**, tarax, thuj, zinc

▲ Zu Anfang des Urinierens   BB: 0680, BU: 90

acon, cann s, *canth*, caust, *clem*, **merc**

▲ Beim Harnen   BB: 0681, BU: 90

acon, **aloe**, *alum*, am c, ambr, *anac*, ang, *ant cr*, **ant t**, **apis**, **arg n**, arn, *ars*, asaf, asar, aur, **bapt**, bar c, **bell**, benz ac, berb, bor, bov, *bry*, cact, calad, **calc**, calc p, camph, **cann s**, **canth**, *caps*, carb an, *carb s*, *carb v*, **caust**, *cham*, chel, *chin*,

clem, coc c, **colch**, coloc, **con**, cop, crot t, *cub*, *cupr*, cycl, dig, **dulc**, euph, ferr, **fl ac**, *graph*, grat, guaj, hell, **hep**, hyos, *ign*, **ip**, **kali bi**, *kali c*, kali n, kreos, lach, laur, **lil t**, **lyc**, mag c, mag m, mar, **merc**, **merc c**, *mez*, *mur ac*, *nat c*, *nat m*, *nat s*, nicc, **nit ac**, *nux m*, **nux v**, *ol an*, *op*, par, *petr*, petros, **ph ac**, **phos**, plat, plb, prun, psor, **puls**, rheum, rhod, *rhus t*, ruta, sabad, sabin, **sars**, sec, *seneg*, **sep**, sil, *spig*, squil, stann, *staph*, *still*, stram, stront, sul ac, **sulph**, **thuj**, uva, **verat**, viol t, *zinc*

▲ Zu Ende des Harnens   BB: 0682, BU: 91

bry, **canth**, *carb v*, **equis**, *merc ac*, **mez**, petr, phos, *sars*, *sulph*

▲ Nach dem Harnen   BB: 0683, BU: 91

acon, agn, all c, alum, ambr, **anac**, *ang*, **ant t**, **apis**, **arg n**, **arn**, ars, *asaf*, *asar*, bar c, **bell**, *berb*, bor, bov, **brach**, bry, cact, **calc**, camph, **cann i**, cann s, **canth**, caps, carb v, caust, *chel*, **chin**, *clem*, *colch*, **coloc**, con, cop, *cub*, **dig**, **fl ac**, graph, grat, *guaj*, **hep**, ign, **kali bi**, *kali c*, kreos, *lach*, *laur*, led, lil t, lith, *lyc*, mag c, mag m, mar, **merc**, **mez**, *mur ac*, murx, **nat c**, **nat m**, nat s,

nit ac, **nux v**, **par**, *pareir*, **petr**, **petros**, *ph ac*, **phos**, **plat**, plb, **puls**, *rhod*, rhus t, **ruta**, sabad, *sars*, **sel**, *seneg*, **sep**, sil, spig, squil, *stann*, **staph**, sul ac, **sulph**, **thuj**, verat, viol t, **zinc**

Geschlechtsteile

▲ **Allgemein** BB: 0684, BU: 91

acon, agar, **agn**, *alum*, *am c*, am m, *ambr*, anac, ang, *ant cr*, *ant t*, (arg), **arn**, **ars**, asaf, (asar), *aur*, bar c, **bell**, (bism), bor, bov, *bry*, *calad*, **calc**, **camph**, **cann s**, **canth**, **caps**, carb an, *carb v*, **caust**, cham, chel, **chin**, (cic v), (cina), **clem**, *cocc*, *coff*, colch, coloc, *con*, croc, cupr, (cycl), dig, (dros), dulc, euph, euphr, ferr, **graph**, guaj, hell, **hep**, hyos, **ign**, ip, *jod*, **kali c**,

kali n, kreos, lach, laur, led, **lyc**, mag c, mag m, mang, mar, meny, **merc**, *mez*, (mosch), mur ac, *nat c*, **nat m**, **nit ac**, nux m, **nux v**, op, (par), *petr*, **ph ac**, *phos*, plat, *plb*, **puls**, ran s, (rheum), **rhod**, **rhus t**, ruta, sabad, **sabin**, (samb), sars, sec, *sel*, seneg, **sep**, **sil**, spig, *spong*, squil, stann, **staph**, (stram), sul ac, **sulph**, tarax, **thuj**, valer, verat, viol t, *zinc*

Geschlechtsteile: männlich

▲ **Im Allgemeinen** BB: 0685, BU: 91

acon, agar, **agn**, *alum*, am c, am m, *ambr*, anac, ang, *ant cr*, ant t, arg, *arg n*, **arn**, **ars**, asaf, asar, *aur*, bar c, *bell*, bism, bor, bov, bry, *calad*, **calc**, camph, **cann s**, **canth**, *caps*, carb an, *carb v*, *caust*, cham, chel, *chin*, cic v, **clem**, cocc, coff, colch, coloc, *con*, croc, cupr, (cycl), dig, *dios*, dros, dulc, euph, euphr, ferr, **graph**, guaj, hell, *hep*, hyos, **ign**, ip, *jod*, **kali c**, kali n, kreos, lach, laur, led, **lyc**, mag c, mag m, mang, mar, meny, **merc**, *mez*, (mosch), mur ac, *nat c*, **nat m**, **nit ac**, nux m, **nux v**, op, par, *petr*, **ph ac**, *phos*, plat, *plb*, **puls**, ran s, **rhod**, **rhus t**, ruta, sabad, **sabin**, samb, sars, sec, sel, seneg, **sep**, *sil*, spig, *spong*, squil, stann, **staph**, stram, sul ac, **sulph**, tarax, **thuj**, valer, verat, viol t, *zinc*

▲ **Penis** BB: 0686, BU: 92

acon, agar, *agn*, *alum*, am c, am m, *ambr*, anac, ang, *ant cr*, *ant t*, **arn**, **ars**, asaf, asar, aur, bar c, bell, bor, *bov*, *bry*, **calc**, camph, **cann i**, **cann s**, **canth**, **caps**, carb an, *carb v*, **caust**, cham, *chel*, **chin**, cic v, *cinnb*, **clem**, cocc, coff, **colch**, coloc, **con**, croc, *crot t*, *cupr*, cycl, dig, dros, dulc, euph, ferr, **graph**, guaj, hell, **hep**, **ign**, *ip*, *jod*, **kali c**, kali n, kreos, *lach*, laur, *led*, **lyc**, mag c, mag m, mang, *mar*, **merc**, merc c, **mez**, mosch, *mur ac*, *nat c*, **nat m**, **nit ac**, nux m, **nux v**, op, par, *petr*, **ph ac**, **phos**, *plb*, **puls**, ran s, rhod, *rhus t*, ruta, *sabad*, **sabin**, samb, *sars*, sec, sel, seneg, **sep**, sil, *spig*, spong, squil, stann, *staph*, stram, **sulph**, **thuj**, verat, *viol t*, **zinc**

▲ Eichel BB: 0687, BU: 92

acon, *alum*, ambr, ang, ant cr, ant t, arn, *ars*, asaf, aur, bell, bor, bry, *calad*, calc, **cann i**, **cann s**, *canth*, caps, *carb v*, *caust*, *chin*, *cinnb*, coff, colch, *coloc*, con, *cor r*, *crot t*, cupr, dig, dros, euph, euphr, graph, hell, hep, ign, ip, jod, *kali c*, *led*, **lyc**, mag m, mang, **merc**, **mez**, *nat c*, **nat m**, **nit ac**, **nux v**, **osm**, *petr*, **ph ac**, phos, *psor*, puls, ran s, *rhod*, **rhus t**, sabin, sars, sel, seneg, **sep**, sil, spig, spong, squil, stann, *staph*, sul ac, **sulph**, *tab*, tarax, **thuj**, valer, viol t, zinc

▲ Vorhaut BB: 0688, BU: 92

acon, agar, alum, ang, arn, *ars*, bell, *bry*, **calad**, *calc*, camph, **cann s**, *canth*, carb v, *caust*, cham, chin, **cinnb**, cocc, *coloc*, con, *cor r*, croc, euph, euphr, *form*, graph, hep, **ign**, *lach*, lyc, mang, **merc**, *mez*, mur ac, nat c, nat m, **nit ac**, *nux v*, **osm**, ph ac, phos, plb, *puls*, rhod, **rhus t**, sabin, *sars*, *sep*, *sil*, **sulph**, tarax, **thuj**, verat, *viol t*

▲ Hoden BB: 0689, BU: 92

acon, agar, **agn**, alum, *am c*, (ambr), ant cr, ant t, **apis**, **arg**, **arn**, ars, asaf, **aur**, bar c, bell, **berb**, bism, *bry*, **calc**, (camph), cann s, **canth**, caps, carb v, *caust*, chel, **chin**, cimic, cinnb, **clem**, *cocc*, coff, *coloc*, **con**, *cub*, dig, *dios*, *equis*, euph, euphr, graph, *ham*, hep, hyos, *ign*, ip,

▲ Hodensack BB: 0690, BU: 92

jab, *jod*, *kali c*, kali n, *lyc*, mang, *mar*, meny, **merc**, *merc c*, mez, *nat c*, nat m, **nit ac**, **nux v**, osm, *ox ac*, petr, **ph ac**, *phos*, plat, *plb*, *psor*, **puls**, **rhod**, rhus t, ruta, sabad, sabin, sel, *sep*, **sil**, *spig*, **spong**, squil, **staph**, *still*, sul ac, **sulph**, *tarax*, **thuj**, valer, verat, **zinc**

acon, agar, **agn**, alum, am c, ambr, anac, ang, *ant cr*, ant t, **apis**, **arn**, ars, **aur**, *bar c*, bell, calc, camph, cann s, canth, **caps**, carb an, *carb v*, caust, cham, **chel**, **chin**, **clem**, *cocc*, coff, *con*, *crot t*, *dig*, dulc, euph, **graph**, hell, **hep**, *hydr*, *ign*, *jod*, *kali c*, lach, *lyc*, mag m, mar, *meny*, merc, mez, mur ac, *nat c*, nat m, nit ac, **nux v**, **petr**, **ph ac**, *plat*, plb, **puls**, ran s, **rhod**, **rhus t**, samb, *sel*, sep, **sil**, spig, spong, *staph*, **sulph**, **thuj**, *viol t*, zinc

▲ Samenstränge BB: 0691, BU: 93

agn, alum, am c, *am m*, ambr, ang, *ant cr*, *arn*, bell, **berb**, *bry*, cann s, **canth**, caps, *chel*, chin, *cimic*, **clem**, colch, *equis*, graph, *ham*, jod, *kali c*, kali n, *mang*, mar, meny, merc, nat c, *nit ac*, nux m, *nux v*, *osm*, *ox ac*, ph ac, *phos*, plb, **puls**, *rhod*, sabad, sabin, *sars*, sil, **spong**, **staph**, *sulph*, *thuj*, verat, zinc
.pa

Geschlechtsteile: weiblich

▲ Im Allgemeinen BB: 0692, BU: 93

acon, agar, agn, *alet*, alum, am c, **ambr**, *ant cr*, ant t, *arn*, *ars*, **asaf**, **aur**, **bell**, *bor*, bov, *bry*, **calc**, **calc p**, *camph*, **cann s**, **canth**, **carb an**, **carb v**, *caust*, **cham**, chel, **chin**, cina, **cocc**, *coff*, colch, coloc, **con**, *croc*, cupr, dig, dros, dulc, **ferr**, **graph**, hep, *hyos*, *ign*, ip, jod, **kali c**, kali n, **kreos**, *lach*, laur, **lil t**, **lyc**, mag c, *mag m*, **merc**, mez, mosch, mur ac, *nat c*, *nat m*, **nit ac**, nux m, **nux v**, *op*, *petr*, ph ac, *phos*, **plat**, plb,

podo, **puls**, ran b, ran s, rheum, **rhus t**, ruta, sabad, **sabin**, *sars*, **sec**, **sep**, *sil*, stann, **staph**, sul ac, **sulph**, **thuj**, verat, *zinc*

▲ Äußere Teile BB: 0693, BU: 93

acon, **agar**, alum, am c, **ambr**, ant t, ars, **ars i**, bell, bor, *bry*, **calad**, **calc**, **canth**, *carb ac*, **carb v**, caust, cham, *chel*, chin, *coc c*, cocc, coff, *coll*, coloc, **con**, croc, dulc, **ferr**, *goss*, **graph**, ham, hep, *hydr*, hyos, *kali bi*, **kali c**, **kreos**, *lil t*, lyc, merc, *merc c*, nat c, *nat m*, **nit ac**, *nux v*, *petr*, plat,*puls*,*rhus t*,sars,*sec*, **sep**,*sil*, **staph**, **sulph**, *tarent*, **thuj**, verat, *zinc*

▲ **Scheide** BB: 0694, BU: 93

ambr, *arg n*, **ars**, **aur**, **aur m n**, **bell**, **berb**, bor, bry, **calc**, *calc p*, **canth**, carb an, *carb v*, *caul*, *caust*, cham, *chel*, **chin**, **cinnb**, *cocc*, *coff*, *con*, croc, *cub*, dulc, **ferr**,*graph*, hep,*hydr*, hyos, ign, jod, **kali c**, **kreos**, *lil t*, **lyc**, mag c, mag m, *menth p*, **merc**, **mez**,*murx*, nat c,*nat m*, *nit ac*, nux m, **nux v**, *petr*, *phos*, *plat*, **plb**, *podo*, **puls**, rheum, **rhus t**, *sabin*, sars, *sec*, **sep**, *sil*, *stann*, *staph*, sul ac, **sulph**, *tarent*, **thuj**, zinc

▲ **Gebärmutter** BB: 0695, BU: 94

abies c, acon,*alet*,**aloe**, **ant cr**, ant t, **arg**, **arg n**, **arn**, **ars**, *asaf*, **aur**, **aur m n**, **bell**, bor, bov, *bry*, **calad**, *calc*, **calc p**, *calend*, camph, **canth**, **carb ac**, **carb an**, carb v, *caul*, caust, **cham**, **chin**, **cimic**, cina,*cocc*,*coff*,*coll*,**con**,*conv*, **croc**, *cub*, cupr, dros, **ferr**, *ferr i*, *gels*, *graph*, **ham**, *helo*, *hydr*, hyos,*ign*, *ip*,*jod*, **kali c**,*kali i*, *kreos*, *lach*, *lappa*, **lil t**, lyc, mag c, *mag m*, merc, **merc ir**, *mez*, *mosch*, mur ac, **murx**, *nat c*, *nat m*, **nit ac**, nux m, **nux v**, **op**, *pall*, *ph ac*, *phos*, **plat**, *podo*, **puls**, **rhus t**, ruta, sabad, **sabin**, **scc**, *senec*, **sep**, *stann*, staph, sul ac, **sulph**, *tarent*, *ther*, *thuj*, *tril*, **ust**, verat, *verat v*, *vib*, *vib pr*, *visc*, zinc

▲ **Eierstöcke** BB: 0696, BU: 94

abrot, *acon*, agar, agn, **am br**, *ambr*, **ant cr**, **apis**, **arg**, arn, **asaf**, **aur**, **aur m n**, **bell**, **bry**, *cact*, calc, **canth**, **carb ac**, **carb an**, *carb s*, *carb v*, caust, *chel*, **chin**, **cimic**, **coloc**, dros, *ferr p*, **gels**, *graph*, *guaj*, **ham**, hyos, *ign*, jod, **kali br**, **kali c**, kali n, **lach**, laur, **lil t**, **lyc**, *meli*, **merc**, *mez*, *naja*, nat c, *nit ac*, *nux v*, **pall**, plb, **podo**, puls, **ran b**,*ran s*,*rhus t*, ruta,*sabad*, sars, sec, sep, **staph**, *still*, sulph, *tarent*, *thea*, *ther*, **thuj**, *ust*, *vesp*, *vib*, *xan*, **zinc**, *ziz*

▲ **Wehenartiger Schmerz** BB: 0697, BU: 94

acon, ant cr, ant t, **apis**, **arn**, asaf, aur, **bell**,*bor*, bov, **bry**, *calc*, camph, *canth*, **carb an**, carb v, caust, **cham**, *chin*, **cimic**, cina, *cocc*, **coff**, *con*, *conv*, *croc*, cupr, dros, **ferr**, **gels**, *graph*, hyos, *ign*, *ip*, jod, **kali c**, **kreos**, *lach*, lyc, mag c, *mag m*, merc, **mosch**, mur ac, *murx*, *nat c*, *nat m*, nux m, **nux v**, op, *ph ac*, phos, **plat**, *podo*, **puls**, **rhus t**, ruta, sabad, **sabin**, **sec**, **sep**, *sil*, *stann*, sul ac, **sulph**, *thuj*, *ust*, **vib**, *xan*, zinc

▲ **Wehen aufhörend** BB: 0698, BU: 94

arn, asaf, **bell**, *bor*, bry, calc, *camph*, carb an, *carb v*, **caust**, **cham**, *chin*, *cocc*, coff, *graph*, hyos,*ign*, **kali c**, kreos,*lyc*, mag c,*mag m*, merc, mosch, *nat c*, **nat m**, *nux m*, **nux v**, **op**, phos, *plat*, **puls**, rhus t, **ruta**, **sec**, sep, stann, sul ac, *sulph*, *thuj*, zinc

▲ **Krampfhafte Wehen** BB: 0699, BU: 94

arn, asaf, **bell**, bry, calc, carb an, carb v, *caust*, **cham**, **cimic**, **cocc**, *cupr*, ferr, gels, **hyos**,*ign*, ip, *kali c*, lyc, mag m, mosch, nux m, **nux v**, *op*, phos, **puls**, sec, sep, *stann*, stram, zinc

▲ **Wehen schmerzhaft,** BB: 0700, BU: 95
zu stark

acon, ant cr, arn, *aur*, **bell**, **cham**, chin, cocc, **coff**, *con*, cupr, hyos, *lyc*, mag c, nat c, **nux v**, *phos*, **puls**, *sec*, **sep**, sulph

▲ **Wehen zu schwach,** BB: 0701, BU: 95
unwirksam

arn, asaf, **bell**, *bor*, bry, calc, *camph*, **cann s**, carb an, *carb v*, *caul*, **caust**, cham, *chin*, **cimic**, *cocc*, coff, **gels**, *graph*, hyos, *ign*, **kali c**, kreos, *lyc*, mag c, *mag m*, merc, mosch, *nat c*, **nat m**, *nux m*, **nux v**, **op**, phos,*plat*, **puls**, rhus t, **ruta**, sabad, **sec**, sep, stann, sul ac, *sulph*, *thuj*, zinc

▲ **Nachwehen** BB: 0702, BU: 95

acon, **arn**, asaf, *aur*, **bell**, bor, **bry**,*calc*,*carb an*, carb v, **cham**, *chin*, cic v, *cina*, cocc, **coff**, con, *croc*, **cupr**, **ferr**, graph, *hyos*,*ign*, ip, jod, **kali c**, kreos, lach, lyc, nat c, **nat m**, nux m, **nux v**, *op*, plat, podo, **puls**, **rhus t**, **ruta**, **sabin**, *sec*, sep, *sul ac*, **sulph**, **vib**, zinc

Geschlechtstrieb

▲ Zu schwacher BB: 0703, BU: 95

acon, agar, **agn**, *alum*, *am c*, *ambr*, anac, ant cr, arg n, arn, **bar c**, bell, *bor*, **calad**, calc, cann s, canth, *caps*, *carb an*, *carb s*, carb v, <u>caust</u>, *clem*, con, *dig*, *euph*, ferr, *graph*, hell, **hep**, hyos, ign, ind, *kali c*, kali i, laur, **lil t**, *lyc*, **mag c**, mag m, *mar*, meny, **mur ac**, *nat m*, *nit ac*, nux m, op, *oxyt*, *petr*, **ph ac**, phos, plat, *psor*, **rhod**, *sabad*, sabin, sel, seneg, *sep*, sil, spig, spong, stann, staph, sul ac, *sulph*

▲ Zu stark BB: 0704, BU: 95

acon, *agar*, aloe, alum, am c, ambr, anac, **ant cr**, apis, arn, *ars*, asaf, **aur**, **bell**, bor, *bov*, *cact*, **calc**, **camph**, *cann s*, <u>canth</u>, caps, **carb v**, caust, cham, <u>chin</u>, clem, *cocc*, **coff**, *coloc*, **con**, croc, *cub*, *dig*, *dulc*, ferr, **fl ac**, **graph**, hep, *hyos*, *ign*, *jod*, **kali br**, kali c, kali n, kreos, **lach**, laur, led, *lyc*, mag m, mang, *meny*, **merc**, mez, **mosch**, mur ac, *murx*, **nat c**, **nat m**, nat s, nit ac, nux m, <u>nux v</u>, op, ox ac, par, petr, **phos**, *pic ac*, **plat**, *plb*, **puls**, *raph*, rhod, rhus t, *ruta*, **sabin**, sars, seneg, sep, **sil**, spig, *stann*, *staph*, **stram**, sul ac, *sulph*, *thuj*, <u>verat</u>, verb, **zinc**

▲ Impotenz BB: 0705, BU: 95

agar, **agn**, alum, am c, **ant cr**, **bar c**, **calad**, *calc*, **camph**, cann s, caps, carb an, *carb s*, carb v, *caust*, *chin*, *cob*, coff, coloc, <u>con</u>, dig, *dios*, dulc, euph, ferr, gels, **graph**, hell, *hep*, hyos, **ign**, jod, **kali br**, **kali c**, kreos, *lach*, <u>lyc</u>, *mag c*, mar, *meny*, **merc**, mosch, *mur ac*, nat c, **nat m**, *nit ac*, nux m, nux v, op, petr, ph ac, **phos**, *pic ac*, plb, *psor*, rhod, ruta, sabin, <u>sel</u>, *sep*, spong, stann, staph, *stram*, sul ac, **sulph**, thuj, zinc

▲ Rutensteifigkeit BB: 0706, BU: 96
(Dauer Erektion, Priapismus)

agar, agn, *alum*, am c, am m, ambr, *anac*, ang, ant cr, **arg n**, arn, ars, **aur**, bar c, *calad*, calc, **cann i**, **cann s**, <u>canth</u>, *caps*, carb an, *carb v*, caust, cham, **chin**, **clem**, *coloc*, con, dig, **euph**, ferr, **fl ac**, graph, hep, hyos, **ign**, **kali c**, *lach*, led, *lyc*, **mag m**, <u>merc</u>, mez, mosch, mur ac, mur ac, **nat c**, **nat m**, <u>nit ac</u>, **nux v**, op, *par*, *petr*, **petros**, **ph ac**, **phos**, **pic ac**, **plat**, *plb*, **puls**, ran b, rhod, **rhus t**, sabad, *sabin*, sars, *seneg*, sep, **sil**, *spig*, stann, **staph**, *sul ac*, sulph, tab, *tarax*, <u>ter</u>, <u>thuj</u>, valer, verat, *viol t*, zinc

▲ Samenerguß / Pollution BB: 0707, BU: 96

agar, **agn**, aloe, **alum**, *am c*, ambr, *anac*, ant cr, **arg**, **arn**, **ars**, **aur**, bar c, **bell**, bism, bor, *bov*, **calad**, **calc**, camph, cann s, *canth*, *caps*, *carb an*, carb v, *caust*, cham, <u>chin</u>, cic v, clem, **cob**, cocc, coff, <u>con</u>, cor r, cycl, **dig**, <u>dros</u>, *ery a*, **ferr**, *gels*, **graph**, guaj, hep, ign, **kali c**, lach, *led*, **lyc**, mag c, mag m, **merc**, mosch, **nat c**, nat m, *nit ac*, **nux m**, *nux v*, ol an, *op*, *par*, *petr*, <u>ph ac</u>, **phos**, **pic ac**, plat, **puls**, *ran b*, ran s, rhod, rhus t, *ruta*, sabad, *sal ac*, samb, **sars**, <u>sel</u>, **sep**, sil, **stann**, staph, stram, **sulph**, tab, *tarax*, *thuj*, *verb*, viol o, **viol t**, **zinc**

▲ Schwäche des BB: 0708, BU: 96
Geschlechtsvermögens

agar, **agn**, alum, am c, ambr, **ant cr**, arn, **bar c**, berb, bor, **calad**, *calc*, **camph**, cann s, canth, caps, carb an, carb v, *caust*, **chin**, coff, coloc, <u>con</u>, dig, dulc, euph, ferr, gels, **graph**, hell, *hep*, hyos, **ign**, jod, **kali c**, kreos, *lach*, <u>lyc</u>, *mag c*, mang, mar, *meny*, merc, mosch, *mur ac*, nat c, *nat m*, *nit ac*, *nux m*, nux v, op, petr, ph ac, *phos*, plat, plb, rhod, rhus t, ruta, sabad, sabin, <u>sel</u>, *sep*, sil, spong, stann, sul ac, **sulph**, thuj, *zinc*

▲ Ausfluß von BB: 0709, BU: 96
Prostatasekret

<u>agn</u>, alum, *am c*, **anac**, aur, bell, calc, cann s, carb v, caust, dig, euph, **hep**, *ign*, jod, kali c, lyc, **nat c**, nat m, *nit ac*, nux m, petr, ph ac, plat, **puls**, <u>sel</u>, **sep**, sil, spig, *staph*, **sulph**, tab, *thuj*, zinc

▲ Trägt auf der linken   BB: 0710, BU: 96
  Seite

abrot, agar, alum, **am br**, *am m,* ambr, *ant cr,*
apis, arg, *aur,* **bar c, brom,** *bry,* calc, cann s,
chin, clem, *colch, con, euphr, ferr p,* **fl ac,** graph,
kali c, *lach,* lyc, **mag c,** mar, meny, **merc,** mez,
naja, nat c, **nit ac,** *osm,* petr, **ph ac,** *plb,* puls,
rhod, *rhus t, sabad,* sel, *sep,* sil, spig, staph,
tarax, *ther,* **thuj,** *ust, vesp, xan,* zinc

▲ Trägt auf der rechten   BB: 0711, BU: 97
  Seite

acon, alum, *apis, arg,* **arn,** *ars,* **aur,** *bism,* <u>calc</u>,
cann s, *canth,* <u>caust</u>, clem, *coff,* coloc, con, *croc,*
graph, **hep, jod, lach,** *lil t,* lyc, mar, **meny,** merc,
mez, *mur ac, murx,* nit ac, <u>nux v</u>, *pall,* petr,
podo, puls, *rhod,* sabin, sec, *sel,* sil, **spig, spong,**
staph, <u>sul ac</u>, **sulph,** tarax, *valer,* <u>verat</u>, zinc

Menstruation

▲ Abortus   BB: 0712, BU: 97

acon, alet, aloe, ant cr, **apis,** *arn, asar,* <u>bell</u>, **bry,**
calc, cann s, **canth,** caps, carb an, **carb s,** carb v,
caul, **cham,** chin, cimic, cinnm, **cocc,** con, **croc,**
cupr, cycl, **ferr,** gels, **hyos,** <u>ip</u>, jod, **kali c,** *kreos,*
lyc, **merc,** nat c, *nit ac,* nux m, **nux v,** op, *phos,*
plat, plb, **puls, rhus t,** ruta, **sabin, sec, sep,** *sil,*
stram, **sulph,** *tann, tril,* verat, vib, zinc

▲ Blutabgang außer der   BB: 0713, BU: 97
  Regel

ambr, arn, asar, **bell,** *bov,* bry, <u>calc</u>, *canth,*
carb v, **cham,** chin, **cocc,** coff, **croc,** ferr, hep,
hyos, <u>ip</u>, *kali c,* kreos, *lyc, mag m,* merc, *murx,*
nit ac, nux v, petr, **phos,** plb, *puls,* **rhus t,**
<u>sabin</u>, sec, *sep,* <u>sil</u>, stram, *sulph,* zinc

▲ Blutsturz (Mutter-)   BB: 0714, BU: 97

acon, aloe, am c, *aml n, ant cr,* **apis,** *apoc,* aran,
arn, *ars,* <u>bell</u>, bor, **bov, bry,** <u>calc</u>, **canth,** caps,
carb an, *carb v,* **cham,** chin, cina, cinnm, cocc,
coff, con, **cop, croc,** cupr, dig, *erig,* **ferr, ham,**
hyos, ign, <u>ip</u>, *jod,* kreos, *led,* **lyc,** merc, **mill,**
murx, nat c, nat m, **nit ac,** nux m, **nux v,** op,
phos, *plat,* plb, **puls,** rhus t, ruta, **sabin,** samb,
sang, **sec,** sep, *sil,* **stram,** *sul ac,* **sulph,** *tril, ust,*
uva, vinc, *visc,* zinc

▲ Verfrühte Regelblutung   BB: 0715, BU: 97

acon, *aloe, alum,* am c, **am m, ambr,** aran, *arn,*
ars, *asaf, asar,* bar c, <u>bell</u>, *berb,* **bor, bov,** brom,
bry, bufo, **cact,** <u>calc</u>, *calc p,* cann s, **canth,**
carb an, **carb s, carb v,** caust, **cham,** *chin,* cimic,
cina, cinnm, clem, *coc c,* **cocc,** coff, **colch,**
coloc, con, **croc,** *crot h,* dig, dulc, ferr, fl ac,
form, graph, hell, **hep,** hyos, **ign, ip,** jod, *jug r,*
kali bi, kali c, *kali n,* **kalm, kreos,** *lach,* lachn,
laur, *led,* lyc, mag c, **mag m, mang, mez,** *mosch,*
mur ac, **nat c,** *nat m,* **nit ac,** nux m, <u>nux v</u>,
ol an, par, *petr, ph ac, phel,* **phos, plat,** *plb,* puls,
rhod, **rhus t,** ruta, **sabin,** sang, sars, **sec,** *senec,*
sep, *sil, spig,* **spong, stann,** staph, stram, stront,
<u>sul ac</u>, **sulph,** thuj, *tril,* verat, xan, zinc

▲ Regelblutung verfrüht   BB: 0716, BU: 98
  und zu schwach

alum, lept, nat m

▲ Regelblutung zu spät   BB: 0717, BU: 98

acon, agn, *am c,* arn, ars, *aur,* bell, bor, bov,
bry, calc, canth, carb an, <u>caust</u>, cham, **chel,**
chin, *cic v,* **cocc,** colch, coloc, <u>con</u>, *croc,* **cupr,**
dig, **dros,** <u>dulc</u>, ferr, *goss,* **graph,** *guaj,* hell, hep,
hyos, hyper, ign, jod, **kali c,** kalm, *lach,* lith, <u>lyc</u>,
<u>mag c</u>, *mag m,* **merc,** nat c, <u>nat m</u>, nicc, nit ac,
nux m, nux v, **petr,** ph ac, *phos,* **puls,** rhod,
rhus t, ruta, *sabad,* **sabin,** *sars,* sec, <u>sep</u>, <u>sil</u>,

Körperteile und Organe

spig, *staph*, *stram*, *stront*, sul ac, <u>sulph</u>, tab, ter, **valer**, *verat*, **vib**, **zinc**

▲ **Regelblutung gußweise**   BB: 0718, BU: 98

bell, *coca*, *cocc*, **puls**, *sabin*, *tril*

▲ **Menstruation zu kurz**   BB: 0719, BU: 98
dauernd

alum, **am c**, bar c, berb, bov, carb an, colch, **con**, **dulc**, *euphr*, **graph**, ip, jod, *lach*, lyc, *mag c*, mag m, mang, **merc**, mosch, nicc, **phos**, plat, **puls**, rhod, *ruta*, *sabad*, sars, sil, stront, <u>sulph</u>, **vib**

▲ **Menstruation zu lange**   BB: 0720, BU: 98
dauernd

acon, agar, *am c*, aran, *ars*, *asar*, **bar c**, *bell*, bor, bov, **bry**, **calc**, **canth**, *caust*, *chel*, **chin**, cina, **cinnm**, **coff**, **croc**, **crot h**, <u>cupr</u>, *dulc*, **ferr**, grat, hyos, **ign**, jug r, *kali c*, kali n, **kreos**, *laur*, led, <u>lyc</u>, mag c, **merc**, mez, nat c, **nat m**, nat s, **nux v**, **phos**, **plat**, **rhus t**, sabad, **sabin**, <u>sec</u>, sep, <u>sil</u>, stann, *stram*, sul ac, *sulph*, zinc

▲ **Menstruation zu**   BB: 0721, BU: 98
schwach

acon, *agn*, **alum**, **am c**, arn, asaf, aur, *bar c*, berb, *bor*, **bov**, bry, **cact**, calc, carb an, carb v, **caust**, chel, *cic v*, **cocc**, *colch*, <u>con</u>, croc, crot t, *cupr*, dig, dros, <u>dulc</u>, *euphr*, ferr, *form*, *gnaph*, **graph**, *guaj*, hep, hyos, *ign*, ip, jod, **kali c**, kalm, **lach**, lith, **lyc**, <u>mag c</u>, *mag m*, **mang**, **merc**, mosch, **nat m**, nicc, nux v, ol an, *petr*, <u>phos</u>, plat, <u>puls</u>, rhod, rhus t, *ruta*, **sabad**, sabin, **sars**, **sep**, **sil**, **staph**, stram, stront, <u>sulph</u>, ter, *thuj*, **valer**, verat, **vib**, *xan*, zinc

▲ **Menstruation zu stark**   BB: 0722, BU: 98

acon, *agar*, *aloe*, am c, **am m**, *ambr*, *ant cr*, aran, arn, **ars**, bar c, <u>bell</u>, **bor**, <u>bov</u>, **bry**, **cact**, <u>calc</u>, **cann i**, cann s, **canth**, caps, *carb ac*, **carb an**, **carb v**, caust, **cham**, chel, chin, cimic, cina, **cinnm**, *cit ac*, **clem**, *coc c*, *cocc*, **coff**, coloc, **croc**, *crot h*, cupr, *cycl*, dig, dulc, <u>ferr</u>, ferr p, fl ac, gamb, *gels*, grat, *helo*, *hep*, **hyos**, ign, **ip**, *jod*, jug r, kali i, *kali n*, kreos, lachn,

laur, *led*, *lyc*, mag c, mag m, **merc**, mez, *mill*, mosch, *mur ac*, *murx*, *nat c*, **nat m**, **nit ac**, **nux m**, <u>nux v</u>, op, *ph ac*, **phos**, phyt, <u>plat</u>, plb, *puls*, *rat*, rhod, *rhus t*, ruta, sabad, <u>sabin</u>, *samb*, <u>sec</u>, *sel*, *senec*, **sep**, *sil*, *spig*, spong, *stann*, <u>stram</u>, stront, **sul ac**, <u>sulph</u>, tab, *tann*, *thlasp*, *tril*, **ust**, *verat*, *vinc*, zinc

▲ **Menstruation**   BB: 0723, BU: 99
unterdrückt

acon, *agn*, alet, *alum*, **am c**, **ant cr**, arn, **ars**, aur, **bar c**, **bell**, berb, *bor*, **bry**, **calc**, carb an, carb v, *caul*, *caust*, **cham**, chel, chin, *cimic*, **cocc**, colch, *coloc*, <u>con</u>, croc, **cupr**, *dig*, dros, <u>dulc</u>, euphr, **ferr**, *ferr i*, **gels**, *glon*, *goss*, <u>graph</u>, guaj, hell, *hyos*, *ign*, jod, **kali c**, *lach*, lil t, <u>lyc</u>, *mag c*, *mag m*, mang, **merc**, mez, mill, *mosch*, **nat m**, nit ac, *nux m*, op, *ox ac*, petr, ph ac, **phos**, plat, *podo*, <u>puls</u>, *rhod*, rhus t, *ruta*, **sabad**, *sabin*, sang, *sars*, sec, *senec*, **sep**, <u>sil</u>, **staph**, *stram*, stront, <u>sulph</u>, thuj, *ust*, *valer*, verat, *xan*, zinc

▲ **Durchbruch der**   BB: 0724, BU: 99
Menstruation zögernd
bei Mädchen

acon, *agn*, *am c*, aur, bry, calc, **caust**, *chel*, cic v, *cocc*, **con**, croc, cupr, *dig*, dros, *dulc*, **ferr**, <u>graph</u>, guaj, hyos, **kali c**, lach, *lyc*, **mag c**, mag m, merc, **nat m**, **petr**, phos, **puls**, sabad, **sabin**, sars, **sep**, *sil*, spig, staph, stram, stront, <u>sulph</u>, *valer*, verat, zinc

▲ **Blut braun**   BB: 0725, BU: 99

berb, <u>bry</u>, *calc*, **carb v**, con, *gnaph*, mag c, puls, *rhus t*

▲ **Blut dunkel**   BB: 0726, BU: 99

acon, *aloe*, **am c**, **ant cr**, *arn*, *asar*, *bell*, **bism**, **bov**, bry, **cact**, *calc p*, **canth**, *carb ac*, carb v, <u>cham</u>, chin, cimic, *coc c*, cocc, **coff**, con, <u>croc</u>, cupr, dig, dros, ferr, graph, *helo*, *ign*, *jug r*, kali n, **kreos**, **lach**, led, *lyc*, **mag c**, mag m, **nit ac**, *nux m*, <u>nux v</u>, *ph ac*, **phos**, **plat**, **puls**, sec, *sel*, **sep**, *spig*, **stram**, sulph, *thlasp*, ust, xan

▲ Blut häutig　　　　BB: 0727, BU: 99
bor, calc, *coll*, *lach*, *phos*, *ust*, *vib*

▲ Blut, hell　　　　BB: 0728, BU: 99
am c, *ant t*, aran, **arn**, ars, *bar c*, **bell**, bov, brom, *bry*, *calc*, *calc p*, canth, carb an, *carb an*, *carb v*, chin, *cinnm*, dig, *dros*, **dulc**, *ferr*, *form*, *graph*, ham, **hyos**, **ip**, *kali n*, kreos, lachn, *laur*, **led**, mag m, **meli**, merc, *mill*, nat c, nux m, **phos**, puls, **rhus t**, *sabad*, **sabin**, **sec**, sep, sil, *spig*, stram, *stront*, sulph, *tril*, **ust**, **vib**, *zinc*

▲ Blut scharf　　　　BB: 0729, BU: 99
am c, *ars*, bar c, *bov*, *canth*, carb v, *ferr*, graph, hep, **kali c**, kali n, nat s, **rhus t**, *sars*, **sil**, sul ac, **sulph**, zinc

▲ Blut in Stücken　　　BB: 0730, BU: 99
(geronnen) abgehend
alet, *aloe*, am c, apoc, **arn**, **bell**, bry, *canth*, carb an, *caust*, **cham**, **chin**, *cimic*, *coc c*, cocc, *coff*, *con*, *croc*, **ferr**, fl ac, **hyos**, **ign**, **ip**, kali c, kreos, lach, *mag m*, *merc*, nat s, *nit ac*, nux m,

nux v, *ph ac*, **plat**, **puls**, **rhus t**, **sabin**, sec, sep, *spig*, **stram**, *stront*, tril, *ust*, vib, *xan*, **zinc**, zing

▲ Blut riecht sauer　　BB: 0731, BU: 100
carb v, **sulph**

▲ Blut übelriechend　　BB: 0732, BU: 100
ars, **bell**, **bry**, *calc p*, **carb an**, carb v, caust, **cham**, chin, **croc**, *helo*, *ign*, kali c, *lach*, merc, nit ac, phos, plat, *rheum*, **sabin**, sec, *sil*, *spig*, sulph

▲ Blut wäßrig　　　　BB: 0733, BU: 100
berb, dulc, *ferr*, *goss*, phos, puls, **ust**

▲ Blut wie Fleischwasser　BB: 0734, BU: 100
apoc, stront

▲ Blut zäh　　　　　BB: 0735, BU: 100
cact, **croc**, **cupr**, mang, *phos*, sec

Menstruation: Begleitende Beschwerden

▲ Vor der Regel　　　BB: 0736, BU: 100
alum, **am c**, am m, *asar*, **bar c**, bell, bor, **bov**, bry, **calc**, *calc p*, canth, carb an, **carb v**, *caust*, cham, chin, cina, *cocc*, coff, **con**, croc, **cupr**, dulc, *ferr*, *gels*, *graph*, hep, **hyos**, ign, ip, *jod*, kali c, kali n, kalm, **kreos**, *lach*, **lyc**, *mag c*, mag m, *mang*, **merc**, mez, mosch, mur ac, nat c, **nat m**, *nux m*, nux v, petr, **ph ac**, **phos**, **plat**, **puls**, rhus t, ruta, sabad, sars, **sep**, *sil*, spig, spong, *stann*, staph, sul ac, **sulph**, valer, **verat**, *vib*, **zinc**

▲ Bei Eintritt der Regel　BB: 0737, BU: 100
acon, asar, bell, *bry*, **cact**, **caust**, **cham**, cocc, *coff*, *graph*, **hyos**, ign, *ip*, *jod*, lach, **lyc**, *mag c*, mag m, mag p, merc, mosch, *nat m*, nit ac, **phos**, **plat**, **puls**, ruta, sars, **sep**, **sil**, staph

▲ Während der Regel　BB: 0738, BU: 100
acon, *aloe*, alum, **am c**, **am m**, ambr, **ant cr**, apis, ars, asar, bar c, **bell**, bor, **bov**, bry, **bufo**, **calc**, *calc p*, cann s, *canth*, caps, *carb an*, *carb v*, *caust*, **cham**, chel, *chin*, **cimic**, **cocc**, **coff**, *con*, croc, *crot h*, *cupr*, *ferr*, *ferr p*, *gels*, glon, **graph**, *ham*, hep, **hyos**, **ign**, jod, **kali c**, kali n, **kreos**, lach, laur, **lyc**, **mag c**, **mag m**, merc, mosch, mur ac, *nat c*, *nat m*, nit ac, nux m, **nux v**, *oena*, op, petr, ph ac, **phos**, plat, **puls**, rhod, rhus t, *sabin*, sars, sec, sel, **sep**, **sil**, spong, stann, *stram*, stront, sul ac, **sulph**, *thea*, verat, **vib**, **zinc**

▲ Nach der Regel   BB: 0739, BU: 100

alum, am c, **bor**, **bov**, bry, *calc*, canth, carb an, carb v, *chel*, chin, **con**, cupr, **ferr**, **graph**, jod, **kali c**, **kreos**, lach, **lil t**, **lyc**, *mag c*, *merc*, **nat m**, nit ac, **nux v**, **ph ac**, **phos**, *plat*, puls, rhus t, ruta, *sabin*, **sep**, sil, **stram**, sul ac, sulph, verat

Weißfluß

▲ Im Allgemeinen   BB: 0740, BU: 101

acon, **aesc**, agn, aloe, **alum**, **am c**, am m, ambr, anac, ant cr, ant t, **ars**, bar c, bell, **bor**, **bov**, bry, **calc**, *calc p*, cann s, *canth*, caps, *carb an*, **carb v**, *caul*, caust, *cedr*, *cham*, *chel*, **cina**, *cinnb*, **cocc**, coff, **con**, cop, *cupr*, dros, **ferr**, gels, gran, **graph**, guaj, hep, *hydr*, hyper, ign, *jod*, **kali c**, kali i, kali n, **kreos**, lach, laur, lept, **lil t**, **lyc**, *mag c*, mag m, mang, **merc**, *merc ir*, *mez*, mill, mur ac, *murx*, *nat c*, *nat m*, nat s, nicc, *nit ac*, nux m, nux v, ol an, petr, **ph ac**, **phos**, phyt, plat, plb, podo, prun, **puls**, ran b, *rhus t*, *ruta*, **sabin**, sars, sec, seneg, **sep**, **sil**, squil, *stann*, stront, *sul ac*, **sulph**, tab, *tarent*, *thlasp*, **thuj**, viol t, **zinc**

▲ Blutigfarbig   BB: 0741, BU: 101

alum, ant t, *ars*, **ars i**, bar c, canth, carb v, **chin**, *chr ac*, **cocc**, coff, con, *kali i*, **kreos**, *lyc*, mag m, murx, **nit ac**, sep, *sil*, *sul ac*, zinc

▲ Braun   BB: 0742, BU: 101

am m, berb, kreos, **lil t**, **nit ac**, sec, *thlasp*

▲ Brennend   BB: 0743, BU: 101

am c, **ars**, **bor**, **calc**, *canth*, *carb an*, **con**, *kali c*, **kreos**, mag s, phos, **puls**, *sul ac*, sulph

▲ Dick   BB: 0744, BU: 101

ambr, **ars**, **bor**, bov, *carb v*, **con**, *jod*, mag m, mag s, murx, *nat c*, *nat m*, podo, **puls**, sabin, **sep**, **zinc**

▲ Eitrig   BB: 0745, BU: 101

calc, *chin*, **cocc**, ign, *kreos*, **merc**, *sec*, **sep**, **sil**, *sil*

▲ Eiweißartig   BB: 0746, BU: 101

am c, **am m**, **bor**, bov, **calc p**, **mez**, *petr*, plat, *stann*

▲ Gelb   BB: 0747, BU: 101

acon, alum, **ars**, **ars i**, bov, *carb an*, *carb v*, *cham*, *chel*, cinnb, con, *cub*, fl ac, *hydr*, jod, kali bi, kali c, kalm, **kreos**, **lyc**, murx, **nat c**, nat m, *nit ac*, **nux v**, **ph ac**, puls, **sabin**, **sep**, stann, *sulph*, *tril*, **ust**

▲ Grünlich   BB: 0748, BU: 101

bov, carb v, lach, **merc**, *merc ir*, murx, *nat m*, **nit ac**, puls, sec, **sep**, *thuj*

▲ Juckend   BB: 0749, BU: 101

alum, anac, ars, **calc**, chin, ferr, kali c, **kreos**, **merc**, *nat m*, ph ac, *sabin*, sep

▲ Milchartig   BB: 0750, BU: 101

am c, bor, **calc**, calc p, *carb v*, *chel*, **con**, *ferr*, graph, kreos, lam, lyc, nat m, phos, **puls**, sabin, **sep**, **sil**, sul ac, *sulph*, **sumb**

▲ Milde   BB: 0751, BU: 101

calc, *ferr*, kreos, merc, nat m, nux v, **puls**, *ruta*, sep

▲ Scharf   BB: 0752, BU: 102

alum, *am c*, *anac*, ant cr, *aral*, **arg**, **ars**, bor, bov, calc, cann s, canth, *carb ac*, carb an, **carb v**, *cham*, chin, *clem*, cocc, **con**, *cub*, **ferr**, fl ac, hep, *ign*, **jod**, kali c, *kali i*, *kreos*, lach, **lil t**, *lyc*, mag c, mag m, **merc**, merc ir, mez, **nat m**, nit ac, ph ac, **phos**, prun, **puls**, *ran b*, *ruta*, *sabin*, **sep**, sil, *sul ac*, **sulph**, thuj

▲ Schleimig   BB: 0753, BU: 102

alum, *am m*, ambr, ars, bar c, bell, **bor**, *bov*, bry, **calc**, canth, carb an, carb v, *chel*, coc c, cocc, con, *dic*, ferr, **graph**, guaj, kali i, *kali n*, *kreos*, lach, laur, **mag c**, merc, **mez**, *nat m*, **nit ac**, *nux v*, ol an, petr, phos, plat, plb, podo, *puls*, *sabin*, sars, seneg, **sep**, **stann**, staph, sul ac, **sulph**, thuj, *zinc*

▲ Übelriechend   BB: 0754, BU: 102

aral, **arg**, **ars**, *calc p*, *calend*, caps, *carb ac*, chin, *cub*, *helo*, **kreos**, *lach*, *nat c*, **nit ac**, nux v, **sabin**, **sec**, sep, *thlasp*, **ust**

▲ Wäßrig   BB: 0755, BU: 105

alum, *am c*, ant cr, **ant t**, **arg**, **ars**, carb an, carb v, cham, chin, ferr, **graph**, *kali i*, kali n, kreos, **lil t**, mag c, mag m, merc, mez, murx, nicc, **puls**, sec, *sep*, sil, *stann*, sul ac, sulph, tab

▲ Zäh   BB: 0756, BU: 102

acon, am m, **bor**, **bov**, *chel*, *hydr*, *mez*, **nit ac**, ph ac, phos, *sabin*, **stann**, *tril*

▲ Begleitende   BB: 0757, BU: 102
Beschwerden

alum, am c, am m, ambr, anac, ant cr, *ars*, bell, bor, bov, **calc**, cann s, canth, *carb an*, carb v, caust, cham, chin, cocc, **con**, dros, *ferr*, graph, hep, *ign*, jod, **kali c**, kali n, **kreos**, **lyc**, *mag c*, *mag m*, **merc**, mez, *nat c*, **nat m**, nit ac, ph ac, *phos*, plat, **puls**, ran b, ruta, sabin, sec, **sep**, **sil**, *sul ac*, **sulph**, thuj, zinc

Atem

▲ Ängstlich   BB: 0758, BU: 102

acon, aeth, am c, *anac*, **ant t**, **arn**, **ars**, **bell**, bry, **camph**, cann s, **cham**, chel, cina, **coff**, colch, croc, ferr, **hep**, hydrc, **ign**, **ip**, kali c, kreos, *lach*, *laur*, lob, lyc, *nux v*, olnd, **op**, **phos**, plat, *plb*, **prun**, **puls**, rhus t, ruta, sabad, **samb**, **sec**, *spig*, *spong*, **squil**, **stann**, staph, **stram**, ter, *thuj*, valer, *verat*, *viol o*, viol t

▲ Keuchend   BB: 0759, BU: 102

acon, alum, *apis*, **arg n**, arn, *ars*, *bar c*, **bell**, **bry**, **calad**, camph, *carb ac*, **carb an**, **cham**, *cina*, cocc, con, **cupr**, *dig*, *gels*, graph, *hell*, ign, **ip**, kali c, kreos, *laur*, lob, merc, **mosch**, *mur ac*, *naja*, *nit ac*, *nux v*, *op*, phos, *plb*, prun, *puls*, sec, sil, **spong**, squil, stann, **stram**

▲ Langsam   BB: 0760, BU: 103

acon, agar, ant cr, arn, asaf, *aur*, **bell**, **bry**, calc, camph, *cann i*, cann s, **caps**, *carb ac*, cham, chin, *cic v*, coff, *croc*, **cupr**, **dig**, *dros*, ferr, *gels*, *hell*, **hep**, *hydr*, *hydr ac*, *hyos*, **ign**, **ip**, kali c, kreos, *lach*, *laur*, *lob*, merc, mez, *mosch*, mur ac, nat c, *nux m*, *nux v*, **olnd**, op, par, *phos*, plat, plb, puls, *ran b*, ran s, rhus t, ruta, sars, sec, sel, seneg, sil, *spong*, *squil*, *stann*, staph, stram, sulph, thuj, zinc

Körperteile und Organe

▲ **Schnell** BB: 0761, BU: 103

<u>acon</u>, **acon f**, agar, alum, *am c*, ambr, anac, **ant t**, **apoc**, *arn*, <u>**ars**</u>, *asaf*, asar, *aur*, bar c, <u>**bell**</u>, bor, bov, **brom**, **bry**, *calc*, **calc p**, *camph*, cann s, *canth*, carb an, <u>**carb v**</u>, caust, *cedr*, *cham*, **chel**, **chin**, cic v, *cina*, clem, *cocc*, coff, coloc, con, **conv**, *crot t*, <u>**cupr**</u>, *cycl*, dig, dros, *euph*, euphr, ferr, gels, glon, guaj, hell, **hep**, *hyos*, <u>ign</u>, <u>**ip**</u>, **kali c**, **kali i**, kali n, *kreos*, lach, laur, led, *lob*, <u>**lyc**</u>, mag c, mag m, **merc**, *mez*, **mosch**, **nat c**, **nat m**, nit ac, nux m, **nux v**, **op**, petr, ph ac, <u>**phos**</u>, *plat*, plb, **prun**, **puls**, ran b, *rhod*, **rhus t**, ruta, sabad, sabin, *samb*, sars, sec, **seneg**, <u>**sep**</u>, **sil**, *spig*, <u>**spong**</u>, *squil*, **stann**, staph, **stram**, <u>**sulph**</u>, <u>**sulph**</u>, ter, thuj, **verat**, viol o, *zinc*

▲ **Laut,** BB: 0762, BU: 103
ohne Schleimgeräusch

acon, **agar**, *alum*, ambr, ant cr, ant t, *apis*, **arn**, ars, asar, bell, bry, calad, **calc**, camph, **cann i**, *cann s*, caps, **carb ac**, <u>**cham**</u>, <u>**chin**</u>, cimic, **cina**, *cocc*, coloc, dros, dulc, *ferr*, *gels*, *glon*, *graph*, **hep**, **hydr ac**, **hyos**, ign, jod, **kali c**, laur, lyc, mag m, *mur ac*, **nat m**, nit ac, **nux v**, <u>**op**</u>, petr, **phos**, plb, <u>**puls**</u>, *rheum*, **rhus t**, *sabad*, *sabin*, <u>**samb**</u>, *sep*, *sil*, *sin n*, <u>**spong**</u>, *squil*, **stann**, **stram**, <u>**sulph**</u>, *verat*

▲ **Leise** BB: 0763, BU: 103

acon, **bell**, **cann i**, *canth*, **carb ac**, chin, *gels*, *hep*, ign, laur, *lob*, mez, nit ac, *olnd*, *op*, <u>**phos**</u>, sil, sulph, **verat**, **viol o**

▲ **Rasselnd mit** BB: 0764, BU: 103
Schleimgeräusch

acon, alum, am c, *am m*, anac, *ang*, ant cr, <u>**ant t**</u>, *arn*, **ars**, **bell**, *bry*, cact, *calc*, camph, cann s, *carb an*, *carb s*, carb v, *caust*, **cham**, **chel**, **chin**, **cina**, coc c, cocc, croc, <u>**cupr**</u>, ferr, <u>**hep**</u>, *hydr ac*, **hyos**, ign, **ip**, kali c, lach, **laur**, *led*, lob, <u>**lyc**</u>, merc, nat c, *nat m*, **nit ac**, nux m, *nux v*, **op**, par, *petr*, **phos**, **puls**, *samb*, sep, *spong*, squil, **stann**, stram, *sulph*

▲ **Schluchzend** BB: 0765, BU: 103

aeth, ang, asaf, bry, calc, ip, *led*, op, **sec**, **stram**, ther

▲ **Seufzend** BB: 0766, BU: 104

acon, **agar**, am c, *ant cr*, *apis*, **arg n**, bell, *bry*, calad, **calc p**, camph, *caps*, carb an, cham, chin, **cimic**, **cocc**, **colch**, *crot h*, cupr, <u>**dig**</u>, *euph*, *gels*, **glon**, hell, *ign*, <u>**ip**</u>, *lach*, *lob*, *napht*, nat c, <u>**op**</u>, *ph ac*, <u>**phos**</u>, plb, puls, ran s, **sec**, *sel*, **sil**, <u>**spong**</u>, **stram**

▲ **Ungleichmäßig** BB: 0767, BU: 104

acon, <u>**ang**</u>, **ant t**, asar, <u>**bell**</u>, camph, *canth*, **carb ac**, **cham**, chin, chin, *cic v*, <u>**cina**</u>, clem, **cocc**, coff, *crot h*, <u>**cupr**</u>, <u>**dig**</u>, *dros*, **ign**, ip, **jod**, **laur**, led, mez, *mosch*, <u>**op**</u>, **puls**, ruta, sec, *sep*, **verat**, zinc

▲ **Atem-Beklemmung** BB: 0768, BU: 104

abies c, *abies n*, *acet ac*, <u>**acon**</u>, **acon f**, *aconin*, **agar**, *all c*, alum, *am c*, am m, ambr, **aml n**, **ammc**, *anac*, ang, **ant a**, ant cr, **ant s**, **ant t**, **apis**, arg, **arg n**, <u>**arn**</u>, <u>**ars**</u>, *asaf*, asar, **aur**, **bapt**, bar c, bar m, <u>**bell**</u>, *benz ac*, berb, bism, *bor*, bov, **brom**, <u>**bry**</u>, <u>**cact**</u>, cadm, *calad*, **calc**, *calc ac*, **calc p**, *camph*, **cann i**, *cann s*, canth, **caps**, *carb an*, carb s, <u>**carb v**</u>, *caust*, *cean*, **cham**, **chel**, **chin**, <u>**chlor**</u>, cic v, *cina*, **coc c**, *coca*, **cocc**, coff, <u>**colch**</u>, coloc, *con*, **conv**, croc, **crot h**, <u>**crot t**</u>, *cub*, <u>**cupr**</u>, *cycl*, **dig**, *dirc*, **dros**, dulc, euph, euphr, <u>**ferr**</u>, *gels*, *glon*, graph, *grin*, guaj, hell, **hep**, *hydr ac*, **hyos**, *hyper*, <u>**ign**</u>, <u>**ip**</u>, **jod**, **kali bi**, **kali br**, **kali c**, kali ch, **kali i**, kali n, *kalm*, kreos, <u>**lach**</u>, *laur*, **led**, <u>**lob**</u>, **lyc**, mag c, mag m, mang, mar, **meli**, meny, *meph*, **merc**, **merc c**, **mez**, mill, **mosch**, mur ac, *napht*, **nat c**, **nat m**, **nat s**, nit ac, *nux m*, <u>**nux v**</u>, olnd, **op**, **ox ac**, par, petr, **ph ac**, phel, <u>**phos**</u>, **plat**, plb, **prun**, **puls**, **ran b**, ran s, rheum, **rhod**, **rhus t**, *ruta*, sabad, sabin, *sal ac*, **samb**, **sang**, *sars*, **sec**, sel, **seneg**, <u>**sep**</u>, **sil**, **spig**, *spong*, <u>**squil**</u>, <u>**stann**</u>, *staph*, **stram**, stront, sul ac, <u>**sulph**</u>, *tab*, tarax, **ter**, thuj, **valer**, **verat**, **verat v**, verb, **viol o**, **viol t**, **zinc**, **zing**, *ziz*

▲ Erstickungs-Anfälle   BB: 0769, BU: 104

abies n, **acon**, *acon f*, *all c*, **ambr**, *aml n*, **ammc**, anac, *ant cr*, **ant t**, **apis**, **aral**, **arg n**, **ars**, asar, **atro**, *aur*, **bad**, **bar c**, *bell*, **benz ac**, **brom**, **bry**, **cact**, **calad**, *calc*, *calc p*, **camph**, **cann i**, *cann s*, canth, **caps**, *carb an*, **carb v**, *card m*, caust, **cham**, *chen a*, **chin**, **chlor**, cic v, cina, *cinnb*, *coc c*, *coca*, *cocc*, *coff*, **con**, *conv*, *cor r*, *cub*, **cupr**, *cycl*, *dig*, **dros**, euphr, *ferr*, *gels*, **graph**, *grin*, *hell*, **hep**, hipp, **hydr ac**, *hyos*, **ign**, **ip**, *jod*, *kali bi*, kali c, *kali i*, kali n, kreos, **lach**, *lact*, *laur*, *led*, *lob*, **lyc**, mag m, **meli**, *meph*, **merc**, **merc c**, **merc cy**, *mosch*, *naja*, nat m, nit ac, nit ac, nux m, **nux v**, op, **ox ac**, petr, **phos**, **phyt**, *plat*, **plb**, *podo*, *prun*, **puls**, ran b, rhod, rhus t, *rumx*, sabad, **samb**, *sec*, *seneg*, sep, sil, *spig*, **spong**, **stann**, **staph**, **stram**, **sulph**, *sumb*, *tab*, **verat**, **verat v**, zinc, *zing*

▲ Tiefatmigkeit   BB: 0770, BU: 105

acon, agar, am c, **ant cr**, arn, **aur**, bell, **bry**, calc, camph, cann s, **caps**, cham, *chin*, cic v, *cocc*, *croc*, **cupr**, **dig**, dros, **euph**, **glon**, *hell*, hep, **hydr ac**, **ign**, **ip**, kali c, kreos, **lach**, laur, merc, **mosch**, mur ac, nat c, *nux m*, nux v, *olnd*, **op**, par, phos, *plat*, plb, puls, **ran b**, ran s, rhus t, sabin, sars, *sec*, **sel**, seneg, **sil**, spong, **squil**, *stann*, **stram**, thuj

▲ Versetzung des Atmens   BB: 0771, BU: 105

acon, *alum*, am c, **anac**, *ant t*, **arn**, **ars**, bar c, *bell*, bism, bor, **bry**, calad, **calc**, camph, cann s, canth, *carb ac*, *carb an*, **carb s**, carb v, caust, cham, **chlor**, *cic v*, cina, cocc, coff, croc, **cupr**, *cur*, *dros*, *euph*, **hell**, *hep*, ign, *ip*, *kali c*, kali n, kreos, laur, **led**, **lyc**, *mag m*, merc, mosch, mur ac, *napht*, *nat m*, nit ac, **nux m**, *op*, *phos*, plat, plb, *psor*, **puls**, ran b, *ran s*, rhus t, **ruta**, sabad, sabin, *samb*, sel, **sep**, **sil**, *spig*, spong, *squil*, stann, staph, stram, sul ac, *sulph*, tarax, valer, **verat**, verb

▲ Begleitende Beschwerden   BB: 0772, BU: 105

acon, alum, *am c*, am m, *anac*, ang, ant cr, *ant t*, arg, **arn**, **ars**, *asaf*, asar, aur, bar c, *bell*, bism, *bor*, bov, **bry**, calad, **calc**, camph, cann s, canth, caps, *carb an*, **carb v**, *caust*, *cham*, chel, **chin**, *cic v*, cina, cocc, coff, colch, coloc, *con*, croc, **cupr**, cycl, dig, *dros*, dulc, euph, euphr, ferr, graph, guaj, hell, *hep*, hyos, **ign**, **ip**, jod, *kali c*, *kali n*, kreos, *lach*, laur, *led*, *lyc*, mag c, mag m, mang, mar, meny, merc, *mez*, mosch, mur ac, nat c, *nat m*, nit ac, **nux m**, **nux v**, olnd, *op*, par, petr, *ph ac*, **phos**, *plat*, plb, **puls**, *ran b*, ran s, rheum, **rhod**, **rhus t**, *ruta*, *sabad*, sabin, *samb*, *sars*, sec, sel, **seneg**, **sep**, **sil**, **spig**, *spong*, *squil*, *stann*, staph, stram, stront, sul ac, **sulph**, tarax, thuj, valer, **verat**, verb, viol o, viol t, *zinc*

Husten

▲ Husten im Allgemeinen   BB: 0773, BU: 105

acon, agar, agn, **all c**, *aloe*, *alum*, am c, *am m*, *ambr*, **ammc**, anac, ang, ant cr, *ant s*, *arg*, **arg n**, **arn**, **ars**, asaf, asar, aur, bar c, **bell**, *bism*, bor, bov, **brom**, **bry**, calad, **calc**, *calc i*, *calc p*, camph, **cann i**, *cann s*, canth, **caps**, *carb ac*, *carb an*, *carb s*, **carb v**, *caust*, cham, **chel**, **chin**, cic v, **cina**, **cinnb**, clem, **coc c**, *coca*, cocc, **cod**, coff, colch, **coloc**, **con**, **croc**, *crot t*, *cub*, **cupr**, cycl, *dig*, **dros**, *dulc*, **eup per**, euph, **euphr**, **ferr**, graph, guaj, **hell**, **hep**, **hyos**, *ign*, ip, **jod**, kali bi, **kali br**, **kali c**, kali n, *kreos*, **lach**, *lact*, **laur**, **led**, *lob*, **lyc**, mag c, mag m, mang, mar, meny, **merc**, **merc c**, **mez**, mosch, *mur ac*, *nat c*, nat m, **nit ac**, nux m, **nux v**, olnd, *op*, **osm**, *ox ac*, *par*, **petr**, *ph ac*, **phos**, *phyt*, plat, **plb**, psor, **puls**, ran b, ran s, rheum, rhod, **rhus t**, **rumx**, ruta, *sabad*, sabin, *sal ac*, *samb*, **sang**, **sang n**, sars, sec, sel, *seneg*, **sep**, **sil**, *sin n*, spig, **spong**, **squil**,

Körperteile und Organe

sabad, sabin, *sal ac*, *samb*, <u>sang</u>, sang n, sars, sec, sel, *seneg*, <u>sep</u>, **sil**, *sin n*, spig, **spong**, squil, **stann**, *staph*, **stict**, <u>stram</u>, *stront*, *sul ac*, <u>sulph</u>, tarax, *ther*, *thuj*, **verat**, verb, **zinc**

▲ **Husten mit Auswurf** BB: 0774, BU: 106

acon, *aesc*, **agar**, agn, *aloe*, alum, am c, **am m**, *ambr*, anac, ang, ant cr, *ant t*, **apis**, **arg**, arn, <u>ars</u>, **arum t**, asaf, *asar*, aur, *bar c*, bell, **bism**, bor, *bov*, **bry**, *calad*, <u>calc</u>, *cann s*, canth, caps, *carb an*, *carb s*, *carb v*, *caust*, *cham*, **chel**, **chin**, cic v, *cina*, **coc c**, cocc, colch, coloc, con, croc, *crot t*, *cub*, *cupr*, *dig*, **dros**, *dulc*, euph, <u>euphr</u>, **ferr**, *graph*, *guaj*, *hep*, hyos, ign, ip, **jod**, **kali c**, *kali n*, **kreos**, lach, laur, *led*, <u>lyc</u>, *mag c*, mag m, *mang*, *merc*, mez, mur ac, *nat c*, nat m, nit ac, nux m, *nux v*, olnd, op, *par*, petr, **ph ac**, <u>phos</u>, *plb*, <u>puls</u>, rheum, rhod, *rhus t*, **ruta**, sabad, sabin, *samb*, sec, sel, **seneg**, <u>sep</u>, **sil**, spig, *spong*, <u>squil</u>, **stann**, *staph*, *staph*, stront, sul ac, **sulph**, tarax, **thuj**, *verat*, *zinc*

▲ **Husten ohne Auswurf** BB: 0775, BU: 106
(trocken)

<u>acon</u>, *aesc*, **agar**, <u>all c</u>, *aloe*, *alum*, **am br**, *am c*, **am m**, *ambr*, *anac*, *ang*, *ant cr*, *ant t*, **apoc**, arg, *arn*, **ars**, *asaf*, asar, **asc t**, *aur*, bar c, **bell**, berb, *bor*, bov, **brom**, **bry**, *calad*, *calc*, *calc f*, *calc p*, camph, **cann s**, *canth*, **caps**, carb ac, *carb an*, *carb s*, **carb v**, **caust**, *cham*, **chin**, **cimic**, <u>cina</u>, clem, **coc c**, *cocc*, *cod*, **coff**, *colch*, *coloc*, <u>con</u>, croc, **cupr**, cycl, *dig*, **dios**, **dros**, dulc, *eup per*, *euphr*, euphr, ferr, *ferr p*, fl ac, gels, graph, grat, *guaj*, **hell**, **hep**, **hyos**, **hyper**, **ign**, <u>ip</u>, *jod*, kali bi, **kali br**, **kali c**, **kali i**, kali n, *kreos*, **lach**, lachn, laur, *led*, lyc, mag c, mag m, mag s, mang, *mar*, **merc**, *mez*, mosch, *mur ac*, murx, **nat c**, <u>nat m</u>, *nit ac*, nux m, **nux v**, ol an, olnd, *op*, **osm**, **ox ac**, par, **petr**, <u>ph ac</u>, phel, <u>phos</u>, **phyt**, *plat*, **plb**, **psor**, <u>puls</u>, *ran s*, rheum, rhod, **rhus t**, <u>rumx</u>, ruta, *sabad*, sabin, samb, **sang**, sang n, sars, sel, **seneg**, **sep**, **sil**, *spig*, **spong**, squil, **stann**, staph, **stict**, **still**, stram, *stront*, *sul ac*, **sulph**, tab, tarax, **thuj**, *verat*, verb, **zinc**, zing, **ziz**

▲ **Husten krampfartig** BB: 0776, BU: 107

agar, <u>ambr</u>, ambr, aral, **arn**, **ars**, *bad*, **bell**, *calc p*, *caps*, carb ac, *carb s*, *cerium*, **chel**, *cina*, **coc c**, *con*, *cor r*, *croc*, *crot h*, **cupr**, <u>dros</u>, *ferr*, *ferr p*, **ip**, *jod*, **kali br**, *lach*, *lact*, <u>laur</u>, *mosch*, *nat a*, *nit ac*, op, **osm**, *phyt*, **psor**, *puls*, **rhus t**, <u>rumx</u>, *samb*, <u>sep</u>, **sil**, *spong*, *squil*, **stann**, *stict*, **still**, **stram**, *thuj*, *urt u*, *visc*, **zinc**

▲ **Husten abends mit,** BB: 0777, BU: 107
morgens ohne Auswurf

alum, ant cr, *arg*, **arn**, ars, aur, *bar c*, **bell**, **bov**, *bry*, calc, cann s, canth, *caust*, *chin*, **cina**, *dig*, **graph**, *ign*, kali c, kali n, kreos, *lyc*, mur ac, nat c, **nux v**, rhod, rhus t, **ruta**, sep, sil, stann, staph, sul ac, thuj, verat

▲ **Morgens mit,** BB: 0778, BU: 107
abends ohne Auswurf

acon, alum, **am c**, *am m*, ambr, **ang**, **ant cr**, *ant t*, arn, ars, aur, bar c, *bell*, **bry**, **calc**, **caps**, carb an, **carb v**, *caust*, cina, *colch*, *cupr*, *dig*, *dros*, **euphr**, ferr, **hep**, hyos, ign, *ip*, **kali c**, kali n, kreos, lach, led, *lyc*, **mag c**, mag m, **mang**, *mez*, mur ac, nat c, **nat m**, **nit ac**, *nux v*, **par**, **ph ac**, <u>phos</u>, <u>puls</u>, *rheum*, rhod, **rhus t**, seneg, <u>sep</u>, sil, *spong*, <u>squil</u>, stann, staph, **stront**, **sul ac**, **sulph**, verat, **zinc**

▲ **Nachts mit,** BB: 0779, BU: 107
tagsüber ohne Auswurf

alum, *am m*, arn, calc, *caust*, euphr, led, phos, *rhod*, <u>sep</u>, **staph**, *stict*, sulph

▲ **Tagsüber mit,** BB: 0780, BU: 107
nachts ohne Auswurf

acon, alum, *am c*, anac, *ang*, ant t, *arg*, *arn*, <u>ars</u>, asaf, *bell*, bry, **calc**, caps, *carb an*, caust, <u>cham</u>, *chin*, cocc, *colch*, **con**, euphr, **graph**, guaj, <u>hep</u>, hyos, *kali c*, lach, *mag c*, *mag m*, *mang*, **merc**, **nit ac**, **nux v**, op, petr, *phos*, <u>puls</u>, rhus t, sabad, <u>sil</u>, squil, **stann**, **stront**, *sulph*, *verat*, zinc

▲ **Muß das Losgehustete** BB: 0781, BU: 107
runterschlucken

arn, calad, *cann s*, <u>caust</u>, con, dig, dros, **kali c**, *lach*, mur ac, nux v, osm, *sep*, spong, *staph*

▲ **Auswurf, blutig** BB: 0782, BU: 107

aca, **acon**, **aloe**, alum, *am c*, am m, ambr, anac, ant cr, *apis*, **aran**, **arn**, **ars**, asar, aur, **bell**, *bism*, bor, **bry**, **cact**, **calc**, *canth*, caps, *carb ac*, carb an, carb v, cham, **chin**, cina, *cinnb*, cist, con, cop, *cor r*, **croc**, **crot h**, *crot t*, *cupr*, daph, **dig**, **dros**, *dulc*, euphr, **ferr**, *ferr p*, ham, *hep*, hydr ac, **hyos**, **ip**, jod, kali bi, *kali c*, kali i, *kali n*, kreos, *lach*, **laur**, led, **lyc**, mag c, mag m, mang, **merc**, mez, *mill*, *mur ac*, *naja*, nat c, **nat m**, **nit ac**, *nux m*, *nux v*, op, ph ac, **phos**, plb, **puls**, rhus t, *sabad*, **sabin**, sang, **sec**, sel, sep, *sil*, squil, **stann**, staph, *sul ac*, **sulph**, tarax, thuj, **zinc**

▲ **Auswurf, Blut bräunlich** BB: 0783, BU: 108

bry, *calc*, **carb v**, con, puls, *rhus t*

▲ **Auswurf, Blut dunkel** BB: 0784, BU: 108

acon, **am c**, **ant cr**, **arn**, **asar**, *bell*, **bism**, bry, *canth*, carb v, **cham**, **chin**, con, **croc**, **cupr**, dig, dros, *elaps*, ferr, kali n, **kreos**, led, *lyc*, **mag c**, mag m, mur ac, **nit ac**, *nux m*, **nux v**, *ph ac*, phos, **puls**, sec, *sel*, **sep**, **stann**, sul ac, *sulph*

▲ **Auswurf, Blut hell** BB: 0785, BU: 108

acon, am c, **arn**, ars, **bell**, bor, *bry*, *calc*, canth, carb an, *carb v*, chin, *cob*, dig, **dros**, **dulc**, *ferr*, **hyos**, *ip*, kali n, kreos, **laur**, led, mag m, **meli**, **merc**, mill, nat c, nux m, **phos**, puls, **rhus t**, *sabad*, **sabin**, **sec**, sep, sil, sulph, *zinc*

▲ **Auswurf, Blut scharf** BB: 0786, BU: 108

am c, *ars*, *canth*, carb v, hep, **kali c**, **kali n**, rhus t, *sars*, **sil**, sul ac, sulph, zinc

▲ **Auswurf, mit in Stücken geronnenem Blut** BB: 0787, BU: 108

acon, *arn*, **bell**, *bry*, *canth*, carb an, *caust*, **cham**, **chin**, con, croc, **ferr**, **hyos**, **ip**, kreos, *mag m*, **merc**, **nit ac**, **nux v**, *ph ac*, **puls**, **rhus t**, *sabin*, sec, sep, *spong*, *stram*, stront, *sulph*

▲ **Auswurf, mit zähem Blut** BB: 0788, BU: 108

croc, **cupr**, mag c, sec

▲ **Auswurf, mit Blutpunkten** BB: 0789, BU: 108

am c, laur

▲ **Auswurf, mit blutigen Streifen** BB: 0790, BU: 108

acon, alum, *am c*, **arn**, ars, **bad**, *bism*, **bor**, **bry**, *caust*, **chin**, cina, *cinnb*, cocc, con, **crot h**, *cub*, dros, **dulc**, euphr, **ferr**, *ferr p*, **ip**, jod, **kali bi**, **kali c**, kreos, **laur**, lyc, **merc c**, *nat m*, nit ac, nux m, *op*, **phos**, **puls**, *sabin*, *sang n*, sec, **sel**, **sep**, sil, spong, squil, **stann**, sul ac, **ter**, **zinc**

▲ **Auswurf, eiterig** BB: 0791, BU: 108

acon, am c, anac, arg, *ars*, asaf, *aur*, bell, bry, **calc**, *calc i*, *carb ac*, *carb an*, carb v, cham, **chin**, cic v, cina, *cinnb*, *cocc*, **cod**, **con**, cop, *cor r*, *cupr*, **dros**, dulc, **ferr**, graph, *grin*, *guaj*, *hep*, hyos, ign, ip, **kali c**, **kali n**, kreos, lach, *led*, **lyc**, mag c, mag m, **merc**, **nat c**, nat m, *nit ac*, nux m, nux v, **ph ac**, **phos**, plb, *puls*, rhus t, ruta, *sabin*, samb, sec, **sep**, **sil**, **stann**, staph, stront, **sulph**, zinc

▲ **Auswurf, wie Eiweiß** BB: 0792, BU: 108

agar, am m, **ant t**, **apis**, **arg**, arn, **ars**, asaf, bar c, bov, **chin**, **coc c**, **ferr**, kali bi, **laur**, *mez*, *nat s*, *petr*, **phos**, *sang*, sel, *seneg*, *sil*, *stann*

▲ **Auswurf, gallertartig** BB: 0793, BU: 108

aloe, **arg**, *arn*, bar c, *bry*, chin, *dig*, **ferr**, *laur*

▲ **Auswurf, gelb** BB: 0794, BU: 108

acon, *aloe*, alum, am c, **am m**, ambr, anac, ang, ant cr, arg, **ars**, *aur*, bad, *bar c*, bell, *bism*, bor, bov, **bry**, **calc**, carb an, **carb v**, caust, cham, cic v, **coc c**, **coca**, con, cor r, *crot t*, *cub*, dig, **dros**, graph, hep, *hydr*, ign, ip, jod, **kali bi**, **kali c**, **kreos**, **lyc**, *mag c*, mag m, *mang*, **merc**, mez, mur ac, **nat c**, *nat m*, *nit ac*, nux v, op, par, **ph ac**, **phos**, plb, **puls**, ruta, *sabad*, sabin,

Körperteile und Organe

sal ac, **sang n**, *sel*, seneg, **sep**, **sil**, spig, **spong**, <u>**stann**</u>, **staph**, *sul ac*, *sulph*, **thuj**, *verat*, zinc

▲ **Auswurf, grau** BB: 0795, BU: 109

<u>ambr</u>, anac, <u>**arg**</u>, **ars**, *calc*, *carb an*, *chin*, *cinnb*, *coc c*, cop, *dig*, dros, *kali bi*, kali c, kreos, <u>**lyc**</u>, mang, *nat a*, **nux v**, **phos**, rhus t, **seneg**, *sep*, <u>**stann**</u>, **thuj**

▲ **Auswurf, grünlich** BB: 0796, BU: 109

ars, asaf, aur, bor, bov, calc, *calc i*, cann s, carb an, *carb v*, colch, dros, *dulc*, *ferr*, hyos, jod, *kali bi*, kali c, *kali i*, *kreos*, *led*, lyc, mag c, mang, merc, **merc ir**, **nat c**, nit ac, nux v, **par**, *phos*, plb, **psor**, **puls**, rhus t, **sang n**, sep, <u>**sil**</u>, <u>**stann**</u>, sulph, thuj

▲ **Auswurf, kalt** BB: 0797, BU: 109

asaf, bry, cann s, *caust*, **cor r**, *kali c*, merc, nit ac, *nux v*, **phos**, *rhus t*, *sulph*, verat

▲ **Auswurf, körnig** BB: 0798, BU: 109

agar, **bad**, **calc**, chin, **coc c**, **kali bi**, **merc ir**, *nat a*, **ph ac**, **phos**, *sal ac*, **sel**, **seneg**, sep, <u>**sil**</u>, <u>**stann**</u>

▲ **Auswurf, milchartig** BB: 0799, BU: 109

am c, **ars**, *aur*, carb v, ferr, *phos*, *puls*, *sep*, *sil*, **sulph**

▲ **Auswurf, scharf** BB: 0800, BU: 109

alum, am c, *am m*, anac, **ars**, *asaf*, *aur*, **bell**, carb v, **caust**, cham, con, **ferr**, *fl ac*, ign, jod, kreos, lach, *laur*, *lyc*, mag m, **merc**, mez, nat m, nit ac, *nux v*, *phos*, **puls**, *rhus t*, *sep*, **sil**, spig, squil, **staph**, sul ac, *sulph*, *thuj*, verat

▲ **Auswurf, schaumig** BB: 0801, BU: 109

ant t, *apis*, *arn*, **ars**, *canth*, *cob*, daph, **ferr**, hep, ip, *kali i*, lach, *led*, merc, *nux v*, *op*, **phos**, plb, **puls**, *sil*, sulph

▲ **Auswurf, schleimig** BB: 0802, BU: 109

acon, agar, agn, **ail**, alum, *am br*, am c, *am m*, **ambr**, **ammc**, *ang*, ant cr, ant t, **arg**, arn, <u>**ars**</u>, asar, aur, bar c, **bell**, *bism*, *bor*, bov, **bry**, <u>**calc**</u>, cann s, canth, caps, carb an, *carb v*, *caust*, *cham*, **chin**, **cina**, *coc c*, cocc, **cod**, croc, *crot t*, cupr, *dig*, **dros**, *dulc*, **euphr**, *ferr*, graph, *hep*, *hyos*, ip, *iris*, **jod**, *kali c*, kali n, kreos, <u>**lach**</u>, **laur**, <u>**lyc**</u>, *mag c*, mag m, *menth p*, merc, **merc ir**, mez, *naja*, **nat c**, **nat m**, **nat s**, <u>**nit ac**</u>, nux m, **nux v**, olnd, *op*, *osm*, *par*, **ph ac**, **phos**, *plb*, **psor**, **puls**, rhod, rhus t, **rumx**, ruta, sabad, **sabin**, *samb*, **sang n**, sec, *sel*, **seneg**, *sep*, *sil*, spig, *spong*, <u>**squil**</u>, **stann**, **staph**, sul ac, *sulph*, tarax, thuj, verat, **zinc**

▲ **Auswurf, schwärzlich** BB: 0803, BU: 110

chin, **kali bi**, *lyc*, *nat a*, **nux v**, rhus t

▲ **Auswurf, verhärtet** BB: 0804, BU: 110

agar, am m, ant cr, **bry**, calad, *coc c*, **coca**, **con**, **hep**, **jod**, **kali bi**, *kali c*, kreos, lach, mang, **nat c**, *phos*, *puls*, *sal ac*, *sang*, **sang n**, sep, **sil**, **spong**, **stann**, staph, *stront*, **sulph**, *thuj*

▲ **Auswurf, wäßrig** BB: 0805, BU: 110

agar, am c, am m, *arg*, ars, bov, carb an, *carb v*, **cham**, chin, *dig*, euphr, **ferr**, **graph**, guaj, *lach*, *laur*, **mag c**, *mag m*, *merc*, mez, mur ac, nux v, plb, puls, *seneg*, sep, *sil*, squil, **stann**, sul ac, *sulph*

▲ **Auswurf, weißlich** BB: 0806, BU: 110

acon, **am br**, *am m*, ambr, *ant t*, **arg**, *cina*, *cob*, *coc c*, *crot t*, **kali bi**, *kreos*, laur, <u>**lyc**</u>, merc, *naja*, nicc, par, ph ac, **phos**, rhus t, *seneg*, <u>**sep**</u>, sil, spong, *squil*, stront, *sulph*

▲ **Auswurf, zäh** BB: 0807, BU: 110

acon, *aesc*, agn, *alum*, **am br**, **am m**, **ammc**, *ant cr*, *ant t*, **arg**, **ars**, **arum t**, **bad**, bar c, *bor*, **bov**, *bry*, calc, **cann s**, **canth**, carb v, *caust*, **cham**, chin, cist, cob, **coc c**, **coca**, cocc, colch, *crot t*, *dig*, dros, *dulc*, euphr, graph, *hydr*, jod, **kali bi**, *kali c*, mag c, *mag m*, **mez**, *naja*, nat c, nux v, **op**, *osm*, **par**, petr, *ph ac*, **phos**, *phyt*, *plb*, **puls**, ruta, sabad, sabin, **samb**, **seneg**, *sep*, *sil*, spig, *spong*, squil, **stann**, *staph*, verat, **zinc**

▲ **Auswurf, zitronengelb** BB: 0808, BU: 110

kali c, lyc, phos, *puls*

▲ **Geschmack des** BB: 0809, BU: 110
  Auswurfs bitter

acon, arn, **ars**, *bry*, calc, **cham**, chin, cist, con, *dros*, ign, kali c, lyc, *merc*, *nat c*, nat m, nit ac, *nux v*, **puls**, sabad, *sep*, stann, sulph, *verat*

▲ **Geschmack des** BB: 0810, BU: 110
  Auswurfs brenzlich

bry, *cycl*, *nux v*, **puls**, *ran b*, *sabad*, squil, sulph

▲ **Geschmack des** BB: 0811, BU: 110
  Auswurfs fade

alum, *am m*, anac, *ant cr*, *arg*, arn, *ars*, aur, *bell*, **bry**, **calc**, *caps*, **chin**, euphr, **ign**, ip, kali c, *kreos*, **lyc**, nat c, *nat m*, **par**, petr, ph ac, phos, *puls*, rhus t, sabin, sep, stann, **staph**, stront, *sulph*, thuj

▲ **Geschmack des** BB: 0812, BU: 110
  Auswurfs faul

acon, **arn**, **ars**, *bell*, bov, bry, calc, *caps*, carb an, **carb v**, **caust**, **cham**, cocc, con, **cupr**, *dig*, dros, ferr, *ip*, *jod*, kali c, *lach*, lyc, *merc*, *nit ac*, *nux v*, phos, **puls**, *rhus t*, *samb*, **sep**, **stann**, staph, *sulph*, verat, zinc

▲ **Geschmack des** BB: 0813, BU: 110
  Auswurfs fettig

alum, **asaf**, **caust**, cham, *fl ac*, *kali c*, *lyc*, **mag m**, *mang*, *merc c*, mur ac, petr, phos, **puls**, *rhus t*, *sabad*, *sabin*, sil, thuj

▲ **Geschmack des** BB: 0814, BU: 110
  Auswurfs kräuterig

calad, **nux v**, **ph ac**, *puls*, *sars*, *stann*, *verat*

▲ **Geschmack metallisch** BB: 0815, BU: 111

agn, *alum*, *am c*, *bism*, calc, *cocc*, *coloc*, **cupr**, **ferr**, *hep*, **ip**, nat c, *nux v*, *ran b*, **rhus t**, *sars*, *seneg*, *sulph*, zinc

▲ **Geschmack salzig** BB: 0816, BU: 111

alum, am c, *ambr*, *ant t*, **ars**, bar c, bell, bov, *bry*, *calc*, cann s, *carb v*, **chin**, *cocc*, con, dros, euph, *graph*, hyos, *jod*, lach, **lyc**, mag c, mag m, **merc**, mez, **nat c**, **nat m**, *nat s*, nit ac, nux m, nux v, **ph ac**, **phos**, **puls**, *rhus t*, samb, **sep**, sil, **stann**, sul ac, *sulph*, tarax, ther, *verat*

▲ **Geschmack sauer** BB: 0817, BU: 111

ambr, ant t, ars, **bell**, bry, **calc**, carb an, carb v, *cham*, **chin**, *coc c*, con, *crot t*, graph, *hep*, ign, ip, **kali c**, lach, *lyc*, mag m, *merc*, nat c, *nat m*, nit ac, **nux v**, *petr*, *ph ac*, **phos**, plb, **puls**, rhus t, sabin, sep, spong, *stann*, **sulph**, **tarax**, verat

▲ **Geschmack schimmelig** BB: 0818, BU: 111

bor

▲ **Geschmack wie alter** BB: 0819, BU: 111
  Schnupfen

bell, *ign*, mez, *nux v*, *phos*, **puls**, sabin, **sulph**, zinc

▲ **Geschmack süßlich** BB: 0820, BU: 111

acon, aesc, *all c*, *alum*, am c, anac, *ant s*, *ant t*, *ars*, asar, aur, **calc**, canth, chin, *coc c*, *cocc*, *dig*, dirc, ferr, hep, ip, *iris*, jod, kali bi, **kali c**, kreos, lach, laur, lyc, merc, *nux v*, **phos**, **plb**, **puls**, *rhus t*, **sabad**, *samb*, **sang n**, sel, *sep*, **squil**, **stann**, sul ac, sulph, zinc

▲ **Geschmack wie** BB: 0821, BU: 111
  Tabaksaft

puls

▲ **Widrig** BB: 0822, BU: 111

ars, asaf, *bry*, *calc*, canth, chin, cina, *coc c*, cocc, dros, ip, **jod**, *kali c*, led, **merc**, nat m, *nux v*,

Körperteile und Organe

phos, **puls**, sabad, samb, sel, *sep*, squil, **stann**, sulph, *zinc*

▲ **Geschmack wie**   BB: 0823, BU: 111
   Zwiebeln

asaf

▲ **Gestank des Auswurfs**   BB: 0824, BU: 111

alum, **ars**, asaf, *aur*, *bell*, **bor**, **calc**, **caps**, *carb ac*, carb v, caust, chin, *cinnb*, *con*, cop, *cub*, cupr, ferr, *graph*, **guaj**, hep, ign, *iris*, *kreos*, **led**, lyc, mag c, *mag m*, merc, **nat c**, *nit ac*, *nux v*, **ph ac**, *phel*, *psor*, **puls**, **rhus t**, *sabin*, sang, seneg, **sep**, **sil**, squil, **stann**, **sulph**, thuj

▲ **Begleitende**   BB: 0825, BU: 111
   Beschwerden

acon, alum, *am c*, am m, *ambr*, *anac*, ang, ant cr, *ant t*, **arg**, **arn**, **ars**, asaf, asar, aur, bar c, **bell**, bism, bor, **bry**, calad, **calc**, camph, cann s, canth, **caps**, *carb an*, **carb v**, *caust*, *cham*, *chel*, **chin**, **cina**, cocc, coff, colch, coloc, *con*, croc, *cupr*, dig, **dros**, dulc, euph, euphr, **ferr**, graph, guaj, hell, **hep**, *hyos*, ign, **ip**, **iris**, jod, *kali c*, *kali n*, kreos, lach, laur, *led*, *lyc*, mag m, mang, mar, meny, **merc**, mez, mosch, mur ac, *nat c*, **nat m**, **nit ac**, nux m, **nux v**, olnd, op, *osm*, par, petr, *ph ac*, **phos**, plb, **puls**, rhod, **rhus t**, ruta, *sabad*, sabin, *samb*, sars, sec, sel, *seneg*, **sep**, **sil**, spig, **spong**, squil, **stann**, staph, stront, sul ac, **sulph**, thuj, valer, **verat**, verb, *zinc*

Luftwege

▲ **Kehlkopf**   BB: 0826, BU: 112

acet ac, **acon**, agar, **all c**, *alum*, alumn, am c, am m, *ambr*, anac, ang, *ant cr*, *ant s*, *ant t*, **apis**, **arg**, **arg n**, **arn**, **ars**, **ars i**, **arum t**, asar, *aur*, **bapt**, **bar c**, **bell**, *berb*, bor, bov, **brom**, *bry*, **calad**, *calc*, *calc f*, camph, cann s, **canth**, **caps**, carb an, *carb s*, **carb v**, *caust*, *cham*, *chel*, chin, **chlor**, *chr ac*, cic v, **cimic**, **cina**, **cinnb**, cit ac, *coc c*, *coca*, **cocc**, *cod*, **coff**, colch, *con*, *crot h*, *cub*, cupr, dig, **dros**, *dub*, dulc, *eup per*, *euphr*, ferr, *fl ac*, *gels*, *glon*, *graph*, guaj, hell, **hep**, *hydr*, *hyos*, ign, **ip**, **jod**, **kali bi**, *kali br*, *kali c*, **kali i**, *kali n*, kreos, **lach**, *lact*, laur, *lob*, lyc, mag c, *mag m*, **mang**, *meny*, merc, *merc c*, *merc cy*, mez, *mosch*, mur ac, *naja*, *nat m*, *nit ac*, nux m, **nux v**, olnd, op, **osm**, **ox ac**, **par**, petr, *ph ac*, **phos**, *phyt*, plat, plb, *psor*, **puls**, rhod, *rhus t*, **rumx**, ruta, **sabad**, sabin, *samb*, sang, *sang n*, **sel**, **seneg**, *sep*, *sil*, spig, **spong**, *squil*, **stann**, staph, *stram*, stront, sul ac, **sulph**, tarax, thuj, **verat**, verb, *wye*, **zinc**

▲ **Luftröhre**   BB: 0827, BU: 112

acon, agar, alum, *am c*, am m, *ambr*, anac, ant cr, ant t, *arg*, **arn**, **ars**, asar, bar c, *bell*, bor, *bov*, **brom**, *bry*, **calad**, calc, camph, **cann s**, *canth*, caps, carb an, **carb v**, *caust*, *cham*, chin, cic v, *cina*, *coc c*, cocc, coff, con, cupr, *dig*, **dros**, *eup per*, euph, **ferr**, graph, **hep**, *hyos*, ign, **ip**, **jod**, *kali c*, kali n, *kalm*, kreos, lach, **laur**, *led*, lyc, mag c, mag m, *mang*, **mar**, merc, *mez*, mosch, mur ac, nat c, **nat m**, **nit ac**, **nux v**, *osm*, **par**, petr, *ph ac*, **phos**, plat, plb, **puls**, rhod, **rhus t**, **rumx**, sabad, sabin, samb, *sang*, sars, **seneg**, *sep*, *sil*, **spong**, squil, **stann**, *staph*, still, stront, sul ac, **sulph**, *thuj*, *verat*, verb, *zinc*, *zing*

▲ **Schleim-Absonderung**   BB: 0828, BU: 112

aesc, agn, alum, am c, am m, *ambr*, *ang*, ant cr, **ant s**, *ant t*, *arg*, **arg n**, arn, ars, asar, aur, bar c, bell, bism, bor, bov, **bry**, *cact*, **calc**, **camph**, cann s, canth, *caps*, **carb ac**, *carb an*, carb v, **caust**, *cham*, **chin**, **chr ac**, *cina*, **coc c**, cocc, coff, colch, con, *cop*, croc, cupr, dig, *dros*, dulc, euph, graph, *grin*, guaj, hep, **hydr**, hyos, ign, **ip**, *jod*, **kali bi**, **kali c**, kali n, kreos, lach, *laur*, **lyc**, mag c, mag m, mang, mar, merc, mez, *mosch*, nat c, nat m, **nit ac**, *nux m*, *nux v*, olnd, op, **osm**, *paeo*, *par*, petr, *ph ac*, **phos**, **phyt**, plat, plb, *puls*, ran b, rhod, rhus t, ruta, sabad, sabin, **samb**, sars, sel, *senec*, **seneg**, *sep*, **sil**, spig, squil, **stann**, staph, sul ac, *sulph*, tarax, thuj, valer, *verat*, verb, zinc

▲ **Stimme erhöht**   BB: 0829, BU: 113

cann i, cupr, stann, **stram**

▲ **Heiserkeit**   BB: 0830, BU: 113

acon, agn, **all c**, *aloe*, alum, am c, **am m**, **ambr**, anac, ang, *ant cr*, *ant t*, apis, **arg n**, arn, **ars**, **arum t**, asaf, *bar c*, **bell**, bov, **brom**, bry, *calad*, calc, *calc f*, **calc p**, **camph**, cann s, *canth*, **caps**, carb an, *carb s*, **carb v**, caust, cham, **chel**, chin, cic v, cina, *cinnb*, **coc c**, coca, **coff**, colch, con, *cop*, croc, **cub**, **cupr**, **dig**, **dros**, dulc, *eup per*, **ferr**, graph, hep, hyos, ign, **jod**, **kali bi**, *kali c*, kali n, kreos, **lach**, *laur*, led, lyc, mag c, mag m, **mang**, *meny*, **merc**, **merc ir**, **mez**, *mur ac*, *naja*, **nat c**, **nat m**, **nit ac**, **nux m**, **nux v**, olnd, op, osm, *ox ac*, par, petr, **ph ac**, **phos**, *phyt*, plat, *plb*, **puls**, rhod, **rhus t**, ruta, *sabad*, **samb**, *sang n*, sec, **sel**, seneg, *sep*, **sil**, spig, **spong**, **stann**, staph, *stict*, **stram**, stront, sul ac, **sulph**, tarax, **tell**, thuj, **verat**, verb, **zinc**

▲ **Stimme hohl**   BB: 0831, BU: 113

acon, *ant t*, **ars**, bar c, bell, *camph*, canth, carb v, *caust*, cham, chin, cina, crot t, dig, **dros**, euph, *hep*, *ign*, **ip**, kreos, lach, **led**, lyc, mag s, nux m, *op*, phos, puls, **samb**, *sec*, sil, *spig*, **spong**, **stann**, staph, *stram*, thuj, **verat**, *verb*

▲ **Stimme klanglos**   BB: 0832, BU: 113

ambr, ang, **calad**, canth, carb an, *chin*, cina, **dros**, hep, nat c, rhod, samb, *spong*, **stram**

▲ **Stimme krächzend**   BB: 0833, BU: 113

acon, ars, chin, *cina*, lach, ruta, samb, **stram**

▲ **Stimme kreischend**   BB: 0834, BU: 113

cupr, *laur*, **stram**

▲ **Stimme leise**   BB: 0835, BU: 113

acon, **ang**, **ant cr**, *ant t*, bell, **camph**, *cann s*, **canth**, carb v, *caust*, **cham**, **chin**, **ferr**, **gels**, **hep**, ign, laur, **lyc**, mosch, nux v, op, par, **phos**, prun, **puls**, **sec**, **spong**, *stann*, **staph**, **stram**, **verat**

▲ **Stimmlosigkeit**   BB: 0836, BU: 113

acet ac, **acon**, *ambr*, **ant cr**, *ars*, **bar c**, **bell**, bov, **brom**, bry, *calc*, camph, *cann s*, *canth*, carb an, **carb v**, **caust**, cham, *chen a*, **chin**, cod, cupr, dig, **dros**, **gels**, *graph*, **hep**, **hyos**, *jod*, **kali br**, **kali c**, **kali i**, *lach*, *laur*, mang, *meny*, **merc**, mur ac, **nat c**, **nat m**, nit ac, **nux m**, **nux v**, olnd, *op*, petr, **phos**, *plat*, *plb*, **puls**, rhus t, *rumx*, ruta, sabad, samb, *sang*, sel, **seneg**, sep, sil, **spong**, stann, **stram**, *sulph*, **verat**, verb

▲ **Stimme murmelnd**   BB: 0837, BU: 114

hyos, lach, op, *stram*

▲ **Stimme näselnd**   BB: 0838, BU: 114

aur, bell, bry, *lach*, merc, ph ac, phos, rumx, sang, **staph**

▲ **Stimme rauh**   BB: 0839, BU: 114

aloe, alum, ambr, bor, bry, *calc*, carb v, **caust**, **cham**, chin, coff, *dros*, hep, **hyos**, jod, **kali bi**, kali c, kali n, kreos, lach, *laur*, **mang**, **meny**, merc, mez, *nux m*, **nux v**, ph ac, **phos**, *plb*, **puls**, *rhus t*, sars, **seneg**, **spong**, **stann**, staph, stram, *stront*, **sul ac**, **sulph**, thuj, verb, *zinc*

▲ **Stimme tief**   BB: 0840, BU: 114

arn, *bar c*, carb v, cham, **chin**, **dros**, jod, *laur*, par, sulph, verat

▲ **Stimme umschlagend**   BB: 0841, BU: 114

arum t, graph, lach

Körperteile und Organe

▲ Stimme unrein   BB: 0842, BU: 114

agar, *am c*, ambr, anac, ant cr, bar c, bell, bry, *calc*, **camph**, carb an, *carb v*, **caust**, *cham*, **chin**, croc, cupr, **dros**, **graph**, *hep*, **hyos**, **mang**, **menth p**, <u>merc</u>, nat m, *nux m*, *nux v*, <u>**phos**</u>, sabad, sars, **sel**, **spong**, **stann**, *sulph*, verb

▲ Stimme unterbrochen   BB: 0843, BU: 114

ars, cic v, *dros*, euphr, mag c, **spong**

▲ Stimme zischend   BB: 0844, BU: 114

bell, **nux v**, *phos*

▲ Stimme zitternd   BB: 0845, BU: 114

acon, **ars**, **camph**, canth, *cupr*, **ign**, **merc**, **nux m**, phos

Äußerer Hals

▲ Hals   BB: 0846, BU: 114

acon, *agar*, agn, *alum*, am c, **am m**, **aml n**, anac, ang, *ant cr*, *ant t*, *arg*, **arn**, **ars**, asaf, **asar**, aur, *bapt*, bar c, <u>**bell**</u>, *berb*, bism, bor, bov, **bry**, **calc**, *calc p*, camph, cann s, *canth*, caps, *carb ac*, carb an, *carb v*, **caust**, cham, **chel**, **chin**, *cic v*, cina, clem, *cocc*, coff, colch, *coloc*, con, croc, cupr, **cycl**, *dig*, *dulc*, euph, ferr, **gels**, *graph*, guaj, hell, **hep**, hyos, *ign*, ip, **jod**, *kali c*, kali n, *kalm*, kreos, **lach**, laur, led, <u>**lyc**</u>, mag c, mag m, **mang**, mar, meny, **merc**, *mez*, mosch, mur ac, *nat c*, nat m, *nit ac*, *nux v*, *olnd*, *op*, *par*, petr, *ph ac*, **phos**, **phyt**, plat, plb, **puls**, ran s, rheum, *rhod*, **rhus t**, ruta, *sabin*, samb, *sars*, sec, sel, *sep*, *sil*, *spig*, **spong**, **squil**, stann, **staph**, stront, sul ac, *sulph*, **tarax**, **thuj**, *verat*, verb, viol o, **zinc**

▲ Nacken   BB: 0847, BU: 114

acon, **aesc**, agar, agn, *alum*, *am c*, *am m*, ambr, *anac*, ang, *ant cr*, ant t, arg, **arn**, *ars*, asaf, **asar**, aur, <u>**bar c**</u>, **bell**, bor, bov, **bry**, <u>**calc**</u>, camph, cann s, canth, caps, carb an, **carb v**, **caust**, cham, **chin**, *cic v*, <u>**cimic**</u>, cina, clem, *coca*, cocc, colch, *coloc*, *con*, croc, cupr, *cycl*, *dig*, dros, *dulc*, euphr, ferr, *glon*, **graph**, guaj, hell, hep, *hyos*, **ign**, ip, jod, **kali c**, *kali n*, **lach**, *laur*, led, **lyc**, *mag c*, mag m, mang, **meny**, **merc**, *mez*, mosch,
nat c, **nat m**, *nit ac*, nux m, <u>**nux v**</u>, olnd, op, *par*, petr, **ph ac**, *phos*, *pic ac*, **plat**, plb, <u>**puls**</u>, ran b, rheum, **rhod**, <u>**rhus t**</u>, *ruta*, sabad, *sabin*, samb, *sang*, *sars*, sec, sel, **sep**, **sil**, *spig*, **spong**, squil, **stann**, <u>**staph**</u>, stront, **sulph**, tarax, *thuj*, valer, *verat*, *viol o*, viol t, **zinc**

▲ Hals- und   BB: 0848, BU: 115
Unterkieferdrüsen

agn, *alum*, am c, *am m*, *ambr*, ang, *ant cr*, ant t, arg, *arn*, *ars*, <u>**arum t**</u>, asaf, asar, **aur**, <u>**bar c**</u>, <u>**bell**</u>, bor, *bov*, *bry*, calad, **calc**, *calc i*, *calc p*, camph, *canth*, caps, **carb an**, carb v, caust, **cham**, chin, *cic v*, cina, **clem**, *cocc*, **con**, *cor r*, *crot t*, cupr, cycl, *dulc*, euph, ferr, **graph**, hell, hep, hyos, **ign**, jod, **kali c**, **kali ch**, **kali i**, *kreos*, **lach**, *lyc*, mag c, mag m, <u>**merc**</u>, **merc c**, **merc ir**, *mez*, mur ac, nat c, **nat m**, *nit ac*, *nux v*, par, *petr*, *ph ac*, *phos*, plb, **psor**, *puls*, *ran s*, <u>**rhus t**</u>, sabad, sars, sel, *sep*, **sil**, spig, **spong**, squil, *stann*, <u>**staph**</u>, *still*, stram, *sul ac*, **sulph**, *thuj*, verat, viol t, zinc

▲ Schilddrüse, Kropf   BB: 0849, BU: 115

am c, **ambr**, bad, bell, **brom**, **calc**, **calc f**, **carb an**, caust, con, dig, *ferr*, *fl ac*, <u>**jod**</u>, **kali c**, *kali i*, lyc, mag c, **merc**, **nat c**, *nat m*, petr, phos, *plat*, *sil*, <u>**spong**</u>, staph, sulph

Äußerer Hals: Hals und Nacken

▲ Linke Seite   BB: 0850, BU: 115

acon, agn, alum, *am m*, *anac*, *ant cr*, **apis**, arg, *arn*, ars, **asaf**, *asar*, aur, *bar c*, bell, *bor*, *bov*, *brom*, *bry*, **calc**, *canth*, *carb an*, *carb v*, caust, *cic v*, cocc, colch, *coloc*, *croc*, *cycl*, fl ac, **guaj**, *hyos*, *ign*, kali c, **lach**, laur, **lyc**, mar, merc, mez, *mosch*, *nux v*, **olnd**, *par*, ph ac, *psor*, rhod, *rhus t*, **sabin**, **sel**, *sep*, *sil*, spig, *spong*, *squil*, staph, **stram**, *sul ac*, **sulph**, **tarax**, **thuj**, *verat*, *viol t*, zinc

▲ Rechte Seite   BB: 0851, BU: 115

agn, *alum*, *am c*, anac, ant cr, *ant t*, apis, *arg*, asaf, aur, **bell**, **bism**, bry, *calc*, *camph*, canth, *caps*, carb v, **caust**, *chel*, *chin*, *cina*, cocc, **colch**, coloc, **con**, *cupr*, *dulc*, **fl ac**, guaj, **hep**, **jod**, **kali c**, *kali n*, *lach*, **laur**, **led**, *lyc*, *mar*, *meny*, **merc**, **mez**, *nat c*, *nat m*, **nit ac**, **nux v**, olnd, *petr*, ph ac, *plat*, *plb*, *puls*, rhod, sabin, **sars**, **seneg**, **sil**, *spig*, **spong**, staph, *sul ac*, *sulph*, thuj, zinc

Brust

▲ Innere Brust   BB: 0852, BU: 116

abrot, *acet ac*, **acon**, **aesc**, *agar*, agn, *aloe*, *alum*, *am c*, *am m*, ambr, *aml n*, **ammc**, anac, ang, **ant a**, *ant cr*, *ant s*, **ant t**, apis, *apoc*, arg, **arn**, **ars**, **ars i**, **arum t**, *asaf*, *asar*, **asc t**, aur, *bapt*, **bar c**, **bell**, bism, **bor**, bov, *brom*, **bry**, *cact*, *caj*, calad, **calc**, **calc ac**, **calc p**, *camph*, *cann s*, **canth**, *caps*, **carb ac**, carb an, carb s, **carb v**, card m, *caust*, *cham*, **chel**, chin, *cic v*, *cina*, *cinnb*, *clem*, *coc c*, **cocc**, coff, *colch*, *coloc*, *com*, con, *cop*, *croc*, *crot h*, *cub*, cupr, cycl, *dig*, *dios*, *dirc*, **dros**, **dulc**, *elaps*, *eup per*, euph, *euphr*, ferr, **ferr i**, *ferr p*, **gels**, *gran*, *graph*, *grin*, *guaj*, hell, hep, *hydr*, *hydr ac*, *hyos*, *hyper*, *ign*, **ip**, *jod*, **jodof**, **kali bi**, **kali c**, *kali i*, *kali n*, *kreos*, **lach**, *laur*, **led**, *lil t*, **lob**, **lyc**, mag c, mag m, *mang*, mar, *meny*, merc, mez, *mosch*, *mur ac*, *naja*, *napht*, *nat a*, *nat c*, *nat m*, *nat s*, *nit ac*, *nux m*, **nux v**, *op*, **osm**, *ox ac*, *par*, petr, *ph ac*, **phos**, *plat*, *plb*, prun, *psor*, **puls**, *ran b*, *ran s*, rheum, rhod, **rhus t**, *rumx*, **ruta**, sabad, sabin, samb, **sang**, *sang n*, sars, *sec*, *sel*, *senec*, **seneg**, **sep**, *sil*, **spig**, *spong*, squil, **stann**, staph, *stict*, stram, stront, sul ac, **sulph**, tarax, *tarent*, *ter*, *ther*, *thuj*, valer, verat, *verat v*, verb, viol o, *viol t*, **zinc**, *ziz*

▲ Oberer Teil   BB: 0853, BU: 116

acon, agn, **all c**, *alum*, ambr, **anac**, *ang*, *ant cr*, arg, ars, asaf, aur, *bar c*, **bell**, bry, *calc*, cann s, **canth**, carb v, caust, cham, chel, chin, cic v, *cina*, cocc, colch, **con**, cycl, *dulc*, graph, guaj, hyos, jod, kali c, laur, *lyc*, **mang**, meny, merc, mez, nat m, *nit ac*, olnd, petr, *ph ac*, **phos**, **plat**, plb, *ran b*, rhus t, ruta, sars, *seneg*, **sep**, sil, *spig*, **stann**, staph, *sul ac*, **sulph**, tarax, thuj, *verat*, viol t, *zinc*

▲ Unterer Teil   BB: 0854, BU: 116

acon, *agar*, agn, alum, **am c**, ambr, anac, *arg*, **arn**, ars, asaf, *asar*, aur, bell, *bism*, bov, *bry*, calc, *cann s*, canth, **carb v**, **caust**, cham, **chin**, *cic v*, cocc, colch, *croc*, *dig*, dros, dulc, guaj, hell, hep, hyos, *jod*, **kali c**, kali n, kreos, *laur*, led, *mag c*, mang, mar, merc, **mez**, **mosch**, *mur ac*, **nat c**, *nat m*, *olnd*, op, par, petr, **ph ac**, *phos*, plat, plb, *puls*, *ran b*, rheum, *rhus t*, ruta, *sabad*, **sabin**, samb, sars, **seneg**, sep, *sil*, **spig**, *spong*, **squil**, stann, *staph*, *stront*, tarax, thuj, **valer**, verat, verb, *viol t*, **zinc**

▲ Brustbein und Brustbeingegend   BB: 0855, BU: 116

acon, bry, <u>cact</u>, chel, *coc c*, cupr, *euphr*, *ferr*, *hydr*, *nat m*, **nux v**, *ph ac*, **phos**, *ran s*, *rumx*, *ruta*, *sabin*, *samb*, **sang**, *sang n*, *sil*, *spig*, *sulph*, *tell*, *verat*

▲ Herz und Herzgegend   BB: 0856, BU: 117

abies n, <u>acon</u>, *aesc*, *agar*, alum, am c, ambr, **aml n**, **anac**, ang, **ant t**, *apis*, <u>apoc</u>, *arg n*, **arn**, **ars**, *ars i*, asaf, asar, **asc t**, *aspar*, **aur**, **bar c**, **bar m**, *bell*, **benz ac**, bism, bor, bov, *brom*, **bry**, <u>cact</u>, <u>calc</u>, *camph*, **cann s**, *canth*, *carb ac*, carb an, *carb v*, *caust*, *cham*, *chin*, **cimic**, clem, *coc c*, *coca*, *cocc*, *cod*, **colch**, coloc, con, *conv*, croc, *crot h*, *cupr*, cycl, <u>dig</u>, dulc, **ferr**, **gels**, **glon**, *graph*, *grin*, hell, hep, *hydr ac*, hyos, ign, ip, **jod**, **kali c**, kali n, <u>kalm</u>, kreos, **lach**, **laur**, *lil t*, *lith*, **lyc**, **lycps**, mag c, mag m, *magnol*, mang, meny, *merc*, mez, mosch, mur ac, *naja*, *nat c*, **nat m**, *nit ac*, *nux m*, *nux v*, *olnd*, **op**, *ox ac*, *par*, *petr*, ph ac, **phos**, *phys*, *phyt*, *plat*, **plb**, *prun*, **puls**, *ran s*, rhod, **rhus t**, ruta, *sabin*, sars, *sec*, *seneg*, **sep**, sil, **spig**, *spong*, staph, stront, *stroph*, *sul ac*, <u>sulph</u>, *tab*, **thea**, *thuj*, valer, **verat**, *verat v*, verb, viol o, *viol t*, **zinc**

▲ Herzklopfen   BB: 0857, BU: 117

absin, <u>acon</u>, aconin, <u>agar</u>, alum, am c, ambr, **aml n**, *anac*, *ang*, **ant t**, <u>arg n</u>, arn, **ars**, asaf, asar, **aspar**, **aur**, **bar c**, **bar m**, *bell*, *benz ac*, berb, bism, bor, bov, *brom*, bry, **cact**, **calc**, **camph**, **cann i**, **cann s**, *canth*, *carb ac*, *carb an*, **carb v**, **caust**, *cedr*, *cham*, **chel**, **chin**, *chlol*, *cic v*, **cimic**, clem, **coc c**, *coca*, **cocc**, *coff*, **colch**, coloc, *con*, *conv*, cop, croc, **crot h**, *cupr*, cycl, **dig**, dulc, *ferr*, **gels**, **glon**, **gran**, *graph*, grat, *grin*, hell, **hep**, *hydr*, **hydr ac**, hyos, hyper, **ign**, ip, **jod**, **kali c**, kali ch, **kali i**, *kali n*, **kalm**, kreos, **lach**, *laur*, *lil t*, *lob*, <u>lyc</u>, mag c, *mag m*, *magnol*, mang, meny, **merc**, mez, *mill*, **mosch**, *mur ac*, mur ac, murx, *naja*, **nat c**, **nat m**, nit ac, *nux m*, **nux v**, olnd, op, **ox ac**, *par*, petr, **ph ac**, **phos**, **phys**, *plat*, **plb**, **puls**, ran s, rhod, **rhus t**, ruta, sabad, *sabin*, **sars**, *sec*, sel, **seneg**, <u>sep</u>, **sil**, **spig**, **spong**, stann, staph, **stram**, *stront*, *sul ac*, <u>sulph</u>, **tab**, tell, **thuj**, valer, <u>verat</u>, verb, **viol o**, *viol t*, **zinc**

▲ Herzklopfen mit Angst   BB: 0858, BU: 117

<u>acon</u>, alum, *am c*, anac, ang, *ant t*, arn, **ars**, asaf, aspar, **aur**, bar c, *bell*, bor, *bry*, <u>calc</u>, *camph*, *cann s*, carb v, caust, *cham*, chel, **chin**, *cocc*, colch, coloc, croc, cupr, *dig*, elaps, ferr, *graph*, hyos, ign, kali c, lach, laur, <u>lyc</u>, *mag c*, **merc**, *mosch*, *nat c*, **nat m**, *nit ac*, **nux v**, *olnd*, petr, <u>phos</u>, **plat**, plb, psor, <u>puls</u>, *rhus t*, ruta, sars, **sec**, seneg, **sep**, *sil*, <u>spig</u>, *spong*, staph, sul ac, <u>sulph</u>, thuj, valer, *verat*, *viol o*, viol t, *zinc*

▲ Herzschlag aussetzend   BB: 0859, BU: 118

acon, *agar*, alum, *ang*, **ars**, asaf, *benz ac*, bism, **bry**, **camph**, canth, **caps**, carb ac, carb v, <u>chin</u>, **cic v**, **con**, <u>dig</u>, **hep**, *hyos*, **jod**, **kali br**, **kali c**, *lach*, **laur**, **lil t**, mez, *mur ac*, <u>nat m</u>, nux v, op, **ph ac**, *plb*, *rhus t*, sabin, **samb**, **sec**, sep, **stram**, **sulph**, *tab*, thuj, *verat*, *zinc*

▲ Zitternder Herzschlag   BB: 0860, BU: 118

acon, *agar*, ambr, ang, ant t, *apoc*, **ars**, aur, bell, **calc**, *camph*, **cic v**, cina, *cocc*, *cod*, *conv*, *dig*, **glon**, jod, **kali c**, **kalm**, **kreos**, lach, <u>lil t</u>, **nat m**, *nux m*, phos, **rhus t**, ruta, **sabin**, sep, **spig**, **staph**, stram, *thea*

▲ Äußere Brust (Rippen und Muskeln)   BB: 0861, BU: 118

acon, *agar*, alum, am c, *am m*, *ambr*, anac, *ang*, ant cr, **ant t**, arg, <u>arn</u>, *ars*, asaf, asar, aur, bar c, *bell*, bism, bor, *bov*, **bry**, calad, **calc**, camph, cann s, **canth**, *caps*, carb an, *carb v*, *caust*, cham, *chel*, **chin**, *cic v*, cina, *clem*, cocc, colch, coloc, **con**, croc, cupr, *dig*, *dros*, **dulc**, euph, *euphr*, ferr, graph, guaj, hell, *hep*, hyos, ign, ip, jod, kali c, *kali n*, kreos, lach, laur, **led**, **lyc**, mag c, mag m, *mang*, mar, meny, *merc*, **mez**, mosch, *mur ac*, *nat c*, *nat m*, nit ac, nux m, **nux v**, **olnd**, op, par, petr, *ph ac*, <u>phos</u>, *plat*, plb, *psor*, **puls**, **ran b**, *ran s*, *rheum*, rhod, **rhus t**, ruta, sabad, *sabin*, samb, *sars*, sec, sel, *seneg*, **sep**, *sil*, **spig**, spong, *squil*, **stann**, **staph**, stram, *stront*, sul ac, <u>sulph</u>, tarax, thuj, *ust*, valer, **verat**, verb, *viol o*, zinc

▲ Brustdrüsen BB: 0862, BU: 118

acon, alum, am c, ambr, **arn**, **ars**, **ars i**, *asaf*, bar c, **bell**, **bor**, **bry**, *bufo*, **calc**, *calc p*, camph, *cann s*, *canth*, **carb an**, carb v, caust, *cedr*, **cham**, *cimic*, **clem**, cocc, *coloc*, **con**, *cond*, croc, cupr, dig, dulc, ferr, *graph*, guaj, **hep**, *hydr*, *jod*, kali c, *kali i*, *kreos*, *laur*, *lyc*, mang, *merc*, mez, nat c, nat m, *nit ac*, nux m, nux v, op, petr, ph ac, **phos**, **phyt**, *plb*, **puls**, ran s, rheum, *rhus t*, ruta, *sabin*, samb, *sang*, *sep*, **sil**, **sulph**, thuj, *ust*, verat, zinc

▲ Brustwarzen BB: 0863, BU: 118

acon, *agar*, **arn**, bell, *bism*, *bry*, **calc**, camph, cann s, carb an, caust, **cham**, cic v, cocc, con, *crot t*, **graph**, hep, ign, **lyc**, mang, **merc**, *merc c*, mez, mur ac, nit ac, nux v, *par*, petr, *phos*, *phyt*, plb, **puls**, ran s, *rheum*, rhus t, sabad, *sabin*, **sars**, *sep*, *sil*, **sulph**, thuj, zinc

▲ Milch-Vermehrung BB: 0864, BU: 119

acon, *asaf*, **bell**, *bor*, **bry**, **calc**, *chin*, *con*, jod, kreos, lach, lyc, nux v, *phos*, **puls**, **rhus t**, stann, staph, *stram*

▲ Milch-Verminderung BB: 0865, BU: 119

agn, asaf, bell, *bry*, **calc**, **camph**, *cham*, chel, *chin*, **dulc**, phos, **plb**, *puls*, **rhus t**, samb, **sec**, *sep*, sulph, urt u, *ust*, **zinc**

▲ Milch-Verdorbenheit BB: 0866, BU: 119

acet ac, bell, **bor**, *calc p*, *carb an*, **cham**, cina, *crot h*, ip, lach, *merc*, nux v, *op*, *puls*, **rheum**, samb, stann

▲ Linke Seite BB: 0867, BU: 119

acon, *agar*, agn, alum, *am c*, **am m**, ambr, *anac*, *ant cr*, **ant t**, **apis**, arg, **arn**, ars, *asaf*, asar, *asc t*, *aur*, bar c, *bell*, *berb*, *bism*, bor, *bov*, brom, *bry*, **cact**, *calad*, **calc**, *camph*, **cann s**, *canth*, **caps**, **carb an**, **carb v**, **caust**, *cham*, *chel*, *chin*, cic v, **cina**, clem, *coc c*, **cocc**, *colch*, coloc, *con*, *croc*, *cupr*, *cycl*, **hep**, hyos, **ign**, *jatr*, **kali c**, kali i, **kali n**, *kreos*, lach, **laur**, led, *lil t*, **lyc**, *mag c*, mang, mar, **meny**, **merc**, mez, mill, *mosch*, mur ac, *nat c*, **nat m**, *nat s*, **nit ac**, nux m, **nux v**, *olnd*, *ox ac*, par, petr, **ph ac**, **phos**, *plat*, *plb*, psor, **puls**, **ran b**, ran s, *rheum*, **rhod**, **rhus t**, **rumx**, ruta, sabad, **sabin**, sars, **seneg**, *sep*, *sil*, **spig**, **spong**, *squil*, **stann**, *staph*, stront, **sul ac**, **sulph**, *tarax*, thuj, *ust*, **valer**, *verat*, **verb**, **viol t**, zinc

▲ Rechte Seite BB: 0868, BU: 119

acon, *aesc*, agar, *agn*, *alum*, **am c**, am m, ambr, anac, ant cr, *arg*, **arn**, **ars**, *asaf*, asar, **aur**, *bapt*, bar c, **bell**, bism, **bor**, bov, **brom**, **bry**, calad, *calc*, camph, *cann s*, **canth**, caps, **carb an**, *carb v*, caust, *cham*, **chel**, chin, cic v, cina, clem, *cocc*, **colch**, **coloc**, con, croc, cupr, cycl, **dig**, dros, *dulc*, euph, fl ac, *graph*, **hep**, **hyos**, ign, *ip*, **jod**, **jodof**, kali c, kali n, kreos, **lach**, laur, **led**, *lob*, *lyc*, **mag m**, mang, *mar*, meny, **merc**, mez, mill, **mur ac**, *murx*, nat c, *nat m*, *nit ac*, *nux m*, *nux v*, olnd, **op**, *par*, petr, *ph ac*, **phel**, **phos**, plat, plb, *psor*, **puls**, **ran b**, *ran s*, rheum, *rhus t*, ruta, *sabad*, sabin, **sang**, sars, seneg, *sep*, **sil**, *spig*, spong, **squil**, **stann**, staph, stront, sul ac, **sulph**, tarax, thuj, valer, **verat**, *viol t*, zinc

Rücken

▲ **Schulterblätter** BB: 0869, BU: 119

abies c, *acon*, *agar*, *alum*, am c, **am m**, ambr, anac, ang, ant cr, *arg*, **ars**, **asaf**, asar, aur, **bar c**, **bell**, bism, bor, bov, *bry*, **calc**, *calc p*, *camph*, cann s, *canth*, caps, carb an, carb v, **caust**, cham, <u>**chel**</u>, <u>**chin**</u>, *cic v*, cina, *cocc*, colch, *coloc*, con, croc, cupr, cycl, dig, dros, **dulc**, *ferr*, graph, *guaj*, hell, hep, hyos, ign, ip, jod, **kali c**, kali n, <u>**kreos**</u>, lach, *laur*, led, lyc, mag c, *mag m*, mang, mar, **meny**, <u>**merc**</u>, *mez*, mosch, *mur ac*, **nat c**, *nat m*, nit ac, **nux v**, olnd, op, par, petr, *ph ac*, *phos*, plat, *plb*, *puls*, *ran b*, ran s, *rhod*, <u>**rhus t**</u>, *ruta*, sabad, sabin, *samb*, sars, seneg, <u>**sep**</u>, **sil**, *spig*, spong, *squil*, *stann*, *staph*, stront, sul ac, **sulph**, *tarent*, thuj, valer, **verat**, verb, **viol t**, *zinc*

▲ **Zwischen den** BB: 0870, BU: 120
  Schulterblättern

acon, *bell*, con, *meny*, *nat c*, petr, *ph ac*, *phos*, **rhus t**, *sep*, *sil*, *tell*

▲ **Rücken im Allgemeinen** BB: 0871, BU: 120

acon, <u>**agar**</u>, agn, *alum*, am c, *am m*, ambr, **anac**, **ang**, **ant cr**, ant t, **apis**, arg, <u>**arn**</u>, **ars**, *asaf*, asar, aur, *bapt*, *bar c*, <u>**bell**</u>, **berb**, bism, bor, *bov*, **brom**, **bry**, **cact**, <u>**calc**</u>, *calc p*, camph, *cann s*, **canth**, **caps**, **carb ac**, carb an, **carb v**, **caust**, cham, <u>**chel**</u>, **chin**, cic v, <u>**cimic**</u>, **cina**, *cob*, *coc c*, <u>**cocc**</u>, **coff**, *colch*, coloc, con, *corn f*, croc, cupr, cycl, *dig*, *dios*, dros, **dulc**, <u>**eup per**</u>, **eup pur**, euph, euphr, ferr, *graph*, **guaj**, hell, *helo*, hep, hyos, **hyper**, *ign*, *ip*, *iris*, jod, **kali c**, kali n, *kalm*, **kreos**, *lach*, laur, led, <u>**lyc**</u>, mag c, mag m, mang, mar, *meny*, **merc**, *merc c*, *mez*, mosch, *mur ac*, **nat c**, <u>**nat m**</u>, *nit ac*, nux m, <u>**nux v**</u>, olnd, op, *ox ac*, **par**, **petr**, *ph ac*, <u>**phos**</u>, *phys*, **phyt**, *pic ac*, *plat*, plb, **psor**, <u>**puls**</u>, *ran b*, ran s, rheum, *rhod*, **rhus t**, **ruta**, *sabad*, sabin, samb, *sars*, *sec*, sel, *senec*, seneg, <u>**sep**</u>, <u>**sil**</u>, **spig**, *spong*, squil, **stann**, **staph**, *stram*, stront, sul ac, <u>**sulph**</u>, *tarax*, *tarent*, <u>**tell**</u>, thuj, tril, valer, <u>**verat**</u>, verb, *vib*, viol t, *xan*, **zinc**

▲ **Rückengegend** BB: 0872, BU: 120

agar, *bry*, <u>**chel**</u>, *chen a*, <u>**chin s**</u>, <u>**cimic**</u>, *cocc*, dig, *jug c*, *ox ac*, *phos*, *podo*, *ruta*, *stram*, *tell*, *zinc*

▲ **Kreuz-, Lenden und** BB: 0873, BU: 120
  Sacralgegend

abies c, **acon**, **aesc**, **agar**, **aloe**, *alum*, am c, *am m*, ambr, anac, *ang*, ant cr, ant t, *arg*, **arg n**, **arn**, **ars**, asaf, asar, *aur*, **bapt**, *bar ac*, **bar c**, **bell**, **bor**, bov, **bry**, calad, **calc**, **calc p**, cann s, <u>**canth**</u>, caps, **carb an**, *carb v*, <u>**caust**</u>, *cedr*, **cham**, **chel**, **chim**, chin, <u>**cimic**</u>, **cina**, *clem*, *coc c*, **cocc**, coff, *colch*, *coloc*, **con**, *conv*, croc, cupr, *dig*, *dios*, dros, *dulc*, **equis**, **erig**, **eup per**, euph, *ferr*, **ferr i**, graph, guaj, hell, *helo*, *hep*, hyos, **ign**, ip, jod, **kali bi**, **kali c**, *kali n*, **kalm**, kreos, lach, laur, led, <u>**lil t**</u>, **lyc**, *mag c*, **mag m**, mang, meny, **merc**, mez, mosch, mur ac, *murx*, *nat c*, **nat m**, *nit ac*, **nux m**, <u>**nux v**</u>, *onos*, op, *ox ac*, *oxyt*, petr, *ph ac*, **phos**, **phyt**, *pic ac*, **plat**, plb, *podo*, <u>**puls**</u>, ran b, *ran s*, **rheum**, *rhod*, **rhus t**, **ruta**, sabad, **sabin**, samb, sars, sec, *sel*, *senec*, seneg, <u>**sep**</u>, **sil**, spig, spong, squil, *stann*, *staph*, *stram*, **stront**, *sul ac*, <u>**sulph**</u>, *tarax*, *tarent*, *tell*, *ter*, *thuj*, *ust*, valer, **verat**, *vib*, zinc

▲ **Steiß** BB: 0874, BU: 120

agar, **agn**, *alum*, am c, **am m**, ang, ant cr, arg, **arn**, asaf, *bell*, **bor**, *bov*, **calc**, cann s, **canth**, *carb an*, **carb v**, **caust**, **chin**, *cic v*, **colch**, croc, dros, *fl ac*, **graph**, <u>**hep**</u>, **ign**, jod, **kali bi**, kali c, **lach**, laur, **led**, mag c, **merc**, *mur ac*, *nux m*, **par**, petr, **ph ac**, *phos*, *pic ac*, **plat**, plb, **rhus t**, **ruta**, *sil*, **spig**, staph, **sulph**, *tarent*, thuj, *valer*, **verat**, zinc

▲ **Linke Seite** BB: 0875, BU: 121

acon, agar, agn, **alum**, *am c*, am m, ambr, **anac**, ant cr, ant t, **apis**, arg, *ars*, *asaf*, aur, **bar c**, bell, **berb**, **bism**, **bry**, calc, cann s, canth, carb an, *carb v*, **caust**, chel, **chin**, cina, *cocc*, colch, *coloc*, con, *croc*, *cupr*, dig, <u>**dros**</u>, *dulc*, euph, *ferr*, *fl ac*, **graph**, *guaj*, **hell**, **hep**, **ign**, jod, **kali c**, *kali n*, kreos, laur, *led*, *lyc*, **mang**, **mar**, meny, merc, mez, *mill*, *mosch*, mur ac, *nat m*, *nat s*, nit ac, nux v, olnd, *ox ac*, **par**, *petr*, *ph ac*, phos, plat, plb, *psor*, **puls**, ran s, *rhod*, *rhus t*, *ruta*, sabad, **sabin**, sars, **seneg**, *sep*, <u>*sil*</u>, *spig*, **spong**, **squil**, **stann**, *staph*, *stront*, sul ac, **sulph**, tarax, *thuj*, **valer**, **verat**, verb, viol t, *zinc*

▲ **Rechte Seite**   BB: 0876, BU: 121

acon, agar, agn, alum, am c, *am m*, ambr, anac, ant cr, *ant t*, apis, *arg*, **arn**, **ars**, asaf, *asar*, *aur*, bar c, bell, *bor*, *brom*, *bry*, <u>**calc**</u>, cann s, **canth**,

carb an, carb v, *caust*, **chel**, *chen a*, *chin*, <u>**cic v**</u>, cina, cocc, *colch*, **coloc**, **con**, cupr, *dig*, *dios*, dros, dulc, *equis*, *erig*, **euph**, <u>**fl ac**</u>, *guaj*, hep, *jod*, *jug c*, *kali c*, **laur**, **lyc**, mar, meny, merc, mez, mill, mur ac, **nat m**, nit ac, **nux v**, *olnd*, petr, **phos**, *phyt*, plat, <u>**plb**</u>, *podo*, **ran b**, ran s, rhod, **rhus t**, ruta, *sabad*, **samb**, *sang*, sars, *sep*, *sil*, spig, spong, stann, staph, sul ac, **sulph**, **tarax**, **ter**, thuj, verb, viol t, <u>**zinc**</u>

Obere Extremität

▲ **Schulter (Achsel)**   BB: 0877, BU: 121

<u>**acon**</u>, agar, agn, **alum**, am c, **am m**, **ambr**, anac, ang, ant cr, ant t, *arg*, *arn*, ars, *asaf*, *asar*, bar c, **bell**, *bor*, bov, <u>**bry**</u>, calc, camph, *cann s*, canth, carb an, *carb v*, *caust*, **chel**, **chin**, *cic v*, cina, *coca*, cocc, **colch**, croc, cupr, *dig*, *dios*, *dros*, *euph*, **ferr**, *ferr p*, *gran*, graph, guaj, hep, hyos, ign, *iris*, <u>**kali c**</u>, kali n, *kalm*, *kreos*, *laur*, **led**, **lith**, **lyc**, <u>**mag c**</u>, *mag m*, mang, mar, meny, **merc**, mosch, mur ac, *murx*, *nat c*, nat m, *nat s*, **nux v**, olnd, op, *ox ac*, par, petr, ph ac, **phos**, plat, plb, <u>**puls**</u>, *ran b*, ran s, *rhod*, <u>**rhus t**</u>, *ruta*, sabad, *sabin*, *sal ac*, **sang**, sars, **sep**, *sil*, spig, spong, squil, *stann*, *staph*, stram, **stront**, sul ac, **sulph**, tarax, *thuj*, valer, verat, verb, *zinc*

▲ **Achselhöhle**   BB: 0878, BU: 122

agn, am c, *am m*, anac, arg, arn, ars, **ars i**, *asar*, *aur*, **bar c**, **bell**, bor, bov, *bry*, calc, canth, caps, **carb an**, carb v, caust, chel, **clem**, cocc, **coloc**, **con**, *crot h*, cupr, dig, dulc, <u>**hep**</u>, jod, **kali c**, *lach*, *laur*, **lyc**, mag c, mang, mar, *meny*, merc, mez, *nat c*, **nat m**, **nit ac**, olnd, *petr*, ph ac, <u>**phos**</u>, *phyt*, plb, puls, rhod, **rhus t**, ruta, sabad, sel, seneg, <u>**sep**</u>, **sil**, *spig*, spong, squil, stann, **staph**, **sul ac**, <u>**sulph**</u>, thuj, valer, verat, *viol t*, zinc

▲ **Oberarm**   BB: 0879, BU: 122

abrot, acon, agar, *agn*, alum, am c, am m, ambr, anac, ang, **ant cr**, ant t, *arg*, arn, **ars**, **asaf**, *asar*, aur, bar c, **bell**, bism, *bor*, bov, **bry**, calc, camph, *canth*, *carb ac*, carb an, *carb v*, caust, *chel*, *chin*, cina, clem, <u>**cocc**</u>, coff, colch, coloc, con, *croc*, cupr, cycl, dig, dros, *dulc*, *eup per*, euph, euphr, <u>**ferr**</u>, graph, *guaj*, hell, hep, **ign**, ip, jod, *kali c*, **kali n**, *kalm*, kreos, *lach*, *laur*, **led**, lyc, mag c, mag m, mang, mar, meny, merc, **mez**, mosch, mur ac, nat c, nat m, nit ac, nux m, nux v, **olnd**, *ox ac*, par, petr, ph ac, phos, *phyt*, plat, **plb**, *puls*, *ran b*, ran s, rheum, rhod, *rhus t*, *ruta*, sabad, *sabin*, samb, *sang*, sars, sep, sil, spig, spong, *squil*, **stann**, staph, stront, sul ac, *sulph*, tarax, thuj, **valer**, *verat*, zinc

▲ **Unterarm**   BB: 0880, BU: 122

acon, agar, agn, *alum*, am c, *am m*, ambr, *anac*, *ang*, ant cr, ant t, arg, arn, asaf, aur, bar c, bell, **bism**, *bov*, **bry**, *calad*, <u>**calc**</u>, *camph*, canth, *caps*, *carb ac*, **carb an**, *carb s*, carb v, <u>**caust**</u>, cham, chel, chin, *cic v*, cina, clem, cocc, colch, coloc, **con**, **croc**, *cupr*, *cur*, *cycl*, dig, dros, *dulc*, *eup per*, euph, euphr, *graph*, guaj, hell, *hep*, *hyos*, ign, kali c, *kreos*, laur, led, *lyc*, mag c, mag m, mang, *mar*, meny, <u>**merc**</u>, mez, mosch, mur ac, **nat c**, nat m, *nit ac*, *nux v*, olnd, op, *ox ac*, par, petr,

ph ac, phos, *plat*, *plb*, *puls*, *ran b*, *ran s*, rheum, **rhod**, rhus t, ruta, *sabad*, sabin, *sal ac*, *samb*, sars, *sec*, **sel**, seneg, *sep*, *sil*, **spig**, *spong*, stann, **staph**, *still*, *stram*, **stront**, sul ac, *sulph*, tarax, thuj, valer, verat, verb, viol t, *zinc*

▲ **Hand** BB: 0881, BU: 123

acon, **act sp**, *agar*, agn, alum, *am c*, *am m*, ambr, **anac**, ang, ant cr, **ant t**, arg, *arn*, *ars*, asaf, asar, aur, *bar c*, **bell**, *bism*, bor, *bov*, **bry**, **cact**, calc, camph, **cann i**, cann s, *canth*, caps, *carb ac*, carb an, *carb s*, *carb v*, **caust**, *cedr*, *cham*, **chel**, **chin**, cic v, *cina*, *clem*, *cocc*, *coff*, colch, *coloc*, con, croc, **cupr**, *cur*, cycl, dig, **dros**, *dulc*, euph, euphr, *ferr*, *ferr p*, **fl ac**, *graph*, guaj, **hell**, *hep*, hyos, ign, ip, jod, *kali c*, *kali n*, **kreos**, *lach*, *laur*, **led**, lyc, mag c, mag m, mang, mar, meli, **meny**, **merc**, *mez*, mosch, *mur ac*, **nat c**, **nat m**, *nit ac*, nux m, **nux v**, olnd, op, *ox ac*, par, *petr*, **ph ac**, **phos**, *plat*, *plb*, *psor*, **puls**, *ran b*, ran s, rheum, **rhod**, **rhus t**, *ruta*, **sabad**, sabin, *samb*, *sars*, *sec*, **sel**, seneg, **sep**, **sil**, **spig**, spong, **squil**, **stann**, *staph*, stram, stront, sul ac, **sulph**, **sumb**, tarax, **thuj**, valer, **verat**, *verb*, viol o, viol t, **zinc**

▲ **Handrücken** BB: 0882, BU: 123

alum, *ang*, ars, *bor*, *bov*, *bry*, **calc**, *camph*, caust, cina, *cycl*, *dig*, euph, **kreos**, *lyc*, merc, *mur ac*, **nat c**, *nux v*, *petr*, ph ac, *puls*, rheum, **rhus t**, *sal ac*, *samb*, **sep**, *sil*, spig, *stann*, **sulph**, *thuj*

▲ **Hohlhand** BB: 0883, BU: 123

acon, agar, alum, *am m*, ambr, **anac**, asar, aur, bar c, *berb*, *bism*, **bor**, **bry**, *camph*, canth, caps, carb v, caust, *cham*, **chel**, chin, coff, *con*, dig, **dulc**, *ferr*, *ferr p*, graph, hell, hep, *ign*, *ip*, kali c, **kreos**, *lach*, *laur*, led, **lyc**, *mag c*, mang, **merc**, *mez*, *mur ac*, nat c, *nat m*, **nux v**, *petr*, *phos*, puls, **ran b**, **ran s**, *rheum*, rhus t, ruta, **samb**, sel, *sep*, *sil*, **spig**, spong, **stann**, staph, **sulph**, *verat*

▲ **Finger** BB: 0884, BU: 123

acon, *agar*, *agn*, *alum*, **am c**, am m, **ambr**, *anac*, ang, ant cr, *ant s*, *ant t*, **apis**, arg, arn, *ars*, asaf, asar, aur, *bar c*, **bell**, *benz ac*, *bism*, bor, bov, brom, **bry**, **calc**, *calc p*, camph, cann s, canth, carb an, *carb s*, *carb v*, **caul**, **caust**, *cedr*, cham, **chel**, chin, cic v, **cimic**, *cina*, clem, *cocc*, coff, *colch*, coloc, con, *croc*, *crot h*, *cupr*, **cycl**, *dig*, **dios**, dros, dulc, euph, euphr, ferr, *fl ac*, **graph**, guaj, **hell**, **hep**, hyos, ign, jod, **kali c**, kali n, **kreos**, *lach*, laur, led, *lith*, lyc, **mag c**, mag m, mang, mar, **meny**, merc, *mez*, mosch, *mur ac*, **nat c**, **nat m**, **nit ac**, *nux v*, **olnd**, op, *ox ac*, par, *petr*, **ph ac**, **phos**, *plat*, *plb*, **puls**, **ran b**, ran s, rheum, **rhod**, **rhus t**, ruta, *sabad*, sabin, *sal ac*, sars, **sec**, sel, **sep**, *sil*, **spig**, *spong*, **stann**, **staph**, **stront**, **sul ac**, **sulph**, *tarax*, **thuj**, valer, *verat*, verb, viol t, *zinc*

▲ **Fingerspitzen** BB: 0885, BU: 123

acon, agar, **am m**, *ambr*, ang, *ant cr*, **ant t**, **apis**, ars, asaf, bar c, bell, bism, *bor*, *brom*, **bry**, calc, cann s, canth, cham, **chel**, chin, coff, *colch*, con, **croc**, *cupr*, dros, ferr, *fl ac*, **glon**, hell, hep, **kreos**, *lach*, laur, **mar**, merc, mez, mur ac, olnd, *petr*, **ph ac**, **phos**, *puls*, ran b, *rhus t*, *sabad*, sabin, sars, **sec**, sel, *sep*, **sil**, **spig**, *spong*, stann, **staph**, stront, sul ac, **sulph**, **tarax**, **thuj**, valer, verat, verb, zinc

▲ **Zwischen den Fingern** BB: 0886, BU: 124

am m, ambr, *ars*, aur, camph, caust, *cycl*, ferr, **graph**, **hell**, kreos, *lach*, *laur*, *nit ac*, *plb*, **puls**, ran s, rhod, rhus t, **sel**, *sep*, sul ac, *sulph*, zinc

▲ **Fingernägel** BB: 0887, BU: 124

acon, **alum**, am m, **ant cr**, **apis**, ars, bar c, bell, *bor*, **bov**, **calc**, **calc p**, caust, **chel**, chin, cocc, *con*, *dig*, dros, *fl ac*, *form*, **graph**, hell, *hep*, jod, kali c, lach, lyc, mar, **merc**, mur ac, *nat m*, *nat s*, *nit ac*, par, *petr*, ph ac, plat, *puls*, *ran b*, ruta, *sabad*, **sep**, sil, squil, sul ac, **sulph**, thuj

▲ **Gelenke der oberen** BB: 0888, BU: 124
Extremität im
Allgemeinen

acon, agar, **agn**, *alum*, **am c**, *am m*, **ambr**, *anac*, ang, *ant cr*, ant t, *arg*, *arn*, ars, *asaf*, asar, *aur*, *bar c*, **bell**, **benz ac**, bism, bor, **bov**, **bry**, calad,

<u>calc</u>, camph, cann s, canth, *caps*, *carb an*, **carb v**, <u>**caust**</u>, *cham*, chel, *chin*, cic v, cina, clem, *cocc*, coff, colch, *coloc*, con, *croc*, cupr, cycl, *dig*, **dros**, dulc, euph, euphr, ferr, **graph**, guaj, **hell**, *hep*, *hyos*, **ign**, *ip*, *jod*, <u>**kali c**</u>, **kali n**, *kreos*, lach, laur, <u>**led**</u>, <u>**lyc**</u>, *mag c*, mag m, **mang**, *mar*, *meli*, meny, <u>**merc**</u>, *mez*, mosch, *mur ac*, nat c, **nat m**, *nit ac*, nux m, *nux v*, olnd, op, par, **petr**, *ph ac*, **phos**, *phyt*, plat, plb, **puls**, ran b, ran s, *rheum*, **rhod**, <u>**rhus t**</u>, **ruta**, sabad, **sabin**, samb, **sars**, sec, sel, seneg, <u>**sep**</u>, **sil**, **spig**, *spong*, squil, **stann**, **staph**, **stront**, *sul ac*, <u>**sulph**</u>, tarax, **thuj**, valer, *verat*, *verb*, viol o, viol t, **zinc**

▲ **Schultergelenk**   BB: 0889, BU: 124

acon, *agn*, am c, *am m*, **ambr**, ant t, arg, *arn*, **asaf**, asar, bism, **bov**, **bry**, <u>**calc**</u>, canth, *caps*, carb an, *carb v*, **caust**, cham, chel, chin, cic v, *cocc*, *colch*, *coloc*, **croc**, dig, *dros*, *euph*, **ferr**, *graph*, hell, hep, hyos, <u>**ign**</u>, *jod*, <u>**kali c**</u>, kreos, laur, **led**, <u>**lith**</u>, *lyc*, mag c, *mag m*, mang, mar, **merc**, mez, mur ac, nat c, **nat m**, nit ac, nux m, *nux v*, olnd, op, **petr**, *ph ac*, *phos*, **puls**, ran b, *rhod*, <u>**rhus t**</u>, ruta, sabad, **sabin**, sars, <u>**sep**</u>, sil, spig, stann, <u>**staph**</u>, **stront**, *sul ac*, <u>**sulph**</u>, *thuj*, valer, *verat*, viol t, **zinc**

▲ **Ellbogenbeuge**   BB: 0890, BU: 124

agn, alum, *am m*, **anac**, ant cr, **arn**, bar c, **bell**, calc, *canth*, carb an, **caust**, cic v, cina, *clem*, colch, coloc, con, *cupr*, *dros*, dulc, graph, hell, hep, hyos, jod, <u>**kali c**</u>, kali n, **laur**, *lyc*, mar, *meny*, mur ac, *petr*, ph ac, **phos**, **puls**, sep, *spig*, staph, **sulph**, *thuj*, *valer*, verat, **zinc**

▲ **Ellbogengelenk**   BB: 0891, BU: 125

acon, agar, *agn*, *alum*, am c, am m, **ambr**, *anac*, **ang**, **ant cr**, ant t, **arg**, arn, ars, asaf, aur, bar c, **bell**, **bov**, **bry**, calad, *calc*, camph, *canth*, *caps*, carb an, *carb v*, <u>**caust**</u>, cham, chel, *chin*, cic v, cina, clem, *cocc*, colch, *coloc*, con, croc, cupr, dig, dros, *dulc*, euphr, *graph*, hell, *hep*, hyos, ign, *jod*, <u>**kali c**</u>, **kali n**, **kreos**, *laur*, **led**, **lyc**, mag c, mag m, *mang*, mar, meny, **merc**, mez, **mur ac**, *nat c*, *nat m*, nux m, *nux v*, olnd, par, **petr**, ph ac, **phos**, plat, *plb*, **puls**, ran b, ran s, rheum, *rhod*, <u>**rhus t**</u>, **ruta**, sabad, *sabin*, samb,
sars, sec, seneg, <u>**sep**</u>, *spig*, *spong*, stann, **staph**, *still*, **stront**, *sul ac*, <u>**sulph**</u>, tarax, **thuj**, *valer*, *verat*, *verb*, viol t, **zinc**

▲ **Ellbogenspitze**   BB: 0892, BU: 125

agar, *alum*, arg, asaf, bar c, bry, *carb an*, carb v, caust, dulc, graph, <u>**hep**</u>, hyos, kreos, lyc, *merc*, mur ac, nat m, olnd, *ph ac*, puls, rhus t, *sabin*, sars, *sep*, spig, *spong*, **stann**, sul ac, valer

▲ **Handgelenk**   BB: 0893, BU: 125

acon, agn, *alum*, **am c**, **am m**, ambr, **anac**, ant cr, ant t, *arg*, *arn*, **ars**, **asaf**, asar, aur, *bar c*, bell, **benz ac**, *bism*, <u>**bov**</u>, **bry**, <u>**calc**</u>, canth, caps, *carb an*, *carb s*, **carb v**, **caul**, **caust**, cham, chel, chin, cic v, cina, clem, colch, coloc, con, croc, *cur*, *cycl*, dig, *dros*, dulc, **eup per**, euph, euphr, graph, guaj, *hell*, hep, *hyos*, *ign*, *jod*, <u>**kali c**</u>, **kali n**, kreos, lach, laur, **led**, *lyc*, mag c, mag m, **mang**, mar, *meny*, **merc**, mez, nat c, nat m, *nit ac*, nux v, *oxyt*, petr, ph ac, *phos*, plb, **puls**, ran b, ran s, rheum, **rhod**, <u>**rhus t**</u>, **ruta**, sabad, **sabin**, *sal ac*, samb, *sang*, **sars**, sec, sel, seneg, <u>**sep**</u>, **sil**, spig, spong, squil, **stann**, **staph**, **stict**, **stront**, *sul ac*, <u>**sulph**</u>, tarax, **thuj**, valer, *verb*, viol t, zinc

▲ **Fingergelenke**   BB: 0894, BU: 125

acon, *act sp*, *agn*, alum, am c, am m, *am ph*, *ambr*, *anac*, ang, ant cr, ant t, arg, arn, ars, asar, aur, bar c, bell, benz ac, **berb**, bism, **bor**, **bov**, **bry**, <u>**calc**</u>, camph, cann s, *caps*, carb an, *carb v*, **caul**, **caust**, **cham**, chel, chin, cina, **clem**, cocc, coff, **colch**, coloc, con, croc, *cupr*, *cycl*, dig, *dros*, dulc, euphr, ferr, *gran*, **graph**, **hell**, hep, *ign*, jod, **kali bi**, **kali c**, **kali n**, *kreos*, **led**, **lith**, <u>**lyc**</u>, mag c, *mang*, *mar*, meny, *merc*, *mosch*, nat c, **nat m**, *nit ac*, nux m, *nux v*, olnd, par, *petr*, ph ac, *phos*, *plat*, plb, **puls**, ran s, rheum, *rhod*, **rhus t**, *ruta*, sabad, sabin, *sal ac*, samb, *sars*, sec, seneg, <u>**sep**</u>, **sil**, **spig**, *spong*, stann, **staph**, *stict*, stront, *sul ac*, <u>**sulph**</u>, verat, verb, zinc

Körperteile und Organe

▲ **Knochen der oberen**   BB: 0895, BU: 126
Extremität im
Allgemeinen

acon, agar, alum, am c, *am m*, anac, *ang*, ant t, *arg*, *arn*, asaf, **aur**, *bar c*, bell, *bism*, bov, **bry**, *calc*, canth, carb an, *carb v*, caust, **cham**, chin, cocc, coloc, con, *croc*, cupr, *cycl*, dig, **dros**, *dulc*, euph, hell, hep, **ign**, ip, *jod*, *kali c*, lach, laur, *led*, **lyc**, mag c, mang, *mar*, **merc**, **mez**, nat c, nat m, nit ac, olnd, par, petr, ph ac, **phos**, plat, plb, **puls**, **rhod**, **rhus t**, **ruta**, *sabad*, sabin, samb, sars, sep, **sil**, *spig*, spong, **staph**, stront, sul ac, **sulph**, **thuj**, *valer*, *verat*, verb, zinc

▲ **Links**   BB: 0896, BU: 126

acon, agar, agn, **alum**, am c, am m, ambr, **anac**, ant cr, *ant t*, **apis**, arg, **arn**, **ars**, **asaf**, asar, aur, **bar c**, *bell*, bism, bor, bov, *brom*, *bry*, *calad*, *calc*, *camph*, cann s, canth, **caps**, carb an, *carb v*, caust, **cham**, **chel**, *chin*, *cic v*, *cina*, clem, *cocc*, cocc, *coff*, colch, *con*, *croc*, cupr, *cycl*, dig, *dios*, dros, dulc, euph, **euphr**, ferr, **fl ac**, *glon*, graph, guaj, hell, **hep**, *hyos*, **ign**, ip, *jod*, **kali c**, **kali n**, **kreos**, **lach**, laur, *led*, **lyc**, mag c, **mag m**, mang, **mar**, *meny*, merc, mez, mill, **mosch**, mur ac, nat c, *nat m*, *nat s*, nit ac, *nux m*, *nux v*, **olnd**,

op, *par*, **petr**, **ph ac**, phos, plat, plb, *psor*, *puls*, ran b, *ran s*, rheum, rhod, **rhus t**, ruta, sabad, **sabin**, samb, sars, sec, *sel*, **seneg**, *sep*, *sil*, spig, spong, **squil**, **stann**, *staph*, *stram*, *stront*, sul ac, **sulph**, *tab*, **tarax**, *thuj*, **valer**, *verat*, **verb**, viol o, **viol t**, *zinc*

▲ **Rechts**   BB: 0897, BU: 126

acon, agar, *agn*, alum, am c, *am m*, **ambr**, anac, *ant cr*, ant t, *apis*, arg, arn, **ars**, asaf, asar, **aur**, bar c, **bell**, **bism**, **bor**, bov, brom, **bry**, calad, **calc**, camph, **cann s**, **canth**, caps, carb an, *carb v*, **caust**, *cham*, *chel*, chin, cic v, cina, clem, **cocc**, coff, **colch**, **coloc**, con, croc, **cupr**, cycl, *dig*, *dros*, *dulc*, euph, euphr, *ferr*, fl ac, **graph**, guaj, hell, hep, hyos, **ign**, *ip*, *iris*, jod, kali c, kali n, kreos, **lach**, laur, led, **lith**, *lyc*, *mag c*, mag m, **mang**, mar, meny, merc, mez, mill, mosch, mur ac, **nat c**, nat m, nit ac, nux m, **nux v**, olnd, op, par, *petr*, *ph ac*, **phos**, *phyt*, plat, **plb**, psor, **puls**, *ran b*, ran s, *rheum*, **rhod**, rhus t, ruta, sabad, sabin, samb, **sang**, *sars*, sec, sel, seneg, **sep**, **sil**, spig, spong, squil, stann, *staph*, stram, stront, **sul ac**, **sulph**, tarax, *thuj*, valer, verat, verb, *viol o*, viol t, *zinc*

Untere Extremität

▲ **Lenden, Hüftgegend**   BB: 0898, BU: 127

acon, **aesc**, *agar*, agn, **alum**, am c, *am m*, *ambr*, anac, **ang**, *ant cr*, *ant t*, arg, **arn**, *ars*, *asaf*, **asar**, aur, bar c, **bell**, *berb*, bov, *bry*, **calc**, camph, **cann s**, **canth**, carb an, *carb v*, **caust**, cham, *chel*, chin, *cic v*, *cina*, clem, *cocc*, **cocc**, coff, **colch**, **coloc**, con, cycl, dig, dros, *dulc*, **euph**, ferr, *graph*, hell, hep, hyos, ign, *iris*, *jod*, *kali bi*, **kali c**, *kali n*, kreos, *lach*, *laur*, led, **lyc**, *mag c*, mag m, mang, *mar*, **meny**, merc, **mez**, mosch, mur ac, *nat c*, **nat m**, *nit ac*, nux v, *olnd*, *par*, petr, ph ac, phos, plat, *plb*, **puls**, *ran b*, ran s, rheum, rhod, **rhus t**, **ruta**, sabad, **sabin**, samb, sars, sec, sel, seneg, **sep**, *sil*, spig, spong, *stann*,

staph, stram, *stront*, **sulph**, tarax, *thuj*, *tril*, *valer*, verat, verb, viol o, viol t, **zinc**

▲ **Hinterbacken, Gesäß**   BB: 0899, BU: 127

alum, *am m*, ambr, ang, **ant cr**, asaf, *bar c*, bell, *berb*, *bor*, *bry*, *calc*, camph, cann s, *canth*, carb v, **caust**, *chin*, cina, cocc, coff, **con**, croc, *cycl*, dig, dros, dulc, **graph**, guaj, hep, *hyos*, ign, jod, **kali c**, *lach*, *laur*, **lyc**, mag c, *mang*, *meny*, **merc**, mez, mur ac, nat c, nat m, nit ac, nux v, *olnd*, **ph ac**, **phos**, *plat*, *puls*, **rhus t**, samb, *sars*, *sel*, sep, *sil*, spig, stann, **staph**, stront, **sulph**, tarax, *ther*, thuj, verat, viol t, **zinc**

▲ **Oberschenkel** BB: 0900, BU: 127

acon, *agar*, agn, alum, am c, *am m*, ambr, *anac*, *ang*, ant cr, ant t, **apoc**, arg, **arn**, **ars**, *asaf*, *asar*, bar c, **bell**, *berb*, bism, bor, bov, *bry*, calad, *calc*, **calc p**, camph, **cann s**, canth, **caps**, *carb an*, **carb v**, **caust**, *cham*, chel, **chin**, *cic v*, cina, *clem*, *coc c*, **cocc**, coff, colch, **coloc**, con, croc, cupr, cycl, *dig*, *dios*, *dros*, dulc, *eup pur*, *euph*, euphr, *ferr*, **gnaph**, **graph**, **guaj**, *hell*, *hep*, *hyos*, *ign*, ip, jod, **kali bi**, *kali c*, kali n, kreos, lach, laur, *led*, lyc, mag c, mag m, *mang*, mar, *meny*, **merc**, **mez**, *mosch*, *mur ac*, *nat c*, *nat m*, *nit ac*, nux m, **nux v**, **olnd**, *ox ac*, par, *petr*, *ph ac*, phos, *phyt*, **plat**, *plb*, **puls**, ran b, ran s, rheum, *rhod*, **rhus t**, *ruta*, sabad, *sabin*, *sal ac*, samb, *sars*, sel, seneg, **sep**, *sil*, **spig**, **spong**, *squil*, *stann*, **staph**, *still*, stram, stront, sul ac, **sulph**, tarax, **thuj**, *valer*, verat, *verb*, *viol t*, *visc*, *xan*, zinc

▲ **Vorderseite der** BB: 0901, BU: 127
Oberschenkel

agar, ambr, **anac**, **ang**, ant cr, *arg*, *asaf*, *aur*, **bar c**, bell, *berb*, bov, *bry*, calc, *cann s*, *chel*, **chin**, cina, *coloc*, con, *dig*, dros, *dulc*, *euph*, *euphr*, **gnaph**, hep, kali c, laur, lyc, *mag c*, mang, *meny*, mcrc, mosch, **mur ac**, nat c, *nat m*, nit ac, nux v, *olnd*, *ph ac*, plat, *plb*, puls, *rhus t*, sabad, **sabin**, samb, sars, sil, spig, **spong**, stann, staph, tarax, thuj, *valer*, *vib*, *viol t*, *xan*, zinc

▲ **Rückseite der** BB: 0902, BU: 128
Oberschenkel

agar, *alum*, **am c**, **am m**, ambr, anac, ang, **ant cr**, *ant t*, asaf, aur, **bar c**, bell, **berb**, bor, calc, camph, cann s, **canth**, *caps*, carb v, **caust**, chin, cina, cocc, *coff*, **con**, croc, **cycl**, dig, dros, dulc, euph, euphr, **graph**, guaj, hep, *hyos*, ign, jod, **kali c**, laur, *led*, **lyc**, mag c, mag m, *mang*, *meny*, **merc**, **mez**, *mosch*, mur ac, nat c, nat m, nit ac, nux v, olnd, *par*, **ph ac**, phos, plat, plb, puls, ran b, rheum, *rhus t*, *samb*, sars, *sel*, seneg, **sep**, *sil*, spig, *stann*, **staph**, stront, sul ac, **sulph**, tarax, thuj, valer, *verat*, viol t, **zinc**

▲ **Außenseite der** BB: 0903, BU: 128
Oberschenkel

agar, agn, *alum*, **anac**, *ang*, ant cr, arn, asaf, *aur*, bar c, *bell*, bism, *canth*, carb an, carb v, **caust**, chin, *cocc*, colch, *euph*, laur, mag c, mang, meny, merc, mez, mosch, mur ac, nat c, nit ac, nux v, olnd, **ph ac**, *phyt*, *rhus t*, ruta, sars, spig, **stann**, staph, *sulph*, tarax, *valer*, **zinc**

▲ **Innenseite der** BB: 0904, BU: 128
Oberschenkel

agn, alum, anac, ant cr, arg, *arn*, ars, *asaf*, *bar c*, bell, *berb*, **calc**, *camph*, caps, *carb an*, *carb v*, **caust**, chin, cocc, coff, dig, **graph**, hep, ign, jod, **kali c**, *kreos*, laur, *lyc*, mag m, *mang*, meny, **merc**, mez, mosch, mur ac, nat c, nat m, *nit ac*, nux v, olnd, par, **petr**, plat, *plb*, ran b, **rhod**, rhus t, ruta, sabad, **sabin**, *samb*, sars, **sel**, sep, *spong*, **stann**, staph, sul ac, **sulph**, *tarax*, thuj, verb, *viol t*, zinc

▲ **Unterschenkel** BB: 0905, BU: 128

abrot, **acon**, *agar*, *agn*, *alum*, am c, *am m*, *ambr*, **anac**, *ang*, *ant cr*, ant t, arg, *arn*, *ars*, **asaf**, asar, **atro**, aur, *bar c*, **bell**, *berb*, bism, bor, bov, **bry**, calad, **calc**, *camph*, cann s, *canth*, caps, carb an, *carb s*, carb v, **caust**, *cham*, chel, chin, cic v, cina, clem, cocc, coff, colch, *coloc*, con, croc, *crot h*, **crot t**, cupr, cycl, dig, *dios*, dros, dulc, *euph*, euphr, *ferr*, *fl ac*, *gran*, **graph**, *grin*, guaj, *ham*, hell, *helo*, hep, hyos, *ign*, *ip*, jod, **kali c**, *kali n*, *kalm*, *kreos*, lach, laur, *led*, **lyc**, *mag c*, mag m, mang, *mar*, **meny**, merc, **mez**, mosch, mur ac, *nat c*, *nat m*, *nit ac*, nux m, **nux v**, olnd, op, **ox ac**, par, *petr*, **ph ac**, *phos*, pic ac, *plat*, *plb*, *psor*, **puls**, ran b, *ran s*, rheum, **rhod**, **rhus t**, *ruta*, sabad, sabin, samb, sars, *sec*, *sel*, seneg, **sep**, **sil**, *spig*, spong, squil, *stann*, **staph**, *still*, stram, stront, sul ac, **sulph**, *tarax*, **tarent**, thuj, *valer*, *verat*, verb, viol t, *zinc*

▲ **Unterschenkel,** BB: 0906, BU: 129
Schienbein

agar, *agn*, alum, am c, ambr, **anac**, **ang**, ant cr, *arn*, *ars*, **asaf**, asar, aur, bar c, **bell**, *bism*, *bry*, **calc**, calc p, cann s, carb an, *caust*, cham, chel, chin, cina, *clem*, cocc, *coff*, colch, *coloc*, **con**, **cycl**, *dig*, *dros*, **dulc**, euph, euphr, guaj, hyos,

Körperteile und Organe

ign, **kali c**, **kreos**, **lach**, **laur**, *lyc*, *mag c*, mag m, mang, meny, <u>merc</u>, *mez*, *mosch*, *mur ac*, *nat c*, nit ac, nux v, par, *petr*, *ph ac*, <u>phos</u>, *plat*, plb, <u>puls</u>, **rhod**, <u>rhus t</u>, *sabad*, **sabin**, samb, *sars*, **sep**, **sil**, *spig*, **spong**, stann, staph, sul ac, *sulph*, **tarax**, *thuj*, valer, verat, viol t, *zinc*

▲ **Unterschenkel, Waden**   BB: 0907, BU: 129

acon, *agar*, agn, <u>alum</u>, am c, am m, *ambr*, **anac**, ang, **ant cr**, *ant t*, *arg*, *arn*, <u>ars</u>, **asaf**, asar, bar c, bell, *benz ac*, bism, bor, *bov*, **bry**, <u>calc</u>, **calc p**, camph, *cann s*, *canth*, *caps*, carb an, *carb v*, *caust*, **cham**, *chel*, **chin**, cina, *coca*, *cocc*, *coff*, colch, **coloc**, **con**, *croc*, **cupr**, cycl, dig, *dulc*, *eup per*, euph, **euphr**, **ferr**, <u>graph</u>, *guaj*, hep, *hyos*, *ign*, *ip*, *jatr*, kali c, kali n, kreos, lach, laur, led, **lyc**, *mag c*, mag m, **mang**, mar, meny, *merc*, *mur ac*, **nat c**, nat m, <u>nit ac</u>, nux v, *olnd*, op, par, *petr*, ph ac, phos, *plat*, **plb**, *podo*, <u>puls</u>, rheum, <u>rhus t</u>, ruta, *sabad*, **sabin**, samb, sars, *sec*, sel, <u>sep</u>, **sil**, spig, **stann**, <u>staph</u>, stram, *stront*, <u>sulph</u>, **tarax**, *thuj*, <u>valer</u>, verat, *vib*, *viol t*, zinc

▲ **Unterschenkel,**   BB: 0908, BU: 129
   Achillessehne

acon, *aesc*, *alum*, <u>anac</u>, *ant cr*, arg, arn, *bell*, **benz ac**, *bism*, bry, camph, carb an, *caust*, chel, **cimic**, *dios*, *dulc*, **euphr**, *hep*, kali c, kreos, *mar*, mez, <u>**mur ac**</u>, *nat c*, *nat m*, plat, **puls**, ran b, rheum, rhod, *rhus t*, *sabin*, <u>sep</u>, *stann*, **staph**, sul ac, **sulph**, thuj, *valer*, <u>zinc</u>

▲ **Fuß**   BB: 0909, BU: 129

acon, agar, **agn**, *alum*, *am c*, am m, *ambr*, *anac*, *ang*, ant cr, ant t, **apis**, arg, <u>arn</u>, **ars**, *asaf*, asar, *aur*, **bar c**, <u>bell</u>, bism, bor, bov, **brom**, <u>bry</u>, calad, **calc**, *camph*, *cann s*, canth, *caps*, carb an, *carb s*, *carb v*, **caust**, cedr, *cham*, **chel**, *chin*, cic v, cina, *clem*, *coc c*, *cocc*, *coff*, colch, coloc, **con**, croc, **crot t**, **cupr**, cycl, dig, dros, dulc, **elaps**, euph, **ferr**, *gels*, *glon*, **graph**, guaj, **hell**, *hep*, hyos, *ign*, ip, jod, **kali c**, kali n, **kalm**, *kreos*, **lach**, *laur*, *led*, *lith*, <u>lyc</u>, mag c, *mag m*, mang, **meli**, **meny**, <u>merc</u>, *mez*, *mur ac*, <u>**nat c**</u>, *nat m*, *nit ac*, nux m, **nux v**, *olnd*, op, **ox ac**, **par**, *petr*, **ph ac**, **phos**, *plat*, *plb*, <u>puls</u>, ran b, ran s, rheum,

rhod, **rhus t**, **ruta**, sabad, *sabin*, samb, *sars*, *sec*, sel, <u>sep</u>, <u>sil</u>, **spig**, spong, **squil**, **stann**, staph, **stram**, **stront**, *sul ac*, **sulph**, tarax, *thuj*, valer, **verat**, *verb*, viol t, *zinc*

▲ **Ferse**   BB: 0910, BU: 130

agar, agn, alum, *am c*, **am m**, *ambr*, *anac*, ang, **ant cr**, ant t, *arg*, **arn**, ars, aur, bar c, bell, bism, *bor*, **bry**, **calc**, **cann s**, canth, caps, carb an, *carb s*, <u>caust</u>, *cedr*, cham, *chin*, cic v, *cina*, clem, *cocc*, *colch*, *cycl*, dros, *euph*, **graph**, hell, hep, **ign**, jod, **kali c**, kali n, kreos, lach, laur, <u>led</u>, *lyc*, *mag c*, mag m, meny, *merc*, mez, *mur ac*, <u>**nat c**</u>, nit ac, *nux v*, olnd, **par**, **petr**, ph ac, *phos*, *phyt*, plat, plb, <u>puls</u>, **ran b**, ran s, rheum, **rhod**, **rhus t**, *ruta*, <u>sabin</u>, sars, sel, <u>sep</u>, <u>sil</u>, **spong**, stann, staph, **stront**, sul ac, **sulph**, thuj, **valer**, *verat*, *viol t*, zinc

▲ **Fußrücken**   BB: 0911, BU: 130

agar, **anac**, **ang**, ant t, arg, ars, **asaf**, aur, bell, *bism*, **bry**, *calc*, **camph**, cann s, *canth*, *carb an*, <u>caust</u>, chel, **chin**, cocc, **colch**, **coloc**, con, **cupr**, cycl, dig, graph, guaj, **hep**, *ign*, *kali c*, lach, **led**, **lyc**, *mag m*, mang, *merc*, mez, mosch, **mur ac**, **nat c**, nat m, nit ac, *nux v*, olnd, *par*, petr, phos, *plat*, plb, **puls**, **ran b**, ran s, *rheum*, **rhus t**, ruta, sabin, **sars**, *sep*, *sil*, <u>spig</u>, spong, stann, staph, stram, *sulph*, <u>tarax</u>, **thuj**, viol t, **zinc**

▲ **Fußsohle**   BB: 0912, BU: 130

acon, agar, agn, *alum*, *am c*, am m, *ambr*, *anac*, ang, *ant cr*, ant t, *arg*, *arn*, *ars*, asaf, asar, aur, **bar c**, **bell**, *berb*, bism, **bor**, bov, **bry**, calad, **calc**, **cann i**, **canth**, carb an, *carb s*, *carb v*, **caust**, *cedr*, *cham*, chel, **chin**, cic v, cina, clem, coff, *colch*, coloc, con, *croc*, <u>cupr</u>, dig, dros, dulc, euph, *ferr*, **graph**, hell, *hep*, hyos, *ign*, *kali c*, kali n, **kreos**, lach, laur, **led**, *lith*, *lyc*, mag m, mang, meny, *merc*, *mez*, <u>mur ac</u>, **nat c**, nat m, nit ac, nux m, *nux v*, olnd, par, **petr**, <u>ph ac</u>, **phos**, *phyt*, *plat*, plb, <u>puls</u>, ran s, rheum, rhod, *rhus t*, ruta, *sabad*, *sabin*, samb, *sars*, sec, sel, <u>sep</u>, <u>sil</u>, *spig*, squil, stann, *staph*, *stront*, sul ac, **sulph**, <u>tarax</u>, thuj, valer, verat, *verb*, *viol t*, zinc

▲ Zehen BB: 0913, BU: 130

acon, agar, agn, *alum*, **am c**, **am m**, ambr, anac, *ant cr*, ant t, arg, **arn**, *ars*, *asaf*, asar, **aur**, *bar c*, bell, bism, *bor*, bov, bry, calad, *calc*, camph, cann s, caps, **carb an**, *carb s*, **carb v**, **caul**, **caust**, cham, *chel*, **chin**, cic v, **cimic**, cina, *clem*, cocc, *colch*, con, *cupr*, **cycl**, dig, dros, *dulc*, euphr, *ferr*, **graph**, guaj, hell, *hep*, hyos, ign, **kali c**, kali n, kreos, *lach*, laur, **led**, *lyc*, *mag c*, mag m, mar, **merc**, **mez**, *mosch*, mur ac, *nat c*, *nat m*, *nit ac*, nux m, *nux v*, olnd, *par*, petr, **ph ac**, **phos**, **plat**, *plb*, **puls**, *ran b*, **ran s**, rheum, *rhod*, *rhus t*, *ruta*, sabad, **sabin**, *sal ac*, sec, sep, **sil**, *spig*, spong, squil, **staph**, *stront*, sul ac, **sulph**, tarax, **thuj**, *valer*, verat, verb, viol t, **zinc**

▲ Große Zehe BB: 0914, BU: 131

agar, **all c**, *alum*, **am c**, *am m*, **ambr**, *anac*, **ant cr**, **arn**, ars, **asaf**, **atro**, **aur**, bar c, *benz ac*, bism, *bry*, *calc*, **cann s**, caps, carb an, **caust**, chin, **cimic**, clem, *cocc*, *colch*, *con*, cupr, **cycl**, *dulc*, *ferr*, *graph*, hell, *hep*, jod, **kali c**, laur, **led**, *mag c*, *mar*, **merc**, *mez*, mur ac, **nat c**, nat m, **nit ac**, nux v, *olnd*, petr, ph ac, *phos*, **plat**,
plb, *puls*, ran b, *ran s*, **rhus t**, ruta, **sabin**, *sars*, *sep*, **sil**, *staph*, sul ac, *sulph*, *tarax*, **thuj**, verat, viol t, **zinc**

▲ Zehenspitzen BB: 0915, BU: 131

acon, alum, **am c**, **am m**, ambr, **arn**, ars, **asaf**, bism, calc, *camph*, canth, *caps*, **chin**, **hep**, **kali c**, lach, *led*, *mosch*, **mur ac**, **olnd**, phos, **puls**, ran b, **sep**, **sil**, spig, **thuj**, **zinc**

▲ Zehenballen BB: 0916, BU: 131

agar, am c, *am m*, **ambr**, **ant cr**, ant t, *ars*, *asaf*, *bar c*, **bry**, **cann s**, carb an, caust, cina, coff, **colch**, con, *cupr*, dros, *graph*, *hell*, **kali c**, laur, **led**, lyc, mez, mur ac, **nit ac**, **petr**, **ph ac**, **plan**, plat, plb, **puls**, *ran s*, **rhus t**, sabad, *sabin*, **spig**, squil, *tarax*, viol t

▲ Zehennägel BB: 0917, BU: 131

alum, ant cr, *ars*, bor, *bov*, calc, *caust*, colch, con, dig, **graph**, *hell*, hep, mar, **merc**, mosch, mur ac, *nat c*, nat m, nit ac, nux v, par, ph ac, puls, ran b, **sabad**, sep, **sil**, *squil*, *sulph*, *thuj*

Untere Extremität: Gelenke

▲ Im Allgemeinen BB: 0918, BU: 131

acon, *agar*, *agn*, alum, *am c*, am m, ambr, anac, *ang*, **ant cr**, ant t, **arg**, **arn**, ars, asaf, asar, *aur*, bar c, *bell*, *benz ac*, bism, bor, bov, **bry**, calad, **calc**, camph, cann s, canth, *caps*, **carb an**, carb v, **caust**, cham, chel, **chin**, cic v, cina, clem, *cocc*, coff, colch, *coloc*, con, croc, cupr, *cycl*, *dig*, *dros*, dulc, euph, euphr, **ferr**, *graph*, guaj, *hell*, hep, *hyos*, *ign*, *ip*, jod, **kali c**, kali n, kreos, lach, laur, **led**, **lyc**, *mag c*, mag m, mang, *mar*, meli, meny, **merc**, *mez*, mosch, mur ac, nat c, **nat m**, *nit ac*, nux m, **nux v**, olnd, par, **petr**, *ph ac*, **phos**, *phyt*, plat, plb, *puls*, ran b, ran s, *rheum*, rhod, **rhus t**, *ruta*, sabad, *sabin*, samb,
sars, sec, sel, seneg, **sep**, **sil**, *spig*, spong, squil, **stann**, *staph*, **stront**, sul ac, **sulph**, *tarax*, thuj, valer, *verat*, verb, viol t, **zinc**

▲ Hüftgelenk BB: 0919, BU: 131

acon, *agn*, alum, am c, am m, **ang**, **ant cr**, ant t, *arg*, *arn*, asaf, *asar*, aur, bar c, **bell**, **bry**, **calc**, camph, *caps*, carb an, **caust**, cham, chel, *chin*, **cocc**, colch, *coloc*, con, croc, dros, *dulc*, *euph*, euphr, **ferr**, graph, **hell**, hep, hyos, *ign*, jod, **kali c**, kali n, *kreos*, **led**, **lyc**, *mag c*, mag m, meny, **merc**, merc c, mez, **nat m**, *nit ac*, *nux v*, *par*, petr, *ph ac*, *phos*, plat, plb, **puls**, **rhus t**, samb, seneg, **sep**, **sil**, *stann*, staph, **stront**, **sulph**, thuj, *verat*, zinc

▲ **Kniegelenk**   BB: 0920, BU: 132

abrot, *acon*, *aesc*, agar, agn, *alum*, *am c*, *am m*, *ambr*, **anac**, ang, *ant cr*, ant t, **apis**, **arg**, *arn*, *ars*, **asaf**, *asar*, <u>atro</u>, *aur*, bar c, *bell*, **benz ac**, bor, **bry**, calad, <u>calc</u>, *calc f*, *calc p*, *calo*, camph, *cann s*, *canth*, *caps*, carb an, **carb v**, **caul**, <u>caust</u>, cham, chel, <u>chin</u>, cina, *clem*, *cocc*, coff, *colch*, *coloc*, *con*, *croc*, cupr, *cycl*, *dig*, *dios*, dros, dulc, euph, euphr, **ferr**, *ferr p*, **graph**, guaj, hell, *hep*, hyos, *ign*, ip, *jod*, *kali c*, kali n, kreos, *lach*, *laur*, **led**, **lyc**, *mag c*, mag m, mang, mar, *meny*, **merc**, mez, mosch, *mur ac*, *nat c*, <u>nat m</u>, **nit ac**, nux m, **nux v**, olnd, *oxyt*, par, **petr**, *ph ac*, **phos**, *phyt*, *plat*, *plb*, **puls**, ran b, ran s, *rheum*, *rhod*, **rhus t**, *ruta*, *sabad*, *sabin*, samb, *sars*, sel, seneg, **sep**, **sil**, **spig**, *spong*, **stann**, **staph**, *stict*, **stront**, *sul ac*, <u>sulph</u>, tarax, thuj, *valer*, **verat**, *verb*, viol t, **zinc**

▲ **Kniekehle**   BB: 0921, BU: 132

alum, am c, am m, *ambr*, *ang*, ant t, **ars**, asaf, asar, **bell**, bor, **bry**, calc, cann s, carb an, **caust**, chel, *chin*, cocc, coloc, con, dig, *dios*, dros, euph, euphr, *ferr*, graph, guaj, hell, hep, kali c, *kreos*, lach, laur, led, *lyc*, **mag c**, *mang*, meny, **merc**, mez, mur ac, **nat c**, <u>nat m</u>, **nit ac**, **nux v**, olnd, par, **petr**, ph ac, **phos**, plat, *puls*, ran b, ran s, **rheum**, **rhus t**, ruta, samb, *sars*, *sep*, *spong*, squil, **stann**, *staph*, sul ac, **sulph**, tarax, *thuj*, *valer*, verat, zinc

▲ **Kniescheibe**   BB: 0922, BU: 132

acon, **alum**, am c, anac, ang, *arg*, arn, **asaf**, <u>bell</u>, **bry**, **calc**, <u>camph</u>, **cann s**, **carb ac**, carb v, **caust**, *chel*, *chin*, cocc, *con*, graph, guaj, hell, *kreos*, **led**, lyc, mar, meny, mez, mur ac, **nit ac**, nux v, *ox ac*, par, ph ac, phos, ran b, *rhus t*, samb, sars, sep, **spig**, **stann**, **staph**, stront, **sulph**, *tarax*, thuj, verb, *viol t*, **zinc**

▲ **Fußgelenk**   BB: 0923, BU: 132

acon, agar, *agn*, alum, am c, am m, *ambr*, anac, **ang**, ant cr, *ant s*, *arg*, *arn*, *ars*, asaf, asar, aur, bar c, bell, bism, bor, bov, *bry*, **calc**, camph, caps, carb an, carb v, **caul**, <u>caust</u>, chel, *chin*, cic v, *clem*, cocc, *colch*, coloc, con, croc, **cycl**, dig, **dros**, dulc, euph, euphr, *ferr*, *ferr p*, graph, guaj, *hell*, *hep*, hyos, *ign*, jod, **kali c**, kali n, *kreos*, lach, **led**, <u>lyc</u>, mag m, *mang*, mar, **merc**, **mez**, mosch, mur ac, *nat c*, <u>nat m</u>, *nit ac*, **nux v**, olnd, par, **petr**, *ph ac*, **phos**, plat, plb, **puls**, *ran b*, ran s, rheum, rhod, **rhus t**, ruta, samb, sars, sec, *sel*, seneg, **sep**, **sil**, *spig*, spong, *stann*, staph, **stront**, sul ac, **sulph**, *tarax*, thuj, *valer*, verat, viol t, **zinc**

▲ **Zehengelenke**   BB: 0924, BU: 133

act sp, *agn*, *am c*, ambr, *ant cr*, ant t, **arg**, **arn**, **aur**, bell, **benz ac**, *bism*, <u>bry</u>, *calc*, *caps*, *carb an*, carb v, **caust**, **cham**, chel, **chin**, cina, cocc, **colch**, con, cupr, *cycl*, dros, **ferr**, *graph*, hell, hep, *hyos*, *kali bi*, <u>kali c</u>, **led**, lyc, mag c, **mar**, *meli*, merc, mez, nat c, *nat m*, nit ac, **nux v**, *petr*, ph ac, *phos*, plat, plb, **puls**, *ran b*, ran s, **rhus t**, ruta, **sabin**, *sec*, <u>sep</u>, *sil*, spig, staph, *stict*, **stront**, **sulph**, *tarax*, verat, **zinc**

Untere Extremitäten: Knochen

▲ Im Allgemeinen BB: 0925, BU: 133

agar, alum, am c, am m, anac, ang, **aran**, arg, ars, *asaf*, **aur**, *bar c*, bell, *bism*, bor, **bry**, **calc**, cann s, canth, caps, carb an, carb v, caust, **chin**, cocc, coloc, **con**, cupr, *cycl*, *dros*, dulc, *euph*, *graph*, *guaj*, **hep**, ip, jod, **kali c**, *kali n*, **kreos**, lach, laur, *led*, **lyc**, mag c, mag m, mar, **merc**, *mez*, mosch, mur ac, nat c, **nit ac**, nux v, olnd, petr, **ph ac**, **phos**, **puls**, **rhod**, **rhus t**, **ruta**, sabad, *sabin*, samb, sars, **sep**, **sil**, spig, **staph**, *stront*, **sulph**, thuj, *valer*, *verat*, viol t, **zinc**

▲ Links BB: 0926, BU: 133

acon, agar, *agn*, alum, *am c*, *am m*, **ambr**, *anac*, ant cr, **ant t**, *apis*, **arg**, arn, *ars*, **asaf**, *asar*, aur, *bar c*, **bell**, *berb*, bism, *bor*, *bov*, brom, *bry*, **calad**, **calc**, camph, cann s, canth, caps, carb an, *carb v*, **caust**, cham, *chel*, chin, **cic v**, **cina**, *clem*, cocc, coff, colch, *coloc*, **con**, **croc**, cupr, cycl, *dig*, *dios*, dros, *dulc*, *eup pur*, euph, euphr, **ferr**, **fl ac**, graph, *guaj*, **hell**, **hep**, hyos, *ign*, ip, *iris*, **jod**, kali c, kali n, **kreos**, *lach*, laur, led, **lyc**, **mag c**, mag m, mang, *mar*, meny, **merc**, *mez*, mill, *mosch*, mur ac, nat c, nat m, *nat s*, **nit ac**, nux m, *nux v*, olnd, op, par, petr, ph ac, *phos*, *plat*, plb, *psor*, *puls*, *ran b*, ran s, **rheum**, rhod, **rhus t**, **ruta**, sabad, sabin, samb, sars, sec, **sel**, *seneg*, *sep*, **sil**, *spig*, spong, squil, *stann*, staph, stram, *stront*, **sul ac**, **sulph**, tarax, thuj, *valer*, *verat*, verb, viol o, viol t, **zinc**

▲ Rechts BB: 0927, BU: 133

acon, agar, agn, *alum*, am c, am m, ambr, anac, ant cr, ant t, *apis*, *arg*, **arn**, **ars**, asaf, asar, **aur**, bar c, **bell**, bism, bor, *brom*, **bry**, calad, *calc*, *camph*, cann s, **canth**, caps, *carb an*, *carb v*, caust, cham, chel, *chin*, cic v, cina, clem, **cocc**, **coff**, colch, **coloc**, **con**, croc, *cupr*, cycl, dig, *dros*, dulc, euph, euphr, ferr, **fl ac**, **graph**, *guaj*, hell, *hep*, hyos, *ign*, ip, jod, kali c, *kali n*, kreos, **lach**, laur, *led*, *lyc*, **mag c**, mag m, mang, mar, *meny*, merc, mez, *mill*, mosch, mur ac, *nat c*, *nat m*, nit ac, **nux m**, **nux v**, olnd, op, *pall*, *par*, petr, **ph ac**, *phos*, plat, plb, **psor**, **puls**, ran b, **ran s**, rheum, **rhod**, *rhus t*, ruta, **sabad**, sabin, **samb**, *sang*, **sars**, **sec**, sel, seneg, **sep**, *sil*, spig, *spong*, squil, stann, **staph**, *stram*, stront, sul ac, *sulph*, **tarax**, **ter**, **thuj**, valer, **verb**, **verb**, viol o, **viol t**, zinc

Abteilung 3 Empfindungen und Beschwerden

Äußere und innere Körperteile im Allgemeinen

▲ **Abgelöstheitsgefühl der Gelenke** BB: 0928, BU: 135
stram

▲ **Allgemeine Abmagerung** BB: 0929, BU: 135
acet ac, *alum*, am c, *am m*, **ambr**, *anac*, *ant cr*, *ant t*, apis, *arg*, arn, **ars**, **ars i**, **bar c**, bell, *bor*, **bry**, **calc**, *calc p*, *canth*, **carb s**, carb v, **cham**, **chel**, chin, *cina*, *clem*, **cocc**, *con*, *crot t*, **cupr**, dig, *dros*, *dulc*, **ferr**, graph, **guaj**, *helo*, *hep*, **ign**, **ip**, jod, kali bi, **kali c**, **kali i**, **lach**, lyc, *mag c*, mag m, **merc**, *mez*, *nat c*, **nat m**, **nit ac**, nux m, **nux v**, op, **petr**, **ph ac**, phos, **plb**, **puls**, *ruta*, *samb*, **sars**, **sec**, *sel*, *sep*, **sil**, spig, spong, **stann**, *staph*, stram, **stront**, sulph, *tab*, thuj, *uran*, verat

▲ **Abmagerung einzelner Teile** BB: 0930, BU: 135
bry, calc, *caps*, carb v, *con*, *dulc*, graph, **jod**, led, **mez**, *nat m*, nit ac, *ph ac*, **sel**, sil

▲ **Abmagerung der leidenden Teile** BB: 0931, BU: 135
arg n, *ars*, bry, **carb v**, dulc, **graph**, **led**, **mez**, nat m, nit ac, ph ac, *plb*, **puls**, *sel*, *sil*

▲ **Abreißungsgefühl** BB: 0932, BU: 135
act sp, coloc, *dig*, *hep*, kali bi, *led*, *mosch*, nux v, *paeo*, *petr*, *phos*, **plb**, rhus t, *sep*, sulph, *thuj*

▲ **Körperliche Abspannung** BB: 0933, BU: 135
alum, am c, **ant cr**, **apis**, *apoc*, *asaf*, *bell*, **bism**, *calc*, cann s, *caps*, **carb v**, **caust**, chel, chin, cic v, **cocc**, **coff**, **colch**, **coloc**, *con*, **gels**, **hydr**, hyos, ign, jod, kali c, kali n, lach, **laur**, **lob**, **lyc**, mag c, **mar**, meny, *mosch*, nat m, nux m, **nux v**, **op**, **ox ac**, *oxyt*, *petr*, **ph ac**, **phos**, **plb**, ran b, rhod, **rhus t**, ruta, *sel*, seneg, sep, **spong**, **stann**, stram, **sul ac**, **sulph**, **valer**, *verat*, viol t

▲ **Absterben einzelner Teile** BB: 0934, BU: 136
acon, *am m*, ambr, *ant cr*, *ant t*, ars, asar, *bry*, **calc**, cann s, caust, **chel**, *cic v*, coff, *con*, *crot h*, cupr, cycl, euph, hep, kreos, *lyc*, **merc**, mur ac, nat c, *nat m*, nit ac, **nux v**, par, ph ac, *phos*, **puls**, *rhus t*, samb, **sec**, sil, stann, *sulph*, *thuj*, verat, *zinc*

▲ **Ängstlichkeitsgefühl im Körper** BB: 0935, BU: 136
acon, *agar*, am m, **aml n**, **ant t**, **arg n**, **ars**, bar c, bell, **brom**, **bry**, **calc**, **camph**, *cann s*, **canth**, carb v, **cham**, **chel**, **chin**, *cic v*, *cocc*, *coff*, **colch**, **con**, **cupr**, **dig**, euph, *ferr*, guaj, ign, **ip**, **jod**, *laur*, *lob*, lyc, **mar**, merc, mez, *mosch*, mur ac, nat c, nat m, **nux v**, **ph ac**, **phos**, plat, *plb*, **puls**, rhod, rhus t, *sabad*, sabin, **sec**, seneg, **sep**, **stann**, *staph*, *stram*, sul ac, **sulph**, tab, thuj, **verat**, **zinc**

▲ Ätzender Schmerz   BB: 0936, BU: 136

con, mar, *ruta*

▲ Anfälle von Unwohlsein   BB: 0937, BU: 136

acon, agar, **ambr**, *ang*, ant cr, *ant t*, arg, **ars**, *asaf*, asar, **bapt**, bar c, **bell**, *bor*, bov, *bry*, *cact*, calad, **calc**, *camph*, *carb s*, carb v, **caust**, *cham*, chel, chin, **cic v**, *cina*, coff, **con**, croc, **cupr**, *eucal*, *euphr*, ferr, *ferr p*, graph, **hep**, *hyos*, **ign**, *ip*, **kali c**, *led*, **lyc**, *mag c*, mag m, **mang**, **merc**, mez, *mosch*, *mur ac*, nat c, **nat m**, *nit ac*, **nux v**, olnd, op, *petr*, phos, *plat*, plb, puls, rhus t, sabad, sabin, sel, *seneg*, **sep**, **sil**, spig, **spong**, *stann*, *staph*, **stram**, stront, **sulph**, *thuj*, valer, *verat*, zinc

▲ Anfressen   BB: 0938, BU: 136

ars, caust, **merc**, *sil*, staph, *sulph*

▲ Nicht ansehen lassen   BB: 0939, BU: 136

ant cr, ant t, cham, cina, jod, sil

▲ Angewachsenheitsgefühl innerer Teile (Gefühl von Festsitzen)
BB: 0940, BU: 136

arn, *bry*, coloc, **dig**, *euph*, *hep*, kali n, *merc*, **mez**, *nux v*, par, petr, *phos*, **plb**, *puls*, **rhus t**, seneg, **sep**, sulph, *thuj*, verb

▲ Gefühl, von Wind angeweht, angeblasen zu werden
BB: 0941, BU: 136

canth, caust, **chel**, coloc, **cor r**, graph, lach, nux v, *olnd*, puls, rhus t, sabin, spig, squil, stram

▲ Gefühl von Aufblasen   BB: 0942, BU: 136

berb, *calc p*, *carb ac*, coloc, **mez**, par, **puls**, *ran b*, **ter**

▲ Aufgedunsenheit   BB: 0943, BU: 136

acon, *am c*, **am m**, **ant cr**, *arn*, **ars**, **asaf**, aur, *bar c*, **bell**, **bry**, **calc**, **caps**, *cedr*, cham, chin, cina, *cocc*, colch, *coloc*, con, **cupr**, dig, dros, *dulc*, **ferr**, *graph*, *guaj*, hell, *hyos*, *ip*, *kali c*, kreos, lach, laur, *led*, *lyc*, mag c, mar, *merc*, mez, *mosch*, nat c, nit ac, nux m, nux v, **olnd**, op, phos, *phyt*, plb, **puls**, rheum, **rhus t**, samb, sars, **seneg**, sep, *sil*, **spig**, *spong*, staph, *stram*, *sulph*

▲ Gefühl von Aufheben   BB: 0944, BU: 137

acon

▲ Nervöse Aufregung   BB: 0945, BU: 137

acon, agn, *alum*, *ambr*, *ang*, **arg n**, **bell**, *calc*, canth, **cham**, **chin**, cic v, **coff**, *colch*, croc, *dros*, **ferr**, **jod**, **kreos**, lach, *laur*, **mar**, meny, **mosch**, **nux v**, **petr**, **ph ac**, phos, plat, puls, *rhus t*, ruta, sabad, **sep**, sil, spong, stram, *sulph*, **valer**, *verat*, *verb*, *viol o*

▲ Aufsteigerungsgefühl   BB: 0946, BU: 137

am m, **asaf**, asar, bor, *hep*, laur, *lyc*, **merc**, nat c, *nux v*, **phos**, **plat**, *ran b*, **spig**, *sul ac*, *valer*, **verat**

▲ Auf- und Niederbewegen   BB: 0947, BU: 137

ferr, *lach*, plb, **spong**

▲ Auftreibungsgefühl   BB: 0948, BU: 137

acon, *aconin*, *agar*, *aloe*, alum, am m, ambr, anac, ant cr, ant t, *apis*, **aran**, arg, *arn*, **ars**, asaf, asar, *aur*, **bapt**, bar c, **bell**, **bism**, *bov*, **bry**, *caj*, calad, calc, **calc p**, *cann i*, canth, **caps**, *carb ac*, *carb s*, *carb v*, caust, **cedr**, cham, **chin**, *cimic*, cina, **coc c**, **cocc**, **colch**, **coloc**, **com**, **con**, **cor r**, *crot h*, *crot t*, **cupr**, cycl, dig, *dulc*, euph, **euphr**, **glon**, **guaj**, *hell*, hep, *hyos*, *ign*, ip, kali c, *kali n*, kreos, **lach**, laur, led, lyc, mag c, mang, **merc**, **merc if**, *mez*, mosch, nit ac, *nux m*, **nux v**, olnd, op, **paeo**, **par**, petr, ph ac, *phos*, plat, **plb**, **puls**, **ran b**, *ran s*, rhod, **rhus t**, sabad, *sabin*, samb, **sang**, sars, **seneg**, **sep**, sil, **spig**, spong, *stann*, *staph*, stram, *sul ac*, **sulph**, tarax, thuj, valer, verat, *zinc*

▲ **Ausstrecken der** BB: 0949, BU: 137
Glieder
acon, **alum**, ang, **bell**, **calc**, **cham**, *chin*, **cina**, **ign**, **ip**, puls, rhus t, *stram*, verat

▲ **Wie ein Band,** BB: 0950, BU: 137
Reif darum (Umwickeln, Umklammern)
acon, **ambr**, **anac**, *ant cr*, ant t, *arg n*, arn, ars, asaf, **asar**, **aur**, **bell**, *brom*, *bry*, **cact**, calc, *cann i*, **carb ac**, *carb s*, carb v, *caust*, **chel**, *chin*, *coc c*, **cocc**, *colch*, coloc, **con**, *croc*, *dig*, *gels*, **graph**, hell, *hyos*, *jod*, kreos, laur, *lyc*, **merc**, **merc ir**, mosch, **nat m**, **nit ac**, *nux m*, *nux v*, olnd, *op*, *petr*, *phos*, **plat**, **puls**, *sabad*, sabin, *sang*, sars, **sil**, spig, *stann*, *sul ac*, **sulph**, zinc

▲ **Behaglichkeitsgefühl** BB: 0951, BU: 138
coff, **op**, plb, *stram*, valer

▲ **Beißender Schmerz** BB: 0952, BU: 138
acon, agar, agn, alum, am c, **ambr**, ang, ant cr, ant t, arg, arn, ars, *asar*, aur, *bell*, *bry*, calad, *calc*, camph, cann s, **canth**, **caps**, carb an, **carb v**, *caust*, cham, **chin**, *clem*, cocc, colch, coloc, *con*, croc, **dros**, dulc, **euph**, **euphr**, *graph*, **hell**, hep, hyos, **ign**, **ip**, jod, **kali c**, kali n, *kreos*, lach, laur, led, *lyc*, mag c, **mar**, **merc**, **mez**, mosch, *mur ac*, nat c, *nat m*, **nit ac**, nux m, **nux v**, olnd, op, *paeo*, par, petr, **petros**, ph ac, phos, **prun**, **puls**, ran b, **ran s**, rheum, *rhod*, **rhus t**, ruta, sabad, sabin, sars, *sel*, seneg, **sep**, *sil*, *spig*, squil, stann, **staph**, stram, stront, sul ac, **sulph**, thuj, *valer*, verat, viol t, **zinc**

▲ **Beklemmender** BB: 0953, BU: 138
Schmerz
acon, *aconin*, *agar*, **am m**, *ammc*, *ant cr*, **ant t**, **apoc**, ars, **aspar**, **aur**, **bell**, bov, *bry*, calad, calc, **cann i**, **cann s**, **carb ac**, caust, cham, **chel**, chin, **chin s**, cic v, cina, *coc c*, **cocc**, coff, **colch**, **coloc**, con, *crot t*, dig, **dros**, euphr, **ferr**, *ferr i*, *ferr p*, **glon**, **gran**, hyos, ign, **ip**, *kali bi*, kreos, *lob*,

mag c, mag m, mar, *meli*, *mill*, **mosch**, *naja*, *nat a*, nat m, *nat s*, **nit ac**, **nux m**, *nux v*, *op*, *osm*, **petr**, **phos**, *plat*, plb, **prun**, psor, **puls**, rhus t, ruta, **sabad**, **samb**, sec, **seneg**, **sep**, sil, **spig**, **squil**, **stann**, staph, *stict*, **sulph**, *tab*, **verat**, viol t, **zinc**

▲ **Beschwerden der** BB: 0954, BU: 138
äußeren Teile
herrschen vor
acon, **agar**, **agn**, *alum*, am m, *anac*, *ang*, ant cr, **arg**, **arn**, **ars**, asaf, asar, **aur**, **bar c**, bell, bism, bry, calc, cann s, caps, carb an, carb v, **caust**, cham, chin, cic v, *cina*, *clem*, cocc, colch, coloc, con, croc, *cycl*, dig, *dros*, dulc, **euph**, **euphr**, ferr, *graph*, hell, hep, *hyos*, ign, ip, **kali c**, kali n, kreos, lach, *led*, mag c, mag m, mang, mar, **meny**, merc, mez, mosch, *mur ac*, **nat c**, *nat m*, nit ac, nux m, nux v, **olnd**, op, par, petr, ph ac, phos, *phyt*, **plat**, puls, ran b, *ran s*, *rhod*, **rhus t**, *ruta*, sabad, sabin, *samb*, sars, sec, *sel*, seneg, *sep*, sil, **spig**, *spong*, squil, **stann**, staph, stram, stront, *sul ac*, sulph, **tarax**, *thuj*, valer, verat, verb, viol o,

▲ **Beschwerden der** BB: 0955, BU: 138
inneren Teile herrschen
vor
acon, alum, **am c**, *ambr*, ang, ant cr, **ant t**, *ars*, asaf, asar, aur, *bell*, bism, *bor*, bov, **bry**, *calad*, **calc**, *camph*, cann s, **canth**, caps, *carb an*, carb v, caust, cham, **chel**, **chin**, cic v, *cocc*, *colch*, coloc, con, croc, **cupr**, *dig*, *dulc*, euph, ferr, graph, **hell**, hep, hyos, **ign**, **ip**, **jod**, kali c, kali n, *kreos*, *lach*, **laur**, lyc, mag c, mag m, mang, mar, meny, merc, mez, mosch, mur ac, nat c, nat m, nit ac, *nux m*, **nux v**, olnd, *par*, petr, *ph ac*, **phos**, plat, **plb**, **puls**, ran b, ran s, *rheum*, rhod, rhus t, ruta, sabad, sabin, sars, sec, **seneg**, sep, sil, spig, spong, *squil*, stann, staph, stram, stront, sul ac, sulph, tarax, thuj, valer, *verat*, verb, *viol o*, zinc

▲ **Betäubender Schmerz** BB: 0956, BU: 139
acon, agar, agn, am c, anac, *ant cr*, ant t, arg, arn, *asaf*, *asar*, aur, *bell*, *bov*, *bry*, **calc**, cann s, carb an, *chin*, cic v, **cina**, cocc, con, croc, cupr, cycl, dros, *dulc*, **euph**, euphr, hell, hep, *hyos*,

ign, **iris**, *kali n*, *laur*, led, mag c, mag m, mang, *meny*, **mez**, *mosch*, mur ac, nat c, nat m, nux m, **olnd**, *op*, par, ph ac, *phos*, *plat*, **puls**, **rheum**, rhus t, *ruta*, <u>sabad</u>, sabin, samb, seneg, sep, *stann*, *staph*, sul ac, sulph, tarax, valer, **verat**, <u>verb</u>, zinc

▲ **Zu große Beweglichkeit**   BB: 0957, BU: 139

alum, arn, **bell**, camph, caust, cocc, *coff*, con, *cupr*, hyos, ph ac, **stram**

▲ **Bewegung erschwert**   BB: 0958, BU: 139

acon, agar, alum, *am c*, *am m*, ambr, *anac*, **ang**, ant cr, ant t, arg, *arn*, **ars**, asar, aur, bar c, **bell**, bor, bov, **bry**, **calc**, camph, cann s, canth, *caps*, **carb an**, *carb v*, <u>caust</u>, **cham**, chel, *chin*, **cic v**, cina, **cocc**, coff, colch, **coloc**, **con**, *croc*, cupr, cycl, *dig*, dros, dulc, euph, euphr, ferr, **graph**, *guaj*, *hell*, hep, *hyos*, **ign**, ip, **kali c**, kali n, kreos, lach, laur, *led*, <u>lyc</u>, mag c, mag m, *mang*, meny, **merc**, mez, mosch, mur ac, *nat c*, **nat m**, nit ac, nux m, **nux v**, *olnd*, op, par, **petr**, ph ac, *phos*, plat, plb, **puls**, ran b, rheum, rhod, **rhus t**, ruta, sabad, sabin, *sars*, *sec*, *sel*, seneg, <u>sep</u>, **sil**, **spig**, spong, squil, *stann*, **staph**, *stram*, stront, sul ac, **sulph**, tarax, ter, **thuj**, valer, **verat**, zinc

▲ **Konvulsivische**   BB: 0959, BU: 139
   Bewegungen,
   Konvulsionen

acon, aeth, agar, *ang*, *ant t*, apis, **arg n**, arn, *ars*, bar c, <u>bell</u>, bry, calc, **camph**, cann s, **canth**, *caust*, **cham**, **cic v**, *cina*, **cocc**, coff, con, croc, **cupr**, dig, dulc, glon, **hell**, **hyos**, **ign**, **ip**, jod, *lach*, *laur*, *lyc*, mag p, meny, merc, *mosch*, nat c, *nux m*, **nux v**, olnd, <u>op</u>, petr, ph ac, phos, plat, **plb**, ran s, **rheum**, *rhus t*, **ruta**, sabad, *samb*, <u>sec</u>, *spig*, spong, **squil**, **stann**, staph, <u>stram</u>, *sulph*, **verat**, zinc

▲ **Unwillkürliche**   BB: 0960, BU: 139
   Bewegungen

acon, *alum*, aur, **bell**, camph, *canth*, caust, cham, chin, **cocc**, colch, **con**, **cupr**, *gels*, **hyos**, **ign**, kali c, **lach**, lyc, meny, **merc**, *mosch*, **nat m**, nux m, **op**, **phos**, plb, rhus t, *samb*, sep, *spig*, **staph**, <u>stram</u>, *verat*

▲ **Neigung zu Bewegung**   BB: 0961, BU: 140

acon, agar, alum, am c, *ambr*, **arn**, *ars*, asar, *aur*, bell, bor, *bry*, calc, *cann s*, *canth*, *caust*, **cham**, <u>chin</u>, *coff*, *coloc*, con, *cupr*, euphr, <u>ferr</u>, *fl ac*, hyos, ign, ip, **jod**, *kreos*, lyc, mag c, *mag m*, mang, *mar*, **merc**, mosch, mur ac, nat c, nux m, nux v, nux v, op, *ph ac*, puls, *ran b*, *rhod*, <u>rhus t</u>, *ruta*, *samb*, sec, sep, *sil*, *squil*, stann, staph, sulph, valer, *verat*

▲ **Widerwillen gegen**   BB: 0962, BU: 140
   Bewegung

<u>acon</u>, *alum*, am c, ambr, *anac*, ant cr, ant t, arn, <u>ars</u>, asar, **bar c**, *bell*, bor, *bry*, **calad**, calc, canth, *caps*, carb an, carb v, caust, cham, **chel**, chin, cina, **cocc**, coff, con, croc, cupr, **cycl**, **dig**, dros, *dulc*, ferr, graph, <u>guaj</u>, hyos, **ign**, ip, kali c, *lach*, led, **lyc**, mag c, mag m, mar, *merc*, **mez**, mur ac, *nat c*, **nat m**, nit ac, <u>nux v</u>, op, pall, *petr*, ph ac, *phos*, *puls*, ruta, *sep*, *stann*, stront, sulph, *tarax*, thea, **thuj**, *zinc*

▲ **Bewegungsgefühl**   BB: 0963, BU: 140

acon, alum, am c, anac, ang, ant t, arn, ars, asar, aur, **bell**, *bry*, **calc**, cann s, *cham*, chin, *cocc*, **croc**, cycl, dig, dulc, gran, guaj, hyos, **ign**, jod, *kali c*, *kreos*, lach, *laur*, led, mag m, *meny*, *merc*, mosch, *nat m*, **nux v**, petr, ph ac, phos, *plb*, rheum, **rhod**, **rhus t**, sabad, *sec*, **sep**, **sil**, spig, spong, stront, <u>sulph</u>, *tarax*, *thuj*, verat, viol t, zinc

▲ **Bewegungslosigkeit**   BB: 0964, BU: 140
   (Unbeweglichkeit) der
   leidenden Teile

acon, agar, alum, am c, am m, ambr, anac, *ang*, ant cr, arg, arn, *ars*, asar, aur, *bar c*, **bell**, bov, *bry*, *calc*, cann s, canth, caps, *carb v*, **caust**, cham, *chel*, chin, cic v, <u>cocc</u>, *colch*, coloc, con, cupr, cycl, dig, dros, **dulc**, euphr, ferr, **gels**, graph, guaj, hell, hep, **hydr ac**, hyos, ign, ip, jod, *kali c*, lach, laur, led, *lyc*, meny, merc, mez, mur ac, **nat m**, nit ac, **nux m**, **nux v**, *olnd*, *op*, petr, ph ac, *phos*, **plb**, puls, rhod, <u>rhus t</u>, *ruta*, sabin, sars, *sec*, sel, seneg, *sep*, **sil**, *spig*, stann, stram, *stront*, sul ac, **sulph**, tarax, **verat**, zinc

▲ **Blausucht** BB: 0965, BU: 140

acon, agar, alum, *am c*, *ang*, ant cr, **ant t**, *arn*, **ars**, asaf, asar, *aur*, bar c, **bell**, *bism*, *bry*, calc, *camph*, carb v, caust, cham, chel, chin, cic v, cina, *cocc*, **con**, **cupr**, **dig**, dros, ferr, hep, hyos, ign, ip, **kali ch**, lach, laur, led, lyc, mang, *merc*, mosch, mur ac, *nat m*, nit ac, nux m, *nux v*, op, ph ac, *phos*, plb, *puls*, ran b, *rhus t*, ruta, sabad, **samb**, sars, **sec**, seneg, *sil*, *spong*, staph, stram, sul ac, **sulph**, thuj, verat

▲ **Bleichsucht, Blutarmut** BB: 0966, BU: 141

acet ac, alum, **ars**, bar c, bell, calc, **calc p**, carb an, carb v, caust, **chin**, **cocc**, con, cupr, *dig*, ferr, *graph*, **hell**, ign, **kali c**, lach, lyc, **mang**, merc, **nat m**, nit ac, **nux v**, olnd, *ph ac*, **phos**, *pic ac*, **plat**, **plb**, **puls**, sabin, **sep**, **spig**, *staph*, sul ac, sulph, *thuj*, *valer*, zinc

▲ **Blutungen aus inneren Teilen** BB: 0967, BU: 141

acet ac, **acon**, agar, *aloe*, **alum**, *am c*, am m, *ambr*, anac, **ant cr**, ant t, **aran**, arg, **arg n**, *arn*, **ars**, *asaf*, **bar c**, **bell**, bism, *bor*, bov, **bry**, **cact**, **calc**, cann s, **canth**, **caps**, *carb an*, carb v, caust, **cham**, **chin**, cina, **cinnm**, clem, cocc, coff, colch, **coloc**, **con**, **croc**, **crot h**, *crot t*, **cub**, **cupr**, dig, **dros**, *dulc*, *erig*, euphr, **ferr**, graph, *ham*, *hep*, **hydr**, **hyos**, ign, **ip**, **jod**, *kali c*, *kali n*, kreos, **lach**, **led**, **lyc**, mag c, *mag m*, **meli**, **merc**, **merc c**, *mez*, **mill**, mosch, *mur ac*, *nat c*, **nat m**, **nit ac**, nux m, **nux v**, op, par, *petr*, **ph ac**, **phos**, plat, *plb*, **puls**, rhod, **rhus t**, ruta, *sabad*, **sabin**, *sang*, sars, **sec**, sel, **sep**, **sil**, squil, *stann*, staph, **stram**, *sul ac*, **sulph**, tarax, ter, *thlasp*, thuj, *tril*, valer, verat, **zinc**

▲ **Blutunterlaufungsgefühl** BB: 0968, BU: 141

arn, calc, *chin*, *ferr*, nux v, *par*, *ruta*, *sec*, sul ac

▲ **Bohren** BB: 0969, BU: 141

acon, **agar**, *aloe*, *alum*, am c, am m, anac, *ang*, ant cr, ant t, *apis*, **arg**, **arg n**, *arn*, ars, **asaf**, **aur**, *bar c*, **bell**, **bism**, *bor*, bov, **calc**, cann i, **canth**, caps, *carb an*, *carb s*, *carb v*, **caust**, chin, *cimic*, cina, *clem*, *coc c*, *cocc*, colch, *coloc*, con, cupr, cycl, *dig*, *dios*, *dros*, **dulc**, euph, euphr, **hell**, **hep**, ign, ip, **kali c**, kali n, kreos, **lach**, *laur*, **led**, *lyc*, *mag c*, *mag m*, mang, meny, **merc**, **mez**, *mur ac*, **nat c**, **nat m**, nit ac, nux m, nux v, olnd, par, petr, **ph ac**, *phos*, plat, **plb**, **puls**, ran b, **ran s**, **rhod**, *rhus t*, ruta, *sabad*, *sabin*, sel, **seneg**, **sep**, sil, **spig**, spong, *stann*, *staph*, stram, *stront*, **sulph**, **tarax**, **thuj**, valer, **zinc**

▲ **Bohren auswärts** BB: 0970, BU: 141

ant cr, *asaf*, **bell**, **bism**, bov, calc, dros, **dulc**, *ip*, **puls**, sep, **spig**, spong, **staph**

▲ **Bohren einwärts** BB: 0971, BU: 141

alum, *bell*, calc, cocc, **kali c**, mang, zinc

▲ **Brennen äußerer Teile** BB: 0972, BU: 141

acon, agar, *aloe*, alum, *am c*, **am m**, ambr, *anac*, **ang**, ant cr, ant t, *apis*, **arg**, **arn**, **ars**, **arum t**, *asaf*, asar, *bar c*, **bell**, **berb**, bism, **bor**, bov, **bry**, calad, **calc**, **calc p**, camph, cann s, **canth**, **caps**, *carb an*, **carb v**, **caust**, cham, **chel**, chin, cic v, **cimic**, cina, **clem**, *coc c*, *cocc*, coff, colch, **coloc**, con, **corn**, croc, *crot h*, *crot t*, cupr, **cycl**, *dig*, dros, dulc, *euph*, **euphr**, ferr, *graph*, **grat**, guaj, hell, *helo*, hep, **ign**, ip, **iris**, jod, **kali bi**, **kali c**, kali n, *kreos*, **lach**, *laur*, led, *lob*, lyc, mag c, *mag m*, mang, mar, meny, **merc**, merc c, *mez*, mosch, **mur ac**, **nat c**, **nat m**, nit ac, nux m, **nux v**, olnd, op, *paeo*, par, petr, **ph ac**, **phos**, **phyt**, plat, plb, **prun**, **psor**, **puls**, ran s, **rat**, rheum, rhod, **rhus t**, **rumx**, *ruta*, *sabad*, sabin, *sal ac*, samb, sars, sec, sel, seneg, **sep**, **sil**, spig, spong, squil, **stann**, **staph**, stram, *stront*, sul ac, **sulph**, tarax, **thuj**, valer, *verat*, viol t, **zinc**

▲ **Brennen innerer Teile** BB: 0973, BU: 142

abies c, *acet ac*, acon, *acon f*, **agar**, **alum**, *alumn*, **am br**, *am c*, **am m**, ambr, ang, ant cr, ant t, **apis**, arg, **arg n**, **arn**, **ars**, **arum t**, asaf, asar, **aur**, bar c, **bell**, **berb**, **bism**, bor, bov, **bry**, *calad*, **calc**, **calc p**, *camph*, **cann i**, cann s, **canth**, **caps**, *carb ac*, *carb an*, **carb s**, **carb v**, **caust**, *cedr*, *cham*, **chel**, **chin**, **cic v**, cina, *clem*, *cocc*, coff, **colch**, **coloc**, **com**, **con**, *cond*, *crot t*, **cupr**, *dig*, **dios**, *dol*, **dros**, **dulc**, *equis*, *eup pur*, **euph**, euphr, **fl ac**, **gamb**, **graph**, *hell*, *hep*, *hydr*, hyos, *ign*, *ip*, **iris**, jod, **kali bi**, *kali c*, **kali i**, kali n, kreos, **lach**, **laur**, led, **lil t**, **lith**, **lob**, **lyc**, mag c, *mag m*, mang, **merc**, **merc c**, merc if, **mez**, mosch, *mur ac*, *nat a*, **nat c**, **nat m**, **nit ac**, nux m, **nux v**, op, osm, ox ac, par, petr, **ph ac**, **phos**, *phyt*, **plat**, **plb**, **prun**, psor, **puls**, **ran b**, *ran s*, **rat**, **rhod**, **rhus t**, *rob*, **rumx**, *ruta*, **sabad**, **sabin**, **sang**, sang n, **sars**, sec, seneg, **sep**, sil, *sin n*, **spig**, **spong**, **stann**, *staph*, stram, stront, *sul ac*, **sulph**, tarax, **tell**, **ter**, *thea*, **thuj**, *uran*, *ust*, *uva*, **verat**, *verat v*, viol o, viol t, *wye*, **zinc**

▲ **Brummen (Sausen,** BB: 0974, BU: 142
Summen, Wummern)
im Körper

agn, *ambr*, *ars*, aur, bar c, **bell**, *calc*, cann s, carb v, **caust**, *cic v*, cocc, coff, *con*, *croc*, *ferr*, *graph*, *hyos*, **kreos**, lach, mar, meny, *mosch*, mur ac, **nux m**, **nux v**, **olnd**, op, *ph ac*, *phos*, **plat**, **puls**, rhus t, *sabad*, *sars*, **sep**, **spig**, squil, stann, *staph*, **sulph**, thuj, verat, *viol t*, zinc

▲ **Dehnen (Ausdehnen)** BB: 0975, BU: 142
der Glieder

alum, am c, *bell*, cann s, chin, cina, **clem**, croc, *ign*, led, mez, *nat c*, ph ac, *phos*, ruta, sabad, sul ac, verb, viol o

▲ **Drängen** BB: 0976, BU: 143

alum, am c, am m, ambr, anac, ang, *ant cr*, arn, **asaf**, aur, *bell*, bism, bor, **bry**, *calc*, cann s, **canth**, caps, carb an, carb v, *caust*, *cham*, chel, chin, cina, clem, **cocc**, colch, coloc, con, *croc*, dig, dulc, *graph*, hell, hyos, ign, *ip*, jod, *kali c*, kali n, laur, led, lyc, mag c, mag m, *mar*, merc, **mosch**, nat c, nat m, nit ac, **nux v**, phos, plat, **puls**, *ran b*, rhod, **rhus t**, **sabin**, samb, sars, seneg, *sep*, spig, spong, stann, stram, sul ac, sulph, thuj

▲ **Drehen (Winden)** BB: 0977, BU: 143

agar, alum, am m, anac, ant cr, ant t, **arg n**, *ars*, **asaf**, *bar c*, **bell**, *berb*, **bry**, calad, calc, **canth**, **caps**, *cham*, **cina**, *con*, dig, **dios**, dros, dulc, **ign**, ip, *kali n*, led, **merc**, *mez*, nat c, *nat m*, *nux m*, **nux v**, olnd, *ox ac*, ph ac, phos, **plat**, plb, *podo*, ran b, ran s, **rhus t**, ruta, **sabad**, sabin, sars, seneg, *sep*, **sil**, *staph*, *sul ac*, *sulph*, *valer*, **verat**

▲ **Dröhnen** BB: 0978, BU: 143

am c, arn, **bell**, bism, *caps*, *caust*, *clem*, con, *dig*, hep, hyos, ign, *jod*, kali c, kali n, *lyc*, *mag c*, mosch, **nit ac**, *nux v*, petr, sars, **sep**, *sil*, stann, *stront*, **sulph**, verb

▲ **Drücken (einfaches)** BB: 0979, BU: 143
in äußeren Teilen

abrot, **acon**, **aesc**, **agar**, agn, *aloe*, alum, am m, ambr, **anac**, *ang*, *ant cr*, ant t, **arg**, **arn**, ars, *asaf*, asar, **aur**, **bapt**, bar c, **bell**, *bism*, bor, bov, **bry**, **calc**, **calc p**, camph, *cann s*, **canth**, **caps**, carb an, **carb v**, **caust**, *cedr*, *cham*, **chel**, **chin**, cic v, **cimic**, cina, **cinnb**, **clem**, **cob**, **cocc**, coff, **colch**, **coloc**, con, *crot t*, cupr, **cycl**, *dig*, *dios*, dros, dulc, *elaps*, **eup per**, *euph*, euphr, *ferr*, **gels**, *graph*, **guaj**, hell, hep, hyos, *ign*, jod, **kali bi**, *kali c*, **kali n**, **kalm**, kreos, lach, laur, **led**, **lil t**, **lyc**, mag c, mag m, mang, *mar*, *meny*, merc, **mez**, mosch, *mur ac*, nat c, **nat m**, **nit ac**, nux m, **nux v**, olnd, ox ac, par, *pareir*, **petr**, **ph ac**, **phos**, *phyt*, **plat**, plb, **podo**, *prun*, **puls**, *ran b*, ran s, **rheum**, **rhod**, **rhus t**, **ruta**, sabad, sabin, **samb**, **sang**, **sars**, *seneg*, **sep**, **sil**, spig, *spong*, **stann**, **staph**, *stront*, *sul ac*, **sulph**, **tarax**, **thuj**, *ust*, valer, **verat**, *verb*, *vib*, viol o, viol t, **zinc**

▲ **Drücken (einfaches)** BB: 0980, BU: 143
in inneren Teilen

acon, *aesc*, *agar*, agn, **ail**, *aloe*, **alum**, *am c*, am m, **ambr**, **anac**, ang, ant cr, *ant t*, arg, **arg n**, **arn**, **ars**, **arum t**, **asaf**, *asar*, aur, *bar c*, **bell**, *berb*, **bism**, bor, bov, **brom**, bry, *cact*, calad, **calc**, **camph**, **cann i**, cann s, **canth**, *caps*, **carb an**, *carb s*, **carb v**, caust, cedr, *cham*, chel, *chen a*, **chin**, *cic v*, **cimic**, cina, clem, **coc c**, **cocc**, cod, coff, **colch**, **coloc**, con, **cor r**, croc, *crot t*, **cupr**, cycl, **dig**, *dios*, dros, dulc, *elaps*, *epiphe*, euph, euphr, **ferr**, **gamb**, **gels**, **glon**, *goss*, **graph**, guaj, **ham**, hell, *hep*, *hydr*, **hydr ac**, *hyos*, *hyper*, **ign**, ip, *iris*, *jod*, *kali bi*, **kali c**, **kali i**, kali n, **kalm**, kreos, **lach**, **laur**, led, **lept**, **lil t**, lith, lyc, mag c, mag m, mang, *mar*, meny, merc, merc c, *merc if*, mez, mosch, *mur ac*, murx, *naja*, *nat a*, *nat c*, nat m, nit ac, *nux m*, nux v, *olnd*, *onos*, op, *osm*, ox ac, *par*, petr, ph ac, phos, phys, phyt, pic ac, plat, plb, podo, prun, *psor*, puls, ran b, *ran s*, rheum, rhod, rhus t, rumx, ruta, *sabad*, sabin, *samb*, sang, sang n, *sars*, sec, seneg, sep, sil, spig, spong, squil, stann, *staph*, *stict*, stram, *stront*, *sul ac*, sulph, *tab*, tarax, *tarent*, ter, thuj, usn, *ust*, valer, verat, verat v, verb, *vesp*, *vib*, viol o, viol t, *vip*, *xan*, zinc

▲ Drücken von Außen   BB: 0981, BU: 144
herein

acon, *agar*, alum, anac, ant cr, *ant t*, asaf, *asar*, aur, bar c, bell, *bism*, *bor*, bry, calc, cann s, carb an, caust, chel, chin, cocc, *coff*, croc, *cycl*, dulc, hell, hep, *ign*, kali c, kreos, laur, mar, mez, mosch, nit ac, nux m, nux v, olnd, *ph ac*, plat, *ran s*, rheum, *rhod*, rhus t, ruta, sabad, sabin, *sars*, sep, sil, spig, stann, staph, sul ac, sulph, tarax, thuj, valer, verb, viol t, zinc

▲ Drücken von Innen   BB: 0982, BU: 144
heraus

acon, aloe, alum, am c, am m, anac, *ang*, ant cr, arg, arn, asaf, *asar*, aur, bar c, bell, *berb*, bism, *bor*, bry, calc, camph, *cann s*, canth, caps, carb v, caust, *chel*, chin, cimic, *cina*, clem, cocc, coff, *colch*, *coloc*, con, cor r, croc, cupr, dig, dros, dulc, euph, ferr, *graph*, guaj, hell, hep, ign, *ip*, kali c, kali i, kali n, kreos, lach, *laur*, led, *lyc*, mag m, mang, mar, meli, meny, merc, merc c, mez, mur ac, nat c, nat m, nit ac, nux m, nux v, olnd, *op*, par, petr, *ph ac*, phos, plat, prun, puls, *ran b*, ran s, rheum, rhod, rhus t, ruta, *sabad*, sabin, *samb*, seneg, sep, sil, spig, spong, squil, stann, staph, *stront*, sul ac, sulph, *tarax*, thuj, valer, verb, viol t, zinc

▲ Drücken wie von einer   BB: 0983, BU: 144
Last

abies n, acon, aesc, agar, *aloe*, alum, *am c*, am m, ambr, ant t, *aran*, arg, arg n, arn, ars, asaf, asar, *aur*, bar c, bell, *bism*, bor, bov, brom, bry, cact, calad, *calc*, camph, cann s, *carb an*, carb v, caust, *cham*, chel, chin, cina, *cinnb*,

cocc, colch, coloc, com, con, *corn*, croc, *crot t*, cupr, *dig*, ferr, *gels*, graph, hell, hep, hyos, ign, ip, jod, kali c, *kali ch*, kali n, kreos, *laur*, led, lil t, lyc, mag c, mag m, mang, meli, meny, merc, mosch, nat c, nat m, nit ac, *nux m*, nux v, olnd, op, par, petr, ph ac, phos, plat, plb, psor, puls, ran b, *rheum*, rhod, rhus t, *sabad*, sabin, samb, sars, sec, *seneg*, sep, sil, spig, spong, squil, stann, *staph*, stict, stront, sul ac, sulph, thuj, valer, verb, viol o, *zinc*, zing

▲ Zusammendrücken   BB: 0984, BU: 145

acon, *agar*, alum, am m, ambr, anac, ang, ant cr, ant t, *arg*, arn, ars, *asaf*, asar, aur, bar c, bell, bov, *bry*, *calc*, camph, cann s, canth, *caps*, carb an, carb v, caust, cham, chel, *chin*, cic v, cina, cocc, coff, coloc, *con*, cupr, *dig*, dros, dulc, *euph*, ferr, *graph*, *guaj*, hell, *hyos*, *ign*, ip, jod, kali c, kali n, laur, led, *lyc*, *mag c*, *mag m*, mar, meny, merc, *mez*, mosch, nat m, nit ac, *nux m*, nux v, olnd, op, petr, *ph ac*, phos, plat, plb, *puls*, *ran s*, *rhod*, *rhus t*, ruta, sabad, sabin, sars, seneg, sep, *sil*, spig, spong, squil, stann, *staph*, stram, stront, sul ac, sulph, *tarax*, *thuj*, valer, verat, verb, viol o, *zinc*

▲ Drücken (einfaches)   BB: 0985, BU: 145
in den Muskeln

agar, *agn*, am m, anac, *ang*, arg, arn, asaf, *asar*, aur, *bell*, bism, bry, calc, *camph*, cann s, caps, carb an, caust, *chel*, chin, cina, clem, *cocc*, *con*, cupr, cycl, dig, *dros*, *euph*, euphr, graph, hell, hep, ign, kali n, led, *lyc*, *mag c*, mag m, mang, mar, *meny*, merc, mez, mosch, mur ac, nat c, *nat m*, nux m, *nux v*, *olnd*, *petr*, ph ac, phos, plat, plb, *puls*, *ran b*, ran s, rheum, rhus t, ruta, sabad, *sabin*, *samb*, sil, *spig*, *spong*, stann, staph, stront, sul ac, *sulph*, tarax, *thuj*, valer, verat, verb, viol t, zinc

▲ Drücken in den   BB: 0986, BU: 145
Gelenken

acon, aesc, agn, alum, *anac*, *arg*, asaf, asar, bar c, bell, calc, camph, *carb an*, caust, cham, chel, *chin*, clem, colch, *dios*, dulc, *graph*, hep, hyos, ign, jod, kali c, led, meny, *merc*, mez, *mosch*, nit ac, nux v, petr, rhus t, sabad, sabin, *sep*, sil, *spong*, stann, *staph*, stront, **sulph**, tarax, thuj, *viol o*, viol t, zinc

▲ **Reißendes Drücken in**   BB: 0987, BU: 145
den Muskeln
agar, anac, **ang**, arg, arn, *asaf*, asar, aur, **bell**, *bism*, calc, **camph**, cann s, carb v, chin, colch, cupr, *cycl*, hyos, *led*, *meny*, petr, ph ac, ruta, *sars*, sep, spig, spong, *stann*, sulph, zinc

▲ **Drücken in den**   BB: 0988, BU: 145
Gelenken
anac, ang, *arn*, asaf, bell, bism, carb v, caust, cham, hyos, *led*, lyc, ruta, spong, stann

▲ **Stechendes Drücken in**   BB: 0989, BU: 145
den Muskeln
anac, *asaf*, bell, calc, coloc, cycl, *dros*, *euph*, **ign**, **mur ac**, olnd, *plat*, sars, sep, *sul ac*, thuj

▲ **Dumpfer Schmerz**   BB: 0990, BU: 146
agar, agn, *all c*, alum, *anac*, **ant cr**, ant t, *asar*, bism, bor, *bov*, *bry*, *calc*, **camph**, canth, *carb v*, *caust*, *chel*, **chin**, cic v, cina, clem, *cocc*, coff, coloc, con, *cycl*, dros, **dulc**, euph, ferr, **guaj**, **hell**, *helo*, hep, hyos, **ign**, kreos, **laur**, led, lyc, mang, mar, meny, merc, mez, mosch, *nat c*, nat m, nit ac, *nux v*, *olnd*, *ph ac*, phos, *plat*, plb, puls, ran s, rheum, *rhod*, rhus t, *ruta*, sabad, samb, sars, *sec*, seneg, *sep*, *sil*, spig, *spong*, squil, stront, sul ac, **sulph**, *thuj*, *verat*, verb, viol o, viol t, zinc

▲ **Tiefe Eindrücke von**   BB: 0991, BU: 146
Instrumenten
bov, *verat*

▲ **Eingeschlafenheit**   BB: 0992, BU: 146
einzelner Teile
acon, *agar*, *alum*, *am c*, *am m*, **ambr**, *anac*, ang, ant cr, **ant t**, **arg**, arn, asaf, asar, *aur*, **bar c**, bell, bor, bov, *bry*, **calc**, *calc p*, camph, cann s, canth, *caps*, **carb an**, carb v, *caust*, **cham**, chel, **chin**, cic v, cina, **cocc**, colch, **coloc**, con, **croc**, dig, dros, dulc, *euph*, *euphr*, ferr, **graph**, guaj, hep, hyos, **ign**, *ip*, jod, **kali c**, kali n, kreos, laur, *led*,

lyc, mag c, **mag m**, mang, *mar*, **merc**, mez, *mosch*, **mur ac**, nat c, **nat m**, *nit ac*, **nux v**, *olnd*, op, **par**, **petr**, ph ac, **phos**, plat, *plb*, **puls**, rheum, **rhod**, **rhus t**, sabad, sabin, samb, sars, sec, sep, **sil**, *spig*, spong, squil, stann, staph, **stram**, *sul ac*, **sulph**, *thuj*, valer, **verat**, zinc

▲ **Einziehen weicher Teile**   BB: 0993, BU: 146
acon, *agar*, am c, arn, *ars*, *bar c*, bell, **calad**, *carb v*, caust, chel, chin, *coloc*, *con*, *crot t*, **cupr**, dros, dulc, euph, *euphr*, hell, kali c, lach, laur, *mosch*, nat c, *nux v*, **plb**, *rhus t*, ruta, *sars*, sil, *staph*, sulph, **thuj**, valer, **zinc**

▲ **Gefühl von Einziehen**   BB: 0994, BU: 146
weicher Teile
crot t, dig, *hep*, **lil t**, mur ac, nux v, *plb*, rhus t, sulph, *verb*

▲ **Gefühl,**   BB: 0995, BU: 146
wie ein durchgestoßenes
heißes Eisen
alum, *cann i*

▲ **(Über-)Empfindlichkeit**   BB: 0996, BU: 146
äußerer Teile
acon, **aesc**, *agar*, *aloe*, *alum*, *am c*, am m, ambr, ang, ant cr, *ant t*, arg, **arn**, *ars*, *asaf*, **aur**, **bapt**, **bar c**, **bell**, bor, *bov*, *bry*, calc, calc p, *camph*, cann s, **canth**, caps, *carb an*, *carb v*, caust, **chin**, *cimic*, cina, **clem**, *coc c*, **coff**, **colch**, coloc, *con*, cupr, *dig*, ferr, *hell*, **hep**, **hyos**, ign, ip, **kali bi**, **kali c**, kali n, *kreos*, **lach**, *led*, *lyc*, mag c, *mag m*, mar, **menth p**, **merc**, mez, mosch, **nat c**, **nat m**, *nit ac*, nux m, **nux v**, olnd, op, *par*, *petr*, ph ac, phos, plb, *psor*, **puls**, **ran b**, **ran s**, **rhus t**, sabad, **sabin**, *sal ac*, sars, sec, **sel**, seneg, sep, **sil**, **spig**, *spong*, *squil*, **stann**, *staph*, stront, *sul ac*, **sulph**, **thuj**, *verat*, zinc

▲ **Empfindlichkeit**   BB: 0997, BU: 147
innerer Teile
acon, *agar*, alum, **am c**, *ant cr*, *ant t*, *apis*, *arn*, **ars**, asaf, aur, **bapt**, bar c, **bell**, *bism*, **bor**, bov, **bry**, *calad*, **calc**, cann s, **canth**, **carb an**, *carb s*, *carb v*, *caust*, **cham**, chin, *cic v*, *clem*, *coc c*, *cocc*, *coff*, *colch*, **coloc**, con, croc, *crot h*, *cub*,

cupr, cycl, *dulc*, **equis**, *ferr*, **graph**, hell, *helo*, **hep**, *hyos*, ip, jod, **kali bi**, **kali i**, <u>**lach**</u>, laur, led, **lil t**, *mag c*, **mag m**, *mang*, meny, *merc*, **merc c**, mez, *mosch*, **nat c**, <u>**nat m**</u>, **nit ac**, **nux v**, olnd, osm, par, **phos**, *puls*, ran b, rhus t, **ruta**, *sars*, sec, sel, *seneg*, sep, <u>**sil**</u>, *spong*, squil, **stann**, stram, *stront*, sul ac, **sulph**, tarax, *tarent*, thuj, valer, *verat*, zinc

▲ Emfindlichkeit gegen Schmerz (Überempfindlichkeit)   BB: 0998, BU: 147

acon, **agar**, *am c*, ambr, anac, *ang*, *ant cr*, ant t, *arn*, *ars*, **asar**, <u>**aur**</u>, **bar c**, **bell**, *bry*, calad, calc, **camph**, cann s, **canth**, caps, carb an, carb v, **cham**, chin, *cina*, **cocc**, <u>**coff**</u>, colch, con, **cupr**, *dig*, *ferr*, *graph*, hell, hep, **hyos**, *ign*, *ip*, jod, *kali c*, lach, laur, led, <u>**lyc**</u>, **mag c**, mag m, merc, mur ac, **nat c**, nit ac, *nux m*, **nux v**, olnd, **petr**, *ph ac*, **phos**, plb, *puls*, sabad, sabin, sars, *sel*, seneg, **sep**, *sil*, **spig**, squil, staph, sulph, thuj, *valer*, verat, *viol o*, zinc

▲ Entzündungen äußerer Teile   BB: 0999, BU: 147

acon, agar, am c, ambr, *ant cr*, *arn*, <u>**ars**</u>, *asaf*, asar, aur, *bar c*, **bell**, *bor*, bov, bry, **calc**, camph, **cann s**, canth, caps, carb an, carb v, caust, **cham**, chel, chin, clem, cocc, coff, coloc, con, *crot h*, **cupr**, *dig*, dulc, euph, **euphr**, ferr, **fl ac**, graph, hell, **hep**, *hyos*, *ign*, ip, jod, kali c, kali n, *kreos*, lach, *led*, **lyc**, mag c, mag m, mang, mar, **merc**, mez, mur ac, *nat c*, nat m, **nit ac**, *nux v*, op, **petr**, ph ac, **phos**, *plb*, <u>**puls**</u>, *ran b*, **rhus t**, sabad, sabin, samb, *sars*, sep, <u>**sil**</u>, **spig**, spong, stann, **staph**, stram, **sul ac**, tarax, *thuj*, valer, *verat*, zinc

▲ Entzündungen innerer Teile   BB: 1000, BU: 147

<u>acon</u>, agar, alum, ang, ant cr, ant t, **apis**, arg, arn, **ars**, **arum t**, asaf, <u>**aur**</u>, bar c, <u>**bell**</u>, **berb**, bism, **bor ac**, <u>**bry**</u>, *calad*, **calc**, *camph*, **cann s**, <u>**canth**</u>, caps, **carb ac**, carb v, **cham**, *chin*, cic v, cina, clem, *coc c*, *cocc*, coff, *colch*, *coloc*, *con*, **cub**, cupr, *dig*, *dros*, dulc, *equis*, euph, ferr, graph, *guaj*, *ham*, hell, **hep**, hyos, ign, *ip*, <u>**jod**</u>, **kali c**, **kali ch**, **kali i**, **kali n**, *lach*, laur, *lil t*, **lyc**,

mag m, *mang*, **merc**, *mez*, *ph ac*, *phyt*, <u>**plb**</u>, *pop*, <u>**puls**</u>, *ran b*, ran s, rheum, *rhus t*, ruta, *sabad*, sabin, *samb*, *sang*, *sang n*, <u>**sec**</u>, *senec*, seneg, *sep*, *sil*, spig, *spong*, **squil**, stann, *stram*, stront, *stroph*, sul ac, **sulph**, <u>**ter**</u>, thuj, *uran*, **verat**

▲ Entzündungen der Schleimhäute   BB: 1001, BU: 148

<u>acon</u>, **agar**, agn, **all c**, alum, am c, *am c*, *am m*, ambr, **ammc**, anac, ant cr, **ant t**, **arg**, arn, <u>**ars**</u>, asaf, asar, aur, *bar c*, <u>**bell**</u>, bism, **bor**, bov, **bry**, *calad*, **calc**, camph, cann s, **canth**, *caps*, carb an, carb v, caust, **cham**, chin, cic v, cina, clem, *cocc*, coff, colch, coloc, *con*, cupr, cycl, dig, **dros**, dulc, euph, **euphr**, *graph*, guaj, hell, **hep**, hyos, **ign**, **ip**, *jod*, <u>**kali bi**</u>, **kali c**, *kali i*, **kali n**, kreos, *lach*, laur, *lyc*, mag c, mag m, *mang*, mar, meny, **merc**, *mez*, mosch, mur ac, *nat c*, **nat m**, **nit ac**, nux m, <u>**nux v**</u>, op, **osm**, **par**, *petr*, *ph ac*, **phos**, plat, plb, <u>**puls**</u>, *ran b*, ran s, **rhod**, rhus t, ruta, *sabad*, samb, sars, sec, sel, *seneg*, **sep**, **sil**, spig, *spong*, **squil**, stann, staph, stront, sul ac, <u>**sulph**</u>, thuj, **verat**, zinc

▲ Erfrorene Teile   BB: 1002, BU: 148

<u>**agar**</u>, **ars**, bell, **bor**, bry, *camph*, **canth**, **carb v**, **colch**, hep, mur ac, <u>**nit ac**</u>, nux v, petr, ph ac, **phos**, <u>**puls**</u>, *sul ac*, sulph

▲ Ermüdungs-Gefühl   BB: 1003, BU: 148

acon, agar, **alum**, *am c*, ambr, anac, ang, ant cr, **ant t**, *arg*, **arn**, ars, **ars i**, asaf, *asar*, aur, bar c, **bell**, *bism*, bov, **bry**, **calc**, **calc p**, camph, <u>**cann s**</u>, canth, caps, **carb ac**, carb an, **caust**, cham, chel, **chin**, cic v, *cimic*, cina, clem, **coc c**, **cocc**, *coff*, colch, coloc, **con**, **croc**, cycl, dig, dros, *dulc*, euph, euphr, ferr, *ferr p*, **gels**, *graph*, **ham**, hell, *helo*, **hep**, **hyos**, *ign*, **ip**, *kali c*, kali n, *kreos*, lach, laur, *led*, **lyc**, **mag c**, mang, mar, meny, **merc**, *mez*, mosch, mur ac, *nat c*, nat m, nit ac, *nux m*, **nux v**, *olnd*, op, **par**, petr, ph ac, *phos*, **pic ac**, **plat**, plb, <u>**puls**</u>, ran b, **rheum**, **rhod**, **rhus t**, **ruta**, *sabad*, sabin, samb, sars, sec, *seneg*, <u>**sep**</u>, sil, spig, *spong*, squil, *stann*, *staph*, stram, stront, sul ac, **sulph**, *thuj*, valer, **verat**, verb, *viol o*, **zinc**

▲ Erschütterungen   BB: 1004, BU: 148

acon, **am m**, *anac*, **arn**, *aur*, **bell**, *calc*, camph, cann s, caust, chin, *cic v*, cina, **cocc**, cupr, *hyos*, kreos, laur, **led**, lyc, mag m, *mang*, mez, **nat m**, nux m, **nux v**, ph ac, puls, **rhus t**, seneg, *sep*, sil, **spig**, staph, valer, *verat*, viol t

▲ Erschütterungs-   BB: 1005, BU: 148
Schmerz

am c, cupr, *mang*, petr, **valer**

▲ Erstarrung (Steifheit)   BB: 1006, BU: 149

acon, am c, *am m*, *ang*, ant t, ars, asaf, **bell**, *bry*, camph, *cann i*, cann s, *canth*, carb ac, *carb s*, **chel**, *chen a*, *cic v*, **cimic**, *cina*, *coca*, **colch**, *con*, dig, **dros**, dulc, guaj, hell, **hyos**, ign, *ip*, kali c, **kalm**, kreos, **led**, **lith**, lyc, mosch, **nux v**, olnd, *oxyt*, *petr*, **phyt**, **plat**, *plb*, **puls**, **rhus t**, sec, sep, **stram**, sulph, *verat*, zinc

▲ Erstarrungs-Gefühl   BB: 1007, BU: 149

aesc, **agar**, alum, **am m**, *ang*, **arg**, **asaf**, **bapt**, berb, **calc p**, *cann i*, **caust**, *cham*, chin, *cina*, cocc, *dios*, **dulc**, **guaj**, **lach**, mang, *meny*, **mez**, *mosch*, *nit ac*, petr, *phos*, **plat**, **rhod**, *sabad*, sec, *stict*, **sulph**

▲ Erweichung innerer   BB: 1008, BU: 149
Teile

calc, *kreos*

▲ Erweiterungs-Gefühl   BB: 1009, BU: 149
innerer Teile

acon, *agar*, anac, ant t, *apis*, **arg n**, arn, *ars*, asar, aur, **bell**, berb, **bism**, *bov*, bry, *caj*, *calad*, **cann i**, **caps**, carb v, *cimic*, cina, *coc c*, *cocc*, colch, **com**, con, **cor r**, *crot t*, euph, *gels*, **glon**, guaj, hell, hyos, **kali c**, laur, *meli*, merc, **nat m**, nux m, **olnd**, *op*, par, petr, *phos*, *plat*, plb, **ran b**, *ran s*, rhod, sars, **sep**, spig, **stann**, sulph, *tarax*, **verat**, zinc

▲ Gefühl wie von einem   BB: 1010, BU: 149
Faden

bry, *ign*, *lach*, **osm**, par, **plat**, **valer**

▲ Leichtes Fallen   BB: 1011, BU: 149

anac, *ang*, asar, *bell*, bov, *camph*, caps, **caust**, *cina*, cocc, colch, **cupr**, dros, *hell*, *hyos*, **ign**, ip, jod, **mag c**, mang, merc, *nat c*, nat m, *nux m*, **nux v**, **ph ac**, **phos**, *plat*, plb, puls, sabad, sec, spig, spong, stann, **stram**, **sulph**, **verat**

▲ Fallsucht (Epilepsie)   BB: 1012, BU: 149

acon, aeth, *agar*, alum, am c, ang, ant cr, ant t, arg, **arg n**, arn, **ars**, art v, asaf, aur, **bell**, bry, **bufo**, **calc**, **camph**, canth, *carb s*, caul, **caust**, **cham**, chin, **cic v**, **cina**, **cocc**, coloc, *con*, **cupr**, dig, dros, dulc, ferr, gels, glon, grat, hell, hep, hydrc, **hyos**, hyper, *ign*, indg, **ip**, jod, *kali br*, **kali c**, **lach**, *laur*, led, **lyc**, *mag c*, mar, merc, *mosch*, mur ac, **nat m**, **nit ac**, nux m, **nux v**, *oena*, *op*, par, *petr*, ph ac, phos, *plat*, **plb**, puls, ran b, ran s, *rhus t*, ruta, **sec**, **sep**, **sil**, *stann*, staph, **stram**, **sulph**, tab, tarax, thuj, valer, verat, *verat v*, visc, zinc, ziz

▲ Epileptoide Krämpfe   BB: 1013, BU: 149
mit Bewußtsein

ang, *ars*, *bell*, calc, *camph*, **canth**, caust, **cina**, *hell*, hyos, **kali c**, lyc, **mag c**, merc, mur ac, *nat m*, *nit ac*, **nux m**, **nux v**, *phos*, **plat**, puls, sep, sil, **stram**, *sulph*

▲ Epileptoide Krämpfe   BB: 1014, BU: 149
ohne Bewußtsein

ant t, *ars*, *aur*, bell, **calc**, **camph**, **canth**, *cham*, chin, **cic v**, cina, **cocc**, **cupr**, **dig**, ferr, **hyos**, ip, **lach**, *laur*, led, *lyc*, merc, nat m, nit ac, nux v, *op*, phos, **plb**, sec, sep, sil, staph, *stram*, **sulph**, *verat*

▲ Fallsucht (Epilepsie)   BB: 1015, BU: 150
mit Konvulsionen

agar, *alum*, am c, **ars**, **bell**, **calc**, **canth**, **caust**, **cham**, *cic v*, cina, cocc, **con**, **cupr**, dig, *dulc*, **hyos**, ign, *ip*, **jod**, laur, *lyc*, merc, nit ac, op, petr, ph ac, phos, **plb**, *sec*, sep, *sil*, **stann**, staph, **stram**, *sulph*, verat, zinc

▲ **Fallsucht (Epilepsie)** BB: 1016, BU: 150
 mit Starrheit
acon, alum, *am c*, **ang**, *ant t*, *arg*, ars, **asaf**, bell, *bry*, **camph**, canth, caust, cham, chin, **cic v**, *cina*, cocc, **coloc**, **dros**, hell, hyos, **ign**, **ip**, kali c, **laur**, *led*, lyc, **merc**, mosch, nit ac, **op**, **petr**, phos, **plat**, plb, *sec*, sep, sil, *stram*, sulph, *thuj*, **verat**, zinc

▲ **Gefühl von Unerträglich-** BB: 1017, BU: 150
 keit der Kleider
am c, *apis*, arg n, arn, asaf, *asar*, *bry*, **calc**, *caps*, *carb v*, **caust**, chin, *coff*, **crot h**, **hep**, ign, kali n, *kreos*, lach, lyc, nux v, olnd, op, **puls**, **ran b**, **sars**, **sep**, spong, *stann*

▲ **Fettsucht (Dickwerden)** BB: 1018, BU: 150
agar, am m, ambr, *ang*, **ant cr**, ant t, arn, *asaf*, aur, bar c, *bell*, bor, bry, **calc**, camph, canth, **caps**, *cham*, chin, cic v, *clem*, **cocc**, coloc, *con*, croc, **cupr**, dig, euph, **ferr**, *graph*, *guaj*, hell, *hyos*, *ip*, jod, *kali bi*, kali c, *lach*, laur, **lyc**, mag c, **merc**, mur ac, *nat c*, nux m, *olnd*, op, plat, plb, **puls**, rheum, *sabad*, sars, *seneg*, sep, *sil*, *spig*, *spong*, stram, **sulph**, thuj, *verat*, *viol o*

▲ **Fippern in äußeren** BB: 1019, BU: 150
 Teilen
acon, **agar**, agn, *alum*, *am c*, *am m*, ambr, **ang**, ant cr, **ars**, asaf, *atro*, *bar c*, **bell**, bov, *brom*, **bry**, **bufo**, **calc**, camph, *cann i*, canth, *caps*, carb ac, carb v, *caust*, chel, *chen a*, chin, cic v, **cimic**, *cina*, **clem**, **cod**, *colch*, coloc, con, croc, crot h, cupr, dros, graph, *guaj*, hell, *hyos*, ign, ip, *kali br*, kali c, kreos, lyc, *mag m*, *meny*, merc, **mez**, *mur ac*, **nat c**, nat m, **nux v**, *op*, *ox ac*, *par*, petr, *phos*, plat, plb, puls, *rhod*, **rhus t**, ruta, sabin, sel, seneg, seneg, sep, **sil**, **spig**, **stann**, **stram**, stront, **sulph**, tann, tarax, thuj, *valer*, viol t, **zinc**

▲ **Fippern in inneren** BB: 1020, BU: 150
 Teilen
atro, bov, **cann s**, seneg

▲ **Flockenlesen** BB: 1021, BU: 150
arn, **ars**, **arum t**, **bell**, cham, *chin*, cocc, *colch*, *dub*, *dulc*, hell, hep, hydrc, hyos, *jod*, lyc, mur ac, **op**, ph ac, phos, psor, rhus t, **stram**, sulph, zinc

▲ **Fressen (Nagen) in** BB: 1022, BU: 151
 äußeren Teilen
acon, *agar*, agn, **alum**, am c, ambr, *arg*, arn, aur, **bar c**, *bell*, berb, bry, calad, *calc*, **canth**, caps, **cham**, *cycl*, *dig*, **dros**, dulc, euph, *ferr*, **glon**, graph, *hell*, *hyos*, ign, **kali c**, *kreos*, *laur*, *led*, *lyc*, *mag c*, mag m, *mang*, **meny**, *merc*, *mez*, mur ac, *nat c*, *nux v*, *olnd*, op, *par*, **ph ac**, **phos**, **plat**, plb, **puls**, **ran s**, rheum, *rhod*, rhus t, **ruta**, samb, sep, sil, *spig*, **spong**, stann, **staph**, *stront*, sulph, **tarax**, *thuj*, verat, zinc

▲ **Fressen (Nagen) in den** BB: 1023, BU: 151
 Gelenken
am c, canth, **dros**, dulc, graph, *mag c*, *mang*, phos, **ran s**, stront, zinc

▲ **Fressen (Nagen) in** BB: 1024, BU: 151
 inneren Teilen
agar, alum, **am m**, arg, **ars**, bar c, **bell**, calad, **calc**, cann s, canth, carb v, **caust**, *chel*, *cocc*, **coloc**, **con**, **cupr**, *dig*, dros, dulc, **gamb**, *hep*, *jod*, kali bi, kali c, **kreos**, *lach*, **lyc**, *mar*, merc, *mez*, *nux v*, *olnd*, *ph ac*, phos, **plat**, **puls**, ran s, rhod, **ruta**, *seneg*, **sep**, sil, stann, *sulph*, verat

▲ **Gefühllosigkeit** BB: 1025, BU: 151
 (Bollheit, Taubheit,
 Schmerzlosigkeit)
abrot, *absin*, **acon**, **aconin**, *agar*, alum, am c, am m, *ambr*, **anac**, ang, ant cr, **ant t**, **apis**, *arn*, *ars*, *asaf*, asar, aur, **bapt**, bar c, **bell**, **berb**, bism, *bov*, **brom**, bry, **cact**, **caj**, calc, **camph**, **cann i**, cann s, canth, *carb ac*, *carb an*, *carb s*, carb v, caust, *cedr*, *cham*, **chel**, *chin*, *chlol*, **cic v**, *cimic*, *coca*, **cocc**, colch, *coloc*, **con**, croc, *crot h*, cupr, *cur*, *dig*, *dios*, *dulc*, euphr, *ferr*, **gels**, **glon**, **gnaph**, *graph*, **hell**, hep, *hydr ac*, hyos, **ign**, *ip*, *iris*, jod, *kali br*, *kalm*, **lach**, **laur**, **led**, lyc, mag m, *merc*, *mez*, **mosch**, **nux m**, *nux v*, olnd, *onos*, **op**, *ox ac*, *oxyt*, *par*, petr, **ph ac**, **phos**, **pic ac**, *plat*,

plb, puls, *rhod*, rhus t, sec, sep, sil, *spig*, *spong*,
staph, **stram**, *sulph*, *tab*, *thea*, urt u, *valer*, *verat*,
verat v, verb, *zinc*

▲ **Gefühllosigkeit innerer** BB: 1026, BU: 151
  Teile

acon, *aconin*, am c, *ambr*, **ars**, asaf, *bar c*, **bell**,
bov, *calc*, *carb an*, *carb s*, caust, cham, chin,
cina, coff, *colch*, *con*, *crot t*, *cupr*, *dig*, *ferr*, **gels**,
graph, **hyos**, ign, **kali br**, kali c, *laur*, *lyc*, *mag c*,
mag m, merc, *mur ac*, *nat m*, *nit ac*, nux m,
olnd, **op**, petr, phos, **plat**, plb, *puls*, ran b,
rheum, *sars*, seneg, sil, **spig**, stann, *stram*, *stront*,
thuj, valer, *verat*

▲ **Gefühllosigkeit der** BB: 1027, BU: 151
  leidenden Teile

acon, *alum*, ambr, **anac**, *ang*, ant t, *ars*, **asaf**,
aur, bell, bor, bov, bry, *calc*, cann s, *carb an*,
carb v, *caust*, cham, chel, chin, cic v, cina, **cocc**,
coff, *colch*, coloc, **con**, croc, cupr, cycl, dig, dulc,
euphr, *ferr*, *graph*, hell, hep, hyos, ign, jod,
kali c, kali n, kreos, **lyc**, mag m, merc, mez,
mur ac, *nat m*, nux m, nux v, **olnd**, petr, ph ac,
phos, **plat**, **puls**, rheum, rhod, **rhus t**, ruta,
samb, *sec*, sep, *sil*, *spong*, stann, staph, stram,
stront, sul ac, *sulph*, thuj, *verat*, verb, viol o, zinc

▲ **Gefühlstäuschungen** BB: 1028, BU: 152

acon, **alum**, anac, *arn*, *ars*, **asaf**, asar, *bar c*,
bell, bism, *bor*, bov, *bry*, **calc**, cann s, canth,
caps, *caust*, chel, coc c, *cocc*, coloc, **con**, **croc**,
dros, dulc, *graph*, guaj, hell, *hep*, hyos, **ign**, jod,
kali c, *kali n*, kreos, **lach**, laur, *lyc*, mag c,
mag m, meny, merc, *mosch*, nat c, nat m,
nux m, *nux v*, olnd, op, **par**, *ph ac*, *phos*, plat,
plb, **puls**, ran b, *ran s*, rheum, rhod, **rhus t**,
ruta, *sabad*, samb, seneg, *sep*, sil, **spig**, *spong*,
squil, staph, **stram**, *sul ac*, **sulph**, tarax, thuj,
valer, verat, verb

▲ **Geschwürschmerz in** BB: 1029, BU: 152
  äußeren Teilen

acon, agar, alum, *am c*, **am m**, *ambr*, anac, ang,
ant cr, arg, arn, ars, aur, bar c, *bell*, bov, **bry**,
camph, cann s, **canth**, *caps*, carb an, carb v,
caust, *cedr*, cham, chin, *cic v*, *cocc*, colch, cycl,
dros, dulc, ferr, **graph**, *hep*, **ign**, **kali c**, *kali n*,
kreos, lach, laur, *mag c*, *mag m*, **mang**, mar,
merc, **mur ac**, *nat c*, **nat m**, nit ac, **nux v**, *petr*,
ph ac, *phos*, **plat**, **puls**, **rhus t**, *ruta*, sars, **sep**,
sil, *spig*, *spong*, staph, *sul ac*, sulph, thuj, verat,
zinc

▲ **Geschwürschmerz** BB: 1030, BU: 152
  innerer Teile

acon, **am c**, **arg n**, ars, *bell*, *bor*, bov, **bry**,
cann s, *canth*, **caps**, *carb an*, *carb s*, carb v,
caust, *cham*, chel, *cocc*, **coloc**, *cupr*, dig, **gamb**,
hell, *hep*, kali c, *kreos*, **lach**, *laur*, *mag c*, *mag m*,
mang, **merc**, *mur ac*, *nit ac*, **nux v**, ph ac, phos,
psor, **puls**, ran b, rhus t, *ruta*, sabad, sep, *sil*,
spig, **stann**, *staph*, stront, **sulph**, valer, *verat*

▲ **Geschwulst im** BB: 1031, BU: 152
  Allgemeinen

acon, agar, agn, *alum*, *am c*, am m, ambr, anac,
ant cr, **apis**, **arg**, **arn**, **ars**, asaf, **aur**, **bar c**, **bell**,
bism, *bor*, bov, **bry**, calad, **calc**, camph, *cann s*,
canth, **caps**, carb an, *carb v*, *caust*, **cham**, chel,
chin, *cic v*, clem, cocc, coff, colch, coloc, *com*,
con, *cop*, croc, *crot h*, cupr, cycl, *dig*, dros, *dulc*,
euph, euphr, ferr, **graph**, guaj, *hell*, **hep**, hyos,
ign, jod, **kali c**, *kali n*, kreos, *lach*, laur, **led**, **lyc**,
mag c, mag m, mang, mar, **merc**, *mez*, mosch,
mur ac, *naja*, **nat c**, *nat m*, **nit ac**, *nux m*, **nux v**,
olnd, *op*, par, *petr*, **ph ac**, phos, **puls**, ran b,
rhod, **rhus t**, *ruta*, sabad, *sabin*, samb, sars, *sec*,
seneg, **sep**, **sil**, **spig**, *spong*, squil, *stann*, staph,
stram, stront, sul ac, **sulph**, **thuj**, valer, *verat*,
vip, *zinc*

▲ **Entzündliche Geschwulst** BB: 1032, BU: 153

acon, *agn*, alum, am c, *ant cr*, **apis**, **arn**, ars,
asaf, bar c, **bell**, bry, **calc**, *cann s*, **canth**,
carb an, carb v, **caust**, chin, cocc, colch, con,
cupr, *euph*, graph, guaj, hep, **jod**, **kali c**, led,
lyc, *mag c*, **merc**, *nat c*, **nat m**, **nit ac**, nux v,
petr, **phos**, plb, **puls**, **rhus t**, sabin, samb, sars,
sec, **sep**, **sil**, *spong*, stann, **sulph**, thuj, zinc

▲ **Geschwulst der** BB: 1033, BU: 153
leidenden Teile
acon, act sp, *agn*, alum, ant cr, *ant s*, apis, *arn*,
ars, ars i, asaf, *aur*, bar c, bell, bov, bry, calc,
cann s, canth, carb an, carb v, caust, *cedr*,
cham, chin, *cic v*, clem, *coc c*, cocc, colch, coll,
con, crot h, *crot t*, cupr, cupr, *dig*, dulc, *euph*,
euphr, ferr, *ferr p*, fl ac, gels, graph, *guaj*, hell,
hep, *hydr*, ign, jod, kali c, kali i, lach, led, lyc,
mag c, mang, merc, merc c, mur ac, nat c,
nat m, nit ac, nux v, *ox ac*, petr, *ph ac*, phos,
plb, psor, puls, ran b, rhod, rhus t, ruta, *sabin*,
samb, *sang*, sars, sec, sep, sil, spig, spong,
stann, stram, sulph, thuj, valer, zinc

▲ **Gichtartige (Gelenk-)** BB: 1034, BU: 153
Schmerzen
acon, agar, agn, *alum*, *am c*, am m, ambr, *anac*,
ang, ant cr, ant t, arg, arn, ars, asaf, *asar*, aur,
bar c, bell, bism, bor, *bov*, bry, calc, camph,
cann s, canth, caps, carb an, carb v, caust,
cham, chel, chin, cic v, cina, clem, cocc, colch,
coloc, con, cupr, cycl, dig, *dros*, *dulc*, euph,
euphr, ferr, graph, guaj, *hell*, hep, hyos, ign,
jod, kali c, kali n, kalm, kreos, *laur*, led, *lyc*,
mag c, mag m, mang, *mar*, meny, merc, mez,
mosch, mur ac, nat c, nat m, nit ac, *nux m*,
nux v, olnd, par, *petr*, *ph ac*, phos, plat, *plb*,
puls, ran b, ran s, *rheum*, rhod, rhus t, *ruta*,
sabad, sabin, sal ac, *samb*, sang, sars, *sec*, sep,
sil, *spig*, spong, squil, stann, staph, stram,
stront, sul ac, sulph, *tarax*, thuj, valer, verat,
verb, viol o, *viol t*, zinc

▲ **Gichtartige, von einer** BB: 1035, BU: 153
Stelle zur anderen
springende Schmerzen
acon, apis, arn, ars, asaf, bell, *benz ac*, bry,
calc p, *carb s*, caul, *cedr*, *chel*, chin, *clem*, *colch*,
croc, *dios*, gels, goss, ign, jod, kali bi, kali c,
kalm, led, mang, mez, nux m, *phyt*, plb, puls,
rhod, sabin, sal ac, sang, *sars*, sep, spig, staph,
sulph, valer, *zinc*

▲ **Gluckern, glucksen** BB: 1036, BU: 154
agar, alum, *am c*, ambr, *anac*, *ang*, ant cr, ant t,
arn, ars, asaf, asar, bar c, bell, *bov*, bry, calc,
carb an, carb v, *cham*, *chel*, chin, *cina*, cocc,
colch, croc, dig, *graph*, hell, *kali c*, *kreos*, lyc,
mag c, mag m, mang, *mar*, *meny*, merc, nux v,
olnd, *par*, petr, ph ac, phos, plat, *plb*, puls,
rheum, rhus t, ruta, sabin, sars, *sep*, *sil*, spig,
spong, squil, stann, staph, stront, sul ac, *sulph*,
tarax, *valer*, verb, *viol t*, zinc

▲ **Graben** BB: 1037, BU: 154
acon, *am m*, ant cr, *arg n*, ars, bry, *chel*, coloc,
kali c, kreos, laur, mag c, *mag m*, *nux v*, rhus t,
sul ac

▲ **Greifen (Raffen)** BB: 1038, BU: 154
acon, *aeth*, agar, alum, am c, *arn*, asaf, bar c,
bell, bor, bry, calc, carb an, *carb v*, *caust*, cham,
chel, chin, *coc c*, cocc, colch, coloc, con, *crot t*,
cupr, *dig*, dios, dros, *dulc*, euph, gran, *graph*,
hep, hyos, ign, ip, iris, kali bi, kali c, *kali n*,
kreos, led, lil t, lyc, mag c, *mag m*, meny, merc,
merc d, mosch, nat c, nat m, *nux m*, nux v, op,
ox ac, petr, *phos*, puls, rheum, samb, sep, sil,
stann, stront, sul ac, sulph, verat, zinc

▲ **Gefühl wie von einem** BB: 1039, BU: 154
Haar
arg n, ars, *carb s*, *coc c*, kali bi, *lyc*, *nat m*,
puls, ran b, sil, sulph

▲ **Hacken, wie** BB: 1040, BU: 154
mit einem Beil
aur, ph ac, ruta, *staph*, thuj

▲ **Hämmern** BB: 1041, BU: 154
am c, am m, *calc*, chin, cic v, clem, coff, *dros*,
ferr, hep, *lach*, *mez*, *nat m*, phos, *sep*, *sil*, sulph,
tab, thuj, verb

▲ **Halbseitige** BB: 1042, BU: 154
Beschwerden
agar, *agn*, alum, am c, *am m*, ambr, anac, ang,
ant cr, *ant t*, arg, arn, ars, asaf, *asar*, aur, bar c,
bell, bism, bor, *bov*, bry, calc, camph, cann s,
canth, caps, carb an, *carb v*, *caust*, cham, *chel*,
chen a, *chin*, cic v, cina, clem, cocc, coff, colch,
coloc, con, *croc*, cupr, cycl, *dig*, dros, dulc,

euph, euphr, ferr, *graph*, **guaj**, *hell*, *hep*, hyos, *ign*, *iris*, jod, **kali c**, kali n, *kreos*, lach, *laur*, *led*, *lyc*, *mag c*, *mag m*, **mang**, *mar*, *meny*, *merc*, **mez**, mosch, **mur ac**, *nat c*, nat m, *nit ac*, *nux m*, *nux v*, **olnd**, **par**, petr, **ph ac**, phos, **plat**, *plb*, puls, ran b, ran s, rheum, *rhod*, rhus t, ruta, sabad, **sabin**, samb, **sars**, sel, seneg, *sep*, sil, **spig**, *spong*, *squil*, *stann*, **staph**, stram, **stront**, **sul ac**, sulph, *tarax*, *thuj*, valer, verat, **verb**, viol o, viol t, **zinc**

▲ **Halbseitige**   BB: 1043, BU: 155
 Beschwerden links

abrot, *acon*, *agar*, agn, **all c**, *aloe*, alum, **am br**, am c, am m, ambr, **anac**, ang, **ant cr**, **ant t**, **apis**, **arg**, **arn**, ars, *arum t*, **asaf**, **asar**, asc t, *aur*, *aur m n*, *bar c*, bell, *berb*, bism, bor, *bov*, **brom**, bry, calad, **calc**, *camph*, *cann s*, canth, **caps**, carb an, carb v, caust, **cham**, **chel**, **chin**, *cic v*, **cina**, *clem*, cocc, coff, **colch**, **coloc**, *con*, **croc**, crot t, **cupr**, *cycl*, *dig*, dros, **dulc**, **euph**, **euphr**, **ferr**, *ferr p*, fl ac, *gels*, graph, **guaj**, hell, hep, hyos, *ign*, ip, *iris*, **jod**, kali c, **kali ch**, kali n, **kreos**, **lach**, laur, led, **lith**, *lyc*, *mag c*, *mag m*, mang, mar, meny, **merc**, merc c, merc ir, **mez**, **mill**, mosch, **mur ac**, *naja*, nat c, *nat m*, *nat s*, **nit ac**, *nux m*, *nux v*, olnd, onos, osm, par, *petr*, ph ac, **phos**, *phys*, plat, plb, psor, puls, ran b, **ran s**, rheum, **rhod**, rhus t, **ruta**, sabad, **sabin**, *sal ac*, *samb*, sars, sec, **sel**, seneg, **sep**, *sil*, spig, spong, **squil**, **stann**, *staph*, *stram*, stront, sul ac, **sulph**, **tab**, **tarax**, ther, **thuj**, ust, *valer*, *verat*, verb, *vesp*, **viol o**, **viol t**, *xan*, zinc

▲ **Halbseitige**   BB: 1044, BU: 155
 Beschwerden rechts

abies c, *abrot*, **acon**, **agar**, **agn**, **alum**, am c, am m, ambr, anac, *ang*, ant cr, ant t, **apis**, **arg**, arn, **ars**, asaf, asar, **aur**, **bapt**, bar c, **bell**, **bism**, **bor**, bov, brom, **bry**, calad, **calc**, **calc p**, camph, *cann i*, *cann s*, **canth**, caps, carb an, carb v, **caust**, *cedr*, *cham*, **chel**, *chen a*, chin, cic v, cina, clem, **cocc**, *coff*, **colch**, **coloc**, **con**, croc, cupr, cycl, **dig**, **dros**, dulc, euph, *euphr*, *ferr*, *fl ac*, *form*, graph, *guaj*, hell, **hep**, hyos, **ign**, **ip**, *iris*, **jod**, kali c, *kali n*, **kalm**, kreos, lach, laur, *led*, *lil t*, **lith**, **lyc**, *mag c*, **mag m**, **mang**, **mar**, meny, **merc**, **merc if**, **mez**, mill, **mosch**, *mur ac*, **nat c**, nat m, nit ac, **nux m**, **nux v**, olnd, *op*, **pall**, par,

petr, *ph ac*, *phos*, *phyt*, plat, **plb**, **podo**, **prun**, *psor*, **puls**, **ran b**, **ran s**, rheum, **rhod**, *rhus t*, **ruta**, **sabad**, **sabin**, samb, **sang**, **sars**, **sec**, sel, *seneg*, *sep*, **sil**, spig, spong, *squil*, stann, **staph**, stram, stront, **sul ac**, **sulph**, tarax, *tell*, thuj, *valer*, *verat*, verb, viol o, viol t, zinc

▲ **Halbseitige**   BB: 1045, BU: 155
 Beschwerden, gekreuzt
 links oben
 und rechts unten

alum, **anac**, **arn**, ars, *bar c*, **bell**, **brom**, camph, caps, **carb an**, cham, *chel*, *chin*, *coff*, *con*, cycl, euphr, **fl ac**, hep, **kali c**, kali n, *lach*, laur, led, mag m, *mar*, meny, **merc**, mill, mur ac, nat m, nit ac, *nux m*, nux v, *olnd*, op, *par*, *ph ac*, **puls**, ran s, rhod, **rhus t**, sabad, *sabin*, samb, *sars*, *sec*, *seneg*, spong, **squil**, **stann**, *staph*, stram, *sulph*, **tarax**, **thuj**, valer, **verat**, **verb**, **viol t**

▲ **Halbseitige**   BB: 1046, BU: 156
 Beschwerden, gekreuzt
 links unten
 und rechts oben

acon, *agar*, agn, am c, am m, **ambr**, ant cr, ant t, *arg*, *asar*, *bism*, **bor**, **bov**, bry, calad, **calc**, cann s, carb v, **caust**, chel, cic v, *cina*, colch, *coloc*, croc, cupr, *dig*, dulc, euph, euphr, **ferr**, graph, hell, hyos, *ign*, ip, jod, **lyc**, mag c, mang, **merc if**, mez, *mur ac*, nat c, *nux v*, **phos**, plat, **plb**, ran b, *rheum*, *rhus t*, ruta, sel, **sil**, spig, **sul ac**, viol o

▲ **Haltlosigkeit des**   BB: 1047, BU: 156
 Körpers

acon, *agar*, agn, alum, *ant t*, **arn**, ars, **asar**, aur, **bell**, bism, bry, camph, *carb s*, *caust*, cham, chel, **chin**, *cic v*, *cina*, **cocc**, coff, colch, cupr, cycl, *dig*, dulc, euph, ferr, hep, *hyos*, *ign*, ip, **kali c**, kali n, lach, *lyc*, meny, merc, nat c, **nat m**, nit ac, nux m, **nux v**, olnd, op, *ox ac*, *par*, petr, ph ac, *phos*, plat, plb, ran s, rhod, rhus t, ruta, sabad, *sabin*, **sel**, *sep*, **sil**, spig, *spong*, stann, **staph**, stram, *sulph*, **tarax**, **verat**, *viol o*, viol t, zinc

Empfindungen und Beschwerden

▲ **Gefühl einer über** BB: 1048, BU: 156
innere Teile gezogenen
Haut / Pelz
caust, *cocc*, dros, *merc*, nux m, **phos**, **puls**

▲ **Gefühl wie eine** BB: 1049, BU: 156
loshängende Haut
ant cr, bell, *kreos*, **phos**, sabad

▲ **Gefühl von Herabziehen** BB: 1050, BU: 156
cann s, **chel**, *coc c*, **lil t**, *merc*, **mosch**, *nux v*, zinc

▲ **Gefühl von Heraus-** BB: 1051, BU: 156
fallen innerer Teile
agn, ant cr, arg n, **bell**, bov, *bry*, chel, **cocc**, *con*, ferr, graph, kali c, kreos, **laur**, **lil t**, *lyc*, merc, mosch, nat c, nit ac, **nux v**, **plat**, *plb*, ran b, *sep*, *spig*, staph, **sulph**, thuj, zinc

▲ **Gefühl von** BB: 1052, BU: 156
Herausreißen
all c, *am c*, **bell**, bov, **bry**, **calc**, cann s, *caust*, **cocc**, cycl, *elaps*, euph, *ip*, mang, mez, mur ac, nat c, *par*, ph ac, **prun**, *puls*, **rhus t**, **sil**, **spig**, spong, stram

▲ **Hölzernheitsgefühl** BB: 1053, BU: 156
kali n

▲ **Hüpfen in inneren** BB: 1054, BU: 156
Teilen
croc, mosch

▲ **Hypochondrie (und** BB: 1055, BU: 156
Hysterie)
acon, *agn*, alum, am c, ambr, **anac**, ant cr, arn, **ars**, **asaf**, asar, **aur**, bar c, **bell**, bov, bry, *calc*, **cann s**, canth, caps, carb an, carb v, **caust**, cham, chel, chin, cic v, cimic, *cocc*, coff, **con**, croc, cycl, dig, *euphr*, ferr, gels, *graph*, *grat*, *hell*, hep, *hyos*, **ign**, *ip*, **jod**, kali c, *lach*, **lyc**, mag c, **mag m**, meny, *merc*, mez, **mosch**, **nat c**, nat m, nit ac, **nux m**, **nux v**, *op*, ph ac, *phos*, **plat**, plb, **puls**, raph, *rheum*, rhus t, ruta, sabad, **sabin**,

sars, *sel*, seneg, **sep**, *sil*, spig, spong, **stann**, **staph**, *stram*, stront, sul ac, **sulph**, tarent, *ther*, **valer**, verat, *verat v*, *viol o*, viol t, zinc

▲ **Jucken, Kitzeln** BB: 1056, BU: 157
innerer Teile
acon, *aesc*, agar, alum, am c, am m, **ambr**, *anac*, ang, ant t, arn, asar, bar c, bell, bor, bov, bry, calc, *caps*, **carb ac**, *carb s*, *carb v*, *caust*, cham, chin, cic v, *cina*, **coc c**, *coca*, cocc, colch, **con**, croc, cupr, *dig*, **dios**, dros, *dulc*, euph, **ferr**, *gamb*, *gran*, graph, hep, ign, **ip**, **jod**, kali bi, kali c, **laur**, led, mag c, mag m, *mar*, *meny*, *merc*, mosch, nat c, *nat m*, **nit ac**, nux m, **nux v**, olnd, **op**, **osm**, petr, ph ac, **phos**, plb, **puls**, rhod, **rhus t**, **rumx**, ruta, *sabad*, sabin, **sang**, seneg, **sep**, **sil**, *sin n*, *spig*, spong, *squil*, **stann**, still, **sulph**, tarax, thuj, valer, *verat*, zinc

▲ **Gefühl, kalt** BB: 1057, BU: 157
angeweht zu werden
camph, *croc*, **laur**, mez, mosch, *rhus t*, samb

▲ **Kaugebärde** BB: 1058, BU: 157
acon, **bell**, *bry*, calc, **cham**, cic v, *hell*, **lach**, mosch, *verat*

▲ **Wie ein Keil** BB: 1059, BU: 157
ant cr, *apoc*, bov, caust, dros, par, *spong*, *thuj*

▲ **Klamm in den Muskeln** BB: 1060, BU: 157
acon, *agar*, *alum*, am c, am m, **ambr**, **anac**, **ang**, *arg*, **arn**, **ars**, **asaf**, *asar*, *aur*, bar c, **bell**, bism, bov, bry, **calc**, camph, **cann s**, caps, *carb an*, *carb v*, **caust**, *cham*, chin, cic v, **cina**, clem, **cocc**, colch, **coloc**, **con**, croc, cupr, *dig*, *dios*, *dros*, *dulc*, euph, **euphr**, ferr, *gels*, **glon**, **graph**, hell, *hep*, hyos, **ign**, ip, *jab*, **kali c**, *kali n*, *kreos*, lach, **lyc**, *mag c*, **mag m**, *mang*, *meny*, **merc**, *mez*, *mosch*, **mur ac**, *nat c*, nat m, **nit ac**, nux m, *nux v*, olnd, par, **petr**, *ph ac*, *phos*, **plat**, plb, ran b, *rhod*, **rhus t**, *ruta*, sabad, samb, *sec*, **sep**, **sil**, spig, **spong**, squil, **stann**, *staph*, stram, *stront*, sul ac, **sulph**, thuj, valer, *verat*, **verb**, *vib*, viol o, viol t, zinc

▲ **Klamm in den** BB: 1061, BU: 157
Gelenken

acon, am m, **anac**, <u>ang</u>, arn, *aur*, bar c, **bell**, bov, **bry**, <u>calc</u>, *camph*, cann s, *canth*, *caust*, cham, chel, chin, *cic v*, *cocc*, colch, con, cupr, dulc, euph, hep, *hyos*, *ign*, kali c, kali n, kreos, *lach*, *laur*, led, lyc, meny, *merc*, mez, nux v, olnd, *op*, par, petr, *phos*, **plat**, *plb*, *rhus t*, **sec**, sel, spig, spong, staph, *stram*, **sulph**, *verat*, verb

▲ **Klamm in inneren** BB: 1062, BU: 158
Teilen

acon, **agar**, <u>ang</u>, **ant t**, **bell**, *bry*, calad, **calc**, **cina**, **coloc**, *croc*, <u>cupr</u>, **dios**, **gels**, ign, *kali c*, **merc**, **mez**, **mosch**, *mur ac*, **naja**, **nat m**, **petr**, ph ac, **plat**, **plb**, **prun**, **puls**, ran b, ran s, samb, **sang**, **sec**, **sil**, **spong**, *staph*, **sulph**, *tarent*, thuj, valer, verat, *verb*, **vib**, zinc

▲ **Wie von eisernen** BB: 1063, BU: 158
Klammern

cact, coloc

▲ **Wie eine Klappe, ein** BB: 1064, BU: 158
Ventil im Hals

ferr, *jod*, **spong**

▲ **Gefühl, kleiner** BB: 1065, BU: 158
zu werden

agar, **calc**, croc, *euphr*, **glon**, kreos

▲ **Klemmender Schmerz** BB: 1066, BU: 158
in äußeren Teilen

acon, alum, ambr, **anac**, <u>ang</u>, arg, **arg n**, arn, bar c, **bell**, bry, calad, **calc**, camph, cann s, **carb v**, *caust*, cham, chel, cic v, **cina**, *cocc*, *colch*, coloc, croc, cycl, dig, dros, dulc, *euphr*, graph, *hyos*, *jod*, kali c, **kali n**, kreos, led, *lyc*, mang, mar, meny, merc, *mez*, mosch, nat c, **nit ac**, nux v, *olnd*, *petr*, *ph ac*, phos, **plat**, puls, ran b, rhod, rhus t, ruta, sabad, *sep*, *sil*, *spig*, squil, stront, sulph, thuj, valer, *verat*, verb, viol t, *zinc*

▲ **Klemmender Schmerz** BB: 1067, BU: 158
in inneren Teilen

acon, agn, am m, **ambr**, *anac*, **ang**, ant t, *arg*, arn, ars, asaf, asar, aur, bar c, *bell*, bism, bor, *bry*, **calc**, camph, canth, caps, carb an, **carb v**, *cham*, chel, chin, *cina*, **cocc**, **colch**, **coloc**, con, croc, cycl, *dig*, dros, dulc, *ferr*, graph, hyos, <u>ign</u>, jod, **kali c**, lach, led, lyc, *mag c*, **mar**, meny, merc, **mez**, *mur ac*, nat m, **nux v**, olnd, petr, **ph ac**, *phos*, **plat**, *puls*, ran s, *rheum*, *rhod*, rhus t, sabin, sars, sel, seneg, sep, sil, spong, squil, *stann*, **staph**, stram, stront, sul ac, sulph, *thuj*, valer, *verat*, **zinc**

▲ **Klopfen in äußeren** BB: 1068, BU: 158
Teilen (incl. Pulsieren)

acon, **agar**, alum, am c, **am m**, ambr, *anac*, ang, ant t, **arg**, *arn*, **ars**, **asaf**, **bar c**, *bell*, *berb*, bov, *brom*, **bry**, **calc**, **calc p**, *cann s*, canth, *carb s*, carb v, **caust**, *cham*, chel, *chin*, cina, *clem*, *coc c*, *cocc*, *coff*, **coloc**, *con*, croc, dig, dros, dulc, euphr, **fl ac**, *gels*, <u>glon</u>, graph, *guaj*, **hell**, hep, *hyos*, ign, **kali bi**, <u>kali c</u>, kali n, kreos, <u>lach</u>, laur, **lyc**, *mag c*, *mag m*, mang, *mar*, **merc**, mez, mur ac, **nat c**, **nat m**, *nit ac*, nux m, nux v, **olnd**, *op*, par, *petr*, *ph ac*, **phos**, **phys**, **plat**, plb, **puls**, *ran b*, rheum, **rhod**, *rhus t*, **ruta**, *sabad*, sabin, samb, *sars*, sec, seneg, **sep**, **sil**, *spig*, *spong*, squil, **stann**, *staph*, **still**, stram, stront, sul ac, **sulph**, **tarax**, **thuj**, verat, **zinc**

▲ **Klopfen in inneren** BB: 1069, BU: 159
Teilen

acon, *aconin*, *aeth*, *agar*, *aloe*, <u>alum</u>, am c, **am m**, ambr, **aml n**, *anac*, ang, ant cr, **ant t**, **arg n**, *arn*, **ars**, **asaf**, *asar*, aur, *bar c*, **bell**, **bor**, bov, **bry**, **cact**, *calad*, <u>calc</u>, *calc p*, **camph**, **cann i**, **cann s**, **canth**, **caps**, carb an, *carb s*, *carb v*, *caust*, *cedr*, **cham**, chel, *chin*, **cic v**, <u>cocc</u>, coff, *colch*, **coloc**, con, croc, *crot h*, *crot t*, cycl, **dig**, dros, dulc, **ferr**, gels, <u>glon</u>, *graph*, hell, hep, hyos, **ign**, ip, **jod**, *kali c*, *kali n*, **kreos**, lach, **laur**, led, *lyc*, mag c, *mag m*, mang, <u>meli</u>, **merc**, **merc c**, mez, mosch, *murx*, *nat c*, **nat m**, *nit ac*, nux m, **nux v**, **olnd**, op, *par*, petr, ph ac, **phos**, *phys*, *pic ac*, **plan**, plat, **plb**, **psor**, **puls**, *ran b*, rheum, *rhod*, **rhus t**, ruta, **sabad**, sabin, **sang**, sars, sec, sel, *seneg*, <u>sep</u>, <u>sil</u>, **spig**, **spong**, stann,

Empfindungen und Beschwerden

stram, sul ac, **sulph**, **thuj**, **thuj**, *verat*, *verat v*, verb, **zinc**

▲ **Klopfen in den**   BB: 1070, BU: 159
Gelenken

am m, *arg*, *brom*, dros, **merc**, mez, olnd, ph ac, rhod, *rhus t*, **ruta**, *sabad*, spig, *thuj*

▲ **Knacken der Gelenke**   BB: 1071, BU: 159

acon, *am c*, *anac*, ang, **ant cr**, ant t, bar c, benz ac, *bry*, *calad*, calc, **camph**, **caps**, caust, *cham*, chin, *cic v*, **cocc**, coloc, *con*, **croc**, euphr, ferr, hep, ign, ip, kali c, kali n, **led**, *lyc*, meny, **merc**, mez, **nat c**, *nat m*, **nit ac**, nux v, **petr**, phos, *puls*, ran b, **rhus t**, *sabad*, sabin, sars, *sel*, seneg, spong, stann, **sulph**, **thuj**, verat, zinc

▲ **Gefühl von Knacken in**   BB: 1072, BU: 159
inneren Teilen

bar c, calc, caust, cham, cocc, coff, graph, *kali c*, *meny*, nat m, nux v, petr, sabad, sep, spig

▲ **Wie ein Knäuel, Klump**   BB: 1073, BU: 159
in inneren Teilen

ambr, *ant t*, **arn**, **ars**, bry, carb an, cham, cic v, *con*, *cupr*, *gels*, *hydr ac*, kreos, **lach**, mag m, **merc ir**, nux v, *petr*, **phyt**, *puls*, **rhus t**, *sabad*, *sec*, sep, **spig**, staph, *stict*, **sulph**

▲ **Knarren der Gelenke**   BB: 1074, BU: 159

agn, am c, **caps**, **ferr**, **led**, nat m, petr, plb, puls, *rhus t*, sulph

▲ **Kneifen in äußeren**   BB: 1075, BU: 159
Teilen

acon, anac, ang, *ant cr*, *arg*, *arn*, **bell**, *bry*, **calc**, cann s, caps, carb v, *caust*, chel, *chin*, *cina*, **clem**, cocc, **con**, croc, dig, dros, *dulc*, *euph*, **euphr**, **hyos**, **ip**, kali c, kreos, led, mang, **meny**, **mur ac**, nat c, nit ac, nux v, olnd, osm, par, ph ac, phos, **rhod**, **rhus t**, *ruta*, *sabad*, sabin, samb, sars, sil, **spig**, **spong**, **stann**, staph, *sul ac*, **sulph**, thuj, verat, **verb**, *viol t*, zinc

▲ **Kneifen in inneren**   BB: 1076, BU: 160
Teilen

acon, **agar**, agn, *alum*, **am c**, am m, anac, ang, *ant cr*, ant t, arg, arn, ars, *asaf*, asar, aur, bar c, **bell**, **bism**, *bor*, bov, **bry**, **calc**, camph, **cann s**, **canth**, caps, *carb an*, **carb v**, *caust*, *cham*, **chel**, **chin**, cic v, *cina*, *coc c*, **cocc**, coff, **colch**, **coloc**, com, croc, cupr, *cycl*, *dig*, dros, **dulc**, euph, euphr, **gamb**, **graph**, *guaj*, **hell**, hep, hyos, **ign**, ip, jod, **kali c**, kreos, **lyc**, mag c, mag m, mang, mar, **meny**, **merc**, *mez*, mosch, **mur ac**, **nat c**, **nat m**, nit ac, *nux m*, *nux v*, olnd, **par**, **petr**, *ph ac*, **phos**, **plat**, plb, **puls**, **ran b**, *ran s*, rheum, **rhod**, **rhus t**, **ruta**, **sabad**, sabin, samb, sars, seneg, **sep**, sil, **spig**, **spong**, *squil*, **stann**, **staph**, *stront*, sul ac, **sulph**, tarax, **thuj**, valer, verat, **verb**, viol t, **zinc**

▲ **Gefühl von Knistern**   BB: 1077, BU: 160

acon, alum, ars, aur, *bar c*, bry, **calc**, carb v, coff, con, lach, mosch, nit ac, par, phos, *puls*, **rheum**, sabad, sabin, *sep*, **spig**

▲ **Kräftigkeitsgefühl,**   BB: 1078, BU: 160
Gefühl von Kraft

agar, **coff**, **op**, stram

▲ **Krämpfe im**   BB: 1079, BU: 160
Allgemeinen

acon, agar, ambr, *ang*, **ant t**, arn, *ars*, *asaf*, aur, bar c, **bell**, **bry**, **bufo**, *cact*, **calc**, **camph**, *cann i*, cann s, **canth**, *carb ac*, caust, **cham**, *chen a*, **cic v**, *cina*, clem, **cocc**, *coff*, colch, coloc, **con**, croc, *crot h*, **cupr**, **dig**, dulc, ferr, *gels*, **glon**, **hell**, *hydr ac*, **hyos**, **ign**, **ip**, *jod*, **kali br**, lach, *laur*, *lyc*, mag c, mag m, *meli*, merc, *merc c*, **mosch**, **mur ac**, nit ac, **nux m**, **nux v**, *oena*, olnd, **op**, petr, phos, **phyt**, plat, **plb**, **puls**, ran s, rhus t, *ruta*, sabad, *samb*, *sant*, **sec**, sep, **sil**, spig, squil, stann, staph, **stram**, stront, **sulph**, **tann**, *thea*, valer, **verat**, *verat v*, zinc

▲ **Hysterische Krämpfe**   BB: 1080, BU: 160

ars, *asaf*, *aur*, **bell**, **bry**, calc, cann s, **caust**, **cham**, *cic v*, **cocc**, coff, **con**, croc, dig, *gels*, *hyos*, **ign**, *ip*, jod, lach, *lyc*, **mag m**, merc, **mosch**, nit ac, **nux m**, *nux v*, op, petr, phos, **plat**, plb, *puls*, ruta, *sep*, *stann*, staph, **stram**, *sulph*, *tarent*, **valer**, *verat*, *verat v*, zinc

▲ **Krämpfe in inneren** BB: 1081, BU: 160
Teilen

acon, agar, alum, am c, ambr, anac, ang, *ant cr*, *ant t*, arg, *arn*, *ars*, **asaf**, asar, bar c, **bell**, *bism*, bor, bov, **bry**, calad, **calc**, *camph*, canth, *caps*, carb an, **carb v**, **caust**, cham, *chel*, *chin*, cina, **cocc**, *coff*, *colch*, coloc, con, **cupr**, *dig*, dulc, euph, **ferr**, *graph*, hep, **hyos**, **ign**, ip, *jod*, **kali c**, kali n, kreos, *lach*, *laur*, led, **lyc**, *mag c*, **mag m**, mar, merc, **mosch**, mur ac, nat c, *nat m*, *nit ac*, *nux m*, **nux v**, op, *petr*, *ph ac*, **phos**, plat, *plb*, **puls**, rhod, *rhus t*, sabad, *sars*, sec, seneg, **sep**, sil, spong, **stann**, staph, *stram*, stront, sul ac, *sulph*, *thuj*, *valer*, *verat*, **zinc**

▲ **Klonische Krämpfe** BB: 1082, BU: 161

acon, **agar**, *alum*, am c, am m, *ambr*, anac, ang, ant t, arg, arg n, arn, **ars**, art v, asar, *aster*, aur, **bar c**, **bell**, bor, **bry**, **calc**, *camph*, cann s, *canth*, **carb v**, **caust**, **cham**, chin, **cic v**, *cimic*, cina, clem, *cocc*, coff, coloc, **con**, *croc*, **cupr**, dig, *dulc*, *graph*, guaj, hell, hep, **hyos**, **ign**, ip, *jod*, kali br, **kali c**, kreos, lach, *laur*, **lyc**, *mag c*, mag m, mag p, *mang*, mar, meny, **merc**, **mez**, mosch, mur ac, *nat c*, **nat m**, nit ac, nux m, *nux v*, olnd, **op**, *petr*, *ph ac*, *phos*, *phys*, **plat**, plb, puls, ran b, ran s, rheum, **rhod**, **rhus t**, ruta, sabad, samb, sars, **sec**, sel, seneg, **sep**, **sil**, spig, spong, *squil*, **stann**, staph, **stram**, **stront**, sul ac, **sulph**, tab, *tann*, tarax, *tarent*, *thuj*, *verat*, *verat v*, *visc*, **zinc**

▲ **Tonische Krämpfe** BB: 1083, BU: 161

acon, *alum*, *am c*, am m, **ambr**, anac, **ang**, ant t, arg, arn, ars, *asaf*, asar, aur, **bell**, bor, *bry*, *calc*, **camph**, cann s, canth, caps, **caust**, **cham**, chin, **cic v**, cina, clem, **cocc**, coloc, *con*, cupr, cycl, dig, *dulc*, euph, ferr, *graph*, guaj, hep, *hyos*, **ign**, **ip**, *kali c*, *laur*, led, **lyc**, mang, meny, **merc**, mez, **mosch**, nat c, *nat m*, nit ac, *nux v*, olnd, *op*, **petr**, ph ac, **phos**, **plat**, puls, rhod, *rhus t*, sabad, sars, **sec**, seneg, **sep**, *sil*, spig, spong, *stann*, **stram**, **sulph**, **tab**, *thuj*, **verat**, zinc

▲ **Kraftlosigkeit,** BB: 1084, BU: 161
Hinfälligkeit,
Mattigkeit, Schwäche

abies c, *abrot*, *acet ac*, **acon**, *acon f*, *aconin*, **aesc**, **agar**, agn, **ail**, *all c*, *aloe*, **alum**, *am c*, *am m*, **ambr**, **anac**, **ang**, ant cr, **ant t**, **apis**, arg, **arg n**, **arn**, **ars**, *ars i*, asaf, **asar**, **bapt**, **bar ac**, bar c, **bell**, **bism**, bor, *bov*, *brom*, **bry**, *bufo*, **cact**, *caj*, calad, **calc**, **calc p**, **camph**, *cann i*, **cann s**, **canth**, caps, **carb ac**, carb an, **carb s**, **carb v**, **caust**, *cedr*, **cham**, **chel**, **chin**, **cic v**, cina, clem, *coca*, **cocc**, *coff*, **colch**, **coloc**, **com**, **con**, **corn**, **croc**, **crot h**, crot t, **cupr**, *cur*, cycl, **dig**, *dros*, *dulc*, *equis*, *eucal*, *eup per*, euph, euphr, **ferr**, **gels**, *glon*, **gran**, **graph**, guaj, **hell**, *helo*, hep, **hydr ac**, **hyos**, **ign**, **ip**, **jod**, *kali bi*, **kali c**, **kali ch**, **kali i**, *kali n*, **kalm**, kreos, **lach**, *laur*, led, **lyc**, mag c, mag m, mang, mar, meny, **merc**, **merc c**, **merc cy**, mez, *mosch*, **mur ac**, nat c, **nat m**, **nit ac**, nux m, **nux v**, olnd, op, par, **petr**, **ph ac**, **phos**, **phyt**, pic ac, **plat**, **plb**, *psor*, **puls**, **ran b**, *ran s*, *rheum*, **rhod**, **rhus t**, **rumx**, ruta, **sabad**, **sabin**, **samb**, **sang**, **sars**, **sec**, **sel**, seneg, **sep**, **sil**, *spig*, **spong**, **squil**, **stann**, staph, stram, *stront*, **stroph**, **sul ac**, **sulph**, **tab**, tarax, **tell**, **ter**, *thea*, **thuj**, valer, **verat**, verat v, verb, viol t, **zinc**

▲ **Kraftlosigkeit der** BB: 1085, BU: 162
Gelenke

acon, agar, agn, alum, *am c*, anac, ang, *ant t*, **arn**, asar, aur, bar c, **bell**, *bor*, bov, **bry**, **calc**, cann s, canth, carb an, carb v, **caust**, **chin**, clem, *cocc*, colch, con, cupr, cycl, *dig*, dros, dulc, euph, *ferr*, hep, hyos, ign, **kali c**, kali n, kreos, **lach**, led, **lyc**, mang, **merc**, *mez*, mosch, **nat m**, **nit ac**, nux m, **nux v**, olnd, *oxyt*, par, **petr**, ph ac, **phos**, *plat*, plb, **psor**, *puls*, ran b, rheum, *rhod*, **rhus t**, *ruta*, sabad, sars, **sep**, **sil**, spong, **stann**, **staph**, *stront*, sul ac, **sulph**, *tarax*, thuj, **valer**, **verat**, viol o, *zinc*

▲ **Krankheitsgefühl,** BB: 1086, BU: 162
Gefühl von Unwohlsein

acon, agar, **alum**, *ambr*, ang, ant cr, **ant t**, arg, **ars**, *asaf*, asar, bor, bov, bry, *calc*, *camph*, canth, caust, **cham**, **chel**, *chin*, *cic v*, coff, **con**, *croc*, euphr, ferr, graph, guaj, *hep*, ign, ip, kali n, *led*, *lyc*, mag m, *mang*, **merc**, **mez**, mosch, mur ac, *nit ac*, **nux v**, olnd, op, petr, *plat*, plb, *puls*, rhus t, *ruta*, *sabad*, *sabin*, sec, seneg, *spig*, **spong**, *stann*, staph, stront, **sulph**, tarax, *thuj*, *verat*, **verat**, *zinc*

▲ **Kribbeln in äußeren Teilen** BB: 1087, BU: 162

acon, agar, **alum**, *am c*, am m, *ambr*, anac, ang, ant cr, ant t, *arg*, **arn**, *ars*, asaf, asar, aur, bar c, *bell*, bor, bov, bry, *calc*, camph, cann s, caps, carb an, *carb v*, **caust**, cham, **chel**, **chin**, cic v, cina, clem, **cocc**, **colch**, coloc, *con*, **croc**, dros, dulc, euphr, ferr, **gran**, *graph*, *guaj*, *hep*, hyos, *ign*, ip, **kali c**, kali n, kreos, *lach*, *laur*, led, mag c, mag m, mang, *mar*, **merc**, **mez**, mosch, *mur ac*, **nat c**, **nat m**, nit ac, nux m, **nux** v, olnd, op, par, **ph ac**, phos, **plat**, *plb*, **puls**, **ran b**, *ran s*, rheum, **rhod**, **rhus t**, sabad, *sabin*, samb, sars, **sec**, sel, seneg, **sep**, sil, **spig**, *spong*, stann, *staph*, stram, stront, *sul ac*, **sulph**, tarax, *thuj*, valer, *verat*, verb, viol t, **zinc**

▲ **Kribbeln in inneren Teilen** BB: 1088, BU: 162

acon, *acon f*, *agar*, agn, *alum*, am c, am m, *ambr*, *ant t*, arg, **arn**, *ars*, asaf, bar c, bell, **bry**, calc, **canth**, *carb v*, *caust*, *chel*, **chin**, cic v, *cocc*, **colch**, coloc, cupr, *dros*, dulc, euphr, graph, guaj, hep, *hyos*, *ign*, jod, *laur*, *led*, meny, merc, *mez*, nat c, nux m, nux v, *ph ac*, phos, **plat**, plb, **puls**, rheum, *rhod*, **rhus t**, sabad, *sabin*, **sang**, sec, *sel*, seneg, sep, *sil*, *spig*, *spong*, stann, staph, **sulph**, tarax, *thuj*, *viol o*, **zinc**

▲ **Kriechen wie ein Tier** BB: 1089, BU: 163

agn, **alum**, arg, bar c, *bor*, cann s, caust, chin, dulc, *kali c*, lach, **laur**, **nux v**, plb, ran b, ran s, *rhod*, *rhus t*, sabad, *sec*, *staph*, *sulph*, tarax, t huj

▲ **Krummziehen der Glieder** BB: 1090, BU: 163

acon, alum, am m, ambr, *anac*, ant cr, *ant t*, arg, arn, bell, bism, **calc**, *cann i*, *carb an*, carb v, **caust**, cham, chel, **chin**, cina, cocc, coff, colch, *coloc*, con, **cupr**, cycl, dig, *dros*, euph, **ferr**, **graph**, guaj, hep, **hyos**, *kali c*, kali n, laur, **lyc**, mag m, meny, **merc**, nat c, nat m, nit ac, *nux v*,

ox ac, **phos**, *plat*, plb, **rhus t**, ruta, sabad, sabin, sars, **sec**, sep, **sil**, spig, spong, stann, *stram*, sul ac, *sulph*, verat

▲ **Wie eine Kugel in inneren Teilen** BB: 1091, BU: 163

acon, asaf, calc, **cann i**, *caust*, *coloc*, con, *crot t*, cupr, graph, **ign**, *kali c*, **lach**, mag m, nat m, par, phyt, plat, **plb**, ruta, **sep**, *sil*, staph, *stram*, sulph, valer

▲ **Lähmiger, lähmender Schmerz** BB: 1092, BU: 163

acon, agar, agn, alum, am c, *am m*, ambr, ang, ant cr, arg, ars, asaf, *asar*, **aur**, bar c, **bell**, **bism**, bov, **bry**, calc, cann s, canth, *carb v*, *caust*, **cham**, chel, **chin**, **cina**, **cocc**, coff, **colch**, coloc, *con*, croc, *crot h*, **cycl**, *dig*, dros, **dulc**, euph, euphr, ferr, graph, hell, hep, hyos, ign, jod, kali c, kali n, *kreos*, **laur**, *led*, lyc, mag c, *mag m*, mang, mar, *meny*, merc, **mez**, *mosch*, mur ac, nat c, **nat m**, **nux v**, olnd, *par*, petr, ph ac, *phos*, plat, plb, *puls*, ran s, rhod, **rhus t**, ruta, sabad, **sabin**, *sars*, sel, seneg, *sep*, **sil**, spig, *stann*, **staph**, stram, *stront*, sul ac, sulph, thuj, valer, **verat**, verb, *zinc*

▲ **Lähmender Schmerz in den Gelenken** BB: 1093, BU: 163

acon, agn, am c, ambr, anac, *arg*, **arn**, *ars*, **asar**, **aur**, *bell*, **bism**, bov, **caps**, **carb** v, caust, *cham*, **chin**, cina, *cocc*, *colch*, coloc, *con*, **croc**, *dig*, dros, **euph**, ferr, *gran*, graph, hell, ign, *kali c*, *led*, lyc, mag m, meny, merc, **mez**, nat c, *nat m*, nit ac, **nux v**, *par*, *petr*, *ph ac*, *phos*, **plb**, **puls**, *rhus t*, *ruta*, *sabad*, **sabin**, samb, *sars*, **seneg**, sep, *stann*, **staph**, stram, *stront*, sulph, **valer**, *verat*, *verb*, zinc

▲ **Lähmige, lähmende Schwäche** BB: 1094, BU: 163

alum, *am m*, *ang*, ars, *bell*, *bism*, *bry*, calc, camph, *canth*, carb v, **caust**, **cham**, *chel*, **chin**, cina, **cocc**, **colch**, *con*, *dig*, dros, euph, *ferr*, *hell*, kali n, laur, merc, mez, mosch, nat c, *nux v*, *olnd*, ph ac, plb, **puls**, **rhod**, **rhus t**, *sabad*, *sil*, stann, stront, valer, *verat*

▲ Lähmigkeitsgefühl innerer Teile
BB: 1095, BU: 164

acon, *bry*, *caj*, caust, cina, cocc, **gran**, *ip*, **lyc**, meny, **nat m**, **phos**, puls, **seneg**, sil, sulph

▲ Lähmungen der Glieder
BB: 1096, BU: 164

acon, *agar*, alum, am m, *ambr*, *anac*, *ang*, arg, *arn*, **ars**, asar, aur, **bar c**, **bell**, bov, *brom*, **bry**, **calc**, cann s, *carb s*, *carb v*, **caust**, cham, **chel**, *chen a*, *chin*, **cocc**, colch, coloc, **con**, *crot h*, cupr, *cur*, cycl, dig, **dros**, **dulc**, *ferr*, graph, guaj, hell, hep, hyos, ign, ip, jod, *kali c*, kali n, *kalm*, lach, lath, laur, led, *lyc*, merc, mez, mur ac, nat c, **nat m**, **nit ac**, **nux v**, **olnd**, *op*, *petr*, ph ac, **phos**, *pic ac*, **plb**, puls, rhod, **rhus t**, **ruta**, sabin, *sars*, **sec**, sel, seneg, **sep**, **sil**, *spig*, *stann*, staph, stram, *stront*, sul ac, **sulph**, tarax, **thuj**, **verat**, zinc

▲ Halbseitige Lähmungen
BB: 1097, BU: 0

acon, *agar*, **alum**, am m, **anac**, *arg*, arn, asar, **bar c**, **bell**, bov, *calc*, **carb s**, carb v, caust, chel, chin, **cocc**, *colch*, cycl, dig, *dulc*, **graph**, *guaj*, hell, hep, *hyos*, ign, **kali c**, **lach**, laur, led, lyc, merc, *mez*, *mur ac*, *nat c*, *nat m*, nit ac, nux v, *olnd*, op, **ph ac**, *phos*, plb, rhod, *rhus t*, *sabin*, sars, *spig*, stann, *staph*, *stront*, **sul ac**, tarax, *zinc*

▲ Schmerzlose Lähmungen
BB: 1098, BU: 164

absin, *acon*, *aeth*, alum, *ambr*, **anac**, ang, **arg n**, arn, **ars**, **aur**, **bapt**, *bar ac*, *bar c*, bell, bov, *bry*, *cadm*, calc, *calc m*, *camph*, **cann i**, *carb s*, carb v, caust, *cham*, chel, chin, *chlol*, *cic v*, **cocc**, colch, coloc, **con**, *crot h*, **cupr**, *cur*, ferr, *gels*, *graph*, hell, *hydr ac*, **hyos**, ign, ip, kali c, *kalm*, laur, led, **lyc**, **merc**, nat m, nux m, *nux v*, **olnd**, *op*, *ph ac*, *phos*, **plb**, puls, rhod, **rhus t**, sec, *sil*, staph, *stram*, stront, *sulph*, **verat**, zinc

▲ Lähmungen der Organe
BB: 1099, BU: 164

acon, agar, agn, *alum*, am c, am m, *ambr*, **anac**, ang, ant cr, ant t, arn, ars, asaf, *asar*, aur, **bar c**, **bell**, bism, *bor*, bov, **bry**, cadm, **calc**, camph, *cann s*, canth, **caps**, *carb ac*, carb an, carb v, caust, cham, *chel*, *chin*, cic v, **cocc**, colch, *coloc*, con, croc, cupr, *cycl*, dig, *dros*, **dulc**, euphr, *gels*, graph, hell, hep, hydr ac, **hyos**, *ign*, ip, jod, kali br, kali c, kreos, lach, **laur**, *led*, *lyc*, *mag c*, *mag m*, mang, meny, *merc*, mez, *mur ac*, *nat c*, **nat m**, **nit ac**, *nux m*, **nux v**, **olnd**, **op**, par, *petr*, *ph ac*, **phos**, **plb**, **puls**, rheum, *rhod*, **rhus t**, **ruta**, sabad, sabin, *sal ac*, sars, **sec**, *seneg*, **sep**, **sil**, spig, spong, squil, **stann**, *staph*, **stram**, stront, sul ac, **sulph**, tab, thuj, **verat**, *verb*, zinc

▲ Lähmungen innerer Teile
BB: 1100, BU: 164

acon, ant cr, **ars**, bar c, **bell**, calc, cann s, canth, caps, *caust*, chin, cic v, **cocc**, coloc, con, cycl, dig, **dulc**, euphr, gels, graph, **hyos**, ip, kali c, lach,,**laur**, lyc, meny, merc, *mur ac*, nat m, **nux m**, **nux v**, **op**, petr, phos, plb, **puls**, rheum, **rhus t**, sec, *seneg*, sep, sil, spig, **stram**

▲ Wie von harter Lage
BB: 1101, BU: 165

acon, **arn**, bry, caust, *con*, *dros*, graph, *kali c*, *mag c*, *mag m*, *nux m*, *nux v*, *phos*, *plat*, sabad, **sil**, stann, sulph, tarax, thuj, verat

▲ Laufen in den Gliedern, wie eine Maus
BB: 1102, BU: 165

arn, aur, **bell**, **calc**, *nit ac*, *rhod*, sep, sil, **sulph**

▲ Lebendigkeitsgefühl
BB: 1103, BU: 0

anac, asar, bell, **calc p**, **cann s**, **cocc**, **croc**, cycl, hyos, **ign**, lach, led, mag m, *meny*, *merc*, nat m, petr, *plb*, **puls**, *rhod*, *sabad*, *sec*, sep, *sil*, spong, *sulph*, tarax, **thuj**, viol t

▲ Leerheitsgefühl (Hohlheitsgefühl)
BB: 1104, BU: 165

acon, **agar**, alum, am c, am m, *ant cr*, ant t, *apoc*, *arg*, arn, aur, bar c, *bry*, **calad**, calc, **calc p**, **caps**, *carb v*, *caust*, cham, chin, *cina*, **coca**, **cocc**, coff, *colch*, **coloc**, croc, **crot t**, cupr, **dig**, dulc, euph, *ferr*, *gamb*, *gels*, **glon**, graph, guaj, hep, *hydr*, **ign**, *ip*, jod, **kali c**, *kali n*, lach, laur, lyc, *mag c*, mang, *mar*, meny, merc, mez, **mur ac**, nat c, **nat m**, **nux v**, **olnd**, op, par, **petr**, **phos**, plat, plb, **podo**, **puls**, rhus t, ruta, *sabad*, **sang**, sars, *seneg*, sep, *spig*, squil, **stann**, stram, **sul ac**, *sulph*, **tab**, *verat*, verb, *vib*, *zinc*

▲ **Gefühl von Leichtigkeit**　BB: 1105, BU: 165
　in den Gliedern
agar, **asar**, *cann i*, chin, **coff**, *dig*, *hyos*, nat m, nux v, **op**, phos, rhus t, spig, **stram**, thuj

▲ **Neigung zum Liegen**　BB: 1106, BU: 165
acon, **alum**, am c, ambr, *anac*, ant cr, ant t, arn, **ars**, asar, **bar c**, *bell*, bism, bor, *bry*, **calad**, calc, canth, **caps**, carb an, carb v, caust, **cham**, **chel**, *chin*, cina, **cocc**, **coff**, con, croc, cupr, **cycl**, *dig*, dros, *dulc*, *ferr*, graph, **guaj**, **ign**, *ip*, kali c, *lach*, led, **lyc**, mag c, mag m, mar, *merc*, *mez*, mur ac, *nat c*, *nat m*, nit ac, **nux v**, op, petr, *ph ac*, *phos*, *puls*, *ran b*, **rhus t**, ruta, *sabad*, *sel*, sep, **sil**, **spong**, *stann*, staph, **stram**, stront, sulph, *tarax*, *thuj*, *verat*, zinc

▲ **Abneigung gegen**　BB: 1107, BU: 165
　freie Luft
agar, alum, **am c**, **am m**, ambr, anac, ang, arn, *ars*, aur, **bell**, **bry**, **calc**, *camph*, cann s, canth, caps, *carb an*, carb v, **caust**, **cham**, **chel**, **chin**, cic v, *cina*, **cocc**, **coff**, *coloc*, **con**, dig, dros, **ferr**, graph, **guaj**, **hep**, **ign**, *ip*, **kali c**, kali n, *kreos*, *lach*, laur, led, **lyc**, mag m, mang, *mar*, meny, merc, **mosch**, *mur ac*, **nat c**, **nat m**, *nit ac*, **nux m**, **nux v**, op, **petr**, *ph ac*, phos, plat, *plb*, puls, rhod, **rhus t**, *ruta*, sabin, sars, *sel*, seneg, **sep**, **sil**, **spig**, *staph*, *stram*, stront, **sul ac**, **sulph**, *thuj*, *valer*, verat, verb, **viol t**, zinc

▲ **Neigung zu freier Luft**　BB: 1108, BU: 166
acon, **agn**, **alum**, am c, am m, *ambr*, anac, ang, **ant cr**, *arg*, **arn**, *ars*, asaf, asar, **aur**, **bar c**, bell, **bor**, bov, bry, calc, *cann* s, *caps*, carb an, carb v, *caust*, cic v, cina, **croc**, dig, *gels*, graph, **hell**, hep, **jod**, kali c, kali n, lach, *laur*, **lyc**, **mag c**, *mag m*, mang, mar, *meny*, **mez**, mosch, mur ac, nat c, *nat m*, op, ph ac, phos, **plat**, plb, **puls**, rhod, rhus t, ruta, *sabin*, sars, sel, *seneg*, sep, **spig**, *spong*, *stann*, staph, **stram**, *stront*, sul ac, sulph, **tarax**, thuj, verat, viol t, zinc

▲ **Muskelschlaffheit**　BB: 1109, BU: 166
agar, ambr, *ang*, ant t, arn, asaf, *bor*, bry, **calc**, camph, canth, **caps**, cham, *chin*, cic v, **clem**, **cocc**, **con**, **croc**, *cupr*, *dig*, **dios**, *euph*, *ferr*, **gels**, graph, *hell*, *hydr*, **hyos**, **ip**, **jod**, kali c, *lach*, *laur*, **lyc**, *mag c*, **merc**, mur ac, *nat c*, nux m, op, *oxyt*, plat, plb, *puls*, rheum, *sabad*, **sec**, **seneg**, *sil*, spig, **spong**, sul ac, **sulph**, thuj, *verat*, *viol o*

▲ **Muskelstraffheit**　BB: 1110, BU: 166
acon, am m, *anac*, ant cr, *arn*, *ars*, bell, *cann i*, cann s, *canth*, *carb v*, *caust*, chin, *dulc*, graph, **guaj**, kali c, *lach*, led, **mosch**, nat c, **nat m**, **nit ac**, **nux v**, olnd, *ph ac*, **phos**, **plat**, plb, **puls**, **rhus t**, **sep**, **sil**, stann, *staph*, *sulph*, verb, zinc

▲ **Muskelverhärtung**　BB: 1111, BU: 166
　(Hartspann)
alum, *bar c*, bry, *carb an*, *carb v*, **caust**, *con*, dulc, hep, hyos, *jod*, *kali c*, lach, **lyc**, *nat c*, *nux v*, ph ac, *puls*, ran b, *rhod*, rhus t, sars, sep, sil, spong, *sulph*, thuj

▲ **Muskelverkürzung**　BB: 1112, BU: 166
acon, am c, **am m**, *ambr*, anac, *ang*, arn, *ars*, aur, **bar c**, bov, *bry*, calc, *carb an*, *carb v*, **caust**, cic v, **cimic**, **coloc**, **con**, croc, *cupr*, dig, dros, *euph*, euphr, **graph**, *guaj*, *hell*, hep, hyos, *ign*, kali c, kreos, *lach*, led, **lyc**, *mag c*, **merc**, *mez*, mosch, *nat c*, **nat m**, nit ac, **nux v**, *ox ac*, petr, *ph ac*, *phos*, plb, *puls*, ran b, rheum, **rhus t**, sabin, samb, **sep**, sil, spig, stann, sul ac, sulph, verat

▲ **Muskelzucken,**　BB: 1113, BU: 166
　Sehnenhüpfen,
　Flechsenzucken
acon, *ambr*, ant cr, **ant t**, *arg*, arn, *ars*, **asaf**, asar, bar c, **bell**, bism, bov, *bry*, calc, cann s, *carb s*, carb v, *caust*, cham, chin, cic v, **clem**, **cocc**, *cod*, **coloc**, **con**, croc, **cupr**, dig, **graph**, hell, *hyos*, *ign*, ip, **jod**, *kali br*, **kali c**, *kali i*, lach, laur, mang, *mar*, **meny**, merc, **mez**, **nat c**, *nat m*, nit ac, **nux v**, olnd, **op**, **par**, **phos**, *plat*, plb, puls, *ran s*, *raph*, rheum, rhus t, **sec**, *sep*, **sil**, *spig*, **spong**, stann, *sul ac*, sulph, *tarax*, *viol t*

▲ **Mutterkrämpfe** BB: 1114, BU: 167
(vgl. mit hysterischen
Krämpfen)
ars, *bell*, bry, *caust*, <u>cocc</u>, *coff*, <u>con</u>, cupr, ferr, **ign**, ip, *kreos*, lyc, <u>**mag m**</u>, *mosch*, nat m, nux m, **nux v**, phos, *plat*, puls, rhus t, sec, sep, **stann**, *staph*, stram, sul ac, sulph, valer, *zinc*

▲ **Nervenschwäche** BB: 1115, BU: 167
acon, agn, *alum*, am c, ambr, anac, ang, *arg n*, arn, *ars*, **asar**, *aur*, **bar c**, **bell**, bry, **calc**, camph, carb an, *carb s*, carb v, *cham*, **chin**, cic v, coca, *cocc*, **coff**, colch, **con**, croc, **cupr**, *cur*, *dig*, *graph*, hell, *hep*, *hyos*, **ign**, **jod**, kali n, *kali p*, lach, *laur*, led, *lyc*, **mar**, **merc**, mosch, mur ac, **nat c**, *nat m*, nit ac, *nux m*, **nux v**, op, *ox ac*, petr, *ph ac*, **phos**, phys, *pic ac*, **plat**, plb, **puls**, *rhus t*, *sabin*, sars, sec, *sel*, *sep*, **sil**, spig, spong, **stann**, staph, *stram*, sul ac, **sulph**, **valer**, verat, **viol o**, zinc

▲ **Ohnmacht** BB: 1116, BU: 167
<u>acon</u>, aesc, *agar*, *all c*, *am m*, ambr, **ant t**, **arg n**, arn, <u>ars</u>, bar c, *bell*, bor, bov, <u>bry</u>, calad, *calc*, **camph**, **cann i**, **cann s**, **canth**, **carb ac**, *carb s*, *carb v*, *caust*, <u>cham</u>, **chel**, <u>chin</u>, *cic v*, **cimic**, cina, *coca*, **cocc**, **coll**, **coloc**, **con**, *crot h*, *crot t*, **dig**, *dios*, *dros*, dulc, **ferr**, *gels*, *gran*, graph, *grin*, hell, **hep**, **hydr ac**, **hyos**, **ign**, **ip**, *kali c*, kali n, **kreos**, **lach**, *laur*, *led*, **lil t**, lyc, mag c, mag m, **merc**, mez, *mosch*, *nat m*, *nit ac*, <u>**nux m**</u>, **nux v**, *olnd*, **op**, petr, **phos**, <u>**plb**</u>, <u>**podo**</u>, **puls**, ran b, *ran s*, *rhus t*, ruta, *sabad*, **sang**, **sars**, sec, **seneg**, **sep**, **sil**, **spig**, staph, **stram**, **sulph**, **tab**, *thea*, *valer*, **verat**, verat v, **vib**, *viol o*

▲ **Wie ein Pflock (Nagel)** BB: 1117, BU: 167
in den äußeren Teilen
agar, *arn*, **crot t**, hell, **kali bi**, *lach*, *plat*, ruta

▲ **Wie ein Pflock (Nagel)** BB: 1118, BU: 167
in den inneren Teilen
acon, **agar**, **aloe**, *am br*, am c, ambr, **anac**, **ant cr**, *arg*, **arn**, **asaf**, aur, **bar c**, bell, bov, calc, *caust*, cham, *chel*, *coc c*, cocc, **coff**, con, *croc*, dros, ferr, graph, *hell*, **hep**, <u>ign</u>, *jod*, kali c, kreos, *lach*, led, lyc, **merc**, mez, mur ac, nat m,

nux v, olnd, par, plat, plb, *ran s*, rhod, **ruta**, sabad, *sabin*, *sang*, sep, *spig*, **spong**, *staph*, **sulph**, <u>**thuj**</u>

▲ **Picken** BB: 1119, BU: 168
ambr, **ars**, aur, carb an, <u>**chin**</u>, *cocc*, dros, mez, nux v, rhus t, *ruta*, **stram**, **verb**, **zinc**

▲ **Polype(n)** BB: 1120, BU: 168
ambr, ant cr, *aur*, bell, **calc**, caust, *con*, graph, hep, lyc, **mar**, **merc**, *mez*, nat m, nit ac, *petr*, *ph ac*, **phos**, *puls*, sang, sep, **sil**, <u>**staph**</u>, sul ac, sulph, *thuj*

▲ **Prickeln in äußeren** BB: 1121, BU: 168
Teilen
acon, *aconin*, agar, **ail**, alum, ant cr, *ant t*, *bell*, *calc*, *cann i*, *cann s*, caps, *carb s*, caust, coloc, *con*, croc, **dros**, ferr m, *glon*, hep, *kali br*, laur, *lyc*, **mez**, *mosch*, **nux m**, *onos*, **plat**, **ran s**, ruta, *sabad*, sec, *sep*, staph, sul ac, sulph, *zinc*

▲ **Prickeln in inneren** BB: 1122, BU: 168
Teilen
abrot, *acon*, *aconin*, ail, aur, cann s, *dios*, *lach*, **nit ac**, osm, ph ac, **phos**, *plat*, **ran b**, *sabad*, **sang**, sec, seneg, verb, *viol o*

▲ **Gefühl von (Empor-)** BB: 1123, BU: 168
Quellen im Inneren
ambr, ant cr, asaf, bell, *berb*, colch, *ip*, lyc, nux v, **puls**, **rheum**, spig, *squil*, tarax

▲ **Quetschungen** BB: 1124, BU: 168
acon, ant cr, **arg**, **arn**, calend, *caust*, **cic v**, **con**, dros, hyper, jod, kali c, lachn, **led**, mar, *nux m*, *olnd*, *par*, petr, **phos**, *plat*, **puls**, rhod, *rhus t*, <u>**ruta**</u>, sep, **stann**, **sul ac**, sulph, verat, *verb*

▲ **Quetschungsschmerz** BB: 1125, BU: 168
acon, *agar*, *aloe*, alum, ang, *ant cr*, *ant t*, **arg**, <u>**arn**</u>, *asar*, **bapt**, *bar c*, *berb*, bor, **bry**, calc, calend, *canc f*, canth, carb an, *carb s*, carb v, **caust**, cham, *chel*, <u>**cic v**</u>, **cimic**, cina, *clem*, *con*,

crot h, *cupr*, *cycl*, *dig*, **dros**, dulc, euph, hep, hyos, *ign*, *ip*, *jod*, *kali c*, *kali n*, *lach*, **led**, *mar*, nat c, nat m, nit ac, **nux m**, **nux v**, *olnd*, *par*, petr, *phos*, plat, *puls*, ran b, **rhod**, **rhus t**, **ruta**, sabad, sabin, *sep*, **sil**, spong, **sul ac**, *sulph*, thuj, *verat*, *verb*, viol o

▲ **Quetschungsschmerz** BB: 1126, BU: 168
äußerlich
acon, agar, *aloe*, **alum**, *am c*, *am m*, anac, **ang**, ant t, **apis**, **arg**, **arn**, **ars**, asaf, **asar**, **aur**, bar c, **bell**, *bor*, **bry**, calad, **calc**, *calend*, *camph*, cann s, *canth*, caps, carb an, *carb v*, **caust**, *cedr*, cham, *chel*, **chin**, cic v, **cina**, **clem**, **cocc**, coff, **colch**, **coloc**, *con*, croc, cupr, *cycl*, *dig*, *dros*, dulc, **eup per**, euph, **ferr**, *fl ac*, *form*, **gran**, *graph*, *guaj*, *hell*, **hep**, hyos, *ign*, ip, *kali c*, **kalm**, kreos, lach, laur, **led**, lyc, **mag c**, *mag m*, mang, meny, **merc**, **mez**, mur ac, **nat c**, **nat m**, *nit ac*, **nux m**, **nux v**, ox ac, par, *petr*, **ph ac**, phos, *phyt*, **plat**, plb, **puls**, **ran b**, ran s, rheum, rhod, **rhus t**, **ruta**, sabad, **sabin**, sars, seneg, **sep**, **sil**, **spig**, **spong**, squil, **stann**, *staph*, stram, *stront*, sul ac, **sulph**, tarax, **thuj**, valer, **verat**, viol t, **zinc**

▲ **Quetschungsschmerz** BB: 1127, BU: 169
innerlich
acon, *agar*, **alum**, *am m*, ambr, anac, ang, **apis**, **arn**, **ars**, asaf, **aur**, bar c, bov, *bry*, **camph**, *cann i*, cann s, *carb ac*, *carb an*, *carb v*, **caust**, cham, **chin**, cina, *clem*, **cocc**, **coff**, **coloc**, *con*, **cupr**, **dros**, euph, euphr, ferr, **gels**, *glon*, graph, **hell**, **hep**, *ign*, **ip**, jod, kali c, kreos, lach, **laur**, led, lyc, mag c, mag m, mang, meny, *merc*, **merc c**, mosch, *mur ac*, nat c, *nit ac*, **nux v**, op, ph ac, *phos*, *phyt*, **puls**, **ran b**, *ran s*, rhod, rhus t, *rumx*, ruta, sabin, samb, sars, *sep*, **sil**, spig, *spong*, **stann**, staph, stram, stront, *sul ac*, **sulph**, *thuj*, valer, **verat**, viol t, **zinc**

▲ **Quetschungsschmerz** BB: 1128, BU: 169
in Gelenken
acon, *agar*, anac, ant cr, **arg**, **arn**, ars, **aur**, bell, **bov**, bry, **calc**, *calend*, *camph*, arb an, carb v, **caust**, cham, **chin**, cic v, *coff*, coloc, **con**, **croc**, cycl, **dig**, **dros**, dulc, **ferr**, *graph*, hep, hyos, *ign*, kali c, **led**, mag c, **mez**, **mur ac**, nat c, **nat m**,

nit ac, **nux v**, *par*, **ph ac**, *phos*, plat, **puls**, **rhus t**, **ruta**, sabad, **sep**, **spig**, *stann*, staph, sul ac, **sulph**, *thuj*, *valer*, **verat**, *viol o*, zinc

▲ **Rauheitsgefühl innerer** BB: 1129, BU: 169
Teile (wie innen wund)
acon, **aesc**, *agar*, *aloe*, **alum**, *am c*, *am m*, **ambr**, anac, *ang*, ant cr, **arg**, **arg n**, *ars*, **arum t**, bar c, **bell**, bor, bov, **brom**, bry, **calc**, *cann s*, canth, caps, carb an, *carb s*, **carb v**, **caust**, cham, chel, *chin*, cina, **coc c**, **cocc**, coff, colch, coloc, *cop*, croc, *cub*, cycl, *dig*, **dros**, dulc, euph, ferr, **gamb**, *graph*, hell, hep, **hydr**, *hyos*, ign, *ip*, jod, *kali c*, **kali ch**, kali n, *kreos*, **lach**, **laur**, led, lyc, **mag c**, *mag m*, **mang**, meny, merc, **mez**, **mur ac**, **nat c**, nat m, **nat s**, nit ac, *nux m*, **nux v**, olnd, **osm**, par, petr, **ph ac**, **phos**, **phyt**, plat, **plb**, **puls**, ran b, *ran s*, *rhod*, **rhus t**, *sabad*, **sang**, sang n, **sars**, seneg, sep, sil, spig, *spong*, squil, **stann**, *staph*, stram, **stront**, **sul ac**, **sulph**, **tarax**, thuj, verat, verb, **zinc**

▲ **Reißen (Ziehen) in** BB: 1130, BU: 170
äußeren Teilen
acon, *aesc*, **agar**, *agn*, **alum**, am c, **am m**, **ambr**, **anac**, ang, *ant cr*, *ant t*, arg, **arn**, **ars**, **asaf**, asar, aur, *bar c*, **bell**, berb, **bism**, *bor*, bov, *brom*, **bry**, *cact*, calad, **calc**, **calc p**, camph, cann s, *canth*, **caps**, *carb an*, **carb v**, **caust**, **cedr**, cham, *chel*, **chin**, cic v, *cina*, **clem**, **cocc**, coff, *colch*, **coloc**, **con**, croc, cupr, cycl, dig, dros, **dulc**, *euph*, euphr, **ferr**, **gamb**, *graph*, guaj, hell, hep, hyos, *ign*, ip, jod, **kali bi**, **kali c**, **kali i**, kali n, kreos, lach, laur, **led**, **lyc**, *mag c*, mag m, *mang*, *mar*, meny, **merc**, **mez**, mosch, *mur ac*, **nat c**, **nat m**, **nit ac**, nux m, **nux v**, olnd, op, par, *petr*, **ph ac**, *phos*, *phyt*, plat, *plb*, **puls**, **ran b**, ran s, rheum, **rhod**, **rhus t**, ruta, sabad, *sabin*, samb, *sars*, sec, **sel**, *seneg*, **sep**, **sil**, **spig**, *spong*, squil, stann, **staph**, stram, **stront**, sul ac, **sulph**, *tarax*, **thuj**, **valer**, *verat*, verb, viol o, viol t, **zinc**

▲ **Reißen (Ziehen) in** BB: 1131, BU: 170
inneren Teilen
acon, *aesc*, **agar**, *agn*, *aloe*, **alum**, am c, am m, **ambr**, *anac*, ang, ant cr, **ant t**, *apis*, **arg**, **arn**, *ars*, asaf, asar, **aur**, *bar c*, **bell**, berb, *bism*, bor, bov, **bry**, calad, *calc*, camph, cann s, canth,

caps, carb an, *carb s, carb v, caust,* **cham, chel,** *chin,* cic v, cina, clem, *cocc, coff,* colch, **coloc, con,** croc, *crot h, cupr, cycl, dig, dios,* dros, dulc, euph, euphr, ferr, **gran,** graph, guaj, hell, hep, hyos, **ign,** *ip,* jod, *kali c,* kali n, **kalm,** kreos, **lach,** laur, led, lyc, *mag c,* mag m, *mang,* mar, *meny,* merc, mez, *mosch,* mur ac, *nat c,* **nat m,** nit ac, nux m, nux v, olnd, op, par, petr, ph ac, **phos,** plat, *plb,* **puls,** ran b, ran s, **rhod,** rhus t, *ruta,* sabad, sabin, samb, *sang,* sars, sec, *sel, seneg,* **sep,** sil, **spig,** spong, squil, **stann,** *staph, stram,* **stront,** sul ac, **sulph, tarax,** thuj, *uva, valer,* verat, **verat v,** *verb,* viol o, viol t, **zinc**

▲ **Reißen (Ziehen)** BB: 1132, BU: 170
  abwärts

acon, agar, agn, *alum,* anac, ant cr, **ant t,** ars, asaf, aur, **bar c, bell,** bism, **bry,** calc, *canth,* caps, **carb v,** caust, *chel,* **chin, cina,** colch, **coloc,** con, croc, dulc, euphr, **ferr, graph,** ign, **kali c,** kali n, laur, lyc, mag c, **meny, merc,** mez, *mur ac,* **nat c,** *nat m,* nit ac, **nux v,** *ph ac,* phos, **puls,** rhod, **rhus t,** sabin, *sars, seneg,* **sep, sep,** *sil,* **spig,** squil, stann, staph, **sulph,** thuj, valer, verat, *verb,* zinc

▲ **Reißen (Ziehen)** BB: 1133, BU: 170
  aufwärts

acon, alum, **anac,** ant cr, *arn,* **ars,** *asaf, aur,* **bell,** bism, bor, *calc,* carb v, *caust,* chin, clem, *colch,* **con, dulc,** euphr, *mag c,* meny, merc, **nat c,** *nat m,* **nit ac, nux v,** ph ac, phos, *puls,* rhod, *rhus t, samb,* sars, **sep, sil, spig,** *spong,* **stront,** sulph, thuj, *valer*

▲ **Reißen in den Muskeln** BB: 1134, BU: 171

acon, agar, agn, *alum,* am c, **am m, ambr,** anac, ang, ant cr, ant t, **arg,** *arn,* **ars, asaf,** asar, **aur,** *bar c,* **bell, bism, bor,** bov, **bry, calc,** camph, **canth,** caps, **carb an, carb v, caust,** cham, **chel, chin,** cic v, **cina,** clem, cocc, **colch,** coloc, *con,* croc, cupr, *cycl,* dig, *dros,* **dulc,** *euph, ferr,* **graph,** *guaj,* hell, **hep,** hyos, *ign,* ip, *jod,* **kali c, kali n,** kreos, lach, laur, led, lyc, **mag c, mag m, mang, mar,** meny, **merc,** *mez,* mosch, *mur ac,* **nat c, nat m, nit ac,** *nux v, olnd,* par, petr, *ph ac,* **phos,** plat, *plb,* **puls,** ran b, rheum, **rhod,** rhus t, **ruta,** sabad, **sabin,** samb, *sars,* sec, *sel,* *seneg,* **sep,** sil, *spig,* spong, squil, **stann, staph, stront,** sul ac, **sulph,** tarax, *thuj, valer,* verat, **verat v,** *verb,* viol o, viol t, **zinc**

▲ **Reißen in den** BB: 1135, BU: 171
  Gelenken

acon, agar, **agn,** *alum,* am c, *am m,* **ambr,** *anac,* ang, ant t, **arg,** *arn,* ars, *asaf,* asar, **aur,** bar c, **bell,** bism, **bov, bry,** *cact,* **calc,** camph, *canth,* carb an, *carb v,* **caust,** *cham,* chel, **chin,** cic v, cina, *clem, cocc, colch,* **coloc,** con, cupr, cycl, dig, **dros,** dulc, euphr, *ferr,* graph, guaj, hell, *hep, hyos, ign, jod,* **kali c, kali n,** kreos, **laur,** led, lyc, mag c, *mag m,* mang, **mar,** meny, **merc,** mez, mosch, *mur ac, nat c,* nat m, nit ac, nux m, **nux v,** olnd, *par,* petr, **ph ac, phos,** plb, **puls,** *ran b,* rheum, *rhod,* **rhus t,** *ruta,* sabin, samb, **sars,** sec, **sep,** *sil, spig, spong,* **stann, staph, stront, sulph,** tarax, thuj, valer, verat, verb, viol o, **zinc**

▲ **Brennendes Reißen in** BB: 1136, BU: 171
  den Muskeln

bell, **carb v,** caust, *kali c,* led, lyc, **nit ac,** ruta, sabin, tarax, zinc

▲ **Brennendes Reißen in** BB: 1137, BU: 171
  den Gelenken

carb v, nat c, *nit ac*

▲ **Drückendes Reißen in** BB: 1138, BU: 171
  den Muskeln

acon, ambr, anac, ang, ant cr, *arg,* arn, asar, *bism, camph,* cann s, **carb v,** caust, *chin,* colch, cupr, cycl, dig, euph, guaj, **kali c,** kali n, laur, led, *lyc, mar,* ph ac, ran b, ruta, sabin, sars, sep, spig, **stann, staph,** stront, sulph, viol t, zinc

▲ **Drückendes Reißen** BB: 1139, BU: 171
  (Ziehen) in den
  Gelenken

agn, anac, ang, *arg,* bism, **carb v,** *chin,* coloc, graph, guaj, kali c, *lyc,* mez, ph ac, ruta, sabad, sars, sep, *stann, staph,* zinc

▲ **Klammartiges Reißen** BB: 1140, BU: 171
(Ziehen) in den
Muskeln
<u>anac</u>, *ang*, ant cr, arg, asaf, *aur*, bism, **calc**, *caust*, chel, **chin**, *dulc*, euph, graph, jod, kali c, *mang*, **meny**, mosch, **mur ac**, <u>nat c</u>, nux m, nux v, petr, ph ac, phos, <u>**plat**</u>, ran b, *ruta*, samb, *sil*, *stann*, stront, thuj, *valer*

▲ **Klammartiges Reißen** BB: 1141, BU: 172
(Ziehen) in den
Gelenken
anac, ars, *aur*, bov, kali c, <u>**olnd**</u>, phos, **plat**

▲ **Lähmiges Reißen** BB: 1142, BU: 172
(Ziehen) in den
Muskeln
agn, ant cr, asaf, carb v, **chin**, cic v, **cina**, *cocc*, con, dig, *graph*, **hell**, <u>**kali c**</u>, *mez*, mosch, nat m, nit ac, phos, **sabin**, **sars**, seneg, sil, *stann*, verb

▲ **Lähmiges Reißen** BB: 1143, BU: 172
(Ziehen) in den
Gelenken
bell, carb v, chel, *chin*, *cocc*, con, *dig*, kali c, meny, nat m, nit ac, phos, *sars*, *stann*, <u>**staph**</u>

▲ **Stechendes Reißen** BB: 1144, BU: 172
(Ziehen) in den
Muskeln
acon, agn, ambr, ang, ant t, arg, arn, bar c, bell, bry, *camph*, cann s, canth, caps, *chin*, *cic v*, **colch**, coloc, con, dros, dulc, **euph**, guaj, hyos, ign, *jod*, kali c, **lyc**, mag c, mang, mar, *merc*, mur ac, nat m, *ph ac*, phos, rheum, sars, spong, *staph*, sulph, *thuj*, <u>**zinc**</u>

▲ **Stechendes Reißen** BB: 1145, BU: 172
(Ziehen) in den
Gelenken
agn, bar c, chin, *colch*, dulc, graph, *hyos*, <u>**led**</u>, mag c, merc, mur ac, nat c, nat m, puls, *sabin*, sep, staph, **zinc**

▲ **Zuckendes Reißen** BB: 1146, BU: 172
(Ziehen) in den
Muskeln
acon, agar, agn, alum, **am m**, asar, *bell*, *calc*, camph, **chin**, *cina*, *cocc*, **cupr**, dig, dulc, guaj, *lyc*, mang, merc, nat c, nat s, *ph ac*, *phos*, plat, <u>**puls**</u>, rhus t, spig, **staph**, stront, sul ac, sulph

▲ **Zuckendes Reißen,** BB: 1147, BU: 172
Ziehen in den Gelenken
acon, *caust*, **chin**, cupr, laur, mang, olnd, <u>**rhus t**</u>, **sulph**

▲ **Zu große körperliche** BB: 1148, BU: 172
Reizbarkeit
absin, *acon*, *agar*, ambr, anac, ant cr, *ant t*, **arn**, **ars**, *asaf*, *asar*, *aur*, *bar c*, **bell**, bor, bov, *bry*, calc, camph, *cann i*, **canth**, *carb s*, carb v, caust, **cham**, **chin**, cina, **cocc**, **coff**, *con*, croc, cupr, dig, **ferr**, *graph*, hell, hep, hyos, **ign**, kali c, *kreos*, *lach*, laur, *lyc*, mag c, mag m, mang, **mar**, *meny*, <u>**merc**</u>, mez, *mosch*, nat c, nat m, nux m, **nux v**, par, petr, ph ac, **phos**, *plat*, **puls**, *rhus t*, *sabin*, sars, sec, sel, *sep*, <u>**sil**</u>, spig, *spong*, squil, **staph**, stram, sulph, *tarent*, *valer*, **verat**

▲ **Körperliche Reizlosig-** BB: 1149, BU: 172
keit, Reizbarkeit
acon, *agn*, *alum*, am c, am m, ambr, **anac**, ang, ant cr, ant t, arn, **ars**, asaf, asar, *bar c*, *bell*, *bism*, *bor*, *brom*, bry, <u>**calc**</u>, **camph**, cann s, canth, caps, **carb an**, **carb v**, caust, cham, **chel**, chin, *cic v*, *clem*, **cocc**, colch, coloc, <u>**con**</u>, croc, *crot t*, cupr, dig, **dulc**, **euph**, ferr, **gels**, *graph*, guaj, hell, hep, *hyos*, ign, **ip**, **jod**, *kali c*, lach, <u>**laur**</u>, led, **lyc**, *mag c*, mag m, merc, mez, *mosch*, *mur ac*, nat c, nat m, <u>**nit ac**</u>, *nux m*, nux v, <u>**olnd**</u>, <u>**op**</u>, petr, <u>**ph ac**</u>, *phos*, plb, puls, **rhod**, *rhus t*, *sec*, seneg, **sep**, sil, spong, stann, staph, **stram**, stront, **sulph**, thuj, valer, verb, *zinc*

▲ **Renken (Recken) und** BB: 1150, BU: 173
Dehnen der Glieder
agar, <u>**alum**</u>, **am c**, ambr, ang, *ars*, **bell**, bov, **bry**, **calc**, canth, carb an, *carb v*, *caust*, **cham**, chin, clem, cocc, <u>**graph**</u>, *guaj*, *hell*, hep, *ip*, **led**, mag c,

merc, mez, mur ac, nat c, nit ac, **nux v**, olnd, *ph ac*, phos, *plat*, puls, *rhus* t, *ruta*, *sabad*, sec, seneg, **sep**, sil, **spong**, *staph*, sul ac, **sulph**, valer, *verb*, zinc

▲ **Gefühl von Rollen** BB: 1151, BU: 173

acon, bell, *graph*, ign, plat, plb, **rhus t**, sep, tarax

▲ **Rucke in inneren Teilen** BB: 1152, BU: 173

acon, *agar*, *ambr*, anac, *ang*, *arn*, ars, **bell**, bov, *bry*, calad, **calc**, **cann i**, **cann s**, caust, *cic v*, clem, *coca*, colch, *con*, *croc*, dig, dulc, **glon**, kreos, **lyc**, *mag c*, *mang*, mar, mez, *mur ac*, *nat c*, *nat m*, **nux m**, **nux v**, petr, phos, **plat**, **puls**, ran s, *rhod*, rhus t, ruta, samb, *sep*, **sil**, **spig**, **spong**, **stann**, stront, *sul ac*, **thal**, *thuj*, **valer**

▲ **Rucke in den Muskeln** BB: 1153, BU: 173

acon, **agar**, *alum*, **anac**, ant cr, **ant t**, arn, *ars*, asar, bar c, *bell*, **bry**, *cadm*, **calc**, **cann i**, **caps**, carb s, *cham*, *chin*, **cic v**, *cimic*, **cocc**, **colch**, *con*, cupr, dulc, *euph*, *euphr*, ferr, *gels*, *graph*, **hyos**, ip, **lach**, mag c, **meny**, **merc**, *merc* c, **mez**, nat m, nit ac, **nux m**, **nux v**, olnd, **op**, *petr*, ph ac, **phos**, **plat**, **plb**, **puls**, **rhus t**, ruta, *sabad*, sabin, **sep**, *sil*, **spig**, **stann**, *staph*, **stram**, **sul ac**, **sulph**, *ter*, valer, viol t, **zinc**

▲ **Rucke in den Gelenken** BB: 1154, BU: 173

alum, *bell*, *bry*, graph, *nat m*, puls, *sil*, *spig*, spong, **sul ac**, sulph, **verat**

▲ **Schaben** BB: 1155, BU: 173

acon, *aesc*, *alumn*, **arg n**, arn, *asaf*, **bell**, **brom**, *bry*, *carb s*, cham, **chin**, **coc c**, coloc, **con**, *crot t*, *dig*, **dros**, **kali bi**, **kali ch**, **lach**, led, lyc, mez, **nux v**, osm, par, *ph ac*, phos, *phyt*, **puls**, rhus t, rumx, sabad, *sel*, *seneg*, spig, **stann**, **sulph**, *tell*, **verat**

▲ **Scheintod** BB: 1156, BU: 174

ant t, arn, **carb v**, *chin*, **coff**, laur, *nit*

ac, **op**, *ph ac*, phos, stram

▲ **Schlagfluß, Apoplex** BB: 1157, BU: 174

acon, anac, ant cr, ant t, **arn**, asar, **aur**, *bar* c, **bell**, *bry*, *calc*, **camph**, carb v, **chin**, **cocc**, **coff**, con, croc, cupr, *dig*, **ferr**, glon, hep, **hyos**, *ign*, **ip**, *kreos*, **lach**, *laur*, **lyc**, *merc*, nat m, nit ac, **nux m**, **nux** v, olnd, **op**, phos, plb, **puls**, *rhus t*, sabad, *samb*, sars, sec, *sep*, **sil**, *stram*, sulph, *verat*, viol o

▲ **Schlagfluß, Blutfluß** BB: 1158, BU: 174

acon, **aur**, *bell*, bry, *calc*, camph, chin, cocc, *coff*, *ferr*, ign, *ip*, *kreos*, *lach*, **lyc**, merc, nux v, olnd, *rhus t*, sabad, *samb*, sep, sulph, viol o

▲ **Schlagfluß, Nervenfluß** BB: 1159, BU: 174

arn, asar, *bar c*, bell, *bry*, **chin**, *coff*, cupr, *dig*, *hyos*, *ign*, laur, merc, *nux v*, phos, **puls**, rhus t, *sil*, *stram*, viol o

▲ **Schlagschmerz** BB: 1160, BU: 174

acon, **alum**, **am c**, **am m**, *anac*, **arn**, bar c, *bov*, bry, *cann s*, caust, cic v, **cina**, cocc, con, *croc*, cupr, dros, dulc, **eup per**, **ferr**, *goss*, graph, kali c, kreos, *lach*, *laur*, **led**, mag c, mag m, *mang*, *mez*, mosch, **nat c**, *nat m*, **nux m**, **nux v**, **olnd**, ph ac, **phos**, **plat**, *plb*, **puls**, ran b, **rhod**, **ruta**, sabad, *sars*, *sil*, **stann**, staph, *sul ac*, sulph, *tarax*, thuj, valer, *zinc*

▲ **Vermehrte Schleim-** BB: 1161, BU: 174
absonderung

acet ac, acon, *agar*, **alum**, am c, **am m**, ambr, *ammc*, *ang*, *ant cr*, ant t, *arg*, *arg* n, arn, *ars*, *asar*, aur, bar c, **bell**, bism, **bor**, *bov*, *bry*, **calc**, camph, cann s, *canth*, **caps**, carb an, *carb v*, *caust*, **cham**, chel, **chin**, *cina*, *cocc*, coff, *colch*, coloc, con, croc, cupr, *dig*, *dros*, **dulc**, **euph**, euph, ferr, **graph**, guaj, hell, *hep*, **hyos**, *ign*, ip, *jod*, *kali c*, kali n, kreos, lach, *laur*, **lyc**, *mag c*, mag m, mar, **merc**, *mez*, *nat* c, **nat m**, **nit ac**, *nux m*, **nux v**, olnd, **par**, *petr*, ph ac, **phos**, plat, *plb*, *podo*, **puls**, ran b, rheum, rhod, *rhus t*, ruta, sabad, sabin, samb, sars, sec,

Empfindungen und Beschwerden

sel, **seneg**, *sep*, *sil*, *spig*, spong, squil, **stann**, *staph*, *sul ac*, **sulph**, **tab**, thuj, **valer**, verat, *zinc*

▲ **Schneiden in äußeren Teilen** BB: 1162, BU: 174

acon, **alum**, ambr, anac, *ang*, ant cr, *arg*, arn, asaf, asar, aur, **bell**, bism, bor, *brom*, bry, **calc**, camph, cann s, *canth*, *caust*, chin, cina, *clem*, colch, **coloc**, *con*, *conv*, *dig*, **dros**, *dulc*, euph, **graph**, hell, hep, *hyos*, **ign**, kali c, led, **lyc**, mag m, mang, *mar*, *meny*, **merc**, *mez*, mosch, **mur ac**, **nat c**, nat m, nit ac, **nux** v, olnd, *osm*, *oxyt*, par, **petr**, **ph ac**, phos, plat, *puls*, ran b, rhod, **rhus t**, ruta, *sabad*, **samb**, sars, seneg, **sep**, **sil**, *spig*, *stann*, *staph*, stram, **sul ac**, **sulph**, *thuj*, *verat*, **viol t**, zinc

▲ **Schneiden in inneren Teilen** BB: 1163, BU: 175

abies n, *acon*, *aesc*, *aeth*, *agar*, agn, *all c*, alum, am c, am m, ambr, anac, **ang**, *ant* cr, *ant t*, *arg*, *arg n*, **arn**, *ars*, *asaf*, *asar*, aur, bar c, **bell**, **berb**, bism, bor, *bov*, *bry*, **calad**, **calc**, *calc p*, camph, *cann i*, *cann s*, **canth**, *caps*, *carb* an, carb v, *caust*, cham, **chel**, **chin**, cic v, cina, clem, *coc c*, **cocc**, coff, *colch*, **coll**, **coloc**, **con**, *conv*, croc, *crot h*, *crot t*, *cub*, cupr, cycl, *dig*, **dios**, dros, **dulc**, **elat**, **equis**, ferr, **gamb**, *gels*, *graph*, guaj, hell, hep, *hydr*, **hyos**, *ign*, **ip**, *iris*, jod, **kali c**, *kali ch*, **kali n**, *lach*, *laur*, led, **lyc**, mag c, *mag m*, *mang*, mar, meny, **merc**, *merc c*, mez, mosch, **mur ac**, nat c, **nat m**, nit ac, *nux m*, **nux v**, op, par, petr, *ph ac*, phos, plat, plb, **puls**, ran b, ran s, **rheum**, rhod, rhus t, ruta, *sabad*, sabin, samb, *sars*, sel, seneg, **sep**, **sil**, spig, *spong*, squil, **stann**, **staph**, **stront**, *sul ac*, **sulph**, *thuj*, *valer*, **verat**, *verb*, **vib**, viol t, **zinc**, *zing*

▲ **Schwarzwerden äußerer Teile** BB: 1164, BU: 175

acon, *agar*, alum, *am c*, *ang*, **ant cr**, **arn**, **ars**, *asaf*, asar, *aur*, bar c, **bell**, *bism*, *bry*, calc, *camph*, **carb v**, caust, cham, **chin**, *cic v*, *cina*, **cocc**, **con**, **cupr**, dig, dros, *hyos*, *ign*, ip, jod, **lach**, *lyc*, **merc**, nat m, nit ac, **nux v**, **op**, **ph** ac, *phos*, **plb**, puls, *sabad*, **samb**, sars, **sec**, sep, sil, *spig*, *spong*, squil, stann, *stram*, thuj, **verat**

▲ **Schweregefühl äußerer Teile** BB: 1165, BU: 175

acon, *agar*, *agn*, *aloe*, **alum**, *am c*, *ambr*, *anac*, *ang*, ant cr, *ant t*, *arn*, ars, **ars i**, asaf, asar, aur, bar c, **bell**, bor, bov, **bry**, *cact*, *calc*, camph, *cann i*, *cann s*, canth, caps, *carb ac*, *carb s*, **carb v**, *caust*, cham, chel, **chin**, cic v, *clem*, *cocc*, coff, colch, coloc, *con*, *croc*, *crot h*, *crot t*, cupr, *cur*, *dig*, *dulc*, euph, euphr, *ferr*, **gels**, *graph*, hell, hep, *ign*, ip, *jod*, *kali c*, kali n, **kreos**, laur, **led**, lyc, mag c, mag m, *mar*, **meli**, *meny*, **merc**, **mez**, mosch, *mur ac*, **nat c**, **nat m**, *nit* ac, nux m, **nux v**, **onos**, op, *par*, **petr**, *ph ac*, **phos**, *pic ac*, plat, *plb*, **psor**, **puls**, ran b, rheum, **rhod**, **rhus t**, ruta, sabad, *sabin*, samb, sars, sec, **sep**, **sil**, **spig**, spong, squil, **stann**, staph, stram, stront, sul ac, **sulph**, **thuj**, *valer*, **verat**, verb, viol o, **zinc**

▲ **Schweregefühl innerer Teile** BB: 1166, BU: 176

acon, *agar*, agn, **aloe**, *alum*, **am c**, **am m**, ambr, anac, ang, *ant t*, *arg n*, arn, *ars*, *asaf*, asar, aur, **bar c**, **bell**, **bism**, **bor**, bov, bry, calad, **calc**, camph, **cann i**, cann s, canth, *carb ac*, **carb an**, *carb s*, **carb v**, caust, cham, **chel**, chin, cic v, clem, **cocc**, coff, colch, **coloc**, **con**, croc, **cupr**, dig, dros, *dulc*, euphr, ferr, **gels**, **graph**, hell, hep, hyos, ign, ip, **iris**, jod, **kali c**, **kali n**, *kreos*, **lach**, **laur**, **lob**, lyc, **mag c**, **mag m**, *mang*, **meny**, merc, *mez*, *mosch*, **mur ac**, *nat c*, **nat m**, nit ac, **nux m**, **nux v**, olnd, **onos**, op, par, **petr**, *ph ac*, **phos**, plat, **plb**, **prun**, **puls**, ran b, ran s, rheum, *rhod*, **rhus t**, ruta, *sabad*, **sabin**, samb, **sang**, sars, sec, sel, **senec**, seneg, **sep**, **sil**, spig, *spong*, squil, **stann**, staph, stram, *stront*, sul ac, **sulph**, *tarax*, thuj, valer, *verat*, verb, viol o, viol t, *zinc*

▲ **Schwerfälligkeit des Körpers** BB: 1167, BU: 176

asaf, *calc*, camph, chin, euphr, ign, *kali c*, *mez*, **nat c**, **nat m**, *ph ac*, puls, **rheum**, ruta, *sabad*, *sep*, *sil*, *spong*, **stann**, **sulph**

▲ Schwindsucht überhaupt BB: 1168, BU: 0

acon, am c, am m, *ambr*, arg, arn, **ars, ars i**, aur, bapt, bar c, *bell*, bor, **bry**, calad, **calc**, *calc i, calc p*, **canth**, carb an, *carb v*, caust, cham, chel, **chin**, cocc, **con**, cor r, cupr, **dros**, *dulc*, **ferr**, graph, guaj, **hep**, hyos, ign, ip, **jod**, *kali bi*, **kali c**, kali i, kali n, *kreos*, lach, *laur*, **led**, **lyc**, mang, mar, *merc*, mill, *nat m, nit ac*, nux m, *nux v*, op, par, petr, *ph ac*, phel, **phos**, plb, **puls**, ran b, rhus t, ruta, sabad, samb, *sars*, sec, sel, *seneg*, **sep**, *sil*, spig, *spong*, squil, **stann**, staph, stict, stram, **sulph**, thuj, verat, zinc

▲ Neigung zum Sitzen BB: 1169, BU: 176

acon, **agar**, alum, *am c*, **am m**, anac, ant cr, *ant t*, *arg, arn*, **ars**, *asar*, bar c, **bell**, *bor*, bry, calc, camph, *cann s*, canth, **carb v**, caust, **chel**, **chin**, **cocc**, colch, **con**, croc, *cupr, cycl*, dulc, **euphr**, **graph**, **guaj**, *hell*, hep, *hyos*, ign, *ip*, **jod**, kali c, *lach, laur*, lyc, mag c, mag m, **mar**, merc, *mez*, mur ac, nat c, **nat m, nit ac, nux v**, *olnd*, op, petr, **ph ac, phos**, *plb*, puls, ran b, **ran s**, *rheum*, rhod, rhus t, ruta, **sec**, **sep**, *sil*, **spong**, squil, **stann**, stront, **sulph**, tarax, verb, *viol t*, zinc

▲ Skorbut BB: 1170, BU: 176

agn, *alum, ambr*, ant cr, arg, **ars**, aur, bell, bor, bov, bry, calc, canth, *caps*, **carb an, carb v**, *caust*, chin, cic v, *cit ac, con*, dulc, graph, *hep*, *jod*, kali c, kali n, kali p, *kreos*, lyc, mag m, **merc, mur ac, nat m**, *nit ac*, nux m, **nux v**, petr, ph ac, *phos*, rhus t, *ruta*, sabad, sabin, *sep*, sil, stann, **staph**, sul ac, *sulph*, zinc

▲ Spannen in äußeren Teilen BB: 1171, BU: 177

acon, agar, agn, *aloe*, **alum**, *am c*, **am m**, ambr, *anac, ang*, ant cr, ant t, *arg*, **arn**, ars, **asaf**, asar, **aur**, **bar c**, **bell**, bism, *bor*, bov, **bry**, *calc*, camph, cann s, *canth*, caps, **carb an**, carb v, **caust**, *cham*, **chel**, *chin*, cic v, clem, cocc, *colch*, **coloc**, **con**, croc, *crot h*, **cupr**, *dig*, dros, dulc, **euph**, euphr, ferr, *glon*, graph, guaj, hell, *hep*, hyos, ign, ip, jod, **kali c**, kali n, *kreos*, lach, laur, **led**, *lyc*, mag c, *mag m, mang*, mar, *meny*, **merc**,

mez, *mosch, mur ac, nat c, nat m, nit ac*, nux m, **nux v, olnd**, op, *par, petr, ph ac*, **phos, plat**, plb, **puls**, ran b, **rheum**, *rhod*, **rhus t**, ruta, *sabad*, **sabin**, samb, *sars*, **sec**, seneg, **sep**, *sil*, **spig, spong**, squil, *stann*, **staph**, stram, **stront**, sul ac, **sulph**, tarax, **thuj**, valer, *verat*, **verb, viol o**, viol t, **zinc**

▲ Spannen in den Gelenken BB: 1172, BU: 177

acon, anac, ant t, **arg**, *arn*, **ars**, asaf, bell, **bov, bry**, calc, **caps**, *carb an, carb v*, **caust**, cham, colch, *coloc*, con, **croc**, dig, *dros*, **euph**, euphr, **graph**, hell, hep, jod, **kali c**, kali n, kreos, lach, *laur*, **led**, **lyc**, **mag c**, **mang**, mar, merc, **mez**, *mur ac*, **nat m**, nit ac, *nux v*, par, *petr*, petr, phos, plat, **puls**, *rheum*, **rhod**, **rhus t**, ruta, samb, **seneg**, **sep**, sil, spig, *spong*, **stann**, *sul ac*, **sulph**, verat, verb, **zinc**

▲ Spannen in inneren Teilen BB: 1173, BU: 177

acon, aconin, aesc, agar, agn, alum, am m, ambr, anac, ang, ant cr, **ant t**, arg, arn, **ars, asaf**, asar, **aur**, *bar c*, **bell**, berb, bov, *bry*, **calc**, camph, **cann s, caps, carb ac**, carb an, *carb v*, **caust**, *cham, chel, chin*, **cic v**, *clem*, **coc c**, cocc, coff, *colch*, **coloc**, *com*, con, croc, *crot t*, **cupr**, cycl, *dig*, dros, **dulc**, euph, euphr, *ferr*, *gels*, **glon**, **graph**, hell, hep, *hydr ac*, hyos, **hyper**, *ign*, ip, jod, **kali c**, **kali n**, kreos, lach, laur, led, *lob*, **lyc**, mag c, *mag m*, mang, mar, *meny*, **merc**, *mez*, **mosch**, *mur ac*, **naja**, *nat c, nat m*, **nit ac**, *nux m*, **nux v**, *olnd*, **op**, *osm*, **par**, petr, ph ac, **phos**, *plat*, plb, **puls**, **ran b**, ran s, **rheum**, *rhod*, **rhus t**, ruta, sabad, sabin, samb, sec, seneg, **sep**, *sil*, **spig**, *spong*, squil, **stann**, **staph**, stram, **stront**, sul ac, **sulph**, *tab*, tarax, thuj, valer, verat, verb, **zinc**

▲ Gefühl wie von Spinnweben BB: 1174, BU: 177

alum, **bar c**, **bor**, *brom*, bry, calc, mag c, ph ac, plb, *ran s*, sul ac

Gefühl wie von einem eingestoßenen Splitter BB: 1175, BU: 178

aesc, *agar, alum*, **arg n, carb v**, cham, chin, *cic v*, colch, *coll*, **dol, fl ac, hep**, **nit ac**, *petr*, plat, **ran b**, **sil**, *sulph*

▲ **Starrkrampf** BB: 1176, BU: 178

acon, alum, **am c**, am m, **ang, ant t, ars**, asaf, **bell**, *bry*, calc, **camph**, *cann i, cann s*, **canth**, **cham**, *cic v*, con, **cupr**, *cur, dros*, grat, hell, hep, **hyos**, *hyper*, **ign, ip**, kali c, kreos, *laur, led*, **lyc**, merc, **mosch, nux v, op, petr**, phos, *phys*, **plat**, plb, puls, rhod, rhus t, **sec**, seneg, **sep**, **stram**, *sulph, verat, verat v*, zinc

▲ **Starrkrampf mit** BB: 1177, BU: 178
 Rückwärtsbiegung

ang, arg, **bell**, *bry*, **canth**, **cham**, **cic v**, clem, *cocc*, con, cupr, *hyos*, **ign**, *ip, nux v, op, rhus t*, sec, **stann**, *stram, verat v*

▲ **Wie Staub in inneren** BB: 1178, BU: 178
 Teilen

am c, *ars*, **bell**, **calc**, **chel**, cina, dros, *hep*, **ign**, **ip**, *mar, ph ac*, rheum, sulph

▲ **Stechen in äußeren** BB: 1179, BU: 178
 Teilen

abrot, acon, aconin, **agar**, *agn*, **aloe, alum**, am c, **am m**, ambr, anac, *ang, ant cr*, ant t, *apis*, **arg, arn**, ars, **asaf**, asar, aur, **bar ac**, *bar c*, **bell**, *berb*, bism, bor, *bov*, **bry**, calad, **calc**, **calc p**, camph, **cann i**, cann s, **canth**, **caps**, *carb ac, carb an*, *carb s*, carb v, **caust**, *cedr*, cham, *chel*, **chin**, **cic v**, *cimic*, cina, *cinnb*, **clem**, **cocc**, coff, colch, **coloc**, **con**, croc, *crot h, crot t*, cupr, cycl, dig, *dios*, **dros**, **dulc**, euph, *euphr*, **ferr**, *ferr p, form*, **gels**, **graph**, *guaj*, **hell**, hep, *hydr*, hyos, **ign**, ip, jod, **kali bi**, **kali c**, kali n, *kreos*, lach, *laur*, led, **lith**, *lyc*, mag c, *mag m, mang*, mar, **meny**, **merc**, mez, mosch, **mur ac**, *naja*, **nat c**, **nat m**, **nit ac**, **nux m**, **nux v**, **olnd**, **ox ac**, **par**, petr, *ph ac*, **phos**, **phyt**, *plat*, plb, **puls**, **ran b**, ran s, rheum, rhod, **rhus t**, ruta, sabad, sabin, samb, **sang**, sars, sel, seneg, sep, sil, **spig**, spong, squil, **stann**, **staph**, *still*, stram, *stront, sul ac*, **sulph**, **tarax**, **thuj**, valer, verat, *verb, viol o*, **viol t**, **zinc**

▲ **Stechen in inneren** BB: 1180, BU: 178
 Teilen

abrot, **acon**, **aesc**, **agar**, *agn, all c, aloe*, **alum**, am c, *am m*, ambr, *ammc*, anac, ang, ant cr, ant t, *apis*, arg, **arg n**, **arn**, ars, **asaf**, asar,

aspar, **aur**, *bar c*, **bell**, **berb**, bism, **bor**, bov, **bry**, **cact**, *calad*, **calc**, **calc**, *calc p*, camph, **cann i**, **canth**, **caps**, carb an, *carb s, carb v*, *card m*, **caust**, *cham*, **chel**, **chin**, cic v, *cimic*, **cina**, *clem*, **coc c**, *cocc*, coff, **colch**, *coll*, **coloc**, **con**, **croc**, *crot t*, *cupr*, cycl, *dig, dios, dol*, dros, **dulc**, euph, euphr, **ferr**, **gamb**, *gels*, **glon**, graph, guaj, hell, hep, *hydr*, hyos, **ign**, ip, jod, **kali bi**, **kali c**, **kali i**, *kali n*, **kalm**, kreos, **lach**, laur, *led*, lyc, **mag c**, **mag m**, mang, mar, *meny*, **merc**, **merc c**, *merc ir, merc n, mez*, mosch, *mur ac*, **naja**, **nat c**, **nat m**, **nat s**, **nit ac**, nux m, **nux v**, *olnd*, **op**, *ox ac*, **par**, petr, **ph ac**, *phel*, **phos**, *phyt, plan*, plat, **plb**, *prun*, **puls**, **ran b**, ran s, rheum, rhod, **rhus t**, **rumx**, *ruta*, sabad, sabin, *samb, sang*, **sars**, sec, sel, seneg, **sep**, **sil**, **spig**, *spong*, **squil**, *stann*, **staph**, stram, *stront, sul ac*, **sulph**, *tab*, **tarax**, **thal**, **ther**, **thuj**, *valer*, verat, *verb*, **viol t**, **zinc**

▲ **Stechen von Außen** BB: 1181, BU: 179
 herein

acon, *alum*, am m, ang, arg, **arn**, **asaf**, bar c, *bell, bov*, **bry**, **calc**, *cann s*, **canth**, caps, *carb v*, *caust, cina*, clem, cocc, coloc, croc, dros, guaj, *hyos*, **ign**, **ip**, **laur**, mang, *meny, mez*, nux v, olnd, par, *petr*, ph ac, phos, **phyt**, **plb**, **ran b**, *rhus t*, **sabin**, samb, sel, *squil*, **staph**, *sul ac*, tarax, thuj, *verb*

▲ **Stechen von Innen** BB: 1182, BU: 179
 heraus

alum, *am m*, ant cr, **arg**, **arn**, **asaf**, asar, **bell**, **bry**, **calc**, cann s, canth, *carb v*, caust, cham, **chel**, **chin**, clem, *cocc*, coff, *colch*, **con**, dros, **dulc**, hell, *hyos*, **kali c**, **lach**, laur, **lith**, **lyc**, mang, meny, **merc**, **mez**, *mur ac*, **nat c**, nat m, *nit ac, olnd, ph ac*, **phel**, phos, *phyt*, **prun**, puls, *rhod*, **rhus t**, sabad, sabin, sil, **spig**, **spong**, **stann**, staph, stront, **sulph**, tarax, *ther*, thuj, **valer**, verat, verb, viol o, *viol t*

▲ **Stechen aufwärts** BB: 1183, BU: 179

acon, alum, arn, *ars*, bar c, **bell**, *bry*, calc, *canth*, carb v, **caust**, **cham**, *chin*, *cimic*, cina, *coloc*, *dios*, **dros**, euphr, **gels**, **glon**, **guaj**, kali c, **lach**, **lith**, *mang*, **meny**, *merc*, *nat s*, petr, **phyt**, puls, rhus t, *rumx*, ruta, sep, spong, stann, sulph, tarax, thuj

▲ Stechen abwärts BB: 1184, BU: 179

ant cr, arn, asc t, bell, bor, canth, caps, carb v, caust, *chel, cimic,* cina, coloc, *dios,* dros, ferr, gels, *kreos, lyc,* mang, *mez,* nit ac, nux v, *pall,* petr, ph ac, phyt, puls, ran s, rhus t, *sabin,* sars, sep, squil, *still,* sulph, tarax, *ust,* valer, zinc

▲ Stechen in die Quere BB: 1185, BU: 0

acon, aesc, ambr, anac, arg, atro, bell, bov, *bry, calc,* canth, *caust,* cham, chin, *cimic,* cocc, *cupr,* dig, kali bi, *kali c,* laur, lyc, *merc, mur ac,* phos, plb, ran b, *rhod,* rhus t, seneg, sep, spig, stict, *stront,* sul ac, sulph, tarax

▲ Stechen in den Muskeln BB: 1186, BU: 179

acon, agar, *agn,* alum, am c, am m, ambr, anac, *ang,* ant cr, ant t, *arg,* arn, ars, asaf, asar, aur, bar c, bell, bism, bor, *bov,* bry, calad, calc, camph, cann s, *canth,* caps, carb an, carb v, caust, cham, *chel,* chin, cic v, cina, clem, cocc, colch, coloc, con, croc, cupr, *cycl,* dig, dros, dulc, euph, *euphr,* ferr, graph, *guaj,* hell, hep, hyos, ign, jod, kali c, kali n, *kreos,* lach, laur, led, *lyc,* mag c, *mag m,* mang, mar, meny, merc, *mez,* mosch, mur ac, nat c, nat m, nit ac, nux m, *nux v,* olnd, par, petr, *ph ac,* phos, plat, plb, puls, *ran b,* ran s, rheum, rhod, rhus t, ruta, sabad, sabin, samb, sars, sep, sil, spig, spong, squil, stann, staph, *stront, sul ac,* sulph, tarax, thuj, valer, verat, *verb,* viol t, zinc

▲ Stechen in den BB: 1187, BU: 180
Gelenken

acon, agar, agn, *alum,* am c, *am m,* anac, *ang, ant cr,* ant t, *apis, arg,* arn, ars, asaf, asar, bar c, bell, bov, bry, calc, camph, canth, caps, carb an, carb s, *carb v,* caust, *chel,* chin, cina, clem, cocc, coloc, con, dros, *dulc,* euph, *euphr, ferr,* graph, guaj, hell, hep, hyos, ign, *jod,* kali c, kali n, kreos, *laur,* led, lyc, mag c, mag m, mang, meny, merc, merc c, mez, mosch, *mur ac, nat c,* nat c, nat m, *nit ac,* nux m, *nux v,* olnd, par, petr, *ph ac,* phos, plat, plb, puls, ran s, rheum,

rhod, rhus t, ruta, *sabad,* sabin, samb, sars, sep, sil, spig, spong, squil, stann, staph, stront, sul ac, sulph, tarax, thuj, *valer, verat,* verb, *viol t,* zinc

▲ Brennendes Stechen in BB: 1188, BU: 180
den Muskeln

alum, am m, *anac,* arg, arn, asaf, aur, bar c, *bry,* calc, caust, cic v, *cina,* cocc, colch, dig, ign, laur, lyc, mag c, *mang, merc,* mez, mur ac, nux v, olnd, *plat, plb,* rhod, rhus t, sabad, sabin, samb, sep, spig, *stann,* staph, sul ac, *tarax,* thuj, viol t

▲ Brennendes Stechen in BB: 1189, BU: 180
den Gelenken

mez, plat, plb, sul ac, *thuj*

▲ Drückendes Stechen BB: 1190, BU: 180
in den Muskeln

am m, *anac,* arg, arn, asaf, bar c, bell, *calc,* chin, colch, dros, *euph, ign,* kali c, *mez,* mur ac, phos, rhus t, ruta, sabad, sars, spong, stann, *staph, tarax,* thuj, verb, viol t, zinc

▲ Drückendes Stechen in BB: 1191, BU: 180
den Gelenken

ph ac, *sars, staph,* zinc

▲ Kribbelndes Stechen BB: 1192, BU: 180

am m, anac, arg, arn, bar c, caust, chin, kali c, meny, mez, plat, sabad, sep, sil, spig, staph, thuj, *zinc*

▲ Reißendes, ziehendes BB: 1193, BU: 180
Stechen in den Muskeln

acon, agn, alum, am c, am m, ambr, anac, ang, *arg,* ars, asaf, *asar,* aur, bell, bism, bor, calc, camph, *cann s,* canth, caps, *caust,* chin, cina, clem, *coloc,* con, *cycl, dig,* dros, guaj, *hell, kali c,* kreos, led, mang, merc, mez, mur ac, nat m, nux v, olnd, *ph ac,* phos, puls, rheum, rhus t, ruta, sabin, samb, sars, *sep,* sil, spig, *spong,* squil, staph, *sul ac,* tarax, thuj, *verb,* zinc

▲ **Reißendes, ziehendes** BB: 1194, BU: 181
Stechen in den
Gelenken

acon, ang, ars, asaf, **asar**, *carb v*, caust, *clem*, *dulc*, ferr, *merc*, mur ac, **puls**, **sabin**, stann, **staph**, *sul ac*, sulph, tarax, **thuj**, verb, *zinc*

▲ **Spannendes Stechen** BB: 1195, BU: 181

asaf, **calc**, *cina*, *clem*, cocc, dig, kali c, mang, *nat m*, *olnd*, ph ac, ruta, **spig**, *stann*, **staph**, sulph, tarax, viol t

▲ **Zuckendes Stechen** BB: 1196, BU: 181

ang, arn, **bry**, **calc**, *carb s*, caust, **cina**, cocc, coff, coloc, euph, *guaj*, **lyc**, *mang*, **meny**, *mez*, mur ac, **nux v**, ph ac, plb, *sep*, sil, spong, **squil**, stann, zinc

▲ **Stöße (Stoßschmerz)** BB: 1197, BU: 181

acon, agar, alum, *am c*, am m, **anac**, **ang**, *ant t*, **arn**, *asaf*, *asar*, aur, *bar c*, **bell**, *bov*, *bry*, calc, camph, **cann s**, **caust**, cham, *chin*, **cic v**, **cina**, *clem*, *cocc*, colch, **con**, croc, *cycl*, dig, dros, **dulc**, euph, ferr, graph, **hell**, *hep*, hyos, ign, *ip*, jod, kali c, kali n, lach, mang, mar, merc, **mez**, **mur ac**, nat c, *nat m*, **nux m**, *nux v*, **olnd**, par, petr, **plat**, puls, rhod, rhus t, **ruta**, samb, sars, spig, squil, stann, **sul ac**, sulph, tarax, *verat*, viol o, viol t

▲ **Stumpfer Schmerz** BB: 1198, BU: 181

carb v, cina, *hyos*, mur ac, nat m, rheum

▲ **Taumeln (Schwanken,** BB: 1199, BU: 181
Wanken im Gehen)

acon, agar, ant cr, *arg*, arn, **ars**, *asar*, aur, **bell**, bov, **bry**, calc, **camph**, **cann s**, canth, **caps**, carb an, *carb s*, carb v, *caust*, cham, **chel**, *chen a*, *chin*, *cic v*, **cocc**, **coff**, colch, **con**, *croc*, **cupr**, cycl, dros, dulc, euph, *ferr*, **gels**, *graph*, **hell**, **hyos**, **ign**, *ip*, *kali br*, *kali c*, **laur**, *led*, mag c, *mag m*, mar, *merc*, **mez**, mosch, **mur ac**, nat c, nat m, nit ac, **nux m**, **nux v**, **olnd**, *onos*, **op**, *oxyt*, par, petr, *ph ac*, plb, *puls*, rheum, *rhod*, **rhus t**, *ruta*, sabad, samb, sars, **sec**, seneg, *sep*, sil, *spig*, *spong*, **stram**, stront, **sulph**, *tarax*, **thuj**, *valer*, **verat**, verb, viol o, viol t, zinc

▲ **Verlangen, getragen** BB: 1200, BU: 182
zu werden
(bei Kindern)

ant t, ars, **cham**, puls

▲ **Gefühl von Tröpfeln** BB: 1201, BU: 182

ambr, arn, bell, **cann s**, sep, spig, *thuj*, verat

▲ **Trockenheit innerer,** BB: 1202, BU: 182
sonst feuchter Teile

acon, *agar*, agn, *aloe*, *alum*, am c, am m, *ambr*, anac, ang, ant cr, **ant t**, **apis**, **arg n**, **arn**, **ars**, *asaf*, *asar*, aur, **bapt**, **bar c**, **bell**, *berb*, bor, bov, **bry**, **calad**, **calc**, camph, **cann i**, *cann s*, **canth**, caps, *carb an*, *carb s*, *carb v*, *caust*, *cedr*, **cham**, **chel**, *chin*, cic v, cina, clem, **coca**, **cocc**, coff, *colch*, *con*, croc, *crot h*, *crot t*, *cupr*, *cycl*, dig, **dios**, dros, *dulc*, euph, euphr, ferr, **gels**, **graph**, guaj, hell, hep, **hyos**, *ign*, *ip*, *jal*, jod, **kali bi**, *kali br*, *kali c*, **kali i**, kali n, kreos, **lach**, *laur*, led, **lyc**, *mag c*, *mag m*, **mang**, meny, **merc**, **merc c**, *mez*, mosch, **mur ac**, **nat c**, **nat m**, nit ac, **nux m**, nux v, olnd, *op*, **par**, *petr*, **ph ac**, **phos**, *phyt*, **plat**, **plb**, **puls**, ran b, ran s, rheum, **rhod**, **rhus t**, ruta, **sabad**, sabin, samb, *sang*, sars, *sec*, sel, **seneg**, **sep**, **sil**, *spig*, **spong**, squil, stann, *staph*, **stram**, stront, *sul ac*, **sulph**, tarax, *thuj*, **verat**, **verat v**, zinc

▲ **Trockenheitsgefühl** BB: 1203, BU: 182
innerer Teile

acon, aesc, **alum**, *alumn*, am m, **apis**, arg, **arg n**, *arn*, **ars**, arum t, asaf, asar, **bar c**, **bell**, *benz ac*, berb, bry, calad, camph, **cann i**, cann s, canth, caps, carb s, carb v, caust, *chin*, cic v, *cimic*, cina, **cinnb**, *cist*, **clem**, **cocc**, coff, **con**, *cop*, croc, *crot t*, *dios*, dros, *dub*, *elaps*, euph, **euphr**, ferr, **gamb**, **gels**, *hydr*, *ign*, ip, **kali bi**, kali c, **kali ch**, **lach**, *laur*, mar, *meli*, meny, merc, **mez**, mosch, *naja*, *nat a*, **nat c**, **nat m**, nit ac, **nux m**, **nux v**, olnd, *osm*, par, *petr*, **ph ac**, **phos**, phyt, plb, **podo**, psor, **puls**, rheum, **rhus** t, ruta, **sabad**, **sabin**, <u>**sang**</u>, sang n, sec, **seneg**, **sep**, **sil**, *sin n*, spig, squil, **stann**, staph, *stict*, <u>**stram**</u>, sul ac, <u>**sulph**</u>, tarax, thuj, valer, <u>ve-rat</u>,viol o,viol t,**wye**, <u>**zinc**</u>

▲ Trockenheitsgefühle BB: 1204, BU: 182
der Gelenke

canth, *croc*, *lyc*, <u>**nux v**</u>, *ph ac*, **puls**

▲ Ungelenkheit (der BB: 1205, BU: 183
Gelenke) der Glieder

abrot, *acon*, *aesc*, *am m*, ambr, anac, ang, *ars*, *atro*, aur, **bell**, bov, *brom*, <u>**bry**</u>, calc, *cann i*, canth, **caps**, **carb an**, *carb s*, carb v, **caul**, **caust**, cham, *chel*, chin, cina, *clem*, **cocc**, **colch**, **coloc**, con, dig, *dros*, dulc, euph, euphr, *ferr*, **graph**, *hell*, hep, hyos, *ign*, **kali c**,kali n, *kalm*, lach, **led**, **lyc**, *merc*, mez, nat c, *nat m*, nux m, **nux v**, **ox ac**, <u>**petr**</u>, ph ac, **phos**, **phyt**, plb, **prun**, **puls**, ran b, rheum, *rhod*, <u>**rhus t**</u>, ruta, *sabin*, sars, **sec**, <u>**sep**</u>, <u>**sil**</u>, *stann*, **staph**, sul ac, <u>**sulph**</u>, **thuj**, verat, <u>**zinc**</u>

▲ Körperliche Unruhe BB: 1206, BU: 183

acon, *aconin*, *agar*, *all c*, alum, am c, ambr, <u>**anac**</u>, **ant t**, **apis**, **arg n**, *arn*, <u>**ars**</u>, asaf, *asar*, **bapt**, bar c, <u>**bell**</u>, **bry**, *cact*, **calc**, camph, **cann s**, *canth*, carb an, *carb s*, **carb v**, *caust*, **cham**, chim, **cimic**, cina, coca, cocc, coff, **colch**, *coloc*, con, **croc**,*crot t*, **cupr**, **dig**,*dios*, *dub*, *dulc*,euph, euphr, **ferr**, *form*, **graph**, **hell**, *helo*, <u>**hyos**</u>, ign, ip, **jod**, *kali c*, **kalm**, lach, **led**, *lyc*, mag c, *mag m*, mang, mar, meny, **merc**, mez, **mosch**, *mur ac*, nat c, nat m, *nit ac*, nux m, **nux v**, olnd, **op**, par, petr, ph ac,*phos*, **plat**, <u>**plb**</u>, **puls**, ran b, <u>**rhus t**</u>, **rumx**, *ruta*, sabad, sabin, **samb**, <u>**sec**</u>, **sep**, <u>**sil**</u>, spig, spong,*squil*, **stann**, <u>**staph**</u>, **stram**, <u>**sulph**</u>, *tab*, *tarax*, **tarent**, *tell*, *thuj*, valer, verat, viol t, <u>**zinc**</u>

▲ Eiterungsschmerz BB: 1207, BU: 183

agn, am c, anac, *arn*, ars, *asaf*, aur, bar c, **bry**, **calc**, **carb v**, chin, colch, *con*, **cycl**, dros, euph, **graph**, hep, hyos, jod, *kali c*, kreos, *led*, *nat m*, nit ac, nux v,*par*,*petr*, <u>**phos**</u>, **puls**, <u>**ran b**</u>, *rhod*, **rhus t**, ruta, sars, *sec*, <u>**sil**</u>, *stann*, staph, **sulph**, *tarax*, *valer*, verat, <u>**zinc**</u>

▲ Verbranntheitsschmerz BB: 1208, BU: 183

agar, *aloe*, alum, ambr, **apis**, **arum t**, **bapt**, **bar c**, *bell*, **berb**, *bry*, cann s, *caust*, chin, **coloc**, ferr, *hyos*, **ign**, <u>**iris**</u>, kali c, **lil t**, **mag m**, merc, *mez*, *mur ac*, nat c, **nux v**, op, *osm*, *par*, phos, **phyt**, **plat**, **puls**, **ran s**, sabad, **sang**, sep, *still*, sul ac, *tarent*, thuj, verat

▲ Verbrennungen BB: 1209, BU: 183

agar, alum, **ant cr**, <u>**ars**</u>, *calc*, *canth*, **carb v**, **caust**, *cycl*, euph, **kreos**, *lach*, plb, ruta, **sec**, **stram**

▲ Verdrehungen der BB: 1210, BU: 183
Glieder

acon, ang, arn,*ars*, asaf, <u>**bell**</u>,*bry*,*camph*, *canth*, **cham**, chin, <u>**cic v**</u>, cocc, **cupr**, *graph*, hell, **hyos**, *laur*, merc, nux v, **op**, petr, <u>**plat**</u>, plb,*puls*, ran b, rheum, ruta, **sec**, spig,*stann*, <u>**stram**</u>,*sulph*,*verat*

▲ Verengungen BB: 1211, BU: 184
(nach Entzündungen)

acon, **agar**, *alum*, ant cr, *arg*, *arn*, *ars*, asaf, **bell**, **bry**, *calc*, **camph**, **canth**, caust,*chel*, chin, <u>**cic v**</u>, **clem**, **cocc**, con, dig, dros,*dulc*, euph, hyos,*ign*, *lach*, led, mar, meny, **merc**, **mez**,*nat m*, nit ac, <u>**nux v**</u>, op, *petr*, **phos**, plb, **puls**, ran b, <u>**rhus t**</u>, ruta, sabad, *sep*, **spong**, squil, staph, *stram*, **sulph**, thuj, *verat*, zinc

▲ Verhärtungen (nach BB: 1212, BU: 184
Entzündungen)

agn, alum, ambr, **arn**, *ars*, asaf, aur, *bar c*, **bell**, **bry**, **calc**, camph, cann s, caps, carb an, carb v, caust, *cham*, chel, <u>**chin**</u>, cina, **clem**, coloc, **con**, cupr, cycl, dulc,*ferr*, **graph**, hep, hyos, ign, jod, kali c, led, **lyc**, mag c, <u>**mag m**</u>,*merc*, mez, nat c, *nux v*, op, *phos*, **plb**, **puls**, ran s, *rhod*, sec, sel, *sep*, *sil*, *spig*, spong, **staph**, stram, *sulph*, thuj, valer, verat

▲ Leichtes Verheben BB: 1213, BU: 184

alum, *ambr*, **arn**, *bar c*, **bor**, bry, <u>**calc**</u>, *carb an*, *carb v*, *caust*, chin, cocc, coloc, **con**, *croc*, dulc, ferr, **graph**, *jod*, *kali c*, *lach*, **lyc**, merc, *mur ac*, nat c, *nat m*, nit ac, *nux v*, olnd, **ph ac**, *phos*, plat, rhod, <u>rhus t</u>, ruta, *sep*, **sil**, spig, *stann*, staph, sul ac, *sulph*, thuj, *valer*

▲ **Verkältlichkeit,** BB: 1214, BU: 184
Anfälligkeit für
Verkühlungen
<u>acon</u>, alum, am c, anac, ant cr, arn, ars, **bar c**, **bell**, *bor*, <u>bry</u>, **calc**, *camph*, **carb v**, *caust*, <u>cham</u>, chin, cocc, coff, coloc, **con**, croc, cupr, dig, dros, <u>dulc</u>, ferr, graph, *hep*, **hyos**, ign, ip, jod, *kali c*, led, *lyc*, mag m, **merc**, mez, **nat c**, **nat m**, <u>nit ac</u>, nux m, <u>nux v</u>, op, **petr**, ph ac, **phos**, plat, **psor**, **puls**, **rhus t**, ruta, sabin, *samb*, sars, sel, **sep**, <u>sil</u>, spig, stann, staph, sul ac, **sulph**, valer, *verat*

▲ **Leichtes Verrenken** BB: 1215, BU: 184
(Ausrenken)
agn, *am c*, bry, *calc*, cann s, **carb an**, *carb v*, con, hep, kali n, **lyc**, *merc*, <u>nat c</u>, **nat m**, **nit ac**, nux v, **petr**, **phos**, <u>rhus t</u>, ruta, sulph

▲ **Verrenkungsschmerz** BB: 1216, BU: 184
äußerer Teile
acon, *agar*, *agn*, *aloe*, alum, *am c*, am m, **ambr**, anac, *ang*, ant cr, ant t, <u>arn</u>, ars, **asar**, aur, *bar c*, **bell**, *bov*, **bry**, calad, <u>calc</u>, camph, canth, caps, carb an, **carb v**, **caust**, cham, *chel*, chin, cina, *coca*, *cocc*, coloc, *con*, croc, cupr, *cycl*, dig, dros, dulc, *euph*, *graph*, hell, *hep*, **ign**, ip, *kali c*, *kali n*, kreos, **led**, *lyc*, *mag c*, mag m, meny, *merc*, **mez**, mosch, *mur ac*, nat c, **nat m**, *nit ac*, nux m, *nux v*, olnd, **petr**, ph ac, **phos**, plat, plb, **puls**, ran b, **rhod**, <u>rhus t</u>, *ruta*, sabin, *sal ac, sars,* *seneg*, **sep**, sil, **spig**, spong, **stann**, *staph*, <u>sulph</u>, *thuj*, valer, verat, verb, **zinc**

▲ **Verrenkungsschmerz** BB: 1217, BU: 185
der Gelenke
acon, *agar*, *agn*, alum, *am c*, am m, **ambr**, anac, *ang*, ant cr, ant t, **arg n**, <u>arn</u>, ars, **arum t**, asar, aur, *bar c*, bell, *bov*, **bry**, calad, **calc**, **calc p**, camph, *caps*, carb an, carb v, **caust**, cham, chel, chin, cina, cocc, con, **cor r**, *croc*, cycl, dig, dros, dulc, euph, *ferr*, *fl ac*, **graph**, hell, hep, <u>ign</u>, ip, kali c, **kali n**, *kreos*, <u>led</u>, *lyc*, mag c, mag m, mang, meny, **merc**, *mez*, *mosch*,

mur ac, nat c, **nat m**, nit ac, nux m, *nux v*, olnd, *osm*, **petr**, ph ac, <u>phos</u>, plat, plb, *prun*, **puls**, ran b, **rhod**, <u>rhus t</u>, *ruta*, *sabin*, sars, seneg, *sep*, sil, **spig**, spong, *stann*, *staph*, <u>sulph</u>, thuj, valer, verat, verb, *zinc*

▲ **Verrenkungsschmerz** BB: 1218, BU: 185
innerer Teile
agar, *aloe*, alum, am m, ambr, caust, dulc, *euph*, kali c, **lyc**, *nux v*, *onos*, *petr*, plat, rhod, spig, staph, **sulph**, tarax, thuj

▲ **Verrenkungen** BB: 1219, BU: 185
<u>agn</u>, **am c**, **am m**, *ambr*, ang, **arn**, bar c, bov, **bry**, <u>calc</u>, cann s, **carb an**, *carb v*, **caust**, con, graph, hep, **ign**, kali n, kreos, <u>lyc</u>, **merc**, mez, mosch, **nat c**, **nat m**, nit ac, nux v, **petr**, **phos**, **puls**, *rhod*, <u>rhus t</u>, ruta, sabin, sep, *spig*, stann, staph, **sulph**, zinc

▲ **Verstopftheitsgefühl** BB: 1220, BU: 185
innerer Teile
ang, bism, bry, cham, chel, *chin*, *guaj*, *meny*, nat m, *nux m*, <u>op</u>, phos, puls, rhus t, sep, *spig*, *spong*, *verb*

▲ **Vertrocknen der** BB: 1221, BU: 185
Handteller und der
Fußsohlen
bism, *crot h*, <u>sulph</u>

▲ **Vollheitsgefühl** BB: 1222, BU: 185
äußerer Teile
aconin, *ars*, *caust*, kali n, laur, nux m, par, **phos**, verat

▲ **Vollheitsgefühl** BB: 1223, BU: 185
innerer Teile
<u>acon</u>, *aconin*, *aesc*, *agar*, alum, am c, *am m*, *aml n*, *anac*, ant cr, **ant t**, **apis**, **arn**, *ars*, **asaf**, **asar**, aur, **bar c**, **bell**, *bor*, bov, **bry**, *cact*, *calc*, *calc i*, camph, *cann i*, cann s, **canth**, **caps**, carb an, *carb s*, **carb v**, caust, **cham**, chel, <u>chin</u>, cic v, <u>cimic</u>, *cocc*, *coff*, **colch**, coloc, *com*, **con**, croc, **crot t**, **cycl**, **dig**, ferr, <u>glon</u>, graph, guaj, **ham**, **hell**, hyos, *ign*, **iris**, jod, **kali c**, **kali n**,

kreos, lach, *laur*, led, **lyc**, *mag c*, mag m, mang, **meli**, meny, **merc**, mez, **mosch**, *mur ac*, **nat a**, *nat c*, nat m, **nit ac**, **nux m**, **nux v**, olnd, op, par, *petr*, ph ac, **phos**, **phyt**, plat, plb, **psor**, **puls**, ran s, *rheum*, rhod, **rhus t**, *ruta*, sabad, sabin, sars, **sep**, *sil*, spig, *spong*, stann, staph, *stict*, stront, sul ac, **sulph**, thuj, **valer**, verat, *verat v*, verb, zinc

▲ **Vollsaftigkeit** BB: 1224, BU: 186

acon, *alum*, **am c**, ambr, **arn**, **ars**, *aur*, **bar c**, **bell**, bov, **bry**, **calc**, carb an, *carb v*, *caust*, cham, **chin**, clem, cocc, con, **croc**, dig, **ferr**, **graph**, hep, *hyos*, ign, ip, jod, **kali c**, kali n, led, **lyc**, mag m, **merc**, mosch, nat c, **nat m**, nit ac, *nux v*, op, *petr*, ph ac, **phos**, **puls**, rhod, **rhus t**, sars, sec, *sel*, *seneg*, **sep**, **sil**, spig, spong, stann, staph, stram, **stront**, **sulph**, thuj, *valer*, *verat*, zinc

▲ **Gefühl von Vorfallen in** BB: 1225, BU: 186
inneren Teilen

dig, **nux v**, sulph, verat

▲ **Schmerz wie von** BB: 1226, BU: 186
Wachsen

bell, *guaj*, **ph ac**

▲ **Wärmegefühl** BB: 1227, BU: 186

agar, agn, **alum**, am c, *ant t*, ars, asaf, **asar**, bov, *bry*, calc, camph, **cann s**, *canth*, caps, *caust*, *chel*, *chin*, cina, cocc, **coff**, colch, *croc*, cycl, *euph*, graph, *hell*, ign, ip, **jod**, kali c, *kali n*, kreos, **laur**, mag c, *mag m*, **mang**, mar, merc, *nat c*, nat m, **nux m**, **nux v**, ph ac, *phos*, plat, *puls*, ran b, rheum, rhod, *rhus t*, *sabad*, sabin, *samb*, sars, *sec*, **seneg**, staph, **sul ac**, sulph, *thuj*, valer, **verat**, zinc

▲ **Wallen im Körper** BB: 1228, BU: 186

acon, *alum*, *ars*, *cann i*, carb v, caust, cina, cocc, dig, dulc, ferr, **glon**, graph, hyos, *laur*, *mag m*, mang, **meli**, merc, **nux v**, plb, rhod, sars, *seneg*, **sep**, spong, thuj

▲ **Scheu vor Waschen** BB: 1229, BU: 186

am c, *am m*, **ant cr**, bar c, **bell**, **bor**, bov, **bry**, **calc**, **canth**, **carb v**, **cham**, **clem**, con, *dulc*, *kali c*, **kali n**, **laur**, lyc, mag c, merc, **mez**, mur ac, nat c, *nit ac*, *nux m*, nux v, phos, **puls**, **rhus t**, sars, **sep**, sil, **spig**, stann, **staph**, **stront**, *sul ac*, **sulph**, zinc

▲ **Wasserscheu** BB: 1230, BU: 186
(Hundswut)

ars, **bell**, **canth**, coloc, *cupr*, **hyos**, jod, **lach**, merc, **phos**, ruta, *sabad*, **stram**

▲ **Wassersucht äußerer** BB: 1231, BU: 186
Teile

acet ac, *acon*, agn, **ant cr**, *apis*, *apoc*, **ars**, *asc c*, *aur*, **bell**, *bism*, **bry**, bufo, *cact*, calc, *camph*, cann s, **canth**, caps, *cedr*, chel, **chin**, *cinnb*, *coca*, **colch**, *coloc*, **con**, *conv*, *cop*, *crot h*, **dig**, *dub*, **dulc**, *eup pur*, *euph*, **ferr**, fl ac, **graph**, guaj, **hell**, hyos, **jod**, kali bi, **kali c**, **kali i**, *kali n*, **lach**, **led**, **lyc**, **mar**, **merc**, *mez*, *mur ac*, nat c, nat m, nat s, **nit ac**, **nux m**, **olnd**, **op**, phos, *pic ac*, **plat**, **plb**, *prun*, psor, **puls**, rhod, *rhus t*, **ruta**, sabin, samb, sars, *sec*, seneg, sep, *sil*, **squil**, stram, **sulph**, ter, **verat**, **verb**, *zinc*

▲ **Wassersucht innerer** BB: 1232, BU: 187
Teile

acon, agn, am c, *ambr*, ant cr, **ant t**, *apis*, arg, *arn*, **ars**, aur, **bell**, **bry**, calad, **calc**, camph, cann s, **canth**, caps, carb v, **chin**, cina, **colch**, coloc, **con**, **dig**, **dulc**, euph, *ferr*, guaj, **hell**, hep, hyos, ign, *ip*, *jod*, jug c, kali bi, **kali c**, *lach*, laur, **led**, *lyc*, mag m, mar, **merc**, mez, mur ac, nit ac, *nux v*, **op**, ph ac, phos, puls, **rhus t**, sabad, samb, sars, **seneg**, **sep**, sil, *spig*, *spong*, **squil**, stann, stram, **sulph**, verat, viol t

▲ **Gefühl von Wasser-** BB: 1233, BU: 187
anschlagen in inneren
Teilen

bell, cina, **crot t**, *dig*, ferr, hell, laur, *ph ac*, rhod, **spig**

Empfindungen und Beschwerden

▲ **Wehenartiger Schmerz** BB: 1234, BU: 187

<u>acon</u>, ant t, *apis*, arn, **asaf**, aur, **bell**, *bor*, *bry*, calc, camph, *canth*, **carb an**, carb v, **caul**, <u>cham</u>, chin, *cimic*, **cina**, *cocc*, **coff**, con, *conv*, *croc*, *cupr*, dros, <u>ferr</u>, **gels**, graph, **hyos**, <u>ign</u>, ip, jod, **kali c**, **kreos**, lach, mosch, *murx*, nat m, nux m, **nux v**, **op**, **plat**, **podo**, <u>puls</u>, **rhus t**, ruta, sabad, <u>sabin</u>, sec, *sep*, **sil**, *stann*, sul ac, sulph, *ust*, *vib*, *xan*

▲ **Weichheitsgefühl** BB: 1235, BU: 187
   harter Teile

caust, **merc**, mez, **nit ac**, nux m

▲ **Weichheitsgefühl** BB: 1236, BU: 187

acon, agar, am m, *ambr*, *ant t*, arg, arn, <u>ars</u>, asar, **bar c**, bell, *bov*, bry, *calc*, canth, **caps**, **carb an**, **carb v**, <u>caust</u>, **cham**, **chel**, *chin*, cic v, **cina**, coff, <u>croc</u>, **cycl**, **dig**, euph, euphr, graph, hep, <u>ign</u>, **ip**, jod, kali c, kali n, *laur*, <u>lyc</u>, mag c, *mag m*, *mar*, meny, merc, **mosch**, mur ac, <u>nat c</u>, *nit ac*, nux m, **nux v**, *olnd*, par, *petr*, **phos**, **plat**, **puls**, *rhod*, *rhus t*, **sabad**, sabin, seneg, *sil*, *spong*, **staph**, stront, <u>sulph</u>, tarax, *thuj*, <u>verat</u>, zinc

▲ **Weißwerden roter Teile** BB: 1237, BU: 187

ambr, anac, ang, *ars*, <u>bor</u>, *calc*, canth, caust, coloc, *ferr*, <u>hell</u>, *kali c*, lyc, <u>merc</u>, **merc c**, nat c, **nit ac**, **nux v**, *olnd*, op, *petr*, *phos*, **plb**, puls, sabin, *sec*, sep, **staph**, **sul ac**, *sulph*, *valer*, *verat*, viol t, *zinc*

▲ **Wellenartiger Schmerz** BB: 1238, BU: 187

acon, *anac*, ant t, arn, *asaf*, chin, *cocc*, dulc, mar, mez, olnd, plat, rhod, sep, spig, viol t

▲ **Wirbeln** BB: 1239, BU: 188

ant t, *arg*, croc, *nux v*, petr, ran b, *sabad*, sep, sil, sulph, tarax

▲ **Gefühl von Wogen** BB: 1240, BU: 188

coff, hyos, *nux m*, par, *stict*

▲ **Wühlen** BB: 1241, BU: 188

acon, **agar**, alum, am c, **am m**, ambr, anac, ang, ant cr, arg, **arn**, ars, **asaf**, asar, aur, *bar c*, **bell**, *bism*, bor, **bov**, **bry**, **calc**, cann s, canth, caps, carb an, carb v, **caust**, cham, chel, *chin*, **cina**, *clem*, *cocc*, colch, **coloc**, *con*, croc, dig, dros, <u>dulc</u>, euph, ferr, *graph*, hell, hep, *ign*, **kali bi**, **kali c**, kali n, kreos, led, lyc, mag c, *mag m*, *mang*, *merc*, mez, mur ac, **nat c**, *nat m*, *nux m*, *nux v*, olnd, petr, *ph ac*, **phos**, **plat**, **puls**, rheum, <u>rhod</u>, *rhus t*, **ruta**, *sabad*, sabin, samb, *seneg*, **sep**, *sil*, **spig**, spong, squil, **stann**, *staph*, *stront*, *sulph*, *thuj*, *valer*, zinc

▲ **Würgender Schmerz** BB: 1242, BU: 188

acon, agar, **am c**, ambr, *asar*, bell, bry, *cact*, cann s, canth, carb an, *chel*, cocc, coff, *cupr*, **dig**, dros, graph, hep, **ign**, kreos, mag c, nat c, **nux v**, **phos**, plb, <u>puls</u>, ran s, sabin, **spong**, stram, sul ac, sulph, **sumb**, *verat*, zinc

▲ **Wundheitsschmerz** BB: 1243, BU: 188
   (Schrunden) äußerer
   Teile

abrot, *aesc*, *agar*, *all c*, **aloe**, **alum**, am c, am m, *ambr*, *anac*, ang, **ant cr**, **arg**, **arn**, **ars**, asaf, *aur*, *bar c*, *bell*, **berb**, bism, *bor*, **bry**, calad, **calc**, **calc p**, *calend*, camph, *canch*, cann s, **canth**, **carb ac**, carb an, *carb s*, *carb v*, **caul**, **caust**, **cham**, **chin**, **cic v**, **cimic**, cina, *clem*, coff, *colch*, coloc, *con*, croc, *crot t*, *cupr*, *cycl*, *dig*, *dios*, dros, equis, **eup per**, euph, euphr, ferr, **fl ac**, *form*, **gels**, <u>graph</u>, *grat*, *ham*, <u>hep</u>, hyos, *hyper*, <u>ign</u>, ip, *jod*, **kali c**, kreos, *lach*, led, *lyc*, mag c, *mag m*, mang, mar, meny, **merc**, <u>merc c</u>, *mez*, mosch, *mur ac*, *nat c*, **nat m**, *nit ac*, <u>nux v</u>, olnd, *oxyt*, par, petr, *ph ac*, **phos**, **phyt**, **plat**, plb, **puls**, **ran b**, *ran s*, *rhod*, **rhus t**, *ruta*, sabad, **sabin**, *sal ac*, *sang*, sars, sec, *seneg*, *sil*, spig, spong, **squil**, stann, **staph**, stront, **sul ac**, **sulph**, thuj, **valer**, *verat*, <u>zinc</u>

▲ **Wundschmerz innerer** BB: 1244, BU: 188
   Teile

acet ac, *acon*, **aesc**, *agar*, **aloe**, **alum**, am c, am m, ambr, *anac*, ang, ant cr, ant t, **apis**, *apoc*, **arg**, *arg n*, arn, *ars*, <u>arum t</u>, *asaf*, asar, aur, **bapt**, bar c, bell, berb, bism, bor, bov, brach, brom, bry, calc, *calc p,* camph, *cann s,* canth, *caps, carb ac, carb an, carb v, caust,* cham, chel, chin, cic v, cimic, *cina, cinnb, clem, cocc, coca, cocc,* coff, *colch,* coloc, con, croc, *crot h, crot t, dig, dios,* eup per, euph, ferr, *fl ac, gamb, gels, graph,* hell, *helo,* hep, hydr, ign, ip, *jod,* kali bi, *kali c,* kali i, kali n, kreos, lach, led, lil t, *lith,* lyc, *mag c,* mag m, mang, mar, merc, mez, mosch, mur ac, *nat c,* nat m, *nat s,* nit ac, *nux m,* nux v, olnd, onos, osm, petr, ph ac, phos, phyt, plat, plb, podo, puls, ran b, *ran s,* rhod, rhus t, *rumx,* ruta, sabad, sabin, sang, sang n, *sars, seneg,* sep, sil, *sin n, spig,* spong, stann, staph, *stict, still,* stram, stront, sul ac, sulph, *tarent, thuj, ust,* valer, verat, viol o, zinc, zing

▲ Zerbrochenheits- BB: 1245, BU: 189
schmerz

ang, arg, *arn, bell,* bor, *bov,* calc, canth, caust, cham, chel, cina, cocc, cupr, dros, *graph,* hep, hyos, hyper, ign, kreos, *lyc, mag m,* merc, *mez, mosch,* nat m, *nux v, par, ph ac, phel,* phos, puls, *rhod,* rhus t, ruta, samb, sep, staph, verat, zinc

▲ Zerbrochenheits- BB: 1246, BU: 189
schmerz der Gelenke

bov, calc, *caps,* caust, dros, *hep,* merc, mez, *par,* sep

▲ Zermalmender BB: 1247, BU: 189
Schmerz

agar, cocc, dios

▲ Zerreißungsschmerz BB: 1248, BU: 189

agar, *alum,* am m, anac, arn, *ars,* asaf, calc, *carb* an, carb v, *caust,* coff, colch, con, dig, ferr, graph, *ign,* mar, mez, *mur ac,* nat m, nit ac, nux v, op, puls, *rhus t,* sabin, *sep,* spig, staph, sul ac, *sulph,* thuj, *zinc*

▲ Zerren BB: 1249, BU: 189

acon, agar, aloe, *apis,* arg n, bar

c, *bell,* bry, *calc,* cann i, cann s, canth, caps, carb s, *card m,* caul, caust, chel, cinnb, *clem,* coc c, cocc, coloc, *com, con, crot h,* crot t, cupr, dig, *dios, dulc, ferr,* gran, ip, kali bi, lach, lil t, merc, mez, nux v, petr, phos, phyt, puls, rhod, rhus t, sabin, sal ac, sec, sep, spig, squil, stann, staph, stram, sulph, ter, thuj, valer, verat, zinc

▲ Zersprengungs- BB: 1250, BU: 189
schmerz, auseinander
drängen, drücken,
pressen

acon, am c, am m, anac, *ant cr,* ant t, *apis, arg n,* arn, ars, asaf, asar, *bar c,* bell, *bism,* bor, bov, bry, *cact,* calc, camph, cann s, caps, carb an, carb v, caust, cham, *chel, chin, cimic,* cina, cocc, coff, colch, coloc, con, croc, dig, dulc, euph, euphr, ferr, *gels, glon, graph,* guaj, *hell,* hep, *hyos, hyper,* ign, ip, iris, jod, kali c, *kali n,* kreos, *lach, laur, lyc, mag c, mang,* merc, *mez,* mosch, mur ac, nat c, nat m, nit ac, nux m, nux v, olnd, op, *par,* petr, ph ac, *phos,* plat, plb, *prun,* puls, ran b, ran s, rhod, rhus t, sabad, sabin, samb, sang, sars, seneg, sep, sil, spig, *spong,* squil, *stann,* staph, stram, stront, sul ac, sulph, tarax, *thuj, usn,* valer, verat, verb, viol t, *vip,* zinc

▲ Zittern (Beben) BB: 1251, BU: 190
äußerer Teile

abrot, absin, acet ac, acon, *acon f,* agar, *agn,* alum, am c, am m, *ambr, aml n,* anac, ang, ant cr, ant t, *apis,* arg n, arn, ars, *asaf,* aur, bar c, bell, bism, bor, bov, bry, *bufo, cadm, calad,* calc, camph, cann s, canth, *caps, carb ac, carb s, carb v,* caust, cham, chel, *chin,* cic v, cimic, *cina, clem,* cocc, *cod, coff,* colch, coloc, con, croc, crot h, *crot t,* cupr, *cur, dig, dios,* dros, dulc, euphr, *ferr,* gels, *glon,* graph, *hep,* hyos, *ign,* jod, *kali br, kali c, kalm,* kreos, lach, laur, led, *lyc,* mag c, mag m, mang, mar, *meny,* merc, merc c, mez, *mosch, nat c,* nat m, *nicc, nit ac,* nux m, nux v, olnd, *onos,* op, par, petr, *ph ac,* phos, plat, plb, psor, puls, ran b, ran s, *rheum,* rhod, rhus t, *ruta,* sabad, sabin, *samb, sars, sec, seneg,* sep, sil, *spig,* spong, *stann,* staph, stram, *stront, sul ac,* sulph, *tab, tarent, thea, ther,* thuj, valer, verat, verb, viol o, zinc

▲ **Zittern innerer Teile,** BB: 1252, BU: 190
innerliches Beben,
Zittergefühl
ambr, ang, **ant t**, **arg n**, asaf, bell, **brach**, *bry*,
calad, calc, *camph*, **caps**, *carb s*, *carb v,* **caust**,
cina, *cocc*, colch, con, **crot h**, cycl, **eup per**,
graph, jod, **kali c**, *kali n*, kreos, *lil t*, **lyc**, **mar**,
merc, **mosch**, **nat m**, nit ac, *nux m*, **nux v**, *par*,
petr, **phos**,*plat*, **puls**, rhus t, ruta, **sabad**, *sabin*,
samb, **sep**, *sil*, **spig**, stann, staph, **stront**, **sul ac**,
sulph, valer

▲ **Zuckender Schmerz in** BB: 1253, BU: 190
äußeren Teilen
acon, *agar*, agn, **alum**, *ambr*, *anac*, ang, **ant cr**,
ant t, arg, **arn**, **ars**, asaf, asar, **aur**, bar c, **bell**,
bism, bor, bov, **bry**, calc, camph, *canth*, caps,
carb v, caust, *cham*, **chin**, cic v, **cina**, **clem**,
cocc, coff, *colch*, coloc, con, croc, cycl, dig, dros,
dulc, **graph**, hell, hep, *hyos*, *ign*, jod, *kali c*,
kreos, lach, *laur*, led, **lyc**, mag c, *mang*, mar,
meny, **merc**, mez, mosch, *mur ac*, **nat c**, **nat m**,
nit ac, nux v, *olnd*, op, par, **petr**, *ph ac*, *phos*,
plat,*plb*, **puls**, **ran b**,*ran s*,*rheum*,*rhod*, **rhus t**,
ruta, sabad, sabin, sec, **sep**, **sil**, *spig*, *spong*,
squil, **stann**, *staph*, stront, *sul ac*, *sulph*, **tarax**,
thuj, **valer**, *verat*, verb, viol t, zinc

▲ **Zuckender Schmerz in** BB: 1254, BU: 191
inneren Teilen
acon, *agar*, *aloe*, am m, ambr, *anac*, ang, *arn*,
ars, **bell**, bor, bry, **calc**, cann s, carb v, *caust*,
cham, **chin**, *clem*, cocc, colch, *con*, croc, *graph*,
ign, **kali c**, **lyc**, *mang*, mar, meny, **merc**, *mez*,
nat m, nit ac, *nux v*, petr, *ph ac*, plat, *plb*, **puls**,
ran b, *ran s*, **rhus t**, sep, sil, spig, **stann**, stront,
sul ac, **sulph**, **thuj**, valer

▲ **Zuckungen** BB: 1255, BU: 191
acon, *agar*, **alum**, ambr, ant cr, arg, *arn*, **ars**,
bell, *bry*, calc, camph, *cann s*, caps, *carb v*,
caust, **cham**, *chin*, **cic v**, coloc, **cupr**, dig, dros,
dulc, hep, **hyos**, **ign**, *ip*, *kali c*, *lach*, *laur*, *lyc*,
mag c, **meny**, **merc**, *mez*, mur ac, *nat c*, *nat*
m, nit ac, nux v, *op*,*petr*, **phos**, plat, plb, ran b,
rhod, **rhus t**, *sabad*, **sec**, sep, sil, *squil*, staph,
stram, *stront*, sul ac, **sulph**, *thuj*, **verat**, viol t,
zinc

▲ **Gefühl von Zupfen** BB: 1256, BU: 191
chin, *cic v*

▲ **Zurückziehen** BB: 1257, BU: 191
(weicher Teile)
acon, **ang**, ant cr, arn, ars, **bell**, bov, calad,
camph, caps, *carb v*, chin, cocc, coloc, dulc,
euph, *graph*, hep, *hyos*, ign, *laur*, merc, **merc c**,
nat c, *nat m*, **nux v**, *op*,*ph ac*, **phos**, rhus t, sep,
squil, staph, *stram*, **sulph**, *thuj*

▲ **Zusammendrehen** BB: 1258, BU: 191
(Zusammenwickeln)
alum, anac, ars, bor, calc, dig, *dios*, kali c, merc,
thuj

▲ **Zusammenfahren,** BB: 1259, BU: 191
aufschrecken,
zusammenschrecken
acon, agn, alum, am c, am m, ambr, anac,
ant cr, *ant t*, **apis**, **arn**, **ars**, **atro**, bar c, **bell**,
bism, **bor**, **brom**, bry, calad, calc, canth, **caps**,
carb an, *carb v*, **caust**, *cham*, **chel**, **chin**, *cimic*,
cina, **cocc**, **coff**, **colch**, **con**, croc, *dig*, *dros*, dulc,
euph, *graph*, guaj, **hep**, **hyos**, **ign**, *ip*, **kali c**,
kali n, kreos, lach, laur, *led*, *lyc*, *mag c*, mag m,
mar, **merc**, mez, *nat c*, nat m, **nit ac**, **nux m**,
nux v, op, petr, ph ac, *phos*, plat, *plb*, **puls**,
rhus t, **samb**, *sars*, *sel*, seneg, *sep*, **sil**, spong,
stann, staph, **stram**, **stront**, *sul ac*, **sulph**, **ther**,
thuj, *verat*, **zinc**

▲ **Zusammenkneipen** BB: 1260, BU: 191
cocc, *ran s*

▲ **Zusammenkrümmen** BB: 1261, BU: 191
des Körpers
ant t, cocc, **coloc**, *sabin*, sec

▲ **Zusammenschnüren,** BB: 1262, BU: 192
zusammenziehen
äußerer Teile
abrot, **acon**, aconin, aesc, **aeth**, agar, **all c**,
alum, am c, *am m*, **aml n**, **ammc**, anac, ang,
ant cr, **ant t**, **apis**, *aral*, arg, *arg n*, arn, **ars**,

arum t, asaf, **asar**, aur, **bar c**, bell, *berb*, **bism**, bor, bov, **bry**, **cact**, calc, *calc ac*, **calc p**, *cann i*, cann s, *canth*, **caps**, *carb ac*, carb an, *carb s*, *carb v*, caust, cham, **chel**, **chin**, <u>cimic</u>, cina, **cocc**, coff, colch, **coloc**, *con*, **cupr**, *dig*, *dios*, dros, *dulc*, euphr, **ferr**, *gels*, **glon**, <u>graph</u>, *guaj*, **hell**, hep, *hydr ac*, <u>hyos</u>, **ip**, **jod**, *kali c*, kali n, *kreos*, **lach**, laur, led, *lil t*, **lob**, **lyc**, mag c, mag m, mang, meny, <u>merc</u>, **merc c**, *merc ir*, **mez**, *mosch*, mur ac, *naja*, nat c, *nat m*, <u>nit ac</u>, nux m, <u>**nux v**</u>, **olnd**, **op**, **ox ac**, par, *petr*, **phos**, **plat**, <u>**plb**</u>, **puls**, ran b, ran s, rheum, *rhod*, **rhus t**, *ruta*, *sabad*, sabin, sars, sec, sel, **sep**, *sil*, *spig*, **spong**, squil, **stann**, staph, **stram**, *stront*, **sul ac**, **sulph**, **tab**, thuj, verat, verb, viol t, *zinc*

▲ Zusammenschnüren   BB: 1263, BU: 192
der Gelenke

acon, am m, **anac**, **aur**, calc, carb an, chin, *coloc*, **ferr**, **graph**, kreos, lyc, meny, <u>**nat m**</u>, <u>**nit ac**</u>, nux m, *nux v*, **petr**, *ruta*, *sil*, spig, squil, stann, **stront**, sulph, *zinc*

▲ Zusammenschnüren   BB: 1264, BU: 192
innerer Teile

acon, **aesc**, *agar*, agn, **alum**, *am c*, ambr, *aml n*, **anac**, ang, ant cr, ant t, arg, **arn**, **ars**, *asaf*, **asar**, aur, **bapt**, *bar c*, **bell**, *benz ac*, *bism*, bor, bov, **brom**, **bry**, <u>**cact**</u>, **calad**, **calc**, **camph**, *cann i*, **cann s**, **canth**, *caps*, *carb an*, *carb v*, *caust*, cham, **chel**, <u>chin</u>, **chlor**, *cic v*, *cina*, **clem**, **cocc**, coff, colch, <u>**coloc**</u>, **con**, croc, *crot h*, *crot t*, *cub*, **cupr**, **dig**, *dios*, **dros**, dulc, *euph*, *ferr*, **glon**, **graph**, guaj, *hell*, **hep**, *hyos*, <u>**ign**</u>, **ip**, **jod**, *kali c*, **kali n**, kreos, **lach**, **laur**, led, *lyc*, *mag c*, *mag m*, **mang**, mar, *meny*, merc, *merc c*, mez, **mosch**, mur ac, **naja**, *nat a*, *nat c*, <u>**nat m**</u>, **nit ac**, nux m, <u>**nux v**</u>, **olnd**, *op*, **ox ac**, par, petr, **ph ac**, **phos**, **plat**, <u>**plb**</u>, **puls**, *ran s*, rheum, *rhod*, rhus t, ruta, *sabad*, **sabin**, samb, **sars**, sec, sel, *seneg*, **sep**, sil, **spig**, *spong*, **squil**, *stann*, staph, **still**, **stram**, stront, **sul ac**, <u>**sulph**</u>, **sumb**, *tarax*, **thuj**, *valer*, **verat**, **verat v**, *verb*, viol t, zinc

▲ Zusammenschrauben   BB: 1265, BU: 192

aeth, alum, ambr, **atro**, bov, *canth*, *chel*, *clem*, *coloc*, nux m, **stront**, **sulph**, zinc

▲ Zusammenschrumpfen   BB: 1266, BU: 192

am m, **arg n**, arn, *bism*, *chin*, cupr, merc, *rhod*, verat, *zinc*

▲ Zusammenzucken   BB: 1267, BU: 192

carb s, *phyt*, **sep**

▲ Zuschnüren der   BB: 1268, BU: 193
Öffnungen

acon, *alum*, *ars*, bar c, <u>**bell**</u>, brom, *calc*, carb v, **chel**, *cic v*, cocc, colch, con, *crot h*, *dig*, *dulc*, *ferr*, *form*, graph, hep, **hyos**, *ign*, ip, jod, *lach*, lyc, <u>**merc**</u>, **merc c**, *mez*, **nat m**, <u>**nit ac**</u>, **nux v**, *op*, phos, *plat*, **plb**, *rat*, *rhod*, <u>**rhus t**</u>, *sabad*, sars, sep, <u>**sil**</u>, **staph**, <u>**stram**</u>, sulph, *sumb*, tarax, **thuj**, **verat**, **verat v**

▲ Zwängen   BB: 1269, BU: 193

agar, alum, *ambr*, anac, *ang*, <u>**arn**</u>, **ars**, asar, **bell**, *bov*, bry, **calc**, cann s, *canth*, **caps**, carb an, carb v, *caust*, **cham**, cina, *clem*, cocc, **colch**, coloc, con, *croc*, dros, *dulc*, **euph**, *guaj*, **hell**, hep, ign, jod, *kali c*, **kali n**, kreos, **laur**, lyc, mag m, *mang*, mar, meny, **merc**, **mez**, *mur ac*, **nat c**, nat m, *nit ac*, *nux m*, <u>**nux v**</u>, op, par, petr, **phos**, **plat**, **puls**, ran b, *ran s*, **rheum**, *rhod*, **rhus t**, *ruta*, **sabad**, sabin, sars, *seneg*, **sep**, sil, *spig*, **spong**, **stann**, staph, **stront**, **sulph**, thuj, *valer*, *verat*, *verb*, zinc

▲ Zwicken   BB: 1270, BU: 193

aloe, alum, **am m**, ant cr, *apis*, aur, bell, *berb*, **bov**, *canth*, **carb an**, *caust*, **chel**, cocc, coloc, **crot t**, *dros*, jod, *kali c*, <u>**laur**</u>, lyc, mag c, *mag m*, merc, <u>**mosch**</u>, mur ac, ph ac, *phos*, *plan*, **plb**, **prun**, *rhus t*, *sabin*, *sars*, seneg, sil, staph, *stront*, **sul ac**, **valer**

Drüsen

▲ Bohren BB: 1271, BU: 193
bell, lyc, puls, *sabad*

▲ Brennen BB: 1272, BU: 193
ars, **bell**, **cann s**, carb v, *cocc*, **hep**, laur, merc, **phos**, *phyt*, rheum, *sil*

▲ Drücken BB: 1273, BU: 193
arg, *ars*, *aur*, **bell**, **calc**, carb v, *caust*, chin, cina, cocc, cycl, *ign*, kali c, **lyc**, mang, mar, meny, **merc**, *osm*, par, *ph ac*, puls, rheum, rhus t, sabin, **spong**, *stann*, **staph**, *stram*, **sulph**, verat, zinc

▲ Drücken von Außen herein BB: 1274, BU: 193
aur, **calc**, *cocc*, cycl, rheum, **staph**, *zinc*

▲ Drücken von Innen heraus BB: 1275, BU: 193
arg, cina, *ign*, lyc, mang, *mar*, meny, **merc**, *par*, puls, *rhus t*, **spong**, sulph

▲ Eiterung BB: 1276, BU: 193
bar c, **bell**, *calc*, canth, carb v, cist, coloc, **dulc**, **hep**, hyos, ign, kali i, *kreos*, **lach**, **lyc**, **merc**, **nit ac**, *petr*, phos, rhus t, sars, *sep*, **sil**, squil, **sulph**

▲ Empfindlichkeit BB: 1277, BU: 193
arn, **aur**, **bar c**, *bell*, **cham**, chin, cist, *clem*, cocc, **con**, *crot h*, cupr, *graph*, hep, ign, kali c, kali i, laur, **lyc**, mag c, *nat c*, nit ac, nux v, *petr*, ph ac, **phos**, puls, **sep**, **sil**, *spig*, squil, *sul ac*, zinc

▲ Entzündung BB: 1278, BU: 194
acon, arn, *ars*, aur, **bar c**, **bell**, *bry*, calc, **camph**, canth, carb an, carb v, *cham*, clem, con, dulc, hep, kali c, lach, laur, *lyc*, **merc**, nit ac, **nux v**, petr, ph ac, **phos**, phyt, plb, **puls**, *rhus t*, samb, sars, **sil**, spig, squil, *staph*, sul ac, **sulph**, thuj, verat, zinc

▲ Fippern BB: 1279, BU: 194
ang, bell, *calc*, kali c, *mez*, nat c, *sil*

▲ Fressen (Nagen) BB: 1280, BU: 194
bar c, cham, *mez*, ph ac, **plat**, *ran s*, **spong**, *staph*

▲ Geschwüre BB: 1281, BU: 194
ambr, ant cr, arn, **ars**, asaf, *aur*, **bell**, *calc*, **canth**, *carb an*, carb v, caust, clem, *coloc*, **con**, cupr, *dulc*, **hep**, hyos, ign, kali c, *kreos*, **lach**, lyc, *merc*, nit ac, *ph ac*, **phos**, rhus t, sars, sep, **sil**, spong, squil, *sul ac*, **sulph**, *thuj*, zinc

▲ Krebsartige Geschwüre BB: 1282, BU: 194
arn, **ars**, *aur*, **bell**, calc, carb an, carb v, caust, clem, **con**, cupr, *dulc*, **hep**, kali c, **kreos**, lyc, merc, nit ac, ph ac, phos, rhus t, **sep**, **sil**, *squil*, sul ac, **sulph**, zinc

▲ Schwammige, krebsartige Geschwüre BB: 1283, BU: 194
carb an, *clem*, kreos, **lach**, merc, *nit ac*, *rhus t*, sep, **sil**, **sulph**, **thuj**

▲ Geschwürschmerz BB: 1284, BU: 194
am c, **am m**, *aur*, bell, *bry*, calc, canth, **caust**, cham, chin, *cic v*, cocc, *graph*, hep, *ign*, *kali c*, *mar*, merc, mur ac, nat c, *nat m*, nit ac, petr, **phos**, **puls**, **rhus t**, ruta, sil, staph, sul ac, *zinc*

▲ Geschwulst BB: 1285, BU: 194
acon, agn, alum, *am c*, **am m**, *ambr*, ant cr, ant t, arg, *arn*, **ars**, **ars i**, **arum t**, asaf, aur, **bar c**, bar m, **bell**, bor, bov, **bry**, calad, **calc**, *calc p*, camph, cann s, **canth**, caps, **carb an**, *carb v*, caust, **cham**, chin, cic v, *cist*, **clem**, cocc, coloc, **con**, croc, cupr, cycl, *dig*, **dulc**, euph, *ferr*,

fl ac, **graph**, hell, **hep**, hyos, ign, *jod*, **kali c**, **kali ch**, **kali i**, *lach*, led, <u>**lyc**</u>, mag c, mag m, mang, mar, <u>**merc**</u>, *merc d*, **merc ir**, mez, mur ac, **nat c**, nat m, <u>**nit ac**,</u> **nux v**, petr, *ph ac*, **phos**, *phyt*, *plb*, *psor*, **puls**, ran b, ran s, rhod, <u>**rhus t**,</u> ruta, sabad, sabin, samb, sars, *sep*, **sil**, *spig*, **spong**, *squil*, *stann*, *staph*, *stram*, stront, sul ac, <u>**sulph**</u>, **thuj**, verat, viol o, zinc

▲ **Bläuliche Geschwulst**   BB: 1286, BU: 194

arn, ars, *aur*, **carb an**, carb v, con, *hep*, **lach**, mang, merc, *puls*, sil, sul ac

▲ **Entzündliche**   BB: 1287, BU: 194
Geschwulst

acon, agn, am c, *ant cr*, **arn**, *ars*, *ars*, asaf, **bad**, **bell**, bor, **bry**, *calc*, **carb an**, *carb v*, caust, *cinnb*, cocc, con, **hep**, hyos, **lyc**, *mang*, **merc**, mez, mur ac, *nat c*, *petr*, **phos**, *puls*, **rhus t**, sars, *sil*, *sulph*, **thuj**

▲ **Harte Geschwulst**   BB: 1288, BU: 195

agn, ant cr, *arn*, ars, *asaf*, **bry**, *caust*, chin, **con**, *dig*, *graph*, lach, *led*, *merc*, mez, nux v, **phos**, **puls**, **rhus t**, sabin, *samb*, spong, stront, **sulph**

▲ **Heiße Geschwulst**   BB: 1289, BU: 195

acon, am c, *ant cr*, **arn**, *asaf*, **bell**, **bry**, **calc**, canth, **carb an**, carb v, *chin*, *clem*, *cocc*, euph, *hep*, kali c, *led*, **merc**, nux v, petr, **phos**, *puls*, *rhus t*, sars, sil, **sulph**

▲ **Kalte Geschwulst**   BB: 1290, BU: 195

ars, asaf, *bell*, **cocc**, <u>**con**</u>, *cycl*, dulc, lach, *rhod*, spig

▲ **Schmerzhafte**   BB: 1291, BU: 195
Geschwulst

acon, ant cr, **arn**, *aur*, **bell**, calc, canth, *carb an*, **chin**, clem, *cor r*, **jod**, nit ac, *nux v*, *phyt*, **puls**, *rhus t*, **sil**, *spig*, stann, staph

▲ **Schmerzlose**   BB: 1292, BU: 195
Geschwulst

calc, **con**, *dulc*, **ign**, *nit ac*, **ph ac**, *plb*, **sep**, sil, staph, *sulph*

▲ **Geschwulst wie**   BB: 1293, BU: 195
knotige Stränge

bry, calc, **dulc**, *hep*, **jod**, lyc, *rhus t*

▲ **Geschwulstgefühl**   BB: 1294, BU: 195

ant cr, *aur*, **bell**, *bry*, carb v, chin, *clem*, con, dulc, *hep*, *ign*, *kali n*, lach, *merc*, nit ac, nux m, nux v, **puls**, **rhus t**, *sabin*, spig, **spong**, *staph*, zinc

▲ **Jucken**   BB: 1295, BU: 195

am c, *anac*, *ant cr*, canth, carb an, carb v, **caust**, cocc, <u>**con**</u>, *kali c*, mag c, *merc*, **phos**, ran s, rheum, rhus t, *sabin*, sep, **sil**, **spong**

▲ **Kitzeln**   BB: 1296, BU: 195

kali c, plat

▲ **Klemmen**   BB: 1297, BU: 195

anac, **ang**, *bell*, **calc**, carb v, caust, *chin*, jod, kali c, lyc, nat c, ph ac, **plat**, *sabad*, sep, sil

▲ **Klopfen**   BB: 1298, BU: 195

am m, arn, *asaf*, bell, bov, bry, **calc**, *caust*, *cham*, clem, **kali c**, *lyc*, **merc**, nat c, *nit ac*, **phos**, rhod, **sabad**, *sep*, **sil**, **sulph**, thuj

▲ **Kneipen**   BB: 1299, BU: 195

bry, **calc**, *meny*, mur ac, **rhod**, rhus t, *sabad*, stann, sulph, *verat*

▲ **Kribbeln**   BB: 1300, BU: 195

acon, **arn**, cann s, *canth*, <u>**con**</u>, *merc*, nat c, *ph ac*, **plat**, puls, *rhod*, **rhus t**, *sabin*, sep, **spong**, sulph, zinc

▲ **Wie Laufen darin** BB: 1301, BU: 195

bell, calc, *laur*, sep, **spong**, sulph

▲ **Lebendigkeitsgefühl** BB: 1302, BU: 195

ign, merc, rhod, **spong**, sulph

▲ **Gefühl wie** BB: 1303, BU: 195
Luftdurchfahrten

spong

▲ **Quetschungsschmerz** BB: 1304, BU: 195

arg, **arn**, *ars*, **carb an**, caust, **cic v**, **con**, *cupr*, jod, kali c, petr, phos, *plat*, **psor**, puls, rhod, *rhus t*, **ruta**, sep, staph, *sul ac*, sulph

▲ **Reißen, Ziehen** BB: 1305, BU: 196

agn, am c, *ambr*, **arn**, bar c, **bell**, bov, **bry**, *calc*, cann s, **caps**, *carb an*, *carb v*, *caust*, *cham*, **chin**, cocc, con, cycl, *dulc*, ferr, *graph*, ign, **kali c**, kreos, **lyc**, *merc*, mez, *nat c*, nit ac, *nux v*, phos, *puls*, *rhod*, *rhus t*, sel, *seneg*, *sep*, **sil**, **sulph**, thuj, zinc

▲ **Schlaffheit (Verwelken,** BB: 1306, BU: 196
Atrophie)

ars, **cham**, *chin*, **con**, **jod**, kali c, **nit ac**, *nux m*, ph ac, **sec**, *sil*, verat

▲ **Schmerzhaftigkeit** BB: 1307, BU: 196
überhaupt

acon, **alum**, **am c**, ambr, *ant cr*, ant t, **arn**, *ars*, **aur**, bar c, **bell**, *bry*, calc, **cann s**, canth, **carb an**, *carb v*, **caust**, cham, *chin*, *cic v*, *clem*, **coloc**, con, dulc, *graph*, hell, hep, ign, **jod**, *kali c*, **lyc**, mag c, **merc**, *nat m*, **nit ac**, *nux v*, petr, ph ac, **phos**, **puls**, rheum, *rhus t*, sel, sep, *sil*, **spig**, *spong*, squil, stann, **staph**, stram, *sul ac*, **sulph**, thuj, *verat*

▲ **Schneiden** BB: 1308, BU: 196

arg, **bell**, *calc*, *con*, graph, ign, **lyc**, *nat c*, ph ac, sep, *sil*, staph, sulph

▲ **Schweregefühl** BB: 1309, BU: 196

bell, chin, *cupr*, *merc*, nux v, **phos**, puls, *rhus t*, sil, stann, staph, *sulph*

▲ **Spannen** BB: 1310, BU: 196

alum, ambr, ang, arg, *arn*, aur, **bar c**, *bell*, *bov*, **bry**, calc, *carb an*, **caust**, *clem*, coloc, **con**, dulc, *graph*, **kali c**, lyc, merc, mur ac, nux v, **phos**, **puls**, **rhus t**, sabad, sabin, *sep*, sil, **spong**, staph, *stront*, **sulph**, thuj

▲ **Stechen** BB: 1311, BU: 196

acon, agn, *alum*, **am m**, ang, arg, *arn*, **asaf**, bar c, **bell**, bor, **bry**, **calc**, carb an, caust, *chin*, **cocc**, **con**, cupr, cycl, euph, *graph*, hell, *hep*, **ign**, jod, *kali c*, *kreos*, lach, lyc, **merc**, mez, *mur ac*, nat c, **nat m**, *nit ac*, *nux v*, ph ac, **phos**, plb, **puls**, **ran s**, rheum, **rhus t**, sabad, **sep**, *sil*, spig, **spong**, stann, *staph*, sul ac, **sulph**, *thuj*, verat, zinc

▲ **Stumpfer Schmerz** BB: 1312, BU: 196

asar, carb v, *hyos*, mur ac

▲ **Taubheitsgefühl** BB: 1313, BU: 196

anac, asaf, bell, cocc, *con*, *lyc*, **plat**, puls, rhus t, *sep*, sil, spong

▲ **Verhärtung, Knoten** BB: 1314, BU: 196

agn, *am c*, *ambr*, ant cr, *arn*, ars, aur, **bar c**, **bell**, bov, **bry**, calc, *calc f*, camph, cann s, canth, caps, **carb an**, **carb v**, caust, *cham*, **chin**, **clem**, cocc, coloc, **con**, cupr, cycl, *dig*, *dulc*, *ferr*, **graph**, hep, hyos, ign, jod, *kali c*, **lyc**, **mag m**, mang, merc, nat c, *nit ac*, *nux v*, petr, phos, plb, **puls**, rhod, *rhus t*, sep, *sil*, spig, spong, squil, staph, *sulph*, thuj, verat

▲ **Verletzungen** BB: 1315, BU: 197

arn, cic v, **con**, dulc, *hep*, hyper, **jod**, merc, **phos**, puls, *rhus t*, **sil**, sulph

▲ Wühlen BB: 1316, BU: 197

acon, am m, *arn*, asaf, *bell*, bov, bry, *calc*, **dulc**, kali c, nat c, *phos*, plat, **rhod**, *rhus t, ruta, sep, spig*, stann

▲ Würgender Schmerz BB: 1317, BU: 197

am c, *chin*, ign, nux v, **puls**, *spong*

▲ Wundheitsschmerz BB: 1318, BU: 197
(Schründen)

alum, ant cr, arn, bry, calc, caust, cic v, clem, **con**, *graph, hep*, **ign**, kali c, *mar*, merc, mez,

nat m, *nux v, phos, plat*, puls, rhus t, **sep**, staph, sul ac, sulph, **zinc**

▲ Zuckender Schmerz BB: 1319, BU: 197

arn, *asaf*, aur, *bell*, bry, **calc**, *caps, caust*, chin, **clem**, graph, lyc, *meny*, merc, nat c, **nat m**, nit ac, *nux v*, petr, **puls**, *rhus t*, sep, sil, *sulph*

▲ Zusammenziehen BB: 1320, BU: 197

acon, alum, arn, *bell, bor, chin*, cocc, con, **ign**, **jod**, lyc, *mang, nit ac*, **nux v**, phos, *plb*, *puls*, *rhus t*, sep, sul ac, *sulph*

Knochen

▲ Auflockerung BB: 1321, BU: 197

asaf, aur, bell, **calc**, dulc, ferr, *guaj*, hep, <u>lyc</u>, **merc**, **mez**, *nit ac*, petr, **ph ac**, **phos**, *puls*, rhod, rhus t, *ruta*, sabin, *sep*, **sil**, **staph**, **sulph**

▲ Wie ein Band darum BB: 1322, BU: 197

alum, *aur*, chin, **con**, *graph*, kreos, *lyc, merc*, *nat m*, <u>**nit ac**</u>, petr, *phos*, <u>**puls**</u>, sabad, *sil*, <u>**sulph**</u>

▲ Bohren BB: 1323, BU: 197

agar, ang, *aran, asaf*, **aur**, **bar c**, **bell**, *brom*, **calc**, *clem, dulc, hell, hep*, lach, *lyc*, mang, **merc**, **mez**, *nat c, nat m*, ph ac, phos, **puls**, *rhod*, rhus t, sabad, sabin, **sep**, **sil**, **spig**, staph, *sulph*, **thuj**

▲ Brandigwerden BB: 1324, BU: 197
(Nekrose)

<u>ars</u>, *asaf*, bell, con, euph, kali n, kreos, **merc**, ph ac, **phos**, *plb*, **sabin**, *sec, sil*, sulph, *ther, thuj*

▲ Brennen BB: 1325, BU: 197

ars, **asaf**, **aur**, bry, *carb v*, caust, *euph, form*, **lach**, *lyc, merc*, **mez**, nat c, nit ac, par, **ph ac**, *phos*, puls, **rhus t**, *ruta*, sabin, sep, sil, staph, **sulph**, thuj, <u>zinc</u>

▲ Einfaches Drücken BB: 1326, BU: 197

anac, ang, **arg**, ars, *asaf*, *aur*, **bell**, **bism**, *bry*, *cann i*, canth, *carb s*, cham, cocc, *colch*, **coloc**, con, **cupr**, **cycl**, dros, graph, **guaj**, hell, *hep, ign*, **kali c**, kali n, **merc**, **mez**, *nux m*, **olnd**, phos, *plat*, *puls*, rhod, **rhus t**, **ruta**, **sabin**, sil, spong, stann, **staph**, **thuj**, valer, *verat*, viol t, zinc

▲ Reißendes Drücken BB: 1327, BU: 198

arg, bell, cham, coloc, thuj

▲ Stechendes Drücken BB: 1328, BU: 198

mez, staph

▲ **Eiterung (Knochenfraß,** BB: 1329, BU: 198
Karies, Geschwürigkeit)

ang, aran, **arg m**, **ars**, ars i, <u>asaf</u>, *aur*, bell, bry, **calc**, calc f, calc i, *calc p*, caps, *chin*, cist, clem, *con*, cupr, dulc, *euph*, ferr, *fl ac*, *graph*, *guaj*, **hep**, jod, kali bi, kali i, *kreos*, lach, <u>lyc</u>, **merc**, **mez**, nat m, **nit ac**, op, petr, **ph ac**, **phos**, *puls*, rhod, rhus t, *ruta*, sabin, *sec*, **sep**, <u>sil</u>, spong, **staph**, sul i, **sulph**, *ther*, thuj

▲ **Eiterung der** BB: 1330, BU: 198
Knochenhaut

ant cr, <u>asaf</u>, *aur*, bell, **chin**, cycl, hell, **merc**, mez, **ph ac**, *puls*, rhod, rhus t, *ruta*, sabin, **sil**, *staph*

▲ **Empfindlichkeit** BB: 1331, BU: 198

asaf, **aur**, *bell*, *bry*, **calc**, carb an, *chel*, *chin*, **chin s**, *cupr*, <u>eup per</u>, *guaj*, *hyper*, lach, *lyc*, **merc**, **merc c**, *mez*, nat c, <u>phos</u>, **puls**, rhus t, **sil**, **stram**, *sulph*, <u>tell</u>, zinc

▲ **Empfindlichkeit der** BB: 1332, BU: 198
Knochenhaut

ant cr, aur, *bell*, **bry**, **chin**, ign, <u>led</u>, *merc*, **mez**, **ph ac**, **puls**, rhus t, *ruta*, *sil*, spig, staph

▲ **Entzündung** BB: 1333, BU: 198

acon, ang, *ars*, **asaf**, aur, **bell**, *bry*, **calc**, chin, *clem*, coloc, *con*, cupr, dig, euph, *guaj*, **hep**, jod, kreos, lach, **lyc**, mag m, *mang*, **merc**, *mez*, nat c, **nit ac**, ph ac, **phos**, plb, **puls**, *rhus t*, sep, **sil**, spig, **staph**, **sulph**, thuj, verat

▲ **Entzündung der** BB: 1334, BU: 198
Knochenhaut

ant cr, aran, **asaf**, aur, *bell*, *chin*, hep, led, **merc**, *mez*, **ph ac**, *puls*, rhus t, *ruta*, **sil**, *staph*, *symph*

▲ **Langsames Erhärten** BB: 1335, BU: 198
der Knochenbrüche

asaf, **calc**, ferr, *lyc*, merc, mez, *nit ac*, ph ac, phos, puls, *ruta*, sep, **sil**, staph, *sulph*, *symph*

▲ **Erweichung** BB: 1336, BU: 198
(Osteomalacie)

am c, arg n, <u>asaf</u>, **bell**, <u>calc</u>, *calc f*, *calc p*, cic v, dulc, *ferr*, guaj, **hep**, ip, jod, **lyc**, <u>merc</u>, *mez*, **nit ac**, petr, *ph ac*, **phos**, plb, **puls**, rhod, *ruta*, sep, <u>sil</u>, *staph*, **sulph**, *ther*, *thuj*

▲ **Fleisch wie losgeschla-** BB: 1337, BU: 198
gen von den Knochen

bry, *canth*, *dros*, **ign**, *kreos*, *led*, *mosch*, **nat m**, *nit ac*, *nux v*, <u>rhus t</u>, staph, **sulph**, **thuj**

▲ **Fressen (Nagen)** BB: 1338, BU: 199

am m, *arg*, **bell**, *brom*, canth, **dros**, graph, *kali i*, *lyc*, **mang**, *phos*, puls, **ruta**, *samb*, **staph**, stront, **sulph**

▲ **Geschwürschmerz** BB: 1339, BU: 199

am c, *am m*, **bry**, caust, cic v, graph, ign, mang, nat m, **puls**, *rhus t*

▲ **Geschwulst** BB: 1340, BU: 199

am c, <u>asaf</u>, **aur**, bell, *bry*, <u>calc</u>, *calc f*, **calc p**, carb an, *clem*, *coloc*, con, dig, *dulc*, euph, ferr, *fl ac*, *guaj*, **hep**, jod, kali i, *kreos*, *lach*, **lyc**, mang, **merc**, **mez**, nat c, nat m, **nit ac**, petr, **ph ac**, **phos**, plb, **puls**, rhod, *rhus t*, **ruta**, sabin, sep, <u>sil</u>, spig, **staph**, **sulph**, thuj, verat

▲ **Geschwulst der** BB: 1341, BU: 199
Knochenhaut

ant cr, <u>asaf</u>, **aur**, bell, bry, *chin*, mang, **merc**, *mez*, **ph ac**, *puls*, rhod, rhus t, ruta, sabin, **sil**, *staph*, *symph*

▲ **Geschwulstgefühl** BB: 1342, BU: 199

ant cr, bell, *chel*, guaj, **puls**, *rhus t*, spig

▲ **Gichtknoten** BB: 1343, BU: 199

acon, *agn*, am ph, **ant cr**, arn, **aur**, *benz ac*, berb, **bry**, <u>calc</u>, *carb an*, **caust**, **cic v**, cocc, **colch**, dig, **graph**, *guaj*, hep, kali bi, kali i, *lach*, led, *lith*, <u>lyc</u>, *meny*, **merc**, mez, nit ac, *puls*, **rhod**, **rhus t**, *sabin*, **staph**, *sulph*

▲ **Jucken** BB: 1344, BU: 199
cycl, kali n, *phos*, verat

▲ **Kältegefühl** BB: 1345, BU: 199
aran, ars, **calc**, *lyc*, *sep*, sulph, *zinc*

▲ **Klemmen** BB: 1346, BU: 199
ang, bell, calc, *cina*, *ign*, mez, *osm*, *petr*, **ph ac**, *plat*, **verb**

▲ **Klopfen** BB: 1347, BU: 199
asaf, **calc**, carb v, *lyc*, **merc**, nit ac, phos, rhod, ruta, *sabad*, sep, *sil*, **sulph**, thuj

▲ **Kribbeln** BB: 1348, BU: 199
acon, arn, *cham*, colch, merc, nat c, nat m, nux v, ph ac, plat, **plb**, puls, rhod, **rhus t**, sabad, *sec*, **sep**, spig, *sulph*, zinc

▲ **Lähmiger Schmerz** BB: 1349, BU: 199
aur, bell, chin, **cocc**, *cycl*, *dig*, led, *mez*, nat m, *nux v*, petr, *puls*, rhus t, *sabin*, *sil*, *staph*, verat, zinc

▲ **Gefühl wie Gerinnen im Mark** BB: 1350, BU: 199
ang

▲ **Gefühl von Marklosigkeit** BB: 1351, BU: 199
lyc

▲ **Reißen (Ziehen)** BB: 1352, BU: 199
acon, **agar**, alum, **am m**, anac, *ang*, **arg**, *arn*, ars, *asaf*, **aur**, **bar c**, **bell**, **berb**, *bism*, bor, bov, *bry*, **calc p**, cann s, *canth*, **caps**, **carb v**, **caust**, *cham*, **chel**, **chin**, cina, **cocc**, coloc, *con*, *crot t*, **cupr**, **cycl**, dig, **dros**, dulc, **ferr**, graph, hell, *hep*, ign, jod, **kali c**, kali n, **lach**, laur, *lyc*, **mag c**, mag m, *mang*, mar, **merc**, merc c, *mez*, *nat c*, nat m, *nit ac*, *nux v*, **ph ac**, phos, *plb*, **puls**, **rhod**, rhus t, **ruta**, sabin, samb, sars, *sep*, **spig**, *spong*, stann, **staph**, **stront**, sul ac, sulph, **tab**, *thuj*, valer, *verat*, verb, **zinc**

▲ **Brennendes Reißen** BB: 1353, BU: 200
sabin

▲ **Drückendes Reißen** BB: 1354, BU: 200
arg, arn, *asaf*, *bism*, *bry*, coloc, **cycl**, mar, staph

▲ **Klammartiges Reißen** BB: 1355, BU: 200
aur, olnd, **valer**

▲ **Lähmiges Reißen** BB: 1356, BU: 200
bell, **bism**, chel, *chin*, **cocc**, *dig*

▲ **Stechendes Reißen** BB: 1357, BU: 200
bell, *cina*, mur ac, sabin

▲ **Zuckendes Reißen** BB: 1358, BU: 200
agn, **bry**, **chin**, *cupr*, mang

▲ **Reißen in der Knochenhaut** BB: 1359, BU: 200
bry, **mez**, *ph ac*, **rhod**

▲ **Rucke** BB: 1360, BU: 200
phos, plb, rhod

▲ **Schaben auf der Knochenhaut** BB: 1361, BU: 200
asaf, berb, **chin**, coloc, **ph ac**, *puls*, **rhus t**, sabad, spig

▲ **Schaben in der Knochenröhre** BB: 1362, BU: 200
bry, **sabad**

▲ **Schneiden in den Knochenröhren** BB: 1363, BU: 200
calc, *osm*, *sabad*

Empfindungen und Beschwerden

▲ **Schmerzhaftigkeit im** BB: 1364, BU: 200
Allgemeinen

acon, agar, agn, am c, *am m*, anac, *ang*, **arg**, arn, *ars*, <u>asaf</u>, **aur**, bar c, *bell*, bism, *bry*, **calc**, **calc p**, cann s, *canth*, **caps**, carb an, *carb v*, caust, cham, chel, **chin**, *chin s*, cic v, **cinnb**, clem, **cocc**, *colch*, *coloc*, **con**, **cupr**, *cycl*, dig, *dios*, *dros*, dulc, <u>**eup per**</u>, *euph*, ferr, **fl ac**, *glon*, *graph*, *guaj*, **hell**, **hep**, ign, ip, jod, *kali c*, kreos, *lach*, led, **lyc**, mag c, mag m, *mang*, mar, <u>**merc**</u>, *merc if*, **mez**, nat c, *nat m*, <u>**nit ac,**</u> olnd, op, petr, **ph ac**, **phos**, plb, <u>**puls**</u>, ran s, **rhod**, **rhus t**, <u>**ruta**</u>, *sabad*, **sabin**, samb, *sars*, sec, **sep**, **sil**, *spig*, spong, **staph**, *still*, *stront*, **sulph**, thuj, *valer*, *verat*, *viol t*, zinc

▲ **Schmerzhaftigkeit der** BB: 1365, BU: 200
Knochenhaut

ant cr, <u>**asaf**</u>, *aur*, bell, bry, camph, **chin**, colch, coloc, **cycl**, hell, *ign*, *led*, *mang*, **merc**, **mez**, **ph ac**, *phyt*, **puls**, **rhod**, *rhus t*, **ruta**, sabad, sabin, **sil**, spig, *staph*, *symph*

▲ **Spannen** BB: 1366, BU: 200

agar, **asaf**, <u>**bell**</u>, *bry*, *cimic*, *cocc*, **con**, *crot h*, *dig*, *dulc*, kali bi, *merc*, *nit ac*, *rhod*, **ruta**, **sulph**, **valer**, zinc

▲ **Stechen** BB: 1367, BU: 200

acon, agar, *agn*, am c, anac, ant cr, arg, *ars*, **asaf**, aur, <u>**bell**</u>, **bry**, **calc**, canth, carb v, <u>**caust**</u>, *cedr*, chel, **chin**, cocc, *coff*, colch, **con**, *dros*, *dulc*, euph, *graph*, <u>**hell**</u>, jod, kali c, **kalm**, *lach*, lyc, *mag c*, *mang*, <u>**merc**</u>, mez, *nit ac*, nux v, par, *petr*, *ph ac*, *phos*, <u>**puls**</u>, ran s, **ruta**, *sabin*, samb, <u>**sars**</u>, **sep**, *sil*, spig, *staph*, stront, <u>**sulph**</u>, **thuj**, *valer*, verb, viol t, zinc

▲ **Brennendes Stechen** BB: 1368, BU: 201

arg, euph, *par*, *phyt*, zinc

▲ **Drückendes Stechen** BB: 1369, BU: 201

anac, ruta

▲ **Reißendes (ziehendes)** BB: 1370, BU: 201
Stechen

acon, **ars**, chel, merc, phos, thuj

▲ **Verletzungen** BB: 1371, BU: 201

arn, *calc*, con, hep, *hyper*, *jod*, lyc, **ph ac**, *phos*, **puls**, rhus t, <u>**ruta**</u>, sil, *staph*, **symph**

▲ **Wühlen** BB: 1372, BU: 201

aran, *asaf*, calc, **carb an**, **cocc**, dulc, **mang**, rhod, *ruta*, sep, spig, *thuj*

▲ **Wundheitsschmerz** BB: 1373, BU: 201

hep, *ign*, merc, **ph ac**, sep

▲ **Zerbrochenheits-** BB: 1374, BU: 201
schmerz

aur, bry, *cupr*, hep, **nat m**, puls, **ruta**, *sep*, *ther*, **verat**, **vib**

▲ **Zerschlagenheits-** BB: 1375, BU: 201
schmerz

acon, *agar*, *am m*, ang, asaf, aur, bar c, bov, calc, cann s, chin, <u>**cocc**</u>, **cor r**, **cupr**, graph, **hep**, **ign**, **ip**, **led**, mag c, **mez**, nat m, *nux v*, **par**, petr, *phos*, **puls**, <u>**ruta**</u>, sabad, sep, **sil**, **spig**, valer, **verat**, zinc

▲ **Ziehen wie von einem** BB: 1376, BU: 201
Faden durch den
Knochenschaft

bry

▲ **Zuckender Schmerz** BB: 1377, BU: 201

<u>asaf</u>, aur, bell, **calc**, *caust*, **chin**, clem, *colch*, lyc, merc, **nat m**, nux v, petr, phos, **puls**, rhod, *rhus t*, sep, sil, <u>**sulph**</u>, valer

▲ **Zusammenschnüren** BB: 1378, BU: 201
(Zusammenziehen)

am m, anac, *aur*, *chin*, cocc, **coloc**, **con**, **graph**, kreos, *lyc*, *merc*, *nat m*, <u>**nit ac,**</u> *nux v*, petr, *phos*, **puls**, rhod, **rhus t**, **ruta**, sabad, *sep*, *sil*, stront, <u>**sulph**</u>, zinc

Haut und Äußeres

▲ **Ablösung verhärteter** BB: 1379, BU: 201
Hautstücke
am c, ant cr, bar c, *graph*, ran b, **sep**, *sil*, sulph

▲ **Abschälungsgefühl** BB: 1380, BU: 201
agar, alum, *am c*, *apis*, *arum t*, **bar c,** calc, kali bi, **lach**, *merc*, **ph ac**, **phos**, **phyt**, **rhus t**, *sep*, **sulph**

▲ **Abschuppung der Haut** BB: 1381, BU: 201
acon, *agar*, **am c**, **am m**, ant t, **ars**, **aur**, bar c, **bell**, bov, calc, *canth*, caps, carb an, *caust*, cham, *clem*, **coloc**, *con*, *dig*, **dulc**, euph, *ferr*, graph, **hell**, *jod*, kali c, **laur**, **mag c**, *merc*, **mez**, mosch, nat c, nat m, **olnd**, *op*, par, **ph ac**, **phos**, plat, plb, **puls**, ran s, **rhus t**, *sabad*, **sec**, sel, sep, *sil*, spig, **staph**, sul ac, *sulph*, tarax, **verat**

▲ **Ameisen-Laufen,** BB: 1382, BU: 202
Kriechen in der Haut
acon, acon f, *aconin*, *agar*, agn, alum, am c, *apis*, **aran**, arg, **ars**, *aur*, **bar ac**, **bar c**, *bor*, bov, calc, **cann s**, *canth*, caps, carb s, **carb v**, caust, cist, euphr, **ferr**, **hyper**, *laur*, led, **lyc**, mag c, *mag m*, mang, *mur ac*, **nat c**, nit ac, nux v, ol an, **olnd**, *onos*, pall, **ph ac**, **phos**, **plat**, **ran b**, ran s, **rhod**, *rhus t*, *sabad*, **sec**, sel, *sil*, spig, *spong*, **staph**, stram, **sulph**, **urt u**, verat, **viol t**, zinc

▲ **Aufspringen der Haut** BB: 1383, BU: 202
(Hautrisse, Schrunden, Rhagaden)
aloe, **alum**, am c, **ant cr**, **arn**, **aur**, bar c, bry, **calc**, carb an, carb v, **cham**, **cycl**, **graph**, **hep**, *kali c*, kreos, lach, lyc, *mag c*, **mang**, mar, *merc*, **nat c**, **nat m**, **nit ac**, *osm*, petr, phos, **puls**, **rhus t**, ruta, sars, **sep**, *sil*, **sulph**, *viol t*, zinc

▲ **Tiefes,** BB: 1384, BU: 202
blutiges Aufspringen
merc, *petr*, puls, **sars**, *sulph*

▲ **Aufspringen der Haut** BB: 1385, BU: 202
nach Waschen
am c, **ant cr**, *bry*, **calc**, *cham*, graph, *hep*, kali c, lyc, nit ac, **puls**, *rhus t*, *sars*, **sep**, **sulph**, zinc

▲ **Aufgedunsenheit** BB: 1386, BU: 202
acon, *am c*, **am m**, **ant cr**, *arn*, **ars**, **asaf**, aur, *bar c*, **bell**, **bry**, **calc**, **caps**, cham, chin, cina, *cocc*, colch, *coloc*, con, **cupr**, dig, dros, *dulc*, **ferr**, graph, *guaj*, hell, *hyos*, *ip*, kali c, kreos, lach, laur, *led*, *lyc*, mag c, mar, *merc*, mez, *mosch*, nat c, nit ac, nux m, nux v, **olnd**, op, phos, plb, **puls**, rheum, **rhus t**, samb, sars, seneg, sep, *sil*, **spig**, *spong*, staph, *stram*, *sulph*

▲ **Ausdünstungsmangel** BB: 1387, BU: 202
(Trockene Haut, Schweißmangel)
acon, *acon f*, **alum**, am c, *ambr*, ant cr, ant t, arg, **arn**, **ars**, asaf, *bar c*, **bell**, bism, bor, **bry**, **calc**, **camph**, **cann s**, *canth*, carb an, carb v, *caust*, **cham**, **chin**, clem, *cocc*, **coff**, **colch**, *coloc*, con, *crot h*, **dulc**, **eup per**, *ferr*, **graph**, hell, *hep*, **hydr ac**, *hyos*, ign, **ip**, **jod**, kali bi, **kali c**, kali n, kalm, kreos, **lach**, laur, **led**, *lith*, **lyc**, **mag c**, mang, **mar**, merc, *mez*, mosch, *mur ac*, murx, **nat c**, *nat m*, nit ac, **nux m**, *nux v*, **olnd**, **op**, par, **ph ac**, **phos**, *phyt*, plat, **plb**, **puls**, ran b, ran s, rhod, **rhus t**, *ruta*, sabad, *samb*, **sec**, seneg, sep, **sil**, *spig*, *spong*, squil, **staph**, stram, *stront*, sul ac, **sulph**, valer, *verat*, **verb**, **viol o**, *viol t*

▲ **Ausdünstungsmangel** BB: 1388, BU: 203
mit Hitze, trockenes Brennen der Haut
acon, alum, am m, ambr, *anac*, ant cr, ant t, arg, **arn**, **ars**, *bar c*, **bell**, *bism*, **bry**, **calc**, *camph*, **cann s**, canth, caps, *carb v*, *caust*, cham, **chel**, chin, clem, **cocc**, **coff**, *colch*, coloc, con, croc, **cupr**, cycl, **dulc**, ferr, *graph*, **hell**, *hep*, hyos, *ign*, *ip*, **kali c**, kali n, *kreos*, **lach**, laur, **led**, **lyc**, mang, merc, mosch, mur ac, *nat c*, nat m, **nit ac**, *nux m*, **nux v**, **op**, par, ph ac, **phos**, **puls**, ran b, rheum, **rhod**, **rhus t**, *ruta*, sabad, sabin, **samb**,

sec, sel, **sep**, **sil**, *spig*, *spong*, **squil**, **stann**, **staph**, **stram**, *stront*, sul ac, **sulph**, tarax, *thuj*, <u>valer</u>, verat, viol t, *zinc*

▲ **Ausschlag im** BB: 1389, BU: 203
Allgemeinen
acon, *agar*, agn, alum, **am c**, *am m*, ambr, anac, ang, **ant cr**, ant t, arg, *arn*, <u>**ars**</u>, asaf, asar, *aur*, **bar c**, *bell*, bism, *bor*, bov, **bry**, calad, <u>**calc**</u>, camph, cann s, *canth*, caps, **carb an**, **carb v**, <u>**caust**</u>, *cham*, chel, chin, **cic v**, cina, **clem**, cocc, *coff*, *colch*, coloc, **con**, cop, croc, *cupr*, **cycl**, dig, dros, **dulc**, *elaps*, *euph*, euphr, ferr, **graph**, guaj, **hell**, *hep*, hyos, *ign*, **ip**, jatr, jod, *kali bi*, **kali c**, kali n, **kreos**, *lach*, laur, <u>**led**</u>, <u>**lyc**</u>, *mag c*, mag m, mang, mar, meny, **merc**, *mez*, mosch, mur ac, nat c, <u>**nat m**</u>, **nit ac**, nux m, *nux v*, **olnd**, op, par, **petr**, ph ac, phos, plat, *plb*, **puls**, ran b, ran s, rheum, *rhod*, <u>**rhus t**</u>, ruta, sabad, sabin, samb, **sars**, *sec*, sel, seneg, <u>**sep**</u>, <u>**sil**</u>, spig, *spong*, **squil**, stann, **staph**, stram, *stront*, *sul ac*, <u>**sulph**</u>, tarax, **thuj**, valer, *verat*, *verb*, **viol t**, *zinc*

▲ **Sich abschälender,** BB: 1390, BU: 203
abschuppender
Ausschlag
acon, <u>**am c**</u>, **am m**, ant t, *ars*, aur, **bell**, bov, **clem**, coloc, crot t, *cupr*, dulc, ferr, **graph**, *hell*, lach, laur, **led**, mag c, mar, *merc*, **mez**, olnd, op, *ph ac*, **phos**, puls, ran b, *sec*, **sep**, **sil**, **staph**, sulph, *verat*

▲ **Ausschlag, nur** BB: 1391, BU: 203
an bedeckten Teilen
led, *thuj*

▲ **Ausschlag an behaarten** BB: 1392, BU: 203
Teilen (außer
dem Kopf)
kali c, lyc, **merc**, **nat m**, *nit ac*, ph ac, <u>**rhus t**</u>

▲ **Beißender Ausschlag** BB: 1393, BU: 203
agn, alum, am c, **am m**, ant cr, arn, ars, bell, bor, bov, **bry**, **calc**, camph, canth, caps, *carb an*, carb v, **caust**, cham, chel, *chin*, cocc, **colch**, coloc, con, dros, <u>**euph**</u>, hell, **ip**, lach, <u>**led**</u>, **lyc**, mag c, *mang*, merc, **mez**, mur ac, *nat c*, nat m,

nux v, **olnd**, op, *petr*, *ph ac*, phos, *plat*, <u>**puls**</u>, ran b, ran s, rhod, *rhus t*, *sel*, *sil*, spig, **spong**, *still*, stront, **sulph**, thuj, verat, viol t

▲ **Blasenartiger Ausschlag** BB: 1394, BU: 204
agar, alum, **am c**, **am m**, **ant cr**, **ant t**, *arg*, <u>**ars**</u>, aur, *bar c*, **bell**, bov, **bry**, *bufo*, calad, calc, **cann s**, **canth**, *caps*, **carb ac**, **carb an**, *carb v*, **caust**, *cham*, **chin**, **cic v**, *clem*, cocc, con, *cop*, corn, crot h, <u>**crot t**</u>, *cycl*, dig, **dulc**, <u>**euph**</u>, *fl ac*, **graph**, **hell**, **hep**, *hyos*, **kali c**, *kali i*, **kali n**, kreos, <u>**lach**</u>, laur, mag c, mang, **merc**, **mez**, nat c, *nat m*, <u>**nit ac**</u>, olnd, op, *osm*, **petr**, *ph ac*, <u>**phos**</u>, plat, *plb*, **psor**, puls, <u>**ran b**</u>, **ran s**, rheum, <u>**rhus t**</u>, ruta, sabad, **sabin**, *sal ac*, sars, *sec*, *sel*, seneg, **sep**, *sil*, spig, *spong*, **squil**, staph, *stram*, *sul ac*, <u>**sulph**</u>, tab, tarax, **tell**, *thuj*, verat, zinc

▲ **Blasiger, blauer** BB: 1395, BU: 204
Ausschlag
ars, bell, con, **lach**, <u>**ran b**</u>, *rhus t*

▲ **Blasiger,** BB: 1396, BU: 204
blutgefüllter Ausschlag
ars, *aur*, bry, canth, *carb ac*, **graph**, *nat m*, **sec**, *sulph*

▲ **Blasiger, brandiger** BB: 1397, BU: 204
(gangränöser) Ausschlag
acon, **ars**, *bell*, **camph**, *carb v*, *lach*, mur ac, **ran b**, **sabin**, sec

▲ **Ausschlag, Blattern,** BB: 1398, BU: 204
Pocken
am m, **ant cr**, <u>**ant t**</u>, *arn*, **ars**, bapt, **bell**, bry, canth, caust, cham, *clem*, *cocc*, hydr, *hyos*, kali bi, **merc**, nit ac, psor, **puls**, <u>**rhus t**</u>, sarr, *sil*, stram, **sulph**, *thuj*

▲ **Ausschlag,** BB: 1399, BU: 204
schwarze Blattern
ant cr, <u>**ars**</u>, **bell**, *bry*, hyos, **lach**, *mur ac*, <u>**rhus t**</u>, sec, *sep*, *sil*, spig

▲ Ausschlag, BB: 1400, BU: 204
Blüten überhaupt
acon, agar, *aloe, alum, am c, am m, ambr,*
anac, **ant cr, ant t,** *arg,* arn, **ars,** aur, bar c, **bell,**
bov, **bry,** *calc, calc p,* **canth,** *caps,* carb an,
carb v, **caust,** *cham, chel,* chin, **cic v,** *cina, clem,*
coc c, **cocc, con,** *crot h, crot t, cupr, cycl, dros,*
dulc, euphr, **gamb,** *gels, graph, hell,* **hep,** jod,
kali br, kali c, kali i, kali n, **led,** lyc, *mag c,*
mag m, mang, **merc,** *mez,* mosch, *mur ac, nat c,*
nat m, nit ac, nux v, par, *petr,* **ph ac, phos,** *plb,*
puls, rhus t, sabad, *sars, sel,* seneg, *sep,* **sil,** *spig,*
spong, squil, *stann,* **staph,** *stront, sul ac,* **sulph,**
tab, tarax, **thuj,** *valer, verat,* viol t, **zinc**

▲ Ausschlag, Blut-Beulen BB: 1401, BU: 204
arn, **bry,** sec

▲ Ausschlag, Blut-Beulen, BB: 1402, BU: 205
Schwären, Furunkel
abrot, *agar, alum, am c, am m,* anac, **ant cr,**
ant t, **apis, arn,** *ars, aur,* **bell,** berb, *brom, bry,*
calc, calc m, *calc p, calc pi, carb an,* carb v,
chin, coc c, **cocc,** *crot h,* **euph,** graph, **hep, hyos,**
ign, *kali n,* kreos, **lach,** laur, **led, lyc,** *mag c,*
mag m, **merc,** mez, **mur ac,** nat c, **nat m,**
nit ac, *nux m,* nux v, **petr, ph ac, phos,** *phyt,*
pic ac, puls, *rhus t,* **sec, sep,** *sil, spong, stann,*
staph, stram, *sul ac,* **sulph, thuj,** *zinc*

▲ Ausschlag - große BB: 1403, BU: 205
Schwären, Furunkel
ant t, **hep,** *hyos,* **lyc,** nat c, **nit ac,** phos

▲ Ausschlag - kleine BB: 1404, BU: 205
Schwären, Furunkel
arn, *mag c,* sulph, zinc

▲ Ausschlag, BB: 1405, BU: 205
Brand-Beulen
ant t, *apis,* **ars, bell,** *caps,* carb v, *crot h,* **hyos,**
lach, *mur ac, phyt, pic ac, rhus t, sec,* **sil,** *tarent*

▲ Brennender Ausschlag BB: 1406, BU: 205
agar, alum, **am c,** *am m, ambr, anac, ant cr,*
ant t, *arg,* **ars,** aur, bar c, **bell,** *bov,* **bry,** *calad,*

calc, cann s, *canth, caps,* **carb ac, carb an,**
carb v, **caust,** chin, **cic v,** *clem,* cocc, coff, colch,
com, **con,** *crot t, dig, dulc, euph,* guaj, hell, **hep,**
ign, **kali c, kali n,** *kreos,* **lach,** laur, *led,* **lyc,**
mang, mar, **merc, mez,** *nat c, nat m, nit ac,*
nux v, *olnd, par, petr, ph ac,* phos, plat, *plb,*
puls, ran b, rhus t, *sabad,* sars, seneg, *sep,* **sil,**
spig, spong, *squil, stann,* **staph,** stram, *stront,*
sulph, *thuj, urt u,* verat, viol o, **viol t,** zinc

▲ Durchscheinender BB: 1407, BU: 205
Ausschlag
cina, mag c, **merc, ran b**

▲ Eitriger Ausschlag BB: 1408, BU: 205
ant cr, ant t, ars, bell, *cic v, clem,* cocc, *con,* cycl,
dulc, euphr, *graph,* **hep,** *jug c,* led, **lyc,** mag c,
merc, nat c, *nat m, petr,* plb, puls, **rhus t,** samb,
sars, sec, **sep,** *sil, spig,* **staph, sulph,** tarax, thuj,
verat, viol o, viol t, **zinc**

▲ Eiterbeulen, Abscesse BB: 1409, BU: 205
ant cr, ant t, *ars,* **ars i, asaf,** *bry, calc, caps,* cic v,
cocc, con, **croc,** *crot h, dulc,* **hep,** *kali c,* lach,
mag c, *merc, mez, nat c,* nat m, *paeo,* petr, **puls,**
sec, *sep,* **sil,** staph, *sulph*

▲ Feiner (miliarer) BB: 1410, BU: 205
Ausschlag
acon, *agar,* alum, am c, am m, **ars,** bell, bov,
bry, *calad, carb v,* caust, *cham,* clem, cocc, **con,**
cop, cupr, dulc, euph, **graph, hep, ip,** jod, kreos,
led, **merc,** mez, *nat m,* nux v, *par,* **ph ac,** phos,
puls, *rhus t,* sars, sec, sel, **sulph,** valer, zinc

▲ Feuchter, BB: 1411, BU: 206
nässender Ausschlag
alum, anac, **ant cr,** *ars,* **ars i,** bar c, *bell,* **bov,**
bry, *calc, canth, carb an,* **carb v,** *caust, cic v,*
clem, *con, dulc,* **graph,** *hell, hep, hydr,* **jug c,**
kali c, *kreos,* **lach,** led, **lyc,** merc, **mez,** nat c,
nat m, **nit ac,** *olnd,* **petr,** ph ac, phos, **rhus t,**
ruta, sabin, *sars,* **sel,** *sep, sil, squil,* **staph,** *still,*
sul ac, sulph, tarax, *tell,* thuj, *vinc, viol t,* zinc

▲ **Flacher Ausschlag** BB: 1412, BU: 206
am c, ang, *ant cr*, ant t, **ars**, **asaf**, <u>**bell**</u>, *carb an*, euph, <u>**lach**</u>, **lyc**, merc, **nat c**, *nit ac*, *petr*, **ph ac**, phos, *puls*, *ran b*, **sel**, **sep**, **sil**, staph, *sulph*, thuj

▲ **Um sich freßender** BB: 1413, BU: 206
Ausschlag
alum, *am c*, **bar c**, **bor**, **calc**, carb v, *caust*, <u>**cham**</u>, **chel**, **clem**, **con**, croc, <u>**graph**</u>, hell, **hep**, **kali c**, **lach**, lyc, *mag c*, mang, merc, *mur ac*, **nat c**, **nat m**, **nit ac**, nux v, *olnd*, *par*, <u>**petr**</u>, **ph ac**, phos, plb, **rhus t**, *sars*, sep, <u>**sil**</u>, **squil**, staph, *sulph*, tarax, **viol t**

▲ **Ausschlag, Friesel** BB: 1414, BU: 206
<u>acon</u>, alum, *am c*, *am m*, **ant cr**, **ant t**, *arn*, **ars**, asaf, **bell**, *bov*, <u>**bry**</u>, **calad**, *calc*, **canth**, **carb v**, **caust**, **cham**, chin, **clem**, *coff*, cupr, dig, *dulc*, **euphr**, *graph*, **hell**, *hyos*, **ip**, **jug c**, **lach**, **led**, mar, **merc**, **mez**, nat m, *nux v*, *op*, **ph ac**, *phos*, **puls**, rheum, **rhus t**, ruta, *sars*, sec, **sel**, sep, *sil*, *spong*, **staph**, **stram**, **sulph**, valer, **verat**, **viol t**, zinc

▲ **Ausschlag,** BB: 1415, BU: 206
Purpur-Frieseln
<u>acon</u>, *bell*, **coff**

▲ **Ausschlag,** BB: 1416, BU: 206
Scharlach-Frieseln
<u>acon</u>, *am c*, ars, **bell**, <u>**bry**</u>, carb v, caust, *coff*, *dulc*, hyos, **ip**, lach, **merc**, ph ac, phos, rhus t, *sulph*

▲ **Ausschlag,** BB: 1417, BU: 206
Weiße Frieseln
agar, <u>**ars**</u>, bov, bry, *ip*, *phos*, *sulph*, **valer**

▲ **Frieselartige Haut,** BB: 1418, BU: 206
Gänsehaut im Freien
sars

▲ **Gänsehaut in der Stube** BB: 1419, BU: 206
calc

▲ **Gelblicher Ausschlag** BB: 1420, BU: 206
agar, ars, *cic v*, cocc, *cupr*, **euph**, hell, *kreos*, lach, led, lyc, **merc**, **nat c**, **nit ac**, par, *sep*, **spong**, valer

▲ **Ausschlag mit** BB: 1421, BU: 206
Geschwürschmerz
am c, **am m**, ant cr, ars, bar c, caps, *caust*, con, *graph*, **kali c**, laur, **mang**, merc, **phos**, **puls**, **rhus t**, sep, <u>**sil**</u>, **staph**, *sulph*, tarax, *zinc*

▲ **Ausschlag mit** BB: 1422, BU: 206
Geschwulst
acon, am c, *arn*, ars, **bell**, *bry*, *calc*, *canth*, carb v, *caust*, chin, cic v, con, euph, *hep*, **kali c**, lyc, mag c, **merc**, nat c, *nat m*, *nit ac*, petr, *ph ac*, *phos*, **puls**, **rhus t**, ruta, **samb**, *sars*, **sep**, *sil*, **sulph**, **thuj**

▲ **Griesiger Ausschlag** BB: 1423, BU: 207
am c, *graph*, **hep**, *nat m*, phos, *zinc*

▲ **Ausschlag am Gürtel** BB: 1424, BU: 207
(Zoster)
arn, **ars**, bry, *cedr*, cham, *crot h*, *dol*, dulc, *graph*, hep, jod, **merc**, mez, nat c, *nat m*, phos, **puls**, **ran b**, <u>**rhus t**</u>, *sel*, sep, **sil**, *sulph*, thuj

▲ **Harter Ausschlag** BB: 1425, BU: 207
ant cr, **ran b**, rhus t, spig, valer

▲ **Hirsekornartiger** BB: 1426, BU: 207
Ausschlag
agar, am c, ars, carb v, cocc, hep, kreos, *led*, nux v, *par*, valer

▲ **Juckender Ausschlag** BB: 1427, BU: 207
acon, **agar**, agn, alum, **am c**, *am m*, ambr, *anac*, **ant cr**, **ant t**, arg, *arn*, <u>**ars**</u>, **ars i**, arum t, asaf, **bar c**, bell, *bov*, **bry**, **calad**, calc, **canth**, caps, carb an, **carb v**, <u>**caust**</u>, **cham**, chel, cic v, cina, **clem**, cocc, *con*, *crot t*, cupr, *dig*, dulc, *graph*, hep, **ign**, *ip*, **jug c**, *kali br*, **kali c**, **kali n**, **kreos**, **lach**, *laur*, **led**, **lyc**, mag c, mag m, mang, mar,

merc, mez, nat c, *nat m*, *nat s*, nit ac, nux v, olnd, par, *petr*, ph ac, phos, plb, *psor*, *puls*, ran b, ran s, rhus t, *sabad*, sabin, *sars*, sel, sep, sil, *spig*, spong, squil, stann, staph, stram, *stront*, sulph, tab, tarax, *thuj*, valer, *verat*, viol t, *zinc*

▲ Ausschlag, Knoten,   BB: 1428, BU: 207
   Beulen, Quaddeln

agar, alum, am c, *am m*, anac, ant cr, *ant t* apis, *ars*, aur, *bar c*, bell, bry, calc, cann s, canth, caps, *carb an*, *carb v*, caust, chel, chin, chlol, *cic v*, *cocc*, con, cop, dig, dros, dulc, *graph*, *hell*, hep, ign, ip, jod, kali c, *kali n*, kreos, lach, led, lyc, mag c, *mag m*, mang, merc, mez, *mur ac*, *nat c*, nat m, nit ac, *nux v*, olnd, op, petr, ph ac, phos, puls, rhus t, ruta, sabin, sec, *sel*, sep, sil, *spig*, spong, squil, stann, staph, stram, sul ac, *sulph*, *tarax*, *thuj*, *valer*, verat, verb, viol t, *zinc*

▲ Ausschlag, rosenrote   BB: 1429, BU: 207
   Knoten (Erythem)

antip, bell, bry, chlol, *cop*, *crot t*, *gels*, *jug c*, *kali br*, *kali i*, *merc*, mez, nat c, *petr*, phos, *phyt*, rhus t, *rhus v*, *sil*, stram, *ter*

▲ Ausschlag, Krätze   BB: 1430, BU: 207

ambr, ant cr, *ant t*, *ars*, bry, calc, *canth*, *carb an*, carb v, caust, *clem*, coloc, con, cupr, dulc, *graph*, grat, *guaj*, kreos, lach, *led*, *lyc*, mang, *merc*, *mez*, *nat c*, ol an, petr, ph ac, psor, puls, sabad, sel, sep, *sil*, *squil*, staph, *sul ac*, sulph, tarax, *valer*, verat, zinc

▲ Ausschlag,   BB: 1431, BU: 208
   blutende Krätze

calc, *dulc*, merc, *sulph*

▲ Ausschlag, fette Krätze   BB: 1432, BU: 208

ant cr, caust, clem, cupr, kreos, merc, sel, sep, *squil*, sulph

▲ Ausschlag,   BB: 1433, BU: 208
   nässende Krätze

calc, carb v, *caust*, *clem*, con, dulc, graph, *kreos*, lyc, merc, petr, *sep*, sil, squil, *staph*, *sulph*

▲ Ausschlag,   BB: 1434, BU: 208
   trockene Krätze

ars, calc, carb v, *caust*, clem, *cupr*, *dulc*, graph, kreos, led, lyc, *merc*, nat c, *petr*, ph ac, sep, sil, staph, sulph, valer, verat, zinc

▲ Ausschlag, unter-   BB: 1435, BU: 208
   drückte, ver-
   schmierte Krätze

alum, *ambr*, ant cr, ant t, *ars*, carb v, caust, dulc, *graph*, kreos, lach, nat c, *nat m*, ph ac, sel, sep, sil, sulph, verat, *zinc*

▲ Krätze unterdrückt,   BB: 1436, BU: 208
   verschmiert mit Merkur
   und Schwefel zugleich

agn, *ars*, bell, calc, *carb v*, caust, chin, *dulc*, hep, jod, nit ac, puls, rhus t, sars, sel, sep, *sil*, staph, thuj, *valer*

▲ Kupferiger Ausschlag   BB: 1437, BU: 208

alum, ars, *calc*, cann s, carb an, carb v, kreos, *led*, mez, rhus t, ruta, verat

▲ Masernartiger   BB: 1438, BU: 208
   Ausschlag (Masern)

acon, ant cr, ars, bell, bry, calc, carb v, cham, chin, chlol, *coff*, *cop*, crot h, *dros*, *euphr*, gels, hyos, ign, ip, jod, kali bi, mag c, merc, nux v, *phos*, puls, rhus t, stram, *sulph*

▲ Ausschlag, Milchschorf   BB: 1439, BU: 208

ambr, ant cr, *ars*, bar c, bell, bry, calc, *calc i*, *carb an*, carb v, cham, *cic v*, dulc, graph, *hep*, jug c, jug r, kali i, lappa, led, lyc, merc, mez, *nat m*, olnd, phos, psor, rhus t, sars, sep, *sil*, staph, *sulph*, vinc, viol t

▲ **Ausschlag, Mitesser** BB: 1440, BU: 208

aur, bar c, *bry*, *calc*, graph, **nat c**, *nat m*, nit ac, plb, *sabin*, sel, *sulph*

▲ **Nesselartiger Ausschlag** BB: 1441, BU: 208

acon, aloe, am c, *am m*, **ant cr**, ant t, apis, **ars**, bar c, **bell**, **bov**, bry, calc, *canc f*, *carb an*, *carb v*, **caust**, *chin*, *chlol*, cic v, *coca*, cocc, **con**, *cop*, *cub*, **cupr**, dulc, graph, **hep**, *ign*, *ip*, kali c, kreos, lach, led, **lyc**, mag c, mag s, *merc*, **mez**, *nat c*, **nat m**, *nit ac*, *nux v*, **petr**, ph ac, phos, **puls**, rhus t, *ruta*, sars, *sec*, sel, **sep**, *sil*, staph, stram, **sulph**, *ter*, thuj, *urt u*, valer, **verat**, zinc

▲ **Ausschlag, Pusteln** BB: 1442, BU: 209

agar, *am m*, **ant cr**, ant s, **ant t**, *arn*, **ars**, aur, **bell**, *bry*, *calc p*, *carb s*, cham, *chel*, *cic v*, *clem*, cocc, *crot h*, *crot t*, cycl, *dulc*, *euph*, *gnaph*, *hep*, **hyos**, **kali bi**, **kali br**, kali c, *kali i*, *kreos*, lach, **merc**, *mez*, nit ac, *nux v*, *op*, *petr*, **puls**, rhus t, *sec*, *sil*, **squil**, **staph**, **sulph**, thuj, *viol t*

▲ **Reißender, ziehend** BB: 1443, BU: 209
    schmerzender Ausschlag

acon, *arn*, ars, *bell*, **bry**, **calc**, *canth*, carb v, *caust*, clem, cocc, dulc, *graph*, kali c, lyc, merc, *mez*, nat c, nit ac, *nux v*, phos, puls, rhus t, **sep**, **sil**, **staph**, **sulph**, zinc

▲ **Ausschlag, Röteln** BB: 1444, BU: 209

acon, **bell**, bry, carb v, **coff**, ip, *merc*, phos, puls, *rhus t*, *sars*, sulph

▲ **Ausschlag,** BB: 1445, BU: 209
    Rotlauf (Erysipel)

acon, **am c**, am m, *ant cr*, apis, *arn*, **ars**, *bar c*, bell, *bor*, bry, *calad*, **calc**, **camph**, **canth**, **carb an**, *carb v*, caust, cham, chin, **clem**, com, *crot h*, *crot t*, dulc, **euph**, gels, **graph**, hep, hydr, *hyos*, ip, **jod**, *jug c*, kali c, *kali i*, **lach**, lyc, *mag c*, mang, **merc**, mur ac, *nat c*, nat m, *nat s*, **nit ac**, *petr*, ph ac, **phos**, *plb*, *puls*, *ran b*, rhod, rhus t, ruta, sabad, *samb*, sars, sep, *sil*, *spong*, stann, staph, *stram*, **sulph**, ter, **thuj**, *verat v*, zinc

▲ **Ausschlag, Rotlauf** BB: 1446, BU: 209
    (Erysipel) mit Blasen

am c, anac, **ars**, **ars**, *bar c*, **bell**, bry, *canth*, *carb an*, chel, chin, cist, *euph*, **graph**, *hep*, kali n, **lach**, petr, *phos*, puls, ran b, ran s, rhus t, sabad, *sep*, staph, *sulph*, tab, verat v

▲ **Ausschlag, brandiger** BB: 1447, BU: 209
    Rotlauf (Erysipel)

acon, **ars**, **bell**, **camph**, chin, *hyos*, *lach*, mur ac, rhus t, **sabin**, **sec**, sil

▲ **Ausschlag, Scharlach-** BB: 1448, BU: 209
    farbiger Rotlauf (Erysi-
    pel, Scharlachfieber)

acon, **am c**, *am m*, apis, *arn*, **ars**, arum t, *bar c*, **bell**, **bry**, *carb v*, *caust*, cham, *coff*, **croc**, *crot h*, dulc, euph, graph, *hep*, **hyos**, *ip*, jod, *jug c*, *lach*, **merc**, nit ac, ph ac, *phos*, rhus t, *stram*, **sulph**, ter, thuj

▲ **Ausschlag, scharlach-** BB: 1449, BU: 209
    farb. glatter Rotlauf
    (echtes Scharlachfieber)

am c, **bell**, euph, hyos, *merc*

▲ **Ausschlag, Rotlauf** BB: 1450, BU: 209
    (Erysipel) mit
    Geschwulst

acon, *am c*, **apis**, *arn*, *ars*, **bell**, *bry*, *calc*, canth, carb v, caust, chin, euph, *hep*, *kali c*, *lyc*, mag c, **merc**, nat c, nat m, *nit ac*, *petr*, *ph ac*, *phos*, **puls**, rhus t, ruta, *samb*, sars, *sep*, sil, **sulph**, **thuj**, **verat v**, zinc

▲ **Schmerzhafter** BB: 1451, BU: 209
    Ausschlag

agar, ambr, *ant cr*, *arg*, **arn**, ars, **asaf**, *aur*, bar c, **bell**, cann s, canth, **caps**, **chin**, **clem**, **con**, **cupr**, dulc, guaj, **hep**, kali c, **lach**, **led**, **lyc**, **mag c**, **mag m**, *merc*, nat c, **nux v**, par, **petr**, **ph ac**, **phos**, **puls**, ran b, *ran s*, *rhus t*, ruta, *sel*, *seneg*, **sep**, sil, **spig**, **spong**, *squil*, **sulph**, thuj, *valer*, **verat**, *verb*

▲ **Schmerzloser Ausschlag** BB: 1452, BU: 210

ambr, **anac**, ant cr, ant t, bell, cham, **cocc**, **con**, cycl, dros, **hell**, **hyos**, lach, *laur*, <u>**lyc**</u>, **olnd**, *ph ac*, phos, puls, *rhus t*, samb, **sec**, spig, *staph*, **stram**, **sulph**

▲ **Schorfiger Ausschlag** BB: 1453, BU: 209
 (Schorfe)

alum, *am c*, *am m*, ambr, **ant cr**, *ant s*, *ant t*, *ars*, **bar c**, **bell**, *bov*, **bry**, <u>**calc**</u>, *caps*, **carb an**, **carb v**, cham, **cic v**, **clem**, <u>**con**</u>, **dulc**, <u>**graph**</u>, hell, **hep**, *kali c*, **kreos**, led, <u>**lyc**</u>, mag c, **merc**, **mez**, **mur ac**, *nat m*, <u>**nit ac**</u>, nux v, olnd, *paeo*, *par*, petr, *phos*, plb, **puls**, **ran b**, <u>**rhus t**</u>, *sabad*, sabin, sars, **sep**, **sil**, *spong*, squil, **staph**, **sulph**, *thuj*, *verat*, **viol t**, zinc

▲ **Schrundiger (in** BB: 1454, BU: 210
 **Schrunden auf-
 reißender) Ausschlag**

alum, ant cr, *arn*, *aur*, bry, **calc**, *cham*, **cycl**, graph, **hep**, kali c, *kreos*, *lach*, *lyc*, mag c, *mang*, merc, nat c, *nat m*, *nit ac*, *petr*, <u>**puls**</u>, rhus t, ruta, *sars*, <u>**sep**</u>, sil, <u>**sulph**</u>, *viol t*, zinc

▲ **Schuppiger Ausschlag** BB: 1455, BU: 210

agar, **am m**, **ant cr**, **ars**, **aur**, **bell**, *bor*, *cact*, **cic v**, **clem**, **cupr**, **dulc**, *graph*, hep, hydr, **hydrc**, **hyos**, **kali bi**, *kali c*, **led**, **mag c**, *mar*, **merc**, *mez*, **olnd**, petr, <u>**phos**</u>, plb, **rhus t**, <u>**sep**</u>, staph, **sulph**

▲ **Schwärzlicher Ausschlag** BB: 1456, BU: 210

ant cr, <u>**ars**</u>, asaf, **bell**, **bry**, *hyos*, **lach**, *mur ac*, nit ac, *ran b*, **rhus t**, **sec**, *sep*, *sil*, spig, *still*

▲ **Spannender Ausschlag** BB: 1457, BU: 210

alum, *ant t*, **arn**, *bar c*, bell, bry, *canth*, carb an, **caust**, **cocc**, **con**, hep, kali c, mez, olnd, **phos**, **puls**, <u>**rhus t**</u>, sabin, sep, spong, *staph*, **stront**, **sulph**, thuj

▲ **Ausschlag, Spitzpocken** BB: 1458, BU: 210
 (Varicellen,
 Wasserpocken)

acon, <u>**ant cr**</u>, **ant t**, *ars*, asaf, **bell**, **carb v**, caust, cycl, *ip*, **led**, nat c, nat m, <u>**puls**</u>, **rhus t**, **sep**, *sil*, **thuj**

▲ **Stechender Ausschlag** BB: 1459, BU: 210

acon, alum, am m, *ant cr*, *apis*, *arn*, **ars**, *asaf*, **bar c**, **bell**, berb, bov, **bry**, *calc*, camph, *canth*, caps, **carb v**, caust, *cham*, chin, **clem**, cocc, *con*, **cycl**, dig, **dros**, euph, graph, guaj, hell, **hep**, *ign*, kali c, kreos, lach, **led**, *lyc*, *mag c*, **merc**, *mez*, mur ac, nat c, *nat m*, <u>**nit ac**</u>, nux v, *petr*, phos, **plat**, <u>**puls**</u>, **ran b**, ran s, **rhus t**, *sabad*, **sabin**, *sel*, **sep**, <u>**sil**</u>, spong, *squil*, **staph**, stront, <u>**sulph**</u>, *thuj*, verb, **viol t**, zinc

▲ **Traubiger Ausschlag** BB: 1460, BU: 211
 (in Gruppen stehend)

agar, **calc**, ph ac, ran b, *rhus t*, **staph**, verat

▲ **Trockener Ausschlag** BB: 1461, BU: 211

alum, **ars**, <u>**bar c**</u>, bov, bry, **cact**, <u>**calc**</u>, **carb v**, *caust*, **clem**, cocc, **cupr**, **dulc**, fl ac, *graph*, **hydr ac**, hyos, *kreos*, lach, <u>**led**</u>, *lyc*, **mag c**, *mar*, **merc**, nat c, nat m, par, **petr**, ph ac, **phos**, *rhus t*, **sars**, <u>**sep**</u>, <u>**sil**</u>, stann, **staph**, **sulph**, valer, **verat**, **viol t**, zinc

▲ **Nicht heilender** BB: 1462, BU: 211
 (eiternder) Ausschlag

alum, *am c*, **bar c**, **bor**, **calc**, carb v, *caust*, **cham**, *chel*, cic v, **clem**, con, croc, <u>**graph**</u>, hell, **hep**, *kali c*, *lach*, lyc, *mag c*, *mang*, merc, *mur ac*, **nat c**, <u>**nit ac**</u>, nux v, *olnd*, *par*, **petr**, ph ac, phos, plb, *psor*, **rhus t**, sec, **sep**, <u>**sil**</u>, spig, **squil**, **staph**, <u>**sulph**</u>, tarax, **viol t**

▲ **Weißlicher Ausschlag** BB: 1463, BU: 211

agar, <u>**ars**</u>, bor, *bov*, **bry**, *ip*, *phos*, **sulph**, *thuj*, **valer**, zinc

▲ **Ausschlag mit weißen** BB: 1464, BU: 211
Spitzen
ant cr, ant t, *puls*

▲ **Wundschmerzender** BB: 1465, BU: 211
(schründender)
Ausschlag
acon, agar, **alum**, *ambr*, ant cr, **arg**, ars, **aur**,
bar c, **bry**, **calc**, cann s, *canth*, caps, carb an,
chel, chin, **cic v**, coff, **colch**, *dol*, **dros**, *euph*,
ferr, **graph**, hell, **hep**, *ign*, *kali c*, lach, *lyc*, *mag c*,
mang, mar, *merc*, *mez*, *nat c*, **nat m**, **nit ac**,
nux v, *olnd*, **par**, **petr**, **ph ac**, phos, *plat*, **puls**,
ran b, **rhus t**, *ruta*, *sabin*, *sars*, sel, **sep**, **sil**, **spig**,
spong, **squil**, **staph**, **sulph**, *valer*, *verat*, **zinc**

▲ **Zuckend schmerzender** BB: 1466, BU: 211
Ausschlag
asaf, *calc*, **caust**, *cham*, chin, *cupr*, lyc, **puls**,
rhus t, sep, **sil**, **staph**

▲ **Zusammenfließender** BB: 1467, BU: 211
Ausschlag
agar, **ant t**, **chlol**, **cic v**, *hyos*, **ph ac**, *valer*

▲ **Auswüchse,** BB: 1468, BU: 211
Balggeschwulst
acon, *agar*, *ant cr*, **bar c**, **calc**, *coloc*, *graph*,
hep, *kali c*, **nit ac**, sabin, sil, *spong*, **sulph**

▲ **Blutschwamm** BB: 1469, BU: 211
ant t, **ars**, bell, *calc*, **carb an**, carb v, *clem*,
kreos, **lach**, **lyc**, **merc**, **nit ac**, nux v, **phos**,
rhus t, *sep*, **sil**, staph, **sulph**, *thuj*

▲ **Auswüchse, Feigwarzen** BB: 1470, BU: 212
(Condylome)
calc, cham, *cinnb*, *euph*, **euphr**, **lyc**, merc n,
nat s, **nit ac**, **ph ac**, *phos*, *psor*, **sabin**, sars, sep,
staph, **thuj**

▲ **Fleischartige Auswüchse** BB: 1471, BU: 212
ars, **staph**, **thuj**

▲ **Auswüchse,** BB: 1472, BU: 212
Gliedschwamm
ant cr, ars, *carb an*, **clem**, **con**, *jod*, **kreos**, **lach**,
petr, phos, rhus t, sabin, sep, **sil**, **staph**, *sulph*,
thuj

▲ **Hornartige Auswüchse** BB: 1473, BU: 212
ant cr, *graph*, *mez*, **ran b**, sulph, thuj

▲ **Auswüchse,** BB: 1474, BU: 212
Markschwamm
bell, **carb an**, **phos**, sil, sulph, **thuj**

▲ **Auswüchse, Muttermale** BB: 1475, BU: 212
calc, *carb v*, *graph*, nit ac, *petr*, *ph ac*, *sil*, *sul ac*,
sulph

▲ **Auswüchse, Polypen** BB: 1476, BU: 212
ambr, **aur**, *bell*, *berb*, **calc**, **con**, *graph*, **hep**,
kali bi, kali br, kali c, **lyc**, **mar**, **merc**, **mez**,
nat m, *nat s*, *nit ac*, petr, *ph ac*, **phos**, puls, sang,
sil, **staph**, *sul ac*, *sulph*, **thuj**

▲ **Auswüchse, Überbeine** BB: 1477, BU: 212
am c, ph ac, **phos**, *plb*, **sil**, zinc

▲ **Auswüchse,** BB: 1478, BU: 212
entzündete Wülste
ars, *carb an*, hep, **nat c**, **phos**, **sil**, sulph

▲ **Beißen in der Haut** BB: 1479, BU: 212
agn, alum, **am c**, **am m**, ant cr, arn, bell, bor,
bov, **bry**, **calc**, camph, *canth*, caps, *carb an*,
carb v, **caust**, *cham*, chel, chin, coc c, cocc,
colch, coloc, con, dros, **euph**, hell, **ip**, kreos,
lach, **led**, **lyc**, mag c, *mang*, merc, **mez**, mur ac,
nat c, *nat m*, **nux v**, **olnd**, op, *petr*, *ph ac*, phos,
plat, **puls**, **ran b**, **ran s**, rhod, rhus t, ruta, sel,
sep, sil, *spig*, **spong**, stront, **sulph**, thuj, verat,
viol t, *zinc*

▲ **Blutschwitzen** BB: 1480, BU: 213

arn, *calc*, cham, chin, *clem*, *coca*, *crot h*, lach, *lyc*, *nux m*, **nux v**, *petr*

▲ **Blut-Unterlaufung** BB: 1481, BU: 213

arn, **bry**, *cham*, chin, *chlol*, *coca*, **con**, *crot h*, *dulc*, euphr, ferr, **hep**, **lach**, laur, *led*, **nux v**, par, **phos**, plb, **puls**, *rhus* t, **ruta**, sec, sul ac, **sulph**

▲ **Feuchter Brand** BB: 1482, BU: 213
   (Gangrän)

chin, euph, **hell**, squil

▲ **Heißer Brand** BB: 1483, BU: 213

acon, *ars*, *bell*, mur ac, **sabin**, sec

▲ **Kalter Brand** BB: 1484, BU: 213

ant t, **ars**, **asaf**, *bell*, **canth**, **caps**, carb v, con, *crot h*, **euph**, **lach**, merc, **plb**, ran b, sec, **sil**, **squil**, *sul ac*, **sulph**

▲ **Brand-Wunden** BB: 1485, BU: 213
   (Verbrennungen oder
   gangränöse Geschwüre)

agar, alum, *ant cr*, **ars**, *calc*, *canth*, **carb v**, **caust**, *cycl*, euph, **kreos**, *lach*, *mag c*, *rhus t*, ruta, *sec*, **stram**

▲ **Brennen in der Haut** BB: 1486, BU: 213

acon, *agar*, am c, am m, *ambr*, *anac*, ant cr, *arg*, **arn**, **ars**, asaf, asar, aur, bar c, **bell**, *bism*, bov, **bry**, *calad*, **calc**, **camph**, **cann s**, *canth*, **caps**, carb an, carb v, **caust**, cham, chel, chin, *cic v*, clem, **cocc**, **coff**, colch, *coloc*, con, **cupr**, cycl, dig, dros, *dulc*, **euph**, ferr, graph, guaj, *hell*, **hep**, **hyos**, **ign**, **jod**, **kali c**, *kali n*, kreos, **lach**, *laur*, **lyc**, mag c, mag m, *mang*, mar, meny, **merc**, mosch, mur ac, nat c, nat m, nit ac, **nux v**, olnd, op, par, petr, *ph ac*, **phos**, *plat*, plb, **puls**, **ran b**, rhod, **rhus t**, *sabad*, sabin, *samb*, sars, *sec*, *sel*, seneg, **sep**, sil, spig, *spong*, squil, stann, staph, **stram**, stront, sul ac, **sulph**, thuj, valer, verat, viol o, *viol t*, zinc

▲ **Brennen wie mit** BB: 1487, BU: 213
   Flammen

viol o

▲ **Brennen wie von** BB: 1488, BU: 213
   Funken

sec, **sel**

▲ **Tiefe Eindrücke von** BB: 1489, BU: 213
   Instrumenten

bov, *verat*

▲ **Elastizitätsmangel der** BB: 1490, BU: 213
   Haut

ant cr, *ars*, **bov**, **cupr**, *dulc*, *lach*, ran b, **rhus t**, sep, **verat**

▲ **Empfindlichkeit der** BB: 1491, BU: 213
   Haut im Allgemeinen

acon, **agar**, alum, am m, ant cr, ant t, **apis**, *arn*, ars, aur, **bar c**, **bell**, bov, **bry**, **calc**, *camph*, cann s, *canth*, *caps*, carb an, carb v, cham, **chin**, **coff**, colch, **con**, **ferr**, *gels*, graph, *hep*, ign, **ip**, kali c, **kreos**, *lach*, **led**, *lyc*, **mag c**, **merc**, *mez*, **mosch**, **nat c**, **nat m**, *nux m*, **nux v**, olnd, *ox ac*, par, **petr**, **ph ac**, *phos*, **phos**, **plb**, *puls*, ran b, ran s, **rhus t**, **sang**, sars, sec, **sel**, sep, sil, spig, *spong*, **squil**, stann, staph, sul ac, **sulph**, **thuj**, **verat**, zinc

▲ **Entzündlichkeit der** BB: 1492, BU: 214
   Haut

alum, ars, **asaf**, **bar c**, *bell*, **bor**, *calc*, **camph**, canth, **cham**, *chel*, con, croc, *euph*, *graph*, **hep**, **hyos**, *lach*, mang, **merc**, *nat c*, **nat m**, **nit ac**, **petr**, plb, **puls**, ran b, sil, *staph*, **sulph**

▲ **Entzündung** BB: 1493, BU: 214

acon, agn, alum, ant cr, **apis**, **arn**, **ars**, *asaf*, *bar c*, *bell*, *bor*, *bry*, *calc*, *camph*, cann s, *canth*, caust, **cham**, cina, cocc, colch, *com*, con, croc, *crot h*, euph, graph, **hep**, hyos, kreos, lach, lyc, mang, **merc**, *mez*, *nat c*, nat m, **nit ac**, *petr*, *phos*, plb, **puls**, ran b, **rhus t**, *ruta*, sep, sil, **staph**, **sulph**, verat, zinc

Empfindungen und Beschwerden

▲ **Farbe der Haut,** BB: 1494, BU: 214
bläulich
acon, *am c*, ang, *arn*, **ars**, aur, **bapt**, **bell**, bism, *bry*, calc, *camph*, *carb v*, chin, *coca*, cocc, *con*, *cop*, *crot h*, **cupr**, **dig**, *gels*, hydr ac, **lach**, laur, merc, *naja*, *nat m*, **nux v**, **op**, ox ac, *ph ac*, phos, *plb*, puls, rhus t, *samb*, sec, sil, spong, **stram**, sulph, thuj, **verat**, *vip*

▲ **Farbe der Haut, bleich** BB: 1495, BU: 214
ars, bar c, **bell**, **calc**, camph, carb an, carb v, caust, **chin**, **cocc**, **con**, crot h, *dig*, **ferr**, *graph*, **hell**, ign, **kali c**, lach, **lyc**, *merc*, **nat m**, **nit ac**, **nux v**, olnd, *ph ac*, **phos**, **plat**, plb, **puls**, sabin, **sec**, sep, **spig**, *staph*, sul ac, **sulph**, *valer*, **verat**, zinc

▲ **Farbe der Haut, gelb** BB: 1496, BU: 214
(Gelbsucht)
acon, *agar*, **aloe**, **am m**, *ambr*, *ant cr*, *ant t*, arn, **ars**, asaf, **aur**, **bell**, berb, brom, **bry**, bufo, *calc*, cann s, **canth**, **carb v**, *card m*, **caust**, *cedr*, **cham**, **chel**, *chen a*, **chin**, cina, *coca*, cocc, **con**, cop, *corn*, *corn f*, croc, **crot h**, cupr, *dig*, *dol*, dulc, euph, **ferr**, *gels*, graph, hell, *hep*, *hydr*, **ign**, *iris*, jod, jug c, *kali bi*, kali c, *lach*, *laur*, *lept*, **lyc**, *mag c*, **merc**, merc c, *myric*, nat c, nat m, *nat s*, **nit ac**, **nux v**, **op**, petr, ph ac, **phos**, **plb**, *podo*, **puls**, ran b, ran b, rheum, *rhus t*, sabad, sang, sec, **sep**, sil, **spig**, sul ac, **sulph**, *tarax*, valer, *verat*, *vip*

▲ **Farbe der Haut, rot** BB: 1497, BU: 214
acon, **agar**, agn, aloe, *am c*, *ant cr*, apis, **arn**, ars, asaf, **bell**, bov, **bry**, calc, *camph*, **canth**, carb v, cham, *chin*, cinnb, clem, *coc c*, cocc, *coll*, **com**, con, *cop*, *crot h*, cycl, **dulc**, euph, *ferr p*, **graph**, hyos, ign, kali bi, *kreos*, *lach*, led, **lyc**, mang, mar, **merc**, nat m, *nit ac*, **nux v**, *olnd*, **op**, *paeo*, *petr*, **ph ac**, phos, *phyt*, plb, **puls**, **rhus t**, *ruta*, sabad, *sec*, sep, sil, *spong*, squil, stann, **stram**, sul ac, **sulph**, tarax, **tell**, zinc

▲ **Farbe der Haut,** BB: 1498, BU: 214
schmutzig
bry, **ferr**, **jod**, *merc*, *phos*, *psor*, sec

▲ **Farbe der Haut,** BB: 1499, BU: 215
schwärzlich
acon, ant cr, arg n, asaf, *chel*, *crot h*, lach, *nit ac*, *sec*, spig

▲ **Festsitzen der Haut** BB: 1500, BU: 215
arn, par

▲ **Festsitzen der Haut an** BB: 1501, BU: 215
Knochengeschwüren
arn, **asaf**, aur, *chin*, hell, *merc*, **ph ac**, *puls*, ruta, *sabin*, **sil**, *staph*

▲ **Fettige Haut** BB: 1502, BU: 215
agar, aur, **bar c**, **bry**, *calc*, **chin**, *mag c*, **merc**, **nat m**, plb, *psor*, *sel*, stram

▲ **Feuchten (Nässen) der** BB: 1503, BU: 215
Haut
alum, ars, bar c, **bell**, **bov**, bry, *calc*, *carb an*, **carb v**, *caust*, *cic v*, **clem**, *con*, *dulc*, **graph**, *hell*, *hep*, **kali c**, **kreos**, lach, led, **lyc**, *merc*, mez, nat c, *nat m*, *nit ac*, *olnd*, *petr*, ph ac, phos, **rhus t**, *ruta*, sabin, **sel**, **sep**, *sil*, *squil*, **staph**, sul ac, sulph, tarax, thuj, *viol t*

▲ **Flechten im** BB: 1504, BU: 215
Allgemeinen
agar, *alum*, am c, *ambr*, anac, **ars**, aur, *bar c*, *bell*, *bor*, **bov**, *bry*, calad, **calc**, caps, carb an, *carb v*, **caust**, chel, chin, cic v, **clem**, cocc, **con**, cupr, cycl, **dulc**, **graph**, hell, *hep*, hyos, kali c, kali n, **kreos**, *lach*, **led**, **lyc**, *mag c*, mag m, mang, mar, **merc**, mez, mosch, *mur ac*, **nat c**, *nat m*, *nit ac*, nux v, *olnd*, par, **petr**, *ph ac*, **phos**, plb, **psor**, puls, *ran b*, ran s, **rhus t**, ruta, sabad, *sars*, **sep**, **sil**, spig, spong, squil, stann, **staph**, sul ac, **sulph**, tarax, thuj, valer, verat, *viol t*, zinc

▲ **Brennende Flechten** BB: 1505, BU: 215
agar, alum, *am c*, *ambr*, anac, **ars**, aur, bar c, *bell*, *bov*, *bry*, calad, **calc**, caps, *carb an*, *carb v*, **caust**, cic v, *clem*, cocc, **con**, **dulc**, hell, *hep*, kali c, kali n, kreos, lach, led, led, **lyc**, mang,

mar, **merc**, *mez*, mosch, nat c, nat m, *nux v*, olnd, par, petr, ph ac, phos, plb, *puls*, *ran b*, **rhus t**, sabad, sars, *sep*, **sil**, spig, spong, squil, stann, *staph*, **sulph**, thuj, verat, *viol t*, zinc

▲ **Eiternde Flechten**　　　BB: 1506, BU: 215

ars, bell, cic v, *clem*, cocc, *con*, cycl, **dulc**, hep, *jug c*, kali c, led, **lyc**, mag c, **merc**, **nat c**, nat m, petr, plb, puls, **rhus t**, sars, **sep**, *sil*, spig, *staph*, *sulph*, tarax, thuj, verat, *viol t*, zinc

▲ **Feuchtende (nässende)**　BB: 1507, BU: 215
Flechten

alum, *ars*, bar c, bell, **bov**, bry, *cact*, **calc**, carb an, **carb v**, caust, cic v, *cist*, **clem**, con, *dulc*, **graph**, hell, hep, *kali c*, kreos, *lach*, led, **lyc**, merc, mez, nat c, nat m, *nit ac, olnd, petr*, ph ac, phos, *psor, ran b*, **rhus t**, ruta, **sep**, *sil*, squil, *staph*, sul ac, *sulph*, tarax, **tell**, thuj, viol t

▲ **Um sich fressende**　　　BB: 1508, BU: 216
Flechten

alum, am c, bar c, **calc**, carb v, caust, chel, **clem**, **con**, **graph**, hell, *hep*, kali c, lach, *lyc*, mag c, mang, **merc**, mur ac, *nat c*, *nit ac*, nux v, olnd, par, **petr**, ph ac, phos, plb, **rhus t**, sep, **sil**, *squil*, *staph*, **sulph**, tarax, *viol t*

▲ **Gelbliche Flechten**　　　BB: 1509, BU: 216

agar, *ars*, cic v, cocc, cupr, *dulc*, hell, kreos, led, *lyc*, **merc**, *nat c*, nit ac, par, *sep*, *sulph*

▲ **Gelbbraune Flechten**　　BB: 1510, BU: 216

dulc, *lyc*, **nat c**

▲ **Graue Flechten**　　　　　BB: 1511, BU: 216

ars, sulph

▲ **Juckende Flechten**　　　BB: 1512, BU: 216

agar, alum, *am c*, ambr, anac, **ant t**, *ars*, bar c, bell, **bov**, *bry*, *calad*, **calc**, caps, carb an, carb v, **caust**, chel, cic v, **clem**, *cocc*, **con**, cupr, *dulc*, **graph**, hep, *jug c*, **kali c**, *kreos*, *lach*, led, *lyc*, mag c, mag m, mang, **merc**, *mez*, nat c, nat m,

nicc, **nit ac**, nux v, *olnd*, *olnd*, *par*, petr, ph ac, phos, plb, *psor*, puls, *ran b*, ran s, **rhus t**, sabad, sars, **sep**, **sil**, spig, spong, *squil*, stann, **staph**, **sulph**, tarax, thuj, valer, verat, *viol t*, zinc

▲ **Kleieartige Flechten**　　BB: 1513, BU: 216
(**Mehlflechten**)

am c, **ars**, *aur*, bov, bry, **calc**, cic v, **dulc**, *graph*, kreos, led, lyc, merc, *phos*, **sep**, **sil**, *sulph*, verat

▲ **Krustige (schorfige)**　　BB: 1514, BU: 216
Flechten

alum, am c, ambr, *ars*, *bar c*, *bell*, *bov*, *bry*, **calc**, caps, *carb an*, carb v, *cic v*, *clem*, **con**, **dulc**, **graph**, hell, *hep*, kali bi, kali c, kali i, kreos, lach, *led*, **lyc**, mag c, **merc**, mez, *mur ac*, nat m, nit ac, nux v, olnd, par, petr, phos, plb, **puls**, ran b, **rhus t**, *sars*, **sep**, **sil**, squil, *staph*, sul i, **sulph**, thuj, verat, *viol t*, zinc

▲ **Weißliche, weißkrustige**　BB: 1515, BU: 216
Flechten

ars, **graph**, **lyc**, *zinc*

▲ **Reißende (ziehende)**　　BB: 1516, BU: 216
Flechten

ars, bell, *bry*, *bry*, **calc**, carb v, caust, *clem*, cocc, *dulc*, *graph*, kali c, **lyc**, *merc*, mez, nat c, nit ac, nux v, phos, puls, *rhus t*, **sep**, **sil**, *staph*, **sulph**, zinc

▲ **Ringflechte**　　　　　　BB: 1517, BU: 216
(**Hunderinge**)

bar c, clem, dulc, graph, hell, jod, mag c, mez, **nat c**, *nat m*, phos, **sep**, **tell**, thuj

▲ **Rote Flechten**　　　　　BB: 1518, BU: 216

am c, ars, *bry*, *cic v*, **clem**, **dulc**, lach, *led*, **lyc**, **mag c**, mag s, **merc**, petr, ph ac, staph

▲ **Schrundige Flechten**　　BB: 1519, BU: 216
(**mit Hautrissen**)

alum, aur, bry, **calc**, *calc f*, cycl, *graph*, hep, kali c, kreos, *lach*, *lyc*, mag c, mang, *merc*, nat c, nat m, nit ac, petr, **puls**, rhus t, ruta, sars, **sep**, *sil*, sul i, **sulph**, viol t, zinc

▲ **Schuppige Flechten** BB: 1520, BU: 217

agar, *ars*, *aur*, bell, cic v, clem, cupr, *dulc*, *graph*, hep, hyos, kali c, *led*, lyc, *mag c*, mar, **merc**, *olnd*, **phos**, plb, *rhus t*, rhus v, *sep*, staph, **sulph**

▲ **Stechende Flechten** BB: 1521, BU: 217

alum, anac, **ars**, *bar c*, **bell**, bov, *bry*, calc, caps, carb v, caust, clem, cocc, *con*, *cycl*, *graph*, hell, *hep*, kali c, kreos, *led*, *lyc*, mag c, **merc**, mez, mur ac, nat c, nat m, **nit ac**, nux v, petr, phos, **puls**, *ran b*, ran s, **rhus t**, sabad, sep, **sil**, spong, squil, *staph*, **sulph**, thuj, *viol t*, zinc

▲ **Trockene Flechten** BB: 1522, BU: 217

alum, *ars*, **bar c**, **bov**, bry, **calc**, carb v, caust, *clem*, *cocc*, *cupr*, **dulc**, *graph*, hyos, kali i, kreos, led, *lyc*, *mag c*, *mar*, **merc**, nat c, nat m, par, petr, ph ac, *phos*, psor, *rhus t*, *sars*, sep, sil, stann, *staph*, **sulph**, valer, **verat**, *viol t*, zinc

▲ **Zuckende Flechten** BB: 1523, BU: 217

calc, *caust*, cupr, lyc, *puls*, **rhus t**, sep, sil, **staph**

▲ **Blaue Flecken** BB: 1524, BU: 217

ant cr, **arn**, *ars*, *bar c*, **bry**, *cic v*, *con*, ferr, *lach*, **led**, mosch, nit ac, nux m, *nux v*, *op*, plat, *rhus t*, ruta, sec, sil, **sul ac**, sulph

▲ **Blaurote Flecken** BB: 1525, BU: 217

bell, ferr, *lach*, phos

▲ **Blutflecken (Petechien)** BB: 1526, BU: 217

am c, am m, **apoc**, *arn*, **ars**, *bell*, berb, **bry**, con, *crot h*, **cupr**, ferr, graph, **hyos**, *lach*, **led**, *nat m*, *nux v*, ph ac, **phos**, **rhus t**, ruta, sec, *sil*, squil, stram, *sul ac*, *ter*

▲ **Brandige Flecken** BB: 1527, BU: 217

cycl, **hyos**, *sec*

▲ **Braunrötliche Flecken** BB: 1528, BU: 217

cann s, nit ac, **phos**, thuj

▲ **Brennende Flecken** BB: 1529, BU: 217

am c, am m, **ars**, bell, berb, *canth*, chel, croc, ferr, ip, jod, **kali c**, *lyc*, mag c, *merc*, **mez**, ph ac, *rhus t*, sep, sul ac, *sulph*, tab

▲ **Flecken wie Flohstiche** BB: 1530, BU: 217

acon, ant t, bell, dulc, graph, kali bi, mez, puls, sec, (stram)

▲ **Gelbe Flecken** BB: 1531, BU: 217

ambr, *ant t*, **arn**, ars, *canth*, **con**, **ferr**, jod, *kali c*, *lach*, **lyc**, **nat c**, *petr*, **phos**, ruta, *sabad*, **sep**, stann, **sulph**

▲ **Grünliche Flecken** BB: 1532, BU: 217

arn, ars, con, *nit ac*, *sep*, sul ac

▲ **Juckende Flecken** BB: 1533, BU: 217

agn, am m, *arn*, berb, **con**, dros, *euph*, *graph*, *jod*, **kali c**, lach, led, *lyc*, merc, *mez*, *nat m*, nit ac, op, par, *sep*, *sil*, *spong*, **sul ac**, zinc

▲ **Leberflecken (braun, leberfarbig)** BB: 1534, BU: 218

am c, **ant cr**, ant t, *arn*, ars, **aur**, *bry*, *calc*, canth, **carb v**, caust, **con**, *cop*, dros, **dulc**, *ferr*, *graph*, hyos, jod, *kali bi*, *kali c*, **lach**, **laur**, **lyc**, **merc**, **mez**, **nat c**, **nit ac**, nux v, *petr*, **phos**, *plb*, puls, ruta, sabad, **sep**, sil, stann, **sulph**, thuj

▲ **Rote Flecken** BB: 1535, BU: 218

acon, *agn*, alum, **am c**, am m, ambr, ant t, *apis*, **arn**, *ars*, aur, *bar c*, **bell**, berb, *brom*, *bry*, calad, **calc**, canth, caps, carb an, *carb v*, caust, cham, *chel*, *chin*, *clem*, *coc c*, **cocc**, coff, **con**, cor r, *croc*, crot h, cupr, **cycl**, dros, *dulc*, **ferr**, **graph**, hep, *hyos*, ip, *jod*, kali c, kali n, *lach*, **led**, *lyc*, **mag c**, mag m, mar, **merc**, mez, *nat c*, nat m, **nit ac**, nux v, op, par, petr, **ph ac**, **phos**, *plb*, puls, rhod, **rhus t**, sabad, samb, sars, sec, **sep**, sil, *spong*, *squil*, *stann*, **stram**, **sul ac**, **sulph**, **sulph**, tab, *verat*, zinc

▲ **Blaßrote Flecken** BB: 1536, BU: 218
(hell rosenrote)
mar, *nat c*, phos, **sil**

▲ **Rote Flecke, blaß-** BB: 1537, BU: 218
werdend in der Kälte
sabad

▲ **Feurige, rote Flecken** BB: 1538, BU: 218
acon, bell, *ferr*, *stram*

▲ **Rot-kupferige Flecken** BB: 1539, BU: 218
alum, **ars**, *calc*, *cann s*, **carb an**, *carb v*, **kreos**, **lach**, *led*, **mez**, nit ac, phos, *phyt*, **rhus t**, ruta, **verat**

▲ **Scharlachflecken, rot** BB: 1540, BU: 218
acon, **am c**, *am m*, **arn**, **ars**, *bar c*, **bell**, bry, *carb v*, *caust*, cham, *coff*, **croc**, dulc, euph, *hep*, **hyos**, *ip*, jod, *lach*, **merc**, ph ac, *phos*, rhus t, **stram**, **sulph**, ter

▲ **Rote Flecken,** BB: 1541, BU: 218
wie von rotem Wein
coc c, *sep*

▲ **Rot-violette Flecken** BB: 1542, BU: 218
phos, *verat*

▲ **Schwarze Flecken** BB: 1543, BU: 218
ars, *crot h*, **lach**, *rhus t*, sec

▲ **Sommersprossen-** BB: 1544, BU: 218
Flecken
am c, **ant cr**, ant t, *bry*, **calc**, carb v, *con*, *dros*, dulc, **graph**, hyos, jod, *kali c*, lach, laur, **lyc**, **lyc**, merc, mez, **nat c**, **nit ac**, *nux m*, *petr*, **phos**, plb, puls, sec, **sep**, *sil*, stann, **sulph**, thuj

▲ **Stechende Flecken** BB: 1545, BU: 218
canth, chel, lach, merc, *nit ac*, puls, **sil**

▲ **Totenflecken** BB: 1546, BU: 218
(bei Greisen)
ars, bar c, **con**, lach, op

▲ **Flecken, wie verbrannt** BB: 1547, BU: 218
ant cr, **ars**, *carb v*, caust, **cycl**, euph, *hyos*, kreos, rhus t, sec, stram

▲ **Weiße Flecken** BB: 1548, BU: 218
alum, am c, **ars**, **aur**, carb an, *coca*, nat c, **phos**, sep, **sil**, sulph

▲ **Wundschmerzende** BB: 1549, BU: 218
Flecken
bry, **ferr**, *hep*, **led**, nat m, *ph ac*, puls, sil, *verat*

▲ **Zusammenfließende** BB: 1550, BU: 218
Flecken
bell, cic v, *hyos*, ph ac, *valer*

▲ **Fressen (Nagen) in** BB: 1551, BU: 219
der Haut
agar, **agn**, *alum*, ambr, anac, *ant cr*, arg, ars, **bar c**, bell, *bism*, bry, *canth*, **caps**, *cham*, clem, cocc, con, **cycl**, **dig**, **dros**, euph, graph, guaj, hell, hyos, *kali c*, **led**, **lyc**, **meny**, merc, mez, nat c, nux v, **olnd**, *par*, *ph ac*, *phos*, **plat**, *puls*, **ran s**, rhod, *rhus t*, **ruta**, sep, spig, **spong**, squil, stann, **staph**, sulph, *tarax*, thuj, **verat**

▲ **Frostbeulen** BB: 1552, BU: 218
agar, *ant cr*, **arn**, ars, asar, *aur*, *bell*, bry, **canth**, **carb an**, **carb v**, **cham**, **chin**, cocc, colch, croc, *crot h*, **cycl**, **hep**, **hyos**, ign, *kali c*, **kali n**, **led**, lyc, mag c, **nit ac**, *nux m*, *nux v*, op, **petr**, **ph ac**, **phos**, **puls**, rheum, rhus t, ruta, *sep*, *stann*, **staph**, **sul ac**, **sulph**, **thuj**, *zinc*

▲ **Blasenartige** BB: 1553, BU: 219
Frostbeulen

ant cr, bell, *carb an*, chin, cycl, *mag c*, **nit ac**, *phos*, **rhus t**, sep, sulph

▲ **Blaue Frostbeulen** BB: 1554, BU: 219

arn, bell, kali c, **puls**

▲ **Entzündete Frostbeulen** BB: 1555, BU: 219

ars, bell, *cham*, hep, *lyc*, *nit ac*, phos, **puls**, rhus t, *staph*, **sulph**

▲ **Kribbelnde Frostbeulen** BB: 1556, BU: 219

arn, colch, nux v, **rhus t**, sep

▲ **Schmerzhafte** BB: 1557, BU: 219
Frostbeulen

arn, **bell**, chin, *hep*, lyc, mag c, **nit ac**, nux v, **petr**, *ph ac*, phos, **puls**, sep

▲ **Gefühllosigkeit** BB: 1558, BU: 219
(Taubheit) der Haut

acon, **ambr**, **anac**, *ang*, ant t, cham, *con*, cycl, **hyper**, lach, **lyc**, nux v, **olnd**, **ph ac**, *phos*, *plat*, plb, **sec**, sep, stram, *sulph*

▲ **Geschwüre im** BB: 1559, BU: 219
Allgemeinen

acon, agar, alum, am c, ambr, anac, ang, *ant cr*, ant t, arg, *arn*, **ars**, **asaf**, *aur*, bar c, **bell**, *bor*, bov, **brom**, **bry**, **calc**, *calc p*, *calend*, camph, canth, *carb ac*, *carb an*, *carb an*, **carb v**, *caust*, *cham*, *chel*, *chin*, cic v, cina, cist, *clem*, cocc, coff, colch, **con**, croc, cupr, cycl, dig, dros, dulc, euph, *graph*, guaj, **hep**, *hydr*, hyos, *hyper*, ign, ip, jod, *kali bi*, kali c, **kali ch**, *kreos*, **lach**, led, **lyc**, mang, **merc**, *mez*, *mur ac*, *nat c*, nat m, **nit ac**, **nux m**, **nux v**, paeo, par, *petr*, **ph ac**, **phos**, plb, **psor**, **puls**, *ran b*, ran s, **rhus t**, *ruta*, *sabin*, samb, *sars*, *sec*, sel, seneg, **sep**, **sil**, spong, squil, **staph**, stram, stront, *sul ac*, **sulph**, tarax, *thuj*, verat, zinc

▲ **Alte, wieder auf-** BB: 1560, BU: 219
brechende Geschwüre

lach, sil

▲ **Ausschlag um** BB: 1561, BU: 219
Geschwüre

lach, **rhus t**

▲ **Beißende Geschwüre** BB: 1562, BU: 219

ars, bell, *bry*, *calc*, carb an, *caust*, cham, chin, *colch*, dig, **euph**, *graph*, grat, **lach**, **led**, **lyc**, mang, *merc*, *mez*, nat c, petr, ph ac, **puls**, ran b, rhus t, ruta, sel, *sil*, staph, sul ac, **sulph**, thuj

▲ **Geschwüre mit Blasen** BB: 1563, BU: 220
umher

ars, bell, bufo, *caust*, hep, **lach**, merc, **mez**, nat c, petr, phos, **rhus t**, *sep*

▲ **Bläuliche Geschwüre** BB: 1564, BU: 220

arn, *ars*, *asaf*, *aur*, bell, bry, calc, carb v, **con**, **hep**, **lach**, *lyc*, mang, *merc*, ph ac, sec, seneg, *sil*, staph, *verat*

▲ **Geschwüre mit Blüten** BB: 1565, BU: 220
umher

acon, **ars**, bell, **carb v**, **caust**, cham, hep, **lach**, *lyc*, merc, mez, mur ac, nat c, petr, phos, **puls**, *rhus t*, **sep**, *sil*, staph, sulph

▲ **Blutende Geschwüre** BB: 1566, BU: 220

ant t, arg, *arn*, **ars**, *asaf*, bell, **carb v**, caust, con, croc, dros, **hep**, *hydr*, hyos, jod, **kali c**, kreos, **lach**, **lyc**, **merc**, mez, nat m, **nit ac**, *ph ac*, **phos**, puls, rhus t, ruta, sabin, *sec*, sep, **sil**, sul ac, **sulph**, thuj, zinc

▲ **An den Rändern** BB: 1567, BU: 220
blutende Geschwüre

<u>ars</u>, *asaf*, caust, *hep*, *lach*, **lyc**, **merc**, ph ac, phos, puls, sep, **sil**, sulph, thuj

▲ **Bohrende Geschwüre** BB: 1568, BU: 220

arg, aur, *bell*, calc, caust, *chin*, *hep*, kali c, nat c, nat m, *puls*, *ran s*, sep, **sil**, **sulph**, thuj

▲ **Brennende Geschwüre** BB: 1569, BU: 220

ambr, apis, **ars**, *asaf*, aur, bar c, *bell*, bov, *bry*, calc, *carb an*, **carb v**, **caust**, cham, chin, *clem*, coloc, **con**, dros, graph, **hep**, ign, kali c, *kreos*, *lach*, **lyc**, mang, **merc**, **mez**, mur ac, *nat c*, nat m, nit ac, *nux v*, petr, ph ac, phos, plb, **puls**, *ran b*, **rhus t**, sars, sec, sel, sep, **sil**, squil, *staph*, stront, **sulph**, *thuj*, zinc

▲ **In den Rändern** BB: 1570, BU: 220
brennende Geschwüre

ars, *asaf*, *carb an*, **caust**, clem, **hep**, *lach*, **lyc**, **merc**, *mur ac*, petr, ph ac, phos, *puls*, ran b, sep, **sil**, staph, *sulph*, thuj

▲ **Im Umfang brennende** BB: 1571, BU: 226
Geschwüre

ars, **asaf**, bell, **caust**, cham, *hep*, **lach**, **lyc**, **merc**, *mez*, mur ac, nat c, nux v, petr, phos, **puls**, rhus t, sep, **sil**, staph

▲ **Drückende Geschwüre** BB: 1572, BU: 220

camph, *carb v*, chin, graph, *mez*, **paeo**, par, **sil**

▲ **Eiternde Geschwüre** BB: 1573, BU: 220

acon, *am c*, ambr, anac, ang, ant cr, ant t, arg, arn, **ars**, **asaf**, *aur*, bar c, **bell**, bov, bry, *calc*, **canth**, caps, carb an, **carb v**, **caust**, cham, chel, *chin*, cic v, *clem*, cocc, **con**, croc, dros, *dulc*, *graph*, hell, **hep**, hyos, ign, ip, jod, kali c, kali n, *kreos*, *lach*, led, **lyc**, mang, **merc**, *mez*, *mur ac*, nat c, nat m, **nit ac**, *nux v*, petr, ph ac, *phos*, plb, **puls**, *ran b*, *ran s*, **rhus t**, *ruta*, sabad, *sabin*, sars, sec, sel, **sep**, **sil**, **sil**, spig, spong, *squil*, **staph**, sul ac, **sulph**, thuj, viol t, zinc

▲ **Geschwüre mit** BB: 1574, BU: 221
blutigem Eiter

ant t, arg, arn, **ars**, **asaf**, *bell*, **carb v**, **caust**, con, croc, dros, **hep**, hyos, jod, *kali c*, kreos, *lach*, **lyc**, **merc**, mez, nat m, **nit ac**, ph ac, *phos*, **puls**,
rhus t, ruta, sabin, sec, *sep*, **sil**, sul ac, *sulph*, thuj, zinc

▲ **Geschwüre mit** BB: 1575, BU: 221
bräunlichem Eiter

anac, *ars*, **bry**, calc, *carb v*, con, puls, rhus t, **sil**

▲ **Geschwüre mit** BB: 1576, BU: 221
dünnem Eiter

ant t, ars, **asaf**, carb v, **caust**, dros, jod, kali c, lyc, **merc**, *nit ac*, plb, puls, *ran b*, *ran s*, *rhus t*, *ruta*, **sil**, staph, **sulph**, thuj

▲ **Geschwüre mit fressen-** BB: 1577, BU: 221
dem (scharfem) Eiter

am c, anac, **ars**, asaf, bell, calc, **carb v**, **caust**, cham, chel, *clem*, con, cupr, *graph*, **hep**, ign, jod, *kreos*, lach, **lyc**, **merc**, mez, *nat c*, nat m, **nit ac**, *nux v*, phos, plb, **puls**, **ran b**, **ran s**, **rhus t**, ruta, *sep*, **sil**, spig, **squil**, *staph*, *sul ac*, *sulph*, zinc

▲ **Geschwüre mit gallert-** BB: 1578, BU: 221
artigem Eiter

arg, arn, bar c, cham, ferr, *merc*, *sep*, **sil**

▲ **Geschwüre mit** BB: 1579, BU: 221
gelbem Eiter

acon, am c, ambr, anac, ang, arg, *ars*, *aur*, bov, *bry*, **calc**, caps, **carb v**, **caust**, **cic v**, **clem**, con, croc, *dulc*, graph, hep, jod, *kali n*, *kreos*, *lyc*, mang, **merc**, **mez**, *nat c*, nat m, **nit ac**, nux v, **phos**, **puls**, *rhus t*, ruta, sec, sel, **sep**, **sil**, spig, **staph**, sul ac, sulph, *thuj*, viol t

▲ **Geschwüre mit** BB: 1580, BU: 221
grauem Eiter

ambr, ars, carb an, **caust**, chin, **kali ch**, *lyc*, *merc*, sep, **sil**, thuj

▲ **Geschwüre mit** BB: 1581, BU: 221
grünlichem Eiter

ars, **asaf**, *aur*, carb v, **caust**, *clem*, jug r, kreos, *merc*, nat c, *nux v*, phos, **puls**, *rhus t*, *sep*, **sil**, staph

▲ Geschwüre mit BB: 1582, BU: 221
jauchigem Eiter
am c, ant t, **ars**, **asaf**, aur, bov, *calc*, **carb v**,
caust, **chin**, cic v, clem, *con*, dros, *graph*, *hep*,
kali c, kreos, lach, *lyc*, mang, **merc**, **mez**,
mur ac, **nit ac**, nux v, ph ac, phos, plb, *ran b*,
ran s, **rhus t**, sang, sec, *sep*, **sil**, squil, **staph**,
sulph

▲ Geschwüre mit BB: 1583, BU: 221
käsigem Eiter
merc

▲ Geschwüre mit zu BB: 1584, BU: 221
vielem (kopiösem) Eiter
acon, *arg*, **ars**, **asaf**, bry, **calc**, *canth*, *chin*, cic v,
graph, jod, kali c, kreos, *lyc*, mang, **merc**, mez,
nat c, *ph ac*, **phos**, **puls**, **rhus t**, ruta, sabin, *sep*,
sil, *squil*, **staph**, sulph, thuj

▲ Geschwüre, BB: 1585, BU: 221
Eiter mit Maden
ars, calc, merc, **sabad**, sil, *sulph*

▲ Geschwüre mit sauer- BB: 1586, BU: 222
riechendem Eiter
calc, graph, **hep**, **merc**, nat c, *sep*, **sulph**

▲ Geschwüre mit BB: 1587, BU: 222
schwarzfärbendem Eiter
bry, *chin*, lyc, **sulph**

▲ Geschwüre mit BB: 1588, BU: 222
stinkendem Eiter
am c, **ars**, **asaf**, *aur*, bell, bov, brom, bry, **calc**,
calc p, *carb v*, caust, chel, **chin**, cic v, con, cycl,
graph, *grin*, **hep**, *hydr*, kreos, lach, **lyc**, mang,
merc, **mez**, *mur ac*, nat c, **nit ac**, nux m, nux v,
paeo, *petr*, **ph ac**, phos, plb, *psor*, puls, *rhus t*,
ruta, sabin, *sec*, *sep*, **sil**, *staph*, sul ac, **sulph**,
thuj, *vinc*

▲ Geschwüre, Eiter stin- BB: 1589, BU: 222
kend wie Heringslake
ars, calc, *graph*, **tell**

▲ Geschwüre, Eiter BB: 1590, BU: 222
stinkend wie alter Käse
hep, merc, *sulph*

▲ Geschwüre mit talg- BB: 1591, BU: 222
artigem Eiter
merc

▲ Geschwüre mit BB: 1592, BU: 222
wäßrigem Eiter
ant t, **ars**, **asaf**, calc, *carb v*, **caust**, *clem*, con,
dros, *graph*, jod, kali c, *lyc*, **merc**, *nit ac*, *nux v*,
plb, *puls*, **ran b**, **ran s**, **rhus t**, *ruta*, **sil**, *squil*,
staph, *sulph*, thuj

▲ Geschwüre mit weiß- BB: 1593, BU: 222
lichem Eiter, wie Milch
am c, *ars*, **calc**, carb v, hell, **lyc**, **mez**, **puls**, *sep*,
sil, *sulph*

▲ Geschwüre mit zu BB: 1594, BU: 222
wenig (stockendem)
Eiter
acon, ars, *bar c*, **bell**, *bov*, bry, **calc**, *carb v*,
caust, chin, cina, *clem*, **coff**, **cupr**, dros, **dulc**,
graph, **hep**, hyos, ign, ip, kreos, **lach**, *led*, lyc,
mag c, **merc**, nux v, *petr*, *phos*, **plat**, plb, puls,
rhus t, *sars*, **sep**, **sil**, spong, *staph*, sulph, **verat**

▲ Geschwüre mit BB: 1595, BU: 222
zähem Eiter
ars, *asaf*, **bov**, cham, **con**, jug r, *merc*, mez,
ph ac, *phos*, *sep*, sil, staph, *viol t*

▲ Empfindliche BB: 1596, BU: 222
(schmerzhafte)
Geschwüre
alum, am c, anac, ang, **arn**, **ars**, **asaf**, aur, **bell**,
carb an, **caust**, *cham*, *chin*, cic v, **clem**, *cocc*,
coff, con, croc, *cupr*, dig, *dulc*, **graph**, **hep**, hyos,
jod, *kreos*, **lach**, led, **lyc**, **merc**, mez, *mur ac*,
nat c, nat m, nit ac, *nux v*, *petr*, **ph ac**, *phos*,
puls, ran b, ran s, rhus t, sabin, sel, **sep**, **sil**,
squil, sulph, thuj, *verat*

▲ Geschwüre, empfind- BB: 1597, BU: 222
lich an den Rändern

<u>ars</u>, <u>asaf</u>, *caust*, *clem*, <u>hep</u>, **lach**, **lyc**, <u>merc</u>, mur ac, petr, *ph ac*, phos, *puls*, ran b, *sep*, <u>sil</u>, sulph, thuj

▲ Im Umfang empfind- BB: 1598, BU: 222
liche Geschwüre

ars, <u>asaf</u>, *bell*, *caust*, cocc, hep, <u>lach</u>, *lyc*, merc, mez, mur ac, nat c, nux v, petr, phos, **puls**, rhus t, *sep*, *sil*

▲ Entzündete Geschwüre BB: 1599, BU: 222

<u>acon</u>, agn, ant cr, *arn*, **ars**, *asaf*, bar c, **bell**, bor, bov, **bry**, **calc**, caust, *cham*, cina, cocc, *colch*, con, croc, cupr, dig, **hep**, hyos, ign, kreos, led, **lyc**, mang, **merc**, *mez*, *nat c*, *nit ac*, nux v, petr, *phos*, plb, **puls**, ran b, **rhus t**, *ruta*, sars, sep, **sil**, **staph**, *sulph*, thuj, verat, zinc

▲ Faule Geschwüre BB: 1600, BU: 223

am c, *ars*, *asaf*, aur, bell, bor, *bry*, **calc**, carb v, caust, chel, **chin**, cic v, con, cycl, *graph*, **hep**, *kreos*, *lyc*, mang, *merc*, mez, **mur ac**, nat c, *nit ac*, nux m, nux v, **ph ac**, phos, plb, *puls*, **rhus t**, ruta, sabin, sec, *sep*, **sil**, staph, sul ac, **sulph**, thuj

▲ Fistulöse Geschwüre BB: 1601, BU: 223
(Fisteln)

ant cr, ars, **asaf**, *aur*, bar c, **bell**, *bry*, **calc**, *calc p*, **carb v**, *caust*, chel, clem, **con**, euph, *fl ac*, *hep*, kreos, *lach*, led, **lyc**, merc, nat c, nat m, **nit ac**, *petr*, ph ac, phos, **puls**, rhus t, *ruta*, sabin, sel, *sep*, **sil**, staph, stram, **sulph**, *thuj*

▲ Flache (oberflächliche) BB: 1602, BU: 223
Geschwüre

am c, ang, *ant cr*, ant t, **ars**, *asaf*, *bell*, bufo, carb an, carb v, *chin*, <u>lach</u>, lyc, **merc**, nat c, *nit ac*, *petr*, **ph ac**, phos, *puls*, ran b, sel, *sep*, sil, staph, *sulph*, thuj

▲ Fleckige Geschwüre BB: 1603, BU: 223

arn, ars, <u>con</u>, ip, **lach**, sul ac

▲ Fressend-(nagend) BB: 1604, BU: 223
schmerzende
Geschwüre

agn, *bar c*, bell, calc, *cham*, cycl, *dros*, hyos, *kali c*, lach, led, *lyc*, mang, *merc*, mez, nat c, *ph ac*, *phos*, **plat**, **puls**, *ran s*, rhus t, *ruta*, <u>staph</u>, sul ac, *sulph*, thuj

▲ Geschwollene BB: 1605, BU: 223
Geschwüre

acon, agn, arn, *ars*, aur, *bar c*, **bell**, **bry**, *calc*, carb an, *carb v*, *caust*, cham, cic v, cocc, *con*, dulc, graph, **hep**, jod, **kali c**, led, *lyc*, mang, **merc**, nat c, *nat m*, *nit ac*, nux v, petr, ph ac, *phos*, plb, **puls**, **rhus t**, sabin, samb, **sep**, **sil**, staph, **sulph**

▲ Geschwüre rings BB: 1606, BU: 223
umher geschwollen

acon, *ars*, **bell**, caust, cham, **hep**, *lyc*, **merc**, nat c, nux v, petr, phos, **puls**, *rhus t*, **sep**, *sil*, staph

▲ An den Rändern ge- BB: 1607, BU: 223
schwollene Geschwüre

ars, *bry*, carb an, caust, cic v, **hep**, *lyc*, <u>merc</u>, petr, ph ac, phos, **puls**, sep, <u>sil</u>, sulph

▲ Harte Geschwüre BB: 1608, BU: 223

agn, *arn*, **ars**, **asaf**, aur, bar c, **bell**, *bry*, **calc**, carb an, *carb v*, caust, cham, chel, **chin**, cic v, cina, **clem**, **con**, cupr, cycl, dulc, *graph*, hep, hyos, jod, **lach**, led, <u>lyc</u>, **merc**, mez, nat c, nux v, *phos*, plb, **puls**, ran b, ran s, sel, *sep*, **sil**, *staph*, **sulph**, thuj, verat

▲ Geschwüre, BB: 1609, BU: 224
harte Ränder

<u>ars</u>, **asaf**, *bry*, calc, carb an, carb v, caust, cic v, cina, *clem*, **hep**, **lach**, <u>lyc</u>, <u>merc</u>, mez, petr, ph ac, phos, **puls**, ran b, sep, <u>sil</u>, staph, *sulph*, thuj

▲ Geschwüre, BB: 1610, BU: 224
im Umfang hart
arn, **ars**, asaf, **bell**, caust, cham, cina, *hep*, lach,
lyc, *merc*, mez, nat c, nux v, petr, phos, puls,
sep, *sil*, staph, sulph

▲ Harte, BB: 1611, BU: 224
juckende Geschwüre
alum, am c, ambr, anac, *ant cr*, *ant t*, arn, **ars**,
bar c, **bell**, *bov*, bry, **calc**, *canth*, carb v, **caust**,
cham, chel, **chin**, *clem*, coloc, con, dros, **graph**,
hep, ip, kali n, kreos, *lach*, led, **lyc**, *merc*, mez,
nat c, nat m, *nit ac*, nux v, petr, **ph ac**, *phos*,
psor, **puls**, **ran b**, **rhus t**, ruta, sabad, sars, sel,
sep, sil, squil, **staph**, **sulph**, *thuj*, verat, viol t,
zinc

▲ Geschwüre, BB: 1612, BU: 224
hart ringsumher
agn, *ant t*, *ars*, *bell*, *caust*, clem, **hep**, *lach*, *lyc*,
merc, mez, nat c, nux v, petr, *ph ac*, phos, puls,
rhus t, sabin, *sep*, sil, *staph*, *sulph*

▲ Geschwüre mit BB: 1613, BU: 224
Kältegefühl
ang, **ars**, bry, merc, petr, plb, *rhus t*, **sil**, thuj

▲ Klopfende Geschwüre BB: 1614, BU: 224
acon, arn, *ars*, **asaf**, bar c, bell, bov, bry, **calc**,
caust, cham, chin, *clem*, con, hep, hyos, ign,
kali c, **lyc**, **merc**, mez, *mur ac*, *nat c*, *nat m*,
nit ac, petr, ph ac, *phos*, *puls*, rhus t, *ruta*,
sabad, sars, sep, **sil**, staph, **sulph**, *thuj*

▲ Krebsartige Geschwüre BB: 1615, BU: 224
ambr, ant cr, **ars**, aur, *bell*, calc, *carb an*, *carb v*,
caust, chel, chin, clem, *con*, dulc, *hep*, kreos,
lach, **merc**, *nit ac*, phos, *rhus t*, sars, sep, **sil**,
spong, squil, staph, **sulph**, *thuj*

▲ Kribbelnde Geschwüre BB: 1616, BU: 224
acon, ant t, **arn**, *bell*, caust, *cham*, **clem**, *colch*,
con, croc, graph, *hep*, kali c, *lach*, merc, nat c,
nat m, *nux v*, *ph ac*, plb, *puls*, ran b, **rhus t**,
sabin, *sec*, **sep**, spong, *staph*, sul ac, *sulph*, thuj

▲ Krustige Geschwüre BB: 1617, BU: 224
ars, bar c, **bell**, bov, *bry*, **calc**, carb an, cic v,
clem, **con**, **graph**, *hep*, led, **lyc**, **merc**, mur ac,
ph ac, *puls*, ran b, **rhus t**, sabin, sars, **sep**, sil,
sil, staph, **sulph**, viol t

▲ Geschwüre mit hohen, BB: 1618, BU: 224
harten Rändern
ars, *asaf*, *bry*, carb an, *caust*, cic v, cina, clem,
hep, *kali bi*, lach, **lyc**, **merc**, mur ac, *petr*, ph ac,
phos, **puls**, ran b, *sep*, **sil**, staph, *sulph*, *thuj*

▲ Reißende (ziehende) BB: 1619, BU: 225
Geschwüre
ars, bell, *bry*, **calc**, *canth*, carb v, caust, *clem*,
cocc, **cycl**, *graph*, kali c, **lyc**, **merc**, mez, nat c,
nit ac, nux v, phos, *puls*, *rhus t*, **sep**, sil, *staph*,
sulph, zinc

▲ Reizlose (indolente) BB: 1620, BU: 225
Geschwüre
agn, anac, **ars**, **calc**, *camph*, carb an, **carb v**,
con, dulc, *euph*, graph, ip, *jod*, kali c, *lach*, **laur**,
lyc, mur ac, *nit ac*, *olnd*, **op**, **ph ac**, phos, *plb*,
rhus t, sang, sec, *sep*, **sil**, stram, **sulph**, zinc

▲ Geschwüre mit Röte BB: 1621, BU: 225
im Umfang
acon, ant cr, arn, **ars**, asaf, bar c, *bell*, bor, bry,
calc, **cham**, cocc, cupr, **hep**, hyos, ign, kali c,
kreos, **lach**, led, **lyc**, **merc**, mez, nat c, *nit ac*,
nux v, *petr*, ph ac, *phos*, plb, **puls**, ran b, **rhus t**,
sars, **sep**, **sil**, staph, *sulph*, thuj, verat, zinc

▲ Salzflußartige Ge- BB: 1622, BU: 225
schwüre (Salzflüsse)
ambr, **ars**, *calc*, chin, **graph**, **lyc**, merc, nat c,
petr, *phos*, **puls**, **sep**, *sil*, *staph*, sulph, zinc

▲ Schmerzlose BB: 1623, BU: 225
Geschwüre
ambr, anac, ant t, arn, **ars**, aur, bar c, **bell**, bov,
bry, camph, carb an, carb v, cham, *chel*, chin,
cic v, **cocc**, **con**, croc, graph, *hell*, **hyos**, *ign*, ip,
lach, *laur*, led, **lyc**, *merc*, nux m, nux v, **olnd**,

op, **ph ac**, **phos**, plat, **puls**, *rhus t*, *sec*, **sep**, staph, **stram**, *sulph*, verat, zinc

▲ **Schneidende** BB: 1624, BU: 225
Geschwüre

bell, **calc**, cham, *dros*, graph, ign, *lyc*, mur ac, nat c, ph ac, rhus t, sep, *sil*, sul ac

▲ **Schwammige** BB: 1625, BU: 225
Geschwüre

alum, *ant cr*, ant t, **ars**, *bell*, calc, **carb an**, *carb v*, caust, *cham*, **clem**, con, graph, jod, *kreos*, **lach**, lyc, *merc*, nit ac, nux v, *petr*, ph ac, **phos**, rhus t, sabin, **sep**, **sil**, staph, **sulph**, **thuj**

▲ **Geschwüre, schwammig** BB: 1626, BU: 225
an den Rändern

ars, **carb an**, caust, *clem*, **lach**, lyc, *merc*, petr, ph ac, *phos*, *sep*, **sil**, *staph*, *sulph*, *thuj*

▲ **Schwarzwerdende** BB: 1627, BU: 225
Geschwüre

ant t, **ars**, **asaf**, bell, *carb v*, con, *euph*, *grin*, ip, *mur ac*, **plb**, *rhus t*, **sec**, sil, squil, sul ac, *sulph*

▲ **Geschwüre, auf dem** BB: 1628, BU: 225
Boden schwarzwerdend

ars, *ip*, plb, *sil*, sulph

▲ **Geschwüre, an den** BB: 1629, BU: 225
Rändern schwarz-
werdend

ars, con, lach, *sil*, sulph

▲ **Spannende Geschwüre** BB: 1630, BU: 225

arn, **asaf**, aur, **bar c**, *bell*, *bry*, *calc*, **carb an**, **carb v**, **caust**, cham, chin, *clem*, *cocc*, **con**, *hep*, jod, *kali c*, kreos, **lach**, *lyc*, **merc**, *mez*, mur ac, nat c, nit ac, *nux v*, petr, ph ac, **phos**, **puls**, **rhus t**, *sabin*, sep, *sil*, **sil**, **spong**, *staph*, **stront**, **sulph**, *thuj*, zinc

▲ **Im Umfang spannende** BB: 1631, BU: 226
Geschwüre

asaf, bell, *caust*, cham, cocc, hep, **lach**, lyc, merc, mez, mur ac, nat c, nux v, petr, ph ac, *phos*, **puls**, *rhus t*, sabin, sep, sil, staph, **stront**, **sulph**

▲ **Speckige Geschwüre** BB: 1632, BU: 226

ant cr, **ars**, cupr, **hep**, *kreos*, **merc**, **nat ac**, *sabin*, sulph, thuj

▲ **Auf dem Boden** BB: 1633, BU: 226
speckige Geschwüre

ars, *hep*, **merc**, *nit ac*

▲ **Stechende Geschwüre** BB: 1634, BU: 226

acon, alum, ant cr, apis, arn, **ars**, **asaf**, *bar c*, **bell**, bov, **bry**, *calc*, camph, canth, *carb v*, cham, *chin*, *clem*, cocc, *con*, *cycl*, graph, **hep**, *kali bi*, kali n, *led*, **lyc**, mag c, mang, **merc**, *mez*, mur ac, *nat c*, nat m, **nit ac**, *nux v*, **petr**, *phos*, **puls**, *ran b*, **rhus t**, *sabad*, *sabin*, sars, sel, **sep**, **sil**, spong, squil, **staph**, **sulph**, thuj

▲ **Geschwüre, in den** BB: 1635, BU: 226
Rändern stechend

ars, **asaf**, *bry*, clem, **hep**, **lyc**, **merc**, mur ac, *petr*, phos, **puls**, ran b, *sep*, **sil**, *staph*, **sulph**, thuj

▲ **Geschwüre, im** BB: 1636, BU: 226
Umfang stechend

acon, **ars**, **asaf**, *bell*, cham, cocc, *hep*, *lyc*, **merc**, mez, mur ac, nat c, nux v, *petr*, phos, **puls**, *rhus t*, sabin, sep, sil, staph, **sulph**

▲ **Geschwüre, mit** BB: 1637, BU: 226
Stößen darin

ang, **arn**, cic v, **clem**, mez, *mur ac*, plat, **ruta**, *sul ac*

▲ **Tiefe Geschwüre** BB: 1638, BU: 226

ant cr, ars, *asaf*, *aur*, **bell**, bov, **calc**, *carb v*, caust, chel, clem, **con**, *hep*, kali bi, kreos, *lach*, led, **lyc**, *merc*, *mur ac*, nat c, nat m, **nit ac**, *petr*, *ph ac*, phos, **puls**, *rhus t*, *ruta*, sabin, sel, *sep*, sil, staph, stram, **sulph**, *thuj*

▲ **Nicht heilende** BB: 1639, BU: 226
Geschwüre
alum, am c, *bar c*, **calc**, *carb v*, caust, **cham**, chel, *clem*, **con**, croc, **graph**, hell, **hep**, kali c, *lach*, **lyc**, mag c, mang, **merc**, mur ac, *nat c*, **nit ac**, nux v, **petr**, *ph ac*, *phos*, plb, **rhus t**, **sep**, sil, *squil*, **staph**, **sulph**

▲ **Eiternde, schmer-** BB: 1640, BU: 226
zende Geschwüre
am c, anac, *arn*, ars, **asaf**, aur, *bar c*, **bry**, **calc**, **carb v**, chin, colch, **con**, *cycl*, dros, euph, **graph**, *hep*, hyos, jod, *kali c*, kreos, *led*, *nat m*, nit ac, nux v, par, *petr*, **phos**, **puls**, **ran b**, **rhus t**, ruta, sars, *sec*, sil, *staph*, **sulph**, *valer*, verat, *zinc*

▲ **Varicöse Geschwüre** BB: 1641, BU: 226
ant t, **ars**, carb v, *card m*, *crot h*, grin, **hydr**, kreos, *lach*, lyc, *merc*, *mez*, **puls**, sec, sil, *sulph*, *thuj*, **zinc**

▲ **Geschwüre, wie** BB: 1642, BU: 227
verbrannt
alum, *ant cr*, **ars**, *bar c*, bell, bry, calc, **carb v**, *caust*, **cycl**, hyos, *ign*, *kreos*, lach, *nux v*, **puls**, *sabad*, *sec*, *sep*, stram

▲ **Geschwüre mit weißen** BB: 1643, BU: 227
Stellen
ars, *con*, lach, *merc*, phos, *sep*, sil, sulph

▲ **Geschwüre mit** BB: 1644, BU: 227
Wildfleisch darin
alum, ant cr, **ars**, bell, *carb an*, carb v, caust, **cham**, *clem*, **graph**, kreos, **lach**, merc, **petr**, *phos*, sabin, **sep**, sil, *staph*, **sulph**, *thuj*

▲ **Wühlende Geschwüre** BB: 1645, BU: 227
asaf, bell, bry, calc, *chin*, nat c, phos, ruta, *sep*, stront, sulph

▲ **Wundschmerzende** BB: 1646, BU: 227
(schrundende)
Geschwüre
alum, ambr, ant cr, arn, *ars*, bell, *bry*, *calc*, caust, cic v, colch, dig, **graph**, **hep**, hyos, *ign*, kali c, led, *lyc*, **merc**, *mez*, nat m, *nux v*, **ph ac**, *phos*, **puls**, *rhus t*, **sep**, sil, *staph*, sul ac, **sulph**, thuj, *zinc*

▲ **Geschwüre mit** BB: 1647, BU: 227
zackigen Rändern
hep, lach, **merc**, **ph ac**, sil, *staph*, sulph, **thuj**

▲ **Geschwüre mit Zer-** BB: 1648, BU: 227
schlagenheitsschmerz
ang, **arn**, cham, *chin*, *cocc*, **con**, *graph*, **hep**, hyos, nat m, *nux v*, rhus t, *ruta*, **sulph**

▲ **Zuckende Geschwüre** BB: 1649, BU: 227
arn, **asaf**, aur, *bell*, bry, **calc**, **caust**, *cham*, *chin*, clem, *cupr*, graph, *lyc*, *merc*, nat c, **nat m**, *nit ac*, *nux v*, petr, **puls**, **rhus t**, *sep*, sil, *staph*, *sulph*

▲ **Geschwürschmerz in** BB: 1650, BU: 227
der Haut
alum, *am c*, **am m**, ambr, anac, ang, ars, *bell*, bov, **bry**, canth, caps, *caust*, cham, **chin**, **cic** v, cocc, dros, ferr, **graph**, *hep*, *ign*, **kali c**, **kali i**, kali n, kreos, lach, laur, mag c, *mag m*, **mang**, merc, *mur ac*, nat c, **nat m**, nit ac, *nux v*, petr, ph ac, **phos**, **puls**, **rhus t**, *ruta*, sars, sep, *sil*, *spig*, spong, stann, *staph*, **sul ac**, sulph, tarax, **thuj**, *verat*, zinc

▲ **Äußere Geschwulst im** BB: 1651, BU: 227
Allgemeinen
acon, agn, *aloe*, am c, **ant cr**, **apis**, arn, **ars**, **ars i**, asaf, *aur*, **bar c**, **bell**, bor, bov, **bry**, *calc*, *canth*, carb an, carb v, *caust*, cham, chel, **chin**, **cic v**, cina, clem, *cocc*, *colch*, coloc, con, **cop**, cycl, *dig*, **dulc**, **euph**, ferr, *fl ac*, graph, **hell**, *hep*, **hydrc**, *hyos*, *jod*, *kali bi*, *kali br*, **kali c**, **kali n**, *kreos*, **lach**, **led**, **lyc**, mag c, mang, **merc**, mez, mur ac, nat c, nat m, *nit ac*, **nux v**, olnd, op, petr, ph ac, **phos**, *plb*, **puls**, *rhod*, **rhus t**, ruta, **sabin**, **samb**, sars, *sec*, *seneg*, *sep*, sil, spig,

spong, squil, stann, stram, stront, sul ac, **sulph**, *thuj*, verat

▲ **Blasse Geschwulst** BB: 1652, BU: 228

arn, *ars*, bell, bov, **bry**, *calc*, chin, cocc, con, dig, ferr, graph, hell, **jod**, kali c, *lach*, **lyc**, *merc*, nit ac, nux v, phos, plb, *puls*, **rhus t**, *sep*, spig, *sulph*

▲ **Blauschwarze** BB: 1653, BU: 228
   Geschwulst

acon, am c, **arn**, **ars**, *aur*, **bell**, *carb v*, *con*, **dig**, *hep*, **lach**, mang, **merc**, nux v, **op**, ph ac, *phos*, plb, **puls**, *samb*, sec, seneg, *sil*, *sul ac*, **verat**

▲ **Brennende Geschwulst** BB: 1654, BU: 228

acon, *ant cr*, **arn**, **ars**, **bell**, **bry**, *calc*, carb an, carb v, *caust*, *chin*, *cocc*, colch, coloc, *crot h*, *dulc*, *euph*, hell, *hep*, *hyos*, jod, *kali c*, **lach**, *led*, **lyc**, mang, **merc**, *mez*, nat c, *nux v*, *op*, ph ac, **phos**, **puls**, rhus t, *samb*, sec, *sep*, **sil**, *spig*, spong, squil, stann, **sulph**

▲ **Entzündete Geschwüre** BB: 1655, BU: 228

acon, agn, am c, *ant cr*, **arn**, **ars**, *asaf*, *bell*, bor, **bry**, calc, **canth**, carb an, *carb v*, *caust*, *cocc*, *colch*, con, *crot h*, dulc, euph, **hep**, hyos, *kali c*, lach, *lyc*, mang, **merc**, mez, mur ac, nat c, *nit ac*, petr, *phos*, **puls**, rhus t, sars, sep, **sil**, **sulph**, *thuj*, verat

▲ **Glänzende Geschwulst** BB: 1656, BU: 228

arn, *ars*, *bell*, **bry**, mang, **rhus t**, *sabin*, **sulph**

▲ **Harte (gespannte)** BB: 1657, BU: 228
   Geschwulst

acon, agn, *ant cr*, **arn**, *ars*, *asaf*, *bell*, **bry**, calc, **caust**, *chin*, cina, con, dig, *dulc*, graph, hell, hep, lach, **led**, *lyc*, **merc**, mez, nux v, ph ac, **phos**, **phos**, plb, **puls**, **rhus t**, *sabin*, **samb**, sep, *sil*, spong, squil, **stront**, **sulph**, tab, **ther**, *thuj*

▲ **Kalte Geschwulst** BB: 1658, BU: 228

ars, *asaf*, bell, calc, *cocc*, **con**, *cycl*, dulc, lach, merc, *rhod*, sec, *spig*

▲ **Kribbelnde Geschwulst** BB: 1659, BU: 228

acon, **arn**, caust, chel, *colch*, *con*, lach, **merc**, nat c, *nux v*, ph ac, **puls**, **rhus t**, *sec*, **sep**, *spig*, **sulph**

▲ **Geschwulst an den** BB: 1660, BU: 228
   leidenden Teilen

acon, agn, ant cr, **arn**, **ars**, asaf, *aur*, **bell**, **bry**, **calc**, **canth**, carb an, carb v, **caust**, chin, clem, *cocc*, *con*, dig, dulc, *euph*, ferr, graph, hell, **hep**, jod, **kali c**, *lach*, *led*, **lyc**, *mag c*, mang, **merc**, mur ac, *nat c*, *nat m*, **nit ac**, *nux v*, *petr*, *ph ac*, **phos**, plb, **puls**, *rhod*, **rhus t**, ruta, *sabin*, **samb**, sars, sec, **sep**, **sil**, spig, **spong**, *stram*, **sulph**, thuj

▲ **Schwammige** BB: 1661, BU: 228
   Geschwulst

ant cr, **ars**, *bell*, calc, **carb an**, carb v, caust, *clem*, *con*, graph, jod, *kreos*, **lach**, lyc, merc, nit ac, nux v, petr, ph ac, **phos**, *rhus t*, *sabin*, sep, **sil**, **sulph**, *thuj*

▲ **Stechende Geschwulst** BB: 1662, BU: 229

acon, agn, ant cr, apis, **arn**, ars, **bry**, *canth*, **caust**, chel, *chin*, **cocc**, *con*, *cycl*, dig, ferr, *graph*, kali n, lach, *led*, mag c, mang, mez, **nit ac**, nux v, **puls**, rhus t, ruta, *sabad*, *sep*, *sil*, spong, **sulph**, **thuj**

▲ **Wassersüchtige** BB: 1663, BU: 229
   Geschwulst

acon, **ant cr**, *apis*, **ars**, aur, **bell**, **bry**, *canth*, chel, **chin**, *colch*, coloc, con, **dig**, **dulc**, euph, *ferr*, guaj, **hell**, hyos, *jod*, *kali c*, kali n, lach, **led**, **lyc**, **merc**, mez, mur ac, nat c, *nit ac*, olnd, *op*, *phos*, *plb*, prun, **puls**, rhod, **rhus t**, *ruta*, **sabin**, **samb**, sars, sec, *seneg*, *sep*, sil, **squil**, stram, **sulph**, **tell**, *ter*, verat

▲ **Weiße Geschwulst**   BB: 1664, BU: 229

ant cr, **apis**, ars, *bell*, <u>**bry**</u>, *calc*, *chin*, dig, euph, graph, *hep*, *jod*, *kreos*, <u>**lyc**</u>, *merc*, nux v, **puls**, rhod, **rhus t**, sabin, *sep*, *sil*, **sulph**

▲ **Geschwulstgefühl**   BB: 1665, BU: 229

alum, **am m**, ant cr, arn, **ars**, aur, <u>**bell**</u>, berb, bism, **bry**, *canth*, *caps*, carb v, **chin**, cocc, *con*, dig, *dulc*, *guaj*, *hep*, hyos, ign, kali bi, **kali n**, kreos, *lach*, **laur**, *merc*, *nit ac*, *nux m*, nux v, par, plat, **puls**, **rhus t**, sabin, sars, seneg, sep, sil, **spig**, *spong*, stann, **staph**, *sul ac*, sulph, *verat*, zinc

▲ **Haarausfall auf dem**   BB: 1666, BU: 229
Kopfe

am c, am m, **ambr**, *ant cr*, **ars**, aur, **bar c**, **bell**, bov, **calc**, **canth**, carb an, **carb v**, caust, chel, colch, *con*, *cycl*, *dulc*, **ferr**, *fl ac*, **graph**, *hell*, **hep**, *ign*, *jod*, <u>**kali c**</u>, kreos, *lach*, *lyc*, mag c, **merc**, nat c, <u>**nat m**</u>, <u>**nit ac**</u>, op, *par*, **petr**, *ph ac*, **phos**, *phos*, *plb*, *rhus t*, sabin, **sars**, *sec*, **sel**, <u>**sep**</u>, *sil*, **staph**, sul ac, <u>**sulph**</u>, *zinc*

▲ **Büschelweise Haaraus-**   BB: 1667, BU: 229
fall auf dem Kopf

calc p, **phos**

▲ **Haarausfall am**   BB: 1668, BU: 229
Hinterkopf

calc, **carb v**, hep, **petr**, sep, *sil*, staph, sulph

▲ **Haarausfall auf dem**   BB: 1669, BU: 229
Scheitel

bar c, *calc*, carb an, **graph**, *hep*, *lyc*, *nit ac*, plb, sel, **sep**, *sil*, zinc

▲ **Haarausfall am**   BB: 1670, BU: 229
Vorderkopf

ars, *bell*, *hep*, **merc**, **nat m**, *phos*, sil

▲ **Haarausfall an den**   BB: 1671, BU: 229
Seiten

bov, **graph**, *kali c*, ph ac, staph, *zinc*

▲ **Haarausfall an den**   BB: 1672, BU: 229
Schläfen

calc, **kali c**, lyc, *merc*, <u>**nat m**</u>, *par*, sabin

▲ **Haarausfall aus den**   BB: 1673, BU: 229
Augenbrauen

agar, **bell**, *caust*, hell, <u>**kali c**</u>, *par*, *ph ac*, *plb*, *sel*

▲ **Haarausfall aus dem**   BB: 1674, BU: 230
Backenbart

agar, *ambr*, **calc**, **graph**, nat c, **nat m**, nit ac, plb, sil

▲ **Haarausfall aus dem**   BB: 1675, BU: 230
Lippenbart

bar c, **kali c**, *plb*

▲ **Haarausfall aus den**   BB: 1676, BU: 230
Nasenlöchern

calc, *caust*, **graph**, sil

▲ **Haarausfall am**   BB: 1677, BU: 230
Schamhügel

bell, hell, *nat c*, **nat m**, nit ac, **rhus t**, *sel*

▲ **Haarausfall am**   BB: 1678, BU: 230
ganzen Körper

ars, **calc**, *carb v*, **graph**, *hell*, kali c, **nat m**, op, phos, *sabin*, *sec*, sulph

▲ **Gefühl von Ziehen an**   BB: 1679, BU: 230
den Haaren

acon, *alum*, arg m, aur, **bar c**, *bry*, *canth*, *caust*, *chin*, **kali c**, kali n, kreos, **laur**, *lyc*, mag m, mur ac, *nux v*, ph ac, **phos**, **rhus t**, *sel*

▲ **Härte der Haut**   BB: 1680, BU: 230

am c, **ant cr**, *ars*, **ars i**, **bar c**, bov, *bufo*, **chel**, *chin*, cic v, clem, *con*, **dulc**, **graph**, kali c, *lach*, led, *lyc*, par, phos, **ran b**, <u>**rhus t**</u>, **sep**, **sil**, squil, **sulph**, *thuj*, verat

▲ Haut, BB: 1681, BU: 230
hart wie Pergament
acon, **ars**, *chin*, *dig*, dulc, *kali c*, *led*, led, **lyc**, phos, **sil**, *squil*

▲ Harte Haut mit BB: 1682, BU: 230
Verdickung
am c, *ant cr*, ars, bor, *cic v*, clem, **dulc**, *graph*, *hydr ac*, **lach**, par, **ran b**, **rhus t**, **sep**, *sil*, sulph, *thuj*, verat

▲ Harte Haut mit BB: 1683, BU: 230
schwielenartiger
Verdickung
am c, **ant cr**, *bor*, **graph**, *lach*, *phos*, **ran b**, *rhus t*, **sep**, **sil**, sulph

▲ Hühneraugen BB: 1684, BU: 230
(Leichdorne)
agar, **am c**, *ambr*, anac, **ant cr**, arg, arn, *bar c*, *bor*, bov, **bry**, **calc**, camph, carb an, carb v, *caust*, cocc, con, graph, *hep*, **ign**, jod, *kali c*, kali n, **lyc**, nat c, *nat m*, nit ac, *nux v*, **petr**, *ph ac*, *phos*, puls, *ran b,* **ran s**, rhod, **rhus t**, ruta, **sep**, **sil**, spig, staph, sul ac, **sulph**, thuj, verat

▲ Bohrende BB: 1685, BU: 230
Hühneraugen
bor, *calc*, caust, hep, kali c, nat m, phos, puls, **ran s**, rhod, **sep**, **sil**, *spig*, thuj

▲ Brennende BB: 1686, BU: 230
Hühneraugen
am c, arg, bar c, bor, **bry**, *calc*, carb v, *caust*, graph, hep, *ign*, kali c, **lyc**, nat c, *nux v,* **petr**, *ph ac*, *phos*, puls, *ran s*, **rhus t**, **sep**, *sil*, spig, staph, **sulph**, thuj

▲ Drückende BB: 1687, BU: 230
Hühneraugen
agar, *anac*, **ant cr**, arg, bov, *bry*, *calc*, carb v, **caust**, graph, *ign*, jod, **lyc**, *ph ac*, phos, ruta, **sep**, **sil**, *staph*, **sulph**, verat

▲ Empfindliche BB: 1688, BU: 230
Hühneraugen
agar, *am c*, *ant cr*, **arn**, **bar c**, bov, **bry**, **calc**, camph, carb an, carb v, caust, **hep**, **ign**, *kali c*, lach, *lith*, **lyc**, *nat c*, nat m, nit ac, **nux v**, *petr*, *phos*, **puls**, ran b, **ran s**, **rhus t**, **sep**, **sil**, spig, staph, sul ac, **sulph**, thuj, verat

▲ Entzündete BB: 1689, BU: 231
Hühneraugen
bor, *calc*, hep, **lyc**, nit ac, phos, puls, *rhus t*, **sep**, **sil**, *staph*, *sulph*

▲ Hornartige BB: 1690, BU: 231
Hühneraugen
ant cr, *ran b*, sulph

▲ Klopfende BB: 1691, BU: 231
Hühneraugen
calc, kali c, **lyc**, *sep*, *sil*, sulph

▲ Reißende BB: 1692, BU: 231
Hühneraugen
am c, *arn*, **bry**, *calc*, caust, cocc, *ign*, *kali c*, **lyc**, nat c, nux v, *rhus t*, **sep**, **sil**, sul ac, **sulph**

▲ Hühneraugen mit BB: 1693, BU: 231
Rucken darin
anac, cocc, *nux v*, *phos*, puls, *rhus t*, **sep**, *sul ac*, **sulph**

▲ Stechende BB: 1694, BU: 231
Hühneraugen
agar, alum, am c, **ant cr**, arg, arn, *bar c*, bor, bov, **bry**, **calc**, carb an, *caust*, cocc, graph, hep, *ign*, *kali c*, kali n, **lyc**, nat c, *nat m*, nit ac, petr, ph ac, *phos*, **puls**, **ran s**, rhod, **rhus t**, sep, **sil**, *spig*, *staph*, sul ac, **sulph**, *thuj*, verat

▲ Wundschmerzende BB: 1695, BU: 231
Hühneraugen
agar, ambr, **ant cr**, arn, *bry*, *calc*, camph, *caust*, *graph*, **hep**, **ign**, kali c, *lyc*, *nat m*, **nux v**, ph ac, *phos*, puls, *rhus t*, **sep**, *sil*, staph, sul ac, **sulph**, verat

▲ Insektenstiche BB: 1696, BU: 231

acon, ant cr, apis, arn, ars, bell, calad, caust, coloc, hyper, lach, led, merc, seneg, sep, sil, sulph

▲ Jucken im Allgemeinen BB: 1697, BU: 231

acon, **agar**, **agn**, *aloe*, **alum**, *am c*, *am m*, **ambr**, *anac*, *ang*, **ant cr**, ant t, *apis*, **arg**, **arn**, **ars**, asaf, asar, aur, **bar c**, *bell*, bism, bor, *bov*, **bry**, **calad**, *calc*, camph, cann s, *canth*, **caps**, carb an, **carb s**, *carb v*, **caust**, cham, **chel**, *chin*, cic v, cina, **clem**, *coc c*, **cocc**, coff, *colch*, *coll*, coloc, con, croc, cupr, *cycl*, *dig*, *dios*, *dol*, *dros*, **dulc**, *euph*, euphr, ferr, *fl ac*, *gamb*, **graph**, guaj, hell, *hep*, hyos, *ign*, ip, jod, *kali bi*, *kali br*, **kali c**, kali n, kreos, **lach**, laur, **led**, **lyc**, mag c, mag c, mag m, mang, mar, *menth p*, meny, **merc**, **mez**, mosch, *mur ac*, nat c, **nat m**, nicc, **nit ac**, **nux v**, **olnd**, op, *par*, **petr**, *ph ac*, **phos**, **plan**, **plat**, plb, **psor**, **puls**, *ran b*, ran s, rheum, *rhod*, **rhus t**, *rumx*, *ruta*, **sabad**, sabin, *sal ac*, samb, *sars*, sec, *sel*, seneg, **sep**, **sil**, **spig**, **spong**, squil, stann, **staph**, stram, stront, *sul ac*, **sulph**, **tab**, tarax, *tarent*, **thuj**, **urt u**, valer, *verat*, viol o, **viol t**, zinc

▲ Beißendes Jucken BB: 1698, BU: 231

agn, alum, *am c*, *am m*, *ant cr*, arn, bell, berb, bor, bov, **bry**, *calc*, camph, *canth*, caps, carb an, *carb v*, **caust**, cham, chel, *chin*, cocc, *colch*, coloc, con, *dros*, **dulc**, **euph**, hell, *ip*, **lach**, **led**, lyc, mag c, mang, **merc**, **mez**, mur ac, nat c, nat m, *nux v*, ol an, **olnd**, op, **paeo**, petr, *ph ac*, phel, phos, *plat*, **puls**, *ran b*, *ran s*, rhod, *rhus t*, *sel*, *sep*, **sil**, *spig*, **spong**, stront, **sulph**, *thuj*, verat, viol t, zinc

▲ Brennendes Jucken BB: 1699, BU: 232

acon, agar, alum, am c, *ambr*, *anac*, *ant cr*, *arg*, *arn*, **ars**, asaf, asar, aur, *bar c*, **bell**, bism, bov, **bry**, calad, calc, camph, cann s, canth, *caps*, carb an, *carb v*, **caust**, cham, chin, cic v, clem, *cocc*, coff, *colch*, coloc, **com**, con, *crot t*, cupr, dig, dros, dulc, *euph*, *graph*, guaj, hell, **hep**, *hyos*, *ign*, jod, **jug c**, **kali c**, kali n, kreos, **lach**, laur, **led**, **lyc**, mag c, mang, mar, meny, **merc**, **mez**,
mur ac, nat c, nat m, nit ac, *nux v*, ol an, *olnd*, op, petr, *ph ac*, **phel**, **phos**, *plat*, plb, **puls**, *ran b*, rhod, **rhus t**, ruta, *sabad*, samb, sars, sec, *sel*, seneg, **sep**, **sil**, **spig**, *spong*, **squil**, stann, *staph*, stram, stront, sul ac, **sulph**, *thuj*, valer, verat, viol o, *viol t*, zinc

▲ Fressendes Jucken BB: 1700, BU: 232

agar, **agn**, *alum*, ambr, anac, *ant cr*, *arg*, ars, **bar c**, bell, bism, *bry*, *canth*, *caps*, cham, clem, cocc, con, *cycl*, *dig*, *dros*, euph, *graph*, guaj, hell, hyos, *kali c*, **led**, **lyc**, *meny*, merc, *mez*, nat c, nux v, **olnd**, *par*, *ph ac*, phos, plan, **plat**, *puls*, ran s, rhod, *rhus t*, *ruta*, *sep*, *spig*, **spong**, *squil*, stann, **staph**, *sulph*, tarax, *thuj*, *verat*

▲ Kitzelndes Jucken BB: 1701, BU: 232

acon, *agar*, alum, am m, **ambr**, **arg**, bell, *bry*, calc, canth, *caps*, chel, *chin*, cocc, dig, dros, euph, euphr, ign, mang, **mar**, **merc**, mur ac, phos, **plat**, *prun*, **puls**, rhod, ruta, **sabad**, *sep*, **sil**, **spig**, *spong*, *squil*, **staph**, **sulph**, tarax

▲ Kribbelndes Jucken BB: 1702, BU: 232

acon, agar, *alum*, *am c*, *ambr*, ant cr, *arg*, **arn**, *ars*, asaf, **bar c**, *bell*, *bry*, *calc*, camph, canth, caps, *carb v*, **caust**, *chel*, *chin*, cina, **colch**, *con*, croc, euphr, *graph*, guaj, hep, *ign*, **kali c**, *lach*, led, lyc, mar, **merc**, *mur ac*, nat c, *nat m*, **nux v**, *par*, *ph ac*, **plat**, plb, **puls**, **ran b**, ran s, *rhod*, **rhus t**, *sabad*, sabin, sec, sel, **sep**, *sil*, **spig**, *spong*, *squil*, **staph**, sul ac, **sulph**, *thuj*, verat, *viol t*, zinc

▲ Kriechendes (laufendes) Jucken BB: 1703, BU: 232

agn, alum, am c, *arg*, aur, **bar c**, bor, bov, calc, cann s, caps, *carb v*, *caust*, laur, **led**, **lyc**, mag c, mag m, mang, *mur ac*, nat c, nit ac, nux v, **olnd**, pall, *ph ac*, phos, **plat**, *ran b*, ran s, **rhod**, **rhus t**, *sabad*, sec, sil, *spig*, *spong*, **staph**, **sulph**, zinc

▲ Reißendes Jucken BB: 1704, BU: 233

bell, *bry*, lyc, *sil*, **staph**, *sulph*, zinc

▲ **Stechendes Jucken** BB: 1705, BU: 233

acon, agn, alum, am m, anac, ang, ant cr, *apis,* arg, **arn**, ars, *asaf,* asar, aur, **bar c, bell,** bov, **bry**, calad, *calc,* camph, cann s, *canth,* caps, carb an, carb v, **caust**, cham, chel, *chin,* clem, **cocc**, colch, **con, cop, cycl,** dig, **dros,** dulc, euph, *euphr,* **graph**, guaj, *hell,* hep, hyos, *ign,* jod, **kali c,** kali n, kreos, *lach, lachn, laur,* **led,** *lyc,* mag c, mag m, mang, mar, *meny,* **merc,** *mez,* mosch, **mur ac,** *nat c,* **nat m,** *nit ac,* nux v, *olnd,* op, *par, petr,* ph ac, *phos, plat,* plb, **puls,** ran b, *ran s, rheum, rhod,* **rhus t,** ruta, **sabad,** *sabin,* samb, *sars,* sel, **sep, sil, spig, spong,** squil, **stann, staph,** stram, stront, sul ac, **sulph,** tab, *tarax,* **thuj,** verat, **viol t,** *zinc*

▲ **Wollüstiges Jucken** BB: 1706, BU: 233

ambr, anac, arg, meny, **merc,** *mur ac,* plat, puls, *sabad,* sep, **sil,** spig, spong, **sulph**

▲ **Wundschmerzendes** BB: 1707, BU: 233
Jucken

alum, ambr, **arg,** aur, *bry, calc,* cann s, cic v, colch, dros, **graph,** *hep, kali c,* **led,** *lyc,* mag c, mang, **merc,** *mez,* nat c, nat m, nit ac, *nux v, olnd,* par, petr, **plat,** *puls,* **rhus t,** ruta, sabin, sars, **sep,** *sil, squil,* **staph, sulph,** valer, *verat,* **zinc**

▲ **Zuckendes Jucken** BB: 1708, BU: 233

calc, caust, **lyc,** nat m, *puls,* rhus t, staph

▲ **Jucken, ändert** BB: 1709, BU: 233
beim Kratzen den Ort
des Juckreizes

anac, calc, carb an, chel, con, *cycl,* **ign,** mag c, mag m, **mez,** nit ac, sang, **spong, staph, sul ac,** zinc

▲ **Jucken, von** BB: 1710, BU: 233
Kratzen unverändert

acon, agar, agn, alum, am c, am m, *ambr,* **ang,** ant cr, ant t, **arg,** *arn,* asaf, *aur,* bar c, bell, *bism,* bor, **bov,** *calad,* camph, carb an, carb v, caust, *cham, chel,* cina, *clem,* cocc, coff, *colch,* coloc, croc, cupr, dig, *euph,* euphr, *hell,* hyos, **ip,** *jod,* laur, **mag m,** *mar,* mur ac, nat c, nicc, nux v, op, plat, *prun,* **puls,** ran s, *rheum,* rhus t, ruta, samb, sec, seneg, *sil,* **spig, spong,** stann, *stram,* sul ac, sulph, *tarax,* valer

▲ **Jucken, nach Kratzen** BB: 1711, BU: 234
Ausschlag im
Allgemeinen

agar, alum, **am c,** *am m, ant cr,* arn, **ars, bar c,** bell, *bov, bry,* **calc,** canth, *carb an,* carb v, **caust,** chin, *cic v,* **con, cycl,** *dulc,* euph, *graph,* hell, **hep,** ip, **kali c,** kreos, *lach, laur,* **lyc,** mag c, **merc,** *mez,* nat c, *nat m, nit ac,* nux v, **olnd, petr,** ph ac, phos, plb, **puls,** rhod, **rhus t,** *sabin,* sars, **sep, sil,** *spong,* squil, **staph,** *stront,* sul ac, **sulph,** *thuj,* verat, *viol t,* zinc

▲ **Jucken, nach Kratzen** BB: 1712, BU: 234
Beißen in der Haut

am c, **am m,** *bry, calc,* canth, carb an, *carb v,* **caust,** chin, con, dros, **euph,** hell, *ip, kreos,* **lach, led,** lyc, mang, *merc,* **mez,** nat c, nat m, *nux v,* **olnd,** *petr,* ph ac, **puls,** ran b, ruta, sel, sep, sil, **spong, sulph,** zinc

▲ **Jucken, nach Kratzen** BB: 1713, BU: 234
Beulen (Quaddeln)

agar, alum, am c, am m, ant cr, ars, *bar c, bry,* **calc,** carb an, carb v, **caust,** cic v, cocc, con, **dulc,** graph, hell, **hep,** ip, **lach,** led, **lyc,** *mag c,* mag m, *mang,* merc, **mez,** nat c, *nat m,* nit ac, nux v, *olnd,* **petr,** *puls,* **rhus t,** *ruta,* sel, *sep,* **sil,** spig, **staph, sulph,** thuj, *verat,* zinc

▲ **Jucken, nach Kratzen** BB: 1714, BU: 234
Blasen

am c, am m, *ant cr, ars,* bar c, bell, bry, *caust,* chin, **cycl,** *dulc,* graph, **hep,** kali c, kali n, *kreos,* **lach,** laur, mang, merc, *nat c,* nat m, **phos, ran b, rhus t,** sabin, *sars,* sel, sep, *spong,* **sulph**

▲ **Jucken, nach Kratzen** BB: 1715, BU: 234
Blüten

am c, *am m,* **ant cr,** bov, *bry,* **caust,** chin, cocc, *con,* cycl, dros, *dulc,* graph, grat, hep, kali c, lach, laur, *merc,* mosch, nat c, *nat m,* **nit ac,** petr, *ph ac, phos,* **puls,** rhus t, sabad, sabin, *sars*, sel, **sep**, sil, sil, *spong*, *squil*, *staph*, stront, **sulph**, verat, **zinc**

▲ **Jucken, nach Kratzen**　　BB: 1716, BU: 234
　Blut-Ausschwitzen

calc, chin, **lach**, **lyc**, *nux v*, **sulph**

▲ **Jucken, nach Kratzen**　　BB: 1717, BU: 234
　blutrünstig werden

alum, ars, *calc*, *chin*, cocc, *cycl*, **dulc**, euph, *hep*, hyos, kali c, kali n, **lach**, *lyc*, **merc**, *nit ac*, **par**, petr, psor, **sulph**

▲ **Jucken, Brennen**　　BB: 1718, BU: 234
　nach Kratzen

agar, **am c**, *am m*, ambr, *anac*, *arn*, **ars**, **bell**, bov, **bry**, calad, *calc*, cann s, canth, *caps*, carb an, carb v, **caust**, chel, cic v, *cocc*, con, crot t, *cycl*, dros, **dulc**, *euph*, graph, grat, **hep**, *kali c*, **kreos**, **lach**, laur, led, **lyc**, mag c, mag m, mag s, mang, **merc**, *mez*, *mosch*, nat s, *nux v*, **olnd**, par, ph ac, **phos**, *puls*, *ran b*, rhod, **rhus t**, *sabad*, sabin, samb, sars, sel, seneg, **sep**, **sil**, *spig*, spong, **squil**, *staph*, stront, **sulph**, *thuj*, verat, viol t, zinc

▲ **Jucken, nach Kratzen**　　BB: 1719, BU: 234
　einfacher, unbe-
　stimmter Schmerz

agar, *alum*, ars, **bar c**, bell, calc, *caps*, chin, cocc, con, *euphr*, *kreos*, led, nat m, nux v, *par*, **petr**, *ph ac*, plb, *puls*, *rhus t*, sel, sep, **sil**, squil, *staph*, **sulph**, thuj, verat

▲ **Jucken, nach Kratzen**　　BB: 1720, BU: 235
　Feuchten (Nässen)
　der Haut

alum, ars, *bar c*, bell, *bov*, bry, calc, carb an, **carb v**, *caust*, cic v, con, *dulc*, **graph**, hell, *hep*, *kali c*, **kreos**, **lach**, led, **lyc**, *merc*, *mez*, nat c, nat m, nit ac, **olnd**, **petr**, **rhus t**, ruta, *sabin*, *sel*, **sep**, sil, squil, **staph**, sul ac, *sulph*, tarax, thuj, viol t

▲ **Jucken, nach Kratzen**　　BB: 1721, BU: 235
　Flecken

am c, *ant cr*, *bell*, calc, *cocc*, *cycl*, graph, mag c, *mang*, *merc*, nit ac, ph ac, **phos**, **rhus t**, **sabad**, sep, sil, sul ac, **sulph**, verat

▲ **Jucken, nach Kratzen**　　BB: 1722, BU: 235
　Fressen (Nagen)

agar, alum, ant cr, *bar c*, canth, caps, *cycl*, dros, kali c, led, **lyc**, **olnd**, par, ph ac, phos, puls, *rhus t*, *ruta*, *spong*, **staph**, *tarax*, verat

▲ **Jucken, nach Kratzen**　　BB: 1723, BU: 235
　Friesel (ähnlich
　Gänsehaut)

am c, am m, ant cr, bov, *bry*, calc, *caust*, dulc, graph, ip, **lach**, led, **merc**, *mez*, ph ac, phos, puls, **rhus t**, sars, *sel*, sil, *spong*, **staph**, **sulph**, verat, viol t, zinc

▲ **Jucken, nach Kratzen**　　BB: 1724, BU: 235
　Geschwüre

ang, ant cr, **ars**, **asaf**, *bar c*, bell, *bry*, calc, carb an, carb v, **caust**, chin, *con*, graph, **hep**, *kreos*, **lach**, **lyc**, mang, **merc**, *mez*, nat c, **nit ac**, petr, ph ac, phos, *puls*, ran b, **rhus t**, *sabin*, sep, **sil**, *staph*, **sulph**, thuj

▲ **Jucken, nach Kratzen**　　BB: 1725, BU: 235
　Geschwürschmerz

am c, **am m**, bell, *bry*, *caust*, *chin*, cic v, **graph**, *hep*, *kali c*, mag m, mang, *merc*, nat m, *phos*, **puls**, **rhus t**, *sep*, sil, spig, *staph*, sul ac, *thuj*, verat

▲ **Jucken, nach Kratzen**　　BB: 1726, BU: 235
　Geschwulst

ant cr, arn, *ars*, bell, *bry*, calc, *canth*, *caust*, chin, con, *dulc*, hep, kali c, *kreos*, **lach**, *led*, *lyc*, *mang*, merc, *mez*, nat m, nit ac, phos, **puls**, **rhus t**, *sabin*, samb, sep, sil, *sul ac*, **sulph**

▲ **Jucken, nach Kratzen**　　BB: 1727, BU: 235
　hautlose Stellen

agar, *am c*, ang, ant cr, *arn*, *bar c*, calc, *caust*, *chin*, dros, **graph**, hep, kali c, *kreos*, **lach**, **lyc**, mang, *merc*, **olnd**, petr, phos, plb, puls, rhus t, ruta, sabin, **sep**, sil, squil, *sul ac*, **sulph**

▲ **Jucken, nach Kratzen** BB: 1728, BU: 235
  Hautverdickung
ant cr, ars, *cic v*, **dulc**, graph, **lach**, *ran b*, rhus t, **sep**, thuj, verat

▲ **Jucken, nach Kratzen** BB: 1729, BU: 235
  Kitzeln
agar, *ambr*, caps, *chin*, cocc, *mar*, merc, **sabad**, sil, *spig*

▲ **Jucken, nach Kratzen** BB: 1730, BU: 235
  weiße Knötchen
agar, **ars**, bov, *bry*, ip, *sulph*

▲ **Jucken, nach Kratzen** BB: 1731, BU: 235
  Pusteln
am m, *ant cr*, *ars*, **bell**, bry, cycl, *hyos*, merc, *puls*, rhus t, sil, **staph**, **sulph**

▲ **Jucken, nach Kratzen** BB: 1732, BU: 235
  Reißen
ars, bell, bry, *calc*, *cycl*, **lyc**, puls, rhus t, *sep*, *sil*, staph, **sulph**

▲ **Jucken, nach Kratzen** BB: 1733, BU: 236
  Röte der Haut
agar, am c, ant cr, *arn*, **bell**, *bov*, canth, chin, dulc, **graph**, *kreos*, *lyc*, mar, **merc**, **nat m**, *nux v*, **olnd**, *op*, petr, *ph ac*, *puls*, rhus t, ruta, *spong*, tarax

▲ **Jucken, nach Kratzen** BB: 1734, BU: 236
  Rotlauf
am c, ant cr, *arn*, *ars*, **bell**, bor, *bry*, *calc*, canth, *carb an*, carb v, **graph**, **hep**, hyos, **lach**, **lyc**, mag c, **merc**, nat c, *nit ac*, petr, phos, puls, ran b, **rhus t**, samb, sil, spong, **sulph**, *thuj*

▲ **Jucken, nach Kratzen** BB: 1735, BU: 236
  rote Striemen
carb v, *euph*, par, ph ac, **sabad**

▲ **Jucken, nach Kratzen** BB: 1736, BU: 236
  Schorfe
alum, am c, am m, *ant cr*, ars, **bar c**, *bell*, bov, *bry*, **calc**, caps, *carb an*, carb v, *cic v*, **con**, **dulc**, **graph**, **hep**, kali c, kreos, *led*, **lyc**, **merc**, mez, nat m, *petr*, phos, *puls*, *ran b*, **rhus t**, **sabad**, sabin, *sars*, *sep*, *sil*, *sil*, **staph**, **sulph**, thuj, verat, *viol t*, zinc

▲ **Jucken, nach Kratzen** BB: 1737, BU: 236
  Spannen der Haut
ang, *caust*, **lach**, *ph ac*, ruta, spig, **stront**

▲ **Jucken, nach Kratzen** BB: 1738, BU: 236
  Stechen
alum, am m, *arn*, ars, *asaf*, **bar c**, bell, **bry**, *calc*, cann s, *canth*, **caust**, chel, *chin*, *cocc*, con, **cycl**, dros, *dulc*, **graph**, hell, kali c, *lach*, lyc, mar, **merc**, mez, *nit ac*, par, *ph ac*, **puls**, ran b, **rhus t**, ruta, **sabad**, sars, sel, *sep*, *sil*, **spong**, squil, *staph*, stront, **sulph**, *tarax*, thuj, **viol t**, zinc

▲ **Jucken, nach Kratzen** BB: 1739, BU: 236
  Taubheitsgefühl
ambr, **anac**, ang, con, *cycl*, **lach**, **lyc**, **olnd**, *ph ac*, phos, *plb*, sep, **sulph**

▲ **Jucken, nach Kratzen** BB: 1740, BU: 236
  (Eiterungs-) Schmerz
arn, *asaf*, bar c, *bry*, *calc*, *carb v*, *con*, cycl, **graph**, *hep*, kali c, led, nat m, *petr*, **phos**, **puls**, *ran b*, **rhus t**, **sil**, staph, **sulph**, zinc

▲ **Jucken, nach Kratzen** BB: 1741, BU: 236
  Wundheitsschmerz
agar, *alum*, ambr, ant cr, *arg*, **bar c**, *bry*, *calc*, cann s, *canth*, caps, carb an, *cic v*, *dros*, graph, hell, **hep**, kali c, led, *lyc*, mag c, *mang*, merc, **mez**, nat c, *nat m*, *nit ac*, nux v, **olnd**, *par*, **petr**, ph ac, phos, *puls*, rhus t, *sabin*, sars, sel, **sep**, *sil*, squil, *staph*, **sulph**, verat, zinc

▲ **Äußerliche Kälte** BB: 1742, BU: 236
acon, agar, *agn*, alum, am c, am m, *ambr*, anac, ant cr, **ant t**, *apis*, *arn*, *ars*, asaf, *asar*, *aur*, bar c,

bell, bism, bov, *bry*, *calad*, *calc*, **camph**, *cann s*,
canth, **caps**, *carb ac*, *carb an*, **carb v**, **caust**,
cham, **chel**, **chin**, *cic v*, cina, cocc, coff, colch,
coloc, *con*, croc, **crot h**, *cupr*, cycl, <u>dig</u>, **dios**,
dros, *dulc*, euph, euphr, ferr, *graph*, *hell*, hep,
hydr ac, *hyos*, **ign**, <u>ip</u>, jod, *kali bi*, *kali c*, *kali n*,
kreos, lach, laur, *led*, **lyc**, mag c, mag m, mang,
mar, *meny*, **merc**, *merc c*, **mez**, mosch, mur ac,
nat c, *nat m*, **nit ac**, **nux m**, **nux v**, olnd, op,
par, petr, *ph ac*, **phos**, *plat*, *plb*, **puls**, *ran b*,
rhod, <u>rhus t</u>, ruta, sabad, sabin, **samb**, *sang*,
sars, <u>sec</u>, sel, seneg, <u>sep</u>, sil, spig, spong, *squil*,
stann, staph, *stram*, stront, sul ac, <u>**sulph**</u>, **tab**,
tarax, *thuj*, valer, <u>**verat**</u>, verb, zinc

▲ **Läusesucht**   BB: 1743, BU: 237

ars, lach, **merc**, *olnd*, *psor*, **sabad**, *staph*, **sulph**

▲ **Allgemeine Beschwer-**   BB: 1744, BU: 237
den in den Nägeln
alum, am m, *ant cr*, **ars**, aur, bar c, bell, *bor*,
bov, *calc*, **caust**, chel, chin, cocc, colch, *con*, dig,
dros, **graph**, *hell*, *hep*, jod, kali c, lach, lyc, *mar*,
merc, mosch, mur ac, *nat m*, **nit ac**, *nux v*, *par*,
petr, ph ac, plat, *puls*, *ran b*, *rhus t*, *ruta*, **sabad**,
sec, *sep*, **sil**, **squil**, sul ac, <u>**sulph**</u>, thuj

▲ **Nagelabbröckeln**   BB: 1745, BU: 237

alum, calc, *dios*, *fl ac*, **graph**, *merc*, *sabad*, sep,
sil, **sulph**, thuj

▲ **Nagelabfallen**   BB: 1746, BU: 237

ant cr, *ars*, *form*, *graph*, *hell*, merc, *sec*, **squil**,
thuj

▲ **Nagelabschilfern**   BB: 1747, BU: 237
merc

▲ **Aufspalten der Nägel**   BB: 1748, BU: 237
ant cr, **sil**, sil

▲ **Blauwerden der Nägel**   BB: 1749, BU: 237

aesc, **aur**, **chel**, chin, **cic v**, *cocc*, **dig**, *dros*, *gels*,
nat m, <u>**nux v**</u>, petr, sil, <u>**verat**</u>

▲ **Dickwerden der Nägel**   BB: 1750, BU: 237

alum, **ant cr**, calc, <u>**graph**</u>, merc, **sabad**, sep, *sil*,
sulph

▲ **Nägel wachsen ein**   BB: 1751, BU: 237

colch, *graph*, *mar*, *sil*, **sulph**

▲ **Nägel empfindlich**   BB: 1752, BU: 237

calc, con, hep, merc, *nat m*, **nux v**, petr, ph ac,
sep, **sil**, *squil*, *sulph*, thuj

▲ **Nägel fleckig**   BB: 1753, BU: 237

alum, ars, **nit ac**, sep, **sil**, *sulph*

▲ **Nägel gelb**   BB: 1754, BU: 237

ambr, ant cr, ars, *aur*, **bell**, *bry*, calc, *canth*,
carb v, caust, *cham*, chel, **chin**, <u>**con**</u>, *ferr*, hep,
ign, *lyc*, **merc**, **nit ac**, **nux v**, *op*, *plb*, puls, <u>**sep**</u>,
sil, *spig*, **sulph**

▲ **Schwärende Nägel**   BB: 1755, BU: 238

alum, am m, *ant cr*, **ars**, aur, bar c, bell, bor,
bov, **calc**, caust, chin, **con**, *crot h*, *fl ac*, **graph**,
hep, *kali c*, *lach*, *lyc*, mar, **merc**, mez, mur ac,
nat m, **nit ac**, petr, ph ac, plat, **puls**, *ran b*,
rhus t, ruta, sabad, **sang**, sec, *sep*, <u>**sil**</u>, *squil*,
sul ac, <u>**sulph**</u>, thuj

▲ **Nägel mit Geschwür-**   BB: 1756, BU: 238
schmerz
am m, ars, bell, **calc p**, *caust*, *chin*, <u>**graph**</u>, *hep*,
kali c, **merc**, mosch, mur ac, **nat m**, nit ac,
nux v, <u>**puls**</u>, ran b, **rhus t**, ruta, **sep**, **sil**, sul ac,
<u>**sulph**</u>, *thuj*

▲ **Nägel mißfarbig**   BB: 1757, BU: 238

ant cr, **ars**, **graph**, mur ac, **nit ac**, **ox ac**, **sil**,
sulph

▲ **Nägel rippig**   BB: 1758, BU: 238

ars, *fl ac*, *sabad*, <u>**sil**</u>

▲ **Nägel im Allgemeinen** BB: 1759, BU: 238
schmerzhaft
am m, *ant cr*, bell, **caust**, **graph**, *hep*, kali c, *mar*, *merc*, nat m, *nit ac*, *nux v*, par, **petr**, *puls*, ran b, rhus t, sabad, sep, **sil**, *squil*, *sulph*

▲ **Nägel fühlen sich an,** BB: 1760, BU: 238
als sei ein Splitter
darunter
colch, **fl ac**, **hep**, **nit ac**, *petr*, plat, ran b, **sil**, **sulph**

▲ **Nägel verkrüppelt** BB: 1761, BU: 238
alum, calc, **graph**, merc, **sabad**, sep, *sil*, *sulph*

▲ **Nägel langsam** BB: 1762, BU: 238
wachsend
ant cr

▲ **Nägel wundschmerzend** BB: 1763, BU: 238
alum, ant cr, calc, caust, **graph**, *hep*, *merc*, nat m, *nux v*, puls, **sep**, *sulph*

▲ **Nägel zuckend** BB: 1764, BU: 238
alum, *calc*, *caust*, **graph**, mosch, *nat m*, nit ac, *nux v*, **puls**, *rhus t*, sep, *sil*, sulph

▲ **Neidnägel** BB: 1765, BU: 238
calc, *lyc*, merc, **nat m**, rhus t, *sabad*, **stann**, **sulph**

▲ **Prickeln** BB: 1766, BU: 238
acon, *aconin*, agar, ant t, **apis**, bar m, bell, berb, cann s, cina, croc, *dros*, ferr, lyc, *mez*, mosch, **plat**, ran s, *sabad*, sep, **sulph**, zinc

▲ **Quetschungsschmerz** BB: 1767, BU: 238
arg, **arn**, carb v, *cic v*, cupr, *dros*, dulc, guaj, nat m, olnd, *plat*, rhus t, *staph*, *sul ac*

▲ **Rauhheit** BB: 1768, BU: 238
bell, **calc**, *graph*, **jod**, kali c, *laur*, merc, **nit ac**, *olnd*, **petr**, ph ac, phos, **rhus** t, ruta, *sars*, **sep**, *sulph*

▲ **Runzelige Haut** BB: 1769, BU: 238
am c, *ambr*, **ant cr**, bry, calc, camph, *canc f*, cham, **cupr**, graph, *hell*, **lyc**, merc, mur ac, nux v, *ph ac*, plb, *rheum*, rhod, *rhus t*, sabad, *sars*, **sec**, **sep**, *spig*, *stram*, sulph, **verat**, viol o

▲ **Schlaffheit der Haut** BB: 1770, BU: 238
agar, ang, ant t, *bor*, **calc**, caps, *cham*, **chin**, *clem*, **cocc**, *con*, *croc*, cupr, dig, euph, ferr, graph, hell, *hyos*, ip, **jod**, lach, **lyc**, mag c, *merc*, nat c, puls, rheum, sabad, *sec*, *seneg*, sil, *spong*, sul ac, *sulph*, **verat**

▲ **Schneiden in der Haut** BB: 1771, BU: 239
bell, **calc**, *dros*, graph, ign, *lyc*, mur ac, **nat c**, ph ac, rhus t, sep, *sil*, sul ac, **viol t**

▲ **Schwarze** BB: 1772, BU: 239
Schweißlöcher
dig, dros, *graph*, **nat c**, *nit ac*, sabad, sabin, *sulph*

▲ **Spannen** BB: 1773, BU: 239
acon, *agn*, *alum*, am c, am m, anac, **ang**, ant cr, arg, **arn**, *asaf*, *asar*, aur, **bapt**, **bar c**, *bell*, bor, *bry*, calc, canth, *carb an*, **caust**, cham, chin, colch, **coloc**, **con**, dig, euph, hell, hep, jod, kali c, kreos, *lach*, laur, led, lyc, mag m, mang, meny, merc, *mez*, mosch, mur ac, nat c, nat m, nit ac, *nux v*, *olnd*, *par*, petr, *ph ac*, **phos**, **plat**, **puls**, rhod, **rhus t**, *ruta*, sabad, *sabin*, sars, *sep*, sil, **spig**, *spong*, stann, *staph*, **stront**, **sulph**, tarax, *thuj*, verat, *verb*, **viol o**, viol t, *zinc*

▲ **Stechen in der Haut** BB: 1774, BU: 239
acon, agar, *agn*, alum, *am m*, anac, ant cr, *apis*, **arn**, **ars**, **asaf**, **bar c**, bell, **bry**, calc, *cann s*, **canth**, caps, *carb s*, *carb v*, **caust**, **chel**, **chin**, clem, **cocc**, colch, *con*, **cycl**, *dig*, *dios*, *dros*, dulc,

euphr, **graph**, *guaj*, *hell*, hep, hyos, *ign*, jod, kali c, *kali n*, kreos, lach, *lyc*, mag c, *mar*, *meny*, **merc**, *mez*, mur ac, nat c, nat m, **nit ac**, *nux v*, olnd, *par*, ph ac, phos, *plat*, plb, **puls**, *ran b*, *ran s*, rhod, **rhus t**, *ruta*, **sabad**, sabin, *sars*, *sel*, **sep**, **sil**, spig, **spong**, squil, **stann**, **staph**, stront, sul ac, **sulph**, **tarax**, **thuj**, verat, **viol t**, *zinc*

▲ **Brennendes Stechen**   BB: 1775, BU: 240

acon, *alum*, anac, *apis*, *arg*, arn, *ars*, **asaf**, **bar c**, **bell**, **bry**, calc, *cann s*, *caps*, carb v, *caust*, cina, **cocc**, colch, *dig*, dros, dulc, hell, *hep*, *hyos*, *ign*, jod, kali c, *lach*, **lyc**, mag c, *meny*, **merc**, **mez**, **nux v**, *olnd*, ph ac, *phos*, *plat*, **puls**, ran b, *ran s*, **rhus t**, *sabad*, samb, *sel*, *sep*, **sil**, spig, *spong*, *squil*, **stann**, **staph**, **sul ac**, **sulph**, **thuj**, *viol t*

▲ **Straffheit der Haut**   BB: 1776, BU: 240

acon, anac, *ang*, ant cr, *arn*, ars, *bar c*, bell, carb v, **caust**, *con*, crot t, dulc, *guaj*, kali c, led, *mosch*, nat m, **nit ac**, **nux v**, olnd, petr, ph ac, **phos**, **plat**, plb, *puls*, rhus t, ruta, sabin, **sep**, stann, staph, **stront**, *sulph*, *viol t*, zinc

▲ **Unheilsamkeit der**   BB: 1777, BU: 240
Haut (Haut heilt nicht)

alum, am c, **apis**, bar c, **bor**, **calc**, *calend*, **caps**, carb v, caust, **cham**, *chel*, clem, *con*, croc, **fl ac**, **graph**, hell, **hep**, kali c, **lach**, lyc, mag c, *mang*, **merc**, mur ac, nat c, *nit ac*, *nux v*, **petr**, ph ac, phos, plb, *rhus t*, *sep*, **sil**, squil, **staph**, **sulph**

▲ **Untätigkeit der Haut**   BB: 1778, BU: 240

alum, *ambr*, **anac**, ang, ant cr, ant t, **ars**, bell, **bry**, *calc*, camph, *carb an*, *carb v*, caust, cham, chin, *cocc*, **con**, cycl, dig, **dulc**, *graph*, hell, *hep*, **ip**, *jod*, **kali c**, lach, **laur**, led, **lyc**, merc, mur ac, *nat c*, *nat m*, **nit ac**, nux v, olnd, *op*, petr, **ph ac**, phos, plat, *plb*, puls, *rhod*, rhus t, ruta, sabin, *sars*, **sec**, *sep*, **sil**, spong, *squil*, **staph**, stram, **sulph**, thuj, *verat*, zinc

▲ **Warzen**   BB: 1779, BU: 240

am c, ambr, anac, ant cr, arg n, **ars**, **bar c**, **bell**, bor, bov, **calc**, carb an, carb v, **caust**, chel, cupr, **dulc**, euph, euphr, ferr, ferr pi, *fl ac*, graph,

hep, kali c, lach, *lyc*, **nat c**, *nat m*, *nat s*, **nit ac**, ox ac, *petr*, **ph ac**, phos, ran b, **rhus t**, *ruta*, sabin, sars, **sep**, *sil*, *sil*, spig, *staph*, sul ac, **sulph**, **thuj**

▲ **Blutende Warzen**   BB: 1780, BU: 240

cinnb, nat c, **nit ac**, *thuj*

▲ **Brennende Warzen**   BB: 1781, BU: 240

ars, lyc, **petr**, phos, **rhus t**, *sep*, sulph

▲ **Eiternde Warzen**   BB: 1782, BU: 241

ars, bov, *calc*, **caust**, **hep**, sil, *thuj*

▲ **Entzündete Warzen**   BB: 1783, BU: 241

am c, bell, bov, **calc**, *caust*, hep, *lyc*, nat c, **nit ac**, rhus t, *sep*, **sil**, staph, *sulph*, *thuj*

▲ **Warzen mit Geschwür-**   BB: 1784, BU: 241
kreis ringsherum

ars, **nat c**, phos

▲ **Gestielte Warzen**   BB: 1785, BU: 241

dulc, *lyc*, ph ac, staph, **thuj**

▲ **Große Warzen**   BB: 1786, BU: 241

caust, **dulc**, nat c, **nit ac**, *sep*, *thuj*

▲ **Harte Warzen**   BB: 1787, BU: 241

ant cr, *dulc*, *ran b*, sil, **sulph**

▲ **Hornartige Warzen**   BB: 1788, BU: 241

ant cr, *ran b*, **sulph**, *thuj*

▲ **Kleine Warzen**   BB: 1789, BU: 241

bar c, **calc**, *dulc*, hep, rhus t, **sars**, sep, **sulph**, **thuj**

▲ **Klopfende Warzen**   BB: 1790, BU: 241

calc, caust, *hep*, kali c, *lyc*, *petr*, sep, **sil**, sulph

▲ **Glatte Warzen** BB: 1791, BU: 241
dulc, lach

▲ **Stechende Warzen** BB: 1792, BU: 241
ant cr, bar c, **calc**, caust, *hep*, *lyc*, **nit ac,** *rhus t*, *sep*, sil, staph, *sulph*

▲ **Zackige Warzen** BB: 1793, BU: 241
calc, euphr, *lyc*, *nit ac*, **ph ac**, rhus t, sabin, *staph*, **thuj**

▲ **Welke Haut** BB: 1794, BU: 241
ars, **calc**, *camph*, caps, cham, **chin**, clem, *cocc*, croc, **ferr**, hyos, **jod**, *kali c*, *lyc*, merc, **ph ac**, *phos*, rheum, *rhod*, *sars*, **sec**, seneg, *sil*, spong, *sulph*, verat

▲ **Wunden** BB: 1795, BU: 241
acon, arn, bell, bor, bry, calc, *calend*, carb v, cic v, con, croc, *euphr*, hep, hyper, jod, kreos, lach, merc, mez, mill, *nat c*, nat m, nit ac, petr, *ph ac*, **phos**, plb, **puls**, *rhus t*, ruta, seneg, sil, staph, **sul ac**, *sulph*, zinc

▲ **Stark blutende** BB: 1796, BU: 241
Wunden
arn, **carb v**, chin, cop, croc, *hep*, kreos, **lach**, merc, mill, nat m, *ph ac*, **phos**, *puls*, rhus t, *sul ac*, **sulph**, **sulph**, zinc

▲ **Geschnittene Wunden** BB: 1797, BU: 241
arn, hyper, merc, *nat c*, ph ac, sil, **staph**, **sul ac**, *sulph*

▲ **Gequetschte Wunden** BB: 1798, BU: 241
arn, cic v, **con,** *euphr*, *hep*, hyper, jod, lach, *puls*, ruta, sul ac, sulph

▲ **Gestochene Wunden** BB: 1799, BU: 241
carb v, *cic v*, hep, **hyper**, *led*, **nit ac,** plb, sil, *sulph*

▲ **Wunden mit Drüsen-** BB: 1800, BU: 241
verletzung
arn, cic v, **con**, dulc, *hep*, hyper, jod, merc, *phos*, puls, sulph

▲ **Wunden mit Knochen-** BB: 1801, BU: 241
verletzung
con, **ph ac**, *puls*, **ruta**, sil, **symph**

▲ **Wunden mit Muskel-** BB: 1802, BU: 241
verdrehung
arn, **nat c**, nat m, phos, **rhus t**

▲ **Geheilte Wunden,** BB: 1803, BU: 242
wieder aufbrechend
carb v, con, *croc*, lach, nat c, **nat m**, *phos*, sil, sulph

▲ **Wundheitsgefühl** BB: 1804, BU: 242
acon, agar, **alum**, ambr, *ant cr*, *arg*, **arn**, **ars**, *aur*, bar c, *bor*, **bry**, **calc**, cann s, canth, caps, carb an, carb v, *caust*, chel, chin, **cic v**, **cimic**, coff, *colch*, *crot h*, **dros**, **eup per**, *ferr*, **glon**, graph, hell, **hep**, **ign**, *kali c*, led, lyc, mag c, *mang*, mar, *merc*, **mez**, mosch, *nat c*, **nat m**, **nit ac**, **nux v**, olnd, *par*, **petr**, ph ac, *phos*, **plat**, **puls**, ran b, **rhus t**, ruta, sabin, sars, sel, **sep**, *sil*, **sil**, spig, spong, *squil*, **staph**, **still**, *sul ac*, **sulph**, valer, verat, **zinc**

▲ **Wundwerden,** BB: 1805, BU: 242
Aufliegen, Durchliegen
(Decubitus)
agar, *am c*, am m, ambr, ang, *ant cr*, **arn**, ars, *bapt*, *bar c*, bell, bov, **calc**, *calc p*, *canth*, carb an, carb v, *caust*, *cham*, **chin**, coff, colch, dros, euphr, *fl ac*, **graph**, hep, *hydr*, **ign**, *kali c*, kreos, **lach**, **lyc**, mag m, *mang*, **merc**, mez, **nat c**, *nat m*, nit ac, nux v, ol an, *olnd*, op, **petr**, ph ac, *phos*, **plb**, **puls**, rhus t, *ruta*, sel, **sep**, **sil**, spig, *squil*, *sul ac*, **sulph**, *ter*, zinc

▲ **Wundwerden bei** BB: 1806, BU: 242
Kindern
ant cr, *bar c*, bell, **calc**, **cham**, chin, *ign*, kreos, **lyc**, *merc*, puls, *ruta*, sep, *sil*, squil, **sulph**

▲ **Zusammenziehen** BB: 1807, BU: 242
 der Haut
alum, am m, *anac*, *asar*, bell, *bism*, bry, *carb v*, chin, *cocc*, *cupr*, ferr, **graph**, kali c, kreos, *lyc*, merc, *nat m*, *nit ac*, **nux** v, olnd, par, petr, phos, **plat**, plb, puls, *ran s*, rhod, <u>**rhus t**</u>, ruta, sabad, *sec*, **sel**, *sep*, sil, spig, *stann*, *stront*, *sul ac*, sulph, zinc

Abteilung 4   Schlaf und Träume

Schlaf

▲ **Gähnen im**   BB: 1808, BU: 243
Allgemeinen

acon, **aesc**, *agar*, *alum*, **am c**, am m, ambr, anac, *ang*, ant cr, **ant t**, arg, **arn**, **ars**, asaf, asar, aur, *bar c*, **bell**, bor, bov, **bry**, calad, *calc*, camph, cann s, *canth*, **caps**, carb an, *carb v*, **caust**, *cham*, **chel**, *chin*, cic v, **cina**, clem, **cocc**, coff, colch, con, **croc**, **cupr**, cycl, *dig*, dros, dulc, euph, *euphr*, ferr, graph, guaj, hell, *hep*, **ign**, *ip*, *kali c*, kali n, **kreos**, laur, led, lyc, **mag c**, *mag m*, mang, mar, **meny**, *merc*, mez, *mosch*, **mur ac**, *nat c*, **nat m**, nit ac, **nux v**, **olnd**, **op**, **par**, petr, *ph ac*, **phos**, *plat*, plb, **puls**, ran b, rheum, rhod, **rhus t**, ruta, **sabad**, sabin, **sars**, sec, seneg, **sep**, **sil**, spig, *spong*, squil, **stann**, **staph**, stram, stront, sul ac, **sulph**, tarax, thuj, valer, *verat*, verb, **viol o**, *zinc*

▲ **Gähnen ohne**   BB: 1809, BU: 243
Schläfrigkeit

acon, alum, am m, *ang*, ant t, arn, *bry*, canth, caust, cham, chin, cupr, cycl, *hep*, **ign**, *lach*, laur, mag c, mosch, nat m, phos, **plat**, **rhus t**, sep, spig, *squil*, staph, sulph, viol o

▲ **Gähnen mit Dehnen**   BB: 1810, BU: 243
und Recken

acon, agar, **alum**, **am c**, ambr, ang, *ant t*, arn, **ars**, bar c, **bell**, *bor*, bov, **brom**, *bry*, **calc**, cann s, *canth*, caps, **carb v**, **caust**, **cham**, *chin*, cocc, *dios*, dros, ferr, **graph**, *guaj*, hell, **hep**, ign, **ip**, kreos, laur, *led*, mag c, merc, mez, *mur ac*, nat s, nit ac, **nux v**, ol an, *olnd*, petr, *ph ac*, phos, *plat*, plb, **puls**, ran b, **rhus t**, *ruta*, sabad, sec, seneg,

sep, *sil*, **spong**, squil, stann, **staph**, **sulph**, *valer*, verat, *verb*, zinc

▲ **Krampfhaftes Gähnen**   BB: 1811, BU: 243

ang, ant t, arn, *bry*, cocc, **cor r**, croc, *cupr*, **hep**, **ign**, laur, mosch, nat m, nux v, **plat**, **rhus t**, **sep**, squil, staph, sulph

▲ **Versagendes Gähnen**   BB: 1812, BU: 244

acon, *cham*, croc, ign, **lyc**, phos, *ruta*, stann

▲ **Spätes Einschlafen**   BB: 1813, BU: 244

acon, agar, *agn*, *alum*, am c, *am m*, ambr, anac, *ang*, *ant cr*, *ant t*, apis, *arn*, **ars**, asar, aur, *bar c*, **bell**, bism, **bor**, **bry**, calad, **calc**, camph, cann s, canth, caps, **carb an**, **carb v**, *caust*, cham, **chel**, **chin**, clem, cocc, coff, coloc, **con**, *cycl*, dig, dulc, *euph*, euphr, **ferr**, gels, glon, **graph**, *guaj*, hep, hyos, **ign**, ip, **kali c**, kali n, *kreos*, **lach**, *laur*, **led**, lith, **lyc**, *mag c*, *mag m*, mang, **mar**, **merc**, mez, *mosch*, **mur ac**, *nat c*, **nat m**, *nit ac*, nux m, **nux v**, ol an, par, petr, *ph ac*, phel, **phos**, plat, plb, **puls**, **ran b**, ran s, rheum, rhod, **rhus t**, *sabad*, sabin, samb, *sars*, **sel**, seneg, **sep**, **sil**, **spig**, *spong*, stann, staph, **stront**, sul ac, **sulph**, tab, tarax, ter, *thuj*, **valer**, *verat*, verb, *viol t*, zinc

▲ **Kann nach Erwachen**   BB: 1814, BU: 244
nicht wieder
einschlafen

am c, **ars**, **aur**, bar c, **bell**, bor, *calc*, carb v, caust, clem, *cocc*, con, cycl, **dulc**, **ferr**, graph, kali c, laur, led, lyc, *mag c*, mag m, mang, **merc**, mez, mur ac, <u>**nat m**</u>, nux v, ol an, ph ac, **phos**, *puls*, **ran b**, ran s, rhus t, ruta, *sabin*, **sars**, sel, sep, <u>sil</u>, <u>sil</u>, spong, sul ac, **sulph**, zinc

▲ **Beschwerden verhin-**   BB: 1815, BU: 244
   dern Einschlafen

acon, agar, *agn*, alum, am c, *am m*, ambr, anac, ant cr, *arn*, <u>**ars**</u>, asar, *aur*, bar c, **bell**, bism, bor, **bry**, calad, <u>**calc**</u>, camph, canth, *caps*, **carb an**, **carb v**, *caust*, cham, chel, **chin**, clem, *cocc*, coff, coloc, con, cycl, dig, *dulc*, euph, euphr, **graph**, *grin*, *guaj*, **hep**, **ign**, *ip*, **kali c**, kali n, kreos, *lach*, laur, led, **lyc**, *mag c*, *mag m*, mang, mar, <u>**merc**</u>, mez, mosch, mur ac, *nat c*, *nat m*, nit ac, nux m, *nux v*, par, *petr*, ph ac, <u>**phos**</u>, plat, plb, **puls**, *ran b*, rheum, rhod, <u>**rhus t**</u>, sabad, *sabin*, samb, **sars**, *sel*, seneg, **sep**, sil, spig, *spong*, stann, **staph**, *stront*, sul ac, <u>**sulph**</u>, *tarax*, *thuj*, verat, verb, viol t, zinc

▲ **Erwachen mit Angst**   BB: 1816, BU: 244

calc, *cina*, con, **dig**, **euphr**, *hyos*, <u>**lach**</u>, nat m, plat, **puls**, samb, **sep**, *tann*

▲ **Erwachen öfters in**   BB: 1817, BU: 244
   der Nacht

acon, agar, agn, *alum*, *am c*, *am m*, **ambr**, anac, *ant cr*, ant t, *arn*, **ars**, aur, bar c, **bell**, **benz ac**, *bism*, bor, *bov*, bry, calad, <u>**calc**</u>, cann s, canth, caps, **carb an**, *carb v*, **caust**, cham, chel, **chin**, cic v, cina, *clem*, *cocc*, *coff*, colch, *con*, *croc*, cycl, **dig**, *dros*, dulc, euph, **euphr**, ferr, *graph*, guaj, <u>**hep**</u>, *hyos*, **ign**, *ip*, **kali c**, kali n, kreos, *lach*, laur, led, **lyc**, *mag c*, *mag m*, *mang*, mar, meny, **merc**, mez, mosch, *mur ac*, *nat c*, *nat m*, **nit ac**, nux m, **nux v**, olnd, op, par, *petr*, *ph ac*, <u>**phos**</u>, *plat*, <u>**puls**</u>, **ran b**, ran s, rheum, *rhod*, **rhus t**, *ruta*, *sabad*, *sabin*, *samb*, *sars*, *sel*, seneg, <u>**sep**</u>, **sil**, **spig**, spong, *squil*, stann, **staph**, stram, *stront*, *sul ac*, <u>**sulph**</u>, *tarax*, thuj, valer, verat, viol o, *viol t*, **zinc**

▲ **Zu frühes Erwachen**   BB: 1818, BU: 245

acon, alum, am c, am m, ambr, ang, ant cr, ant t, arn, **ars**, *asaf*, **aur**, bar c, *bor*, bry, calad, *calc*, **cann s**, canth, **caps**, carb v, *caust*, cham, chin, cocc, **coff**, **con**, croc, cycl, dros, **dulc**, euphr, ferr, **graph**, guaj, hell, **hep**, ign, jod, **kali c**, kali n, kreos, *lach*, lyc, **mag c**, *mang*, merc, *mez*, **mur ac**, <u>**nat c**</u>, *nat m*, nit ac, **nux v**, ol an, olnd, *ph ac*, phel, phos, *plat*, plb, puls, **ran b**, ran s, *rhod*, rhus t, rhus t, sabad, sabin, samb, *sars*, *sel*, **sep**, **sil**, spong, squil, **staph**, **sul ac**, <u>**sulph**</u>, thuj, verat, *verb*, viol t

▲ **Zu spätes Erwachen**   BB: 1819, BU: 245

agar, *alum*, ambr, *anac*, ang, ant cr, ant t, *arn*, *asaf*, bell, bism, bor, *bry*, <u>**calc**</u>, canth, *carb v*, **caust**, clem, *cocc*, **con**, croc, crot t, dig, dulc, **euphr**, **graph**, hep, hyos, ign, kali c, kali n, *kreos*, laur, led, lyc, **mag c**, **mag m**, **merc**, **nat c**, *nat m*, *nit ac*, <u>**nux v**</u>, petr, **ph ac**, **phos**, plat, *puls*, ran b, rhod, *rhus t*, **sep**, sil, *spig*, stram, *sul ac*, **sulph**, *verat*, verb, zinc

▲ **Betäubter Frühschlaf**   BB: 1820, BU: 245

anac, ang, *ant t*, **bell**, *bry*, **calc**, carb v, *caust*, clem, cocc, **con**, croc, dig, **euphr**, **graph**, hep, hyos, ign, kali c, *kali n*, **led**, lyc, nat m, **nux v**, **ph ac**, **phos**, *puls*, ran b, spig, *stram*, *verat*, zinc

Schlaf: Lagen im Schlaf

▲ **Eine Hand über der anderen unter dem Kopf** BB: 1821, BU: 245
coloc

▲ **Arme und Hände über dem Kopf** BB: 1822, BU: 245
calc, chin, *coloc*, dig, euph, **nux v**, *plat*, **puls**, rheum, ruta, thuj, verat

▲ **Arme und Hände unter dem Kopf** BB: 1823, BU: 245
acon, ambr, ant t, *ars*, *bell*, *cocc*, *coloc*, ign, *meny*, **nux v**, ph ac, *plat*, puls, rhus t, sabad, spig, viol o

▲ **Arme und Hände auf dem Unterleib** BB: 1824, BU: 245
cocc, **puls**

▲ **Auf Händen und Knien** BB: 1825, BU: 246
lyc

▲ **Bauchlage** BB: 1826, BU: 246
acet ac, am c, **bell**, bry, *calc*, cina, *cocc*, **coloc**, ign, puls, rhus t, **stram**

▲ **Beine ausgestreckt** BB: 1827, BU: 246
agar, *bell*, cham, chin, dulc, *plat*, **puls**, *rhus t*

▲ **Beine herangezogen** BB: 1828, BU: 246
anac, bry, *carb v*, cham, chin, (colch), hell, lach, mag p, mang, meny, *plat*, **puls**, rhod, *stram*

▲ **Ein Bein herangezogen, ein Bein ausgestreckt** BB: 1829, BU: 246
stann

▲ **Beine übereinander geschlagen** BB: 1830, BU: 246
rhod

▲ **Knie ausgespreizt** BB: 1831, BU: 246
cham, *plat*, puls, viol o

▲ **Knie gebogen** BB: 1832, BU: 246
ambr, *viol o*

▲ **Kopf rückwärts gebeugt** BB: 1833, BU: 246
bell, calc, chin, *cic v*, **cina**, cupr, *hep*, *hyos*, *ign*, nux v, *sep*, **spong**, stann, viol t

▲ **Kopf auf die Seite gelehnt** BB: 1834, BU: 246
cina, spong, tarax

▲ **Kopf vornüber geneigt** BB: 1835, BU: 246
acon, cic v, cupr, *staph*, viol o

▲ **Kopf tief** BB: 1836, BU: 246
arn, *hep*, nux v, **spong**

▲ **Rückenlage** BB: 1837, BU: 246
acon, ambr, ant cr, *ant t*, arn, ars, *aur*, bism, **bry**, **calc**, *chin*, **cic v**, *coca*, colch, *coloc*, con, *dig*, *dros*, **ferr**, **ign**, kali c, kreos, lach, **lyc**, **nux v**, par, *phos*, *plat*, **puls**, rhod, **rhus t**, ruta, sabad, spig, stann, stram, **sulph**, verat

▲ **Seitenlage** BB: 1838, BU: 246
acon, *alum*, **bar c**, bor, *caust*, **colch**, ferr, kali n, *merc*, mosch, *nat c*, *nux v*, **phos**, ran b, sabad, *sabin*, *spig*, *sulph*

▲ **Sitzend** BB: 1839, BU: 246
ars, bar c, *cann s*, caps, carb v, *chin*, cic v, **cina**, dig, *hep*, kali n, **lyc**, *phos*, puls, **rhus t**, *sabin*, spig, **sulph**

Schlaf

▲ **Schläfrigkeit am** BB: 1840, BU: 246
Tage überhaupt

acon, aeth, *agar*, *agn*, **aloe**, *alum*, *am c*, am m, ambr, **anac**, *ang*, **ant cr**, **ant t**, **apis**, arg, *arn*, ars, **asaf**, asar, aur, *bar c*, **bell**, berb, bism, *bor*, *bov*, **brom**, **bry**, calad, **calc**, **calc p**, **camph**, **cann i,** *cann s*, *canth*, caps, *carb an*, *carb s*, **carb v**, **caust**, *cham*, **chel**, *chin*, *cic v*, *cina*, cinnb, *clem*, *cocc*, coff, colch, coloc, **con**, *cop*, cor r, *corn*, *corn f,* **croc**, *crot h*, *cupr*, **cycl**, *dig*, dros, dulc, **eup pur**, euph, euphr, *ferr*, **fl ac**, *form*, gels, **graph**, grat, guaj, *hell*, *hep*, *hyos*, hyper, ign, ip, *kali br*, **kali c**, kali n, kreos, *lach*, lachn, **laur**, *led*, *lyc*, mag c, *mag m*, mang, mar, **merc**, **merc c**, *merc ir*, mez, **mosch**, mur ac, **nat c**, **nat m**, *nit ac*, **nux v**, ol an, olnd, **op**, *ox ac*, par, *petr*, **ph ac**, **phos**, plat, *plb*, **podo**, psor, **puls**, *ran b*, rheum, *rhod*, **rhus t**, *ruta*, **sabad**, sabin, **samb**, *sars*, *sec*, *sel*, seneg, **sep**, **sil**, *spig*, spong, squil, stann, **staph**, **stram**, stront, **sul ac**, **sulph**, tarax, ther, **thuj**, valer, **verat**, verb, viol o, *viol t, zinc*

▲ **Schläfrigkeit morgens** BB: 1841, BU: 247

agar, *alum*, ambr, *anac*, ang, ant cr, ant t, *arn*, *asaf*, bell, bism, bor, bry, **calc**, canth, *carb v*, **caust**, clem, *cocc*, **con**, croc, dig, dulc, **euphr**, **graph**, *hep*, *hyos*, ign, *kali c*, kali n, kreos, *laur*, led, lyc, mag c, **mag m**, **merc**, **nat c**, *nat m*, nat s, *nit ac*, **nux v**, petr, **ph ac, phos**, plat, *puls*, ran b, rhod, *rhus t*, **sep**, sil, *spig*, stram, *sul ac*, **sulph**, *verat*, verb, zinc

▲ **Schläfrigkeit** BB: 1842, BU: 247
vormittags

agar, alum, *am c*, ang, **ant cr**, *ant t*, bar c, **bism**, calc, **cann s**, *carb an*, **carb v**, con, *cycl*, *dros*, dulc, graph, hell, kali c, lyc, mag m, **mosch**, **nat c**, nat m, *nat s*, **nux v**, puls, rhus t, **sabad**, *sars*, *sel*, **sep**, sil, spig, staph, *sul ac, sul ac*, zinc

▲ **Schläfrigkeit** BB: 1843, BU: 247
nachmittags

acon, **agar**, alum, *am c*, **anac**, ant cr, ant t, ars, asaf, *aur*, *bar c*, bell, *bov*, bry, calc, *canth*, caps,

carb an, carb v, *caust*, chel, **chin**, *cic v*, cina, *clem*, coff, *con*, **croc**, *cycl*, dulc, euph, ferr, *graph*, **grat**, guaj, hyos, ign, *kali c*, **lach**, *laur*, merc, mez, mur ac, *nat c*, *nat m*, nux m, **nux v**, pall, *par*, petr, *ph ac*, **phos**, plat, **puls**, *ran b*, rheum, rhod, **rhus t**, **ruta**, sabad, sep, *sil*, spig, *spong*, squil, **staph**, stront, sul ac, **sulph**, thuj, *verb, viol t, zinc*

▲ **Schläfrigkeit abends** BB: 1844, BU: 247

agar, alum, am c, *am m*, anac, *ang*, *ant cr*, **ant t**, **arn**, **ars**, *asaf*, bar c, *bell*, berb, *bor*, **bov**, calad, **calc**, carb v, *caust*, chin, **cic v**, *cina*, cocc, **con**, croc, cycl, *dros*, dulc, graph, *hep*, ign, **kali c**, *lach*, **laur**, lith, lyc, mag m, *mang*, mosch, *nat m*, **nux v**, par, *petr*, **ph ac**, phos, *plat*, plb, **puls**, ran b, rhod, *rhus t*, ruta, sars, sel, seneg, *sep*, **sil**, spig, squil, sulph, tab, thuj, valer

▲ **Schläfrigkeit beglei-** BB: 1845, BU: 247
tende Beschwerden

acon, agar, ambr, **ant t**, *arg*, **ars**, asaf, bell, **bor**, *calad*, caps, **cham**, chel, *chin*, cic v, *cina*, cocc, **con**, croc, cycl, *dig*, *euphr*, ferr, hell, *hep*, **ign**, **kali c**, *kreos*, lach, **laur**, led, mag c, *merc*, **mez**, **nat m**, **nit ac**, **nux m**, nux v, op, petr, **ph ac**, **phos**, **plat**, plb, **puls**, ran b, **rhod**, *rhus t*, **sabad**, *sabin*, sep, stann, **staph**, **stram**, *stront*, sul ac, tarax, *thuj*, *verat*, verb, *viol o*, **viol t**

▲ **Schläfrigkeit veran-** BB: 1846, BU: 247
lassende Beschwerden

acon, agar, *am c*, *anac*, ang, ant cr, **ant t,** arn, ars, asaf, asar, *aur*, bar c, bism, bov, bry, *calc*, caps, *carb v*, caust, cham, chel, **chin**, cic v, cina, clem, cocc, coff, *con*, croc, cycl, dros, euphr, ferr, graph, hyos, **ign**, **kali c**, **lach**, laur, lyc, mag c, *merc*, mosch, mur ac, *nat c*, **nat m**, nit ac, **nux m**, nux v, op, par, *petr*, *ph ac*, **phos**, *plat*, plb, *puls*, ran b, rheum, **rhus t,** *ruta*, **sabad**, sabin, *sel*, *sep*, **sil**, spig, *stann*, staph, **sulph**, **tarax**, thuj, verb, **zinc**

▲ **Ängstlicher Schlaf** BB: 1847, BU: 248

acon, **ars**, **bell**, cham, **cocc**, dulc, *ferr*, **hep**, ip, **kali c**, merc, *op*, *petr*, *rhus t*, *samb*, *verat*

▲ **Betäubter Schlaf** BB: 1848, BU: 248

agn, *anac*, ang, **ant t**, **bell**, **bry**, *calad*, **calc**, **camph**, *carb s*, carb v, *caust*, cham, chin, **cic v**, clem, *cocc*, *coloc*, **con**, *croc*, dig, *dios*, euph, *euphr*, ferr, **graph**, hell, **hep**, **hyos**, **ign**, kali c, **kali n**, lach, **led**, lyc, *nat m*, **nux m**, **nux v**, **op**, *ph ac*, **phos**, *plb*, **puls**, ran b, **sec**, seneg, spig, stann, **stram**, **valer**, *verat*, zinc

▲ **Fester, tiefer Schlaf** BB: 1849, BU: 248

acon, agn, alum, *anac*, **ant cr**, **ant t**, **ars**, *bar c*, **bell**, berb, bor, *bry*, calc, *camph*, **cann i**, *caust*, cham, chin, cic v, cocc, *con*, **croc**, **cupr**, cycl, *dig*, hell, **hyos**, **ign**, kreos, **laur**, **led**, **merc**, mosch, **nux m,** **op**, *petr*, **ph ac**, *phos*, plb, psor, **puls**, **rhod**, rhus t, *ruta*, sabad, **sec**, sel, **seneg**, *sep*, *spig*, stann, **stram**, sulph, ther, **verat**, *zinc*

▲ **Unerquicklicher Schlaf** BB: 1850, BU: 248

acon, agar, *alum*, am c, **am m**, **ambr**, *anac*, ant cr, **ant t**, *arn*, ars, asaf, aur, bar c, **bell**, berb, **bism**, *bor*, bov, **bry**, **calc**, *camph*, **cann s**, caps, *carb an*, *carb s*, *carb v*, **caust**, cham, **chel**, **chin**, **cic v**, cina, *clem*, **cob**, *cocc*, coff, **con**, *corn*, croc, **dig**, dros, euph, euphr, *ferr*, graph, *guaj*, **hep**, **ign**, *ip*, kali c, kali n, kreos, **lach**, laur, led, **lyc**, *mag c*, *mag m*, mar, meny, *merc*, mez, mosch, mur ac, nat c, **nat m**, **nit ac**, nux m, nux v, olnd, **op**, petr, *ph ac*, phos, *podo*, puls, *ran b*, *rheum*, rhod, *rhus t*, ruta, *sabad*, samb, *sec*, **sel**, **sep**, **sil**, *spig*, spong, squil, *stann*, **staph**, *stram*, stront, **sulph**, tarax, thuj, valer, *verat*, viol t, *zinc*

▲ **Unruhiger Schlaf** BB: 1851, BU: 248

abrot, **acon**, agar, agn, **alum**, am c, am m, *ambr*, *anac*, *ang*, ant cr, ant t, arg n, arn, **ars**, **ars i**, **asaf**, asar, **aur**, **bar c**, **bell**, berb, *bor*, bov, **bry**, calad, **calc**, camph, *cann s*, canth, caps, carb an, carb v, caust, **cham**, *chel*, **chin**, cic v, **cimic**, cina, *clem*, **coca**, cocc, coff, colch, **coloc**, **con**, croc, cupr, cycl, **dig**, dros, *dulc*, euph, **ferr**, **gels**, *graph*, guaj, hell, **hep**, **hyos**, **ign**, *ip*, jod, **kali c**, kali i, **kali n**, **kreos**, **lach**, laur, *led*, **lyc**, *mag c*, *mag m*, *mang*, mar, meny, *merc*, *mez*, *mosch*, **mur ac**, **nat c**, *nat m*, nat s, nicc, **nit ac**, nux m, **nux v**, *olnd*, op, par, **petr**, **ph ac**, **phos**, **pic ac**, plat, **plb**, **puls**, *ran b*, ran s, **raph**, *rheum*, *rhod*, **rhus t**, *rumx*, *ruta*, *sabad*, **sabin**, samb, sars, *sec*, sel, *seneg*, **sep**, **sil**, **spig**, *spong*, **squil**, **stann**, *staph*, *stram*, **stront**, **sul ac**, **sulph**, tab, tarax, *ter*, **thuj**, *valer*, *verat*, verb, viol t, zinc

▲ **Schlafsucht** BB: 1852, BU: 249

acon, *agn*, anac, ang, **ant cr**, **ant t**, arn, ars, *asaf*, *bar c*, *bell*, *bry*, calc, **camph**, carb v, caust, cham, cic v, clem, *cocc*, coloc, **con**, **croc**, **cupr**, cycl, dig, euph, **hell**, *hyos*, ign, kali c, lach, *laur*, *led*, lyc, merc, *mosch*, nit ac, **nux m**, nux v, olnd, **op**, petr, **ph ac**, **phos**, **plb**, **puls**, rhus t, ruta, *sec*, sep, stann, *stram*, sulph, ter, **verat**, zinc

▲ **Schlaftrunkenheit** BB: 1853, BU: 249

agn, ang, **ant t**, *bell*, **bry**, calc, *camph*, carb v, caust, clem, coff, **con**, **croc**, kali c, lach, lyc, **mez**, **nux m**, op, *ph ac*, *phos*, **puls**, stann, zinc

▲ **Schlafwachender** BB: 1854, BU: 249
    Zustand

acon, **agar**, alum, **anac**, ang, *ant cr*, bell, **bry**, croc, *cycl*, ign, kalm, *lach*, lyc, mar, nat m, **op**, petr, **phos**, plat, rheum, sep, *sil*, *spig*, **spong**, stann, *stram*, **sulph**, *zinc*

▲ **Schlaflosigkeit im** BB: 1855, BU: 249
    Allgemeinen

acon, aeth, agar, alum, *am c*, *am m*, *ambr*, anac, ang, ant cr, ant t, **arg n**, arn, **ars**, asaf, asar, *aur*, **bapt**, *bar c*, **bell**, bism, **bor**, **bry**, *calad*, **calc**, **camph**, **cann s**, **canth**, caps, carb an, *carb v*, **caust**, **cham**, chel, **chin**, *cic v*, *cimic*, cina, cinnb, clem, *coca*, **cocc**, **coff**, colch, coloc, **con**, cupr, cycl, dig, dros, *dulc*, euphr, ferr, **graph**, guaj, hell, **hep**, **hyos**, ign, *ip*, jod, *kali br*, **kali c**, **kali i**, kali n, **kreos**, **lach**, *laur*, **led**, *lyc*, *mag c*, mag m, mag s, mang, mar, **merc**, mez, *mosch*, mur ac, **nat c**, **nat m**, **nit ac**, nux m, **nux v**, olnd, **op**, petr, *ph ac*, **phos**, plat, **plb**, **puls**, **ran b**, *ran s*, *raph*, rheum, *rhod*, **rhus t**, ruta, sabad, *sabin*, samb, sars, *sec*, **sel**, *senec*, **sep**, **sil**, spig, spong, squil, stann, *staph*, stram, stront, *sul ac*, **sulph**, tarax, **tarent**, *thea*, **thuj**, valer, *verat*, verb, viol o, viol t, zinc

▲ Schlaflosigkeit vor   BB: 1856, BU: 249
   Mitternacht

acon, agar, *alum*, am c, *am m*, ambr, anac, *ang*, ant cr, *ant t*, *arn*, **ars**, *asar*, aur, *bar c*, **bell**, bism, bor, **bry**, calad, **calc**, camph, cann s, canth, caps, **carb an**, **carb v**, *caust*, cham, *chel*, **chin**, clem, cocc, **coff**, coloc, **con**, cor r, *cycl*, dig, dulc, *euph*, euphr, ferr, **graph**, *guaj*, **hep**, hyos, **ign**, ip, **kali c**, kali n, *kreos*, **lach**, *laur*, **led**, **lyc**, *mag c*, *mag m*, mang, **mar**, **merc**, mez, *mosch*, **mur ac**, *nat c*, *nat m*, *nit ac*, nux m, **nux v**, par, petr, *ph ac*, **phos**, plat, plb, **puls**, **ran b**, ran s, rheum, rhod, **rhus t**, *sabad*, sabin, samb, *sars*, **sel**, seneg, **sep**, **sil**, **spig**, *spong*, stann, *staph*, stront, sul ac, **sulph**, tarax, *thuj*, **valer**, *verat*, verb, *viol t*, zinc

▲ Schlaflosigkeit nach   BB: 1857, BU: 250
   Mitternacht

acon, alum, *am c*, am m, ambr, ang, *ant cr*, ant t, arn, **ars**, **asaf**, **aur**, bar c, *bor*, *bry*, calad, **calc**, **cann s**, **canth**, **caps**, carb v, *caust*, cham, chin, cocc, **coff**, *con*, croc, *cycl*, *dros*, **dulc**, *euphr*, ferr, *graph*, guaj, hell, **hep**, ign, *jod*, **kali c**, *kali n*, kreos, *lach*, lyc, **mag c**, *mang*, **merc**, *mez*, mur ac, **nat c**, nat m, *nit ac*, **nux v**, olnd, *ph ac*, phos, *plat*, plb, psor, puls, ran b, **ran s**, **rhod**, *rhus t*, sabad, *sabin*, *samb*, sars, *sel*,

sep, **sil**, spong, squil, *staph*, **sul ac,** sulph, *thuj*, verat, *verb*, viol t

▲ Schlaflosigkeit bei   BB: 1858, BU: 250
   Schläfrigkeit

acon, am c, am m, apis, *arn*, **ars**, *bar c*, **bell**, bor, **bry**, calad, **calc**, camph, canth, *carb v*, caust, **cham**, chel, *chin*, cic v, cina, clem, *cocc*, coff, **con**, euphr, ferr, *graph*, **hep**, *hyos*, **kali c**, lach, laur, lyc, *mag m*, **merc**, *mosch*, nat c, **nat m**, *nit ac*, **nux v**, **op**, ph ac, **phos**, plb, **puls**, *ran b*, rhod, **rhus t**, sabad, sabin, samb, *sel*, **sep**, sil, spig, *staph*, sul ac, **sulph**, *verat*, viol o, zinc

▲ Beschwerden, die   BB: 1859, BU: 250
   Schlaflosigkeit
   verursachen

acon, agar, alum, *am c*, *am m*, *ambr*, anac, ang, ant cr, ant t, *arn*, **ars**, asaf, *aur*, *bar c*, **bell**, bism, bor, **bry**, **calad**, **calc**, calc p, *camph*, cann s, canth, *caps*, *carb an*, **carb v**, *caust*, **cham**, chel, **chim**, **chin**, cic v, cina, clem, *cocc*, **coff**, colch, **con**, cupr, *cur*, cycl, dig, dros, *dulc*, *euphr*, ferr, **graph**, *guaj*, hell, **hep**, **hyos**, ign, *ip*, jod, **kali c**, kali n, **kreos**, **lach**, laur, **led**, **lil t**, **lyc**, **mag c**, **mag m**, mang, *mar*, **merc**, mez, *mosch*, mur ac, nat c, **nat m**, *nit ac*, nux m, **nux v**, olnd, *op*, petr, *ph ac*, **phos**, *plat*, plb, **puls**, *ran b*, **ran s**, rheum, **rhod**, **rhus t**, *ruta*, *sabad*, **sabin**, samb, **sars**, sel, **sep**, **sil**, spig, *spong*, *squil*, stann, *staph*, stram, *stront*, sul ac, **sulph**, *tarax*, *thuj*, valer, *verat*, viol t, zinc

Träume

▲ Träume im   BB: 1860, BU: 250
   Allgemeinen

acon, agar, agn, **alum**, *am c*, am m, *ambr*, *anac*, ang, ant cr, *ant t*, arg, **arg n**, **arn**, **ars**, asaf, asar, *aur*, *bar c*, **bell**, bism, bor, bov, **bry**, calad, **calc**, *calc f*, *calc p*, camph, **cann i**, cann s, *canth*, **caps**, carb an, *carb v*, caust, cham, chel, **chin**,

cic v, cina, *clem*, cocc, coff, *coloc*, **con**, *croc*, cycl, *dig*, *dios*, dros, dulc, euph, euphr, ferr, **gran**, **graph**, guaj, hell, *hep*, *hyos*, **ign**, ip, jod, *kali c*, kali n, kreos, **lach**, laur, *led*, *lyc*, **mag c**, *mag m*, *mang*, mar, meny, **merc**, mez, *mosch*, mur ac, **nat c**, **nat m**, *nat s*, *nit ac*, nux m, **nux v**, olnd, *op*, par, petr, **ph ac**, **phos**, *plat*, plb,

puls, ran b, ran s, rheum, rhod, **rhus t**, ruta, **sabad**, *sabin*, samb, *sars*, sec, sel, seneg, **sep**, **sil**, *spig*, spong, squil, **stann**, **staph**, *stram*, *stront*, sul ac, **sulph**, *tarax*, **thuj**, *valer*, verat, verb, *viol t*, zinc

▲ **Ängstliche Träume**   BB: 1861, BU: 251

abrot, **acon**, *agar*, agn, *alum*, *am c*, **am m**, ambr, **anac**, ang, ant cr, *ant t*, arg, **arg n**, **arn**, ars, asar, **aur**, *bapt*, *bar c*, **bell**, berb, bism, bor, *bov*, **bry**, **calc**, *calc p*, **cann i**, **cann s**, *canth*, caps, **carb ac**, **carb an**, **carb v**, *caust*, **cham**, *chin*, cina, **clem**, *coca*, **cocc**, coff, *coloc*, *con*, cor r, **croc**, **dig**, *dios*, dros, euph, euphr, **ferr**, **graph**, *guaj*, hell, **hep**, *hyos*, **ign**, ip, *jod*, *kali br*, **kali c**, **kali n**, **kreos**, lach, *laur*, **led**, **lyc**, **mag c**, mag m, mang, mar, **merc**, **merc ir**, *mez*, *mur ac*, nat c, **nat m**, nicc, nit ac, **nux v**, *op*, par, **petr**, *ph ac*, **phos**, *plat*, *plb*, **puls**, *ran b*, **ran s**, raph, *rheum*, rhod, **rhus t**, **sabad**, sabin, sars, *sel*, sep, **sil**, *spig*, spong, squil, **stann**, **staph**, **stram**, stront, **sul ac**, **sulph**, *tarax*, **thuj**, valer, **verat**, *verb*, **zinc**

▲ **Ängstliche Träume**   BB: 1862, BU: 251
von Dieben
alum, *aur*, *kali c*, **mag c**, *mag m*, **merc**, nat c, **nat m**, plb, **sil**, verat

▲ **Ängstliche Träume**   BB: 1863, BU: 251
von Fallen
am m, *aur*, **bell**, caps, chin, **dig**, ferr, guaj, *hep*, ign, *kali c*, kali n, *kreos*, *mag m*, **merc**, mez, plb, sabin, *sars*, sulph, **thuj**, zinc

▲ **Ängstliche Träume**   BB: 1864, BU: 251
von Feuer
alum, am c, **anac**, ant t, *ars*, bar c, **bell**, calc, clem, croc, euphr, **hep**, *kreos*, *laur*, **mag c**, **mag m**, nat m, **phos**, plat, rhod, **rhus t**, *spig*, stann, stront, *sul ac*, *sulph*

▲ **Ängstliche Träume von**   BB: 1865, BU: 251
Gespenstern
alum, bov, **carb v**, *ign*, *kali c*, *sars*, *sil*, spig

▲ **Ängstliche Träume von**   BB: 1866, BU: 251
Gewittern
arn, **ars**, euphr, nat c

▲ **Ängstliche Träume von**   BB: 1867, BU: 251
Krankheiten
am m, anac, asar, *bor*, **calc**, cocc, dros, *hep*, **kali c**, **kreos**, **nux v**, *phos*, *sil*, squil, zinc

▲ **Ängstliche Träume**   BB: 1868, BU: 251
vom Krieg
bry, ferr, plat, **thuj**, *verb*

▲ **Ängstliche Träume**   BB: 1869, BU: 251
von Schießen
am m, hep, *merc*

▲ **Ängstliche Träume**   BB: 1870, BU: 251
von Tieren
am c, **am m**, **arn**, *bell*, bov, calc, *hyos*, lyc, *merc*, **nux v**, **phos**, **puls**, ran s, *sil*, sul ac

▲ **Ängstliche Träume**   BB: 1871, BU: 252
von Toten
alum, am c, **anac**, **arn**, **ars**, *aur*, bar c, *brom*, bry, *calc*, cocc, *con*, elaps, **graph**, jod, **kali c**, laur, *lyc*, **mag c**, *mag m*, mur ac, nit ac, *ph ac*, **phos**, *plat*, ran b, ran s, rheum, *sars*, spong, *sul ac*, **thuj**, *verb*, zinc

▲ **Ängstliche Träume von**   BB: 1872, BU: 252
Unglücksfällen
alum, **am m**, *anac*, ant cr, **arn**, *ars*, bar c, **bell**, cann s, carb an, **cham**, **chin**, *cocc*, croc, **graph**, guaj, *ign*, **kali c**, kali n, laur, **led**, **lyc**, mang, *merc*, mur ac, **nux v**, op, petr, ph ac, **phos**, **puls**, *ran b*, rhus t, *sars*, sel, spong, stann, *staph*, **sul ac**, **sulph**, **thuj**, verat, verb, zinc

▲ **Ängstliche Träume von**   BB: 1873, BU: 252
Vergiftung
kreos

▲ **Ängstliche Träume mit** BB: 1874, BU: 252
Verlegenheit
<u>am m</u>, *anac*, ant i, <u>**ars**</u>, cann s, caps, croc, **graph**, **mag c**, *mag m*, mur ac, **phos**, plat, rhus t

▲ **Ängstliche Träume** BB: 1875, BU: 252
von Wasser
alum, <u>**am m**</u>, *ars*, bov, *dig*, ferr, **graph**, ign, jod, kali c, kali n, **mag c**, *mag m*, merc, nat c, *ran b*, *sil*, valer, **verat**

▲ **Ängstliche Träume von** BB: 1876, BU: 252
Zank und Streit
alum, am c, ant cr, **arn**, *aur*, *bapt*, *brom*, **bry**, **calc**, canth, *caust*, cham, con, guaj, *hep*, **mag c**, nat c, nicc, <u>**nux v**</u>, op, ph ac, **phos**, plat, *puls*, sabin, *sel*, spig, **stann**, **staph**, tarax, verat

▲ **Ärgerliche Träume** BB: 1877, BU: 252
acon, agar, **alum**, *am c*, am m, *ambr*, *anac*, ang, ant cr, arn, *ars*, <u>**asar**</u>, *bor*, bov, **bry**, *calc*, **cann i**, cann s, **caust**, cham, chel, *chin*, *cina*, cocc, **con**, *dig*, dros, **gels**, hep, **ign**, kreos, lach, led, *lyc*, *mag m*, mag s, **mosch**, *mur ac*, *nat c*, nat m, *nat s*, nit ac, **nux v**, *op*, petr, ph ac, *phos*, plat, puls, *rheum*, **rhus t**, ruta, sabin, sars, sep, *sil*, spong, **staph**, stront, **sulph**, zinc

▲ **Ärgerliche Träume mit** BB: 1878, BU: 252
Beschämung
alum, am c, arn, **asar**, con, led, mag m, **mosch**, mur ac, *staph*

▲ **Ärgerliche Träume mit** BB: 1879, BU: 252
Drängen und Treiben
cina, nux v, *rhus t*, sabin

▲ **Ärgerliche,** BB: 1880, BU: 252
ekelhafte Träume
am c, anac, chel, kreos, *mag m*, mur ac, *nat m*, **nux v**, phos, **puls**, *sulph*, zinc

▲ **Ärgerliche Träume von** BB: 1881, BU: 252
Hoffnungstäuschungen
ign

▲ **Ärgerliche Träume von** BB: 1882, BU: 252
Kränkungen
ign, *mosch*, rheum, staph

▲ **Ärgerliche Träume von** BB: 1883, BU: 252
Ungeziefer
am c, chel, *mur ac*, **nux v**, phos

▲ **Angenehme Träume** BB: 1884, BU: 252
acon, agn, *alum*, am c, *am m*, ambr, **ant cr**, ant t, arn, *ars*, asaf, **aur**, *bar c*, bell, *bism*, bor, bov, *bry*, **calc**, *cann s*, canth, **carb an**, *carb v*, caust, cham, chel, chin, cic v, clem, *cocc*, **coff**, coloc, **con**, **croc**, *cycl*, dig, dros, euph, **graph**, hell, *hyos*, *ign*, **kali c**, kali n, kreos, **lach**, laur, *led*, lyc, **mag c**, *mag m*, mang, mar, meny, *merc*, mez, mur ac, **nat c**, **nat m**, *nit ac*, nux m, **nux v**, *olnd*, **op**, par, petr, **ph ac**, **phos**, **plat**, *plb*, **puls**, ran b, *rhod*, **sabad**, *samb*, sars, **sep**, **sil**, *spig*, *spong*, squil, *stann*, <u>**staph**</u>, *stram*, stront, **sulph**, tarax, *thuj*, valer, *verat*, <u>**viol t**</u>, zinc

▲ **Angenehme Träume** BB: 1885, BU: 253
von Feierlichkeiten
ant cr

▲ **Angenehme Träume** BB: 1886, BU: 253
von Geld
alum, *cycl*, mag c, puls

▲ **Angenehme Träume** BB: 1887, BU: 253
von gelehrten Dingen
ign

▲ **Angenehme,** BB: 1888, BU: 253
lustige Träume
asaf, caust, *coff*, **croc**, dig, **lach**, laur, *mag c*, mez, **op**, *phos*, squil, *sulph*

▲ **Angenehme Träume,** BB: 1889, BU: 253
voll Phantasien
ars, **calc**, cham, hell, *kali c*, **lach**, merc, nit ac, *spong*

▲ **Angenehme Träume** BB: 1890, BU: 253
von Reisen
am c, *am m*, **mag c**, mag m, **nat c**, op

▲ **Angenehme, schwär-** BB: 1891, BU: 253
merische Träume
ambr, ant t, ars, *bar c*, **calc**, **carb an**, *carb v*, cham, **con**, *ferr i*, **graph**, hell, **kali c**, kali n, *lach*, lyc, merc, **nat c**, **nat m**, nit ac, *nux v*, **op**, sep, *sil*, spong, **sulph**, zinc

▲ **Angenehme Träume** BB: 1892, BU: 253
vom Tanzen
mag c, mag m

▲ **Angenehme,** BB: 1893, BU: 253
verliebte Träume
acon, agn, *alum*, am m, **ant cr**, arn, ars, aur, *bism*, bor, bov, *calc*, **cann i**, **canth**, carb an, caust, chel, *chin*, clem, **cob**, *cocc*, coloc, **con**, *cop*, euph, **graph**, *hyos*, **ign**, *kali c*, kreos, *lach*, *led*, lyc, *mag c*, mag m, meny, *merc*, mez, mur ac, **nat c**, *nat m*, nit ac, nux m, **nux v**, *olnd*, **op**, *ox ac*, par, **ph ac**, *phos*, **plat**, **puls**, ran b, *rhod*, **sabad**, *samb*, sars, *sel*, sep, *sil*, *spig*, stann, **staph**, *stram*, **sulph**, tarax, *thuj*, vaier, *verat*, **viol t**, zinc

▲ **Anhaltende Träume** BB: 1894, BU: 253
acon, anac, ant t, *arn*, asaf, **bry**, **calc**, **chin**, **coff**, euph, *graph*, **ign**, *lach*, merc, **nat c**, *nat m*, **puls**, sep, *sil*, spig, *staph*, zinc

▲ **Fortdauernde Träume** BB: 1895, BU: 253
nach dem Erwachen
acon, anac, arn, *bry*, **calc**, **chin**, euph, graph, **ign**, merc, **nat c**, *nat m*, *puls*, sep, sil, zinc

▲ **Anhaltende Träume** BB: 1896, BU: 253
mit Fortsetzung
früherer Gedanken
ant t, asaf, **ign**, *puls*, rhus t

▲ **Geistanstrengende** BB: 1897, BU: 253
Träume
acon, ambr, *anac*, *arn*, **bry**, camph, carb an, **chin**, cic v, clem, dulc, *graph*, **ign**, jod, kali n, *lach*, laur, *led*, mar, *mosch*, mur ac, **nat m**, **nux v**, *olnd*, op, par, **ph ac**, **phos**, plb, puls, *rhus t*, **sabad**, **sabin**, sars, sec, spong, staph, **sulph**, **thuj**, **viol t**, zinc

▲ **Geistanstrengende** BB: 1898, BU: 253
Träume mit
Überlegung
acon, *anac*, arn, *bry*, camph, carb an, graph, **ign**, *lach*, **nux v**, puls, rhus t, *sabad*, *sabin*, *thuj*

▲ **Geschichtliche Träume** BB: 1899, BU: 253
caust, *cham*, croc, hell, **mag c**, merc, **phos**, sel, *sil*, stram

▲ **Gleichgültige Träume** BB: 1900, BU: 254
alum, *anac*, arg, ars, *bell*, **bry**, canth, cham, chel, **chin**, cic v, cina, clem, *cocc*, coff, **con**, euph, hep, **ign**, kali c, *lach*, lyc, **mag c**, merc, *nat m*, **nux v**, **ph ac**, *phos*, plat, **puls**, rhod, **rhus t**, sabin, sars, sel, **sep**, *sil*, stann, *staph*, stront, **sulph**, *viol t*

▲ **Gleichgültige Träume** BB: 1901, BU: 254
von Tagesgeschäften
arg, *bell*, **bry**, canth, chel, *cic v*, cina, euph, *hep*, kali c, **led**, *lyc*, **mag c**, *merc*, **nux v**, ph ac, **phos**, plat, **puls**, **rhus t**, sabin, sars, sel, *sil*, stann, staph, *sulph*

▲ **Lebhafte Träume** BB: 1902, BU: 254
acon, *ambr*, **anac**, ant t, arg, **arn**, *ars*, aur, bar c, **bell**, bism, **bry**, *calc f*, *calc p*, cann s, canth, caps, *carb ac*, carb an, *carb v*, *cham*, chin, **cic v**, *clem*, **cocc**, **coff**, coloc, **con**, *croc*, *dros*, euph, ferr, **ferr i**, *graph*, guaj, **ign**, ip, jod, kali c, *lach*, laur, *led*, **lyc**, **mag c**, **mang**, **mar**, *meny*, merc, mez, *mosch*, *mur ac*, **nat c**, *nat m*, nit ac, nux m, **nux v**, *op*, petr, **ph ac**, **phos**, plat, **puls**, ran b, *rheum*, **rhus t**, ruta, *sabad*, samb, **sep**, **sil**, *spig*, **stann**, *staph*, stram, **sul ac**, **sulph**, **tarax**, thuj, *valer*, verat, *viol t*, zinc

▲ Unerinnerliche Träume BB: 1903, BU: 254

agn, *arn*, *aur*, **bell**, bov, *bry*, canth, carb an, carb v, **cic v**, cocc, *con*, croc, **hell**, ign, ip, jod, *lach*, *laur*, **lyc**, mag c, mag m, *meny*, *merc*, mur ac, *nat m*, ph ac, phos, plat, *rhus t*, **sabad**, samb, sars, **sel**, seneg, **spig**, stann, staph, *stram*, sul ac, *sulph*, **tarax**, **verat**

▲ Verworrene Träume BB: 1904, BU: 253

acon, *alum*, ang, *bar c*, *bry*, **cann s**, canth, caust, **chin**, **cic v**, cina, *clem*, croc, dulc, euph, **hell**, laur, led, lyc, *mag c*, mang, **nat c**, petr, *phos*, plat, plb, **puls**, ruta, **sabad**, sabin, **sep**, *sil*, spig, **stann**, **sulph**, thuj, *valer*

▲ Wachende Träume BB: 1905, BU: 253

acon, am c, anac, *ang*, **arn**, *ars*, **bell**, bry, calc, camph, **cham**, *graph*, hell, **hep**, *hyos*, *lach*, **merc**, nux m, **nux v**, *olnd*, *op*, **ph ac**, *phos*, puls, ran s, rheum, samb, sel, *sil*, *stram*, *thuj*, verat

Abteilung 5 Fieber

Blutlauf

▲ **Aderauftreibung** BB: 1906, BU: 255

acon, *alum*, **am c**, **arn**, *ars*, **bar c**, **bar m**, **bell**, bry, *calc*, *calc f*, camph, *chel*, **chin**, *cic v*, *coloc*, *con*, croc, cycl, **ferr**, graph, *ham*, **hyos**, *lach*, *lyc*, *meny*, mosch, *nat m*, *nux v*, olnd, op, *ph ac*, **phos**, **plb**, **puls**, rhod, rhus t, *sars*, *sep*, sil, *spig*, *spong*, *staph*, *stront*, **sulph**, **thuj**, *vip*, zinc

▲ **Ader-Brennen** BB: 1907, BU: 255

ars, **bry**, hyos, op, rhus t, verat

▲ **Ader-Entzündung** BB: 1908, BU: 255

acon, **ant t**, *ars i*, **bar c**, **cupr**, *ham*, *lach*, *spig*

▲ **Kältegefühl in den** BB: 1909, BU: 255
   Adern

acon, *ant t*

▲ **Aderklopfen** BB: 1910, BU: 255

acon, anac, **ant t**, *ars*, asar, **bell**, *bov*, bry, calad, *calc*, canth, caps, **carb an**, *carb v*, *clem*, coloc, *con*, **cupr**, **graph**, hell, **hep**, ign, **jod**, **kali c**, kali n, kreos, **meli**, merc, nat c, *nat m*, nit ac, **nux v**, ph ac, **phos**, *plb*, **puls**, rhus t, *sabad*, **sabin**, sars, **sel**, sep, sil, staph, **stram**, **stront**, **sulph**, thuj, zinc

▲ **Krampfadern (Varicen)** BB: 1911, BU: 255

ambr, **ant t**, **arn**, ars, *calc*, *calc f*, *calc p*, **carb v**, **caust**, *clem*, coloc, **ferr**, *fl ac*, **graph**, *ham*,

kreos, **lach**, **lyc**, mag c, *mill*, **nat m**, *nux v*, **plb**, **puls**, *sil*, **spig**, *sul ac*, **sulph**, **thuj**, **vip**, zinc

▲ **Ader-Netze,** BB: 1912, BU: 255
   wie marmoriert

carb v, **caust**, *clem*, *lyc*, **plat**, **thuj**

▲ **Aderstechen** BB: 1913, BU: 255

merc

▲ **Blut-Drang zu einzel-** BB: 1914, BU: 255
   nen Teilen (Congestion)

acon, **aloe**, **alum**, *am c*, am m, ambr, ant cr, **apis**, **arn**, *asaf*, **aur**, **bar c**, **bell**, bor, bov, **bry**, **cact**, **calc**, camph, cann s, canth, *carb an*, **carb v**, caust, cham, chel, **chin**, clem, cocc, *coff*, *colch*, coloc, con, *conv*, **croc**, **cupr**, cycl, dig, dulc, **ferr**, **glon**, graph, *guaj*, **hell**, **hep**, **hyos**, ign, jod, *kali c*, kali n, lach, *laur*, led, **lyc**, mag c, **mag m**, mang, **meli**, *merc*, mez, *mosch*, nat c, **nat m**, **nit ac**, nux m, **nux v**, op, petr, ph ac, **phos**, plat, *plb*, **puls**, **ran b**, rhod, **rhus t**, sabin, samb, sec, **seneg**, **sep**, **sil**, spig, **spong**, squil, staph, **stram**, sul ac, **sulph**, tarax, *thuj*, *valer*, verat, *verat v*, **viol o**

▲ **Blut-Fülle (Plethora)** BB: 1915, BU: 256

acon, alum, am c, *arn*, ars, **aur**, **bar c**, **bell**, bry, **calc**, canth, *chel*, **chin**, coloc, croc, **cupr**, **dig**, dulc, **ferr**, graph, guaj, hep, **hyos**, ign, **kali c**, **kali n**, lach, **lyc**, *merc*, mosch, nat c, **nat m**, nit ac, **nux v**, op, ph ac, **phos**, **puls**, rhus t, sabin, *sel*, **sep**, *sil*, **stram**, **sulph**, *thuj*, verat

▲ **Blut-Mangel (Anämie)**   BB: 1916, BU: 256

acet ac, acon, alum, **arg**, **arn**, **ars**, **bell**, bov, **bry**, **calc**, *carb v*, *cedr*, *cham*, **chin**, cina, coff, *coloc*, **con**, *cupr*, cycl, *dig*, **ferr**, **ign**, jod, kali c, lyc, mag c, mag m, **merc**, mez, *nat c*, *nat m*, nit ac, nux m, *nux v*, *ph ac*, *phos*, **plb**, *psor*, **puls**, *rhod*, **rhus t**, *ruta*, *sabin*, sep, *sil*, spig, **squil**, *stann*, **staph**, **sulph**, *valer*, verat, *zinc*

▲ **Blutsammlung im**   BB: 1917, BU: 256
Inneren

aloe, **apis**, ars, **cact**, camph, canth, **colch**, *conv*, *cupr*, **glon**, **hell**, **meli**, *sep*, **verat**, *verat v*

▲ **Blutstockungsgefühl**   BB: 1918, BU: 256

acon, bell, bry, caust, croc, dig, *gels*, hep, ign, **lyc**, *nux v*, *olnd*, puls, *rhod*, **sabad**, seneg, *sep*, sulph, zinc

▲ **Blutwallung (Orgasmus)**   BB: 1919, BU: 256

acon, *aloe*, alum, **am c**, *am m*, **ambr**, **aml n**, *ant t*, arg, **arg n**, **arn**, *ars*, **aur**, *bar c*, **bell**, bov, bry, **calc**, *cann i*, cann s, *carb an*, **carb v**, *caust*, *cham*, **chin**, **con**, **croc**, **cupr**, dig, dulc, **ferr**, **glon**, *guaj*, **hep**, ign, **jod**, **kali c**, **kreos**, *lach*, **lyc**, *mag m*, merc, *mosch*, **nat m**, nit ac, **nux m**, *nux v*, op, **petr**, **ph ac**, phos, *polyg*, **puls**, **rhus t**, *sabad*, sabin, **samb**, *sang*, sars, seneg, sep, sil, **spong**, **stann**, staph, **stram**, **sulph**, thuj, verat

▲ **Puls im Allgemeinen**   BB: 1920, BU: 256
verändert

acon, *agar*, agn, am c, am m, *ambr*, ang, ant cr, **ant t**, arg, **arn**, **ars**, asaf, asar, *aur*, *bar c*, **bell**, *bism*, bor, *bov*, **bry**, calad, **calc**, **camph**, *cann s*, **canth**, caps, *carb an*, **carb v**, caust, *cham*, **chel**, **chin**, *cic v*, cina, **cocc**, colch, *coloc*, **con**, *croc*, **cupr**, **dig**, dulc, *ferr*, *gels*, *graph*, *guaj*, *hell*, **hep**, **hyos**, *ign*, *ip*, **jod**, **kali c**, *kali n*, **kreos**, *lach*, laur, led, *lyc*, mang, meny, **merc**, mez, *mosch*, *mur ac*, *nat m*, nit ac, nux m, *nux v*, olnd, **op**, par, *petr*, **ph ac**, **phos**, *plat*, *plb*, *puls*, ran b, ran s, rheum, rhod, **rhus t**, *sabad*, *sabin*, *samb*,

sec, seneg, **sep**, **sil**, *spig*, spong, squil, *stann*, staph, **stram**, *stront*, *sul ac*, **sulph**, *thuj*, *valer*, **verat**, *viol o*, *viol t*, *zinc*

▲ **Puls unverändert**   BB: 1921, BU: 257

agar, agn, **alum**, am c, *am m*, **anac**, **ang**, **ant cr**, *arg*, **asaf**, *asar*, bism, **bor**, calad, camph, cann s, canth, **caps**, *caust*, chel, cic v, **cina**, **clem**, cocc, *coff*, colch, coloc, **cycl**, **dros**, dulc, **euph**, **euphr**, *graph*, hell, ip, kali n, lach, laur, *led*, lyc, **mag c**, *mag m*, **mang**, **mar**, *meny*, *mez*, mur ac, **nat c**, nit ac, nux m, **olnd**, **par**, *plat*, *ran b*, **ran s**, **rheum**, *rhod*, **ruta**, sec, *sel*, *sep*, spig, spong, squil, *stront*, *sul ac*, **tarax**, valer, **verb**, *viol o*, *viol t*, zinc

▲ **Puls aussetzend**   BB: 1922, BU: 257

acon, agar, alum, *ang*, apis, *ars*, asaf, bism, brom, **bry**, **camph**, canth, *caps*, *carb ac*, carb v, **chin**, **colch**, *conv*, *crot h*, **dig**, *gels*, **glon**, **hep**, *hyos*, kali c, kali ch, lach, laur, **merc**, *merc cy*, mez, *mur ac*, naja, nat a, **nat m**, nit ac, nux v, op, **ph ac**, *phyt*, *plb*, rhus t, sabin, **samb**, **sec**, sep, stram, sulph, *thea*, thuj, *verat*, zinc

▲ **Puls ungleich**   BB: 1923, BU: 257
(unregelmäßig)

acon, agar, alum, *aml n*, **ang**, *ant cr*, *apoc*, **ars**, ars i, **asaf**, **aur**, bell, bism, **bry**, **cact**, *canth*, **caps**, *carb ac*, carb v, *cham*, **chin**, **cimic**, **colch**, con, **dig**, gels, **glon**, **hep**, hydr ac, **hyos**, ign, kali bi, *kali c*, **kalm**, **lach**, *laur*, *lob*, mang, *merc*, **merc c**, *merc cy*, mez, *mur ac*, **nat m**, nux v, olnd, op, **ph ac**, *phyt*, plb, rhus t, sabin, **samb**, sang, sec, seneg, **sep**, sil, **spig**, **still**, **stram**, sulph, *tab*, *thea*, thuj, *valer*, **verat**, *verat v*, zinc

▲ **Puls zu schnell**   BB: 1924, BU: 257

acet ac, **acon**, aeth, all c, alum, am c, am m, ambr, *aml n*, ang, ant cr, *ant t*, *apis*, arg, arn, **ars**, **ars i**, **asaf**, asar, aur, bar c, **bell**, bism, bor, **bry**, calc, camph, *canth*, *carb v*, *cedr*, cham, **chin**, cina, cocc, **colch**, *coloc*, con, croc, **crot h**, cupr, **dig**, *gels*, **glon**, guaj, hep, **hyos**, *ign*, *ip*, **jod**, kali bi, kali c, *kali ch*, kali i, kali n, kreos, *lach*, led, *lob*, lyc, meny, **merc**, *merc cy*, mez, **mosch**,

mur ac, nat m, nit ac, nux v, olnd, op, par, petr,
ph ac, phel, phos, plb, puls, ran b, *ran s*,
rheum, rhus t, sabin, *samb*, sec, *seneg*, sep, sil,
spong, stann, staph, stram, sul ac, sulph, tab,
ter, valer, verat, *verat v*, zinc

▲ **Puls schneller als der**   BB: 1925, BU: 257
    Herzschlag
acon, *arn*, rhus t, spig

▲ **Puls zu langsam**   BB: 1926, BU: 257
acon, *acon f*, agar, agn, ant cr, *ant t*, *arn*, *ars*,
bell, berb, camph, cann i, *cann s*, canth, chin,
cic v, *colch*, coloc, con, cupr, dig, dulc, ferr,
gels, *glon*, hell, hep, *hydr ac*, hyos, ign, *kali br*,
kali c, *kali ch*, *kali n*, kalm, laur, *lob*, meny,
merc, *merc cy*, mosch, mur ac, nux m, op, par,
petr, phos, puls, rhod, rhus t, *samb*, sang, sec,
sil, spig, squil, stram, *stroph*, *tab*, thuj, verat,
verat v

▲ **Puls langsamer als der**   BB: 1927, BU: 258
    Herzschlag
agar, cann s, dig, dulc, *hell*, kali n, *laur*, sec,
verat

▲ **Puls groß, voll**   BB: 1928, BU: 258
acon, *ant t*, arn, asaf, asar, *bar c*, bell, bism,
bry, camph, *canth*, chel, *chin*, *colch*, *coloc*, con,
cupr, dig, dulc, *ferr*, *glon*, hell, hep, hyos, ign,
jod, kali n, *lach*, *led*, *merc*, mez, mosch, *mur ac*,
nat m, *nux v*, olnd, op, par, *petr*, *ph ac*, phos,
plb, *ran b*, *ran s*, sabin, samb, sep, *sil*, spig,
spong, stram, *sulph*, tab, *verat*, verat v, viol o

▲ **Puls klein**   BB: 1929, BU: 258
acon, aeth, agar, ant cr, ant t, apis, *arn*, ars,
asaf, aur, bar c, bell, *bism*, bry, calad, camph,
cann s, canth, *carb ac*, carb v, cham, chin,
cic v, *cina*, cocc, colch, con, cupr, dig, *dulc*,
ferr, guaj, hell, hipp, hydr ac, hyos, ign, *ip*, jod,
kali bi, kali c, *kali ch*, kali n, kreos, *lach*, laur,
lob, mang, meny, merc, *merc cy*, mur ac, nat m,

nux m, *nux v*, op, ph ac, phos, plat, *plb*, puls,
ran b, ran s, rhod, *rhus t*, sabad, samb, sec,
seneg, sil, spig, squil, stann, staph, stram,
sul ac, *sulph*, tab, ter, thuj, valer, verat, viol o,
zinc

▲ **Puls hart**   BB: 1930, BU: 258
acon, aeth, am c, *ant t*, arn, *ars*, asaf, asar, *bar c*,
bell, bism, bry, *cact*, calad, camph, canth, *cham*,
chel, chin, *cina*, cocc, *colch*, *coloc*, cor r, cupr,
dig, dulc, ferr, hell, hep, hyos, ign, *jod*, kali n,
lach, *led*, *merc*, *mez*, *mosch*, mur ac, nat m,
nit ac, *nux v*, olnd, *op*, par, petr, *ph ac*, phos,
plb, *ran b*, ran s, *sabin*, samb, sec, seneg, sep,
sil, *spig*, *spong*, squil, stram, *stroph*, *sulph*, valer,
verat, *verat v*, viol o, zinc

▲ **Puls weich**   BB: 1931, BU: 258
acet ac, acon, *aconin*, agar, agn, ant cr, **ant t**,
apis, *apoc*, arn, *ars*, bapt, *bar c*, *bell*, bism,
camph, *cann i*, *cann s*, canth, carb ac, carb v,
cham, *chin*, *cic v*, *cocc*, *colch*, con, *conv*, *crot h*,
cupr, dig, dulc, ferr, gels, guaj, *hell*, hep,
hydr ac, *hyos*, *ip*, jal, *jod*, *kali bi*, *kali br*, *kali c*,
kali ch, kali n, kalm, *kreos*, lach, *laur*, *lob*,
mang, merc, mur ac, *naja*, *nat a*, nat m, nux v,
olnd, op, ox ac, *ph ac*, phos, *phyt*, plat, *plb*, *puls*,
ran s, rhod, *rhus t*, sang, *sec*, seneg, *sil*, spig,
stram, *sul ac*, tab, ter, thuj, valer, verat, verat v

▲ **Puls nicht zu fühlen**   BB: 1932, BU: 258
acon, agn, ant t, ars, bell, *cact*, cann s, *carb ac*,
carb v, cic v, cocc, cupr, dulc, ferr, guaj, hell,
hyos, ip, *jod*, *kalm*, kreos, *laur*, merc, nux v, op,
ph ac, phos, *plat*, puls, rhus t, sec, sil, *stann*,
stram, sul ac, *sulph*, verat, zinc

▲ **Puls zitternd**   BB: 1933, BU: 259
ambr, ang, ant t, apis, ars, aur, bell, calc,
camph, *carb ac*, cic v, cina, *cocc*, *dig*, *gels*, hell,
jod, kali c, kreos, *lach*, *nat m*, nux m, phos,
rhus t, ruta, sabin, sep, spig, staph, stram

Frost

▲ Frost im Allgemeinen   BB: 1934, BU: 259
acon, *agar*, agn, **alum**, **am c**, **am m**, *ambr*, *anac*, ang, ant cr, **ant t**, *apis*, <u>aran</u>, *arg*, **arg n**, **arn**, **ars**, *asar*, aur, bar c, *bell*, **berb**, bism, bor, **bov**, **bry**, *cact*, **calad**, **calc**, *calc p*, camph, cann s, **canth**, **caps**, *carb ac*, **carb an**, **carb s**, **carb v**, **caust**, *cedr*, **cham**, *chel*, **chin**, cic v, *cimic*, *cina*, clem, **cocc**, **coff**, **colch**, coloc, *con*, *conv*, croc, **cupr**, cycl, dig, *dios*, *dros*, dulc, *elat*, **eup per**, **euph**, euphr, **ferr**, **gels**, **gran**, *graph*, guaj, *hell*, **hep**, hyos, **ign**, **ip**, jod, *kali bi*, *kali c*, *kali n*, **kreos**, lach, *laur*, **led**, *lept*, **lob**, <u>lyc</u>, *mag c*, mag m, *mang*, *mar*, **meny**, **merc**, mez, *mill*, mosch, *mur ac*, *nat c*, **nat m**, *nit ac*, **nux m**, **nux v**, olnd, op, *oxyt*, *par*, *petr*, **ph ac**, **phos**, *plat*, *plb*, **polyg**, **puls**, **ran b**, ran s, *rheum*, *rhod*, **rhus t**, ruta, *sabad*, *sabin*, samb, **sang**, **sars**, *sec*, sel, seneg, **sep**, **sil**, **spig**, *spong*, *squil*, **stann**, **staph**, stram, stront, sul ac, <u>sulph</u>, *tarax*, *ther*, *thuj*, valer, <u>verat</u>, verb, viol t, *zinc*

▲ Frost einzelner Teile   BB: 1935, BU: 259
acon, agar, *agn*, *alum*, **am m**, *ambr*, anac, arg, **arn**, **ars**, *asar*, aur, **bar c**, **bell**, **berb**, bor, *bov*, **brom**, **bry**, *calc*, *camph*, **caps**, *carb ac*, carb v, caust, **chel**, **chin**, *coc c*, cocc, *coff*, **colch**, *conv*, croc, *cupr*, dig, *dros*, *dulc*, *eucal*, **euphr**, *ferr*, **gamb**, **gels**, *glon*, graph, *guaj*, *hell*, **hep**, *hyos*, **ign**, *ip*, kali c, *kali i*, *kalm*, **kreos**, <u>lach</u>, **lept**, **lyc**, mag c, **meny**, *merc*, *mez*, mur ac, *nat c*, *nat m*, **nux m**, **nux v**, op, **par**, petr, ph ac, *phos*, plat, *plb*, **polyg**, **puls**, ran b, **raph**, **rhus t**, *sabad*, *samb*, sars, **sep**, **sil**, **spig**, **spong**, squil, *stann*, **staph**, stront, **sulph**, thuj, *trom*, **verat**, *verb*, zinc

▲ Innerlicher Frost   BB: 1936, BU: 259
acon, *agar*, **agn**, *alum*, ambr, <u>anac</u>, ant cr, **ant t**, arn, **ars**, asaf, bar c, **bell**, bov, **bry**, <u>calc</u>, camph, canth, caps, carb an, *carb v*, *caust*, **cham**, chel, chin, **coff**, colch, *con*, croc, *dig*, dros, euphr, **gamb**, graph, **hell**, hep, **ign**, **ip**, kali c, kali n, **kreos**, **lach**, **laur**, **lyc**, mag c, mang, *meny*, **merc**, *mez*, mosch, nat c, *nat m*, nit ac, **nux v**, olnd, *paeo*, *par*, ph ac, **phos**, plat, *plb*, **puls**, *ran b*, rhus t, ruta, sabad, sars, sec, **sep**, *sil*, **spig**, spong, **squil**, stront, sul ac, <u>sulph</u>, **thuj**, valer, **verat**, zinc

▲ Frostigkeit (leichtes Frieren)   BB: 1937, BU: 260
acon, *agar*, **agn**, **alum**, *am c*, am m, *ambr*, *anac*, ant cr, *ant t*, arn, <u>ars</u>, asar, bar c, bell, bism, bor, **bov**, *brom*, **bry**, *calad*, **calc**, *camph*, cann s, canth, caps, **carb an**, **carb s**, **carb v**, **caust**, **cham**, chel, <u>chin</u>, cic v, *cimic*, cina, *cist*, *clem*, **cocc**, *coff*, croc, cupr, *dig*, dros, **dulc**, euph, *euphr*, graph, *guaj*, *hell*, **hep**, *hyos*, *ign*, **ip**, **kali c**, kali n, **kreos**, *laur*, led, **lyc**, *mar*, *menth p*, meny, **merc**, **mez**, mosch, mur ac, nat c, <u>nat m</u>, *nit ac*, **nux m**, <u>nux v</u>, olnd, op, *par*, petr, ph ac, **phos**, *plat*, *plb*, **puls**, **ran b**, ran s, rhod, **rhus t**, **rumx**, ruta, **sabad**, sabin, samb, sars, **sec**, seneg, *sep*, **sil**, **spig**, spong, *squil*, stann, **staph**, stram, stront, **sulph**, *tarax*, thuj, valer, *verat*, viol t, zinc

▲ Halbseitiger Frost   BB: 1938, BU: 260
alum, *ambr*, anac, *ant t*, **bar c**, bell, **bry**, **caust**, *cham*, *chin*, *cocc*, croc, dig, *ign*, *kali c*, **lyc**, nat c, **nux v**, *par*, ph ac, *phos*, plat, **puls**, **rhus t**, ruta, sabad, sars, *spig*, stann, stram, sul ac, *sulph*, thuj, **verb**

▲ Frost mit Durst   BB: 1939, BU: 260
<u>acon</u>, am m, anac, **ant cr**, **arn**, *ars*, bar c, bell, *bor*, *bov*, **bry**, calad, **calc**, camph, *cann s*, **caps**, **carb v**, <u>cham</u>, chin, <u>cina</u>, croc, dros, dulc, **eup per**, **hep**, **ign**, *ip*, **kali c**, *kali n*, kreos, lach, laur, led, mag m, *merc*, *mez*, *mur ac*, *nat c*, **nat m**, **nux v**, op, phos, plb, puls, ran b, **rhus t**, *ruta*, sabad, *sec*, **sep**, sil, *spong*, squil, stann, staph, **sulph**, thuj, valer, <u>verat</u>

▲ Frost ohne Durst   BB: 1940, BU: 260
agar, **agn**, alum, am c, **am m**, *ant cr*, **ant t**, <u>ars</u>, *asar*, *aur*, **bell**, bor, bov, *bry*, calad, calc, camph, canth, *caps*, carb v, *caust*, **chin**, *cina*, *cocc*, coff, coloc, *con*, **cycl**, **dros**, dulc, euph, guaj, <u>hell</u>, hep, *hyos*, *ip*, kali c, **kali n**, kreos, lach, led,

mang, meny, **mur ac**, *nat c*, nat m, nit ac, **nux m**, **nux v**, olnd, op, *petr*, *ph ac*, **phos**, **puls**, rhod, **rhus t**, **sabad**, sabin, *samb*, sars, *sep*, **spig**, spong, squil, *staph*, stram, **sulph**, tarax, *thuj*, verat, zinc

▲ **Frost mit Gänsehaut**   BB: 1941, BU: 260

ang, ant t, *asar*, *bar c*, **bell**, *bor*, **bry**, **camph**, **cann s**, canth, chel, *chin*, **croc**, crot t, *hell*, *ign*, laur, mang, mur ac, *nat m*, **nux v**, *par*, phos, ran b, rhod, **sabad**, *sabin*, sars, *spig*, stann, staph, sul ac, *thuj*, **verat**

▲ **Frost mit Schütteln,**   BB: 1942, BU: 260
Schüttelfrost

acon, *agar*, am c, anac, **arn**, ars, *bell*, **bry**, calc, camph, **cann s**, canth, **caps**, carb v, *cham*, chel, **chin**, cic v, *cina*, cocc, ferr, *hell*, **ign**, **ip**, jod, **kreos**, *laur*, *led*, lyc, *mang*, *mur ac*, *nat m*, *nat s*, **nux m**, **nux v**, *petr*, ph ac, **rhus t**, ruta, **sabad**, sabin, **samb**, sec, spig, *spong*, stram, valer, *verat*

▲ **Frost mit Zittern**   BB: 1943, BU: 261

acon, *agn*, anac, **ant t**, arn, bell, **bry**, *calc*, **cann s**, canth, *carb s*, *chin*, cic v, *cina*, cocc, con, croc, led, mar, *merc*, **nux v**, olnd, *op*, *par*, phos, *plat*, **puls**, **rhus t**, *sabad*, **sil**, *stram*, **sulph**

▲ **Begleitende**   BB: 1944, BU: 261
Beschwerden

acon, agar, agn, *alum*, am c, am m, ambr, *anac*, ant cr, *ant t*, *arn*, **ars**, asar, aur, bar c, *bell*, **bor**, *bov*, **bry**, *calad*, **calc**, *camph*, **cann s**, canth, **caps**, carb an, *carb v*, caust, **cham**, chel, **chin**, cic v, *cina*, *cocc*, coff, coloc, *con*, croc, cupr, cycl, dig, **dros**, dulc, euph, ferr, *graph*, **hell**, **hep**, hyos, **ign**, ip, jod, *kali c*, kali n, **kreos**, *lach*, laur, led, **lyc**, mag m, mang, mar, meny, **merc**, *mez*, *mur ac*, *nat c*, **nat m**, nit ac, **nux m**, **nux v**, olnd, op, par, *petr*, ph ac, *phos*, plat, plb, **puls**, ran b, rhod, **rhus t**, *ruta*, **sabad**, sabin, samb, sars, sec, sel, *seneg*, *sep*, sil, *spig*, *spong*, squil, stann, staph, stram, stront, sul ac, **sulph**, tarax, *thuj*, valer, **verat**, viol t, zinc

Hitze

▲ **Hitze im Allgemeinen**   BB: 1945, BU: 261

acet ac, **acon**, aconin, agar, agn, *all c*, *aloe*, alum, **am br**, am c, am m, ambr, **aml n**, *anac*, ang, ant cr, ant t, arg, **arn**, **ars**, asaf, asar, **bar c**, **bell**, bism, **bor**, bov, **bry**, **cact**, calad, **calc**, *calc i*, camph, cann s, *canth*, caps, carb an, *carb v*, *casc*, *caust*, *cedr*, **cham**, chel, chin, cic v, cina, clem, cocc, *coff*, colch, coloc, **con**, *corn f*, croc, *cub*, cupr, cycl, dig, dros, *dulc*, euph, ferr, *graph*, guaj, hell, **hep**, *hyos*, **ign**, ip, *jod*, *kali c*, kali n, kreos, **lach**, laur, led, *lyc*, *mag c*, *mag m*, mang, mar, meny, **merc**, *merc c*, mez, mosch, mur ac, nat c, nat m, nicc, **nit ac**, nux m, **nux v**, olnd, *op*, par, **petr**, **ph ac**, **phos**, *phyt*, plat, plb, **puls**, ran b, *ran s*, rheum, *rhod*, **rhus t**, ruta, *sabad*, sabin, *samb*, **sang**, sars, **sec**, *sel*, seneg, **sep**, **sil**, *spig*, *spong*, squil, stann, staph, stram, stront, sul ac, **sulph**, tarax, ter, *thuj*, **valer**, verat, *viol t*, zinc

▲ **Äußere Hitze**   BB: 1946, BU: 261

acon, *agar*, alum, am c, am m, *ambr*, *anac*, ang, ant cr, ant t, *arg*, **arn**, **ars**, *asaf*, asar, bar c, **bell**, *bism*, bor, bov, **bry**, *calad*, **calc**, *camph*, **cann s**, canth, **caps**, carb an, **carb v**, *caust*, **cham**, chel, chin, cic v, cina, **cocc**, coff, colch, coloc, con, **cor r**, croc, *cupr*, *cycl*, *dig*, dros, *dulc*, **euph**, ferr, graph, guaj, *hell*, *hep*, **hyos**, **ign**, ip, *jod*, **kali c**, kali n, kreos, **lach**, *laur*, led, **lyc**, mag c, mag m, *mang*, mar, meny, **merc**, *mez*, mosch, *mur ac*, *nat c*, nat m, nit ac, nux m, **nux v**, olnd, **op**, par, petr, *ph ac*, **phos**, plat, **plb**, **puls**, **ran b**, ran s, rheum, rhod, **rhus t**, ruta, **sabad**, sabin, *sal ac*, *samb*, sars, *sec*, *sel*, seneg, **sep**, **sil**, spig, *spong*, squil, *stann*, *staph*, **stram**, stront, sul ac, **sulph**, *tarax*, thuj, valer, verat, viol t, *zinc*

▲ **Innere Hitze** BB: 1947, BU: 262

<u>acon</u>, alum, am c, am m, ambr, *anac*, ang, ant cr, ant t, *apis*, arg, **arn**, <u>ars</u>, asaf, asar, bar c, <u>bell</u>, **benz ac**, bism, bor, bov, <u>bry</u>, calad, **calc**, camph, cann s, **canth**, caps, carb an, *carb v*, **caust**, **cham**, **chel**, chin, cic v, cina, cocc, coff, colch, coloc, **con**, croc, *cupr*, dig, dros, *dulc*, *euph*, *glon*, *graph*, guaj, **hell**, hep, hyos, ign, *ip*, jod, **kali c**, kali n, kreos, lach, laur, led, *lyc*, *mag c*, *mag m*, *mang*, mar, meny, **merc**, *mez*, mosch, *mur ac*, *nat c*, nat m, *nit ac*, nux m, <u>nux v</u>, olnd, op, **ox ac**, par, petr, **ph ac**, phos, plat, plb, **puls**, *ran b*, ran s, rhod, <u>rhus t</u>, ruta, <u>sabad</u>, *sabin*, *samb*, sars, **sec**, seneg, sep, *sil*, spig, *spong*, squil, **stann**, staph, stram, stront, sul ac, *sulph*, tarax, **thuj**, valer, **verat**, viol t, **zinc**

▲ **Hitze einzelner Teile** BB: 1948, BU: 262

acon, agar, agn, *alum*, *am c*, *am m*, ambr, **aml n**, anac, ang, ant cr, ant t, arg, **arn**, <u>ars</u>, *asaf*, *asar*, **aur**, **bapt**, *bar c*, <u>bell</u>, berb, bism, <u>bor</u>, *bov*, *brom*, <u>bry</u>, calad, **calc**, *camph*, cann s, **canth**, caps, *carb ac*, *carb an*, **carb v**, *caust*, *cedr*, **cham**, **chel**, *chin*, cic v, *cimic*, **cina**, **clem**, *coc c*, **cocc**, *coff*, **colch**, coloc, *con*, **corn**, *corn f*, croc, *cupr*, cycl, *dig*, **dros**, dulc, *euph*, euphr, **ferr**, *ferr p*, *fl ac*, **glon**, *graph*, guaj, **hell**, *hep*, **hyos**, *ign*, ip, jod, *kali bi*, *kali c*, *kali i*, **kali n**, kreos, **lach**, **laur**, led, **lil t**, lyc, mag c, *mag m*, *mang*, mar, meny, **merc**, *mez*, mosch, *mur ac*, *nat c*, **nat m**, **nit ac**, nux m, <u>nux v</u>, olnd, <u>op</u>, *par*, petr, <u>ph ac</u>, **phos**, *phyt*, *plat*, plb, **puls**, *ran b*, ran s, rheum, **rhod**, **rhus t**, <u>ruta</u>, sabad, sabin, samb, <u>sang</u>, *sars*, *sec*, sel, *seneg*, sep, <u>sil</u>, *sin n*, *spig*, **spong**, squil, stann, staph, **stram**, *stront*, sul ac, <u>sulph</u>, **tarax**, **thuj**, valer, **verat**, verb, viol o, viol t, *zinc*

▲ **Hitze äußerer Teile** BB: 1949, BU: 262

<u>acon</u>, agar, agn, *alum*, *am c*, *am m*, *ambr*, anac, ang, ant cr, ant t, **apis**, arg, **arn**, <u>ars</u>, *asaf*, *asar*, aur, **bar c**, <u>bell</u>, bism, <u>bor</u>, *bov*, <u>bry</u>, calad, **calc**, *calc p*, camph, *cann s*, *canth*, **caps**, carb an, carb v, **caust**, *cedr*, *cham*, chel, chin, cic v, *cina*, clem, cocc, coff, colch, *coloc*, **con**, croc, **cupr**, cycl, *dig*, **dros**, **dulc**, euph, euphr, **ferr**, **fl ac**, gels, **glon**, **graph**, guaj, hell, *hep*, hyos, *ign*, ip, **kali c**, *kali i*, *kali n*, *kreos*, *lach*, *laur*, led, **lyc**, *mag c*, mag m, *mang*, mar, **meli**, *meny*, **merc**, **merc ir**, *mez*, mosch, *mur ac*, *nat c*, nat m, **nit ac**, nux m, **nux v**, *olnd*, op, *par*, *petr*, **ph ac**, **phos**, *plat*, plb, **puls**, ran b, ran s, rheum, *rhod*, *rhus t*, *ruta*, **sabad**, sabin, *samb*, sars, sec, *sel*, seneg, sep, *sil*, **spig**, *spong*, squil, **stann**, **staph**, **stram**, *stront*, sul ac, <u>sulph</u>, *tarax*, *thuj*, valer, *verat*, *verb*, viol o, viol t, *zinc*

▲ **Hitze einzelner innerer Teile** BB: 1950, BU: 263

<u>acon</u>, **aloe**, alum, *am c*, *am m*, ambr, ang, ant cr, ant t, arg, **arn**, **ars**, *asaf*, asar, aur, bar c, <u>bell</u>, *bism*, *bor*, *bov*, <u>bry</u>, *calad*, **calc**, **camph**, cann s, **canth**, caps, *carb an*, **carb v**, *caust*, **cham**, *chel*, chin, **cic v**, *cimic*, cina, *coc c*, **cocc**, coff, *colch*, *coloc*, con, croc, *crot t*, **cupr**, dig, dros, *dulc*, **euph**, euphr, ferr, *fl ac*, *graph*, guaj, hell, hep, hyos, *ign*, *ip*, *jod*, *kali c*, kali n, kreos, lach, <u>laur</u>, led, **lyc**, mag c, *mag m*, *mang*, meny, **merc**, **mez**, mosch, mur ac, *nat c*, nat m, **nit ac**, *nux m*, **nux v**, olnd, op, par, petr, **ph ac**, **phos**, *plat*, plb, <u>podo</u>, **puls**, *ran b*, ran s, rhod, *rhus t*, ruta, sabad, sabin, **sang**, *sars*, **sec**, *seneg*, **sep**, **sil**, *spig*, *spong*, squil, **stann**, staph, stram, stront, sul ac, <u>sulph</u>, tarax, thuj, *verat*, viol o, viol t, *zinc*

▲ **Halbseitige Hitze** BB: 1951, BU: 263

alum, ambr, anac, ant t, *arn*, *bar c*, **bell**, <u>bry</u>, *caust*, *cham*, chin, cocc, croc, dig, ign, kali c, **lyc**, nat c, **nux v**, par, **ph ac**, **phos**, plat, **puls**, *rhus t*, ruta, *sabad*, sars, spig, *stann*, stram, sul ac, **sulph**, thuj, *verb*

▲ **Ängstliche Hitze** BB: 1952, BU: 263

acon, am c, ambr, *anac*, arg, **arn**, **ars**, asaf, **bell**, *bov*, **bry**, **calc**, **carb v**, caust, *cham*, chin, *coff*, colch, con, *cycl*, dros, euph, ferr, *graph*, hep, hyos, **ign**, *ip*, laur, *lyc*, mag c, <u>merc</u>, nat m, **nit ac**, **nux v**, *op*, par, **petr**, **ph ac**, <u>phos</u>, *plat*, plb, **puls**, rhod, **rhus t**, ruta, **sep**, sil, *spig*, **spong**, **stann**, **stram**, <u>sulph</u>, thuj, verat, viol t, zinc

▲ **Fliegende Hitze** BB: 1953, BU: 263
(Hitzeüberlaufen)
acet ac, acon, *agn*, alum, am c, am m, **ambr**, ant t, **arn**, **ars**, asaf, *bapt*, bar c, *bell*, *bism*, bor, bov, *brom*, *bry*, *calc*, cann s, canth, *carb an*, **carb v**, caust, *cedr*, cham, *chin*, **cocc**, coff, coloc, **corn**, croc, cupr, *dig*, dros, **ferr**, **graph**, **hep**, *ign*, *jab*, *jod*, jug r, **kali c**, *kali i*, kreos, *lach*, laur, **lyc**, *mag c*, mag m, **mar**, meny, *merc*, **nat c**, nat m, **nit ac**, **nux v**, ol an, olnd, op, **ox ac**, *petr*, ph ac, **phos**, *plat*, plb, **puls**, ran b, *rhus t*, rumx, *ruta*, sabad, *sabin*, samb, **sang**, seneg, **sep**, **sil**, *spig*, **spong**, **stann**, *staph*, **sulph**, **thuj**, valer, viol t, *zinc*

▲ **Hitze mit Durst** BB: 1954, BU: 264
acon, agar, am c, *am m*, *anac*, ang, *ant cr*, ant t, **arn**, **ars**, *asar*, bar c, **bell**, bism, *bor*, *bov*, **bry**, *calad*, **calc**, canth, *caps*, carb an, carb v, *casc*, caust, **cham**, *chin*, cic v, cina, cist, cocc, coff, **colch**, coloc, con, cop, *croc*, *cupr*, dig, dros, dulc, **eup per**, guaj, **hep**, **hyos**, ign, ip, jod, *kali c*, lach, *laur*, lob, *lyc*, *mag m*, **merc**, mez, mosch, *nat c*, **nat m**, *nit ac*, nux m, nux v, op, *petr*, ph ac, phos, *plat*, plb, podo, psor, **puls**, **ran s**, rhod, **rhus t**, ruta, sabad, **sec**, *sep*, **sil**, spig, *spong*, *stann*, staph, *stram*, *stront*, *sul ac*, **sulph**, thuj, *valer*, *verat*, verb, zinc

▲ **Hitze ohne Durst** BB: 1955, BU: 264
acon, **agn**, am m, ambr, anac, ang, ant t, **apis**, aran, *arg*, arn, **ars**, **asaf**, bell, bor, bry, calad, calc, **camph**, *canth*, caps, carb v, cham, *chel*, chin, cina, *cocc*, *coff*, coloc, *con*, **cycl**, dig, **dros**, dulc, *euph*, **gels**, guaj, **hell**, hep, *ign*, *ip*, kali c, **kali n**, **lach**, laur, *led*, mag c, **mang**, **meny**, merc, mosch, **mur ac**, nat c, nat m, nit ac, **nux m**, nux v, **olnd**, *op*, **ph ac**, **phos**, plb, **puls**,
rheum, rhod, rhus t, *ruta*, **sabad**, *sabin*, **samb**, sars, **sep**, **spig**, spong, **squil**, *staph*, stram, sulph, **tarax**, **thuj**, valer, verat, viol t

▲ **Hitze mit Neigung zu** BB: 1956, BU: 264
Entblößung
acon, ars, *asar*, aur, *bor*, bry, **calc**, carb v, *cham*, *chin*, coff, **ferr**, *ign*, **jod**, lach, **led**, **lyc**, merc, mosch, **mur ac**, nit ac, nux v, **op**, *phos*, *plat*, **puls**, rhus t, *sec*, *seneg*, sep, **spig**, *staph*, *sulph*, *thuj*, **verat**

▲ **Hitze mit Scheu vor** BB: 1957, BU: 264
Entblößung
acon, *agar*, ant cr, *arg*, **arn**, **ars**, asar, **aur**, *bell*, bor, bry, *camph*, *canth*, caps, carb an, *cham*, *chin*, cic v, **clem**, *cocc*, coff, **colch**, **con**, *graph*, hell, **hep**, ign, *kreos*, *lach*, led, **mag c**, *mag m*, meny,*merc*, mur ac, *nat c*, *nat m*, **nux m**, **nux v**, ph ac, phos, **puls**, rheum, *rhod*, **rhus t**, *sabad*, **samb**, sep, **sil**, **squil**, staph, *stram*, **stront**, thuj

▲ **Begleitende** BB: 1958, BU: 264
Beschwerden
acon, agar, agn, alum, am c, am m, anac, ang, ant t, arg, *arn*, **ars**, asaf, asar, **bell**, *bor*, bov, **bry**, calad, **calc**, *camph*, canth, *caps*, **carb v**, **cham**, chel, *chin*, *cic v*, *cina*, *cocc*, *coff*, colch, coloc, con, croc, cupr, cycl, dig, dros, dulc, euph, ferr, graph, hell, hep, *hyos*, **ign**, **ip**, jod, *kali c*, kreos, *lach*, laur, led, **lyc**, mag c, mag m, mang, mar, meny, *merc*, *mosch*, mur ac, nat c, **nat m**, *nit ac*, **nux v**, olnd, **op**, par, *petr*, **ph ac**, **phos**, plat, plb, **puls**, ran b, ran s, rheum, rhod, **rhus t**, *ruta*, *sabad*, sabin, samb, sars, **sep**, *sil*, *spig*, *spong*, squil, staph, *stram*, *sulph*, **tarax**, thuj, *valer*, **verat**, *viol t*, zinc

Kälte

▲ Kälte im Allgemeinen BB: 1959, BU: 265

acon, *acon f*, aconin, aeth, **agar**, *agn*, *aloe*, alum, am c, am m, *ambr*, anac, ang, ant cr, *ant t*, apis, aran, *arg n*, *arn*, ars, asaf, asar, *aur*, *bar c*, *bell*, bism, bor, bov, *bry*, calad, calc, *calc p*, camph, *cann i*, *cann s*, *canth*, **caps**, *carb an*, *carb v*, caust, *cham*, **chel**, **chin**, **cic v**, cina, *cocc*, coff, colch, coloc, **con**, *conv*, croc, *crot h*, **cupr**, cycl, **dig**, dros, *dulc*, eug, euph, euphr, *ferr*, *graph*, **hell**, hep, *hydr ac*, *hyos*, ign, **ip**, **jatr**, jod, *kali c*, kali i, **kali n**, **kalm**, kreos, **lach**, *laur*, **led**, *lyc*, mag c, mag m, *mang*, mar, meny, *merc*, *merc cy*, *mez*, *mosch*, mur ac, *nat c*, *nat m*, *nat s*, nicc, **nit ac**, nux m, **nux v**, **ol an**, olnd, op, *ox ac*, *par*, *petr*, *ph ac*, **phos**, *plat*, *plb*, **podo**, **puls**, **ran b**, *rhod*, **rhus t**, *ruta*, sabad, sabin, samb, *sars*, **sec**, sel, seneg, **sep**, **sil**, spig, spong, *squil*, stann, *staph*, **stram**, stront, *sul ac*, **sulph**, tarax, **thuj**, *trom*, valer, **verat**, verb, *zinc*

▲ Kälte einzelner Teile BB: 1960, BU: 265

acon, agar, **agn**, *alum*, *am c*, am m, **ambr**, anac, ang, ant cr, **ant t**, *apis*, **arn**, ars, asaf, asar, **aur**, *bar c*, **bell**, *berb*, bism, bor, *bov*, **brom**, *bry*, **cact**, **calad**, **calc**, **camph**, **cann i**, **cann s**, **canth**, **caps**, *carb ac*, *carb an*, *carb s*, *carb v*, **caust**, *cedr*, *cham*, **chel**, **chin**, **cic v**, **cina**, *coc c*, **cocc**, coff, **colch**, *coloc*, **con**, croc, *crot h*, **crot t**, **cupr**, cycl, **dig**, **dros**, *dulc*, *elaps*, *eup pur*, euphr, **ferr**, *gels*, *glon*, **graph**, *grat*, **hell**, hep, **hydr ac**, *hyos*, ign, **ip**, *jab*, **kali bi**, **kali c**, **kali ch**, **kali n**, *kalm*, kreos, **lach**, *laur*, **led**, *lyc*, mag c, mag m, *mang*, mar, *meli*, **meny**, **merc**, *merc c*, **merc cy**, **mez**, mosch, **mur ac**, **nat c**, nat m, **nit ac**, *nux m*, **nux v**, olnd, **op**, **ox ac**, *par*, petr, *ph ac*, **phos**, *plat*, plb, *polyg*, **puls**, ran b, **ran s**, *rhod*, **rhus t**, ruta, sabad, *sabin*, samb, *sang*, sars, **sec**, *sel*, seneg, **sep**, **sil**, spig, spong, **squil**, *stann*, staph, **stram**, stront, *sul ac*, **sulph**, sumb, *tab*, **tarax**, **thuj**, **verat**, *verat v*, verb, *zinc*

▲ Halbseitige Kälte BB: 1961, BU: 265

alum, ambr, anac, ant t, arn, *bar c*, bell, *bry*, **caust**, cham, *chin*, cocc, **con**, croc, *dig*, ign, kali c, *lyc*, nat c, **nux v**, par, ph ac, *phos*, plat, **puls**, **rhus t**, ruta, *sabad*, sars, **sil**, spig, stann, stram, sul ac, *sulph*, *thuj*, verb

▲ Kältegefühl äußerer Teile BB: 1962, BU: 266

acon, *agar*, **am m**, ambr, ant t, **arn**, ars, *asar*, *bar c*, **bell**, bor, bov, *bry*, **calc**, **camph**, *cann s*, canth, caps, carb v, **caust**, **chel**, *chin*, cic v, *cocc*, coff, coloc, con, *croc*, *dig*, dulc, euph, **gamb**, graph, hell, hyos, *ign*, ip, kreos, lach, *laur*, led, *lyc*, mag c, mang, meny, **merc**, *mez*, **mosch**, mur ac, nat c, nux m, olnd, par, petr, ph ac, *phos*, **plat**, plb, **puls**, *ran b*, *ran s*, *rhod*, **rhus t**, *ruta*, sabad, sabin, samb, **sec**, *sep*, spig, *spong*, *staph*, stront, *sulph*, thuj, *valer*, **verat**, verb, viol t

▲ Kältegefühl innerer Teile BB: 1963, BU: 266

acon, **agn**, alum, **ambr**, ant cr, *ant t*, arn, **ars**, asaf, bar c, *bell*, bov, **brom**, bry, **calc**, **camph**, caps, carb an, carb v, caust, *chel*, *chin*, **colch**, coloc, con, croc, *crot t*, **dig**, *dros*, *elaps*, graph, **grat**, **hell**, *ign*, ip, kali c, *kali n*, kreos, lach, **laur**, *lyc*, mag c, mang, **meny**, merc, *mez*, mosch, *nat c*, **nat m**, nit ac, **nux v**, *olnd*, *ox ac*, **par**, petr, *ph ac*, **phos**, plat, plb, **puls**, *rhus t*, ruta, sabad, sars, **sec**, **sep**, spong, sul ac, **sulph**, *tab*, valer, *verat*, zinc

Schauder

▲ Schauder im Allgemeinen BB: 1964, BU: 266

abies c, **acon**, **agar**, alum, *am c*, am m, anac, **ang**, ant cr, *arg*, arn, **ars**, asaf, *asar*, *aur*, bar c, **bell**, *bor*, bov, *brom*, *bry*, calad, *calc*, **calc p**, **cann s**, canth, **caps**, carb an, carb v, **caust**, *cedr*, **cham**, *chel*, **chin**, *cimic*, cina, *clem*, *coc c*, **cocc**, *coff*, colch, *coloc*, con, croc, **cupr**, *cycl*, dig, dros, dulc, *euph*, ferr, *graph*, guaj, *hell*, *hep*, hyos, *ign*, **ip**, **kali c**, kali n, kreos, lach, laur, led, lyc, mag c, *mag m*, *mag s*, mang, *meny*, **merc**, **mez**, *mosch*, mur ac, **nat c**, *nat m*, nit ac, **nux v**, *ol an*, olnd, op, par, **ph ac**, **phos**, plat, plb, **puls**, ran b, *rheum*, rhod, **rhus t**, *ruta*, **sabad**, *sabin*, samb, *sars*, sec, seneg, **sep**, **sil**, *spig*, spong, squil, **stann**, **staph**, **stram**, stront, sul ac, **sulph**, tarax, **thuj**, valer, **verat**, *verb*, viol o, *zinc*

▲ Schauder an einzelnen Teilen BB: 1965, BU: 266

acon, am c, *ang*, arg, *arn*, **ars**, asaf, aur, bar c, **bell**, bor, bov, **bry**, *camph*, *cann s*, canth, caps, carb ac, carb v, **caust**, **cham**, *chel*, **chin**, *cina*, *clem*, **cocc**, *coff*, coloc, croc, dig, **euph**, *graph*, guaj, hell, hep, *ign*, *kali c*, kali n, lach, laur, led, mag m, mang, *meny*, merc, mez, mosch, nat c, nat m, *nux v*, **par**, ph ac, phos, *plat*, **puls**, *ran b*, *rhod*, rhus t, *ruta*, *sabad*, *sabin*, samb, *sang*, seneg, sep, sil, spig, spong, **staph**, stram, stront, *sulph*, thuj, valer, *verat*, **zinc**

▲ Halbseitiger Schauder BB: 1966, BU: 267

alum, ambr, anac, ant t, arn, *bar c*, **bell**, *bry*, **caust**, *cham*, chin, **cocc**, croc, dig, *ign*, *kali c*, lyc, **nat c**, **nux v**, par, ph ac, phos, *plat*, **puls**, **rhus t**, ruta, *sabad*, sars, *spig*, stann, stram, sul ac, **sulph**, thuj, *verb*

Schweiß

▲ Schweiß im Allgemeinen BB: 1967, BU: 267

acon, aconin, *agar*, agn, alum, am c, *am m*, *ambr*, anac, ang, ant cr, **ant t**, arg, arn, **ars**, asaf, asar, **asc c**, aur, *bar c*, **bell**, *benz ac*, bor, bov, **bry**, *cact*, calad, **calc**, **calc**, *calc i*, *calc p*, camph, **cann i**, cann s, **canth**, **caps**, **carb ac**, *carb an*, **carb v**, *caust*, **cham**, *chel*, **chin**, *cic v*, cina, *cinnb*, clem, *coc c*, **cocc**, *coff*, colch, coloc, con, **conv**, **corn**, croc, **crot t**, cupr, cycl, **dig**, *dros*, dulc, euph, euphr, ferr, *ferr p*, **graph**, *guaj*, hell, **hep**, *hyos*, *ign*, *ip*, *jab*, *jod*, kali bi, *kali c*, kali n, kreos, lach, laur, *led*, **lyc**, mag c, *mag m*, mang, meny, **merc**, mez, mosch, mur ac, *nat c*, **nat m**, **nit ac**, **nux v**, **op**, par, *petr*, **ph ac**, **phos**, plat, plb, **psor**, **puls**, ran b, **ran s**, *rheum*, *rhod*, **rhus t**, ruta, **sabad**, *sabin*, **samb**, sars, sec, **sel**, seneg, **sep**, **sil**, *spig*, **spong**, squil, **stann**, **staph**, stram, stront, sul ac, **sulph**, tarax, *thuj*, valer, **verat**, verat v, viol o, viol t, zinc

▲ Schweiß einzelner Teile BB: 1968, BU: 267

acon, agar, *agn*, am c, am m, *ambr*, anac, *ang*, ant t, *arg*, arn, **ars**, asaf, asar, aur, **bar c**, **bell**, *benz ac*, **bor**, bov, *bry*, calad, **calc**, camph, **cann i**, *cann s*, **canth**, caps, *carb ac*, carb an, carb v, caust, **cham**, chel, **chin**, cic v, *cimic*, cina, clem, *coc c*, **cocc**, *coff*, coloc, con, croc, **crot t**, cupr, cycl, dig, *dros*, *dulc*, euph, euphr, ferr, **graph**, guaj, hell, *hep*, hyos, ign, **ip**, jod, kali c, kali n, kreos, **lach**, *laur*, **led**, **lyc**, mag m, mang, **merc**, **merc c**, mez, mosch, nat c, *nat m*, nit ac, **nux v**, op, par, **petr**, *ph ac*, **phos**, plat, *plb*, **psor**, **puls**, **ran s**, **rheum**, *rhod*, *rhus t*, ruta, sabad, *sabin*, samb, *sang*, sars, sec, **sel**, **sep**, **sil**, *spig*, spong, *squil*, *stann*, staph, stram, stront, sul ac, **sulph**, tarax, **thuj**, *valer*, *verat*, viol t, zinc

▲ **Halbseitiger Schweiß** BB: 1969, BU: 268

alum, **ambr**, anac, *ant t*, arn, **bar c**, bell, **bry**, *caust*, **cham**, *chin*, *cocc*, croc, dig, ign, kali c, **lyc**, nat c, *nux m*, **nux v**, par, ph ac, *phos*, plat, **puls**, rhus t, ruta, *sabad*, sars, *spig*, stann, sul ac, **sulph**, thuj, verb

▲ **Schweiß halbseitig** BB: 1970, BU: 268
links
phos

▲ **Schweiß halbseitig** BB: 1971, BU: 268
rechts
nux v, puls

▲ **Schweiß auf der Vor-** BB: 1972, BU: 268
derseite des Körpers
agar, anac, **arg**, arn, asar, *bell*, *bov*, **calc**, canth, cocc, *dios*, *dros*, *euphr*, *graph*, *hydr*, *kali n*, **merc**, plb, *rhus t*, sabad, sec, **sel**, *sep*

▲ **Schweiß auf der Rück-** BB: 1973, BU: 268
seite des Körpers
acon, **chin**, *coc c*, *coff*, *dulc*, ip, led, **nux v**, par, *petr*, *puls*, sabin, **sep**, *sil*, stann, stram, **sulph**, *thuj*

▲ **Schweiß am** BB: 1974, BU: 268
Oberkörper
agn, *anac*, **ant t**, **arg**, **ars**, *asar*, *benz ac*, **bov**, *bry*, camph, *cann i*, *caps*, *carb ac*, *carb s*, carb v, **cham**, chin, cic v, **cina**, **cocc**, *crot h*, dig, *dros*, dulc, *guaj*, **hell**, *ign*, kali c, laur, lob, **merc c**, mez, mosch, *nit ac*, *nux v*, **op**, par, **phyt**, plat, **puls**, ran s, **rheum**, *ruta*, *samb*, *sang*, sars, sec, *sel*, **sep**, **sil**, *spig*, spong, *squil*, *stann*, stram, stront, **sul ac**, **sulph**, **tab**, valer, **verat**, viol t

▲ **Schweiß am** BB: 1975, BU: 268
Unterkörper
am c, *am m*, **ars**, **bar c**, bor, *bry*, chel, *cimic*, cinnb, *coff*, croc, *cycl*, **euph**, ferr, *jod*, **lach**,

nit ac, *nux v*, **petr**, *puls*, *sabin*, <u>sil</u>, *squil*, *sulph*, tarax, **thuj**, *zinc*

▲ **Leichtes Schwitzen** BB: 1976, BU: 268

agar, *ambr*, anac, **ant t**, ars, asar, *bell*, *brom*, **bry**, **calc**, *canth*, *carb an*, carb v, caust, *chin*, *cocc*, coloc, con, *dios*, dulc, **ferr**, **graph**, guaj, *hep*, ign, ip, *jod*, **kali c**, kreos, *lach*, *led*, **lyc**, mag c, mag m, *merc*, <u>nat c</u>, **nat m**, nit ac, *nux v*, op, petr, ph ac, phos, *psor*, puls, *rheum*, rhod, *rhus t*, sabad, sars, **sel**, seneg, <u>sep</u>, *sil*, *spig*, spong, *stann*, staph, *stram*, **sul ac**, <u>sulph</u>, valer, *verat*, zinc

▲ **Ängstlicher Schweiß** BB: 1977, BU: 268

acon, anac, ant cr, *arn*, **ars**, bar c, bell, berb, *bry*, <u>calc</u>, carb v, caust, **cham**, cocc, croc, *ferr*, *graph*, *ign*, kali n, kreos, lyc, *mang*, merc, mez, mur ac, *nat c*, **nux v**, *ph ac*, **phos**, plb, **puls**, *rhus t*, sabad, **sep**, *sil*, *spong*, stann, staph, *stram*, <u>sulph</u>, thuj, verat

▲ **Ermattender,** BB: 1978, BU: 269
schwächender Schweiß
acon, ambr, *anac*, ant cr, arn, **ars**, **ars i**, bor, **bry**, **calc**, camph, canth, *carb an*, *caust*, **chin**, cocc, croc, **dig**, **ferr**, graph, hyos, ip, **jod**, kali n, kreos, **lyc**, *merc*, **nat m**, nit ac, *nux v*, **phos**, **psor**, puls, rheum, *rhod*, sabad, **samb**, **sep**, sil, **stann**, **sulph**, tarax, *verat*

▲ **Heißer Schweiß** BB: 1979, BU: 269

am m, ant cr, *bell*, **bry**, camph, canth, *caps*, **cham**, chin, cina, con, dros, *hell*, hep, *ign*, ip, led, *merc*, nat c, *nux v*, **op**, par, *ph ac*, **phos**, plb, puls, *rhus t*, sabad, **sep**, spig, spong, *stann*, staph, **stram**, sulph, tarax, valer, *verat*, viol t

▲ **Kalter Schweiß** BB: 1980, BU: 269

acet ac, **acon**, am c, ambr, anac, ang, **ant t**, *arn*, **ars**, asaf, bar m, *bell*, *benz ac*, **brom**, **bry**, **cact**, calad, calc, *camph*, **cann s**, **canth**, *caps*, *carb ac*, *carb v*, cham, *chin*, *cimic*, <u>cina</u>, *cinnb*, **cocc**, *coff*, *colch*, croc, *crot h*, cupr, dig, *dios*, *dros*, dulc, elaps, *euph*, ferr, gels, graph, **hell**, <u>hep</u>, *hyos*, ign, <u>ip</u>, jatr, kalm, lach, **lob**, **lyc**, mag m, mang, *merc*, merc c, **merc cy**, mez, *nat c*, nit ac, *nux v*, **op**, ox ac, **petr**, ph ac, phos, **phyt**, plb, <u>**puls**</u>, **rheum**, *rhus t*, ruta, sabad, sec, *sep*, sil, spig, squil, *stann*, **staph**, stram, sul ac, **sulph**, <u>tab</u>, ter, thuj, <u>verat</u>, verat v

▲ **Fettiger Schweiß** BB: 1981, BU: 269

agar, aur, **bry**, calc, **chin**, **mag c**, <u>**merc**</u>, *nat m*, plb, *sel*, *stram*

▲ **Klebriger Schweiß** BB: 1982, BU: 269

acon, am c, anac, *ant t*, arn, *ars*, *bry*, calc, **cham**, chin, dig, *ferr*, *fl ac*, hell, hep, jatr, **jod**, <u>**lyc**</u>, merc, mosch, nux v, op, ox ac, **ph ac**, <u>**phos**</u>, **plb**, *sec*, spig, **verat**

▲ **Blutiger Schweiß** BB: 1983, BU: 269

acon, *aconin*, am c, anac, *ant t*, *apis*, arn, <u>**ars**</u>, *brom*, *bry*, calc, **cann i**, *carb ac*, *carb s*, **cham**, chin, clem, *colch*, *corn f*, *crot h*, dig, *dios*, *ferr*, **hell**, hep, **jod**, lach, <u>**lyc**</u>, merc, mosch, nux m, nux v, **ph ac**, <u>**phos**</u>, **plb**, sec, **spig**, *stann*, <u>tab</u>, *verat*

▲ **Färbender Schweiß** BB: 1984, BU: 269

arn, *ars*, bell, *calc*, carb an, cham, chin, clem, dulc, **graph**, *lach*, *lyc*, mag c, **merc**, nux m, **nux v**, rheum, sel

▲ **Fleckiger Schweiß** BB: 1985, BU: 269

merc, sel

▲ **Gelber Schweiß** BB: 1986, BU: 269

ars, bell, carb an, <u>**graph**</u>, *lach*, mag c, <u>**merc**</u>, rheum

▲ **Roter Schweiß** BB: 1987, BU: 269

arn, *calc*, cham, chin, clem, *crot h*, **dulc**, lach, *lyc*, nux m, **nux v**

▲ **Riechender Schweiß** BB: 1988, BU: 270

acon, ambr, *arn*, ars, *asar*, *bar c*, **bell**, bov, *bry*, camph, **canth**, carb an, carb v, caust, *cham*, coloc, con, cycl, *dulc*, euphr, ferr, *graph*, guaj, **hep**, hyos, ign, *ip*, *jod*, *kali c*, **led**, <u>**lyc**</u>, **mag c**, merc, mosch, nat m, <u>**nit ac**</u>, **nux v**, *phos*, plb, **puls**, rheum, *rhod*, <u>**rhus t**</u>, <u>**sep**</u>, **sil**, spig, *stann*, **staph**, *stram*, **sulph**, thuj, **verat**, zinc

▲ **Schweiß,** BB: 1989, BU: 270
   nach Bisam riechend

mosch, **puls**, *sulph*

▲ **Schweiß,** BB: 1990, BU: 270
   bitter riechend

verat

▲ **Schweiß,** BB: 1991, BU: 270
   wie Blut riechend

lyc

▲ **Schweiß,** BB: 1992, BU: 270
   brenzlich riechend

bell, sulph

▲ **Schweiß,** BB: 1993, BU: 270
   dumpfig riechend

nux v, *puls*, rhus t, stann

▲ **Schweiß,** BB: 1994, BU: 270
   faulig riechend

carb v, led, *rhus t*, *staph*, **stram**, verat

▲ **Schweiß,** BB: 1995, BU: 270
   wie faule Eier riechend

staph, sulph

▲ **Schweiß, gewürzhaft,** BB: 1996, BU: 270
   aromatisch riechend

cop, guare, *rhod*

▲ **Schweiß, wie Holun-** BB: 1997, BU: 270
   derblüten riechend

sep

▲ Schweiß, BB: 1998, BU: 270
wie Honig riechend
thuj

▲ Schweiß, BB: 1999, BU: 270
wie Käse riechend
plb

▲ Schweiß, BB: 2000, BU: 270
wie Kampher riechend
camph

▲ Schweiß, wie BB: 2001, BU: 270
Rhabarber riechend
rheum

▲ Schweiß, BB: 2002, BU: 270
sauer riechend
acon, *arn*, ars, **asar**, *bell*, **bry**, calc, *carb v*, caust, cham, *clem*, graph, **hep**, hyos, ign, **ip**, **jod**, kali c, *led*, *lyc*, **mag c**, **merc**, nat m, **nit ac**, nux v, rheum, *rhus t*, **sep**, *sil*, **sulph**, *verat*

▲ Schweiß, BB: 2003, BU: 270
scharf riechend
rhus t

▲ Schweiß, BB: 2004, BU: 270
wie Schwefel riechend
phos

▲ Schweiß, wie Schwefel- BB: 2005, BU: 270
wasserstoff riechend
sulph

▲ Schweiß, stinkend BB: 2006, BU: 270
ars, **bar c**, bell, *canth*, carb ac, carb an, con, cycl, **dios**, **dulc**, *euphr*, *ferr*, **graph**, *guaj*, **hep**, *hydr*, **kali c**, led, *lyc*, *mag c*, **merc**, merc c, **nit ac**, *nux v*, *petr*, phos, puls, *rhod*, *rhus t*, **sep**, **sil**, spig, **staph**, **stram**, **sulph**, *thuj*, *verat*, zinc

▲ Schweiß, BB: 2007, BU: 270
süßlich riechend
calad, puls, thuj

▲ Schweiß, BB: 2008, BU: 270
süßlich-sauer riechend
bry

▲ Schweiß, BB: 2009, BU: 270
urinartig riechend
berb, bov, **canth**, coloc, graph, lyc, **nit ac**

▲ Schweiß, wie BB: 2010, BU: 270
Pferdeurin riechend
nit ac

▲ Schweiß, BB: 2011, BU: 270
wie Zwiebeln riechend
art v, *bov*, **lyc**

▲ Schweiß mit Durst BB: 2012, BU: 270
acon, am m, anac, ant cr, *arn*, *ars*, bar c, bell, bism, bor, bov, *bry*, cact, *calc*, canth, caps, carb v, caust, **cham**, **chin**, cic v, *cina*, coff, *colch*, con, croc, *cupr*, *dros*, dulc, eug, gels, **hep**, *hyos*, ign, *jod*, kali c, kreos, lach, laur, *mag m*, *merc*, mez, *nat c*, **nat m**, nit ac, nux v, ph ac, plb, puls, *ran s*, *rhus t*, *ruta*, sabad, **sec**, sep, *sil*, spong, *stann*, staph, *stram*, stront, sul ac, *sulph*, *tarax*, thuj, valer, **verat**, verb

▲ Schweiß ohne Durst BB: 2013, BU: 271
agn, *am m*, ambr, ang, ant cr, **ant t**, *ars*, *asaf*, *bell*, bry, calad, *camph*, canth, *caps*, carb v, *caust*, chel, chin, cocc, coff, con, *cycl*, dig, **euph**, **hell**, hep, *ign*, *ip*, kali n, led, *mang*, **meny**, merc, mosch, mur ac, nit ac, **nux m**, nux v, op, ph ac, **phos**, **puls**, rhod, rhus t, **sabad**, *sabin*, **samb**, sars, *sep*, **spig**, squil, *staph*, stram, sulph, tarax, thuj, verat

▲ Schweiß mit Neigung BB: 2014, BU: 271
zu Entblößung
acon, ars, *asar*, aur, *bor*, bry, **calc**, carb v, *cham*, *chin*, coff, **ferr**, *ign*, **jod**, lach, *led*, *lyc*, merc,

mosch, **mur ac**, nit ac, nux v, **op**, *phos*, *plat*, *puls*, rhus t, *sec*, *seneg*, sep, **spig**, *staph*, *sulph*, *thuj*, **verat**

▲ **Schweiß mit Scheu** BB: 2015, BU: 271
   vor Entblößung
acon, *agar*, *ant cr*, *arg*, *arn*, **ars**, asar, **aur**, *bell*, bor, bry, *camph*, *canth*, caps, carb an, *cham*, *chin*, *cic v*, **clem**, *cocc*, coff, **colch**, **con**, *graph*, hell, **hep**, ign, *kreos*, *lach*, led, **mag c**, *mag m*, meny, *merc*, mur ac, *nat c*, *nat m*, **nux m**, **nux v**, ph ac, phos, *puls*, rheum, *rhod*, **rhus t**, *sabad*, **samb**, sep, **sil**, **squil**, staph, *stram*, **stront**, thuj

▲ **Begleitende** BB: 2016, BU: 271
   Beschwerden
acon, ambr, anac, *ant cr*, **ant t**, *arn*, **ars**, bar c, *bell*, **bry**, *calc*, camph, cann s, carb v, **caust**, **cham**, chel, chin, *cina*, *cocc*, *coff*, *coloc*, *con*, croc, *dig*, dros, dulc, eup per, *ferr*, graph, *hyos*, **ign**, **ip**, kali n, kreos, *led*, *lyc*, **mang**, **merc**, mez, mosch, mur ac, **nat c**, nat m, **nit ac**, **nux v**, **op**, ox ac, *par*, *ph ac*, **phos**, plb, **puls**, *ran b*, *rhod*, **rhus t**, sabad, sabin, *samb*, *sel*, **sep**, *spong*, stann, staph, **stram**, *stront*, **sulph**, *tarax*, *thuj*, valer, **verat**

Zusammengesetzte Fieber

▲ **Zusammengestzte** BB: 2017, BU: 271
   Fieber im Allgemeinen
acon, agn, alum, *am c*, *am m*, ambr, anac, ant cr, *ant t*, arn, **ars**, *asar*, aur, bar c, **bell**, *bor*, bov, **bry**, calad, **calc**, camph, canth, **caps**, *carb an*, *carb v*, **caust**, **cham**, chel, **chin**, *cina*, clem, *cocc*, *coff*, coloc, con, croc, cycl, *dig*, *dros*, dulc, euph, **graph**, guaj, **hell**, **hep**, hyos, **ign**, *ip*, jod, *kali c*, kali n, kreos, *lach*, laur, *led*, *lyc*, meny, **merc**, mez, *mosch*, nat c, *nat m*, *nit ac*, nux m, **nux v**, olnd, *op*, *petr*, *ph ac*, **phos**, plat, plb, **puls**, ran s, rheum, rhod, **rhus t**, *sabad*, sabin, samb, sec, sel, **sep**, *sil*, *spig*, spong, squil, stann, *staph*, *stram*, stront, **sulph**, tarax, *thuj*, valer, **verat**, *zinc*

▲ **Frost, dann Hitze** BB: 2018, BU: 272
acon, alum, am c, am m, ambr, ant cr, ant t, *arn*, ars, asar, bar c, **bell**, berb, *bor*, bry, canth, *caps*, carb an, carb v, caust, cham, *chin*, *cina*, coff, cop, **corn**, croc, *cycl*, dros, dulc, graph, guaj, hell, **hep**, *hyos*, *ign*, *ip*, kali c, **kali n**, kreos, lach, lyc, meny, merc, **nat m**, nit ac, nux m, **nux v**, op, *petr*, *ph ac*, *phos*, **puls**, **rhus t**, sabad, **sang**, **sec**, sep, sil, **spig**, squil, staph, stram, **sulph**, valer, **verat**

▲ **Frost, dann Schweiß** BB: 2019, BU: 272
am m, *bry*, caps, *carb an*, **caust**, cham, chel, dig, hell, hep, *lyc*, mag s, mez, nat m, nux v, op, *petr*, ph ac, phos, **rhus t**, sabad, sep, spig, sulph, *thuj*, **verat**

▲ **Frost, dann Hitze,** BB: 2020, BU: 272
   dann Frost
sulph

▲ **Frost, dann Hitze,** BB: 2021, BU: 272
   dann Schweiß
am m, **ars**, **bry**, *caps*, carb v, caust, cham, **chin**, *cina*, cocc, dig, dros, **graph**, *hep*, **ign**, **ip**, kali c, *lyc*, nat m, *nit ac*, nux v, op, plb, **puls**, **rhus t**, *sabad*, *sabin*, samb, sep, **spong**, *staph*, **sulph**, **verat**

▲ **Frost mit gleich-** BB: 2022, BU: 272
   zeitiger Hitze
acon, alum, **anac**, ant t, *apis*, **ars**, bar c, **bell**, bov, **bry**, **calc**, camph, canth, carb v, *cedr*, **cham**, chel, *chin*, *cina*, cocc, coff, coloc, **dros**, *euph*, **ferr**, graph, hell, **ign**, *jod*, *kali c*, *lach*, **led**, lyc, **merc**, *mez*, mosch, nat c, nat m, **nit ac**, **nux v**,

olnd, *petr*, phos, plat, plb, **puls**, ran b, **rhus t**, sabad, sabin, **samb**, **sang**, **sep**, sil, spig, spong, *squil*, staph, **stram**, sulph, **thuj**, **verat**, *zinc*

▲ **Äußerer Frost mit innerer Hitze**   BB: 2023, BU: 272

acon, agar, am m, anac, *arn*, **ars**, asar, bar c, *bell*, *bry*, calad, **calc**, camph, cann s, *canth*, carb v, *caust*, cham, **chel**, *chin*, cic v, cocc, con, croc, cupr, dig, dulc, euph, graph, *hell*, ign, **ip**, kali c, laur, lyc, mag c, mag m, mang, *merc*, *mez*, **mosch**, mur ac, nat c, nit ac, *nux v*, **ph ac**, *phos*, *plat*, *puls*, ran b, ran s, rhod, **rhus t**, ruta, *sabad*, samb, sars, **sec**, *sep*, **sil**, spig, *spong*, squil, *stann*, staph, sulph, valer, **verat**, *zinc*

▲ **Innerer Frost mit äußerer Hitze**   BB: 2024, BU: 272

acon, agar, *agn*, alum, ambr, **anac**, arg, arn, **ars**, asaf, bar c, **bell**, bism, *bry*, calad, **calc**, camph, cann s, *caps*, carb an, *carb v*, caust, *cham*, chel, chin, cic v, *cocc*, **coff**, *colch*, coloc, cupr, cycl, *dig*, dros, dulc, *euph*, *hell*, *hep*, hyos, **ign**, *ip*, jod, *kali c*, **kali n**, kreos, *lach*, laur, **lyc**, mang, **meny**, *merc*, *mez*, mur ac, *nat c*, *nat m*, **nux v**, olnd, *op*, **par**, ph ac, **phos**, *plb*, *puls*, ran b, *rhus t*, sabad, samb, sec, *sel*, **sep**, **sil**, *spig*, spong, **squil**, stann, staph, stram, **sulph**, tarax, *thuj*, **verat**, zinc

▲ **Frost mit Hitze und Schweiß**   BB: 2025, BU: 273

jab, **mez**, *nux v*

▲ **Frost mit Schweiß**   BB: 2026, BU: 273

ars, calc, *euph*, led, lyc, nux v, *puls*, *sabad*, *sang*, **sulph**, thuj

▲ **Frost, dann Hitze mit Schweiß**   BB: 2027, BU: 273

acon, ant t, **bell**, bry, *caps*, **cham**, *chin*, cina, con, dig, graph, *hell*, **hep**, indg, ip, kali c, merc, nit ac, *nux v*, **op**, *phos*, puls, **rhus t**, sabad, spig, stann, staph, stram, sulph, valer, verat

▲ **Frost mit Hitze wechselnd**   BB: 2028, BU: 273

acon, *agn*, *am c*, *am m*, *aml n*, *ant t*, **ars**, asar, aur, *bar c*, *bell*, bor, **bry**, **calc**, canth, *caust*, cham, chel, **chin**, cocc, coff, *coloc*, dros, graph, hep, jod, *kali bi*, *kali c*, kali n, **kalm**, *kreos*, *lach*, laur, *lyc*, **merc**, *mosch*, nat m, nit ac, **nux v**, **ph ac**, **phos**, rheum, *rhod*, *rhus t*, sabad, sang, *sel*, *sep*, *sil*, spig, *stram*, *sulph*, *verat*

▲ **Frost mit Schweiß wechselnd**   BB: 2029, BU: 273

phos

▲ **Hitze, dann Frost**   BB: 2030, BU: 273

ang, *bell*, **bry**, calad, **calc**, *caps*, caust, chin, *coff*, dulc, ign, *lyc*, meny, merc, nit ac, **nux v**, petr, phos, puls, **sep**, stann, *staph*, **sulph**, thuj

▲ **Hitze, dann Frost, dann Hitze**   BB: 2031, BU: 273

stram

▲ **Hitze, dann Frost, dann Hitze, dann Schweiß**   BB: 2032, BU: 273

rhus t

▲ **Hitze, dann Frost, dann Schauder**   BB: 2033, BU: 273

caps, cocc, hell, nat m, **puls**, rhus t, **sulph**

▲ **Hitze, dann Frost, dann Schweiß**   BB: 2034, BU: 273

am m, ant cr, *ant t*, **ars**, bell, bor, calc, *carb an*, **carb v**, cham, *chin*, **coff**, hell, ign, kreos, *nux v*, op, petr, puls, **ran s**, rhod, *samb*, **sil**, *stront*

▲ **Hitze, dann Frost, dann Schweiß, dann Frost**   BB: 2035, BU: 273

calad

▲ **Hitze mit Schauder** BB: 2036, BU: 273

acon, anac, arn, *ars, asar*, **bell**, bry, *calc*, caps, **cham**, *coff*, dros, <u>**hell**</u>, *ign*, kali c, *merc*, mosch, *nux v*, **puls**, **rhus t**, *sep, spig*, sulph, **zinc**

▲ **Hitze mit Schweiß** BB: 2037, BU: 273

acon, alum, am m, ant t, *bell, bry*, **caps, cham**, *chin, cina*, con, dig, graph, *hell, hep, ign, ip*, kali c, merc, nit ac, **nux v**, <u>**op**</u>, <u>**phos**</u>, plb, *puls*, **rhus t**, *sabad, spig*, spong, stann, *staph*, **stram**, sulph, tarax, *valer, verat*, **zinc**

▲ **Hitze, dann Frost,** BB: 2038, BU: 273
 dann Frösteln

stann

▲ **Hitze mit Schauder** BB: 2039, BU: 273
 wechselnd

acon, am c, <u>**ars**</u>, asar, **bell**, bor, **bry**, calc, caust, **cham**, chel, *chin*, **cocc**, coff, coloc, graph, *hep*, kali c, lach, <u>**merc**</u>, *mosch*, **nux v**, ph ac, phos, rheum, *rhus t*, sabad, **sang**, *sep, sil*, spig, *sulph*, verat

▲ **Hitze mit Schweiß** BB: 2040, BU: 274
 wechselnd

bell, **led**

▲ **Schauder, dann Frost** BB: 2041, BU: 274

ars, bry, ip, lach

▲ **Schauder, dann Hitze** BB: 2042, BU: 274

ang, **bell**, *bry*, canth, carb v, *cocc*, con, cycl, *graph*, **ign**, *lach*, laur, led, mosch, *nux v*, **puls**, sep, sil, *staph*, **sulph**

▲ **Schauder,** BB: 2043, BU: 274
 dann Schweiß

bry, caps, *caust*, clem, dig, *graph*, nat m, **rhus t**

▲ **Schauder mit Schweiß** BB: 2044, BU: 274

acon, **rhus t**

▲ **Schweiß, dann Frost** BB: 2045, BU: 274

carb v, *hep*

▲ **Schweiß, dann Frost,** BB: 2046, BU: 274
 dann Schweiß

nux v

▲ **Schweiß, dann Hitze** BB: 2047, BU: 274

nux v, samb

Begleitende Beschwerden

▲ **Vor dem Fieber** BB: 2048, BU: 274

acon, ant cr, ant t, **arn**, <u>**ars**</u>, bar c, *bell, bry*, **calc**, caps, **carb v**, caust, <u>**chin**</u>, **cina**, cocc, ferr, graph, *hep*, hyos, *ign*, **ip**, kali c, kali n, lach, lyc, mag c, merc, nat c, *nat m*, nit ac, *nux v*, ph ac, *phos*, **puls**, rhod, **rhus t**, ruta, *sabad*, sabin, samb, *sep, sil*, spig, **sulph**, verat

▲ **Während des Fiebers** BB: 2049, BU: 274

acon, agar, alum, *am c*, am m, ambr, anac, ang, **ant cr**, **ant cr**, ant t, *arn*, <u>**ars**</u>, aur, bar c, *bell*, bor, bov, **bry**, calad, **calc**, canth, caps, carb v, caust, **cham**, <u>**chin**</u>, *cina*, **cocc**, *coff*, con, croc, dig, *dros*, dulc, euph, **ferr**, graph, hell, *hep*, hyos, *ign*, **ip**, jod, **kali c**, kali n, kreos, lach, laur, led, **lyc**, mang, mar, meny, merc, mez, mosch, mur ac, nat c, **nat m**, nit ac, nux m, <u>**nux v**</u>, **op**, petr, *ph ac*, **phos**, plat, **puls**, ran b, rheum,

rhod, **rhus t**, ruta, *sabad*, samb, sars, sec, **sep**,
sil, spig, *staph*, *stram*, *stront*, sul ac, **sulph**, tarax,
thuj, valer, *verat*, zinc

Zusammengesetzte Fieber: Begleitende Beschwerden

▲ **Nach dem Fieber**　　BB: 2050, BU: 274

ant cr, *ant t*, arn, **ars**, **bell**, bry, *carb v*, **chin**, *cina*, dig, **hep**, *kali c*, *nat m*, **nux v**, phos, *puls*, sep, sil, verat

▲ **Fieber-Erscheinungen,**　　BB: 2051, BU: 274
linke Seite

agar, *agn*, ambr, *ant cr*, arn, *bar c*, caust, cham, **chin**, dig, *lyc*, *par*, **plat**, puls, **rhus t**, ruta, *spig*, **stann**, sulph, *thuj*, *verb*

▲ **Fieber-Erscheinungen,**　　BB: 2052, BU: 274
rechte Seite

ambr, **bell**, *bry*, *caust*, chin, cocc, *fl ac*, nat c, **nux v**, **phos**, **puls**, **ran b**, *sabin*, spig, verb

Abteilung 6   Änderung des Befindens

Verschlimmerung nach der Zeit

▲ **Tagsüber** BB: 2053, BU: 275

am m, *cimic*, **ferr**, *nat a*, *nat c*, **nat m**, **nit ac**, **puls**, **rhus t**, **sang**, <u>sep</u>, <u>sulph</u>

▲ **Morgens** BB: 2054, BU: 275

abies n, *abrot*, *absin*, **acon**, **agar**, agn, **aloe**, alum, *am c*, <u>**am m**</u>, ambr, **anac**, *ang*, **ant cr**, **ant t**, **arg**, **arg n**, **arn**, **ars**, <u>**ars i**</u>, asaf, asar, <u>**aur**</u>, **bapt**, *bar c*, **bell**, *benz ac*, bism, **bor**, **bov**, <u>**bry**</u>, *calad*, **calc**, **calc p**, cann s, canth, **caps**, *carb an*, **carb v**, *caust*, cham, <u>**chel**</u>, *chin*, **chr ac**, **cic v**, *cimic*, <u>**cina**</u>, *clem*, *coc c*, **coca**, **cocc**, *cod*, **coff**, *colch*, coloc, **con**, **corn**, <u>**croc**</u>, *crot t*, *cupr*, cycl, **dig**, **dios**, dros, dulc, **eup per**, *euph*, **euphr**, **ferr**, *ferr p*, *form*, **gamb**, **gels**, *gran*, **graph**, **grat**, **guaj**, *hell*, **hep**, **hydr**, *hyos*, **ign**, *ip*, **jod**, <u>**kali bi**</u>, **kali c**, **kali i**, <u>**kali n**</u>, **kalm**, **kreos**, <u>**lach**</u>, laur, *led*, *lyc*, mag c, *mag m*, **mang**, **mar**, meny, **merc**, **merc c**, **merc if**, *mez*, mosch, mur ac, *nat a*, **nat c**, <u>**nat m**</u>, **nat s**, <u>**nit ac**</u>, nux m, <u>**nux v**</u>, *olnd*, <u>**onos**</u>, *op*, *par*, *pareir*, <u>**petr**</u>, <u>**ph ac**</u>, <u>**phos**</u>, **phyt**, *plan*, plat, *plb*, <u>**podo**</u>, **psor**, **puls**, **ran b**, ran s, **rheum**, <u>**rhod**</u>, <u>**rhus t**</u>, <u>**rumx**</u>, ruta, sabad, **sabin**, **sal ac**, **samb**, **sang**, *sars*, sec, **sel**, **senec**, **seneg**, <u>**sep**</u>, **sil**, **sil**, **spig**, spong, <u>**squil**</u>, **stann**, **staph**, **stram**, stront, <u>**sul ac**</u>, <u>**sulph**</u>, *tab*, **tarax**, **thuj**, <u>**valer**</u>, **verat**, **verat v**, **verb**, *viol o*, viol t, zinc

▲ **Vormittags** BB: 2055, BU: 275

aloe, *alum*, am c, *am m*, ambr, ang, *ant cr*, ant t, *aran*, **arg**, ars, asaf, aur, bar c, bell, bor, bov, **bry**, *cact*, *calc*, <u>**cann s**</u>, *canth*, carb an, **carb v**, caust, *cedr*, cham, chel, chin, cocc, coloc, con, cupr, cycl, dros, dulc, euph, euphr, ferr, graph, **guaj**, hell, **hep**, *ign*, ip, kali c, kali n, kreos, lach, **laur**, lyc, mag c, mag m, **mang**, **mar**, merc, mez, mosch, mur ac, *nat a*, <u>**nat c**</u>, <u>**nat m**</u>, nit ac, **nux m**, *nux v*, *par*, petr, *ph ac*, **phos**, plat, plb, <u>**podo**</u>, puls, **ran b**, rhod, **rhus t**, *rumx*, <u>**sabad**</u>, *sars*, sec, sel, *seneg*, <u>**sep**</u>, **sil**, **spig**, spong, <u>**stann**</u>, **staph**, stront, <u>**sul ac**</u>, <u>**sulph**</u>, **tarax**, **valer**, verat, *verb*, **viol t**, zinc

▲ **Mittags** BB: 2056, BU: 276

apis, <u>**arg**</u>, **nux m**, *paeo*, **valer**

▲ **Nachmittags** BB: 2057, BU: 276

acon, **agar**, *all c*, **aloe**, <u>**alum**</u>, **am c**, **am m**, **ambr**, anac, *ang*, **ant cr**, ant t, **apis**, **arg**, **arg n**, arn, **ars**, **asaf**, **asar**, aur, bar c, **bell**, **bism**, *bor*, bov, *brom*, **bry**, *cact*, calad, **calc**, **calc p**, *camph*, cann s, **canth**, caps, carb an, *carb s*, carb v, caust, *cedr*, cham, **chel**, chin, **cic v**, **cimic**, cina, *coc c*, **cocc**, **coff**, *colch*, **coloc**, **con**, croc, cycl, **dig**, *dios*, dros, **dulc**, euphr, *ferr*, **gels**, graph, *hell*, hep, hyos, *ign*, *ip*, *jod*, <u>**kali bi**</u>, kali c, <u>**kali n**</u>, **kreos**, **lach**, **laur**, led, <u>**lyc**</u>, mag c, mag m, mang, **mar**, *meli*, meny, **merc**, mez, **mosch**, **mur ac**, nat c, **nat m**, **nit ac**, nux m, **nux v**, op, *par*, petr, **ph ac**, **phos**, plat, *plb*, **puls**, **ran b**, *ran s*, rheum, rhod, <u>**rhus t**</u>, **rumx**, *ruta*, sabad, sabin, *sal ac*, **sang**, **sars**, **sel**, seneg, <u>**sep**</u>, <u>**sil**</u>, <u>**sin n**</u>, *spig*, *spong*, squil, **stann**, **staph**, **still**, *stront*, sul ac, <u>**sulph**</u>, tarax, <u>**thuj**</u>, **valer**, verat, verb, **viol t**, <u>**zinc**</u>

Änderung des Befindens

▲ **Abends** BB: 2058, BU: 276

abrot, **acon**, agar, *agn*, **all c**, *aloe*, alum, **am c**, **am m**, **ambr**, *anac*, **ang**, **ant cr**, **ant t**, *apis*, **arg**, **arg n**, **arn**, **ars**, **asaf**, **asar**, aur, **bapt**, bar c, **bell**, bism, **bor**, *bov*, *brom*, **bry**, **calad**, **calc**, *calc p*, camph, cann s, canth, **caps**, **carb an**, *carb s*, *carb v*, **caust**, *cedr*, **cham**, chel, chin, cic v, **cimic**, cina, clem, **cocc**, coff, **colch**, coloc, *com*, **con**, croc, *cupr*, **cycl**, *dig*, *dirc*, *dros*, dulc, **euphr**, ferr, gamb, *graph*, **guaj**, **hell**, hep, **hyos**, ign, ip, jatr, jod, kali bi, kali c, **kali n**, kalm, kreos, **lach**, laur, led, **lyc**, **mag c**, mag m, mang, *mar*, **meny**, **merc**, merc ir, **mez**, *mosch*, mur ac, nat c, nat m, **nit ac**, nux m, nux v, olnd, op, par, petr, ph ac, **phos**, *phyt*, **plat**, **plb**, **puls**, ran b, **ran s**, rheum, rhod, rhus t, **rumx**, ruta, *sabad*, sabin, *sal ac*, samb, sang, sars, *sel*, seneg, **sep**, **sil**, **sin n**, *spig*, spong, squil, **stann**, staph, stict, **stront**, **sul ac**, **sulph**, tab, tarax, **thuj**, **valer**, verat, *verb*, *vib*, viol o, viol t, **zinc**

▲ **Nachts** BB: 2059, BU: 276

acet ac, **acon**, agar, agn, *aloe*, alum, **am br**, am c, **am m**, ambr, **ammc**, anac, *ang*, **ant cr**, **ant t**, *apoc*, aral, arg, *arg n*, **arn**, **ars**, ars i, asaf, asar, **aur**, **bar c**, **bell**, *benz ac*, *bism*, bor, bov, **bry**, *cact*, calad, **calc**, *calc i*, **calc p**, **camph**, **cann i**, **cann s**, **canth**, **caps**, *carb ac*, **carb an**, **carb v**, **caust**, *cedr*, **cham**, **chel**, **chin**, *cic v*, **cina**, cinnb, clem, coc c, **cocc**, cod, coff, **colch**, coloc, **con**, cop, croc, crot h, cupr, *cycl*, dig, *dios*, *dol*, dros, **dulc**, elaps, equis, *eucal*, euphr, **ferr**, **fl ac**, gamb, **graph**, *guaj*, hell, hep, **hyos**, ign, **ip**, **jod**, kali br, kali c, kali i, kali n, *kreos*, **lach**, laur, led, **lil t**, lyc, **mag c**, **mag m**, **mang**, mar, meny, meph, **merc**, merc c, merc if, **mez**, *mosch*, mur ac, *nat c*, **nat m**, **nat s**, **nit ac**, *nux m*, **nux v**, olnd, op, ox ac, *par*, **petr**, *ph ac*, **phos**, **phyt**, pic ac, plat, **plb**, **puls**, *ran b*, *ran s*, **rheum**, *rhod*, **rhus t**, **rumx**, sabad, sabin,

sal ac, **samb**, *sang*, **sars**, **sec**, **sel**, *senec*, seneg, **sep**, **sil**, *sin n*, **spig**, **spong**, squil, **stann**, **staph**, *stict*, stram, **stront**, **sul ac**, **sulph**, tarax, *tarent*, **tell**, **thuj**, valer, *verat*, **viol t**, **zinc**

▲ **Vor Mitternacht** BB: 2060, BU: 277

alum, *am m*, ambr, *anac*, *ang*, **ant t**, *apis*, **arg n**, *arn*, **ars**, asar, **bell**, *brom*, **bry**, *calad*, **carb v**, **caust**, **cham**, chel, chin, **coff**, *colch*, cupr, cycl, dulc, ferr, **graph**, *hep*, ign, kali c, **lach**, **led**, **lyc**, **mang**, mar, **merc**, **mez**, mosch, **mur ac**, nat m, **nit ac**, nux v, *osm*, *petr*, **phos**, *phyt*, plat, **puls**, ran b, **ran s**, rhod, **rhus t**, **rumx**, ruta, **sabad**, samb, **sep**, spig, spong, **stann**, staph, stront, sulph, thuj, **valer**, viol t

▲ **Nach Mitternacht** BB: 2061, BU: 277

acon, alum, *am m*, ambr, ang, ant cr, *ant t*, **ars**, asaf, *aur*, bar c, bor, **bry**, calad, **calc**, **cann s**, *canth*, **caps**, *carb an*, carb v, *caust*, cham, **chel**, chin, *coc c*, cocc, *coff*, con, *croc*, **cupr**, **dros**, dulc, euphr, **ferr**, **gels**, *graph*, hell, *hep*, hyos, **ign**, *jod*, **kali c**, **kali n**, lyc, **mag c**, **mang**, **merc**, **mez**, *mur ac*, *nat c*, nat m, *nat s*, nit ac, **nux v**, *par*, **ph ac**, **phos**, *phyt*, *plat*, **podo**, **puls**, ran b, **ran s**, *rhod*, **rhus t**, *rumx*, sabad, sabin, **samb**, sars, seneg, **sep**, **sil**, spig, spong, **squil**, **staph**, stram, *sul ac*, **sulph**, *tarax*, **thuj**, *viol o*

▲ **Periodisch** BB: 2062, BU: 277

acon, **alum**, am br, am m, **anac**, **ant cr**, ant t, *aran*, **arg**, **arn**, **ars**, asar, bar c, *bell*, bov, *bry*, cact, **calc**, cann s, **canth**, **caps**, **carb v**, **cedr**, **chin**, *cina*, clem, cocc, colch, *croc*, cupr, dros, ferr, graph, **ign**, **ip**, *kali bi*, kali c, kali n, *lach*, **lyc**, *menth p*, meny, merc, **nat m**, **nit ac**, nux v, petr, **phos**, **plb**, **puls**, **rhod**, **rhus t**, sabad, *samb*, sec, **sep**, **sil**, spig, stann, staph, sulph, *valer*, **verat**, zinc

Verschlimmerung nach Lage und Umständen

▲ **Nach dem Abendessen** BB: 2063, BU: 277
ant cr, carb v, chin, puls, *sep*

▲ **In der Abendluft** BB: 2064, BU: 277
am c, *carb v*, **merc**, nat s, nit ac, *nux m*, *sulph*

▲ **Beim Alleinsein** BB: 2065, BU: 278
apis, **ars**, *aur*, bism, bor, calc, *con*, **dros**, ign, kali c, lil t, <u>**lyc**</u>, *meny*, *mez*, **phos**, plat, ran b, *sil*, <u>**stram**</u>, tab, verat, *zinc*

▲ **Von Aneinanderhalten der Teile** BB: 2066, BU: 278
ign, staph

▲ **Beim Anfassen eines Gegenstandes** BB: 2067, BU: 278
acon, *am c*, am m, anac, arg, *arn*, bell, *bov*, **bry**, **calc**, **cann s**, **carb v**, **caust**, <u>**cham**</u>, chin, *dros*, kali c, kali n, <u>led</u>, *lyc*, merc, *nat c*, *phos*, *plat*, **puls**, sec, **sil**, spig, *verat*

▲ **Beim Anfassen eines kalten Gegenstandes** BB: 2068, BU: 278
hep, merc, **nat m**, rhus t, *sil*, *thuj*, zinc

▲ **Auf einer Anhöhe** BB: 2069, BU: 278
sulph

▲ **Beim Anlegen des Säuglings** BB: 2070, BU: 278
sil

▲ **Beim Anlehnen** BB: 2071, BU: 278
ant cr, arg, *arn*, bell, cann s, *cimic*, *cupr*, *cycl*, hep, **nit ac**, *puls*, <u>**samb**</u>, staph, ther

▲ **Beim Anlehnen an eine scharfe Kante** BB: 2072, BU: 278
agar, **samb**

▲ **Beim Anlehnen rückwärts** BB: 2073, BU: 278
agar, *nit ac*, staph

▲ **Nach Anlehnen** BB: 2074, BU: 278
coloc

▲ **Durch Annäherung, Furcht vor Annäherung** BB: 2075, BU: 278
ang, **arn**, ars, *bry*, cadm, symph

▲ **Beim Anreden** BB: 2076, BU: 278
ars, **cham**, gels, hyos, *merc*, nat m, rhus t

▲ **Beim Anstoßen** BB: 2077, BU: 278
bar c, **bry**, carb v, **caust**, *hep*, **puls**, sep, *sil*, spig, valer

▲ **Von Anstrengung des Geistes** BB: 2078, BU: 278
acon, aconin, agar, agn, am c, *ambr*, **anac**, ang, aran, arg, arn, *ars*, ars i, *asar*, aur, bell, *bor*, cadm, calad, <u>**calc**</u>, carb v, cham, *chin*, cimic, *cina*, cinnb, **cocc**, coff, **colch**, con, *cupr*, *dig*, *gels*, graph, hell, <u>**ign**</u>, jod, kali c, *lach*, lact, laur, **lyc**, *mag c*, mag m, mang, *meli*, *meny*, nat c, **nat m**, nat s, nit ac, *nux m*, <u>**nux v**</u>, **olnd**, op, ox ac, *par*, petr, **ph ac**, *phos*, *pic ac*, *plat*, **psor**, **puls**, *ran b*, **sabad**, *sel*, <u>**sep**</u>, **sil**, stann, *staph*, sulph, tarax, zinc

▲ **Von Anstrengung des Körpers** BB: 2079, BU: 278
acon, aconin, agar, *alum*, am c, am m, am m, ambr, ant cr, <u>**arn**</u>, <u>**ars**</u>, asaf, asar, *aur*, bor, bov, **bry**, *calc*, *calc p*, **cann s**, caust, chin, cic v, cina, **cocc**, **coff**, colch, con, croc, euphr, ferr, graph, hell, *hep*, ign, *ip*, *jod*, kali bi, kali n, **kalm**, kreos, lach, led, *lil t*, **lyc**, **merc**, mur ac, *nat c*, **nat m**, *nit ac*, *nux m*, **nux v**, *olnd*, **ox ac**, **pall**, **phos**, **pic ac**, plat, puls, **rheum**, *rhod*, <u>**rhus t**</u>, *ruta*, sabad, **sabin**, **sang**, sars, sec, **sep**, **sil**, spig,

spong, *squil*, stann, staph, sul ac, **sulph**, ther, thuj, *verat*, **zinc**

▲ **Beim Anziehen der** BB: 2080, BU: 279
Stiefel oder der
Strümpfe
arum t, calc, graph, *thuj*

▲ **Von Arsenikdämpfen** BB: 2081, BU: 279
camph, *ip*, **merc**, *nux v*

▲ **Von Atem-Anhalten** BB: 2082, BU: 279
dros, **kali n**, *led*, meny, *merc*, **spig**

▲ **Außer dem Atmen** BB: 2083, BU: 279
asaf, *cina*, **ign**, **merc**, spig, *tarax*

▲ **Beim Atmen** BB: 2084, BU: 279
acon, agar, alum, *am c*, **am m**, **anac**, *ant cr*, *arg*, *arn*, ars, *asaf*, asar, **asc t**, aur, **bell**, bism, bor, bov, **bry**, calc, cann s, **caps**, *cham*, *chin*, **cina**, clem, **cocc**, **colch**, coloc, con, *croc*, cupr, dig, dros, dulc, euphr, graph, **hep**, *hyos*, **kali c**, **kali n**, **led**, *lyc*, **mag c**, mang ac, **merc**, mez, mur ac, *nat c*, **nat m**, **nit ac**, *nux v*, ph ac, **phel**, *plat*, **puls**, **ran b**, *rhod*, **rhus t**, sabad, *sars*, **sel**, seneg, **sep**, sil, **spig**, *squil*, **stann**, staph, *sul ac*, **sulph**, thuj, *verat*

▲ **Beim Ausatmen** BB: 2085, BU: 279
agn, ambr, anac, ang, ant cr, *ant t*, *apis*, arg, ars, *asaf*, aur, *bry*, cann s, carb v, *caust*, cham, chel, chin, cic v, *cina*, clem, coff, **colch**, **dig**, **dros**, *dulc*, euphr, **ign**, **jod**, kreos, laur, led, *mang*, mur ac, nat c, *nux v*, **olnd**, *ph ac*, **puls**, rhus t, *ruta*, sabad, **sep**, **spig**, spong, *squil*, stann, **staph**, tarax, *verat*, **viol o**, **viol t**, zinc

▲ **Beim Einatmen** BB: 2086, BU: 279
acon, agar, agn, alum, am c, **am m**, **anac**, *ang*, **arg**, **arn**, ars, *asaf*, **asar**, aur, **bar c**, **bor**, bov, **bry**, **calc**, *camph*, cann s, *canth*, **caps**, *carb an*, carb v, *caust*, **cham**, **chel**, *chin*, cic v, *cimic*, *cina*, *clem*, cocc, colch, coloc, con, *croc*, cupr,

cycl, **dros**, dulc, *euphr*, **guaj**, *hell*, *hyos*, ign, **ip**, jod, *kali bi*, **kali c**, **kali n**, **kreos**, laur, led, **lyc**, mag c, mag m, mar, **menth p**, **meny**, **merc**, mez, *mosch*, mur ac, nat c, nat m, nit ac, *nux m*, nux v, *olnd*, *op*, **osm**, par, *ph ac*, phos, *plat*, **plb**, puls, **ran b**, *ran s*, rhod, **rhus t**, ruta, sabad, **sabin**, *sars*, **sel**, **seneg**, *sep*, **sil**, **spig**, *spong*, **squil**, **stann**, stront, *sul ac*, *sulph*, tarax, **valer**, *verat*, verb, viol t, zinc

▲ **Beim Tief-Atmen** BB: 2087, BU: 279
acon, **agn**, *aloe*, **am m**, *ant t*, **arg**, **arn**, *asaf*, **asc t**, **bor**, brom, **bry**, calad, calc, *calc p*, *canth*, **caps**, carb an, *caust*, chel, *cina*, *cor r*, *crot t*, **dig**, *dros*, *dulc*, **ferr**, **graph**, **hell**, *hep*, ign, *ip*, **kali c**, **kali n**, kreos, **lyc**, mag m, *mang*, **meny**, **merc**, mosch, nat c, *nat m*, nux m, nux v, **olnd**, **phos**, **plb**, **puls**, **ran s**, rheum, **rhus t**, **rumx**, sabad, **sabin**, **sang**, *seneg*, sep, **sil**, **spig**, *spong*, **squil**, **sulph**, thuj, *valer*, verb

▲ **Vom Auflegen (Auf-** BB: 2088, BU: 279
stützen) des Gliedes
am m, ang, arg, **arn**, *asar*, **bell**, *camph*, caust, *cina*, **con**, croc, graph, **kali c**, mag m, *mar*, nux m, phos, **rhus t**, ruta, sabin, samb, **sil**, spong, squil, **stann**, sulph, *thuj*, valer, *verb*

▲ **Beim Aufrichten** BB: 2089, BU: 280
acon, alum, **am m**, *anac*, ang, **ant t**, arg, **arn**, ars, *asar*, bar c, **bell**, *bov*, **bry**, *cact*, *calad*, **cann i**, **cann s**, *caps*, carb an, caust, **cham**, **chel**, chin, **cic v**, **cocc**, colch, coloc, **con**, croc, **dig**, dros, **ferr**, hell, *hep*, **ign**, **kali bi**, kali c, *lach*, laur, **lyc**, mag m, *mang*, meny, merc, **mur ac**, **nat m**, **nit ac**, **nux v**, **op**, osm, *ph ac*, **phos**, plat, plb, **puls**, *ran b*, rheum, **rhus t**, *rumx*, sabad, **sang**, *sars*, seneg, sep, **sil**, *spong*, **squil**, stann, staph, stram, *sul ac*, **sulph**, *tarax*, *verat*, *verat v*, **viol t**, zinc

▲ **Beim Aufstehen aus** BB: 2090, BU: 280
dem Bett
acon, aloe, am m, ang, ant cr, *ant t*, ars, *asar*, aur, **bell**, **bor**, *bov*, **bry**, calad, **calc**, **caps**, *carb an*, **carb v**, caust, **cham**, *chel*, *chin*, cic v, **cina**, clem, **cocc**, **con**, croc, *crot t*, dig, **dulc**, **ferr**,

graph, *guaj*, hell, **hep**, hyos, **ign**, kali c, kreos, <u>lach</u>, *led*, **lyc**, mag c, mag m, meny, merc, mosch, **nat m**, *nit ac*, **nux v**, olnd, par, *petr*, **ph ac**, <u>phos</u>, plat, plb, <u>**puls**</u>, **ran b**, rhod, <u>**rhus t**</u>, ruta, **sabin**, **sal ac**, **samb**, **sel**, **sep**, **sil**, **spig**, *squil*, **stann**, **staph**, *stram*, sul ac, *sulph*, **thuj**, *trom*, *valer*, *verat*, **verat v**

▲ **Nach dem Aufstehen**   BB: 2091, BU: 280
    aus dem Bett
acon, *aloe*, am c, **am m**, *ambr*, anac, ang, ant cr, ant t, *apis*, arg, *ars*, *bar c*, bell, bor, bov, **bry**, **calc**, camph, cann s, *canth*, caps, carb an, **carb v**, caust, **cham**, **cina**, *coloc*, con, croc, *dulc*, euph, **graph**, **guaj**, **hell**, *hep*, *hyos*, **ign**, ip, *kali c*, kali n, <u>lach</u>, laur, led, lyc, *mag c*, *mag m*, mang, meny, mez, mur ac, nat c, **nat m**, *nat s*, *nit ac*, nux m, **nux v**, olnd, *par*, **ph ac**, **phos**, plat, **puls**, **ran b**, rhod, <u>**rhus t**</u>, ruta, sabad, *sars*, **sep**, *sil*, **spig**, *spong*, squil, **stann**, **staph**, stram, sul ac, <u>**sulph**</u>, *thuj*, *valer*, **verat**, verb

▲ **Beim Aufstehen vom**   BB: 2092, BU: 280
    Sitz
acon, ambr, *anac*, *ang*, *ant cr*, **ant t**, *apis*, *arg n*, arn, ars, *asar*, *aur*, **bar c**, **bell**, *berb*, bov, **bry**, *cact*, **calc**, *calc p*, cann s, canth, **caps**, **carb an**, **carb v**, **caust**, *cham*, **chin**, cic v, **cocc**, **con**, croc, **dig**, dros, **euph**, **ferr**, *graph*, kali c, kali n, *kali p*, lach, **laur**, led, <u>**lyc**</u>, *mang*, merc, mur ac, *nat c*, **nat m**, **nit ac**, **nux v**, olnd, petr, **ph ac**, <u>**phos**</u>, plat, **puls**, ran b, rhod, <u>**rhus t**</u>, ruta, sabad, **sang**, **sep**, *sil*, <u>**spig**</u>, **staph**, stram, stront, <u>**sulph**</u>, **thuj**, **verat**, **verat v**, *zinc*

▲ **Nach dem Aufstehen**   BB: 2093, BU: 280
    vom Sitz
alum, bry, *carb v*, laur, olnd, *puls*, <u>**rhus t**</u>, verat

▲ **Von Aufstoßen**   BB: 2094, BU: 281
agar, alum, *am c*, ant cr, *bar c*, bell, *bry*, *calad*, **cann s**, *caps*, **cham**, **cocc**, cycl, *hep*, *kali c*, **lach**, nux v, par, **phos**, *plb*, *puls*, **rhod**, <u>**rhus t**</u>, sabin, **sep**, sil, *spong*, stann, staph, sulph, **verb**, **zinc**

▲ **Von (hart) Auftreten**   BB: 2095, BU: 281
alum, *am c*, ambr, **anac**, **ang**, **ant cr**, *arg*, **arn**, ars, **asar**, *bar c*, **bell**, bor, <u>**bry**</u>, calad, **calc**, camph, canth, **caust**, cham, chel, **chin**, *cocc*, coff, <u>**con**</u>, dros, dulc, euphr, ferr, **graph**, **hell**, kali c, kali n, lach, **led**, **lyc**, mag c, **mag m**, meny, merc, **nat c**, **nat m**, *nit ac*, nux m, **nux v**, par, petr, **phos**, *plat*, plb, *puls*, rhod, <u>**rhus t**</u>, *ruta*, **sabad**, *sabin*, seneg, **sep**, <u>*sil*</u>, **spig**, *spong*, stann, staph, <u>**sulph**</u>, *thuj*, *verb*, *viol t*

▲ **Von Augenaufheben**   BB: 2096, BU: 281
ars, bell, **bry**, *caps*, **chin**, *puls*, sabin

▲ **Von Augendrehen**   BB: 2097, BU: 281
acon, bry, *caps*, cupr, gels, lyc, nat m, *nux v*, puls, rhus t, **sang**, *sep*, **sil**, **spig**

▲ **Von Augenöffnen**   BB: 2098, BU: 281
acon, agar, arn, *atro*, **aur**, bell, *bor*, **bry**, **calc**, *calc f*, canth, **chel**, *chin*, cic v, **clem**, coff, **con**, **croc**, euph, *euphr*, **ferr**, **gels**, **ign**, lyc, mag m, *meli*, **nux v**, phos, plat, <u>**seneg**</u>, <u>**sil**</u>, **spig**, **verat v**, zinc

▲ **Von Augenschließen**   BB: 2099, BU: 281
agar, arn, *ars*, **bell**, <u>**bry**</u>, *calad*, **calc**, *carb an*, *caust*, chel, **chin**, **clem**, con, *croc*, dig, **dub**, ferr, *fl ac*, **hell**, hep, ign, *kali c*, <u>**lach**</u>, led, **mag m**, mang, *merc*, nux v, op, ph ac, phos, **puls**, *sabad*, sars, <u>**sep**</u>, **sil**, *spong*, staph, *stram*, sulph, **ther**, **thuj**

▲ **Nach dem Auskleiden**   BB: 2100, BU: 281
agar, am m, <u>**ars**</u>, cham, **cocc**, **dros**, hep, *kali bi*, mag c, *mez*, nat s, <u>**nux v**</u>, olnd, **puls**, <u>**rhus t**</u>, rumx, sep, *sil*, **spong**, *stann*

▲ **Nach unterdrückten**   BB: 2101, BU: 281
    Ausschlägen
acon, **alum**, am c, *ambr*, **ars**, **bell**, <u>**bry**</u>, *calad*, calc, carb an, *carb v*, **caust**, **cham**, con, *cupr*, *dulc*, **graph**, **hep**, <u>**ip**</u>, jod, *kali c*, *lach*, **lyc**, merc, mez, **nat c**, nit ac, **nux m**, *op*, <u>**ph ac**</u>, *phos*, **puls**,

rhus t, *sars*, *sel*, **sep**, *sil*, **staph**, *stram*, sul ac, **sulph**, *thuj*, *verat*, viol t, zinc

▲ **Von geschlechtlichen** BB: 2102, BU: 281
 Ausschweifungen
acon, **agar**, agn, alum, *anac*, ant cr, arn, *ars*, asaf, aur, bar c, bell, bor, **bov**, bry, *calad*, **calc**, cann s, canth, caps, carb an, **carb v**, caust, cham, **chin**, *cina*, cocc, coff, **con**, *dulc*, *ferr*, graph, *ign*, ip, **jod**, **kali c**, led, *lyc*, mag m, **merc**, mez, *mosch*, **nat c**, *nat m*, nit ac, **nux v**, op, *petr*, **ph ac**, **phos**, plat, *plb*, **puls**, *ran b*, rhod, rhus t, ruta, sabad, samb, *sel*, **sep**, *sil*, **spig**, *squil*, stann, **staph**, *sulph*, thuj, valer, zinc

▲ **Von Ausspucken** BB: 2103, BU: 281
dig, **led**, **nux v**

▲ **Von Ausstrecken des** BB: 2104, BU: 282
 Gliedes
acon, *agar*, **alum**, **am c**, am m, anac, ang, **ant cr**, *arg*, arn, aur, *bar c*, bell, bov, **bry**, **calc**, cann s, caps, *carb v*, *caust*, cham, **chin**, *cina*, clem, *colch*, con, croc, dig, dros, dulc, ferr, graph, guaj, **hep**, ign, kali c, *lach*, *laur*, *lyc*, **mang**, *meny*, merc, **merc c**, mur ac, nat m, nux v, petr, phos, *plat*, plb, puls, **ran b**, rheum, **rhus t**, *ruta*, sabin, sel, **sep**, *spig*, spong, stann, staph, **sulph**, **thuj**, valer, verat

▲ **Von Ausstrecken der** BB: 2105, BU: 282
 Beine
colch

▲ **Von Baden** BB: 2106, BU: 282
ant cr, *ant s*, *ars i*, *bell*, *bry*, *calc*, *carb v*, *caust*, *cham*, *kali c*, *lach*, mang, *nat m*, **nit ac**, **phos**, **rhus t**, *sep*, *sil*, *sulph*

▲ **Von kaltem Baden** BB: 2107, BU: 282
ant cr, **bell**, **caps**, *carb s*, kreos, *mur ac*, **nit ac**, *phos*, **rhus t**, *sars*, sep

▲ **Vom Baden in der See** BB: 2108, BU: 282
ars, *mag m*, **rhus t**, *sep*

▲ **Von Bauch-Aufblasen** BB: 2109, BU: 282
ign

▲ **Von Bauch-Einziehen** BB: 2110, BU: 282
acon, *ambr*, ant cr, **ant t**, asaf, **asar**, bar c, bell, bov, calc, *chel*, *kali c*, lyc, **nux v**, *phos*, *valer*, **zinc**

▲ **An bedeckten Teilen** BB: 2111, BU: 282
led, (thuj)

▲ **An unbedeckten Teilen** BB: 2112, BU: 0
thuj

▲ **Vor Beginn einer** BB: 2113, BU: 282
 Arbeit, Reise,
 Unternehmung
ars, *gels*

▲ **Beim Beischlaf** BB: 2114, BU: 282
anac, asaf, bar c, *calad*, **canth**, *ferr*, **graph**, **kali c**, lyc, plat, **sel**, *sep*, *thuj*

▲ **Nach dem Beischlaf** BB: 2115, BU: 282
agar, agn, anac, *arg n*, asaf, bar c, bor, **bov**, **calad**, **calc**, *canth*, *cedr*, **chin**, *con*, *graph*, *kali bi*, **kali c**, kreos, lyc, mag m, mosch, **nat c**, nat m, nit ac, *nux v*, *petr*, **ph ac**, **phos**, plb, rhod, rhus t, **sel**, **sep**, **sil**, *staph*, **sulph**, *ther*

▲ **Wenn beobachtet von** BB: 2116, BU: 282
 Anderen
ambr, **merc**, stram, *tarent*

▲ **Von Berührung** BB: 2117, BU: 282
acon, aesc, *agar*, *agn*, *aloe*, am c, am m, *ambr*, *anac*, **ang**, ant cr, **ant t**, **apis**, *arg*, **arn**, **ars**, asar, aur, bar c, **bell**, *bor*, bov, **bry**, calad, calc, *calc p*, camph, **cann s**, **canth**, **caps**, *carb an*, **carb v**,

caust, **cham**, *chel*, chin, cic v, **cina**, *clem*, *cocc*, coff, **colch**, coloc, con, *croc*, *crot h*, *crot t*, **cupr**, cycl, *dig*, dros, dulc, **euph**, euphr, *ferr*, *graph*, *guaj*, **hell**, **hep**, **hyos**, ign, ip, *jod*, **kali bi**, kali c, **kali i**, kali n, **kreos**, **lach**, laur, **led**, *lil t*, **lyc**, **mag c**, **mag c**, **mag m**, *mag p*, mang, *mar*, *menth p*, meny, **merc**, **merc c**, **mez**, mosch, mur ac, nat c, **nat m**, **nit ac**, *nux m*, **nux v**, *olnd*, **op**, *osm*, **par**, petr, **ph ac**, phos, *plat*, plb, **puls**, **ran b**, ran s, **rhod**, **rhus t**, *ruta*, sabad, **sabin**, *sal ac*, sang, sars, sec, seneg, **sep**, **sil**, **spig**, spong, *squil*, stann, **staph**, stram, stront, sul ac, **sulph**, symph, **tarax**, *tarent*, **thuj**, *valer*, **verat**, *verb*, viol o, viol t, **zinc**

▲ **Von leiser Berührung** BB: 2118, BU: 283

ars, **bell**, **chin**, colch, ign, **lach**, mag m, **merc**, mez, **nux v**, *ph ac*, phos, stann

▲ **Von Fremdenbesuch** BB: 2119, BU: 283

phos

▲ **Bei Bewegung** BB: 2120, BU: 0

acon, aesc, *agar*, **agn**, *aloe*, alum, **am c**, *am m*, ambr, *anac*, **ang**, ant cr, **ant t**, **apis**, *apoc*, arg, **arn**, ars, **ars i**, **asaf**, *asar*, *aur*, *bapt*, *bar c*, **bell**, *berb*, **bism**, *bor*, bov, **bry**, *bufo*, *cact*, *cadm*, *calad*, **calc**, **camph**, **cann i**, **cann s**, *canth*, **caps**, **carb an**, *carb s*, carb v, caust, cham, **chel**, chin, *cic v*, **cimic**, cina, clem, **cocc**, **coff**, **colch**, coloc, con, **croc**, *crot h*, *crot t*, **cupr**, cycl, **dig**, *dios*, dros, *dulc*, **eup per**, euph, **ferr**, *gels*, *glon*, **graph**, *guaj*, **hell**, **hep**, hyos, *hyper*, ign, **ip**, iris, **jod**, kali bi, kali c, kali n, **kalm**, *kreos*, lach, laur, **led**, *lil t*, lyc, mag c, *mang*, mar, **meli**, meny, **merc**, *merc c*, *mez*, mosch, mur ac, nat c, **nat m**, **nat s**, **nit ac**, *nux m*, **nux v**, olnd, **onos**, op, *osm*, **ox ac**, *par*, petr, *ph ac*, **phos**, *pic ac*, plat, **plb**, **puls**, **ran b**, ran s, **rheum**, rhod, rhus t, *rumx*, ruta, sabad, **sabin**, samb, **sang**, **sars**, *sec*, **sel**, *senec*, seneg, **sep**, **sil**, **spig**, *spong*, squil, **stann**, **staph**, *stram*, stront, *sul ac*, **sulph**, tarax, **ther**, thuj, *tril*, valer, **verat**, *verb*, viol o, viol t, **zinc**

▲ **Bei anfangender Bewegung** BB: 2121, BU: 283

anac, asar, *bry*, *cact*, calc, **caps**, **carb v**, *caust*, chin, cina, cocc, **con**, *cupr*, dros, **euph**, **ferr**, gels, graph, *helo*, *indg*, *lach*, led, **lyc**, mag c, nit ac, *petr*, **phos**, *plat*, plb, **puls**, *rhod*, **rhus t**, *ruta*, sabad, sabin, **samb**, sars, *sep*, **sil**, **ther**, *thuj*, valer

▲ **Bei falscher Bewegung** BB: 2122, BU: 283

ars, **bry**, *lyc*, **spig**

▲ **Bei Bewegung der Arme** BB: 2123, BU: 283

acon, *am m*, **anac**, **ang**, **ant cr**, **asc t**, bar c, bor, *bry*, *camph*, *chel*, **dig**, *ferr*, **kali bi**, *lach*, **led**, nux m, plb, *puls*, **ran b**, **rhus t**, *seneg*, sep, *spig*, *spong*, **sulph**, thuj, viol t

▲ **Bei Bewegung der Augen** BB: 2124, BU: 283

acon, *agn*, alum, arn, ars, **bell**, **bry**, camph, **caps**, carb v, **cham**, *chin*, clem, *coloc*, **con**, **cupr**, *dig*, dros, *gels*, **hep**, ign, *mang*, merc, mosch, *mur ac*, nat m, **nux v**, olnd, **op**, plb, **puls**, ran s, **rhus t**, *sabad*, sabin, seneg, sep, **sil**, **spig**, spong, stann, stront, **sulph**, **valer**, zinc

▲ **Bei Bewegung der Augenlider** BB: 2125, BU: 284

bry, **coloc**, mosch

▲ **Bei Bewegung des Kopfes** BB: 2126, BU: 284

acon, *am c*, **arn**, *bar c*, **bell**, **bry**, **calc**, cann s, **caps**, carb v, *chin*, cocc, coloc, **cupr**, *euph*, graph, **hell**, ip, kali c, **lach**, **lyc**, mang, mez, **mosch**, **nat c**, nat m, *ph ac*, plat, *puls*, rhod, **rhus t**, samb, **sep**, sil, **spig**, stann, staph, sul ac, sulph, verat, viol o

▲ **Bei Bewegung des leidenden Teils** BB: 2127, BU: 284

acon, aesc, *agar*, *am c*, *anac*, ang, **ant t**, **arn**, ars, *asaf*, *asar*, bar c, **bell**, **bry**, *camph*, **cann s**, **caps**, *caust*, **cham**, *chel*, **chin**, cic v, *cimic*, *clem*,

Änderung des Befindens

cocc, coff, **coloc**, **com**, con, *croc*, *cupr*, *dig*, *form*, **gels**, **glon**, *guaj*, hep, ign, jod, kali c, **kalm**, led, *mag c*, *mang*, *meny*, **merc**, **mez**, nat c, nat m, *nux m*, **nux v**, *olnd*, petr, *phos*, *phyt*, plat, **puls**, ran b, **rheum**, rhus t, *rumx*, *ruta*, *sabad*, samb, sang, sars, *sel*, sep, spig, **stann**, *staph*, **sulph**, *thuj*, zinc

▲ Nach der Bewegung   BB: 2128, BU: 284

agar, *am c*, **anac**, *arn*, ars, *aspar*, *calad*, camph, **cann s**, **carb v**, *caust*, *cocc*, coff, **croc**, *dros*, **hyos**, jod, **kali c**, laur, merc, *nit ac*, *nux v*, olnd, *phos*, **plb**, puls, rhus t, *ruta*, sabin, sep, *spig*, **spong**, **stann**, *staph*, **stram**, sul ac, valer, zinc

▲ Bei halbem   BB: 2129, BU: 284
   Bewußtsein
camph

▲ Beim Biegen oder   BB: 2130, BU: 284
   Drehen
aloe, **am m**, ang, ant t, arn, **bell**, bov, **bry**, calc, camph, caps, carb an, carb v, cham, **chin**, **cic v**, *cocc*, **con**, **crot t**, *cycl*, *dros*, dulc, euph, *guaj*, **hep**, ign, ip, jod, *lach*, laur, *mag c*, merc, *mez*, mur ac, **nat m**, nit ac, nux v, *petr*, ph ac, **phos**, plat, *plb*, puls, ran b, *rhod*, **rhus t**, sabad, *sabin*, samb, **sel**, spig, **spong**, **stann**, staph, **sulph**, *thuj*, verat, *zinc*

▲ Beim Biegen oder   BB: 2131, BU: 284
   Drehen des
   leidenden Teils
acon, am c, **am m**, *anac*, **ang**, **ant cr**, ant t, arg, **arn**, asaf, aur, **bar c**, **bell**, bor, bov, **bry**, calc, calc ac, camph, caps, carb an, carb v, caust, cham, **chel**, **chin**, **cic v**, *cimic*, cina, *cocc*, **coff**, con, *croc*, cupr, cycl, dig, *dros*, dulc, *glon*, graph, hep, hyos, ign, ip, jod, **kali c**, *lach*, laur, led, **lyc**, **mag c**, mar, merc, *mez*, mur ac, **nat m**, *nit ac*, **nux v**, olnd, par, *petr*, ph ac, **phos**, *plat*, plb, **puls**, *ran b*, rhod, **rhus t**, ruta, sabad, *sabin*, samb, **sang**, sel, sep, **sil**, spig, **spong**, **stann**, staph, *sulph*, tarax, *thuj*, valer, verat, *zinc*

▲ Beim Biegen nach   BB: 2132, BU: 284
   Auswärts
caps

▲ Beim Biegen nach   BB: 2133, BU: 284
   Einwärts
am m, **ign**, **stann**, *staph*, verat

▲ Beim Drehen nach   BB: 2134, BU: 284
   Rechts
euph, *spig*

▲ Biegen rückwärts   BB: 2135, BU: 285
am c, **anac**, *ant cr*, asaf, aur, **bar c**, bell, **calc**, caps, **carb v**, *caust*, *chel*, cina, coff, **con**, cupr, dig, dros, dulc, glon, **ign**, **kali c**, lyc, mang, mar, nat m, **nit ac**, nux v, **plat**, plb, **puls**, *rhod*, *rhus t*, **sep**, spig, *stann*, **sulph**, thuj, valer

▲ Biegen rückwärts und   BB: 2136, BU: 285
   vorwärts
asaf, **chel**, *coff*, nux v, thuj

▲ Biegen seitwärts   BB: 2137, BU: 285
acon, **bell**, *bor*, **calc**, canth, *chel*, chin, cocc, **kali c**, *lyc*, **nat m**, plb, stann, staph

▲ Biegen vorwärts   BB: 2138, BU: 285
asaf, carb an, *chel*, *cimic*, **coff**, nux v, rhus t, seneg, *thuj*

▲ Von gebogen halten   BB: 2139, BU: 285
hyos, mar, **spong**, valer

▲ Nach Blähungsabgang   BB: 2140, BU: 285
fl ac

▲ Von Brechwürgen   BB: 2141, BU: 285
asar, olnd

▲ **Von Brillen** BB: 2142, BU: 285
bor

▲ **Beim Bücken** BB: 2143, BU: 285
acet ac, **acon**, <u>**aesc**</u>, *agar*, *aloe*, **alum**, <u>**am c**</u>, *am m*, anac, ang, *ant cr*, ant t, *apis*, **arg**, *arn*, ars, *asaf*, *asar*, **aur**, **bapt**, **bar c**, bell, *berb*, **bor**, bov, <u>**bry**</u>, *cact*, <u>**calc**</u>, *calc ac*, *calc i*, *calc p*, **camph**, cann s, *canth*, **caps**, *carb ac*, carb an, *carb s*, *carb v*, caust, **cham**, *chel*, **chin**, *cic v*, *cimic*, cina, **clem**, **cocc**, **coff**, **coloc**, con, **cor r**, **croc**, *cupr*, *dig*, *dios*, **dros**, dulc, **ferr**, ferr i, *form*, gels, **glon**, **graph**, ham, *hell*, helo, **hep**, hydr, hydr ac, *hyos*, ign, **ip**, **kali bi**, **kali c**, **kali n**, *kalm*, *kreos*, *lach*, *laur*, **led**, **lith**, lyc, **mag m**, <u>**mang**</u>, **mar**, **meny**, <u>**merc**</u>, mill, *mosch*, mur ac, *nat c*, **nat m**, nicc, nit ac, nux m, **nux v**, **olnd**, op, **par**, **petr**, *ph ac*, phos, *phyt*, **pic ac**, *plat*, **plb**, <u>**puls**</u>, <u>**ran b**</u>, *rheum*, **rhod**, **rhus t**, *rumx*, **ruta**, sabin, samb, **sang**, sars, senec, **seneg**, senn, **sep**, **sil**, **spig**, spong, **stann**, staph, **stront**, *sul ac*, <u>**sulph**</u>, tarax, **thuj**, <u>**valer**</u>, verat, verb, vib, viol t, *zinc*, zing

▲ **Nach (langem) Bücken** BB: 2144, BU: 285
alum, asar, bov, cann s, **caust**, **hep**, *hyos*, meny, nat m, **plat**, *viol t*

▲ **Von Bügeln** BB: 2145, BU: 285
bry

▲ **Von China, ohne Chinasiechtunm** BB: 2146, BU: 285
led, sel

▲ **Von China Mißbrauch** BB: 2147, BU: 285
am c, **ant t**, <u>**arn**</u>, **ars**, *asaf*, **bell**, *bry*, **calc**, *caps*, **carb v**, cham, **cina**, cupr, cycl, dig, <u>**ferr**</u>, *gels*, hell, **ip**, lach, *merc*, **nat m**, nux v, *ph ac*, phos, plb, <u>**puls**</u>, samb, sep, stann, *sul ac*, **sulph**, verat

▲ **Nach Konzert** BB: 2148, BU: 185
sil

▲ **In der Abenddämmerung** BB: 2149, BU: 286
am m, *ang*, **ars**, **calc**, *caust*, dig, dros, nat m, phos, plb, <u>**puls**</u>, *rhus t*, *staph*, sul ac, *valer*

▲ **Von Dehnen und Recken** BB: 2150, BU: 286
am c, <u>**ran b**</u>, rhus t

▲ **Beim Denken daran (an ihre/seine Krankheit)** BB: 2151, BU: 286
agar, arg n, asar, *aur*, bad, **bar c**, *calc p*, *camph*, **caust**, **cham**, dig, dros, hell, *lach*, *nit ac*, **nux v**, olnd, **ox ac**, *oxyt*, *phos*, *pip n*, plb, **ran b**, **sabad**, sars, *spig*, *spong*, stann, *staph*

▲ **Beim Denken an etwas anderes** BB: 2152, BU: 286
camph, caust, cic v, **hell**

▲ **Beim Denken an Speisen (die er/sie gern hat)** BB: 2153, BU: 286
<u>sep</u>

▲ **Von äußerem Druck** BB: 2154, BU: 286
acon, <u>**agar**</u>, alum, am c, am m, ambr, anac, **ang**, *ant cr*, <u>**apis**</u>, *arg*, arn, **ars**, asaf, **bapt**, <u>**bar c**</u>, *bell*, bism, bor, bov, **bry**, *cact*, **calad**, calc, *calc p*, camph, **cann s**, **cann s**, **canth**, **caps**, *carb an*, *carb s*, **carb v**, *card m*, caust, **chel**, chin, <u>**cina**</u>, *coc c*, **coloc**, *crot t*, **cupr**, *dig*, *dros*, dulc, **guaj**, hell, <u>**hep**</u>, *hyos*, ign, ip, <u>**jod**</u>, **kali bi**, kali c, **kali i**, kali n, <u>**lach**</u>, laur, led, **lil t**, <u>**lyc**</u>, **mag c**, mag m, mang, **mar**, meny, **merc**, <u>**merc c**</u>, *mez*, **mosch**, mur ac, nat c, **nat m**, **nat s**, *nit ac*, *nux m*, **nux v**, **olnd**, op, *ox ac*, ph ac, **phos**, **plat**, puls, **ran b**, **ran s**, rhus t, **ruta**, *sabad*, *sabin*, *samb*, *sars*, **sel**, seneg, *sep*, <u>**sil**</u>, spig, **spong**, **stann**, **staph**, *stram*, stront, sul ac, sulph, thuj, **valer**, verat, **verb**, zinc

▲ **Von Druck auf die ent-** BB: 2155, BU: 286
**gegengesetzte,
schmerzlose Seite**
ambr, arn, bell, bry, **calc**, *cann s*, carb an, carb v, **caust**, **cham**, coloc, ign, **kali c**, lyc, nux v, **puls**, rhus t, sep, **stann**, viol o, **viol t**

▲ **Von Druck der Kleider** BB: 2156, BU: 286
am c, arg n, arn, ars, asaf, *asar*, *bad*, benz ac, *bov*, **bry**, **calc**, **caps**, carb v, **caust**, chel, chin, *coff*, con, *dios*, *gran*, *graph*, **hep**, ign, kali bi, kali n, kreos, **lach**, lact, **lil t**, lith, **lyc**, *mag m*, **nux v**, olnd, op, puls, *ran b*, **sars**, sep, *spong*, **stann**, sulph

▲ **Im Dunkeln** BB: 2157, BU: 286
am m, *arg n*, *ars*, *bar c*, *bry*, **calc**, *cann i*, **carb an**, *carb s*, *carb v*, caust, *hep*, nux v, **phos**, staph, **stram**, *stront*, **valer**

▲ **Von Durchnässung** BB: 2158, BU: 286
agn, all c, am c, *ant cr*, ant t, **aran**, **ars**, **bell**, *bor*, **bry**, **calc**, calc p, **camph**, carb v, **caust**, **colch**, **dulc**, **euph**, **hep**, **ip**, jod, *lach*, led, **lyc**, merc, nat m, *nit ac*, **nux m**, nux v, *phos*, **puls**, **rhus t**, sars, *sec*, **sep**, *sulph*, verat, *zinc*

▲ **Von Schweiß durchnäßt** BB: 2159, BU: 286
acon, *calc*, **dulc**, **rhus t**, sep

▲ **Von Durchnässung** BB: 2160, BU: 287
des Kopfes
bar c, **bell**, glon, *led*, **puls**

▲ **Von Durchnässung** BB: 2161, BU: 287
der Füße
calc, cham, dulc, glon, graph, merc, *nat c*, *nat m*, **phos**, **puls**, *rhus t*, **sep**, **sil**, sulph, *xan*, zinc

▲ **Von Warm Einhüllen** BB: 2162, BU: 287
acon, arg, ars, asaf, **asar**, aur, bell, **bor**, *bry*, cact, **calc**, camph, *cann i*, carb v, **cham**, *chin*, coff, **ferr**, *ign*, **jod**, lach, led, **lyc**, merc, mosch,

mur ac, nit ac, nux v, *op*, *phos*, *plat*, **puls**, rhus t, *sec*, *seneg*, sep, **spig**, *staph*, **sulph**, *tab*, *thuj*, verat

▲ **Vor dem Einschlafen** BB: 2163, BU: 287
acon, agar, **agn**, alum, am br, am c, *am m*, anac, ant cr, **ant t**, *arn*, **ars**, asar, *aur*, bad, **bar c**, **bell**, bism, *bor*, **bry**, **calad**, **calc**, camph, canth, *caps*, **carb an**, **carb v**, **caust**, cham, chel, **chin**, clem, *cocc*, coff, coloc, con, cycl, dig, *dulc*, euph, euphr, **graph**, grin, *guaj*, **hep**, **ign**, **ip**, **kali c**, kali n, **kreos**, *lach*, *laur*, led, **lyc**, *mag c*, *mag m*, mang, *mar*, **merc**, mez, mosch, mur ac, *nat c*, *nat m*, nit ac, nux m, **nux v**, op, par, petr, *ph ac*, **phos**, plat, plb, **puls**, *ran b*, rheum, rhod, **rhus t**, sabad, *sabin*, samb, **sars**, *sel*, seneg, **sep**, **sil**, sil, spig, *spong*, stann, **staph**, *stront*, sul ac, **sulph**, *tarax*, *thuj*, verat, verb, viol t, zinc

▲ **Von Entblößung** BB: 2164, BU: 287
acon, *acon f*, *agar*, ant cr, arg, *arg n*, arn, **ars**, asar, **atro**, **aur**, **bell**, benz ac, bor, **bry**, *calc p*, camph, canc f, *canth*, caps, carb an, *cham*, *chin*, **cic v**, **clem**, **cocc**, coff, **colch**, **con**, *cor r*, cycl, *dios*, **dulc**, eup per, gels, *graph*, guaj, hell, **hep**, hipp, *hyos*, ign, *kali bi*, *kali i*, kreos, *lach*, led, *mag c*, *mag m*, *mag p*, meny, *merc*, mez, mur ac, *nat c*, *nat m*, **nux m**, **nux v**, *ox ac*, ph ac, phos, **psor**, puls, rheum, **rhod**, **rhus t**, **rumx**, *sabad*, **samb**, *sep*, **sil**, **squil**, *staph*, stram, **stront**, symph, thuj

▲ **Von Entblößung eines** BB: 2165, BU: 287
Teiles
bry, **hep**, **nat m**, **rhus t**, **sil**, *squil*, stront, **thuj**

▲ **Nach Entblößung** BB: 2166, BU: 287
am m, **ars**, **cocc**, **dros**, hep, mag c, *mez*, **nux v**, olnd, puls, **rhus t**, sep, *sil*, **spong**, *stann*

▲ **Von Erbrechen** BB: 2167, BU: 287
acon, **ant t**, *arn*, **ars**, asar, bell, **bry**, **calc**, *caps*, cham, *chin*, cina, cocc, **colch**, **coloc**, con, **cupr**, *dig*, **dros**, *eug*, ferr, *graph*, **hyos**, **ip**, jod, lach, lyc, mez, mosch, *nat m*, **nux v**, olnd, op, **phos**,

plb, **puls**, ran s, ruta, sabin, **sars**, *sec*, sep, *sil*, stann, **sulph**, verat

▲ **Von Erfrierung** BB: 2168, BU: 288

agar, **ars**, bell, **bor**, bry, *camph*, **carb v**, **colch**, hep, mur ac, **nit ac**, nux v, petr, ph ac, **phos**, **puls**, *sul ac*, sulph

▲ **Von Erhitzung** BB: 2169, BU: 288

acon, am c, **ant cr**, **bell**, **bry**, *caps*, **carb v**, coff, dig, *glon*, *hep*, *ign*, *ip*, **kali c**, mez, *nat m*, *nux m*, *nux v*, olnd, **op**, **puls**, *sep*, *sil*, staph, **thuj**, **zinc**

▲ **Von Erhitzung am Feuer** BB: 2170, BU: 288

ant cr, arg n, *bry*, carb v, **con**, **euph**, ferr, mag m, *merc*, *puls*, **zinc**

▲ **Nach Erkältung** BB: 2171, BU: 288

acon, agar, *alum*, am c, anac, **ant t**, arn, ars, aur, *bar c*, **bell**, bor, **bry**, **calc**, **calc p**, *camph*, **carb v**, *caust*, **cham**, chin, *cocc*, **coff**, **coloc**, con, *croc*, cupr, **cycl**, dig, dros, **dulc**, graph, hep, **hyos**, *ign*, **ip**, kali c, *led*, **lyc**, mag c, **mang**, **merc**, nat c, **nat m**, **nit ac**, *nux m*, **nux v**, **op**, petr, ph ac, **phos**, **plat**, **puls**, *ran b*, **rhus t**, ruta, *sabin*, **samb**, *sars*, *sel*, **sep**, **sil**, **spig**, stann, *staph*, stront, *sul ac*, **sulph**, *valer*, **verat**

▲ **Nach Erkältung des Kopfes** BB: 2172, BU: 228

bell, glon, *led*, *puls*, **sep**

▲ **Nach Erkältung der Füße** BB: 2173, BU: 288

cham, **puls**, **sil**

▲ **Von Ermüdung** BB: 2174, BU: 288

arn, ars, *cann s*, *chin*, **coff**, *epiphe*, **rhus t**, *verat*

▲ **Von Erschlaffung der schmerzhaften Muskeln** BB: 2175, BU: 288

berb

▲ **Von Erschütterung** BB: 2176, BU: 288

acon, arg n, **arn**, bell, bry, **cic v**, *glon*, **hep**, *ign*, **lil t**, nux v, **onos**, *ph ac*, rhus t, *ruta*

▲ **Beim Erwachen** BB: 2177, BU: 288

acon, **acon**, *agar*, agn, *alum*, **am c**, **am m**, **ambr**, anac, **ant cr**, ant t, **arn**, **ars**, aur, *bar c*, **bell**, **benz ac**, bism, bor, bov, *bry*, **cact**, calad, **calc**, *calc p*, cann s, canth, **caps**, **carb an**, **carb v**, **caust**, *cham*, **chel**, **chin**, cic v, cina, clem, **coc c**, **cocc**, coff, *colch*, **con**, **corn**, **croc**, crot t, **cupr**, cycl, **dig**, **dros**, dulc, euph, *euphr*, ferr, *form*, **graph**, guaj, **hep**, **hydr**, **hyos**, ign, **ip**, **kali bi**, **kali c**, *kali i*, kali n, kreos, **lach**, laur, led, **lyc**, *mag c*, *mag m*, mang, mar, meny, **merc**, **merc if**, mez, mosch, *mur ac*, **naja**, *nat c*, **nat m**, **nit ac**, **nux m**, **nux v**, **onos**, op, *petr*, *ph ac*, **phos**, **phyt**, plat, *psor*, **puls**, **ran b**, ran s, rheum, rhod, **rhus t**, *ruta*, *sabad*, *sabin*, **samb**, **sang**, *sars*, sel, seneg, **sep**, **sil**, spig, *spong*, **squil**, **staph**, *stram*, *stront*, sul ac, **sulph**, *tarax*, **thuj**, **valer**, *verat*, viol o, *viol t*, **zinc**

▲ **Von angreifenden Erzählungen** BB: 2178, BU: 288

calc, *cic v*, ign, **mar**

▲ **Vor dem Essen** BB: 2179, BU: 288

acon, *alum*, am c, *am m*, **ambr**, *anac*, ang, arn, *ars*, *bar c*, bell, **bov**, bry, **calc**, **cann s**, *carb an*, *carb v*, *caust*, cham, **chel**, **chin**, *cina*, colch, **croc**, dulc, euphr, **ferr**, **graph**, hell, *hep*, **ign**, **jod**, *kali c*, **lach**, **laur**, *mag c*, mang, meny, merc, *mez*, mosch, **nat c**, **nit ac**, nux v, olnd, petr, **phos**, **plb**, **puls**, *ran b*, **rhus t**, **sabad**, sabin, sars, seneg, **sep**, sil, *spig*, squil, stann, **stront**, **sulph**, **tarax**, *valer*, *verat*, **verb**

▲ **Beim Essen** BB: 2180, BU: 289

aloe, alum, **am c**, am m, *ambr*, *ang*, ant cr, *ant t*, arg, *arn*, *ars*, aur, **bar c**, *bell*, bism, *bor*, bov, **bry**, **calc**, *calc p*, cann s, canth, **carb ac**, **carb an**, **carb v**, **caust**, **cham**, chin, **cic v**, clem, **cocc**, coff, *colch*, **con**, cycl, dig, dros, dulc, *euph*, *ferr*, **graph**, hell, **hep**, *ign*, jod, **kali bi**, **kali c**, kali n, *lach*, laur, led, **lyc**, *mag c*, **mag m**, mag p, mang,

Änderung des Befindens

mar, merc, **nat c**, **nat m**, <u>**nit ac**</u>, *nux m*, nux v, **olnd**, petr, ph ac, **phos**, plat, plb, **puls**, ran b, *ran s*, *rhod*, rhus t, **rumx**, *ruta*, sabin, samb, *sars*, sec, **sep**, *sil*, spig, spong, squil, *staph*, stram, sul ac, <u>**sulph**</u>, thuj, valer, *verat*, verb, zinc

▲ **Nach dem Essen** BB: 2181, BU: 289

abies n, *acon*, *agar*, agn, *all c*, <u>**aloe**</u>, *alum*, *am c*, **am m**, *ambr*, **anac**, ang, *ant cr*, *ant t*, **apis**, *apoc*, arg, **arg n**, *arn*, <u>**ars**</u>, arum t, *asaf*, asar, aur, *bar c*, **bell**, **bism**, *bor*, bov, brom, **bry**, *bufo*, cact, calad, <u>**calc**</u>, *calc p*, camph, cann s, canth, **caps**, **carb an**, *carb s*, **carb v**, <u>**caust**</u>, **cham**, **chel**, **chin**, cic v, cina, cist, clem, cob, **coc c**, **cocc**, **coff**, colch, <u>**coloc**</u>, <u>**con**</u>, croc, **crot t**, **cycl**, *dig*, dros, dulc, *eup per*, euph, euphr, **ferr**, **gran**, **graph**, ham, hell, *hep*, *hyos*, hyper, hyper, ign, **indg**, ip, *jod*, <u>**kali bi**</u>, <u>**kali c**</u>, kali n, kali p, kreos, <u>**lach**</u>, laur, led, lob, <u>**lyc**</u>, *mag c*, mag m, mag p, mang, mar, meny, meph, merc, **mez**, *mosch*, mur ac, **nat c**, <u>**nat m**</u>, *nat s*, **nit ac**, *nux m*, <u>**nux v**</u>, olnd, *op*, **ox ac**, par, **petr**, **ph ac**, <u>**phos**</u>, *phyt*, plat, plb, **podo**, ptel, **puls**, ran b, ran s, **rheum**, rhod, **rhus t**, <u>**rumx**</u>, ruta, sabad, *sabin*, samb, *sang*, *sars*, sec, **sel**, **seneg**, **sep**, <u>**sil**</u>, spig, spong, squil, **stann**, staph, stront, *sul ac*, <u>**sulph**</u>, **tarax**, *thuj*, *tril*, *trom*, valer, **verat**, verb, viol t, <u>**zinc**</u>

▲ **Nach Sattessen** BB: 2182, BU: 289

bar c, **calc**, *carb v*, <u>**lyc**</u>, *nat c*, nat m, nux v, <u>**puls**</u>, *sep*, *sil*, **sulph**

▲ **Von Schnell-Essen** BB: 2183, BU: 289

ars, **ip**, led, **nux v**, sulph

▲ **Von unregelmäßigem Essen** BB: 2184, BU: 289

bry

▲ **Vom Fahren im Wagen** BB: 2185, BU: 289

acon, *alum*, **arg**, **arg n**, asaf, *aur*, *aur s*, bell, **bor**, calc, *carb v*, **caust**, <u>**cocc**</u>, colch, *croc*, ferr, fl ac, graph, **hep**, **ign**, jod, **kali bi**, kali c, lach, lyc, *mag c*, nat m, **nux m**, **petr**, *phos*, plat, *psor*, **rumx**, **sel**, <u>**sep**</u>, **sil**, *staph*, **sulph**, ther, *thuj*, valer

▲ **Nach Fahren im Wagen** BB: 2186, BU: 290

graph, kali n, nat c, nat m, **nit ac**, *plat*, <u>**sil**</u>

▲ **Von Fahren in der Eisenbahn** BB: 2187, BU: 290

arn, *plat*

▲ **Von Fahren zu Schiffe** BB: 2188, BU: 290

ars, bell, <u>**cocc**</u>, **colch**, *croc*, *euph*, **ferr**, nux m, **petr**, sec, tab

▲ **Im Federbett** BB: 2189, BU: 290

cocc, **coloc**, *led*, *lyc*, <u>**mang**</u>, **merc**, sulph

▲ **Durch Fehltritt** BB: 2190, BU: 290

<u>**bry**</u>, *led*, *puls*, rhus t

▲ **Von Festhalten eines Dinges** BB: 2191, BU: 290

coff, <u>**rhus t**</u>, spig

▲ **Von Feuerschein** BB: 2192, BU: 290

ant cr, *bry*, *euph*, mag m, <u>**merc**</u>, *puls*, **zinc**

▲ **Im Freien** BB: 2193, BU: 290

acon, **agar**, agn, ail, alum, *am c*, *am m*, ambr, anac, ang, ant cr, **ant t**, arn, **ars**, ars i, aur, bar c, **bell**, benz ac, bor, bov, **bry**, *cact*, cadm, *calad*, *calc*, *calc p*, **camph**, *cann s*, *canth*, **caps**, **carb an**, **carb v**, **caul**, caust, *cedr*, **cham**, **chel**, **chin**, cic v, *cina*, **clem**, <u>**cocc**</u>, **coff**, *coloc*, **con**, crot t, dig, *dros*, dulc, *euph*, **ferr**, *form*, *gels*, glon, graph, **guaj**, hell, **hep**, *hyos*, **ign**, *ip*, jod, *kali bi*, kali c, *kali n*, **kreos**, **lach**, laur, *led*, lith, lyc, mag c, mag m, mang, **mar**, meny, **merc**, *mez*, *mosch*, **mur ac**, *nat c*, **nat m**, *nit ac*, <u>**nux m**</u>, **nux v**, *olnd*, op, par, **petr**, **ph ac**, **phos**, *phyt*, plat, plb, podo, **polyg**, *psor*, puls, ran b, *rheum*, **rhod**, **rhus t**, *ruta*, *sabad*, sabin, sars, **sel**, senec, **seneg**, **sep**, <u>**sil**</u>, **spig**, spong, stann, *staph*, **stram**, stront, *sul ac*, **sulph**, tarax, **thuj**, **valer**, verat, verb, *viol t*, zinc

▲ Zwischen fremden　　BB: 2194, BU: 290
　Menschen
ambr, *bar c*, caust, *lyc*, petr, **sep**, **stram**

▲ Im Frühjahr　　BB: 2195, BU: 290
acon, **ambr**, **aur**, **bell**, *bry*, **calc**, *carb v*, dulc, *kali bi*, *lach*, **lyc**, *nat m*, nux v, *puls*, **rhus t**, *sep*, sil, **sulph**, verat

▲ Nach dem Frühstück　　BB: 2196, BU: 290
am m, ambr, *anac*, *ars*, bell, bor, **bry**, **calc**, carb an, *carb v*, **caust**, **cham**, chin, **con**, cycl, **dig**, euph, *form*, **graph**, hell, ign, **kali c**, **kali n**, laur, lob, *lyc*, mag c, mang, **nat c**, **nat m**, *nit ac*, *nux m*, **nux v**, par, petr, *ph ac*, **phos**, *plb*, puls, rhod, *rhus t*, *sars*, **sep**, sil, stront, **sulph**, *thuj*, valer, *verat*, zinc

▲ Beim Gähnen　　BB: 2197, BU: 291
acon, agar, *am c*, *am m*, anac, ang, *ant t*, arg, **arn**, **ars**, aur, bar c, bell, *bor*, **bry**, calad, calc, canth, caps, carb an, **caust**, **chel**, chin, **cina**, *cocc*, *cycl*, dig, ferr, **graph**, *hep*, ign, ip, kali c, **kreos**, laur, *lyc*, *mag c*, mag m, mang, mar, **meny**, mez, **mur ac**, nat c, nat m, **nux v**, *olnd*, *op*, *par*, petr, ph ac, **phos**, plat, *puls*, **rhus t**, ruta, **sabad**, **sars**, sep, *sil*, *stann*, **staph**, sul ac, **sulph**, thuj, verat, *viol o*, zinc

▲ Nach Gähnen　　BB: 2198, BU: 291
am m, croc, **nux v**

▲ Im Gedränge　　BB: 2199, BU: 291
acon, *bell*, *lyc*, *petr*, *plat*, **plb**, **sabin**

▲ Bei angehendem　　BB: 2200, BU: 291
　Gehen
acon, *am c*, *ambr*, anac, ang, ant cr, *ant t*, arn, ars, *asar*, aur, *bar c*, bell, bov, **bry**, *cact*, **calc**, *calc f*, cann s, canth, **caps**, carb an, **carb v**, **caust**, cham, *chin*, cic v, cina, *cocc*, **con**, croc, cupr, *cycl*, dig, *dros*, **euph**, **ferr**, graph, kali c, kali n, *lach*, *laur*, led, **lyc**, mag c, mang, merc, mur ac, nat c, *nat m*, *nit ac*, *nux v*, olnd, petr,

ph ac, **phos**, *plat*, *plb*, **puls**, ran b, *rhod*, **rhus t**, **ruta**, **sabad**, sabin, **samb**, sars, *sep*, **sil**, *spig*, **staph**, stram, stront, *sulph*, **thuj**, *valer*, *verat*

▲ Während des Gehens　　BB: 2201, BU: 291
acon, **aesc**, *agar*, **agn**, *aloe*, alum, *am c*, am m, ambr, *anac*, *ang*, ant cr, **ant t**, *apis*, arg, **arn**, *ars*, asaf, **asar**, **atro**, aur, **bapt**, *bar c*, **bell**, *bor*, **bov**, **bry**, *cact*, *cadm*, *calad*, **calc**, **camph**, **cann s**, *canth*, caps, **carb ac**, **carb an**, *carb s*, carb v, caust, cham, **chel**, chin, *cic v*, cina, *clem*, **cocc**, **coff**, **colch**, coloc, con, *conv*, **croc**, **cupr**, cycl, **dig**, **dios**, dros, dulc, euph, euphr, **ferr**, *form*, **gels**, **glon**, **gran**, **graph**, *guaj*, **hell**, **hep**, *hyos*, ign, **ip**, *jod*, kali c, kali n, *kreos*, lach, laur, **led**, **lil t**, lyc, mag c, mag m, mag p, *mang*, mar, meny, **merc**, **mez**, mosch, mur ac, nat c, **nat m**, **nat s**, **nit ac**, *nux m*, **nux v**, olnd, op, *paeo*, *par*, **petr**, **ph ac**, **phos**, **phyt**, plat, *plb*, **psor**, puls, **ran b**, ran s, **rheum**, rhod, **rhus t**, **ruta**, sabad, sabin, samb, **sars**, *sec*, **sel**, seneg, **sep**, **sil**, **spig**, *spong*, **squil**, stann, **staph**, *stram*, stront, *sul ac*, **sulph**, tarax, **tarent**, thuj, valer, verat, **verat v**, verb, viol o, viol t, **zinc**

▲ Beim Gehen gebückt　　BB: 2202, BU: 291
bry

▲ Beim Gehen in der　　BB: 2203, BU: 291
　Ebene
ran b

▲ Beim Gehen im Freien　　BB: 2204, BU: 292
acon, **agar**, *agn*, alum, *am c*, am m, ambr, anac, ang, ant cr, arg, **arn**, **ars**, *asar*, aur, bar c, **bell**, bor, bov, **bry**, *calad*, **calc**, **calc**, **camph**, *cann s*, *canth*, caps, **carb ac**, **carb an**, **carb v**, *caust*, *cham*, **chel**, **chin**, cic v, **cina**, *clem*, **cocc**, **coff**, **colch**, coloc, **con**, *croc*, *dig*, dros, dulc, euph, **euphr**, *ferr*, *graph*, **guaj**, *hell*, *hep*, hyos, ign, *ip*, *jod*, kali c, kali n, *kreos*, *lach*, laur, **led**, lyc, mag c, mag m, mang, *mar*, meny, **merc**, *merc c*, mez, mosch, mur ac, nat c, *nat m*, *nit ac*, **nux m**, **nux v**, olnd, op, par, *petr*, ph ac, **phos**, **plan**, plat, plb, **psor**, **puls**, *ran b*, **ran s**, *rheum*, rhod, **rhus t**, ruta, *sabad*, sabin, *sars*, **sel**, seneg,

sep, sil, spig, spong, stann, *staph*, stram, stront, *sul ac*, sulph, tarax, thuj, *valer*, verat, verb, viol t, zinc

▲ **Beim schnellen Gehen**   BB: 2205, BU: 292

alum, **ang**, arg, **arn**, **ars**, *aur*, **bell**, *bor*, **bry**, *calc*, **cann s**, **caust**, chel, *chin*, *cina*, *cocc*, coff, croc, **cupr**, dros, hep, hyos, **ign**, ip, *jod*, **kali c**, laur, **led**, **lyc**, **merc**, mez, nat c, **nat m**, nit ac, nux m, **nux v**, olnd, **phos**, *rheum*, **rhod**, **rhus t**, ruta, *sabin*, **seneg**, sep, **sil**, **spig**, spong, *squil*, staph, sul ac, <u>sulph</u>, verat, zinc

▲ **Beim Gehen über**   BB: 2206, BU: 292
 einen schmalen Steg
bar c, *ferr*, sulph

▲ **Beim Gehen auf**   BB: 2207, BU: 292
 Steinpflaster
ant cr, **con**, *hep*

▲ **Beim Gehen am oder**   BB: 2208, BU: 292
 über Wasser
ang, **ferr**, sulph

▲ **Beim Gehen im Wind**   BB: 2209, BU: 292

acon, *ars*, **asar**, aur, **bell**, carb v, *cham*, *chin*, con, *euphr*, *graph*, *lach*, *lyc*, mur ac, nat c, nux m, <u>nux v</u>, **phos**, plat, *puls*, *sep*, *spig*, thuj

▲ **Durch Geldverluste**   BB: 2210, BU: 292

ambr, *aur m*, **petr**

▲ **Von Gemüts-**   BB: 2211, BU: 292
 bewegungen
acon, alum, am m, ant t, **arg n**, arn, *ars*, asar, **atro**, **aur**, bar c, **bell**, **bry**, *cact*, **calc**, caps, carb an, **caust**, **cham**, chin, cic v, **cocc**, **coff**, colch, <u>coloc</u>, con, croc, **cupr**, *cycl*, *epiphe*, ferr, *gels*, graph, hep, **hyos**, **ign**, ip, **kali c**, *lach*, laur, **lyc**, mag c, mag m, mar, *merc*, nat c, **nat m**, nit ac, <u>nux v</u>, *olnd*, op, petr, **ph ac**, phos, **plat**, **podo**, <u>puls</u>, ran b, *rhus t*, *samb*, sec, sel, seneg, *sep*, **sil**, spong, stann, **staph**, *stram*, stront, **sulph**, **verat**, verb, *zinc*

▲ **Von Ärger**   BB: 2212, BU: 292

acon, alum, **ant t**, **ars**, *aur*, **bell**, **bry**, calc, **calc p**, <u>cham</u>, chin, *cocc*, **coff**, <u>coloc</u>, croc, *cupr*, *hyos*, <u>ign</u>, **lyc**, mag c, nat c, *nat m*, nux m, <u>nux v</u>, **op**, petr, **ph ac**, **phos**, **plat**, **puls**, ran b, rhus t, samb, sec, sel, sep, sil, stann, <u>staph</u>, stram, sulph, *verat*, *zinc*

▲ **Von Ärger mit Angst**   BB: 2213, BU: 292

<u>acon</u>, alum, **ars**, *aur*, **bell**, **bry**, **calc**, **cham**, *cocc*, **coff**, **cupr**, hyos, <u>ign</u>, *lyc*, nat c, nat m, <u>nux v</u>, **op**, petr, phos, **plat**, **puls**, *rhus t*, samb, *sep*, stann, *stram*, *sulph*, verat

▲ **Von Gemütsbewegun-**   BB: 2214, BU: 293
 gen, Ärger mit
 Heftigkeit
<u>acon</u>, *aur*, *bell*, **bry**, <u>cham</u>, **coff**, hyos, *lyc*, nat m, <u>nux v</u>, *phos*, sep, sulph, verat, zinc

▲ **Von Gemütsbewegun-**   BB: 2215, BU: 293
 gen mit Indignation
<u>coloc</u>, ip, nux v, *plat*, <u>staph</u>

▲ **Von Gemütsbewegun-**   BB: 2216, BU: 293
 gen mit Schreck
<u>acon</u>, **bell**, *calc*, cocc, cupr, **ign**, *nat c*, **nux v**, op, *petr*, **phos**, **plat**, **puls**, samb, sep, *sulph*, zinc

▲ **Von Gemütsbewegun-**   BB: 2217, BU: 293
 gen mit stillem Verdruß
 und Gram
alum, *ars*, *aur*, bell, **cocc**, **coloc**, hyos, **ign**, <u>lyc</u>, nat c, nat m, nux v, **ph ac**, phos, plat, puls, **staph**, verat

▲ **Gemütsbewegung von**   BB: 2218, BU: 293
 Eifersucht
apis, <u>hyos</u>, **ign**, *lach*, nux v, **ph ac**

▲ **Gemütsbewegung von**   BB: 2219, BU: 293
 übermäßiger Freude
<u>coff</u>, croc, cycl, nat c, *op*, **puls**

▲ Von Gemütsbewegung   BB: 2220, BU: 293
   mit Gram und Kummer
am m, *ars*, aur, bell, calc, caps, caust, *cocc*, **coloc**, con, *cycl*, *gels*, *graph*, **hyos**, <u>**ign**</u>, kali c, lach, *lyc*, nat c, *nux v*, **ph ac**, phos, plat, **puls**, rhus t, <u>**staph**</u>, stram, *verat*

▲ Von Gemütsbewegun-   BB: 2221, BU: 293
   gen von Kränkung,
   Beleidigung
acon, ars, *aur*, bell, *bry*, carb an, **cham**, **coloc**, <u>**ign**</u>, ip, *lyc*, *merc*, **nat m**, *nux v*, **ph ac**, *plat*, *puls*, seneg, <u>**staph**</u>, stram, *sulph*, verat

▲ Von Gemütsbewegun-   BB: 2222, BU: 293
   gen von
   unglücklicher Liebe
aur, *caust*, **coff**, gels, hell, <u>**hyos**</u>, <u>**ign**</u>, kali c, lach, *nux v*, **ph ac**, sep, staph

▲ Von Gemütsbewegun-   BB: 2223, BU: 293
   gen von Schreck, Angst,
   Furcht
<u>**acon**</u>, anac, **arg n**, **arn**, ars, aur, **bell**, *bry*, calc, carb v, **caust**, *cham*, cic v, cocc, **coff**, **cupr**, *gels*, graph, hep, **hyos**, <u>**ign**</u>, *lach*, laur, *lyc*, merc, *nat m*, **nux v**, <u>**op**</u>, *phos*, **plat**, <u>**puls**</u>, rhus t, *samb*, *sec*, sep, spong, stann, *stram*, sulph, *verat*, verb

▲ Von Gemütsbewegun-   BB: 2224, BU: 293
   gen von Unarten
   Anderer
colch, staph

▲ Von Gemütsbewegun-   BB: 2225, BU: 293
   gen nach Vorwürfen
coloc, **ign**, <u>**op**</u>, ph ac, **staph**

▲ Von Gemütsbewegun-   BB: 2226, BU: 293
   gen nach Widerspruch
aur, **bry**, ferr, ign, lyc, nux v, *olnd*

▲ Von Gemütsbewegun-   BB: 2227, BU: 293
   gen nach Zorn
acon, **aur**, *bell*, **bry**, **cham**, *coff*, **coloc**, *ferr*, *hyos*, ip, *lyc*, *nat m*, **nux v**, *olnd*, *phos*, *plat*, sep, stront, sulph, *verat*

Schlimmer durch verschiedene Speisen und Getränke

▲ Anblick von Speisen   BB: 2228, BU: 294
   und Getränken
merc if, <u>**sulph**</u>

▲ Austern   BB: 2229, BU: 294
brom, *carb v*, **lyc**, *sul ac*

▲ Backwerk   BB: 2230, BU: 294
ars, carb v, *kali m*, *phos*, puls

▲ Bier   BB: 2231, BU: 294
acon, **aloe**, *ars*, asaf, bapt, *bell*, **bry**, **cadm**, *carb s*, *chel*, chin, *chlol*, *coc c*, **coloc**, *crot t*, euph, **ferr**, ign, **kali bi**, *led*, *lyc*, mar, *mez*, mur ac, **nux v**, *puls*, **rhus t**, *sep*, sil, stann, staph, *stram*, **sulph**, thuj, *verat*

▲ Frisches Bier   BB: 2232, BU: 294
chin, lyc, mar, *puls*

▲ Saures Bier   BB: 2233, BU: 294
ars

▲ **Birnen** BB: 2234, BU: 294
bor, bry, **verat**

▲ **Blähende Speisen** BB: 2235, BU: 294
ars, **bry**, *calc*, carb v, *chin*, cupr, hell, *kali c*, **lyc**, nat m, **petr**, *puls*, *sep*, sil, verat

▲ **Branntwein** BB: 2236, BU: 294
agar, **ars**, bar c, *bell*, calc, *chel*, *chin*, cocc, glon, hep, hyos, *ign*, *lach*, laur, **led**, merc, <u>**nux v**</u>, <u>**op**</u>, *puls*, **ran b**, rhod, **rhus t**, *rumx*, ruta, *spig*, **stram**, *sul ac*, *sulph*, *verat*, zinc

▲ **Brot** BB: 2237, BU: 294
ant cr, bar c, <u>**bry**</u>, *carb an*, caust, chin, clem, coff, *crot t*, hydr, *kali c*, mar, *merc*, **nat m**, **nit ac**, **nux v**, olnd, *ph ac*, phos, <u>**puls**</u>, *ran s*, **rhus t**, *ruta*, **sars**, sec, *sep*, *staph*, *sul ac*, **sulph**, zinc

▲ **Schwarzes (Roggen-)** BB: 2238, BU: 294
Brot
bry, caust, *ign*, **kali c**, **lyc**, nat m, *nit ac*, *nux v*, **ph ac**, *phos*, **puls**, sulph

▲ **Buchweizen** BB: 2239, BU: 294
ip, <u>**puls**</u>, *verat*

▲ **Butter** BB: 2240, BU: 294
acon, ant cr, ant t, **ars**, *asaf*, bell, carb an, <u>**carb v**</u>, caust, chin, colch, **cycl**, *dros*, euph, *ferr*, *hell*, hep, ip, *mag m*, meny, nat c, nat m, *nit ac*, nux v, phos, <u>**puls**</u>, **sep**, *spong*, **sulph**, **tarax**, *thuj*

▲ **Buttermilch** BB: 2241, BU: 294
puls

▲ **Butterbrot** BB: 2242, BU: 294
carb an, caust, **chin**, *crot t*, *cycl*, meny, nat m, **nit ac**, nux v, phos, <u>**puls**</u>, ruta, **sep**, *sulph*

▲ **Cakao** BB: 2243, BU: 294
bry, caust, lith, lyc, puls

▲ **Chokolade** BB: 2244, BU: 294
bor, bry, caust, lyc, puls

▲ **Citronenschale** BB: 2245, BU: 294
ip

▲ **Eier** BB: 2246, BU: 294
calc f, chin a, colch, *ferr*, **puls**, staph, *sulph*

▲ **Eiergeruch** BB: 2247, BU: 294
colch

▲ **Eis** BB: 2248, BU: 294
arg n, ars, calc p, ip

▲ **Eiswasser** BB: 2249, BU: 294
ars, carb v, hep, puls, rhus t

▲ **In Eisen Gekochtes** BB: 2250, BU: 294
sulph

▲ **Erdbeeren** BB: 2251, BU: 294
sep

▲ **Essig** BB: 2252, BU: 295
aloe, alum, **ant cr**, **ars**, **bell**, bor, carb v, *caust*, *dros*, **ferr**, kreos, *lach*, nat c, *nat m*, *nux v*, *ph ac*, phos, ran b, **sep**, *staph*, **sulph**

▲ **Feste Speisen** BB: 2253, BU: 295
berb, *cupr*, sul ac

▲ **Fettes** BB: 2254, BU: 295
acon, ant cr, ant t, **ars**, *asaf*, bell, bry, carb an, <u>**carb v**</u>, caust, chin, **colch**, <u>**cycl**</u>, *dros*, *euph*, **ferr**, hell, hep, *ip*, *kali c*, **kali n**, **mag c**, **mag m**, meny,

merc, merc c, nat c, *nat m*, **nit ac**, *nux v*, *phos*, **puls**, ruta, **sep**, sil, **spong**, staph, **sulph**, **tarax**, **thuj**, verat

▲ Fische BB: 2255, BU: 295
carb an, carb v, **chin**, *kali c*, *lach*, **plb**

▲ Verdorbene Fische BB: 2256, BU: 295
ars, **carb v**, *chin*, **puls**, sep

▲ Schellfische BB: 2257, BU: 295
lyc, *urt u*

▲ Fleisch BB: 2258, BU: 295
bor, carb an, caust, **colch**, **ferr**, graph, **kali bi**, kreos, mag c, *mag m*, merc, ptel, **puls**, *ruta*, sil, *staph*, *sulph*, tarax

▲ Faules Fleisch BB: 2259, BU: 295
carb v, *chin*, **puls**

▲ Frisches Fleisch BB: 2260, BU: 295
caust

▲ Geräuchertes Fleisch BB: 2261, BU: 295
colch, sil

▲ Fleischgeruch BB: 2262, BU: 295
ars, *colch*

▲ Fleischbrühe BB: 2263, BU: 295
kali c, lyc, merc, **puls**, **sep**, sul ac

▲ Gefrorenes BB: 2264, BU: 295
arg n, **ars**, *carb v*, dulc, **puls**

▲ Geistige Getränke überhaupt BB: 2265, BU: 295
acon, **agar**, alum, am m, anac, **ant cr**, **arg n**, *arn*, **ars**, **bell**, *bor*, *bov*, **calc**, carb an, *carb v*, caust, **chel**, **chin**, *chlol*, *cocc*, **coff**, **con**, glon, hep, *hyos*, **ign**, *kali bi*, **lach**, laur, **led**, **lyc**, *naja*, **nat c**, **nat m**, **nux m**, **nux v**, **op**, petr, **puls**, **ran b**, **rhod**, **rhus t**, ruta, *sabad*, **sel**, sep, **sil**, **spig**, **stram**, stront, *stroph*, *sul ac*, sulph, *tab*, *thuj*, **verat**, **zinc**

▲ Grüne Gemüse BB: 2266, BU: 295
ars, **bry**, *cupr*, **hell**, lyc, **nat c**, *verat*

▲ Geräuchertes BB: 2267, BU: 295
calc, sil

▲ Kaltes Getränk BB: 2268, BU: 295
dig, dulc, eup per, fl ac, ip, iris, nat c, staph

▲ Gewürze BB: 2269, BU: 295
phos

▲ Gurken BB: 2270, BU: 295
sul ac, *verat*

▲ Hammelfleisch BB: 2271, BU: 295
kali n

▲ Heißes BB: 2272, BU: 295
arum t, *bry*, *caps*, *carb v*, *coff*, ferr, mez, *nat s*, *phyt*, **puls**, **sep**

▲ Honig BB: 2273, BU: 295
nat c

▲ Hülsenfrüchte BB: 2274, BU: 295
ars, **bry**, calc, carb v, *chin*, cupr, hell, *kali c*, **lyc**, *nat m*, *petr*, *puls*, *sep*, sil, verat

▲ Käse BB: 2275, BU: 295
ars, *coloc*, nux v, ptel

▲ **Verdorbener Käse** BB: 2276, BU: 296
ars, **bry**, ph ac, *rhus t*

▲ **Kaffee** BB: 2277, BU: 296
all c, arg n, *arum t*, *aur m*, *aur s*, *bell*, calc, *calc p*, **canth**, caps, carb v, *caul*, **caust**, **cham**, *cist*, cob, **cocc**, *colch*, *coloc*, *cycl*, *form*, *glon*, **hep**, **ign**, **ip**, *kali bi*, kali c, *kali n*, lachn, **lyc**, mag c, mang, **merc**, *murx*, **nat m**, nit ac, **nux v**, *ox ac*, *ph ac*, *plat*, **puls**, *rhus t*, *sep*, *stram*, sul ac, **sulph**, thuj

▲ **Denken an Kaffee** BB: 2278, BU: 294
lil t

▲ **Kaffeegeruch** BB: 2279, BU: 296
sul ac

▲ **Kalbfleisch** BB: 2280, BU: 296
ars, **calc**, **caust**, chin, **ip**, **kali n**, nux v, **sep**, **sulph**, verat, **zinc**

▲ **Kaltes** BB: 2281, BU: 296
acet ac, *agar*, *alum*, *ant cr*, *arg n*, **ars**, bar c, bov, **bry**, *calad*, calc, *calc f*, *canth*, carb v, caust, cham, *chel*, *coc c*, **con**, crot t, **graph**, hell, hep, *ign*, kali c, *kali n*, **kreos**, lach, lyc, mag c, mag m, **mang**, *merc*, *mur ac*, nat c, nat m, *nat s*, **nit ac**, **nux m**, nux v, par, ph ac, *plb*, puls, **rhod**, **rhus t**, *sabad*, sep, sil, spig, spong, *sul ac*, **sulph**, thuj, **verat**

▲ **Kartoffeln** BB: 2282, BU: 296
alum, am m, *coloc*, sep, verat

▲ **Knoblauch-Geruch** BB: 2283, BU: 296
sabad

▲ **Kohl** BB: 2284, BU: 296
ars, **bry**, calc, carb v, **chin**, *cupr*, hell, kali c, lyc, nat m, **petr**, **puls**, *sep*, sil, verat

▲ **Kuchen** BB: 2285, BU: 296
ip

▲ **Warmer Kuchen** BB: 2286, BU: 296
kali c, lyc, puls

▲ **Limonade** BB: 2287, BU: 296
sel

▲ **Mehlspeisen** BB: 2288, BU: 296
kali bi, mag c, **nat c**, nat m, *nat s*, *sulph*

▲ **Melonen** BB: 2289, BU: 296
zing

▲ **Milch** BB: 2290, BU: 296
aeth, *alum*, **ambr**, *ang*, *ant t*, **ars**, brom, **bry**, **calc**, carb an, **carb v**, **cham**, **chel**, **chin**, **con**, **cupr**, hell, *ign*, iris, **kali c**, *kali i*, *lach*, **lyc**, **mag c**, **nat c**, **nat m**, *nat s*, **nit ac**, nux m, **nux v**, **phos**, podo, **puls**, rhus t, sabin, *samb*, **sep**, *sil*, *spong*, *sul ac*, **sulph**, **sulph**, zinc

▲ **Muscheln** BB: 2291, BU: 296
lyc

▲ **Obst** BB: 2292, BU: 296
ars, bor, **bry**, calc p, carb v, **chin**, cist, **coloc**, *cub*, ign, ip, kreos, lith, *lyc*, **mag m**, **nat c**, nat s, phos, **puls**, rheum, *rhod*, ruta, samb, sel, **sep**, tarax, **verat**

▲ **Saures Obst** BB: 2293, BU: 296
cist, ferr, podo

▲ **Öl** BB: 2294, BU: 296
bry, *canth*, **puls**

▲ **Pastete** BB: 2295, BU: 296
ant cr, ip, nat s

▲ **Pfannkuchen** BB: 2296, BU: 296
bry, ip, *kali c*, **puls**, *verat*

▲ **Pfeffer** BB: 2297, BU: 296
alum, ars, **cina**, *nat c*, *sep*, sil

▲ **Pfirsiche** BB: 2298, BU: 296
fl ac

▲ **Pflanzenkost** BB: 2299, BU: 296
bry, nat c

▲ **Pökelfleisch** BB: 2300, BU: 297
carb v

▲ **Pudding** BB: 2301, BU: 297
ptel

▲ **Reis** BB: 2302, BU: 297
sulph

▲ **Rosinen** BB: 2303, BU: 297
ip

▲ **Weiße Rüben** BB: 2304, BU: 297
bry, **puls**

▲ **Salat** BB: 2305, BU: 297
ars, *bry*, **calc**, carb v, ip, *lach*, lyc

▲ **Salziges** BB: 2306, BU: 297
alum, *ars*, *calc*, **carb v**, dros, *lyc*, nux v, phos, sel

▲ **Saures** BB: 2307, BU: 297
aloe, alum, **ant cr**, **arg n**, **ars**, **bell**, *bor*, brom, *caust*, cist, *cub*, *dros*, **ferr**, *ferr p*, kali bi, kreos, *lach*, *merc c*, nat c, *nat m*, *nux v*, *ph ac*, phos, ran b, *sel*, **sep**, *staph*, **sulph**

▲ **Sauerkraut** BB: 2308, BU: 297
ars, **bry**, **calc**, carb v, **chin**, cupr, *hell*, **lyc**, *nat m*, **petr**, **phos**, **puls**, sep, verat

▲ **Saure Gerüche** BB: 2309, BU: 297
dros

▲ **(Fettes) Schweine-** BB: 2310, BU: 297
fleisch
acon, *ant cr*, ant t, **ars**, asaf, bell, **carb v**, caust, **colch**, *cycl*, ham, **ip**, **nat c**, **nat m**, **puls**, **sep**, tarax, **thuj**

▲ **Schweinefleischgeruch** BB: 2311, BU: 297
colch

▲ **Schwere Speisen** BB: 2312, BU: 297
bry, calc, **caust**, cupr, **jod**, *lyc*, nat c, **puls**, sulph

▲ **Selterswasser** BB: 2313, BU: 297
chin

▲ **Speisegeruch (auch** BB: 2314, BU: 297
von Getränken und
vom Kochen)
ars, cocc, **colch**, merc if, **stann**

▲ **Speisekrümchen** BB: 2315, BU: 297
nux v, staph

▲ **Süßes** BB: 2316, BU: 297
acon, am c, **ant cr**, **arg n**, **calc**, **cham**, fl ac, graph, **ign**, *iris*, kali bi, **merc**, *nat c*, *ox ac*, *phos*, sang, **sel**, *spig*, spong, sulph, thuj, *zinc*

▲ **Warme Suppen** BB: 2317, BU: 297
kali c

▲ **Tabak** BB: 2318, BU: 297
acon, agar, *alum*, ambr, ang, **ant cr**, *arg*, arg n, bell, bor, brom, **bry**, *calc*, camph, *carb an*,

Änderung des Befindens

carb s, *chin*, *cic v*, **clem**, *coc c*, *coca*, **cocc**, coloc, *con*, **cycl**, *dig*, **euphr**, ferr, **gels**, glon, **hell**, hep, hydr, **ign**, **ip**, jod, **lach**, lob, mag c, **menth p**, meny, merc, **nat m**, **nux v**, op, *osm*, **par**, *petr*, **phos**, **puls**, *ran b*, *rhus t*, **ruta**, sabad, *sabin*, sars, **sel**, *sep*, *sil*, **spig**, **spong**, **staph**, *stroph*, *sul ac*, **sulph**, **tarax**, thuj, verat

▲ **Tabakkauen**   BB: 2319, BU: 297

ars, *carb v*, *ip*, *lyc*, *nux v*, verat

▲ **Tee**   BB: 2320, BU: 297

chin, *cocc*, *coff*, *dios*, **ferr**, lach, puls, *rumx*, **sel**, sep, *stroph*, **thuj**, *verat*

▲ **Grüner Tee**   BB: 2321, BU: 297

lob

▲ **Trockenes**   BB: 2322, BU: 297

agar, **calc**, chin, *ip*, **lyc**, **nat c**, nit ac, *nux v*, petr, *ph ac*, **puls**, sars, *sil*, sulph

▲ **Ungekochtes (Rohes)**   BB: 2323, BU: 298

ars, *bry*, chin, *lyc*, **puls**, **ruta**, **verat**

▲ **Unverdauliches**   BB: 2324, BU: 298

ip

▲ **Vegetabilien**   BB: 2325, BU: 298

caps, hydr, nat s

▲ **Warmes**   BB: 2326, BU: 298

acon, *agn*, *all c*, alum, *am c*, **ambr**, **anac**, ang, *ant t*, ars, *asar*, **bar c**, **bell**, *bism*, bor, **bry**, *calc*, **canth**, **carb v**, *caust*, **cham**, chin, clem, coff, **cupr**, dros, **euph**, *ferr*, fl ac, *gran*, **hell**, **kali c**, **lach**, *laur*, mag c, mag m, *merc*, **mez**, nat a, nat m, **nit ac**, nux m, nux v, par, **ph ac**, **phos**, psor, **puls**, rhod, **rhus t**, sars, *sep*, sil, spig, squil, **stann**, *sul ac*, **sulph**, thuj, verat, zinc

▲ **Warmes Getränk**   BB: 2327, BU: 298

ign, phyt, stann

▲ **Kaltes Wasser**   BB: 2328, BU: 298

agar, aloe, **alum**, anac, **ant cr**, *apis*, apoc, **ars**, **bell**, bor, calc, *calc p*, **canth**, caps, **carb an**, clem, *cocc*, *coloc*, **croc**, **ferr**, *grat*, hyos, **ign**, kali c, **lyc**, manc, mang, **mar**, *merc*, mur ac, nat a, *nat c*, nat s, *nux m*, **nux v**, *ph ac*, *puls*, **rhod**, **rhus t**, sars, sil, **spig**, stram, *sul ac*, **sulph**, *thuj*, *verat*

▲ **Wein**   BB: 2329, BU: 298

acon, aeth, alum, am m, **ant cr**, **arn**, **ars**, bell, **bor**, *bov*, *bry*, **calc**, carb an, *carb s*, *carb v*, chin, *chlol*, *coc c*, **coff**, *coloc*, con, *fl ac*, **gels**, **glon**, **lach**, *led*, **lyc**, *mez*, *naja*, **nat c**, **nat m**, **nux m**, **nux v**, **op**, ox ac, petr, plb, *puls*, **ran b**, rhod, rhus t, *ruta*, **sabad**, **sel**, **sil**, stront, thuj, verat, **zinc**

▲ **Bleihaltiger Wein**   BB: 2330, BU: 298

alum, ars, **bell**, chin, *nux v*, **op**, *plat*, sul ac, **sulph**

▲ **Geschwefelter Wein**   BB: 2331, BU: 298

ars, chin, merc, **puls**, *sep*

▲ **Roter Wein**   BB: 2332, BU: 298

fl ac

▲ **Saurer Wein**   BB: 2333, BU: 298

ant cr, **ars**, chin, *ferr*, sep, *sulph*

▲ **Verdorbene Würste (Wurstgift)**   BB: 2334, BU: 298

ars, **bell**, bry, ph ac, *rhus t*

▲ **Wurzeln (Möhren, Gelbe Rüben)**   BB: 2335, BU: 298

calc, *lyc*

▲ **Zucker** BB: 2336, BU: 298
arg n, bell, merc, ox ac, sang, sel, thuj, zinc

▲ **Zwiebeln** BB: 2337, BU: 298
alum, murx, (sep), thuj

Verschlimmerung nach Lage und Umständen

▲ **Von Geräusch** BB: 2338, BU: 298

<u>acon</u>, alum, am c, *anac*, **ang**, **arn**, *asar*, aur, *bapt*, bar c, **bell**, *bor*, *bry*, *cact*, *calad*, **calc**, cann s, caps, *carb an*, caust, **cham**, *chin*, <u>**coff**</u>, **colch**, **con**, *ferr*, glon, *hep*, **ign**, *ip*, jod, kali c, <u>lyc</u>, *mang*, merc, **nat c**, *nat s*, nit ac, <u>**nux v**</u>, **ph ac**, **plat**, puls, *sabad*, sang, **sep**, *sil*, **spig**, stann, **ther**, *zinc*

▲ **Von starken Gerüchen** BB: 2339, BU: 299

acon, agar, anac, asar, <u>**aur**</u>, *bar c*, **bell**, bry, calc, canth, **cham**, **chin**, *cocc*, <u>**coff**</u>, <u>**colch**</u>, con, cupr, *graph*, hep, <u>**ign**</u>, kali c, <u>**lyc**</u>, mag c, nat c, <u>**nux v**</u>, petr, **phos**, plb, puls, sabad, sang, *sel*, sep, spig, stann, **sulph**, valer

▲ **Durch Geschäftssorgen** BB: 2340, BU: 299

nat m, *nux v*

▲ **Von Geschlechtstrieb-** BB: 2341, BU: 299
aufregung
bufo, <u>**lil t**</u>, *sars*

▲ **Von Geschlechtstrieb-** BB: 2342, BU: 299
unterdrückung
<u>con</u>

▲ **In Gesellschaft** BB: 2343, BU: 299

ambr, **bar c**, carb an, con, *ferr*, hell, **lyc**, *mag c*, nat c, nat m, petr, *phos*, **plb**, <u>**sep**</u>, spig, *stann*, stram, *sulph*

▲ **Nach Gesellschaft** BB: 2344, BU: 299

pall, plat, sulph

▲ **Von Gesichtsmuskel** BB: 2345, BU: 299
verziehen
bry, olnd, puls, *spig*

▲ **Vor Gewitter** BB: 2346, BU: 299
(Gewitterluft)
agar, *bry*, gels, *hyper*, *meli*, nux m, phos, *psor*, puls, <u>**rhod**</u>, <u>**sep**</u>, zinc

▲ **Bei Gewitter** BB: 2347, BU: 299

agar, *bry*, caust, *lach*, **nat c**, nat m, nit ac, petr, *phos*, psor, **rhod**, sep, **sil**

▲ **In Gewölben (Kirche,** BB: 2348, BU: 299
Keller)
<u>ars</u>, bry, *calc*, **carb an**, caust, lyc, <u>**puls**</u>, **sep**, **stram**

▲ **Beim Gurgeln** BB: 2349, BU: 299

carb v

▲ **Von Haareberühren** BB: 2350, BU: 299

ambr, ars, **bell**, *chin*, **ferr**, *ign*, **nux v**, *ph ac*, phos, **puls**, rhus t, <u>**sel**</u>, *stann*

▲ **Von Haareschneiden** BB: 2351, BU: 299

<u>**bell**</u>, glon, *led*, phos, psor, *puls*, **sep**

▲ Von Haare zurück-   BB: 2352, BU: 299
streichen
nat s, puls, rhus t

▲ Von Arbeit mit den   BB: 2353, BU: 299
Händen
am m, **bov**, ferr, *kali c*, **lach**, mag c, *merc*, **nat m**, *nit ac, phos*, plb ac, ran b, **sep**, **sil**, sulph, verat

▲ Von Hände   BB: 2354, BU: 299
überstreichen
mar

▲ Beim Hängenlassen   BB: 2355, BU: 299
des Gliedes
alum, **am c**, ang, <u>calc</u>, *carb v*, **caust**, cina, dig, hep, *ign*, *lyc*, nat m, nux v, *ox ac*, par, ph ac, *phos*, *phyt*, plat, *plb*, puls, *ran s*, *ruta*, **sabin**, stann, stront, sul ac, sulph, *thuj*, valer, **vip**

▲ Bei Berühren des   BB: 2356, BU: 299
Halses
apis, **bell**, <u>lach</u>

▲ Beim Hals drehen   BB: 2357, BU: 299
bell, *bry*, hep

▲ Von Heben (Verheben)   BB: 2358, BU: 300
alum, *ambr*, **arn**, *aur*, **bar c**, **bor**, **bry**, <u>calc</u>, carb an, carb v, **caust**, chin, cocc, coloc, con, *croc*, *cur*, dulc, ferr, **graph**, *jod*, *kali c*, lach, **lyc**, merc, *mur ac*, **nat c**, *nat m*, nit ac, *nux v*, olnd, **ph ac**, *phos*, plat, *podo*, rhod, <u>rhus t</u>, ruta, *sep*, **sil**, spig, *stann*, staph, sul ac, *sulph*, thuj, *valer*

▲ Von Heben des Armes   BB: 2359, BU: 300
acon, *anac*, *ant cr*, **bar c**, *berb*, bor, bry, caps, chin, <u>con</u>, **cupr**, **ferr**, *graph*, *lach*, **led**, plat, plb, puls, *ran b*, *rhus t*, sep, *spig*, *sulph*, thuj

▲ Von Heben des   BB: 2360, BU: 300
leidenden Gliedes
acon, *am m*, *anac*, *ant cr*, arg, **arn**, *asar*, **bar c**, **bell**, bor, **bry**, calc, camph, caps, caust, chin, cic v, cina, **cocc**, coff, colch, coloc, <u>con</u>, *cupr*, dros, euph, **ferr**, *graph*, hep, ign, **iris**, *kali bi*, **kali c**, *kreos*, lach, **led**, lyc, mag c, mag m, *mar*, merc, *mez*, *nat c*, nat m, nit ac, nux v, olnd, *petr*, phos, plb, puls, *ran b*, **rhus t**, ruta, **sil**, *stann*, sul ac, *sulph*, thuj, verat, *verb*

▲ Bei heiterem Wetter   BB: 2361, BU: 300
bry, *plb*

▲ Von Heranziehen des   BB: 2362, BU: 300
Gliedes
agar, alum, am m, anac, **ant t**, asar, **bell**, bor, *bry*, carb an, carb v, *caust*, cham, chel, chin, coff, *coloc*, dig, dros, dulc, ferr, *glon*, **guaj**, hep, ign, kali c, *mag c*, mez, mur ac, *nat m*, nux m, nux v, olnd, par, petr, plat, <u>puls</u>, rheum, *rhod*, <u>rhus t</u>, *sabad*, sabin, <u>sec</u>, stann, staph, thuj, verb, zinc

▲ Im Herbst   BB: 2363, BU: 300
aur, bry, **chin**, *colch*, *merc*, *nat m*, nux v, puls, <u>rhus t</u>, stram, **verat**

▲ Von Holzgeruch   BB: 2364, BU: 300
graph

▲ Beim Hunger   BB: 2365, BU: 300
anac, *arg n*, *aur*, *cact*, *calc*, canth, *caust*, chel, chin, *graph*, hell, **jod**, **kali c**, lach, lyc, mag m, *olnd*, **phos**, plat, *rhus t*, **sil**, spig, **staph**, verat, *verb*, zinc

▲ Vor dem Husten   BB: 2366, BU: 300
cina, croc, led

▲ Nach dem Husten   BB: 2367, BU: 300
ars, calad, *chin*, **cina**, croc, *cupr*, dros, *ferr*, **hyos**, ip, *nux v*, <u>phos</u>, sep, squil, sulph

▲ Nach Hustenauswurf   BB: 2368, BU: 300
calad, chin, *sep*, *sulph*

▲ Von Hutdruck   BB: 2369, BU: 300
agar, *alum*, ang, *arg*, *calc p*, carb an, **carb v**, **glon**, *hep*, kali n, lach, *laur*, led, *lyc*, mez, **nit ac**, sil, stront, sulph, **valer**

▲ Impfung (Kuhpocken Impfung)   BB: 2370, BU: 300
apis, sil, **thuj**

▲ Von Kämmen der Haare   BB: 2371, BU: 300
bry, *chin*, ign, kreos, **sel**

▲ Von Kälte überhaupt   BB: 2372, BU: 301
acon, agar, alum, **am c**, anac, ant cr, apis, aran, *arn*, **ars**, *art v*, asar, **aur**, *aur m*, *aur s*, **bar c**, **bell**, bor, *bov*, bry, *cadm*, calc, *calc p*, **camph**, canth, **caps**, carb an, *carb s*, *carb v*, **caust**, cham, *chin*, *cic v*, *cinnb*, cist, *clem*, **cocc**, *coff*, colch, coloc, **con**, dig, **dulc**, ferr, *graph*, **hell**, **hep**, hydr, *hyos*, **ign**, ip, *kali bi*, **kali c**, *kalm*, kreos, *lach*, laur, led, lob, lyc, **mag c**, *mag m*, *mag p*, **mang**, **menth p**, *meny*, meph, merc, *mez*, **mosch**, *mur ac*, *nat c*, nat m, nit ac, **nux m**, **nux v**, **petr**, ph ac, *phos*, phyt, *psor*, puls, **ran b**, *rheum*, **rhod**, **rhus t**, *rumx*, *ruta*, **sabad**, *samb*, *sars*, seneg, *sep*, **sil**, *spig*, *spong*, squil, **staph**, stram, **stront**, *sul ac*, **sulph**, thuj, verat, *verb*, viol t, zinc

▲ Beim Eintritt in die Kälte   BB: 2373, BU: 301
ars, *calc p*, *camph*, carb v, *caust*, con, *dulc*, kali c, *mosch*, nux m, **nux v**, phos, **puls**, **ran b**, sabad, *sep*, sil, spong, *stront*, **verb**

▲ Von Kaltem zum Warmen und umgekehrt   BB: 2374, BU: 301
ant cr, **bry**, **nat c**, nux v, sep

▲ Bei kalter Luft   BB: 2375, BU: 301
acon, aesc, **agar**, **all c**, alum, **am c**, anac, ant cr, apis, arn, **ars**, asar, **aur**, **bar c**, **bell**, bor, *bov*, **bry**, **calc**, **camph**, canth, **caps**, *carb an*, **carb v**, **caust**, cham, chin, *cic v*, cimic, *cina*, *cist*, **cocc**, coff, **colch**, coloc, **con**, dig, **dulc**, *ferr*, *fl ac*, graph, **hell**, **hep**, hyos, **ign**, ip, jug c, **kali bi**, **kali c**, kali i, kreos, lach, laur, **lyc**, mag c, mag m, mag p, **mang**, *menth p*, meny, **merc**, *mez*, **mosch**, mur ac, *nat c*, *nat m*, nit ac, **nux m**, **nux v**, osm, par, **petr**, *ph ac*, **phos**, **plan**, psor, **puls**, ran b, **rhod**, **rhus t**, **rumx**, *ruta*, **sabad**, samb, *sars*, seneg, *sep*, *sil*, *spig*, *spong*, squil, **staph**, stram, **stront**, sul ac, **sulph**, thuj, verat, *verb*, *viol t*, zinc

▲ Bei nasser Luft   BB: 2376, BU: 301
agar, **am c**, *ant cr*, *aur*, bar c, bell, *bor*, bov, bry, **calc**, *calc p*, canth, *carb an*, *carb v*, cham, *chin*, *clem*, **colch**, con, *cupr*, **dulc**, *ferr*, hep, ip, kali c, kali n, lach, *laur*, *lyc*, *mag c*, **mang**, **merc**, mez, *mur ac*, *nat c*, *nat s*, *nit ac*, **nux m**, nux v, petr, phos, *phyt*, *puls*, rhod, **rhus t**, *ruta*, *sars*, seneg, sep, sil, *spig*, stann, **staph**, **stront**, *sul ac*, **sulph**, **verat**, *zinc*

▲ Bei kalter, trockener Luft   BB: 2377, BU: 301
acon, alum, **ars**, **asar**, *bell*, bor, **bry**, *carb an*, carb v, **caust**, *cham*, **hep**, **ip**, laur, mag c, mez, mur ac, **nux v**, rhod, **sabad**, *sep*, *sil*, spig, **spong**, staph, sulph, zinc

▲ Beim Kaltwerden   BB: 2378, BU: 302
acon, *agar*, **am c**, ant cr, **arn**, **ars**, *ars i*, asar, **aur**, bar c, **bell**, bor, bov, **bry**, calc, **camph**, canth, *caps*, carb an, carb v, **caust**, cham, chin, *cic v*, clem, **cocc**, **con**, dig, **dulc**, ferr, **graph**, hell, **hep**, **hyos**, ign, **kali c**, kreos, lach, **lyc**, *mag c*, mag m, *mang*, meny, **merc**, *merc ir*, mez, **mosch**, mur ac, *nat c*, nat m, *nit ac*, **nux m**, **nux v**, petr, *ph ac*, **phos**, ran b, rhod, **rhus t**, ruta, **sabad**, samb, sars, **sep**, *sil*, spig, *spong*, squil, staph, stram, **stront**, *sul ac*, *sulph*, thuj, **verat**, *verb*, viol t, zinc

Änderung des Befindens

▲ **Beim Kaltwerden** BB: 2379, BU: 302
eines Teiles
bell, **calc**, *cham*, **hell**, <u>hep</u>, led, psor, puls, rhod, **rhus t**, **sep**, <u>sil</u>

▲ **Beim Kauen** BB: 2380, BU: 302
acon, **alum**, <u>am c</u>, **am m**, anac, arg, **arg n**, arn, ars, *aur*, *bell*, **bor**, bov, **bry**, *calc*, cann s, carb an, *carb v*, caust, **chin**, cocc, coff, colch, dig, *euph*, **euphr**, *graph*, **guaj**, <u>hep</u>, **hyos**, **ign**, *ip*, kali c, lach, mag c, mang, *mar*, **meny**, **merc**, nat c, **nat m**, **nit ac**, nux v, **olnd**, petr, **ph ac**, **phos**, **puls**, ran b, <u>rhus t</u>, **sabin**, sars, *seneg*, sep, *sil*, spig, *spong*, squil, **staph**, sul ac, sulph, tarax, **thuj**, *verat*, **verb**, **zinc**

▲ **Nach dem Kauen** BB: 2381, BU: 302
sabin, **sep**, <u>sil</u>, *staph*

▲ **Bei Kindern (vorzüg-** BB: 2382, BU: 302
lich bei Kindern
passende Arzneien)
acon, **aeth**, agar, **ambr**, ang, *ant cr*, ant t, arn, ars, asaf, *bar c*, **bell**, **bor**, bry, **calc**, **calc p**, camph, *canth*, **caps**, **cham**, *chin*, **cic v**, *cina*, *clem*, **cocc**, con, **croc**, *cupr*, dig, *dros*, euph, ferr, graph, *hell*, <u>hyos</u>, **ign**, **ip**, **jod**, kali c, *kreos*, *lach*, laur, **lyc**, *mag c*, **merc**, mur ac, *nat c*, **nux m**, nux v, op, plb, *podo*, **puls**, **rheum**, rhus t, ruta, *sabad*, sabin, sec, seneg, sep, <u>sil</u>, spig, **spong**, *squil*, stann, staph, sul ac, **sulph**, thuj, *verat*, viol o, *viol t*, **zinc**

▲ **Beim Klavierspielen** BB: 2383, BU: 302
anac, *calc*, kali c, **nat c**, **sep**, *zinc*

▲ **Während des Klimak-** BB: 2384, BU: 302
teriums
croc, <u>lach</u>, *sang*, *sep*, sul ac, *vinc*

▲ **Beim Knien** BB: 2385, BU: 302
cocc, mag c, *sep*

▲ **Von Kohldampf** BB: 2386, BU: 302
arn, *bov*

▲ **Von Kopf anlehnen** BB: 2387, BU: 302
bell

▲ **Von Kopfbiegen nach** BB: 2388, BU: 303
rückwärts
bell, *bry*, caust, *chin*, **cic v**, cupr, cycl, *dig*, dros, glon, kali c, **puls**, **sep**, *spong*, *valer*, viol o

▲ **Vom Kopfbiegen** BB: 2389, BU: 303
seitwärts
chin, **spong**

▲ **Von Kopfbiegen** BB: 2390, BU: 303
vorwärts
carb ac, *cimic*, **rhus t**, viol o

▲ **Von Kopfdrehen** BB: 2391, BU: 303
am m, anac, ang, *ant cr*, **arn**, *asar*, bar c, **bell**, bov, **bry**, <u>calc</u>, camph, cann s, canth, *carb an*, *carb v*, caust, cham, *chin*, <u>cic v</u>, *cocc*, coff, *coloc*, cupr, *dros*, dulc, *glon*, **hep**, hyos, **ign**, *ip*, **kali c**, lach, **lyc**, *mag c*, mez, **nat c**, **nat m**, nit ac, **nux v**, par, petr, ph ac, **phos**, plat, **puls**, **rhus t**, sabad, sabin, *samb*, **sang**, sars, **sel**, **sep**, *spig*, <u>spong</u>, *stann*, staph, *sulph*, thuj, verat, viol t, zinc

▲ **Von Kopf einhüllen** BB: 2392, BU: 303
acon, *asar*, aur, **bor**, bry, **calc**, *carb v*, **cham**, chin, **ferr**, *glon*, *ign*, <u>jod</u>, lach, led, **lyc**, merc, mur ac, nit ac, *op*, *phos*, *plat*, **puls**, *sec*, *seneg*, sep, **spig**, *staph*, *sulph*, *thuj*, **verat**

▲ **Von Kopf entblößen** BB: 2393, BU: 303
acon, agar, ant cr, arg, arn, *ars*, **aur**, **bell**, camph, canth, *cham*, chin, **cic v**, **clem**, *cocc*, coff, **colch**, **con**, graph, <u>hep</u>, **hyos**, ign, kreos, lach, led, *mag c*, mag m, merc, nat c, nat m, **nux m**, <u>nux v</u>, ph ac, **psor**, puls, rhod, <u>rhus t</u>, sabad, **samb**, **sang**, *sep*, <u>sil</u>, **squil**, staph, stram, **stront**, *thuj*

▲ **Von Kopf schütteln**   BB: 2394, BU: 303

acon, *agn*, am c, anac, ang, ant cr, ant t, *apis*, **arn**, *asar*, bar c, <u>**bell**</u>, bor, **bry**, *calad*, calc, *camph*, *cann i*, **cann s**, canth, *carb ac*, *carb an*, carb v, caust, cham, *chel*, chin, cic v, *cocc*, *coff*, **colch**, **cor r**, *croc*, cupr, *dig*, <u>**glon**</u>, *graph*, guaj, *hell*, **hep**, *ip*, *jod*, kreos, **led**, mang, *merc*, mez, *nat m*, nit ac, **nux m**, <u>**nux v**</u>, par, petr, *phos*, plb, puls, *ran b*, *rheum*, **rhus t**, *ruta*, samb, *sars*, sec, *sel*, **sep**, sil, **spig**, spong, *squil*, **staph**, stram, sul ac, *sulph*, thuj, verat

▲ **Von Kopfwaschen**   BB: 2395, BU: 303

tarent

▲ **Von Kratzen**   BB: 2396, BU: 303

am m, <u>**anac**</u>, arn, <u>**ars**</u>, bism, bov, **calad**, *calc*, cann s, *canth*, **caps**, carb an, **caust**, cham, chel, *coff*, **con**, cupr, *dol*, dros, *guaj*, kreos, **led**, mag c, mang, *merc*, **mez**, mur ac, nat c, par, ph ac, *phos*, *phyt*, **puls**, rhus t, seneg, sep, **sil**, *spig*, *spong*, squil, stann, *staph*, stram, **stront**, <u>**sulph**</u>

▲ **Von Kratzen auf**   BB: 2397, BU: 303
    Leinwand

asar

▲ **Von Kupferdampf**   BB: 2398, BU: 303

camph, **ip**, lyc, **merc**, *nux v*, op, **puls**

▲ **Von Lachen**   BB: 2399, BU: 304

acon, ang, arg, **ars**, *aur*, **bell**, **bor**, carb v, chin, coloc, con, hyos, *kali c*, laur, **mang**, mez, *mosch*, *mur ac*, nat m, nux v, <u>**phos**</u>, plat, **plb**, **stann**, **sulph**, zinc

▲ **Von Läuten**   BB: 2400, BU: 304

ant cr

▲ **Von unrechter Lage**   BB: 2401, BU: 304

staph, **tarax**

▲ **Von Lageveränderung**   BB: 2402, BU: 304

acon, *bry*, **caps**, **carb v**, *caust*, **chel**, **con**, **euph**, **ferr**, **lach**, **lyc**, petr, ph ac, **phos**, plat, plb, <u>**puls**</u>, *ran b*, *rhod*, *rhus t*, *sabad*, **samb**, *sil*, thuj

▲ **Von Laufen**   BB: 2403, BU: 304

alum, **ang**, arg, **arn**, <u>**ars**</u>, *aur*, **bell**, *bor*, <u>**bry**</u>, *calc*, **cann s**, **caust**, chel, <u>*chin*</u>, *cina*, *cocc*, coff, croc, **cupr**, dros, hep, hyos, **ign**, ip, *jod*, **kali c**, laur, **led**, **lyc**, **merc**, mez, nat c, <u>**nat m**</u>, nit ac, nux m, **nux v**, **olnd**, *phos*, *rheum*, **rhod**, **rhus t**, ruta, *sabin*, **seneg**, *sep*, **sil**, **spig**, spong, *squil*, staph, sul ac, <u>**sulph**</u>, verat, *zinc*

▲ **Von Lehnen auf die**   BB: 2404, BU: 304
    Seite

meny

▲ **Von Lesen**   BB: 2405, BU: 304

acon, *agar*, **agn**, alum, am c, *ang*, *apis*, *arg*, *arn*, ars, **asaf**, *asar*, aur, *bar c*, **bell**, bor, *bry*, <u>**calc**</u>, canth, **carb ac**, *carb s*, carb v, *caust*, *chin*, **cina**, **cocc**, *coff*, **con**, *croc*, cupr, dros, **dulc**, glon, **graph**, hep, *ign*, **kali c**, *lil t*, **lyc**, *mag m*, mang, meny, merc, *mez*, mosch, *nat c*, <u>**nat m**</u>, *nit ac*, nux m, **nux v**, **olnd**, **op**, *petr*, ph ac, **phos**, plat, **puls**, **rhod**, <u>**ruta**</u>, *sabad*, sars, sel, <u>**seneg**</u>, <u>**sep**</u>, <u>**sil**</u>, staph, stram, **sul ac**, <u>**sulph**</u>, tarax, thuj, valer, **verb**, viol o, zinc

▲ **Von lautem Lesen**   BB: 2406, BU: 304

carb v, *cocc*, **mang**, **menth p**, meph, nit ac, **par**, <u>**phos**</u>, *sel*, *seneg*, stann, *sulph*, **verb**

▲ **Von Licht im**   BB: 2407, BU: 304
    Allgemeinen

acon, agar, *agn*, alum, am c, *am m*, **anac**, **ant cr**, arn, **ars**, *asar*, **bar c**, <u>**bell**</u>, bor, bry, **cact**, **calc**, camph, carb an, *caust*, *cham*, **chin**, cic v, cina, **clem**, cocc, **coff**, **colch**, <u>**con**</u>, **croc**, cupr, *dig*, **dros**, **euphr**, *glon*, **graph**, *hell*, **hep**, *hyos*, **ign**, kali c, kali n, lach, *laur*, **lyc**, mag c, *mag m*, *mang*, meny, **merc**, mez, mur ac, <u>**nat c**</u>, nat m, *nit ac*, nux m, <u>**nux v**</u>, petr, **ph ac**, <u>**phos**</u>, plat, **puls**, rhod, rhus t, ruta, samb, *sars*, sel, *seneg*, sep, sil, *spig*, stann, staph, **stram**, sul ac, **sulph**, tarax, thuj, valer, verat, zinc

▲ **Von Gaslicht**   BB: 2408, BU: 304
glon

▲ **Von Licht der Kerzen**   BB: 2409, BU: 304
  (oder der Lampe)
agn, am m, anac, **bar c**, **bell**, *bor*, **calc**, carb an, *caust*, *cina*, *com*, **con**, *croc*, **dros**, graph, **hep**, ign, kali c, *laur*, **lyc**, mang, **merc**, mez, *nit ac*, nux m, petr, *ph ac*, **phos**, plat, *puls*, **ruta**, sars, *seneg*, **sep**, sil, **stram**, *sulph*

▲ **Von Licht der Sonne**   BB: 2410, BU: 305
acon, agar, **ant cr**, ars, *asaf*, **bar c**, *bell*, brom, *bry*, cact, cadm, **calc**, *camph*, canth, **chin**, clem, **con**, **euphr**, gels, glon, **graph**, hep, *hyos*, **ign**, *lach*, lil t, lith, mag m, *merc s*, **nat c**, *nat m*, **nux v**, **ph ac**, puls, *sel*, seneg, stann, *stram*, **sulph**, thuj, *valer*, verat, zinc

▲ **Von Licht des Tages**   BB: 2411, BU: 305
am m, **ant cr**, calc, **con**, dros, **euphr**, **graph**, hell, **hep**, *hyos*, mag c, mang, *merc*, nit ac, **nux v**, petr, *ph ac*, **phos**, rhod, samb, sars, sep, **sil**, *stram*, **sulph**, thuj

▲ **Im Liegen**   BB: 2412, BU: 305
abies n, **acon**, *agar*, agn, *alum*, **am c**, **am m**, **ambr**, anac, ang, *ant cr*, **ant t**, **apis**, *aral*, **arg**, arn, **ars**, *asaf*, asar, **aur**, **bapt**, bar c, bell, benz ac, *bism*, *bor*, *bov*, **bry**, *cact*, cadm, calad, calc, *calc p*, camph, *cann i*, cann s, canth, **caps**, carb an, *carb s*, *carb v*, caust, **cham**, chel, chin, cic v, cina, cist, *clem*, cocc, coff, colch, *coloc*, **con**, croc, *crot t*, *cupr*, **cycl**, dig, *dios*, **dros**, *dulc*, **euph**, euphr, **ferr**, glon, graph, *grin*, guaj, **hell**, hep, **hyos**, ign, ip, jod, *kali bi*, *kali br*, *kali c*, **kali n**, kreos, *lach*, laur, led, lith, **lyc**, *mag c*, **mag m**, mang, *mar*, **meny**, merc, mez, **mosch**, **mur ac**, murx, *naja*, **nat c**, nat m, **nat s**, *nit ac*, nux m, **nux v**, olnd, *op*, par, petr, **ph ac**, *phel*, **phos**, plan, **plat**, plb, **puls**, ran b, *raph*, rheum, **rhod**, **rhus t**, **rumx**, ruta, sabad, sabin, *sal ac*, **samb**, **sang**, sars, sec, sel, seneg, sep, *sil*, spig,

spong, squil, **stann**, staph, *stict*, stram, **stront**, sul ac, **sulph**, **tarax**, *thuj*, **valer**, *verat*, **verb**, **viol o**, **viol t**, *zinc*, **zing**

▲ **Im Liegen im Bett**   BB: 2413, BU: 305
acon, agar, *agn*, *aloe*, *alum*, **am c**, *am m*, **ambr**, anac, *ang*, *ant cr*, **ant t**, **arg**, *arn*, *asaf*, *asar*, **aur**, bar c, bell, bism, **bor**, *bov*, **bry**, *calad*, *calc*, camph, cann s, canth, **caps**, *carb an*, *carb v*, caust, *cham*, *chel*, *chin*, cic v, cina, **clem**, cocc, *coff*, colch, **coloc**, *con*, croc, *cycl*, dig, *dios*, **dros**, *dulc*, **euph**, *euphr*, **ferr**, *graph*, guaj, *hell*, hep, *hyos*, *ign*, **jod**, **kali c**, *kali i*, *kali n*, **kalm**, kreos, **lach**, *laur*, **led**, **lil t**, *lith*, **lyc**, **mag c**, mag m, **mang**, *mar*, *meny*, **merc**, **merc if**, *mez*, *mosch*, **mur ac**, *nat c*, **nat m**, nit ac, nux m, **nux v**, olnd, *op*, **ox ac**, *par*, *petr*, **ph ac**, **phos**, *phyt*, **plat**, **plb**, **puls**, *ran b*, *rheum*, **rhod**, **rhus t**, **rumx**, *ruta*, sabad, *sabin*, *samb*, **sang**, sars, *sec*, **sel**, *seneg*, **sep**, **sil**, spig, spong, squil, *stann*, **staph**, *stict*, stram, **stront**, *sul ac*, **sulph**, tarax, **tell**, *thuj*, valer, **verat**, *verb*, *viol o*, viol t, **zinc**

▲ **Im horizontal Liegen**   BB: 2414, BU: 305
arg n, mag p

▲ **Durch Aufliegen**   BB: 2415, BU: 306
  (Druck durch Liegen)
arn, bapt, bar c, graph, kali c, lach, puls, rhus t, sil

▲ **Liegen auf dem Rücken** BB: 2416, BU: 306
acon, *aloe*, alum, am c, **am m**, ang, arn, **ars**, bar c, bell, bor, bry, *cact*, *calc p*, canth, carb v, **caust**, **cham**, *chin*, cina, clem, colch, **coloc**, **crot h**, **cupr**, dulc, *eup per*, *euph*, *ign*, **jod**, kali c, **kali n**, **kreos**, lach, **led**, mag m, mag p, *merc*, nat c, nat m, **nux v**, par, **phos**, plat, podo, *puls*, ran b, **rhus t**, ruta, sep, **sil**, *spig*, spong, *stront*, **sulph**, *thuj*

▲ **Liegen auf der Seite**   BB: 2417, BU: 306
acon, am c, am m, **anac**, *ang*, arn, ars, ars i, bar c, bell, bor, **bry**, cact, **calad**, **calc**, canth, **carb an**, caust, chin, **cina**, clem, colch, **con**, dig, **ferr**, hep, **ign**, **ip**, jod, *kali bi*, **kali c**, **kreos**, lach,

lyc, mag m, **merc**, **merc c**, mosch, *nat c*, nat m, *nat s*, *nux v*, **par**, *phos*, plat, **puls**, *ran b*, **rhus t**, *sabad*, **seneg**, sep, sil, spig, spong, **stann**, **sulph**, thuj, verat, *viol t*

▲ **Im Liegen, Schmerz** BB: 2418, BU: 306
auf der Seite,
auf der man liegt
arn, bapt, bar c, *bry*, graph, kali c, lach, nit ac, *nux m*, *ph ac*, *puls*, rhus t, *sil*, *thuj*

▲ **Schmerz auf der nicht** BB: 2419, BU: 306
belegenen Seite
calc ar, fl ac, graph, kali bi, rhus t

▲ **Liegen auf der linken** BB: 2420, BU: 306
Seite
acon, **am c**, anac, ang, *ant t*, apis, arn, **bar c**, bell, *bry*, **cact**, calc, canth, carb an, chin, **colch**, con, *eup per*, gels, glon, *ip*, *kali c*, *kalm*, kreos, lyc, merc, **nat c**, **nat m**, **nat s**, nit ac, *op*, *par*, **phos**, plat, *psor*, **puls**, *rhus t*, seneg, **sep**, *sil*, spig, **stann**, **sulph**, **thuj**

▲ **Liegen auf der** BB: 2421, BU: 306
rechten Seite
acon, **am m**, anac, arg n, *bell*, **benz ac**, **bor**, *bry*, *bufo*, calc, carb an, *caust*, cina, clem, con, *crot h*, ip, *kali c*, kali n, kreos, lach, lyc, **mag m**, **merc**, nat c, **nux v**, pall, **phos**, puls, ran b, **rumx**, *seneg*, spig, **spong**, **stann**, *sul ac*, sulph, thuj

▲ **Liegen auf der** BB: 2422, BU: 306
schmerzhaften Seite
acon, *agar*, **am c**, am m, *ambr*, anac, ang, ant cr, arg, arn, **ars**, **bapt**, **bar c**, *bell*, bor, **bry**, **calad**, *calc*, **calc f**, cann s, *caps*, carb an, **carb v**, *caust*, chel, **chin**, cina, clem, croc, crot h, cupr, **cycl**, dros, **graph**, *guaj*, **hep**, hyos, *ign*, **jod**, *kali bi*, kali c, *kali n*, lach, laur, led, **lyc**, **mag c**, **mag m**, mang, mar, **merc**, mez, **mosch**, mur ac, nat m, **nit ac**, **nux m**, nux v, olnd, *par*, *petr*, **ph ac**, **phos**, plat, *puls*, ran b, ran s, **rheum**, rhod, **rhus t**, **rhus t**, rumx, **ruta**, *sabad*, sabin, samb, sars, *sel*, *sep*, **sil**, spong, *staph*, stram, sulph, **tarax**, *thuj*, valer, verat, verb

▲ **Liegen auf der un-** BB: 2423, BU: 306
schmerzhaften Seite
am c, **ambr**, **arg**, *arn*, bell, **bry**, **calc**, cann s, carb v, **caust**, **cham**, chin, **coloc**, **fl ac**, *graph*, **ign**, **kali c**, *kreos*, lyc, nux v, **puls**, rhus t, sep, stann, viol o, **viol t**

▲ **Im Liegen auf dem** BB: 2424, BU: 307
Hinterkopf
cocc, dulc, *sulph*

▲ **Im Liegen hoch mit** BB: 2425, BU: 307
dem Kopf
calc, caust, nat m

▲ **Im Liegen tief mit** BB: 2426, BU: 307
dem Kopf
ant t, arg, **ars**, *cann s*, *caps*, **chin**, *clem*, **colch**, *glon*, **hep**, *hyos*, **kali n**, *lach*, *nux v*, *petr*, phos, *plat*, **puls**, *samb*, **spig**, *spong*, stront, *sulph*

▲ **Von Lippen ablecken** BB: 2427, BU: 307
valer

▲ **Von Luft einziehen** BB: 2428, BU: 307
alum, **ant cr**, **bell**, **bry**, *calc*, *caust*, chin, *cic v*, *cina*, *hyos*, ign, ip, kali n, **merc**, mez, *nat m*, *nux m*, **nux v**, par, *petr*, ph ac, phos, **puls**, sabad, **sabin**, *sars*, **sel**, **sep**, sil, **spig**, **staph**, sulph, thuj, verb

▲ **Von kalter Luft** BB: 2429, BU: 307
einziehen
all c, alum, ant cr, **ars**, **aur**, **bell**, bry, **calc**, *camph*, **caust**, cham, *cina*, cist, cor r, cupr, dulc, **hep**, hydr, **hyos**, kali c, kreos, lith, **merc**, *mosch*, nat a, *nat m*, **nux m**, **nux v**, osm, par, *petr*, phos, puls, **rhod**, **rhus t**, rumx, **sabad**, *sars*, seneg, **sep**, *sil*, *spig*, staph, **stront**, sulph, thuj, *verat*

▲ **Von Magen verderben** BB: 2430, BU: 307
acon, **ant cr**, **ant t**, **ars**, bar c, **bry**, *calc*, caps, **carb v**, caust, *cham*, chin, cocc, **coff**, colch, *con*, cycl, *euph*, ferr, *ign*, **ip**, lyc, **nat c**, nat m, nux m,

Änderung des Befindens

nux v, *phos*, **puls**, rhus t, *sep*, *sil*, stann, **staph**, sul ac, *sulph*, *verat*

▲ Entbehren der ge- BB: 2431, BU: 307
   wohnten Mahlzeiten
cact

▲ Nach Masern BB: 2432, BU: 307

ant cr, **bell**, bry, *cham*, chin, **hyos**, ign, **kali c**, *mosch*, nux v, **puls**, **rhus t**, *sulph*

▲ Von Milzbrandgift BB: 2433, BU: 307
ars

▲ Nach dem Mittagessen BB: 2434, BU: 307
alum, ars, cact, ign, jug r, nux v, phos, zinc

▲ Beim Neumond BB: 2435, BU: 307
alum, *am c*, calc, **caust**, croc, **cupr**, *lyc*, sabad, **sep**, sil

▲ Beim Vollmond BB: 2436, BU: 308
alum, arn, *calc*, croc, *cycl*, **graph**, mar, *nat c*, sabad, **sep**, *sil*, spong, **sulph**

▲ Beim abnehmenden BB: 2437, BU: 307
   Mond
dulc

▲ Beim zunehmenden BB: 2438, BU: 308
   Mond
alum, thuj

▲ Im Mondenschein BB: 2439, BU: 308
ant cr

▲ Von Müßigsein BB: 2440, BU: 308
alum, bar c, **con**, *croc*, ferr, **ign**, lyc, mag m, **nat c**, nat m, **nux v**, petr, *plb*, **sep**, *sil*, *tarax*, *verat*

▲ Beim Mundöffnen BB: 2441, BU: 308

am m, **ang**, bry, *caust*, cham, cocc, dros, *hep*, **merc**, nux v, petr, **phos**, puls, *rhus t*, **sabad**, sabin, sil, **spig**, *spong*, sul ac, thuj, verat

▲ Beim Mundschließen BB: 2442, BU: 308
mez, nux v

▲ Von Musik BB: 2443, BU: 308

acon, *ambr*, bor, bry, *calc*, carb an, caust, **cham**, *coff*, **dig**, ign, *kali c*, kreos, **lyc**, merc, **nat c**, *nat s*, **nux v**, pall, **ph ac**, *phos*, *puls*, **sabad**, sabin, **sep**, *stann*, staph, sulph, **tarent**, *thuj*, **viol o**, zinc

▲ Von schlechten BB: 2444, BU: 308
   Nachrichten
apis, *gels*, *merc*

▲ Von Nachtluft BB: 2445, BU: 308
calc p, phos, spig, sul ac, sulph

▲ Von Nachtschwärmen BB: 2446, BU: 308

ambr, bry, *colch*, ip, **laur**, led, **nux v**, puls, *rhus t*, *sabin*

▲ Von Nachtwachen BB: 2447, BU: 308

ambr, arg n, bry, *chin*, *cimic*, **cocc**, **colch**, *ip*, **nit ac**, **nux v**, *ph ac*, *puls*, ruta, sabin, **sel**, sep

▲ Beim Nähen BB: 2448, BU: 308
lach, **nat m**, *petr*, *ruta*, sul ac

▲ Von Nähen mit der BB: 2449, BU: 308
   Nähmaschine
chel, phos

▲ Von narkotischen BB: 2450, BU: 308
   Arzneien
acon, agar, *ars*, aur, **bell**, *bry*, calc, canth, *carb v*, caust, **cham**, chin, **coff**, *colch*, croc, *cupr*, **dig**, dulc, euph, ferr, **graph**, hep, **hyos**, ign, **ip**, **lach**,

lyc, *merc*, *mosch*, nat c, nat m, nit ac, nux m, **nux v**, **op**, ph ac, *phos*, plat, plb, **puls**, *rhus t*, seneg, **sep**, *staph*, sulph, **valer**, *verat*, zinc

▲ **Von nassen Aufschlägen** BB: 2451, BU: 308

am c, am m, **ant cr**, bar c, **bell**, *bor*, bov, *bry*, **calc**, **canth**, **carb v**, **cham**, **clem**, *con*, dulc, *kali c*, **kali n**, *laur*, lyc, mag c, **merc**, *mez*, mur ac, nat c, *nit ac*, *nux m*, nux v, *phos*, puls, **rhus t**, *sars*, sep, *sil*, spig, stann, *staph*, **stront**, *sul ac*, **sulph**, zinc

▲ **Von nassen Aufschlägen** BB: 2452, BU: 308
  mit Essig
bell

▲ **Bei nebligem Wetter** BB: 2453, BU: 308

bar c, *bry*, calc, calend, **cham**, **chin**, dulc, *hyper*, **mang**, *merc*, **nux m**, plb, *rhod*, **rhus t**, sep, sil, sulph, verat

▲ **Beim Niederhocken** BB: 2454, BU: 309

calc, *coloc*, graph

▲ **Nach dem Niederlegen** BB: 2455, BU: 309

acon, agar, agn, *alum*, **am c**, am m, **ambr**, *ang*, *ant cr*, *ant t*, **arg**, arn, **ars**, **asaf**, asar, **aur**, bar c, bell, *bism*, *bor*, bov, bry, calad, calc, canth, **caps**, carb an, carb v, **caust**, **cham**, chel, *chin*, **clem**, cocc, coff, colch, *coloc*, con, croc, cupr, **cycl**, dros, **dulc**, euph, euphr, ferr, glon, graph, guaj, hell, hep, **hyos**, *ign*, ip, **kali c**, *kali n*, lach, *laur*, led, **lyc**, **mag c**, **mag m**, mang, *mar*, **meny**, merc, *mez*, *mosch*, *mur ac*, *nat c*, *nit ac*, nux m, nux v, olnd, *op*, par, petr, *ph ac*, phos, **plat**, **plb**, **puls**, ran b, ran s, *rhod*, **rhus t**, *ruta*, sabad, sabin, **samb**, sars, sel, *seneg*, sep, sil, spig, *stann*, staph, **stront**, **sul ac**, **sulph**, tarax, thuj, *valer*, *verat*, verb, *viol o*, *viol t*, zinc

▲ **Nach dem Niederlegen** BB: 2456, BU: 308
  abends ins Bett
aran, nat m

▲ **Beim Niedersetzen** BB: 2457, BU: 309

agn, alum, **am m**, **ant t**, *apis*, arg, *aur*, bar c, bov, bry, caust, **chel**, chin, **coff**, croc, *cycl*, graph, **hell**, **ip**, *iris*, kali c, *lyc*, **mag c**, *mang*, merc, *murx*, nit ac, ph ac, phos, **puls**, *rhus t*, *ruta*, *sabin*, **samb**, *sars*, **spig**, spong, squil, *stann*, thuj, **valer**, *verat*, viol t

▲ **Von Nießen** BB: 2458, BU: 309

acon, am c, **am m**, *ant t*, *arn*, **ars**, bar c, **bell**, **bor**, **bry**, *calc*, **canth**, **carb v**, *caust*, **cham**, chin, *cina*, con, **dros**, euph, *graph*, hell, *hep*, kali c, lach, led, **lyc**, *mag c*, mag m, **merc**, *mez*, nat c, nat m, **nit ac**, **nux v**, **phos**, **podo**, **puls**, **rhus t**, **sabad**, sec, *seneg*, sep, sil, **spig**, squil, staph, **sulph**

▲ **Nüchtern vor dem** BB: 2459, BU: 309
  Frühstück
acon, *aloe*, alum, am c, *am m*, *ambr*, anac, ars, **bar c**, bov, bry, *cact*, **calc**, cann s, canth, *carb ac*, *carb an*, carb v, caust, **chel**, chin, cina, *coc c*, **croc**, *ferr*, *ferr p*, *gran*, graph, hell, *hep*, **ign**, **jod**, kali c, *kreos*, **lach**, *laur*, lyc, mag c, mag m, mar, merc, *mez*, nat c, nat s, nit ac, *nux v*, *petr*, phos, **plat**, *plb*, puls, **ran b**, ran s, *rhod*, *rhus t*, **rumx**, sabad, sep, *sil*, spig, **staph**, *stront*, *sulph*, **tab**, **tarax**, *valer*, verat, verb

▲ **Nach Ohnmacht** BB: 2460, BU: 309

acon, ars, *chin*, **mosch**, nux v, **op**, *sep*, stram

▲ **Nach Onanie** BB: 2461, BU: 309

agar, alum, **anac**, **arg**, ars, bov, *calad*, **calc**, **carb v**, **chin**, *cina*, **con**, dulc, ferr, gels, ign, **jod**, *kali c*, lyc, **merc**, mosch, nat c, **nat m**, nux m, *nux v*, petr, **ph ac**, phos, *plat*, plb, **puls**, sel, **sep**, *sil*, spig, squil, **staph**, sulph

▲ **Vom Orgelspiel** BB: 2462, BU: 310

lyc

▲ **Nach Pollutionen** BB: 2463, BU: 310

agar, **alum**, ars, bor, bov, calc, cann s, *carb an*, *carb v*, caust, *chin*, *cob*, *dig*, dios, **jod**, <u>**kali c**</u>, led, lyc, *merc*, mez, *nat c*, <u>**nux v**</u>, petr, *ph ac*, phos, *pic ac*, *plb*, *puls*, *ran b*, rhod, *sabad*, *sel*, sep, sil, **staph**, thuj

▲ **Von Quecksilber-** BB: 2464, BU: 310
dämpfen

carb v, **chin**, *puls*, **stram**

▲ **Von Quecksilbermiß-** BB: 2465, BU: 310
brauch

acon, agn, **ant cr**, **arg**, arn, ars, *asaf*, <u>**aur**</u>, **bell**, *bry*, *calad*, **calc**, **carb v**, **chin**, cic v, cina, **clem**, cocc, coff, **colch**, **cupr**, dig, *dulc*, **euph**, euphr, ferr, *graph*, **guaj**, <u>**hep**</u>, jod, **lach**, laur, **led**, **mez**, nat m, <u>**nit ac**</u>, nux v, *op*, *ph ac*, plat, **puls**, rheum, *rhod*, *rhus t*, sabad, **sars**, sel, *sep*, **sil**, spong, **staph**, stram, stront, <u>**sulph**</u>, *thuj*, *valer*, verat, viol t, *zinc*

▲ **Von Rasieren** BB: 2466, BU: 310

carb an

▲ **Von Rauch** BB: 2467, BU: 310

bry, calc, caust, cocc, dros, **euphr**, lach, *nat m*, nux v, olnd, petr, **sep**, **spig**, *sulph*

▲ **Nach einem Rausch** BB: 2468, BU: 310

acon, *agar*, **am m**, *ang*, arg, *bell*, *bry*, **carb v**, *chin*, **cocc**, **coff**, *ip*, kali c, *kali n*, *kreos*, **laur**, mar, nat m, nux m, <u>**nux v**</u>, **op**, ph ac, **puls**, *rheum*, *samb*, **spong**, squil, **stram**, *valer*

▲ **Von Reiben** BB: 2469, BU: 310

am m, <u>**anac**</u>, arn, *ars*, **bism**, bor, **calad**, *calc*, cann s, *canth*, **caps**, carb an, **caust**, cham, chel, **coff**, <u>**con**</u>, cupr, dros, *guaj*, kreos, **led**, mag c, mang, *merc*, **mez**, mur ac, nat c, par, ph ac, phos, **puls**, seneg, **sep**, **sil**, *spig*, *spong*, squil, stann, **staph**, stram, <u>**stront**</u>, **sulph**

▲ **Von Reiten** BB: 2470, BU: 310

ars, bor, *bry*, *graph*, **lil t**, mag m, **nat c**, <u>**sep**</u>, sil, *spig*, **sul ac**, valer

▲ **Von Rotzgift** BB: 2471, BU: 310

ars, calc, *ph ac*, sulph

▲ **In der Ruhe** BB: 2472, BU: 310

acon, *agar*, **aloe**, *alum*, am c, **am m**, *ambr*, anac, ang, ant cr, ant t, *arg*, arn, <u>**ars**</u>, *asaf*, asar, **atro**, <u>**aur**</u>, bar c, bell, *benz ac*, *bism*, bor, *bov*, **brom**, **bry**, calc, *calc p*, *canth*, **caps**, *carb ac*, carb an, carb v, caust, *cham*, chin, cic v, *cina*, *coca*, **cocc**, **colch**, **coloc**, *com*, <u>**con**</u>, cupr, **cycl**, dios, **dros**, <u>**dulc**</u>, **euph**, *euphr*, <u>**ferr**</u>, **fl ac**, *gamb*, *gels*, guaj, *helo*, hep, hyos, ign, *ind*, iris, kali br, kali c, *kali i*, *kali n*, *kali p*, kreos, *lach*, laur, *lil t*, *lith*, *lob*, <u>**lyc**</u>, mag c, **mag m**, mang, mar, **meny**, merc, **merc c**, **merc if**, mez, **mosch**, *mur ac*, *murx*, *nat c*, nat m, nit ac, nux m, olnd, *op*, *oxyt*, par, petr, **ph ac**, *phos*, **plat**, plb, **puls**, *rat*, <u>**rhod**</u>, **rhus t**, <u>**ruta**</u>, <u>**sabad**</u>, sabin, <u>**samb**</u>, sars, sel, seneg, **sep**, *sil*, spig, spong, stann, staph, *stront*, sul ac, <u>**sulph**</u>, <u>**tarax**</u>, *thuj*, <u>**valer**</u>, *verat*, **verb**, **vib**, **viol t**, zinc

▲ **Von Säfteverlust** BB: 2473, BU: 311

agar, alum, anac, ant cr, ant t, *arg*, arn, **ars**, *bell*, bor, *bov*, bry, **calad**, **calc**, cann s, canth, caps, carb an, **carb v**, caust, cham, <u>**chin**</u>, *cina*, coff, **con**, dig, dulc, *ferr*, graph, *ham*, *helo*, hep, *ign*, ip, **jod**, **kali c**, led, *lyc*, mag m, **merc**, mez, mosch, *nat c*, *nat m*, nit ac, nux m, **nux v**, *petr*, **ph ac**, phos, *plb*, <u>**puls**</u>, *ran b*, rhod, rhus t, ruta, sabad, samb, *sel*, **sep**, **sil**, *spig*, squil, stann, **staph**, **sulph**, thuj, valer, verat, *zinc*

▲ **Beim Stillen** BB: 2474, BU: 311

acon, agn, *ars*, **bell**, <u>**bor**</u>, bry, <u>**calc**</u>, *calc p*, carb an, *carb v*, **cham**, chel, **chin**, cina, con, *crot t*, **dulc**, ferr, graph, ign, ip, *jod*, *kali c*, lach, **laur**, lyc, *merc*, nat c, nat m, *nux v*, **ph ac**, *phel*, phos, *phyt*, **puls**, *rheum*, *rhus t*, samb, sec, sel, **sep**, *sil*, spig, *squil*, stann, **staph**, stram, *sulph*, zinc

▲ Von Saugen am　　BB: 2475, BU: 311
　Zahnfleisch
am c, bell, **bov**, *carb v*, kali c, **nit ac**, **nux m**, nux v, **sil**, zinc

▲ Nach Scharlachfieber　BB: 2476, BU: 311
am m, aur, *bar c*, **bell**, bry, **cham**, con, *dulc*, euph, **hep**, *hyos*, **kali c**, **lach**, *lyc*, merc, *nit ac*, rhus t, sulph

▲ Von Schaukeln　　BB: 2477, BU: 311
ars, **bor**, *carb v*

▲ Von Schießen　　BB: 2478, BU: 311
bor

▲ Am Anfang des Schlafs　BB: 2479, BU: 311
agn, am c, am m, ant t, *aral*, arn, **ars**, aur, bad, *bapt*, *bar c*, **bell**, bor, **bry**, *calad*, **calc**, **caps**, **carb an**, **carb v**, caust, *chin*, cocc, *coff*, con, dig, dulc, **graph**, *grin*, guaj, hep, *ign*, ip, *kali c*, *kreos*, lach, laur, **lyc**, mag c, mag m, mar, **merc**, *mur ac*, nat c, nat m, nux v, op, ph ac, **phos**, **puls**, ran b, rhus t, sabin, *sars*, sel, **sep**, *sil*, spong, staph, stront, **sulph**, tarax, *thuj*, verat

▲ Während des Schlafs　BB: 2480, BU: 311
acon, agn, *alum*, *am c*, am m, ambr, *anac*, ang, ant cr, **ant t**, apis, **arn**, **ars**, **aur**, **bar c**, **bell**, bism, **bor**, *brom*, **bry**, calad, *calc*, camph, **cann i**, cann s, canth, caps, *carb ac*, *carb an*, *carb s*, carb v, *caust*, **cham**, **chel**, **chin**, cic v, *cina*, clem, cocc, coff, colch, coloc, **con**, croc, cupr, cycl, *dig*, dros, *dulc*, euph, ferr, *graph*, guaj, hell, **hep**, **hyos**, ign, *ip*, *kali br*, **kali c**, kali n, kreos, **lach**, laur, *led*, **lyc**, mag c, mag m, mang, mar, meny, **merc**, mez, mosch, **mur ac**, *nat c*, **nat m**, *nit ac*, **nux m**, *nux v*, **op**, par, petr, **ph ac**, **phos**, plat, plb, **puls**, ran b, ran s, **rheum**, rhod, *rhus t*, *ruta*, sabin, **samb**, sars, sel, seneg, **sep**, **sil**, spig, spong, squil, *stann*, staph, **stram**, stront, sul ac, **sulph**, *thuj*, valer, verat, verb, viol t, **zinc**

▲ Von Schlaf, schläft sich　BB: 2481, BU: 312
　in die Verschlimmerung
　hinein
am c, *carb v*, *grin*, **lach**

▲ Nach dem Schlaf　　BB: 2482, BU: 312
acon, *ail*, *alum*, am m, *ambr*, *anac*, **apis**, *arg n*, **arn**, ars, ars i, *asaf*, **bell**, *bor*, bov, *bry*, cadm, calad, **calc**, **camph**, **carb v**, **caust**, *cham*, **chel**, chin, *cina*, *cocc*, coff, **con**, dig, **euphr**, **ferr**, *graph*, **hep**, hyos, *ign*, *kali bi*, kali c, kreos, **lach**, **lyc**, mag c, *naja*, *nux m*, *nux v*, olnd, **op**, *paeo*, *ph ac*, **phos**, **puls**, **rheum**, *rhus t*, **sabad**, samb, *sel*, *sep*, *spig*, spong, *squil*, *stann*, **staph**, **stram**, **sulph**, *thuj*, *valer*, **verat**

▲ Nach langem Schlaf　BB: 2483, BU: 312
alum, ambr, anac, *arn*, asaf, bell, bor, bry, **calc**, *carb v*, **caust**, cocc, **con**, dig, **euphr**, **graph**, **hep**, hyos, ign, kali c, kreos, *lyc*, mag c, **nux v**, *ph ac*, puls, rhus t, spig, **stram**, **sulph**, *verat*

▲ Nach Schlafen　　BB: 2484, BU: 312
　nachmittags
anac, **bry**, caust, chin, lach, lyc, *phos*, **puls**, **staph**, sulph

▲ Beim Schlingen　　BB: 2485, BU: 312
acon, *aconin*, **aesc**, *aloe*, alum, am c, am m, ambr, *anac*, ang, **ant t**, *apis*, **arg**, ars, *asaf*, **atro**, aur, **bar c**, **bell**, bor, *bov*, **brom**, **bry**, *calc*, **camph**, **canth**, caps, carb an, *carb s*, carb v, caust, *cham*, *chin*, cic v, *cinnb*, **cocc**, *coff*, *colch*, con, **croc**, *crot h*, *crot t*, cupr, dig, **dol**, *dros*, *elaps*, euph, ferr, **gels**, graph, **hell**, **hep**, **hydr**, **hyos**, ign, ip, *jod*, *kali br*, **kali c**, **kali ch**, *kali n*, kreos, **lach**, laur, led, *lyc*, **mag c**, mag m, mang, meny, **merc**, **merc c**, **merc d**, **merc if**, mez, mur ac, *nat m*, nat n, **nit ac**, **nux v**, *op*, par, petr, ph ac, **phos**, **phyt**, *plat*, plb, **puls**, *ran b*, *rhod*, **rhus t**, *ruta*, sabad, sabin, **sang**, *sars*, seneg, **sep**, **sil**, *spig*, spong, **stann**, **staph**, **stram**, stront, **sul ac**, **sulph**, tarax, **thuj**, *verat*, **wye**, zinc

▲ **Beim leeren Schlingen,** BB: 2486, BU: 312
oder auch des Speichels
ambr, arg, ars, **bar c**, bell, bor, bov, **bry**, caps, **cocc**, colch, *croc*, graph, **hep**, lach, mang, **merc**, *merc ir*, mez, *nux v*, plat, **puls**, **rhus t**, *ruta*, *sabad*, sabin, spig, *sulph*, *thuj*, zinc

▲ **Beim Schlingen der** BB: 2487, BU: 313
Speisen
alum, ambr, ars, **bar c**, **bry**, carb v, cham, chin, colch, euph, **hep**, ign, *jod*, *lach*, **nit ac**, **nux v**, petr, *ph ac*, **phos**, ran b, **rhus t**, **sep**, sulph, *zinc*

▲ **Beim Schlingen der** BB: 2488, BU: 313
Getränke
bell, brom, **canth**, *cina*, cupr, **hydrphb**, *hyos*, ign, jod, lach, lyc, merc, merc c, nat m, **phos**, stram

▲ **Nach dem Schlingen** BB: 2489, BU: 313
der Speisen
ambr, ars, *bar c*, **bry**, carb v, cham, chin, colch, euphr, *hep*, ign, *jod*, *nit ac*, **nux v**, *petr*, **phos**, **puls**, ran b, **rhus t**, *sep*, sulph, *zinc*

▲ **Von Schluchzen** BB: 2490, BU: 313
acon, **am m**, *bell*, bor, **bry**, *cic v*, cocc, *cupr*, **cycl**, **hyos**, **ign**, lyc, *mag m*, **mar**, merc, nat c, nux m, **nux v**, par, *puls*, *ran b*, ruta, sars, spong, staph, stram, stront, sulph, *verat*, verb

▲ **Bei Schneeluft** BB: 2491, BU: 313
calc, *caust*, *cic v*, **con**, **lyc**, mag m, merc, nat c, *nux v*, **ph ac**, phos, **puls**, *rhus t*, **sep**, sil, sulph

▲ **Beim Schneuzen** BB: 2492, BU: 313
acon, agn, *alum*, am c, ambr, *ang*, ant t, arg, **arn**, aur, *bar c*, **bell**, **bry**, **calc**, cann s, **canth**, caps, carb an, carb v, **caust**, *cham*, chel, chin, cina, coff, **colch**, **con**, dig, euph, euphr, **hep**, *hyos*, jod, *kali bi*, **kali c**, kali n, *kreos*, led, lyc, mag c, *mag m*, mang, *mar*, meny, **merc**, mez, *nat m*, nit ac, **nux v**, par, **ph ac**, phos, **puls**, ran b, *sabin*, sars, sel, **sep**, *sil*, spig, spong, stann, **staph**, stram, stront, sulph, tarax, *thuj*, *verat*

▲ **Von unterdrücktem** BB: 2493, BU: 313
Schnupfen
am c, am m, *ambr*, ars, **bry**, *calad*, **calc**, *carb v*, caust, cham, **chin**, cina, **con**, **dulc**, *graph*, hep, **ip**, *kali c*, kreos, lach, laur, *lyc*, mag c, mag m, mang, *mar*, merc, nat c, *nat m*, **nit ac**, *nux m*, **nux v**, par, *petr*, *phos*, **puls**, *rhod*, sabad, *samb*, sars, **sep**, **sil**, spig, spong, stann, stram, sul ac, *sulph*, thuj, verat, zinc

▲ **Beim Schreiben** BB: 2494, BU: 313
acon, agar, alum, am c, *am m*, *anac*, ant cr, arn, **asaf**, asar, aur, *bar c*, bor, **bry**, calad, **calc**, cann s, canth, *carb v*, caust, cham, **chel**, *chin*, *cic v*, **cimic**, **cina**, **cocc**, coloc, croc, dros, euph, ferr, *fl ac*, glon, *graph*, **hep**, *ign*, **kali c**, laur, led, *lil t*, **lyc**, meny, mez, mur ac, *nat c*, **nat m**, nit ac, nux m, **nux v**, **olnd**, par, petr, ph ac, *phos*, plat, puls, *ran b*, rheum, **rhod**, rhus t, **ruta**, *sabad*, sabin, samb, *sars*, **seneg**, **sep**, **sil**, spig, *spong*, stann, staph, stront, *sul ac*, *sulph*, thuj, *valer*, **zinc**

▲ **Von Schultern** BB: 2495, BU: 314
einziehen
calc, cycl

▲ **In der Schwangerschaft** BB: 2496, BU: 314
acon, alum, am m, ambr, *arn*, ars, asaf, **asar**, bar c, **bell**, bry, **calc**, **calc p**, **caps**, *carb ac*, **caust**, *cerium*, **cham**, *chin*, cic v, **cocc**, *coff*, colch, coloc, con, **croc**, cupr, dulc, *equis*, *ferr*, *glon*, graph, **hyos**, *ign*, **ip**, *jab*, *kali br*, kali c, *kalm*, *kreos*, lyc, *mag c*, mag m, mang, *merc*, *merc if*, *mill*, *mosch*, mur ac, *nat m*, **nux m**, *nux v*, *petr*, phos, **plat**, **puls**, *raph*, **rhus t**, sabin, *sang*, **sec**, *sel*, **sep**, sil, *spig*, **staph**, *sul ac*, **sulph**, *tab*, *valer*, *verat*

▲ **Von Seitswärts-** BB: 2497, BU: 314
schreiten
caust

▲ Beim Schwindel   BB: 2498, BU: 314

<u>acon</u>, agar, *alum*, *am c*, am m, ambr, anac, *ant cr*, *ant t*, **arg**, arn, **ars**, asaf, aur, *bar c*, **bell**, bov, *bry*, calad, <u>**calc**</u>, camph, *canth*, *carb an*, carb v, caust, **cham**, chel, *chin*, cic v, cina, *cocc*, coff, coloc, con, *croc*, *cupr*, dig, dulc, *ferr*, graph, hell, *hep*, *hyos*, *ign*, *ip*, jod, kali c, kali n, <u>**lach**</u>, **laur**, led, *lyc*, *mag c*, *mag m*, **merc**, mez, **mosch**, nat c, *nat m*, *nit ac*, *nux m*, <u>**nux v**</u>, olnd, op, par, *petr*, ph ac, <u>**phos**</u>, plat, plb, <u>**puls**</u>, ran s, rhod, *rhus t*, ruta, *sabad*, *sabin*, sars, sec, sel, seneg, *sep*, sil, *spig*, spong, squil, stann, staph, **stram**, *stront*, *sulph*, **verat**, verb, zinc

▲ Nach Schwitzen   BB: 2499, BU: 314

ars, bell, *bry*, **calc**, *carb v*, <u>**chin**</u>, *con*, ferr i, ign, *jod*, *kali c*, lyc, **merc**, nat c, nat m, nux v, op, petr, <u>**ph ac**</u>, *phos*, **puls**, rumx, sel, <u>**sep**</u>, *sil*, spig, *squil*, **staph**, **sulph**

▲ Von unterdrücktem   BB: 2500, BU: 314
Schweiß

acon, am c, arn, *ars*, **bell**, **bry**, <u>**calc**</u>, cann s, **cham**, **chin**, coff, *colch*, *coloc*, *dulc*, *graph*, hyos, ip, jod, *kali c*, **led**, **lyc**, mag c, *mar*, **merc**, nat c, nit ac, *nux m*, **nux v**, *olnd*, op, *ph ac*, **phos**, plat, **puls**, **rhus t**, *sabad*, *sec*, seneg, **sep**, *sil*, spong, squil, staph, <u>**sulph**</u>, verb, viol o

▲ An der Seeküste   BB: 2501, BU: 314

bry, chin, *nat m*, *nat s*, sulph

▲ Beim angestrengten   BB: 2502, BU: 314
(scharfen) Sehen

agar, agn, alum, am c, am m, anac, ang, *apis*, arg, **asaf**, asar, **aur**, *bar c*, **bell**, *bor*, bry, <u>**calc**</u>, canth, **carb v**, **caust**, cham, chel, chin, **cic v**, <u>cina</u>, cocc, coff, *con*, <u>**croc**</u>, cupr, *dros*, *dulc*, ferr, **graph**, hep, *ign*, <u>**kali c**</u>, kreos, laur, led, <u>**lyc**</u>, mag c, mag m, mang, meny, merc, mez, mosch, *mur ac*, **nat c**, <u>**nat m**</u>, nit ac, nux m, nux v, *olnd*, par, *petr*, ph ac, **phos**, *phys*, plat, **puls**, *ran b*, rheum, <u>**rhod**</u>, **rhus t**, <u>**ruta**</u>, *sabad*, **sars**, sel, **seneg**, sep, <u>sil</u>, spig, spong, *staph*, stram, stront, *sul ac*, **sulph**, thuj, *valer*, verb, viol o, zinc

▲ Beim Sehen auf einen   BB: 2503, BU: 315
sich drehenden
Gegenstand

lyc

▲ Beim Sehen in die   BB: 2504, BU: 315
Ferne

euphr, **ruta**

▲ Beim Sehen über   BB: 2505, BU: 315
eine große Fläche

sep

▲ Beim Sehen geradeaus   BB: 2506, BU: 315

olnd

▲ Beim Sehen   BB: 2507, BU: 315
glänzender Dinge

<u>**bell**</u>, canth, glon, **hyos**, lach, *phos*, stram

▲ Beim Sehen ins Helle   BB: 2508, BU: 315

am m, bell, **bry**, **calc**, *caust*, chel, *colch*, ign, kali c, kreos, **mag m**, **merc**, *nux v*, *ph ac*, **phos**, sabad, sep, *zinc*

▲ Beim Sehen nach unten   BB: 2509, BU: 315

acon, **calc**, kalm, **olnd**, *phyt*, **spig**, <u>**sulph**</u>

▲ Beim Sehen nach oben   BB: 2510, BU: 315

alum, ars, **calc**, **caps**, **carb v**, caust, **chel**, con, **cupr**, graph, petr, **phos**, plat, *plb*, **puls**, sabad, sabin, **sel**, sep, *sil*, **spig**, **thuj**, zinc

▲ Beim Sehen zur Seite   BB: 2511, BU: 315

bell, *olnd*, spig

▲ Beim langen Sehen   BB: 2512, BU: 315
auf Etwas

aur, *cic v*, *gels*, **kreos**, **nat m**, rheum, **ruta**, **spig**

▲ **Beim Sehen auf** BB: 2513, BU: 315
 (fließendes) Wasser

arg, **bell**, canth, **ferr**, **hydrphb**, **hyos**, stram, *sulph*

▲ **Beim Sehen auf Weißes** BB: 2514, BU: 315

cham, graph, kali c, *nat m*, spig, stram

▲ **Beim Singen** BB: 2515, BU: 315

agar, **am c**, *arg*, *asc t*, *carb an*, **carb v**, cocc, **dros**, graph, hyos, mang, nit ac, **nux v**, *osm*, *par*, **phos**, sars, *sel*, *spong*, **stann**, **sulph**, verb, *wye*

▲ **Nach Singen** BB: 2516, BU: 315

agar, **hep**, *hyos*

▲ **Im Sitzen** BB: 2517, BU: 315

acon, **agar**, agn, **aloe**, *alum*, *am c*, **am m**, **ambr**, anac, **ang**, *ant cr*, *ant t*, *aran*, **arg**, arn, **ars**, **asaf**, asar, **aur**, **bar c**, bell, *bism*, *bor*, bov, *bry*, *cact*, calad, calc, camph, cann i, cann s, canth, **caps**, carb an, carb v, *caust*, cham, chel, *chin*, cic v, **cina**, clem, cob, **cocc**, coff, colch, coloc, **con**, croc, **cupr**, **cycl**, *dig*, dros, **dulc**, **euph**, euphr, ferr, fl ac, **gamb**, *graph*, **guaj**, **hell**, hep, hyos, ign, *indg*, ip, jod, **kali bi**, kali c, *kali n*, kreos, **lach**, *laur*, led, **lyc**, *mag c*, **mag m**, mang, *mar*, **meny**, **merc**, mez, **mosch**, **mur ac**, **nat c**, nat m, nit ac, nux m, nux v, *olnd*, **op**, *par*, **petr**, **ph ac**, phos, **plat**, plb, **prun**, **puls**, ran b, ran s, rheum, **rhod**, **rhus t**, ruta, *sabad*, *sabin*, samb, sars, sec, *sel*, **seneg**, **sep**, **sil**, **spig**, *spong*, squil, *stann*, staph, stram, **stront**, *sul ac*, **sulph**, tarax, thuj, **valer**, verat, **verb**, *viol o*, **viol t**, zinc

▲ **Im aufrechten** BB: 2518, BU: 316
 (geraden) Sitzen

acon, *aloe*, anac, *ang*, ars, bar c, **bell**, bor, **bry**, calad, *calc p*, *carb v*, caust, *cham*, *chel*, chin, cina, **colch**, **coloc**, **con**, dig, **ign**, **kali c**, kreos, lact, **lyc**, *mag p*, mang, **merc**, **mez**, mosch, nux m, nux v, op, petr, *podo*, puls, **rheum**, rhus t, *sabad*, sars, sol n, *spig*, *spong*, staph, sulph, tarax, verat, verb, *viol t*

▲ **Im krummen Sitzen** BB: 2519, BU: 316

acon, **agn**, *alum*, **am m**, ang, **ant t**, arg, **ars**, asaf, bar c, bell, bor, bov, *bry*, cact, caps, carb v, caust, cham, chel, *chin*, **cic v**, **con**, *crot t*, **dig**, *dulc*, ferr, gels, *grin*, *hell*, **hyos**, **kalm**, *lach*, lith, lyc, meny, **nat s**, *nux v*, *phel*, **phos**, *plat*, plb, **puls**, *rhod*, **rhus t**, **sabin**, **samb**, **sang**, *sep*, sin n, spig, spong, **squil**, **stann**, **sulph**, *verb*, viol t, **zinc**, **zing**

▲ **Beim Sitzen auf einem** BB: 2520, BU: 316
 harten Gegenstand

ign

▲ **Beim Sitzen mit aus-** BB: 2521, BU: 316
 gestrecktem Bein

euph

▲ **Für Säufer** BB: 2522, BU: 316

acon, **agar**, alum, am m, anac, **ant cr**, **arn**, ars, **bell**, *bor*, *bov*, **cadm**, **calc**, carb an, *carb s*, *carb v*, caust, **chel**, **chin**, *cocc*, **coff**, con, cupr, hep, *hyos*, **ign**, **lach**, laur, **led**, **lyc**, nat c, **nat m**, **nux m**, **nux v**, **op**, petr, **puls**, **ran b**, rhod, **rhus t**, **ruta**, *sabad*, **sel**, sep, **sil**, **spig**, **stram**, stront, sul ac, sulph, **verat**, **zinc**

▲ **Im Sommer** BB: 2523, BU: 316

ant cr, bar c, **bell**, bry, **carb v**, cham, graph, lach, *lyc*, **nat c**, *nat m*, nux v, **puls**, *sel*, thuj

▲ **In der Sonne** BB: 2524, BU: 316

agar, **ant cr**, bar c, *bell*, *brom*, **bry**, *calc*, **camph**, *clem*, **euphr**, *glon*, *graph*, hyos, ign, *ip*, *jod*, **lach**, mag m, **nat c**, *nat m*, nux v, **puls**, sel, stann, *sulph*, **valer**, zinc

▲ **Von Sonnenbrand** BB: 2525, BU: 316

acon, *apis*, **bell**, *brom*, **camph**, clem, fl ac, *gels*, **glon**, hyos

▲ **Nach Sonnenaufgang** BB: 2526, BU: 316

cham, nux v, puls

▲ Nach Sonnenuntergang   BB: 2527, BU: 316

bry, ign, **puls**, *rhus t*

▲ Von eingestoßenen   BB: 2528, BU: 316
Splittern

carb v, *cic v*, colch, *hep*, **nit ac**, *petr*, plat, ran b, **sil**, *sulph*

▲ Von Sprechen   BB: 2529, BU: 316

acon, *alum*, am c, *am m*, ambr, **anac**, arg, arn, *ars*, **arum t**, *asc t*, aur, bar c, **bell**, *bor*, bry, *calad*, **calc**, *calc p*, **cann s**, canth, caps, **carb v**, *caust*, **cham**, **chin**, cic v, **cimic**, *coca*, **cocc**, *coff*, con, croc, *cupr*, *dig*, **dros**, **dulc**, *euphr*, **ferr**, *graph*, hell, **hep**, *hyos*, *ign*, *ip*, *jod*, **kali bi**, kali c, *led*, *lyc*, *mag c*, **mag m**, **mang**, *mar*, **menth p**, meph, *merc*, mez, *mur ac*, **nat c**, **nat m**, nux m, *nux v*, osm, *par*, petr, **ph ac**, phos, **plat**, plb, puls, ran b, **rhus t**, sars, **sel**, sep, sil, **spig**, squil, **stann**, staph, *stram*, stront, *sul ac*, **sulph**, ther, **verat**, *wye*

▲ Von Sprechen Anderer   BB: 2530, BU: 317

am c, **ars**, **cact**, *chin*, colch, *ferr*, ign, mang, **nat c**, **nux v**, *rhus t*, sep, sil, **stram**, *verat*, zinc

▲ Von Sprechen über   BB: 2531, BU: 317
Unangenehmes

calc, *cic v*, ign, **mar**, **merc**

▲ Von Springen   BB: 2532, BU: 317

spig

▲ Von Staub   BB: 2533, BU: 317

am c, **ars**, bell, *calc*, caust, chin, cina, cycl, **ign**, lach, lyc, mar, nat a, phos, **puls**, sep

▲ Im Stehen   BB: 2534, BU: 317

acon, *agar*, agn, *aloe*, *alum*, am c, **am m**, ambr, *arg*, arn, ars, *asaf*, asar, **aur**, bar c, **bell**, bism, *bor*, **bry**, *cact*, calc, camph, cann s, **canth**, **caps**, carb an, *carb s*, carb v, *caust*, cham, chel, chin, cic v, *cina*, cocc, coff, **coloc**, **con**, croc, cupr, cycl, **dig**, *dros*, *dulc*, **euph**, **euphr**, **ferr**, graph, guaj, hell, hep, *ign*, *kali bi*, kali c, *kali n*, lach, laur, led, **lil t**, *mag c*, *mag m*, mag p, *mang*, mar, *meny*, merc, mez, *mosch*, mur ac, *nat c*, nat m, nit ac, nux m, nux v, *olnd*, op, pall, par, *petr*, **ph ac**, phos, **plat**, plb, **puls**, **ran b**, **rheum**, **rhod**, **rhus t**, **ruta**, *sabad*, sabin, *samb*, sars, sep, sil, spig, spong, *stann*, staph, stram, *stront*, sul ac, **sulph**, tarax, *thuj*, **valer**, verat, verb, *viol t*, **zinc**

▲ Vom Steigen,   BB: 2535, BU: 317
Treppensteigen

acon, *aloe*, *alum*, **am c**, anac, **ang**, ant cr, apis, arg, arn, **ars**, asar, *aur*, **bar c**, **bell**, **bor**, brom, **bry**, **calc**, **calc p**, *cann i*, **cann s**, canth, *carb s*, carb v, caust, chel, chin, cimic, *coca*, coff, *com*, **cupr**, dig, *dios*, *dros*, *dub*, *euph*, *gels*, **glon**, *graph*, **hell**, hep, *hyos*, *ign*, **jod**, kali c, **kali i**, **kali n**, *kalm*, *kreos*, *lach*, led, lyc, mag c, mag m, *meny*, **merc**, mosch, mur ac, *nat c*, **nat m**, *nit ac*, nux m, **nux v**, **ox ac**, *par*, *petr*, *ph ac*, **phos**, plat, plb, ran b, *rhus t*, **ruta**, sabad, sang, **seneg**, **sep**, sil, spig, **spong**, *squil*, **stann**, **staph**, sul ac, **sulph**, **tab**, tarax, *thuj*, verb, **zinc**

▲ Beim Hochsteigen   BB: 2536, BU: 317

acon, *bry*, **calc**, *coca*, **conv**, **olnd**, **spig**, *sulph*

▲ Beim Heruntersteigen   BB: 2537, BU: 317

acon, *am m*, *arg*, bar c, bell, **bor**, bry, canth, **carb v**, coff, **con**, dulc, **ferr**, *lyc*, *meny*, nit ac, plb, **rhod**, rhus t, **ruta**, *sabin*, stann, sulph, **verat**, verb

▲ Für Steinhauer   BB: 2538, BU: 318

calc, *ip*, **lyc**, *nat c*, nit ac, ph ac, **puls**, **sil**, sulph

▲ Beim Stiefelausziehen   BB: 2539, BU: 318

calc, graph

▲ Von sich Strecken   BB: 2540, BU: 318

apis, **bell**, nit ac

▲ **In der Stube**   BB: 2541, BU: 318

abrot, **acon**, *agar*, **agn**, **all c**, *aloe*, **alum**, am c, am m, *ambr*, **aml n**, **anac**, *ang*, **ant cr**, *apis*, **arg**, arn, **ars**, **asaf**, **asar**, **atro**, *aur*, *bar c*, *bell*, berb, *bor*, *bov*, **bry**, **cact**, *caj*, calc, calc p, camph, **cann i**, cann s, canth, caps, *carb ac*, carb an, *carb s*, carb v, *caust*, **chel**, **chlor**, *cic v*, **cimic**, cina, cinnb, *clem*, *coc c*, **coca**, **coff**, *colch*, *coloc*, *com*, **con**, **croc**, *dig*, *dios*, dulc, *euphr*, *fl ac*, **gamb**, *gels*, *graph*, **hell**, hep, **hydr ac**, hyos, *hyper*, ign, ip, *jod*, **kali bi**, kali c, *kali i*, kali n, *lach*, *laur*, *lyc*, **mag c**, **mag m**, mang, **meli**, *meny*, merc, merc ir, **mez**, *mosch*, mur ac, *myric*, *napht*, nat c, *nat m*, *nat s*, nit ac, *nux v*, *op*, **osm**, *ph ac*, **phos**, **phyt**, *pic ac*, *plat*, *plb*, **puls**, *ran b*, **ran s**, *rat*, *rhod*, **rhus t**, ruta, **sabad**, **sabin**, *sal ac*, *sang*, *sars*, sel, **seneg**, sep, spig, **spong**, stann, staph, *stront*, *sul ac*, *sulph*, **tab**, *tarax*, **tell**, *thuj*, *tril*, *verat*, *verb*, **vib**, viol t, **zinc**

▲ **In der mit Menschen**   BB: 2542, BU: 318
  gefüllten Stube

ambr, *arg n*, ars, *bar c*, carb an, con, **hell**, **lyc**, **mag c**, *nat c*, nat m, petr, **phos**, plat, *plb*, **puls**, sep, *stann*, stram, **sulph**

▲ **In der warmen Stube**   BB: 2543, BU: 318

acon, **agn**, all c, **alum**, **am c**, *ambr*, **anac**, **ant cr**, **apis**, **arg n**, arn, **asar**, aur, bar c, bell, bor, **brom**, **bry**, calc, *calc p*, **cann s**, *carb ac*, carb v, caust, *cina*, coc c, *colch*, **croc**, *dig*, dulc, glon, graph, **hell**, hep, ign, *ip*, **jod**, kali c, *laur*, **lil t**, *lyc*, merc, *mez*, *mosch*, mur ac, *nat a*, **nat c**, *nat m*, nit ac, nux v, *op*, **oxyt**, ph ac, *phos*, **pic ac**, *plat*, **puls**, *ran b*, rhus t, **sabin**, sec, *sel*, seneg, *sep*, spig, **spong**, staph, *sulph*, *thuj*, verat

▲ **Beim Stuhlpressen**   BB: 2544, BU: 318
  (Stuhlgang)

carb v, coff, ign, phos, rhus t

▲ **Bei Verstopfung**   BB: 2545, BU: 318
  (Obstipation)

arg n, *kali bi*, *nat m*, *nux v*

▲ **Beim Tanzen**   BB: 2546, BU: 319

bor

▲ **Nach Tanzen**   BB: 2547, BU: 319

spong

▲ **Bei Temperaturwechsel**   BB: 2548, BU: 319

acon, alum, **ars**, bry, **carb v**, caust, graph, lach, lyc, mag c, nit ac, *nux v*, *phos*, **puls**, **ran b**, ran s, *rhus t*, rumx, **sabad**, sil, *spong*, sulph, verat, **verb**

▲ **Nach dem Theater**   BB: 2549, BU: 319

sil

▲ **Beim Trinken**   BB: 2550, BU: 319

anac, apis, ars, arum t, **bell**, **bry**, **canth**, cham, **cina**, *colch*, con, cupr, ferr, **hyos**, ign, **jod**, **kali n**, *lach*, *laur*, *merc*, nat m, **phos**, *rhus t*, *sabad*, sabin, sep, *squil*, **stram**

▲ **Nach dem Trinken**   BB: 2551, BU: 319

acon, *ambr*, *anac*, ang, **ant t**, **apoc**, **arg n**, **arn**, **ars**, *asaf*, asar, *aur*, **bell**, **bry**, cann s, *canth*, **caps**, carb v, caust, *cham*, **chin**, cic v, cina, **cocc**, colch, **coloc**, **con**, **croc**, **crot t**, cupr, dig, *dros*, **eup per**, **ferr**, graph, hell, **hep**, *hyos*, *ign*, ip, kali c, lach, laur, *lyc*, manc, **mar**, meph, merc, *mez*, mosch, mur ac, *nat c*, **nat m**, **nit ac**, **nux v**, op, petr, ph ac, phos, *plb*, **podo**, **puls**, rhod, **rhus t**, ruta, sabad, sabin, sec, sel, *sep*, **sil**, spig, *squil*, staph, stram, sul ac, **sulph**, **tarax**, thuj, **verat**

▲ **Von kaltem Trinken**   BB: 2552, BU: 319

graph

▲ **Von schnellem**   BB: 2553, BU: 319
  (hastigen) Trinken

ars, *ip*, *nat m*, **nit ac**, nux v, **sil**, *sulph*

▲ **Nach Trostzuspruch**   BB: 2554, BU: 319

cact, hell, **nat m**

▲ **Von Übereinander-** BB: 2555, BU: 319
legen der Glieder
agar, alum, ang, arn, **asaf**, *aur*, bell, *bry*, **dig**, kali n, laur, mur ac, nux v, phos, plat, rheum, *rhus t*, squil, *valer*, verb

▲ **Beim Umdrehen** BB: 2556, BU: 319
agar, *aloe*, *calc*, cham, con, **ip**, *kali c*, merc, nat m, *par*, **phos**, *sil*

▲ **Beim Umdrehen auf** BB: 2557, BU: 319
die rechte Seite
euph, spig

▲ **Beim Umdrehen im** BB: 2558, BU: 319
Bett
acon, agar, am m, anac, *ars*, asar, **bor**, **bry**, calc, **cann s**, **caps**, **carb v**, *caust*, chin, cina, cocc, **con**, cupr, dros, **euph**, **ferr**, graph, **hep**, indg, *kali c*, kreos, lach, led, **lyc**, mag c, merc, **nat m**, nit ac, **nux v**, petr, *phos*, plat, plb, **puls**, ran b, rhod, *rhus t*, ruta, *sabad*, sabin, *samb*, sars, **sil**, **staph**, **sulph**, **thuj**, valer

▲ **Beim Umsehen** BB: 2559, BU: 320
calc, **cic v**, con, *ip*, kali c

▲ **An unbedeckten Teilen** BB: 2560, BU: 320
thuj

▲ **Von Unreinlichkeit** BB: 2561, BU: 320
caps, **chin**, puls, *sulph*

▲ **Von Verbrennung** BB: 2562, BU: 320
agar, alum, *ant cr*, **ars**, *calc*, *carb ac*, **carb v**, **caust**, *cycl*, euph, **kreos**, *lach*, *mag c*, *rhus t*, ruta, *sec*, **stram**

▲ **Von Verletzungen (Fall,** BB: 2563, BU: 320
Stoß, Quetschung)
arn, bor, *bry*, calc, canth, carb v, *cham*, chin, cic v, con, croc, **dulc**, *euphr*, **hep**, hyos, **hyper**, jod, kali c, kreos, **lach**, laur, *led*, lyc, merc, mez, nat c, nat m, nit ac, nux v, par, ph ac, **phos**, plat, plb, **puls**, **rhus t**, **ruta**, *samb*, sec, seneg, *sil*, **staph**, **sul ac**, **sulph**, verat, zinc

▲ **Von Verletzung mit** BB: 2564, BU: 320
Bluterguß
arn, *bry*, cham, chin, **con**, *dulc*, euphr, ferr, **hep**, *lach*, laur, *nux v*, par, plb, **puls**, *rhus t*, **ruta**, sec, **sul ac**, **sulph**

▲ **Von stark blutender** BB: 2565, BU: 320
Verletzung
arn, **carb v**, croc, *hep*, kreos, **lach**, *merc*, nat m, *ph ac*, **phos**, *puls*, rhus t, *sul ac*, **sulph**, zinc

▲ **Von Schnitt-** BB: 2566, BU: 320
verletzungen
arn, calend, hyper, merc, *nat c*, ph ac, sil, **staph**, **sul ac**, *sulph*

▲ **Von Quetsch-** BB: 2567, BU: 320
verletzungen
arn, cic v, **con**, *euphr*, *hep*, hyper, jod, *puls*, **ruta**, **sul ac**, sulph

▲ **Von Stichverletzungen** BB: 2568, BU: 320
carb v, *cic v*, hep, *hyper*, **led**, **nit ac**, *plb*, sil, *sulph*

▲ **Von Weichteil-** BB: 2569, BU: 320
verletzungen
arn, cham, con, dulc, euphr, *lach*, **puls**, *samb*, **sul ac**, sulph

▲ **Von Gehirn-** BB: 2570, BU: 320
verletzungen
arn, cic v, hyper

▲ **Verletzung der Nerven** BB: 2571, BU: 320
hyper

▲ **Verletzung des** BB: 2572, BU: 320
Rückgrats
arn, hyper

▲ Von Geigespielen   BB: 2573, BU: 320
calc, **kali c**, viol o

▲ Von Wärme überhaupt   BB: 2574, BU: 320
acon, **agar**, *agn*, **all c**, alum, *ambr*, *anac*, *ant cr*, **ant t**, **apis**, arn, *ars*, *asar*, aur, bar c, bell, **bism**, bor, **bry**, *calad*, calc, *cann s*, *canth*, *caps*, *carb ac*, carb v, caust, *cham*, chin, *cina*, *coc c*, cocc, *colch*, *coloc*, *croc*, *dig*, **dros**, dulc, *euph*, *euphr*, *ferr*, **fl ac**, *gels*, *glon*, graph, *guaj*, hell, hep, ign, *ip*, **jod**, *kali br*, kali c, **kali p**, kalm, lach, laur, **led**, *lyc*, *mar*, **meph**, merc, *mez*, mur ac, nat c, **nat m**, nit ac, nux m, nux v, *op*, ph ac, *phos*, pic ac, *plat*, **puls**, *rhus t*, sabad, *sabin*, **sec**, *sel*, **seneg**, *sep*, sil, spig, spong, staph, **sulph**, *tab*, *thuj*, verat

▲ Von Wärme des Feuers   BB: 2575, BU: 321
   (Strahlende Wärme)
arg n, *bry*, **merc**

▲ Von Warm zu kalt   BB: 2576, BU: 321
bell, carb v, cham, dulc, phos, ran b, sars, verat, zinc

▲ Warme Tage,   BB: 2577, BU: 321
   kalte Nächte
aesc, merc

▲ Bei warmer Luft   BB: 2578, BU: 321
agn, *aloe*, ambr, anac, *ant cr*, ant t, arg, **asar**, aur, bor, *bry*, calad, calc, cann s, *carb v*, cham, cina, **cocc**, **colch**, croc, *dros*, euph, *ferr*, ign, ip, **jod**, *kali bi*, *lach*, *led*, **lyc**, mar, merc, **mez**, nat m, *nit ac*, *nux m*, nux v, op, **phos**, **pic ac**, plat, *podo*, **puls**, rhus t, sabin, *sars*, **sec**, *sel*, seneg, *sep*, *sulph*, thuj, *xan*

▲ Beim Warmwerden im   BB: 2579, BU: 321
   Bett
agn, **alum**, ambr, anac, ant cr, *ant t*, **apis**, arn, asar, aur, bar c, bov, bry, calad, *calc*, cann s, **carb v**, *caust*, *cedr*, **cham**, chin, cina, *clem*, **coc c**, cocc, colch, croc, **dros**, *dulc*, euph, *goss*, **graph**, hell, ign, ip, **jod**, *kali c*, lach, **led**, **lyc**, mar, **merc**, mez, mur ac, nat c, *nat m*, nit ac, **nux m**, *nux v*, op, **ph ac**, *phos*, *phyt*, plat, *psor*, **puls**, rhod, *rhus t*, sabad, **sabin**, sars, **sec**, sel, *seneg*, sep, spig, **spong**, staph, *stram*, **sulph**, thuj, verat

▲ Beim Warmwerden im   BB: 2580, BU: 321
   Freien
acon, agn, alum, ambr, anac, ant cr, asar, aur, bar c, bell, *bov*, **bry**, calad, calc, cann s, carb v, caust, cham, chin, cina, cocc, coff, colch, coloc, con, croc, *dros*, **dulc**, euph, graph, *ign*, ip, **jod**, kali c, lach, *led*, **lyc**, mang, mar, merc, mez, nat c, nat m, *nit ac*, nux m, nux v, olnd, op, *petr*, ph ac, phos, plat, **puls**, rhus t, **sabad**, sabin, *sec*, sel, *seneg*, sep, *sil*, *spig*, spong, *staph*, sulph, thuj, verat

▲ Vom Waschen in   BB: 2581, BU: 321
   warmem Wasser
   (Wäschewaschen)
phos

▲ Von Wasser und   BB: 2582, BU: 321
   Waschen
aesc, **am c**, am m, **ant cr**, *ant s*, aran, **ars i**, bar c, **bell**, *bor*, bov, *bry*, **calc**, **canth**, **carb v**, **caust**, **cham**, **clem**, *con*, *dulc*, ferr, glon, *graph*, *kali c*, **kali n**, kreos, laur, **lyc**, mag c, mag p, mang, **merc**, *mez*, mur ac, nat c, *nat m*, **nit ac**, *nux m*, nux v, petr, **phos**, podo, puls, **rhus t**, sars, **sep**, *sil*, **spig**, stann, *staph*, **stront**, *sul ac*, **sulph**, tarent, *zinc*

▲ Von lauwarmen Wasser   BB: 2583, BU: 322
ang

▲ Von Wasser sehen   BB: 2584, BU: 330
   oder laufen hören
bell, canth, *hydrphb*, sulph

▲ Vom Arbeiten im   BB: 2585, BU: 322
   Wasser
calc, mag p

▲ Vom Eintauchen der   BB: 2586, BU: 322
Hände in kaltes Wasser
phos, **rhus t**

▲ Vom Eintauchen der   BB: 2587, BU: 322
Hände in warmes
Wasser
phos

▲ Vorzugsweise beim   BB: 2588, BU: 322
weiblichen Geschlecht
agar, *am m*, *ambr*, ang, ant t, arn, asaf, **bell**, bor, **bry**, **calc**, camph, canth, **caps**, **caust**, **cham**, chin, cic v, *clem*, **cocc**, **con**, **croc**, cupr, dig, euph, ferr, graph, hell, **hyos**, **ign**, ip, *jod*, kali c, lach, laur, *led*, mag c, *mang*, merc, mosch, mur ac, nat c, **nux m**, op, **plat**, plb, **puls**, rheum, **rhus t**, sabad, **sabin**, sec, **sel**, *seneg*, **sep**, sil, spig, *spong*, sul ac, *sulph*, thuj, **valer**, verat, viol o

▲ Von Weinen   BB: 2589, BU: 322
ant t, **arn**, **bell**, bor, canth, **croc**, **cupr**, *hep*, lach, **mar**, nit ac, stann, **verat**

▲ Bei heißem Wetter   BB: 2590, BU: 322
bry, phos

▲ Bei heißem und nas-   BB: 2591, BU: 322
sem (schwülem) Wetter
aloe, *bell*, *carb v*, colch, gels, *ham*, ip, mang, *nat m*, sep

▲ Bei kaltem, trockenem,   BB: 2592, BU: 322
klarem und schönem
Wetter
asar, *caust*, hep, nux v

▲ Bei kaltem,   BB: 2593, BU: 322
nassem Wetter
all c, am c, **aran**, **calc**, **calc p**, chel, **dulc**, mur ac, nit ac, **nux v**, *rhod*, **rhus t**, **rumx**, ruta, zing

▲ Bei nassem Wetter   BB: 2594, BU: 322
agar, aloe, **am c**, *ant cr*, **aran**, *aur*, bar c, bell, *bor*, bov, *brom*, bry, **calc**, *calc p*, *calend*, canth, *carb an*, *carb v*, cham, *chin*, *clem*, con, *cupr*, **dulc**, erig, *ferr*, *gels*, glon, hep, *hyper*, ip, jod, **kali bi**, kali c, *kali n*, **lach**, *laur*, **lyc**, *mag c*, **mang**, *meli*, **merc**, mez, *mur ac*, **nat c**, **nat s**, *nit ac*, **nux m**, nux v, *paeo*, petr, phos, phys, **phyt**, *puls*, *ran b*, **rhod**, **rhus t**, rumx, **ruta**, sang, *sars*, *seneg*, sep, *sil*, *spig*, stann, *staph*, **stront**, *sul ac*, sulph, thuj, **verat**, *zinc*

▲ Vor Regenwetter   BB: 2595, BU: 322
cedr

▲ Bei trockenem Wetter   BB: 2596, BU: 323
acon, alum, *ars*, **asar**, *bell*, bor, **bry**, *carb an*, *carb v*, **caust**, *cham*, **hep**, *ip*, laur, mag c, mez, mur ac, **nux v**, rhod, *sabad*, *sep*, *sil*, spig, **spong**, staph, sulph, zinc

▲ Bei windigem (stür-   BB: 2597, BU: 323
mischem) Wetter
acon, *ars*, *asar*, aur, *bell*, bry, calc p, caps, *carb v*, **cham**, **chin**, con, *euphr*, gels, graph, **lach**, *lyc*, **mur ac**, *nat c*, nat m, **nux m**, nux v, *petr*, **phos**, plat, **psor**, **puls**, **rhod**, *rhus t*, ruta, *spig*, *sul ac*, *sulph*, thuj

▲ Im Wind   BB: 2598, BU: 323
acon, **ars**, *asar*, *aur*, **bell**, bry, calc, *calc p*, *carb v*, **cham**, **chin**, *con*, **euphr**, *graph*, **lach**, **lyc**, mur ac, *nat c*, nux m, **nux v**, **phos**, *plat*, **puls**, **rhod**, spig, stann, *sul ac*, sulph, *thuj*

▲ Bei Nordwind   BB: 2599, BU: 323
acon, ars, **asar**, bell, *bry*, carb an, carb v, **caust**, cham, cupr, **hep**, *ip*, **nux v**, *sabad*, **sep**, sil, **spong**

▲ Bei Ostwind   BB: 2600, BU: 323
acon, ars, **asar**, bell, *bry*, carb an, **carb v**, **caust**, cham, cupr, **hep**, *ip*, **nux v**, *sabad*, *sep*, *sil*, **spong**

▲ **Beim Südwind** BB: 2601, BU: 322
bry, **carb v**, *rhod*, *sil*

▲ **Beim Westwind** BB: 2602, BU: 323
calc, **carb v**, *dulc*, *lach*, *rhod*, **rhus t**, **verat**

▲ **Bei trockenem,** BB: 2603, BU: 323
kaltem Wind
acon, aesc, ars, arum t, caps, cham, cupr, *hep*, jod, mur ac, rumx, samb, sep, *spong*

▲ **Im Winter** BB: 2604, BU: 323
acon, *agar*, **am c**, **arg**, arg n, **ars**, <u>aur</u>, *bar c*, **bell**, bov, **bry**, *calc*, **camph**, **caps**, carb an, **carb v**, **caust**, *cham*, cic v, cina, *cocc*, colch, *con*, **dulc**, ferr, **hell**, **hep**, *hyos*, *ign*, **kali c**, *lyc*, mag c, **mang**, **merc**, mez, **mosch**, nat c, nat m, **nux m**, <u>**nux v**</u>, petr, ph ac, *phos*, **puls**, *rhod*, <u>**rhus t**</u>, ruta, **sabad**, sars, **sep**, sil, spig, spong, **stront**, **sulph**, **verat**, *viol t*

▲ **Bei Witterungswechsel** BB: 2605, BU: 323
am c, ars, bor, **bry**, *calc*, *calc p*, carb v, colch, dulc, euph, *gels*, *graph*, *hyper*, kali c, **mang**, *meli*, merc, nat c, nit ac, <u>**nux m**</u>, nux v, <u>**phos**</u>, *ran b*, *rheum*, <u>**rhod**</u>, <u>**rhus t**</u>, sep, <u>sil</u>, spig, stront, *sulph*, verat

▲ **Vorzugsweise bei** BB: 2606, BU: 323
Wöchnerinnen
acon, *ant cr*, ant t, **arn**, asaf, asar, aur, <u>**bell**</u>, bor, bov, **bry**, **calc**, camph, canth, **carb an**, carb v, caust, <u>**cham**</u>, *chin*, cina, *cocc*, **coff**, colch, coloc, *con*, **croc**, cupr, dros, dulc, *equis*, **ferr**, *gels*, *glon*, graph, *helo*, hep, **hyos**, *ign*, **ip**, jod, **kali c**, *kreos*, lach, lyc, mag c, mag m, merc, *mosch*, mur ac, nat c, *nat m*, nit ac, nux m, **nux v**, *op*, ph ac, *phos*, **plat**, **puls**, rheum, <u>**rhus t**</u>, ruta, sabad, **sabin**, <u>**sec**</u>, <u>**sep**</u>, sil, stann, *stram*, sul ac, **sulph**, thuj, verat, *verat v*, zinc

▲ **Von Zähneputzen** BB: 2607, BU: 324
carb v, **coc c**, lyc, ruta, **staph**

▲ **Von Stochern in den** BB: 2608, BU: 324
Zähnen
kali c, **puls**

▲ **Von Zähnezusammen-** BB: 2609, BU: 324
beißen
aloe, *alum*, <u>**am c**</u>, *anac*, **bell**, *bry*, carb an, caust, chin, coff, *colch*, dig, *graph*, **guaj**, hell, **hep**, hyos, *ign*, **ip**, lach, mang, merc, **mez**, *petr*, **puls**, **rhus t**, sars, **sep**, sil, spong, *staph*, *sul ac*, *sulph*, **verb**

▲ **Von Zugwind** BB: 2610, BU: 324
acon, anac, **bell**, *benz ac*, *bry*, **calc**, *calc p*, **caps**, *caust*, cham, **chin**, cocc, coloc, graph, **hep**, *ign*, *kali bi*, **kali c**, lach, led, mag c, mag p, merc, mur ac, *nat c*, nit ac, *nux v*, phos, puls, *rhus t*, sars, **sel**, *sep*, <u>sil</u>, spig, *staph*, **sulph**, *valer*, verb

▲ **Von Zugreifen** BB: 2611, BU: 324
acon, **am c**, *am m*, anac, arg, bell, *bov*, **bry**, **calc**, *cann s*, **carb v**, <u>**caust**</u>, **cham**, chin, *dros*, kali c, kali n, laur, *led*, <u>**lyc**</u>, nat c, nat m, nux m, nux v, op, *plat*, **puls**, rhus t, sabad, sec, **sil**, spig, *verat*

▲ **Von gütlichem Zureden** BB: 2612, BU: 324
bell, chin, coc c, hell, **ign**, **nat m**, nux v, *plat*, *sep*, **sil**

▲ **Von Zurückziehen des** BB: 2613, BU: 324
Gliedes
mosch

▲ **Von Zusammenziehen** BB: 2614, BU: 324
aur, ign, olnd

Besserung durch Lage oder Umstände

▲ **Durch Ablenkung** BB: 2615, BU: 324
 (Zerstreuung)
apis, *spig*

▲ **Beim Anfassen eines** BB: 2616, BU: 324
 Gegenstandes
spig

▲ **Beim Anlehnen** BB: 2617, BU: 324
bell, **carb v**, dros, <u>**ferr**</u>, *kali c*, mang, *merc*, nux v, rhod, rhus t, *sabad*, sabin, seneg, **sep**, spig, *staph*

▲ **Beim Anlehnen an** BB: 2618, BU: 324
 Hartes
bell, **rhus t**, sep

▲ **Von Anstrengung des** BB: 2619, BU: 324
 Geistes
croc, ferr, **nat c**, nat m

▲ **Von Anstrengung des** BB: 2620, BU: 324
 Körpers
calc, canth, **ign**, *lil t*, nat m, <u>**rhus t**</u>, **sep**, stann, *tril*

▲ **Von Atemanhalten** BB: 2621, BU: 325
bell

▲ **Beim Ausatmen** BB: 2622, BU: 325
<u>acon</u>, *agar*, *am m*, *anac*, ang, *arg*, *arn*, asaf, *asar*, bar c, **bor**, <u>**bry**</u>, *calc*, camph, canth, *caps*, carb an, caust, *cham*, *chel*, chin, cina, clem, croc, cycl, euphr, *guaj*, hell, hep, *ip*, *kali bi*, *kali c*, *kali n*, *kreos*, *lyc*, **meny**, *merc*, mosch, nux m, olnd, op, *ox ac*, plat, plb, *ran b*, ran s, <u>**rhus t**</u>, *sabad*, sars, *sel*, *seneg*, sep, spig, *spong*, **squil**, stann, *sul ac*, sulph, tarax, *valer*, verat

▲ **Beim Einatmen** BB: 2624, BU: 325
acon, *ant t*, *asaf*, bar c, bry, cann s, caust, **chin**, cina, <u>**colch**</u>, **cupr**, **dig**, *dros*, dulc, <u>**ign**</u>, *jod*, **lach**, mang, meny, nux v, **olnd**, *osm*, ph ac, **puls**, ruta, sabad, **seneg**, *sep*, <u>**spig**</u>, squil, **stann**, staph, tarax, verat, *viol o*, *viol t*

▲ **Von Einatmen kalter** BB: 2625, BU: 325
 Luft
arg

▲ **Beim Tiefatmen** BB: 2626, BU: 325
acon, asaf, bar c, **cann i**, *chin*, **colch**, **cupr**, *dig*, dros, **ign**, jod, **lach**, *meny*, **olnd**, *osm*, **puls**, rhus t, **seneg**, sep, **spig**, <u>**stann**</u>, staph, verb, viol t

▲ **Von Auflegen des** BB: 2627, BU: 325
 Gliedes
alum, **am c**, **calc**, caust, dros, *hep*, ign, nux v, *phos*, **puls**, ruta, *sabin*, **staph**, *sulph*, thuj

▲ **Beim Aufmerken** BB: 2628, BU: 325
 darauf
camph, cic v, **hell**

▲ **Beim Aufrichten** BB: 2629, BU: 325
acon, *alum*, <u>**am c**</u>, am m, ang, **ant t**, <u>**ars**</u>, asaf, aur, bar c, *bell*, **bor**, bov, bry, <u>**calc**</u>, *cann s*, canth, carb v, caust, **cham**, chel, *chin*, cic v, coloc, con, **cupr**, **dig**, ferr, hell, *hep*, **hyos**, **ign**, **kali c**, laur, **lyc**, mag c, *mang*, mar, merc, mosch, *naja*, nat c, *nat m*, nux m, nux v, olnd, petr, *phos*, **puls**, rhod, rhus t, sabin, <u>**samb**</u>, <u>**sep**</u>, **sil**, *spig*, *squil*, stann, sul ac, *sulph*

▲ **Beim Aufstehen aus** BB: 2630, BU: 325
 dem Bett
am m, ang, *arg*, **ars**, <u>**aur**</u>, **caps**, carb an, caust, *chin*, cic v, *con*, dig, <u>**dulc**</u>, **ferr**, hell, *hyos*, **ign**, *kali n*, *kreos*, laur, **led**, **lyc**, mag c, *mar*, merc, *mosch*, *nat c*, par, **plat**, plb, <u>**puls**</u>, **rhus t**, sabin,

samb, sep, stann, sul ac, sulph, *tarax*, **verat**, zinc

▲ **Beim Aufstehen vom** BB: 2631, BU: 325
  Sitz
am m, arg, **aur**, bar c, caust, *chin*, *cycl*, **dulc**, **ign**, kali c, *lyc*, **mag c**, *mang*, mar, merc, *nat c*, phos, *plat*, **puls**, *rhus t*, samb, **sep**, spig, *spong*, valer, **verat**, viol t

▲ **Nach dem Aufstehen** BB: 2632, BU: 325
  vom Sitz
acon, **agar**, agn, *alum*, am c, am m, **ambr**, anac, **ang**, *ant cr*, *ant t*, **arg**, **ars**, **asaf**, asar, *aur*, **bar c**, bell, *bism*, bor, *bov*, calc, cann s, canth, **caps**, carb v, *caust*, cham, chel, *chin*, cic v, **cina**, cocc, **con**, *cupr*, **cycl**, *dig*, dros, **dulc**, euph, *euphr*, ferr, *graph*, *guaj*, hell, hep, hyos, *ign*, jod, kali c, **kali n**, kreos, **lach**, *laur*, led, **lyc**, *mag c*, **mag m**, mang, *mar*, **meny**, merc, mez, **mosch**, **mur ac**, **nat c**, nat m, nit ac, *olnd*, op, par, petr, **ph ac**, phos, **plat**, plb, **puls**, rhod, **rhus t**, ruta, sabad, *sabin*, *samb*, sars, *sel*, seneg, **sep**, *sil*, spig, *spong*, stann, staph, *stront*, sul ac, sulph, **tarax**, *thuj*, **valer**, verat, **verb**, *viol o*, **viol t**, zinc

▲ **Vom Aufstoßen** BB: 2633, BU: 326
acon, agar, **all c**, *aloe*, *alum*, am m, *ambr*, anac, **ant t**, **arg n**, **aur**, **bar c**, *bor*, **bry**, camph, *cann s*, **canth**, *carb s*, **carb v**, *chel*, *coc c*, **cocc**, *colch*, **coloc**, **dig**, **dios**, **graph**, *grat*, **ign**, *jod*, **kali c**, **kali p**, kalm, *lach*, *lact*, laur, **lyc**, mag c, mag m, merc, *mosch*, **nat c**, **nit ac**, **nux v**, olnd, *op*, *par*, petr, *phos*, **plat**, plb, *rhod*, *rumx*, sabad, *sabin*, **sang**, sars, **sep**, **sil**, stront, sul ac, **sulph**, *thuj*, zinc

▲ **Von Aufstützen des** BB: 2634, BU: 326
  Gliedes auf die Knie
euph

▲ **Von (hart) Auftreten** BB: 2635, BU: 326
caps

▲ **Von Augenblinzeln** BB: 2636, BU: 326
asaf, *croc*, **euphr**, *olnd*, stann

▲ **Von kalt Baden** BB: 2637, BU: 326
alum, *hyper*, *puls*

▲ **Von Befeuchten des** BB: 2638, BU: 326
  leidenden Teils
alum, **am m**, ant t, *ars*, **asar**, bor, bry, **caust**, cham, **chel**, **euphr**, laur, *mag c*, mang, mez, mur ac, *nux v*, **puls**, *rhod*, sabad, sep, **spig**, staph, zinc

▲ **Nach Beischlaf** BB: 2639, BU: 326
con, merc, *staph*

▲ **Durch Beißen** BB: 2640, BU: 326
ars, chin, *cocc*, coff, euph, mag m, **staph**

▲ **Von Berührung** BB: 2641, BU: 326
agar, *alum*, am c, am m, *anac*, ant cr, arn, **ars**, **asaf**, bell, **bism**, **bry**, **calc**, **canth**, *caust*, chel, chin, **coloc**, con, **cycl**, *dros*, euph, euphr, hep, kali c, lyc, **mang**, **meny**, **mur ac**, *nat c*, nat m, olnd, petr, ph ac, **phos**, *plb*, sang, sep, spong, *sulph*, *tarax*, **thuj**, viol t, zinc

▲ **Von fortgesetzter** BB: 2642, BU: 326
  Bewegung
agar, **am m**, *ambr*, *berb*, *bism*, bry, **caps**, carb v, *caust*, chin, cina, **con**, cycl, dros, **euph**, **ferr**, *gels*, *hell*, kali c, *kali p*, **lyc**, plat, *plb*, **puls**, rhod, *rhus t*, *ruta*, **sabad**, sabin, **samb**, *sep*, **sil**, *tarax*, thuj, **valer**, verat

▲ **Von Bewegung des** BB: 2643, BU: 327
  leidenden Teiles
abrot, acon, agn, **am m**, *ang*, arn, **ars**, asaf, *asar*, **aur**, calc, **caps**, *cham*, **chin**, *cina*, **con**, croc, **dulc**, euph, **ferr**, kali bi, *kali br*, kali c, **lyc**, mag c, **mag m**, *meny*, **mosch**, mur ac, *nat c*, **ph ac**, **puls**, rhod, **rhus t**, sabad, **samb**, sep, squil, stann, *stront*, **sulph**, **tarax**, *thuj*, **valer**, *verb*, *viol t*

▲ Von fortwährender Bewegung der Füße BB: 2644, BU: 327
ars

▲ Beim Biegen (oder Drehen) des leidenden Teils BB: 2645, BU: 327
acon, am m, arg, **bell**, *calc, cann s*, **cham, chin**, guaj, *hep*, kali c, *lach*, mang, *mar, meny*, mur ac, nux v, petr, **puls**, *rheum*, **rhus t**, sabad, *sabin*, **squil, thuj**, verat

▲ Von Einwärtsbiegen (oder drehen) des leidenden Teils BB: 2646, BU: 327
am m, **bell, sabin**

▲ Beim rückwärts Biegen (oder Drehen) des leidenden Teils BB: 2647, BU: 327
acon, aeth, bar ac, **bell**, *bism*, cann s, **cham**, chin, **cocc**, *dios*, fl ac, kali c, **lach**, *nux v, petr*, **puls**, **rhus t**, sabad, *sabin*, **seneg, thuj**, verat

▲ Von Seitwärtsbiegen (oder Drehen) des leidenden Teils BB: 2648, BU: 327
meny, **puls**

▲ Von Vorwärtsbiegen (oder Drehen) des leidenden Teils BB: 2649, BU: 327
mar

▲ Von Gebogen Halten BB: 2650, BU: 327
puls, rhus t, **squil**

▲ Nach Blähungsabgang BB: 2651, BU: 327
acon, aeth, all c, aloe, ambr, *anac, ant t*, arn, *asaf*, asar, *aur*, bism, bor, *bry*, calc, *calc p*, canth, caps, **carb v, cham**, chel, chin, cic v, **cocc**, coff, **colch, coloc, con**, crot t, ferr, *graph*, guaj, hep, **hyos, ign**, *kali c*, lach, laur, **lyc**, *mar*, meny, mez, nat m, nit ac, *nux m*, **nux v**, *ph ac*, *phos*, plat, plb, **puls**, *rheum*, **rhod**, rhus t, ruta, sabin,

sabin, **sang**, sel, sep, spig, spong, *squil*, **staph**, stram, **sulph**, thuj, **verat**, verat, verb, zinc

▲ Nach Bluten des leidenden Teils BB: 2652, BU: 327
bell, bov, caust, ferr p, *kali bi, lach, meli, rhus t*, sars, *sel, sep*

▲ Von Bohren des Kopfes in den Kissen BB: 2653, BU: 327
tarent

▲ Beim Bücken BB: 2654, BU: 327
acon, *anac*, **ant t**, arn, ars, **asc t**, bar c, **bell, bry, cann s**, *carb an*, caust, chin, *cina*, **colch, coloc, con**, dig, hell, **hyos**, ign, **iris**, lach, laur, *lyc*, mang, **mar**, *meny, mez*, mosch, *mur ac*, nat m, *nit ac, nux v, petr, ph ac, phos*, **puls, ran b**, **rheum**, *rhus t, sang*, sars, *sil*, spong, staph, sulph, tarax, valer, verb, **viol t**

▲ In der Dämmerung BB: 2655, BU: 327
bry, **phos**

▲ Von Dehnen und Recken BB: 2656, BU: 327
guaj, *plat, podo*, sabin, *sul ac*

▲ Beim Denken daran BB: 2657, BU: 327
camph, cic v, **hell**

▲ Beim Drechseln BB: 2658, BU: 327
sep

▲ Von äußerem Druck BB: 2659, BU: 328
abies c, *acon*, agar, **agn**, *alum*, **am c, am m**, ambr, *anac*, ant cr, **apis**, arg, **arg n**, arn, *ars*, **asaf, aur, bell**, bism, **bor**, bov, **bry**, *cact*, calc, *calc f*, camph, **canth**, *carb ac*, **caust, chel**, chin, cina, cinnb, **clem, cocc, coloc, con**, croc, *crot t*, dig, dios, **dros**, dulc, *form*, gels, **glon, graph**, guaj, hell, *ign*, ip, kali c, **kali i**, *kreos*, laur, led, **lil t**, mag c, **mag m, mang, meny**, merc, mez,

mosch, **mur ac**, <u>**nat c**</u>, **nat m**, **nat s**, **nit ac**, nux m, *nux v*, olnd, **par**, **ph ac**, *phos*, **plb**, <u>**puls**</u>, **rhus t**, ruta, sabad, sabin, *sang*, **sep**, <u>**sil**</u>, **spig**, *stann*, sul ac, *sulph*, *thuj*, **tril**, *verat*, verb, *zinc*

▲ **Im Dunkeln** BB: 2660, BU: 328

acon, agar, *agn*, am c, *am m*, *anac*, **ant cr**, arn, *ars*, *asar*, **bar c**, **bell**, *bor*, bry, **calc**, camph, carb an, *caust*, *cham*, **chin**, cic v, *cina*, *clem*, cocc, *coff*, *colch*, <u>**con**</u>, croc, *dig*, dros, **euphr**, **graph**, *hell*, **hep**, *hyos*, **ign**, kali c, kali n, lach, *laur*, *seneg*, **sep**, <u>**sil**</u>, *spig*, staph, **stram**, **sulph**, tarax, thuj, valer, verat, verat, zinc

▲ **Vom Bohren mit dem** BB: 2661, BU: 328
Finger in Ohr oder Nase

aeth, bell, **chel**, *cina*, glon, lach, lob, <u>**nat c**</u>, *par*, **phos**, rheum, *rhus t*, **spig**, *sulph*, **thuj**, zinc

▲ **Beim Einschlafen** BB: 2662, BU: 328

merc

▲ **Von Einziehen des** BB: 2663, BU: 328
Bauches

ign, sabin

▲ **Von Einziehen des** BB: 2664, BU: 328
leidenden Teils

sabin

▲ **Von Eis** BB: 2665, BU: 328

coff

▲ **Von Entblößung beim** BB: 2666, BU: 328
Schwitzen

bell

▲ **Nach Erbrechen** BB: 2667, BU: 328

acon, *agar*, asar, carb s, **coc c**, *colch*, **dig**, glon, *hyos*, kali bi, nux v, *op*, puls, sang, sec

▲ **Beim Erwachen** BB: 2668, BU: 328

am m, ambr, **ars**, bry, **calad**, calc, cham, *chin*, cocc, **colch**, *hell*, ign, *ip*, *kreos*, lach, nat c, **nux v**, **onos**, ph ac, **phos**, *puls*, ruta, sabin, *samb*, sel, **sep**, spig, thuj

▲ **Beim Essen** BB: 2669, BU: 329

aloe, **alum**, am m, **ambr**, <u>**anac**</u>, arn, *aur*, bell, *cadm*, *calc p*, *cann i*, *caps*, carb an, carb v, cham, **chel**, chin, cist, cocc, **croc**, dig, dros, euphr, ferr, graph, <u>**ign**</u>, jod, <u>**lach**</u>, laur, *led*, lith, lob, lyc, mag c, *mang*, *merc*, **mez**, nat c, nit ac, *nux v*, *par*, *ph ac*, phos, plat, psor, puls, *rheum*, *rhod*, rhus t, *sabad*, sabin, **sep**, sil, **spig**, *spong*, squil, **stann**, *staph*, sul ac, sulph, *tarax*, <u>**zinc**</u>

▲ **Nach dem Essen** BB: 2670, BU: 329

acon, *aloe*, alum, am c, am m, *ambr*, **anac**, ang, arg n, arn, **ars**, bar c, **bov**, *brom*, **bry**, *calc*, **cann s**, carb an, **carb s**, caust, cham, **chel**, *chin*, *dios*, **ferr**, fl ac, *gamb*, *gels*, *graph*, hell, hep, **ign**, <u>**jod**</u>, kali bi, kali br, kali c, kalm, *lach*, **laur**, *lith*, mag c, *mang*, meny, merc, *mez*, mosch, <u>**nat c**</u>, *nat m*, nicc, nux v, ox ac, *paeo*, *petr*, **phos**, *plan*, psor, **puls**, *ran b*, *rhod*, *rhus t*, *sabad*, sars, **sep**, sil, *spig*, **spong**, *squil*, stann, **stront**, *verat*

▲ **Nach dem Sattessen** BB: 2671, BU: 329

anac, ars, chel, graph, hep, **jod**, *phos*, sep, staph, sulph

▲ **Von Fächeln** BB: 2672, BU: 329

arg, **carb v**, chin

▲ **Beim Fahren im Wagen** BB: 2673, BU: 329

arg n, ars, *bry*, gels, **graph**, *kali n*, <u>**nit ac**</u>, *nux m*, *phos*, puls

▲ **Von Festbinden** BB: 2674, BU: 329
(fest einwickeln,
bandagieren)

apis, **arg n**, *bell*, bry, *calc*, coloc, cupr, *fl ac*, *gels*, hep, *mag m*, nat m, *nit ac*, nux v, psor, **puls**, rhod, sil, *tril*

▲ **Nach Gähnen** BB: 2675, BU: 329

croc, *guaj*, nat m, podo, **staph**

▲ **Beim Gehen** BB: 2676, BU: 329

acon, *agar*, agn, aloe, *alum*, am c, **am m**, *ambr*, anac, ang, ant cr, ant t, *apoc*, *arg*, arg n, arn, *ars*, *asaf*, asar, **aur**, bar c, **bell**, *bism*, *bov*, *brom*, bry, calc, *calc ac*, *canth*, **caps**, carb v, caust, *cham*, chin, cic v, *cina*, cocc, *coloc*, **con**, *crot t*, cupr, **cycl**, *dios*, **dros**, **dulc**, **euph**, *euphr*, **ferr**, **fl ac**, *glon*, graph, guaj, hep, hyos, ign, *kali bi*, kali c, *kali n*, kreos, *lach*, laur, **lyc**, mag c, **mag m**, mang, mar, **meli**, **meny**, **merc**, mez, **mosch**, *mur ac*, *nat c*, **nat m**, nit ac, nux m, olnd, *op*, par, *petr*, **ph ac**, *phos*, **plat**, plb, **puls**, ran b, *raph*, rhod, **rhus t**, ruta, sabin, **samb**, sars, sel, seneg, **sep**, sil, spig, spong, stann, staph, *stront*, sul ac, **sulph**, **tarax**, *thuj*, **valer**, verat, **verb**, **viol t**, **zinc**

▲ **Beim gebückten Gehen** BB: 2677, BU: 330

am m, apis, *coloc*, **con**, **hyos**, *lach*, **lyc**, nux v, **rhus t**, sabin, **sulph**, **viol t**

▲ **Beim Gehen im Freien** BB: 2678, BU: 330

acon, *agar*, **alum**, am c, *am m*, ambr, *anac*, ang, ant cr, *arg*, arn, *ars*, *asaf*, asar, **aur**, *bapt*, bar c, bell, bism, bor, bov, **bry**, calc, *caps*, *carb ac*, carb v, caust, cic v, cina, **con**, **dulc**, *gamb*, graph, hep, hyos, ign, kali c, kali n, laur, **lyc**, **mag c**, **mag m**, mang, *meny*, merc, **merc ir**, *mez*, *mosch*, mur ac, *naja*, nat c, nat m, nit ac, op, ox ac, *par*, *petr*, **ph ac**, *phos*, **plat**, plb, **puls**, *rhod*, **rhus t**, ruta, **sabin**, **sang**, sars, sel, seneg, **sep**, spig, *spong*, stann, staph, stront, sul ac, **sulph**, **tarax**, **thuj**, verat, *verb*, *viol t*, zinc

▲ **Bei schnellem Gehen** BB: 2679, BU: 330

arg n, *carb ac*, caust, glon, **ign**, nat m, *petr*, **sep**, *sil*, stann

▲ **Beim Gehen nach dem Essen** BB: 2680, BU: 330

jod

Besserung durch Speisen und Getränke

▲ **Von Äpfeln** BB: 2681, BU: 330

menth p

▲ **Von Bier** BB: 2682, BU: 330

aloe

▲ **Von Branntwein** BB: 2683, BU: 330

olnd, sel

▲ **Von Brot** BB: 2684, BU: 330

caust, *laur*, **nat c**, phos

▲ **Von Eis (Gefrorenes)** BB: 2685, BU: 330

phos

▲ **Durch Essig** BB: 2686, BU: 330

aloe, **asar**, bry, *ign*, meny, *op*, **puls**, *stram*

▲ **Von festen Speisen** BB: 2687, BU: 330

spong

▲ **Von Fleisch** BB: 2688, BU: 330

verat

Änderung des Befindens

▲ **Von Gewürzen** BB: 2689, BU: 330
hep, nux m

▲ **Von Kaffee** BB: 2690, BU: 330
acon, *agar*, **ars**, *cann i*, canth, **cham**, *coloc*, *eucal*, *hyos*, lach, *op*, *phos*

▲ **Von schwarzem Kaffee** BB: 2691, BU: 330
brom

▲ **Von Milch** BB: 2692, BU: 330
apis, **ars**, jod, *mez*, *ruta*, verat

▲ **Von heißer Milch** BB: 2693, BU: 330
   (Milchsuppe)
crot t, graph

▲ **Von Obst** BB: 2694, BU: 330
lach

▲ **Von Salzigem** BB: 2695, BU: 330
mag c, *nat m*

▲ **Von Saurem** BB: 2696, BU: 330
arg, arg n

▲ **Von Speck** BB: 2697, BU: 330
ran b, *ran s*

▲ **Von Suppe** BB: 2698, BU: 330
nicc

▲ **Von Tabak** BB: 2699, BU: 331
bor ac, *carb ac*, *coloc*, **hep**, *merc*, *nat c*, **sep**, spig

▲ **Von Tee** BB: 2700, BU: 331
carb ac, *dig*, ferr, kali bi

Besserung durch Lage oder Umstände

▲ **Von kaltem Wasser** BB: 2701, BU: 331
acon f, *all c*, anac, **ant t**, ars, **asar**, bor, brom, **bry**, calc, **caust**, cham, **clem**, *coc c*, **cupr**, kali c, *laur*, **phos**, **puls**, **sep**, *thuj*, verat, *zinc*

▲ **Von warmem Wasser** BB: 2702, BU: 331
ars, cupr, **lyc**, mang, nux m, **nux v**, **rhus r**, *verat*

▲ **Von Wein** BB: 2703, BU: 331
acon, *agar*, arg n, *ars*, bell, *brom*, *bry*, **canth**, **carb ac**, *chel*, *cocc*, **con**, *glon*, graph, hep, kalm, *lach*, *mez*, nux v, **op**, *osm*, *phos*, *sel*, *sul ac*, *sulph*, thea

▲ **Von Geräusch** BB: 2704, BU: 331
calc, *graph*, puls

▲ **Von Geschlechtstrieb-** BB: 2705, BU: 331
   unterdrückung
calad

▲ **Von Haaraufbinden** BB: 2706, BU: 331
kali n, sep

▲ **Von Haareschneiden** BB: 2707, BU: 331
brom

▲ Im Halbschlaf BB: 2708, BU: 331
sel

▲ Von Handauflegen BB: 2709, BU: 331
bell, calc, canth, **croc**, dros, mang, meny, mur ac, nat c, olnd, par, phos, rhus t, sabad, sep, spig, sulph, thuj

▲ Von reichlichem BB: 2710, BU: 331
Harnen
acon, bor, gels, ign, nux v, sang

▲ Nach dem Harnen BB: 2711, BU: 331
bor, bry, carb ac, eug, gels, ip, lil t, lith, lyc, mag p, sep, sil, stann, ter, zinc

▲ Im Hellen BB: 2712, BU: 331
am m, anac, ars, bar c, **calc**, **carb an**, carb v, con, **plat**, staph, stram, stront, valer

▲ Beim Hungern (Fasten) BB: 2713, BU: 331
cham, con, dig, **nat m**, ph ac, zinc

▲ Durch Husten BB: 2714, BU: 331
acon, ant cr, ars, stann

▲ Von kalten Umschlägen BB: 2715, BU: 332
aloe, ambr, ant t, apis, arg, ars, asar, bell, bry, calc, calc f, cham, cycl, fl ac, gels, glon, hyper, kali p, led, merc, nicc, phos, **puls**, spig, sulph, zinc

▲ Beim Kaltwerden BB: 2716, BU: 332
acon, agn, alum, ambr, anac, ant cr, ant t, arg, **arn**, aur, bar c, bell, bov, **bry**, calad, calc, cann s, **carb v**, caust, **cham**, chin, cina, clem, cocc, coff, colch, coloc, croc, **dros**, dulc, euph, graph, hell, ign, ip, **jod**, kali c, **led**, **lyc**, mang, mar, **merc**, mez, mur ac, nat c, nat m, nit ac, nux m, nux v, olnd, op, petr, ph ac, phos, plat, **puls**, rhus t, sabad, **sabin**, sars, **sec**, sel, seneg, sep, sil, spig, spong, staph

▲ Von Kauen BB: 2717, BU: 332
bry, seneg

▲ Von Lösen der Kleider BB: 2718, BU: 332
am c, arn, asar, **bry**, **calc**, **cann i**, **caps**, **carb v**, **caust**, chin, coff, **hep**, **lach**, **lyc**, **nux v**, olnd, op, puls, ran b, **sars**, sep, spong, **stann**, sulph

▲ Durch Klopfen der BB: 2719, BU: 324
schmerzenden Teile
sulph

▲ Durch Kneten BB: 2720, BU: 324
laur

▲ Durch Knieaufsetzen BB: 2721, BU: 332
auf einen Stuhl
bry

▲ Durch Knieen BB: 2722, BU: 332
aesc, bry, euph, puls

▲ Durch Hin- und Her- BB: 2723, BU: 332
bewegen des Kopfes
agar

▲ Beim Rückwärtsbiegen BB: 2724, BU: 325
des Kopfes
apis, **bell**, caul, **cham**, gels, glon, **hep**, hyper, ph ac, rhus t, sil, thuj, verat

▲ Vom Seitwärtsbiegen BB: 2725, BU: 325
des Kopfes
puls, sep

▲ Vom Vorwärtsbiegen BB: 2726, BU: 325
des Kopfes
hyos

▲ Vom Legen des Kopfes BB: 2727, BU: 325
auf den Tisch
ferr, ign, plat, **sabad**, sulph

Änderung des Befindens

▲ **Vom Legen des Kopfes auf die Seite** BB: 2728, BU: 325
meny

▲ **Vom Anlehnen des Kopfes** BB: 2729, BU: 325
bell, *ferr*, *kali c*, **merc**, rhod, *sabad*, sabin, seneg, *spig*

▲ **Beim Kopfschütteln** BB: 2730, BU: 325
chin, *cina*, hyos, **lach**

▲ **Nach einem Krampfanfall** BB: 2731, BU: 332
ign, sulph

▲ **Von Kratzen** BB: 2732, BU: 325
agar, *agn*, *alum*, *am c*, am m, ambr, *anac*, ang, ant cr, *ant t*, *apis*, **arn**, *ars*, asaf, bar c, *bell*, bor, bov, **brom**, **bry**, calc, camph, cann s, **canth**, *caps*, carb an, *caust*, *chel*, chin, *cic v*, cina, clem, coloc, *con*, **crot t**, cycl, dig, dios, **dros**, *form*, **guaj**, hep, *hydr*, **ign**, *jug c*, kali c, *kali n*, kreos, *laur*, led, *mag c*, mag m, **mang**, *meny*, *merc*, mez, *mosch*, mur ac, nat c, nit ac, nux v, *olnd*, ph ac, **phos**, plat, **plb**, *prun*, ran b, *rhus t*, **ruta**, sabad, *sabin*, *sal ac*, samb, sars, sec, *sel*, seneg, *sep*, *spig*, spong, *squil*, stann, staph, sul ac, **sulph**, *tarax*, **thuj**, valer, viol t, **zinc**

▲ **Von Lageveränderung** BB: 2733, BU: 333
agar, ars, *cham*, **ign**, *ph ac*, *puls*, *rhus t*, **valer**, zinc

▲ **Von Laufen** BB: 2734, BU: 333
caust, **ign**, nat m, **sep**, *sil*, stann

▲ **Durch Lecken mit der Zunge** BB: 2735, BU: 333
mang

▲ **Von Lesen** BB: 2736, BU: 333
ferr, **nat c**

▲ **Von Licht** BB: 2737, BU: 326
am m, anac, ars, bar c, *calc*, **carb an**, **carb v**, con, **plat**, *staph*, *stram*, **stront**, *valer*

▲ **Im Liegen** BB: 2738, BU: 333
acon, agar, *agn*, alum, am c, **am m**, ambr, *anac*, ang, ant cr, ant t, arg, **arn**, ars, **asar**, bar c, **bell**, bor, **bry**, **calad**, **calc**, **calc p**, *camph*, *cann s*, **canth**, caps, *carb ac*, **carb an**, carb v, *caust*, cham, *chel*, chin, *cic v*, cina, *clem*, cocc, *coff*, **colch**, coloc, con, *conv*, *croc*, *cupr*, *dig*, *dios*, dros, dulc, euph, **ferr**, **glon**, *graph*, guaj, *hell*, *hep*, hyos, ign, *ip*, *jod*, kali c, kali n, *kalm*, *kreos*, lach, laur, laur, **led**, lyc, *mag c*, mag m, mang, mar, *merc*, mez, mur ac, nat c, **nat m**, nit ac, *nux m*, **nux v**, *olnd*, op, par, petr, ph ac, *phos*, plb, *ran b*, *rheum*, rhus t, ruta, sabad, sabin, *sars*, *sec*, sel, seneg, *sep*, *sil*, **spig**, **spong**, **squil**, *stann*, *staph*, *stram*, sul ac, **sulph**, thuj, **verat**, zinc

▲ **Im Bett liegen** BB: 2739, BU: 333
acon, *agar*, *am m*, ambr, *anac*, ang, ant cr, ant t, arg, **arn**, ars, asar, aur, bar c, *bell*, bov, **bry**, calad, calc, *camph*, *cann s*, **canth**, caps, carb an, carb v, **caust**, cham, chel, chin, *cic v*, *cina*, *clem*, **coc c**, **cocc**, coff, *colch*, coloc, **con**, *croc*, cupr, *dig*, dulc, ferr, graph, *guaj*, hell, **hep**, *hyos*, ign, ip, jod, kali c, kali n, kreos, **lach**, laur, led, **lyc**, mag c, *mag m*, merc, mez, mur ac, nat c, *nat m*, *nit ac*, *nux m*, **nux v**, *olnd*, par, petr, ph ac, *phos*, *puls*, ran b, rheum, rhod, **rhus t**, *sabad*, sabin, samb, *sars*, sec, sel, *sep*, **sil**, *spig*, *spong*, **squil**, **stann**, **staph**, **stram**, *stront*, sul ac, **sulph**, tarax, thuj, valer, *verat*, verb, viol t

▲ **Auf dem Bauch liegen** BB: 2740, BU: 333
acet ac, aloe, alum, am c, am m, bov, bry, calc, calc p, *coloc*, dros, elaps, grat, nat c, nit ac, nux v, phos, podo, puls, rheum, *rhus t*, seneg, sil, stann, sulph, verat

▲ **Von Liegen auf dem Gesicht** BB: 2741, BU: 333
led, psor

▲ Vom Liegen in Knie- BB: 2742, BU: 333
Ellenbogenlage
con, epiphe, lyc, rhod

▲ Im Liegen auf dem BB: 2743, BU: 334
Rücken
acon, am c, am m, **anac**, ang, *arn*, bar c, *bell*,
bor, **bry**, *calad*, **calc**, *canth*, **carb an**, caust, chin,
cina, clem, *colch*, con, *conv*, *ferr*, *ign*, *ip*, **kali c**,
kreos, lach, **lyc**, mag m, *mang*, merc, **merc c**,
mosch, nat c, *nat m*, *nux v*, *ox ac*, *par*, **phos**,
plat, **puls**, ran b, **rhus t**, *ruta*, sabad, **sang**,
seneg, sep, sil, spig, spong, **stann**, *sulph*, thuj,
verat, viol t

▲ Von flach auf dem BB: 2744, BU: 334
Rücken liegen
nat m

▲ Vom Liegen auf dem BB: 2745, BU: 334
Rücken mit angezogenen
Beinen
crot h, hep, lach, sep, sil

▲ Vom auf der Seite BB: 2746, BU: 334
Liegen
acon, alum, am c, *am m*, ang, *arn*, *ars*, bar c,
bell, bor, *bry*, *calc p*, *canth*, *caust*, *cham*, chin,
cina, clem, **cocc**, colch, *coloc*, *cupr*, dulc, euph,
ign, *jod*, kali c, *kali n*, kalm, lach, mag m, mag p,
merc, nat c, nat m, **nux v**, par, **phos**, plat, podo,
puls, ran b, *rhus t*, **sep**, *sil*, spig, spong, stront,
sulph, thuj

▲ Im Liegen mit ange- BB: 2747, BU: 334
zogenen Knien
bell, mag p, petr, plb, podo

▲ Besserung im Liegen BB: 2748, BU: 334
auf der auf-
liegenden Seite
calc ar, fl ac, graph, kali bi, rhus t

▲ Besserung im Liegen BB: 2749, BU: 334
auf der schmerz-
haften Seite
am c, *ambr*, apis, *arn*, *bell*, **bry**, **calc**, cann s,
carb v, *caust*, **cham**, **coloc**, *ign*, *kali c*, kreos, lyc,
mag p, *nux v*, phel, plb, **puls**, *rhus t*, sang, *sep*,
stram, viol o, *viol t*

▲ Im Liegen auf der BB: 2750, BU: 334
schmerzhaften Seite mit
angezogenen Knien
bell, coloc, mag p

▲ Im Liegen auf der BB: 2751, BU: 334
nicht schmerzenden
Seite
acon, agar, *am c*, am m, ambr, ambr, anac, ang,
ant cr, arg, *arn*, *ars*, **bapt**, **bar c**, *bell*, bry, **calad**,
calc, *calc f*, cann s, caps, *carb an*, carb v, caust,
chin, cina, clem, croc, cupr, **dros**, *graph*, guaj,
hep, hyos, ign, **jod**, kali c, kali n, lach, led, *lyc*,
mag c, *mag m*, mang, mar, merc, mez, *mosch*,
mur ac, nat m, *nit ac*, **nux m**, **nux v**, olnd, *par*,
petr, *ph ac*, *phos*, plat, *puls*, ran b, ran s, *rheum*,
rhod, rhus t, **rumx**, **ruta**, *sabad*, sabin, samb,
sars, sel, sep, **spong**, staph, stram, sulph, tarax,
thuj, valer, verat, verb

▲ Im Liegen auf Hartem BB: 2752, BU: 334
bell, *nat m*, **rhus t**

▲ Im mit dem Kopf BB: 2753, BU: 334
niedrig Liegen
calc, caust, nat m

▲ Im horizontal Liegen BB: 2754, BU: 334
arn, *spong*

▲ Im Krummliegen BB: 2755, BU: 327
colch, **coloc**, *puls*, **rheum**, rhus t

▲ **Von Mesmerismus** BB: 2756, BU: 335

acon, *bar c*, **bell**, chin, *con*, **cupr**, *graph*, ign, jod, **mar**, *nat c*, **nux v**, **phos**, sabin, *sep*, **sil**, sulph, *viol o*

▲ **Während der Menstruation** BB: 2757, BU: 335

all s, alum, *apis*, aran, *bell*, calc, calc f, *cimic*, cycl, gels, *ign*, *jod*, *kali bi*, **lach**, *phos*, puls, rhus t, *senec*, *sep*, stann, sulph, verat, **zinc**

▲ **Nach der Menstruation** BB: 2758, BU: 335

aran, calc, cimic

▲ **Nach Nasenbluten** BB: 2759, BU: 335

brom, bufo, *ferr p*, kali ch, *lach*, mag s, **meli**, *psor*, rhus t, tarent

▲ **Nach dem Niederlegen** BB: 2760, BU: 335

acon, agar, agn, *am m*, ambr, *anac*, ang, ant cr, ant t, arg, *arn*, **ars**, *asaf*, aur, *bar c*, **bell**, bov, **bry**, *caj*, calad, **calc**, calc f, *camph*, cann s, **canth**, caps, carb an, **carb v**, caust, cham, *chel*, chin, *cic v*, **cina**, cocc, coff, colch, coloc, con, **croc**, *crot h*, cupr, *dig*, *dios*, dros, dulc, euphr, **graph**, *guaj*, hell, **hep**, hyos, ign, ip, **jod**, kali c, kali n, *kreos*, **lach**, laur, led, lyc, mag c, mag m, *mang ac*, **meli**, **merc**, nat c, **nat m**, **nit ac**, nux m, **nux v**, *olnd*, *pall*, par, *petr*, *ph ac*, phos, **puls**, ran b, *rheum*, rhod, rhus t, sabin, samb, *sars*, *sec*, sel, **sep**, sil, *sin n*, **spig**, spong, **squil**, stann, **staph**, **stram**, sul ac, **sulph**, tarax, thuj, valer, verat, verb

▲ **Beim Niedersetzen** BB: 2761, BU: 335

acon, ambr, *anac*, *ang*, *ant cr*, ant t, arn, ars, *asar*, aur, **bar c**, bell, bov, *bry*, *calc*, cann s, canth, **caps**, *carb an*, **carb v**, **caust**, *cham*, chin, cic v, *cocc*, **con**, croc, dig, dros, **euph**, **ferr**, *graph*, kali c, kali n, lach, **laur**, **led**, *lyc*, mang, merc, mur ac, *nat c*, **nat m**, *nit ac*, **nux v**, olnd, **petr**, *ph ac*, **phos**, phos, plat, *puls*, ran b, rhod, *rhus t*, *rhus t*, *ruta*, sabad, *sep*, *sil*, **spig**, **staph**, stram, stront, **sulph**, *thuj*, verat

▲ **Beim Nießen** BB: 2762, BU: 335

mag m

▲ **Nüchtern (vor dem Frühstück)** BB: 2763, BU: 335

agar, alum, am m, ambr, anac, ant cr, *arg n*, arn, *ars*, asaf, bar c, bell, *bor*, **bry**, calc, caps, carb an, carb v, **caust**, **cham**, **chin**, cocc, **con**, *cycl*, **dig**, euph, ferr, *graph*, hell, hep, hyos, ign, jod, **kali c**, *kali n*, lach, laur, *lyc*, mag c, mang, *nat c*, **nat m**, *nit ac*, **nux m**, *nux v*, par, petr, **ph ac**, *phos*, plb, puls, rhod, rhus t, sabin, *sars*, *sel*, sep, sil, *stann*, stront, *sul ac*, *sulph*, *thuj*, valer, verat, **zinc**

▲ **Nach Rasieren** BB: 2764, BU: 335

brom

▲ **Von Reiben** BB: 2765, BU: 336

acon, agar, agn, **alum**, am c, **am m**, ambr, *anac*, *ant cr*, ant t, **arn**, **ars**, **asaf**, bell, *bor*, bov, *bry*, **calc**, camph, cann s, **canth**, *caps*, **carb ac**, carb an, *cast eq*, caust, *cedr*, *chel*, chin, *cic v*, *cina*, *colch*, **cycl**, *dios*, **dros**, *guaj*, *ham*, hep, **ign**, **indg**, kali c, *kali n*, kali p, kreos, *laur*, *lil t*, *lyc*, *mag c*, *mag m*, *mang*, *meny*, **merc**, *mosch*, **mur ac**, **nat c**, nit ac, **nux v**, *olnd*, *osm*, *pall*, *ph ac*, **phos**, plat, **plb**, podo, ran b, *rhus t*, **ruta**, sabad, sabin, samb, sars, *sec*, *sel*, seneg, spig, spong, *stann*, *staph*, *stront*, sul ac, **sulph**, *tarax*, **thuj**, *valer*, viol t, **zinc**

▲ **Von Reiten** BB: 2766, BU: 336

brom, kali c, lyc

▲ **Von Saugen mit der Zunge** BB: 2767, BU: 328

clem, mang

▲ **Von Schaukeln oder Wiegen** BB: 2768, BU: 336

calc, kali c, sec

▲ Im Schlaf BB: 2770, BU: 336
am m, calad, *hell*, *phos*, samb

▲ Nach dem Schlaf BB: 2771, BU: 336
acon, *agar*, am m, ambr, *apis*, **ars**, bry, **calad**, calc, cham, *chin*, cocc, **colch**, *con*, **crot t**, *ferr*, *gels*, *hell*, ign, *ip*, *kreos*, lach, **merc**, nat c, **nux v**, *oxyt*, ph ac, **phos**, *puls*, ruta, sabin, *samb*, *sang*, sel, **sep**, **sil**, spig, thuj

▲ Von Schlingen BB: 2772, BU: 336
alum, am m, **ambr**, apis, **arg**, **arn**, bell, **caps**, carb v, *chel*, chin, cocc, *dig*, dros, *graph*, **ign**, ip, jod, **lach**, *laur*, **led**, mag c, *mang*, merc, *mez*, nat c, **nit ac**, **nux v**, olnd, *par*, *ph ac*, phos, plat, **puls**, *rheum*, rhus t, ruta, *sabad*, *sabin*, spig, **spong**, *squil*, *stann*, *staph*, *sul ac*, sulph, *tarax*, zinc

▲ Im Schlummer BB: 2773, BU: 336
hell

▲ Nach Schneuzen BB: 2774, BU: 336
mang, *merc*, **sil**, stann

▲ Durch Schnupfen BB: 2775, BU: 336
coloc, kali bi, lach

▲ Von Schreiben BB: 2776, BU: 336
ferr, nat c

▲ Von Schulter zurück- BB: 2777, BU: 336
biegen
calc, **calc**, cycl, cycl

▲ Beim Schweiß BB: 2778, BU: 336
ars, **bov**, bry, **calad**, calc, **cupr**, *hep*, *lyc*, *nat c*, rhus t

▲ Bei kaltem Schweiße BB: 2779, BU: 336
nux v

▲ Durch starken Schweiß BB: 2780, BU: 336
psor, *stram*

▲ Nach Schwitzen BB: 2781, BU: 336
acon, *aesc*, am m, ambr, ant t, bar c, bell, bov, **bry**, **calad**, **canth**, **cham**, *chel*, *clem*, cocc, *coloc*, gels, **graph**, hell, **hep**, hyos, ip, kali n, led, *lyc*, mag m, *nat m*, *nit ac*, *nux v*, **olnd**, *op*, puls, rhod, **rhus t**, sabad, sabin, samb, *sel*, spong, stram, **stront**, sul ac, **sulph**, tarax, **thuj**, valer, **verat**

▲ Auf der See BB: 2782, BU: 337
brom, lach

▲ Bei angestrengtem BB: 2783, BU: 337
Sehen
agar, *agn*, *ferr*, **nat c**, petr, ph ac, *sabad*

▲ Bei Geradaussehen BB: 2784, BU: 337
bell, *olnd*, spig

▲ Bei nach unten Sehen BB: 2785, BU: 337
bar c, **sabad**

▲ Bei in die Höhe sehen BB: 2786, BU: 307
thuj

▲ Bei Seitwärtssehen BB: 2787, BU: 337
olnd

▲ Im Sitzen BB: 2788, BU: 337
acon, *agar*, agn, alum, am c, am m, *anac*, ang, ant t, *arn*, ars, asaf, *asar*, aur, bar c, *bell*, *bor*, **bry**, **cadm**, **calad**, *calc*, **camph**, **cann s**, canth, caps, *carb an*, *carb v*, caust, *cham*, *chel*, chin, *cic v*, cina, clem, cocc, **coff**, **colch**, coloc, con, croc, cupr, cycl, dig, dios, *ferr*, *gels*, **glon**, graph, guaj, *hell*, hep, *hyos*, ign, *ip*, *jod*, kali c, kali n, kreos, *laur*, *led*, mag c, mag m, mang, *meny*, **merc**, *mez*, mosch, nat c, *nat m*, nit ac, *nux m*, **nux v**, op, par, *petr*, ph ac, *phos*, plan, plb, **puls**,

ran b, ran s, **rheum**, rhus t, sabad, sabin, samb, *sars*, *sec*, sel, sil, spig, spong, **squil**, stann, *staph*, *stram*, sul ac, sulph, tarax, thuj, valer, verat, zinc

▲ **Im Stillsitzen**   BB: 2789, BU: 337

aur, <u>bry</u>, **colch**, nat m, *nux v*, petr, staph, verat

▲ **Im Sitzen mit hoch-**   BB: 2790, BU: 337
liegenden Beinen

bry, carb v

▲ **Im Sonnenschein**   BB: 2791, BU: 337

anac, con, **plat**, *stram*, <u>stront</u>

▲ **Von Sprechen**   BB: 2792, BU: 337

ferr

▲ **Im Stehen**   BB: 2793, BU: 337

agar, *agn*, am c, *anac*, *ang*, *ant t*, arg n, *arn*, **ars**, **asar**, bar c, <u>bell</u>, *bor*, bry, *calad*, *calc*, *camph*, **cann s**, *canth*, carb an, carb v, *chel*, chin, *cic v*, cina, *cocc*, *coff*, **colch**, coloc, *croc*, *cupr*, dig, *dios*, euph, **fl ac**, *graph*, *guaj*, *hell*, *hep*, ign, **ip**, **jod**, kalm, *kreos*, **led**, mang, meny, *merc*, mez, *mur ac*, *naja*, *nat m*, nit ac, nux m, **nux v**, par, petr, **phos**, *plb*, **ran b**, *rheum*, rhus t, *ruta*, *sars*, sec, **sel**, **spig**, *spong*, **squil**, stann, *staph*, *stram*, sul ac, tarax, *tarent*, thuj

▲ **Beim Heraufsteigen**   BB: 2794, BU: 337

am m, *arg*, bar c, bell, bry, canth, coff, **con**, **ferr**, *lyc*, meny, nit ac, plb, **rhod**, rhus t, *ruta*, *sabin*, stann, sulph, **valer**, verb

▲ **Von Stiefeldruck**   BB: 2795, BU: 337

chin

▲ **Durch sich Strecken**   BB: 2796, BU: 338

bell, dios, *guaj*, phos, sabin

▲ **Durch Strecken und**   BB: 2797, BU: 338
Anspannen der Muskeln

berb

▲ **Beim Stricken**   BB: 2798, BU: 338

lyc

▲ **Bei regelmäßigem**   BB: 2799, BU: 338
Stuhlgang

kali bi, *nat m*, *sep*

▲ **Bei hartem Stuhlgang**   BB: 2800, BU: 338

carb v

▲ **Bei weichem Stuhlgang**   BB: 2801, BU: 338

ant cr, *ars*, *bry*, guaj, *kali bi*, *lach*, lob, mag p, mosch, stann, zinc

▲ **Nach dem Stuhlgang**   BB: 2802, BU: 338

acon, *agar*, *all c*, *aloe*, **am m**, ant cr, ant t, *apis*, *apoc*, **ars**, **asaf**, aur, bar c, bism, **bor**, *bov*, **bry**, *calc p*, *canth*, *caps*, *carb s*, *cham*, *cina*, coff, **colch**, *coloc*, **con**, **corn**, croc, *crot h*, *crot t*, *cupr*, cycl, *dulc*, ferr, *gamb*, guaj, hep, *hydr*, ip, kreos, **lept**, mang, meny, *nat c*, nat m, op, **oxyt**, par, *phos*, **puls**, *rheum*, <u>rhus t</u>, sabad, *seneg*, sep, <u>spig</u>, squil, **sulph**, *thuj*, *verat*

▲ **Bei Stuhlverstopfung**   BB: 2803, BU: 338

calc, psor

▲ **Von Tanzen**   BB: 2804, BU: 338

caust, **ign**, nat m, <u>sep</u>, *sil*, stann

▲ **Von Tragen (des**   BB: 2805, BU: 338
Kindes auf dem Arm)

ant t, ars, bell, **cham**, cina, *coloc*, *kali c*, merc, puls

▲ **Beim Trinken**   BB: 2806, BU: 338

psor

▲ Nach dem Trinken   BB: 2807, BU: 338

acon, *aloe*, apis, **ars**, **brom**, **bry**, camph, *carb an*, *caust*, cedr, *cist*, *crot t*, *cupr*, ferr, *graph*, *ip*, led, **lob**, mosch, *nux v*, *olnd*, **op**, *paeo*, **phos**, puls, *rhus t*, sep, **sil**, *spig*, **spong**, *tarax*

▲ Von Trostzuspruch   BB: 2808, BU: 338
puls

▲ Bei trüber Luft   BB: 2809, BU: 338
bry, *plb*

▲ Von Übereinander-   BB: 2810, BU: 338
legen der Glieder
rhod, **sep**

▲ Beim warmen Ofen   BB: 2811, BU: 338
acon, agar, aloe, am c, **ars**, *aur*, *bar c*, bell, bor, *camph*, canth, caps, *caust*, *cic v*, cocc, con, *conv*, *dulc*, hell, *hep*, hyos, **ign**, *kali c*, *lach*, mag c, mang, *mosch*, nux m, **nux v**, petr, ran b, rhod, **rhus t**, *sabad*, sil, **stront**, *sulph*

▲ Beim Warmwerden im   BB: 3000, BU: 339
Bett
agar, *am c*, arn, **ars**, *aur*, *bar c*, bell, **bry**, *calc*, *camph*, canth, **caust**, *cic v*, *cocc*, *coloc*, con, dulc, *graph*, **hep**, *hyos*, **kali c**, lach, **lyc**, *mosch*, *nit ac*, *nux m*, **nux v**, ph ac, phos, *rhus t*, **rumx**, *sabad*, *sep*, *sil*, spong, *squil*, staph, stram, *stront*, sulph, verat

▲ Von Waschen   BB: 2812, BU: 339
acon, *agar*, *alum*, **am m**, ant t, **apis**, *ars*, **asar**, aur, **bor**, *bry*, *cann i*, **caust**, cham, **chel**, **euphr**, *form*, *kali bi*, *kali ch*, laur, *mag c*, mez, mur ac, *nux v*, phos, *phyt*, **pic ac**, *psor*, **puls**, *rhod*, *sabad*, sep, **spig**, staph, zinc

▲ Von Waschen des   BB: 2813, BU: 339
Gesichts
asar, *kali bi*, mez, phos, *sabad*

▲ Durch Eintauchen der   BB: 2814, BU: 339
Füße in eiskaltes
Wasser
led, *puls*

▲ Von Weinen   BB: 2815, BU: 339
anac, *dig*, graph, ign, **lyc**, *phos*, tab

▲ Im Wind   BB: 2816, BU: 339
arg n, nux m

▲ Von Wischen mit der   BB: 2817, BU: 339
Hand
alum, arn, **asaf**, bism, **calc**, canth, **caps**, carb an, **cina**, *croc*, **cycl**, *dros*, guaj, ign, mang, mcny, *merc*, *mur ac*, **nat c**, **phos**, **plb**, *puls*, *ruta*, sulph, *thuj*, zinc

Anhang 1: Liste aller von Bönninghausen verwendeten Arznei-Mittel

Diese Liste enthält alle von Bönninghausen verwendeten Mittel. Jedes Mittel wird mit der in diesem Buch verwendeten Abkürzung bezeichnet, es folgen die ausgeschriebenen Mittelnamen und — so weit eruierbar — der deutsche Name der Pflanze/Substanz.
Die Liste ist in alphabetischer Reihenfolge der Abkürzungen sortiert.

A

abies c	Abies	Canadensis Kanadische / Schimmel-Fichte
abies n	Abies Nigra	Schwarzfichte
abrot	Abrotanum	Eberraute
absin	Absinthium	Wermuth
aca	Acalypha Indica	Indische Nessel
acet ac	Aceticum Acidum	Essigsäure
acon	Aconitum Napellus	Echter Sturmhut/Blau. Eisenhut
acon f	Aconitum Ferox	Eisenhut
aconin	Aconitine	Isol. Wirkstoff von Aconitum
act sp	Actea Spicata	Christophskraut
adon v	Adonis Vernalis	Adonisröschen, Teufelsauge
aesc	Aesculus Hippocastanum	Roßkastanie
aeth	Aethusa Cynapium	Hundspetersilie
aeth a	Aethiops Antimonalis	Schwefel-Antimonverbindung
agar	Agaricus Muscarius	Fliegenpilz
agn	Agnus Castus	Mönchspfeffer, Keuschlamm
ail	Ailanthus Glandulosa	Götterbaum
alet	Aletris Farinosa	Stern- Runzelwurzel, Stargras
all c	Allium Cepa	Küchenzwiebel
all s	Allium Sativum	Knoblach
aloe	Aloe	Aloe
alst	Alstonia Scholaris	Enziangewächs
alum	Alumina	Tonerde
alumn	Alumen	Alaun
am br	Ammonium Bromatum	Ammoniumbromid
am c	Ammonium Carbonicum	Hirschhornsalz
am i	Ammonium Jodatum	Ammoniumjodid
am m	Ammonium Muriaticum	Ammoniumchlorid
am ph	Ammonium Phosphoricum	Ammoniumphosphat
ambr	Ambra	Graues Ambra
aml n	Amyl Nitrosum	Salpetrigsäureamylester

ammc	Ammoniacum	Ammoniak
anac	Anacardium	Malakkanuß, Elefantenlaus
ang	Angustura Vera	Borke von Galipea Cusparia
ant a	Antimonium Arsenicosum	Antimonpentoxid Arsentrioxid
ant cr	Antimonium Crudum	Grauspießglanzerz
ant i	Antimonium Jodatum	Antimonjodid
ant s	Antimonium Sulfuratum Auratum	Goldschwefel
ant t	Antimonium Tartaricum	Brechweinstein, Doppels. d. Ws
anthr	Anthracinum	Nosode aus Anthrax (Milzbrand)
antip	Antipyrinum	Analgesin
apis	Apis Mellifica	Honigbiene
apoc	Apocynum Cannabium	Hanfartiger Hundswürger
apom	Apomorphia	Apomorphin
aral	Aralia Racemosa	Amerikanische Narde
aran	Aranea Diadema	Kreuzspinne sp.
arg	Argentum	Silber
arg m	Argentum Metallicum	Silber, metallisch
arg n	Argentum Nitricum	Silbernitrat, Höllenstein
arn	Arnica Montana	Bergwohlverleih
ars	Arsenicum Album	Arsentrioxid, Weißes Arsenik
ars i	Arsenicum Jodatum	Arsentrijodid
ars s f	Arsenicum Sulfuratum Flavum	Arsentrisulfid
art v	Artemisia Vulgaris	Beifuß
arum m	Arum Maculatum	Gefleckter Aronstab
arum t	Arum Triphiyllum	Zehrwurzel
asaf	Asafoetida	Gummiharz
asar	Asarum	Haselwurz
asc c	Asclepias Syriaca Cornuti	Syrischer Schwalbenwurz
asc t	Asclepias Tuberosa	Pleuritiswurzel
aspar	Asparagus Officinalis	Spargel
aster	Asterias Rubens	Roter Seestern
atro	Atropinum	Atropin
aur	Aurum Metallicum	Gold, metallisch
aur i	Aurum Jodatum	Goldjodid
aur m	Aurum Muriaticum	Goldchlorid
aur m n	Aurum Muriaticum Natronatum	Goldchlorid-Chlornatrium
aur s	Aurum Sulfuratum	Goldsulfat

B

bad	Badiaga	Süßwasserschwamm
bals	Balsamum Peruvianum	Perubalsam
bapt	Baptisia	Wilder Indigo
bar ac	Barium Aceticum	Bariumazetat
bar c	Barium Carbonicum	Bariumcarbonat
bar i	Barium Jodatum	Bariumjodid
bar m	Barium Muriaticum	Bariumchlorid
bell	Belladonna	Tollkirsche
benz ac	Benzoicum Acidum	Benzoesäure/Phenylameisensäure
berb	Berberis Vulgaris L.	Gemeine Berberitze, Sauerdorn
bism	Bismutum Subnitricum	Badisches Wismutnitrat
bor	Natrium Boracicum	Borax, Natriumtetraborat
bor ac	Boricum Acidum	Borsäure

both	Bothrops Lanceolatus	Gelbe Buschmeister
bov	Bovista	Bovist, Staubschwamm
brach	Brachyglottis	Puka-Puka, Korbblütler
brom	Bromum	Brom
bry	Bryonia	Zaunrübe oder Teufelsrübe
bufo	Bufo - Bufo Rana	Krötengift (von Bufonidae sp.)

C

cact	Cactus Grandiflorus	Königin der Nacht
cadm	Cadmium Sulfuricum	Cadmiumsulfat
caj	Cahinca - Cainca	Labkrautgewächse
calad	Caladium Seguinum	Diefenbachie, Schweigrohr
calc	Calcium Carbonicum	Kohlensaurer Kalk
calc ac	Calcium acetium	Essigsaurer Kalk, Graukalk
calc ar	Calcium Arsenicosum	Calciumarsenit
calc ch	Calcium Chloratum	Calciumchlorid
calc f	Calcium Fluoratum	Calciumfluorit, Flußspat
calc hp	Calcium Hypophosphoricum	Calciumhypophosphat
calc i	Calcium Jodatum	Calciumjodid
calc m	Calcium Muriaticum	Calciumchlorid
calc p	Calcium Phosphoricum	Calciumhydrogenphosphat
calc pi	Calcium Picratum	Pikrinsaures Calcium
calc s	Calcium Sulfuricum	Gips, Gipsspat, Alabaster
calend	Calendula	Ringelblume
calo	Calotropis	Madar-Rinde
camph	Camphora	Kampferbaum
canc f	Cancer Fluviatilis	Flußkrebs
canch	Canchalagua	Tausendgüldenkraut
cann i	Cannabis India	Haschisch
cann s	Cannabis Sativa	Hanf
canth	Cantharis	Spanische Fliege
caps	Capsicum	Spanischer Pfeffer
carb ac	Carbolicum Acidum	Karbolsäure
carb an	Carbo animalis	Tierkohle
carb s	Carboneum Sulfuratum	Schwefelkohlenstoff
carb v	Carbo Vegetabilis	Holzkohle
card	Carduus Marianus	Mariendistel
casc	Cascarilla	Rinde von Croton eluteria
cast eq	Castor Equi	Rudimentäre Pferdezehe
caul	Caulophyllum	Frauenwurzel, blauer Hahnenfuß
caust	Causticum Hannemanni	Hahnemanns Ätzstoff
cean	Ceanothus Americanus	Säckelblume
cedr	Cedron	Samen von Simaruba Cedron
cepa	Allium Cepa	Küchenzwiebel
cerium	Cerium Oxalicum	Cer(II)oxalat
cham	Chamomilla	Echte Kamille
chel	Chelidonum	Schöllkraut
chen a	Chenopodium Anthelminticum	Wurmkraut
chim	Chimaphila Umbellata	Doldenbl. Wintergrün, W.-lieb
chin	China	Chinabaum
chin a	Chininum Arsenicosum	Chininarsenit
chin s	Chininum Sulfuricum	Chininsulfat

chlol	Chloralum	Chloralhydrat
chlor	Chlorum	Chlorgas
chr ac	Chromicum Acidum	Chromsäure
cic v	Cicuta Virosa	Wasserschierling
cimic	Cimicifuga	Wanzenkraut
cina	Cina	Zitwerblüten
cinnb	Cinnabaris	Zinnober
cinnm	Cinnamonum	Ceylon Zimt
cist	Cistus Canadensis	Ziströschen
cit ac	Citric Acidum	Zitronensäure
clem	Clematis Recta L.	Aufrechte Waldrebe
cob	Cobaltum	Kobalt
coc c	Coccus Cacti	Cochenille-Laus
coca	Cocaina-Cocainum	Kokastrauchblätter
cocc	Cocculus	Kockelskörner
cod	Codein	Kodein (Opiumalkoloid)
coff	Coffea Cruda	Rohkaffee
colch	Colchicum	Herbstzeitlose
coll	Collinsonia Canadensis	Grießwurzel
coloc	Colocynthis	Koloquinte
com	Comocladia Dentata	Guao, Sumachgewächs
con	Conium	Gefleckter Schierling
cond	Condurango	Geierpflanze
conv	Convallaria	Maiglöckchen
cop	Copaiva	Harz von Copaifera officinalis
cor r	Corallium Rubrum	Rote Koralle
corn	Cornus Circinata	Rundblättriger Hartriegel
corn f	Cornus Florida	
coryd	Corydalis	Lerchensporn
crat	Crataegus Oxyacantha	Weißdorn
crep		
croc	Crocus Sativus	Safran
crot h	Crotalus Horridus	Gift der Klapperschlange
crot t	Croton Tiglium	Purgierkörner
cub	Cubeba	Cubebenpfeffer
cucur	Cucurbita Citrullus	Wassermelonensamen
cupr	Cuprum	Metallisches Kupfer
cupr ar	Cuprum Arsenicosum	Kupferarsenit
cur	Curare	Pfeilgift
cycl	Cyclamen	Alpenveilchen

D

daph	Daphne Indica	Indischer Seidelbast
dic	Dictamnus	Fraxinella (engl.)
dig	Digitalis	Roter Fingerhut
dios	Dioscorea Villosa	Zottige Yamswurzel
dirc	Dirca	Palustris
dol	Dolichus Pruriens J	Puckbohne
dros	Drosera	Sonnentau
dub	Duboisa	Solanaceae (Nachtschattengew.)
dulc	Dulcamara	Bittersüß

E

echi	Echinacea Angustifolia	Schmalblättrige Kegelblume
elaps	Elaps Corallinus	Korallenotter
elat	Elaterium	Springgurke
epiphe	Epiphegus	Orobanchaceae-Sommerwurzgew.
equis	Equisetum Hiemale	Winterschachtelhalm
erig	Erigeron Canadensis	Dürrwurz, Berufskraut
ery a	Eryngium Aquaticum	Mannestreu
eucal	Eucalyptus Globulus	Fieberbaum
eug	Eugenia Jambos	Jambuse, Rosenapfel
euon	Euonymus Atropurperea	Brennender Busch, Wahoo
eup per	Eupatorium Perfoliatum	Wasserhanf
eup pur	Eupatorium Purpureum	Roter Wasserhanf
euph	Euphorbium	Kreuzblättrige Wolfsmilch
euphr	Euphrasia	Augentrost

F

ferr	Ferrum Metallicum	Metallisches Eisen
ferr i	Ferrum Jodatum	Eisenjodid
ferr m	Ferrum Magneticum	Magneteisenstein
ferr p	Ferrum Phosphoricum	Ferriphosphat
ferr pi	Ferrum Picrinicum	Ferropicrat
fl ac	Fluoricum Acidum	Flußsäure
form	Formica Rufa	Rote Waldameise
fucus	Fucus Versiculosus	Blasentang

G

gamb	Gambogia	Orange-braunes Gummiharz
gels	Gelsemium	Falscher Jasmin
gent l	Gentiana Lutea	Gelber Enzian
gins	Ginseng	Ginseng
glon	Glonoinum	Nitroglyzerin
gnaph	Gnaphalium	Ruhr- oder Wollkraut
goss	Gossypium	Baumwollstaude
gran	Granatum	Granatapfelbaum
graph	Graphites	Reißblei
grat	Gratiola	Gottesgnadenkraut
grin	Grindelia	
guaj	Guajakum	Harz des Guajakbaumes
guare	Guarea Trichiloides	Guarana ("Ballwood")

H

ham	Hamamelis	Virgin. Zaubernuß
hell	Helleborus Niger	Schwarze Nießwurz, Christrose
helo	Heloderma Horridum	Gilatier, Krustenechse

helon	Helonias Dioica	Falsche Einhornwurzel
hep	Hepar Sulfuris	Kalkschwefeleber
hipp	Hippomanes	Allantoishaut d. Pferdeembryos
hydr	Hydrastis	Kanad. Gelbwurz / Blutwurzel
hydr ac	Hydrocyanicum Acidum	Cyanwasserstoff, Blausäure
hydrang	Hydrangia	Hortensie
hydrc	Hydrocotyle Asiatica	Wassernabel
hydrphb	Hydrophobinum Nos a d	Speichel tollwüt Hunde
hyos	Hyoscyamus	Bilsenkraut
hyper	Hypericum	Johanniskraut

I

iber	Iberis Amara	Bitt. Schleifenblume, Bauerns.
ign	Ignatia	Ignatiusbohne
ill	Illicum	Magnoliengewächs
ind	Indium Metallicum	Metallisches Indium
indg	Indigo	Farbstoff aus Indigofera tinct
ip	Ipecacuanha	Brechwurzel
iris	Iris Versicolor	Buntfarbige Schwertlilie

J

jab	Jaborandi	Jaborandistrauch
jal	Jalapa	Jalapenknolle
jatr	Jatropha	Purgiernußbaum
jod	Jodum	Jod
jodof	Jodoformum	Jodoform
jug c	Juglans Cinerea	Butternuß, amerik. Walnuß
jug r	Juglans Rega	Walnuß

K

kali ar	Kalium Arsenicosum	Kaliumarsenat, Fowlersche Lsg.
kali bi	Kalium Bichromicum	Kaliumbichromat
kali br	Kalium Bromatum	Kaliumbromid
kali c	Kalium Carbonicum	Kaliumcarbonat
kali ch	Kalium Chloricum	Kaliumchlorat
kali i	Kalium Jodatum	Kalium Jodid
kali m	Kalium Muriaticum	Kaliumchlorid
kali ma	Kalium Permanganicum	Kaliumpermanganat
kali n	Kalium Nitricum	Kaliumnitrat
kali p	Kalium Phosphoricum	Kaliumdihydrogenphosphat
kali s	Kalium Sulfuricum	Kaliumsulfat
kali t	Kalium Telluricum	Tellurkalium
kalm	Kalmia	Berglorbeer
kaol	Kaolin	Porzellanerde
kola	Cola Acuminata	Kolanuß
kreos	Kreosotum	Buchenholzteerkreosot

L

lach	Lachesis	Gift der Buschmeisterschlange
lachn	Lachnantes	Wollnarzisse
lact	Lactuca	Giftlattich
lact ac	Lacticum Acidum	Milchsäure
lam	Lamium	Weiße Taubnessel
lap a	Lapis albus	Kalksilikat a d Gasteiner Ggd.
lappa	Lappa	Klette
lat m	Latrodectus Mactans	Schwarze Witwe
lath	Lathyrus	Platterbse
laur	Laurocerasus	Kirschlorbeer
led	Ledum	Sumpfporst
lept	Leptandra	Virginischer Ehrenpreis
lil t	Lilium Tigrinum	Tigerlilie
lith	Lithium Carbonicum	Lithiumkarbonat
lob	Lobelia Inflata	Ind. Tabak / Aufgebl. Lobelie
lol	Lolium	Taumellolch
lyc	Lycopodium	Bärlapp (-Sporen)
lycps	Lycopus Virginicus	Virginischer Wolfsfuß

M

mag c	Magnesium Carbonicum	Magnesiumcarbonat
mag m	Magnesia Muriatica	Magnesiumchlorid
mag p	Magnesium Phosphoricum	Magnesiumhydrogenphosphat
mag s	Magnesium SulfuricumTrock.	Magnesiumsulfat/Bitters.
magnol	Magnolia Grandiflora	Magnolie
manc	Mancinella	Manganeel-Apfel
mang	Manganum Aceticum	Manganacetat
mang ac	Manganum Aceticum	Manganacetat
mar	Marum Verum	Katzengamander
meli	Melilotus	Steinklee
menth p	Mentha Piperita	Pfefferminze
meny	Menyanthes	Bitterklee
meph	Mephitis	Skunks, Stinktier
merc	Mercurius Vivus	Quecksilber
merc ac	Mercurius Aceticus	Quecksilberacetat
merc au	Mercurius Auratus	Goldamalgan
merc br	Mercurius Bromatus	Quecksilberbromid
merc c	Mercurius Corrosivus	Quecksilberchlorid
merc cy	Mercurius Cyanatus	Quecksilbercyanid
merc d	Mercurius Dulcis	Calomel, Quecksilberchlorür
merc if	Mercurius Jodatus Flavus	Gelbes Quecksilberjodid
merc ir	Mercurius Jodatus Ruber	Quecksilberjodid
merc n	Mercurius Nitrosus	Quecksilbernitrat
merc pr	Mercurius Praecipitatus	Ruber
merc s	Mercurius Sulphuricus	Quecksilbersulfat
mez	Mezereum	Seidelbast, Kellerhals
mill	Millefolium	Schafgarbe
mosch	Moschus	Bisam, Drüsensekret d. männl T.
mur ac	Muriaticum Acidum	Salzsäure

murx	Murex	Purpurschnecke
mygal	Mygale Lasiodiora	Schwarze kubanische Spinne
myric	Myrica	Nordam. Wachsbaum, Wachsgagel
myris	Myristica Sebifera	Sibirische Fichte
myrt	Myrtus Communis	Myrte

N

naja	Naja	Brillenschlange
napht	Naphtalinum	Naphtalin
nat a	Natrium Arsenicatum	Natriumarseniat
nat ac	Natrium Aceticum	Natriumazetat
nat c	Natrium Carbonicum	Natriumcarbonat
nat m	Natrium Muriaticum	Natriumchlorid
nat n	Natrium Nitricum	Natriumnitrat / Natronsalpeter
nat s	Natrium Sulfuricum	Glaubersalz / Natriumsulfat
nicc	Niccolum	Nickel
nit ac	Nitricum Acidum	Salpetersäure
nux m	Nux Moschata	Muskatnuß
nux v	Nux Vomica	Brechnuß

O

oci	Ocimum Canum	Brasilianisches Alfavaca
oena	Oenanthe Crocata	Rebendolde
ol an	Oleum Animale	Brenzöl, Dest aus Tierkadavern
ol j	Oleum Jecoris Aselli	Dorschlebertran
olnd	Oleander	Oleander
onos	Onosmodium Virginicum	Falscher Steinsamen
op	Opium	Schlafmohn
osm	Osmium Metallicum	Osmium
ox ac	Oxalicum Acidum	Oxalsäure
oxyt	Oxytropis Campestris	Gemeiner Spitzkiel

P, Q

paeo	Paeonia Officinalis	Pfingstrose
pall	Palladium	Palladium, metallisch
par	Paris Quadrifolia	Einbeere
pareir	Pareira Brava	Grießwurz
pass	Passioflora Incarnata	Passionsblume
petas	Petasites	
petr	Petroleum	Steinöl
petros	Petroselinum	Petersilie
ph ac	Phosphoricum Acidum	Phosphorsäure
phel	Phellandrium	Wasserfenchel
phos	Phosphorus	Gelber Phosphor
phys	Physostigma Venenosum	Kalaparbohne
phyt	Phytolacca Decandra	Kermesbeere

pic ac	Picricum Acidum	Picrinsäure, Trinitrophenol
pip n	Piper Nigrum	Schwarzer Pfeffer
pix l	Pix Liquida	Teer a d Holz versch Pinaceen
plan	Plantago Major	Breitbl. oder großer Wegerich
plat	Platinum	Platin, metallisch
plb	Plumbum	Blei, metallisch
plb ac	Plumbum Aceticum	Bleiacetat, Bleizucker
plumbg	Plumbago Littoralis	Plumbago Pflanze
podo	Podophyllum	Maiapfel, Entenfuß
polyg	Polygonum Hydropiperoides	Wasserpfeffer, Knöterich
pop	Populus Tremuloides	Amerikanische Espe
prun	Prunus Spinosa	Schlehe, Schlehdorn
psor	Psorinum	Nosode,Inhalt v Krätzebläschen
ptel	Ptelea Trifoliata	Lederbaum, nordamerik. Ulme
puls	Pulsatilla Pratensis	Wiesenküchenschelle
pyrog	Pyrogenium	Extrakt aus faulem Fleisch
qua	Quassia Amara	Bitterholzbaum

R

rad	Radium Bromatum	Radiumbromid
ran b	Ranunculus Bulbosus	Knollenhahnenfuß
ran s	Ranunculus Sceleratus	Gifthahnenfuß
raph	Raphanus	Schwarzer Rettich
rat	Ratanhia	Wurzel von Kramena Trianda
rheum	Rheum	Chinesischer Rhabarber
rhod	Rhododendrum	Goldgelbe Alpenrose
rhus a	Rhus Aromatica	Duftender Sumach
rhus r	Rhus	Radicans
rhus t	Rhus Toxicodendron	Giftsumach
rhus v	Rhus Venenta	Gifthollunder
rob	Robinia	Falsche Akazie
rumx	Rumex	Krauser Ampfer
ruta	Ruta	Weinraute, Edelraute

S

sabad	Sabadilla	Sabadillsamen, Läusekörner
sabin	Sabina	Sadebaum
sal ac	Salicylium Acidum	Salizylsäure
samb	Sambucus Nigra	Schwarzer Holunder
sang	Sanguinaria	Kanadische Blutwurzel
sang n	Sanguinarina Nitrica	Alkaloid aus sang
sant	Santoninum	Wirkstoff von Santonica
sarr	Sarracenia	Kannenpflanze
sars	Sarsaparilla Similax	Getrocknete Sarsaparillawurzel
scill	Scilla Maritima	Meerzwiebel
sec	Secale Cornutum	Mutterkorn
sel	Selenium Amorphum	Amorphes Selen
senec	Senecio Aureus	Goldkreuzkraut
seneg	Polygala Senega	Klapperschlangenwurzel

senn	Senna Cassia	Sennesblätter
sep	Sepia Officinalis	Tintenfisch
sil	Acidum Silica	Kieselsäure
sin n	Sinapis Nigra	Schwarzer Senf
sizyg	Sizygium Jambolanum	Jambul, Myrtengewächs
sol n	Solanum Nigrum	Schwarzer Nachtschatten
spig	Spigelia Anthelmia	Wurmkraut
spira	Spiranthes	Damenzopf, eine Orchideenart
spong	Euspongia Officinalis	Badeschwamm
squil	Squilla Maritima	Meerzwiebel
stann	Stannum	Metallisches Zinn
staph	Staphisagria	Samen von Stephanskraut
stict	Sticta Pulmonaria	Lungenmoos, Lungenflechte
still	Stillingia Silvatica	Wolfsmilchgewächs
stram	Stramonium	Stechapfel
stront	Strontium - Strontium Carbon.	Strontiumcarbonat
stroph	Strophantus	Reife Samen von Hundsgiftgew.
stry p	Strychninum Phosphoricum	Strychninphosphat
sul ac	Sulfuricum Acidum	Schwefelsäure
sul i	Sulfur Jodatum	Verb. von Sulfur und Jodum
sulph	Sulfur	Schwefel sublimiert
sumb	Sumbulus Moschatus	Moschuswurzel
symph	Symphytum	Beinwurz, Beinwell

T

tab	Tabacum	Tabak
tann	Tannicum Acidum	Tannin
tarax	Taraxacum	Löwenzahn
tarent	Tarentula (Tarantula)	Tarantel
tell	Tellurium	Tellur, metallisch
ter	Terebinthina	Terpentinöl
teucr	Teucrium Marum	Katzengamander
thal	Thallium Sulfuricum	Thalliumsulfat
thea	Thea	Teestrauch
ther	Theridion	Orangenspinne
thlasp	Thlaspi Bursa Pastoris	Hirtentäschelkraut
thuj	Thuja	Abendländischer Lebensbaum
thyreoi	Thyreoidinum	Getrocknete Schafschilddrüse
tril	Trillium Pendulum	Amerikanische Waldlilie
trom	Trombidium	Rote Milbe

U

uran	Uranum Nitricum	Urannitrat
urt u	Urtica Urens	Brennessel
usn	Usnea Barbata	Bartflechte
ust	Ustilaga	Maisbrand
uva	Uva Ursi	Bärentraube

V

valer	Valeriana	Baldrian
verat	Veratrum Album	Weiße Nieswurz, Germer
verat v	Veratrum Viride	Grüne Nieswurz
verb	Verbascum	Königskerze, Wollblume
vesp	Vespa Crabro	Hornisse
vib	Viburnum Opulus	Gemeiner Schneeball
vib pr	Viburnum Prunifolium	Schwarzer Hagedorn
vinc	Vinca	Wintergrün
viol o	Viola Odorata	Märzveilchen
viol t V	iola Tricolor	Feld-Stiefmütterchen
vip	Vipera Berus	Kreuzotter
visc	Viscum Album	Mistel

W, X

wye	Wyethia	Korbblütler
xan	Xanthoxylum	Rautengewächse

Z

zinc	Zincum Metallicum	Metallisches Zink
zing	Zingiber Officinale	Ingwer
ziz	Zizia	Wiesenpastinake

Anhang 2: Liste aller von Bönninghausen genannten Symptome in der Reihenfolge der Symptomnummern

Diese Symptomenliste ist meist in der Reihenfolge der Symptomnummern sortiert. Sie entspricht in den Grundzügen dem Fragebogen, der seit 1989 mit dem Computerprogramm **Bönningbase PC** ausgeliefert wird.
Zuerst aber noch eine kurze Übersicht über die **Symptombereiche**, so daß Sie sich leicht orientieren können.

Diese beiden Listen dienen der schnellen und einfachen Übersicht über die Symptome und dürfen — im Rahmen der Copyright-Gesetze — für den eigenen Bedarf zur einfacheren Arbeit fotokopiert werden.

Symptombereiche

Bereich	Gruppe	Bezeichnung
0001 - 0018	1	Gemüth
0019 - 0028	1	Verstand
0029 - 0031	1	Gedächtnis
0032 - 0035	1	Benebelung
0036	1	Begleitende Beschwerden
0037 - 0045	2	Innerer Kopf
0046 - 0063	2	Äußerer Kopf
0064 - 0065	2	Augen
0066	2	Äußerer Kopf
0067 - 0099	2	Augen
0100 - 0133	2	Gesichtstäuchungen (Sehen)
0134 - 0141	2	Gesicht
0142 - 0163	2	Ohren
0164 - 0172	2	Gehör
0173 - 0189	2	Nase
0190 - 0210	2	Schnupfen
0211 - 0224	2	Geruch
0225 - 0282	2	Angesicht: Äußeres Aussehen
0283 - 0296	2	Angesicht: Empfindungen
0297 - 0317	2	Zähne
0318 - 0331	2	Mund und Schlund
0332 - 0339	2	Hunger und Durst
0340 - 0378	2	Hunger und Durst: Abneigung gegen
0379 - 0445	2	Hunger und Durst: Verlangen nach
0456 - 0489	2	Geschmack
0490 - 0495	2	Aufstoßen
0496 - 0519	2	Übelkeit und Erbrechen
0520 - 0533	2	Innerer Bauch
0534 - 0538	2	Äußerer Bauch
0539 - 0540	2	Bauch
0541 - 0542	2	Hypochondrien
0543 - 0544	2	Bauchringe
0545 - 0558	2	Blähungen
0559 - 0600	2	Stuhlausleerung, Stuhlgang
0601 - 0609	2	Stuhlbeschwerden
0610 - 0613	2	Harnorgane
0614 - 0653	2	Harn
0654 - 0666	2	Harn: Bodensatz
0667 - 0678	2	Harn: Harnabgang
0679 - 0683	2	Harn: Begleitende Beschwerden
0684	2	Geschlechtsteile
0685 - 0691	2	Geschlechtsteile: männlich
0692 - 0702	2	Geschlechtsteile: weiblich
0703 - 0711	2	Geschlechtstrieb
0712 - 0735	2	Menstruation

0736 - 0739	2	Menstruation: Begleitende Beschwerden
0740 - 0757	2	Weißfluß
0758 - 0772	2	Atem
0773 - 0825	2	Husten
0826 - 0845	2	Luftwege
0846 - 0849	2	Äußerer Hals
0850 - 0851	2	Äußerer Hals: Hals und Nacken
0852 - 0868	2	Brust
0869 - 0876	2	Rücken
0877 - 0897	2	Obere Extremität
0898 - 0917	2	Untere Extremität
0918 - 0924	2	Untere Extremität: Gelenke
0925 - 0927	2	Untere Extremität: Knochen
0928 - 1270	3	Äußere und innere Körperteile im Allgemeinen
1271 - 1320	3	Drüsen
1321 - 1378	3	Knochen
1379 - 1807	3	Haut und Äußeres
1808 - 1820	4	Schlaf
1821 - 1839	4	Schlaf: Lagen im Schlaf
1840 - 1859	4	Schlaf
1860 - 1905	4	Träume
1906 - 1933	5	Blutlauf
1934 - 1944	5	Frost
1945 - 1958	5	Hitze
1959 - 1963	5	Kälte
1964 - 1966	5	Schauder
1967 - 2016	5	Schweiß
2017 - 2047	5	Zusammengesetzte Fieber
2048 - 2049	5	Begleitende Beschwerden
2050 - 2052	5	Zusammengesetzte Fieber: Begleitende Beschwerden
2053 - 2062	6	Verschlimmerung nach der Zeit
2063 - 2227	6	Verschlimmerung nach Lage und Umständen
2228 - 2337	6	Schlimmer durch verschiedene Speisen und Getränke
2338 - 2614	6	Verschlimmerung nach Lage und Umständen
2615 - 3000	6	Besserung durch Lage und Umstände

1 Gemüth und Geist

▲ Gemüth

Allgemeine Angegriffenheit 0001
Angst 0002
Boshaftigkeit 0003
Dreistigkeit 0004
Ernsthaftigkeit 0005
Fröhlichkeit 0006
Gereiztheit 0007
Gleichgültigkeit 0008
Habsucht 0009
Hoffart 0010
Hoffnungslosigkeit 0011
Mißtrauen 0012
Sanftheit 0013
Traurigkeit 0014
Verdrießlichkeit 0015
Verliebtheit 0016
Wechselnde Stimmung 0017
Zerstreutheit 0018

▲ Verstand

Allgemeine Angegriffenheit 0019
Aufgeregtheit 0020
Leichtes Begreifen 0021
Schweres Begreifen 0022
Bewußtlosigkeit 0023
Blödsinn 0024
Delirien 0025
Einbildungen 0026
Ekstasen 0027
Wahnsinn 0028

▲ Gedächtnis

Lebhaftes 0029
Schwaches 0030
Verlorenes 0031

▲ Benebelung

Benebelung allgemein 0032
Betäubung 0033
Eingenommenheit 0034
Schwindel 0035

▲ Begleitende Beschwerden

Begleitende Beschwerden 0036

2 Körperteile und Organe

▲ Innerer Kopf
Im Allgemeinen 0037
Vorderkopf 0038
Schläfen 0039
Seiten des Kopfes 0040
Scheitel 0041
Hinterkopf 0042
Halbseitig 0043
Halbseitig-Rechts 0044
Halbseitig-Links 0045

▲ Äußerer Kopf
Bewegungen des Kopfes 0046
Empfindungen 0047
Haare 0048
Dunkle Haare 0049
Helle Haare 0050
Haut 0051
Knochen 0052
Backenbart 0053
Haargrenze 0054
Hinterkopf 0055
Hinter den Ohren 0056
Schläfen 0057
Seiten des Kopfes 0058
Stirn 0059
Vorder- (Haar-) Kopf 0060
Wirbel (Scheitel) 0061
Linke Kopfseite 0062
Rechte Kopfseite 0063

▲ Augen
Augapfel überhaupt 0064
Aderhaut (Choroidea) 0065

▲ Äußerer Kopf
Augenweiß (Sclerotica) 0066

▲ Augen
Bindehaut (Conjunktiva) 0067
Glaskörper 0068
Hornhaut 0069
Kammerwasser (Humor aqueus) 0070
Iris 0071
Linse
(incl. grauer, grüner und netzförmiger Star) ... 0072
Netzhaut 0073
Pupillen erweitert 0074
Pupillen unbeweglich 0075
Pupillen verengt 0076
Pupillen verwachsen 0077

Sehnerv 0078
Tränenapparat 0079
Tränen 0080
Augenbrauen 0081
Augenhöhlen 0082
Augenlider 0083
Oberlider 0084
Unterlider 0085
Lidränder 0086
Innere Lidfläche 0087
Augenwinkel 0088
Äußerer Augenwinkel 0089
Innerer Augenwinkel 0090
Schielen 0091
Starrsehen 0092
Links 0093
Rechts 0094
Bewegungen vor dem Gesicht 0095
Blenden vor den Augen 0096
Blindheit 0097
Periodische Blindheit 0098
Flimmern vor den Augen 0099

▲ Gesichtstäuschungen (Sehen)
In dunklen Farben 0100
In hellen Farben 0101
Farbe blau 0102
Farbe bunt 0103
Farbe gelb 0104
Farbe grau 0105
Farbe grün 0106
Farben regenborgenfarbig 0107
Farbe rot 0108
Farbe schwarz 0109
Farben streifig 0110
Farbe weiß 0111
Doppeltsehen 0112
Halbseitiges Doppeltsehen 0113
Horizontales Doppeltsehen 0114
Zu entfernt 0115
Zu nahe 0116
Zu groß 0117
Zu klein 0118
Halbsehen 0119
Horizontales Halbsehen 0120
Senkrechtes Halbsehen 0121
Zu hell 0122
Unrichtigsehen 0123
Verworren, verschwommen sehen 0124
Gesichtstäuschungen in fremden Dingen ... 0125
Feurige 0126
Fleckige 0127
Fliegen (mouches volantes) 0128
Gestalten (Fratzen) 0129
Nebel (Flor) 0130

Schein um das Licht 0131
Kurzsichtigkeit 0132
Fernsichtigkeit 0133

▲ Gesicht

Lichtscheue 0134
Lichtsucht 0135
Schwäche des Gesichts, der Augen
(undeutliches Sehen) 0136
Sehnerven-Lähmung 0137
Trübsichtigkeit 0138
Vergehen des Gesichts (Sicht verschwindet) . 0139
Zittern vor den Augen 0140
Zusammenfliessen der Buchstaben beim Lesen 0141

▲ Ohren

Äußeres Ohr 0142
Inneres Ohr 0143
Mittelohr 0144
Eustachische Röhre 0145
Vor den Ohren 0146
Hinter den Ohren 0147
Unter den Ohren 0148
Am Ohrläppchen 0149
An den Ohrdrüsen 0150
Ausfluß aus den Ohren 0151
Ausfluß von Blut aus den Ohren 0152
Ausfluß von Eiter aus den Ohren 0153
Ausfluß von Feuchtigkeit aus den Ohren . . . 0154
Ausfluß von Schleim aus den Ohren . . . 0155
Stinkender Ausfluß aus den Ohren . . . 0156
Ausfluß aus den Ohren frißt Wunden . . . 0157
Ohrschmalz blutrot 0158
Ohrenschmalz flüssig 0159
Ohrenschmalz hart 0160
Ohrenschmalz vermehrt 0161
Ohrenschmalz links 0162
Ohrenschmalz rechts 0163

▲ Gehör

Empfindlichkeit 0164
Feines Gehör 0165
Allgemeines Geräusch in den Ohren
(Ohrensausen) 0166
Geräusch: Brausen 0167
Geräusch: Flattern 0168
Geräusch: Klingen 0169
Lähmung der Gehörnerven 0170
Schwerhörigkeit 0171
Verstopfung in den Ohren 0172

▲ Nase

Äußere Nase 0173
Innere Nase 0174
Nasenflügel 0175

Nasen-Knochen 0176
Nasen-Rücken 0177
Nasen-Scheidewand 0178
Nasen-Spitze 0179
Nasen-Wurzel 0180
Nasenbluten 0181
Nasenbluten mit blassem (hellrotem) Blut . . . 0182
Nasenbluten mit dunklem (schwarzem) Blut . . 0183
Nasenbluten mit geronnenem Blut 0184
Nasenbluten mit zähem Blut 0185
Blutschnauben 0186
Gestank aus der Nase 0187
Harnartiger Gestank aus der Nase . . . 0188
Süßlicher Gestank aus der Nase 0189

▲ Schnupfen

Fließschnupfen 0190
Stockschnupfen 0191
Blutige Nasenabsonderung 0192
Brennende Nasenabsonderung 0193
Dicke Nasenabsonderung 0194
Eitrige Nasenabsonderung 0195
Gelbe Nasenabsonderung 0196
Graue Nasenabsonderung 0197
Grünliche Nasenabsonderung 0198
Molkige Nasenabsonderung 0199
Scharfe Nasenabsonderung 0200
Schleimige Nasenabsonderung 0201
Übelriechende Nasenabsonderung . . . 0202
Verhärtete Nasenabsonderung 0203
Wäßrige Nasenabsonderung 0204
Nasenabsonderung zäh 0205
Nießen 0206
Versagendes Nießen 0207
Begleitende Beschwerden 0208
Linke Seite 0209
Rechte Seite 0210

▲ Geruch

Empfindlich 0211
Schwach 0212
Geruchstäuschungen im Allgemeinen 0213
Geruch wie Blut 0214
Eitriger Geruch 0215
Fauler Geruch 0216
Erdiger Geruch 0217
Pechartiger Geruch 0218
Saurer Geruch 0219
Geruchstäuschungen nach altem Schnupfen 0220
Schwefelige Geruchstäuschung 0221
Süßliche Geruchstäuschung 0222
Geruchstäuschung wie von Verbranntem . . . 0223
Wohlriechende Geruchstäuschung 0224

▲ Angesicht: Äußeres Aussehen

Abmagerung nur im Gesicht 0225
Aufgedunsenheit (Geschwulst) 0226
Aufgedunsen um die Augen 0227
Aufgedunsen unter den Augen 0228
Aufgedunsen über den Augen 0229
Aufgedunsen zwischen Augenlidern und Brauen 0230
Aufgedunsene Backen 0231
Aufgedunsene Lippen 0232
Aufgedunsene Oberlippe 0233
Aufgedunsene Unterlippe 0234
Aufgedunsene Nase 0235
Augen eingefallen 0236
Augen hervorgetreten 0237
Ausschlag 0238
Ausschlag um die Augen 0239
Ausschlag in den Augenbrauen 0240
Ausschlag auf den Wangen 0241
Ausschlag am Kinn 0242
Ausschlag um den Mund 0243
Ausschlag an der Oberlippe 0244
Ausschlag an der Unterlippe 0245
Ausschlag am Mundwinkel 0246
Ausschlag an der Nase 0247
Ausschlag um die Nase 0248
Ausschlag an den Schläfen 0249
Ausschlag auf der Stirn 0250
Tiefe Gesichtsfalten 0251
Stirnfalten 0252
Farbe blaß 0253
Farbe bläulich 0254
Farbe bläulich um die Augen 0255
Farbe bläulich um den Mund 0256
Farbe bleifarbig 0257
Farbe bräunlich 0258
Farbe erdfahl 0259
Farbe fettglänzend 0260
Farbe fleckig 0261
Farbe gelbe Flecken 0262
Farbe gelb 0263
Gelbe Farbe um die Augen 0264
Gelbe Farbe um den Mund 0265
Gelbe Farbe um die Nase 0266
Gelber Sattel über Wangen und Nase 0267
Farbe gelb an den Schläfen 0268
Farbe grau 0269
Farbe grünlich 0270
Farbe grünlich um die Augen 0271
Farbe kupfer (Gesichtskupfer) 0272
Farbe rot 0273
Farbe rot-bläulich 0274
Farbe rotlaufartig 0275
Farbe der Backen rot-umschrieben 0276
Farbe wechselnd 0277
Veränderte Miene 0278
Offenstehender Mund 0279
Schwarze Schweißlöcher 0280
Sommersprossen 0281
Verzogenes Gesicht (Grimasse) 0282

▲ Angesicht: Empfindungen

Stirn 0283
Schläfen 0284
Jochbein 0285
Wangen 0286
Oberkiefer 0287
Unterkiefer 0288
Kiefergelenk 0289
Lippen 0290
Oberlippe 0291
Unterlippe 0292
Lippenwinkel 0293
Kinn 0294
Linke Seite 0295
Rechte Seite 0296

▲ Zähne

Zahnschmerzen allgemein 0297
Schneidezähne 0298
Augenzähne 0299
Backenzähne 0300
Hohle Zähne 0301
Oberzähne 0302
Unterzähne 0303
Zähne gelb 0304
Zähne gelb überzogen 0305
Zähne grau 0306
Zähne lose und fallen aus 0307
Zähne mit Schleim überzogen 0308
Zähne mit Schmutz überzogen 0309
Zähne schwarz 0310
Zähneknirschen 0311
Zahnfleisch 0312
Oberes Zahnfleisch 0313
Unteres Zahnfleisch 0314
Inneres Zahnfleisch 0315
Zähne links 0316
Zähne rechts 0317

▲ Mund und Schlund

Mundhöhle überhaupt 0318
Heißer Atem 0319
Kalter Atem 0320
Harter Gaumen 0321
Weicher Gaumen 0322
Schlund 0323
Mandeln (Tonsillen) 0324
Zunge 0325
Belegte Zunge 0326
Speichel-Vermehrung 0327
Speichel-Verminderung 0328
Starker Mundgeruch 0329
Linke Seite 0330

Rechte Seite 0331

▲ Hunger und Durst
Appetitlosigkeit 0332
Hunger 0333
Hunger ohne Appetit 0334
Heißhunger 0335
Durst 0336
Durstlosigkeit 0337
Durst mit Abscheu gegen Getränke 0338
Trinklust ohne Durst 0339

▲ Hunger und Durst: Abneigung gegen
Bier 0340
Branntwein 0341
Brot 0342
Schwarzes Brot 0343
Butterbrot 0344
Kakao 0345
(Hartgesottene) Eier 0346
Fade (ungesüßte) Speisen 0347
Feste Speisen 0348
Fette Speisen und Butter 0349
Fisch 0350
Fleisch 0351
Getränk 0352
Warmes Getränk 0353
Fleischbrühe 0354
Gemüse 0355
Gewürzte Speisen 0356
Haferschleim 0357
Heringe 0358
Käse 0359
Kaffee 0360
Ungesüßten Kaffee 0361
Kartoffeln 0362
Knoblauch und Zwiebeln 0363
Mehlspeisen 0364
Milch 0365
Muttermilch 0366
Obst 0367
Säuerliches 0368
Salziges 0369
Schweinefleisch 0370
Spirituosen 0371
Süßes 0372
Tabak 0373
Den gewohnten Tabak 0374
Warme Speisen 0375
Wasser 0376
Kaltes Wasser 0377
Wein 0378

▲ Hunger und Durst: Verlangen nach
Äpfeln 0379
Austern 0380
Bier 0381
Bitterem 0382
Branntwein 0383
Brot 0384
In Milch gekochtem Brot 0385
Butter 0386
Butterbrot 0387
Zitronen 0388
Eiern 0389
Eingepökeltem 0390
Eis 0391
Erquickendem 0392
Erde 0393
Essig 0394
Essigwasser 0395
Fetten Speisen 0396
Fett von Schinken 0397
Fisch 0398
Fleisch 0399
Flüssigen Speisen 0400
Gebackenem 0401
Gepökeltem 0402
Gemüse 0403
Geräuchertem 0404
Hering 0405
Kaltem Getränk 0406
Warmem Getränk 0407
Gewürztem und Pikanten 0408
Gurken 0409
Heringen und Sardinen 0410
Honig 0411
Holzkohle 0412
Scharfem Käse 0413
Kräuterkäse 0414
Kaffee 0415
Kaffeebohnen 0416
Kaffeesatz 0417
Kalk (Kreide) 0418
Kalten Speisen und Getränken 0419
Kartoffeln 0420
Kohle 0421
Kühlen Sachen 0422
Weißen Lappen 0423
Leckereien (Süßigkeiten) 0424
Limonade 0425
Mehlspeisen 0426
Milch 0427
Kalter Milch 0428
Obst 0429
Saurem Obst 0430
Papier 0431
Pickles (in Essig eingemachtes Gemüse) . . . 0432
Pikantem 0433
Trockenem Reis 0434
Saftigem 0435
Salzigem 0436
Sardellen 0437

Sauerkraut 0438
Saurem 0439
Fetten Schinken 0440
Semmeln 0441
Speck 0442
Stärke 0443
Tabak 0444
Tabakrauchen 0445
Tee 0446
Teesatz 0447
Unverdaulichem
(Erde, Holzkohle, Papier, Schiefer) 0448
Vielem, mancherlei und unbestimmten
Dingen 0449
Warmen Speisen 0450
Kaltem Wasser 0451
Wein 0452
Zucker 0453
Zuckerwasser 0454
Zwiebeln 0455

▲ Geschmack
Im Allgemeinen verändert 0456
Aromatisch 0457
Bitter 0458
Wie von Blut 0459
Nach Blut 0460
Brenzlig 0461
Dumpfig (muffig) 0462
Wie faule Eier 0463
Erdig 0464
Fade 0465
Faul 0466
Fettig 0467
Nach Leuchtgas 0468
Harnartig 0469
Nach Heringslake 0470
Nach verdorbenem Käse 0471
Kräuterig 0472
Metallisch 0473
Wie nach Mist 0474
Nüchtern 0475
Pfefferig 0476
Ranzig 0477
Salzig 0478
Sauer 0479
Seifig 0480
Schleimig 0481
Süßlich 0482
Süßlich-bitter 0483
Wie Tinte 0484
Nach Tinte 0485
Widrig 0486
Feiner Geschmack 0487
Schwacher 0488
Verlorener 0489

▲ Aufstoßen
Aufschwulken 0490
Aufsteigen (Aufdämmen) 0491
Aufstoßen 0492
Schluchzen 0493
Sodbrennen 0494
Wasserzusammenlaufen im Mund
(Würmerbeseigen) 0495

▲ Übelkeit und Erbrechen
Brecherlichkeit, Kotzübel 0496
Brechwürgen 0497
Ekel 0498
Erbrechen im Allgemeinen 0499
Blutiges Erbrechen 0500
Fettiges Erbrechen 0501
Galliges (bitteres) Erbrechen 0502
Erbrechen der genossenen Getränke 0503
Erbrechen der genossenen Speisen 0504
Erbrechen geronnener Milch 0505
Kotiges Erbrechen 0506
Saures Erbrechen 0507
Scharfes Erbrechen 0508
Schleimiges Erbrechen 0509
Schwarzes und braunes Erbrechen 0510
Übelriechendes Erbrechen 0511
Wäßriges Erbrechen 0512
Erbrechen von Würmern 0513
Übelkeit im Allgemeinen 0514
Übelkeit in der Brust 0515
Übelkeit im Hals 0516
Übelkeit im Magen 0517
Übelkeit im Unterleib 0518
Wabbelichkeit (Welchlichkeit) 0519

▲ Innerer Bauch
Magen 0520
Beide Hypochondern (Oberbauch) 0521
Leber und Lebergegend 0522
Milz 0523
Zwerchfell 0524
Unterleib im Allgemeinen 0525
Oberbauch 0526
Nabelgegend 0527
Bauch-Seiten 0528
Lenden 0529
Unterbauch 0530
Bauchring 0531
Leistenbruch 0532
Leisten-, Blinddarm-, Ileocoecal-,
Iliacalggnd, Poupartsch. B 0533

▲ Äußerer Bauch
Herzgrube 0534
Bauch, äußerlich 0535

Bauchring, äußerlich 0536
Schamhügel 0537
Leistendrüsen 0538

▲ Bauch
Linke Seite 0539
Rechte Seite 0540

▲ Hypochondrien (Oberbauch unter den Rippenbögen)
Linke Seite 0541
Rechte Seite 0542

▲ Bauchringe
Linke Seite 0543
Rechte Seite 0544

▲ Blähungen
Blähungen im Allgemeinen 0545
Faulriechende Blähungen 0546
Wie faule Eier 0547
Feuchtwarme Blähungen 0548
Geruchlos 0549
Heiß 0550
Kalt 0551
Nach Knoblauch riechend 0552
Laut 0553
Sauerriechend 0554
Stinkend 0555
Blähungs-Getöse (Bauchknurren) 0556
Blähungs-Schmerz 0557
Blähungs-Versetzung 0558

▲ Stuhlausleerung, Stuhlgang
Durchfall 0559
Durchfall mit Verstopfung wechselnd 0560
Schmerzhafter Durchfall 0561
Schmerzloser Durchfall 0562
Verstopfung 0563
Verstopfung wegen Untätigkeit der Därme (Darmträgheit) 0564
Verstopfung wegen Kotverhärtung 0565
Blutige Stuhlausleerung und Ruhr 0566
Bräunlich 0567
Brennend 0568
Zu dick geformt 0569
Zu dünn geformt 0570
Eiterige Stuhlentleerung 0571
Fettiger Stuhl (ölartig) 0572
Galliger Stuhl 0573
Wie gehackt 0574
Wie gehackte Eier 0575
Wie gehackter Spinat 0576

Gelber Stuhl 0577
Geronnen, käsige Massen enthaltend 0578
Grau (aschfarbig, weißlich) 0579
Grün 0580
Heftig (gußweise erfolgend) 0581
Wie Kitt (Teig) 0582
Plattgedrückt 0583
Wie Rührei 0584
Sauer riechend 0585
Schafkotartig (knotig) 0586
Scharf 0587
Schaumig 0588
Schleimig 0589
Schwarz und dunkel 0590
Übelriechend und faul 0591
Ungenügend, zu gering 0592
Unverdaut 0593
Unwillkürlich abgehend 0594
Wieder zurückschlüpfend 0595
Zäh 0596
Würmer 0597
Band-Würmer 0598
Maden-Würmer 0599
Spul-Würmer 0600

▲ Stuhlbeschwerden
Vor dem Stuhlgang 0601
Bei dem Stuhlgange 0602
Nach dem Stuhlgang 0603
Stuhldrang 0604
Stuhldrang, vergeblich 0605
After 0606
After-Aderknoten (Hämorrhoiden) 0607
Mastdarm 0608
Mittelfleisch (Damm) 0609

▲ Harnorgane
Harnblase 0610
Harnröhre 0611
Nieren 0612
Prostata 0613

▲ Harn
Blaß 0614
Braun 0615
Dunkel 0616
Fleischfarbig 0617
Grünlich 0618
Milchfarbig 0619
Rot 0620
Trübe 0621
Trübe werdend (nach dem Stehen) 0622
Blutig 0623
Eitriger 0624
Eiweißhaltig 0625

Flockig, faserig	0626
Mit schillernder (Fett-) Haut	0627
Heiß	0628
Kalt	0629
Klebrig	0630
Riecht ammoniakalisch	0631
Riecht aromatisch	0632
Riecht faulig	0633
Riecht fischig	0634
Riecht harzig	0635
Riecht wie Baldrian	0636
Riecht wie faule Eier	0637
Riecht wie verbranntes Horn	0638
Riecht wie Juchtenleder	0639
Riecht wie Knoblauch	0640
Riecht wie Zwiebel	0641
Riecht wie Moschus	0642
Riecht wie Veilchen	0643
Riecht wie Katzenurin	0644
Riecht wie Pferdeurin	0645
Riecht sauer	0646
Riecht süßlich	0647
Riecht übel (stinkend)	0648
Scharfer Harn	0649
Schäumender Harn	0650
Schleimiger Harn	0651
Unterdrückter Harn	0652
Zuckerharn	0653

▲ Harn: Bodensatz

Im Allgemeinen	0654
Gelber Bodensatz	0655
Grauer Bodensatz	0656
Rötlicher Bodensatz	0657
Weißlicher Bodensatz	0658
Blutiger Bodensatz	0659
Eitriger Bodensatz	0660
Faseriger (flockiger) Bodensatz	0661
Lehmiger Bodensatz	0662
Mehlartiger Bodensatz	0663
Sandiger, griesartiger, steiniger Bodensatz	0664
Schleimiger Bodensatz	0665
Wolkiger Bodensatz	0666

▲ Harn: Harnabgang

Harndrang im Allgemeinen	0667
Vergeblicher Harndrang	0668
Harnabgang zu gering	0669
Zu viel Harnabgang	0670
Harnabgang zu oft	0671
Harnabgang zu selten	0672
Tropfenweiser Harnabgang	0673
Unterbrochener Harnabgang	0674
Unwillkürlicher Harnabgang	0675
Inkontinenz nachts im Bett (Bettnässen)	0676
Harnabgang verhalten	0677
Harnzwang	0678

▲ Harn: Begleitende Beschwerden

Vor dem Harnen	0679
Zu Anfang des Urinierens	0680
Beim Harnen	0681
Zu Ende des Harnens	0682
Nach dem Harnen	0683

▲ Geschlechtsteile

Allgemein	0684

▲ Geschlechtsteile: männlich

Im Allgemeinen	0685
Penis	0686
Eichel	0687
Vorhaut	0688
Hoden	0689
Hodensack	0690
Samenstränge	0691

▲ Geschlechtsteile: weiblich

Im Allgemeinen	0692
Äußere Teile	0693
Scheide	0694
Gebärmutter	0695
Eierstöcke	0696
Wehenartiger Schmerz	0697
Wehen aufhörend	0698
Krampfhafte Wehen	0699
Wehen schmerzhaft, zu stark	0700
Wehen zu schwach, unwirksam	0701
Nachwehen	0702

▲ Geschlechtstrieb

Zu schwacher	0703
Zu stark	0704
Impotenz	0705
Rutensteifigkeit (Dauer-Erektion, Priapismus)	0706
Samenerguß / Pollution	0707
Schwäche des Geschlechtsvermögens	0708
Ausfluß von Prostatasekret	0709
Trägt auf der linken Seite	0710
Trägt auf der rechten Seite	0711

▲ Menstruation

Abortus	0712
Blutabgang außer der Regel	0713
Blutsturz (Mutter-)	0714
Verfrühte Regelblutung	0715
Regelblutung verfrüht und zu schwach	0716
Regelblutung zu spät	0717
Regelblutung gußweise	0718

Menstruation zu kurz dauernd 0719
Menstruation zu lange dauernd 0720
Menstruation zu schwach 0721
Menstruation zu stark 0722
Menstruation unterdrückt 0723
Durchbruch der Menstruation
zögernd bei Mädchen 0724
Blut braun 0725
Blut dunkel 0726
Blut häutig 0727
Blut, hell 0728
Blut scharf 0729
Blut in Stücken (geronnen) abgehend 0730
Blut riecht sauer 0731
Blut übelriechend 0732
Blut wäßrig 0733
Blut wie Fleischwasser 0734
Blut zäh 0735

▲ Menstruation: Begleitende Beschwerden
Vor der Regel 0736
Bei Eintritt der Regel 0737
Während der Regel 0738
Nach der Regel 0739

▲ Weißfluß
Im Allgemeinen 0740
Blutigfarbig 0741
Braun 0742
Brennend 0743
Dick 0744
Eitrig 0745
Eiweißartig 0746
Gelb 0747
Grünlich 0748
Juckend 0749
Milchartig 0750
Milde 0751
Scharf 0752
Schleimig 0753
Übelriechend 0754
Wäßrig 0755
Zäh 0756
Begleitende Beschwerden 0757

▲ Atem
Ängstlich 0758
Keuchend 0759
Langsam 0760
Schnell 0761
Laut, ohne Schleimgeräusch 0762
Leise 0763
Rasselnd mit Schleimgeräusch 0764
Schluchzend 0765
Seufzend 0766
Ungleichmäßig 0767
Atem-Beklemmung 0768
Erstickungs-Anfälle 0769
Tiefatmigkeit 0770
Versetzung des Atmens 0771
Begleitende Beschwerden 0772

▲ Husten
Husten im Allgemeinen 0773
Husten mit Auswurf 0774
Husten ohne Auswurf (trocken) 0775
Husten krampfartig 0776
Husten abends mit, morgens ohne Auswurf . 0777
Morgens mit, abends ohne Auswurf 0778
Nachts mit, tagsüber ohne Auswurf 0779
Tagsüber mit, nachts ohne Auswurf 0780
Muß das Losgehustete runterschlucken 0781
Auswurf, blutig 0782
Auswurf, Blut bräunlich 0783
Auswurf, Blut dunkel 0784
Auswurf, Blut hell 0785
Auswurf, Blut scharf 0786
Auswurf, mit in Stücken geronnenem Blut ... 0787
Auswurf, mit zähem Blut 0788
Auswurf, mit Blutpunkten 0789
Auswurf, mit blutigen Streifen 0790
Auswurf, eiterig 0791
Auswurf, wie Eiweiß 0792
Auswurf, gallertartig 0793
Auswurf, gelb 0794
Auswurf, grau 0795
Auswurf, grünlich 0796
Auswurf, kalt 0797
Auswurf, körnig 0798
Auswurf, milchartig 0799
Auswurf, scharf 0800
Auswurf, schaumig 0801
Auswurf, schleimig 0802
Auswurf, schwärzlich 0803
Auswurf, verhärtet 0804
Auswurf, wäßrig 0805
Auswurf, weißlich 0806
Auswurf, zäh 0807
Auswurf, zitronengelb 0808
Geschmack des Auswurfs bitter 0809
Geschmack des Auswurfs brenzlich 0810
Geschmack des Auswurfs fade 0811
Geschmack des Auswurfs faul 0812
Geschmack des Auswurfs fettig 0813
Geschmack des Auswurfs kräuterig 0814
Geschmack metallisch 0815
Geschmack salzig 0816
Geschmack sauer 0817
Geschmack schimmelig 0818
Geschmack wie alter Schnupfen 0819
Geschmack süßlich 0820

Geschmack wie Tabaksaft 0821
Widrig 0822
Geschmack wie Zwiebeln 0823
Gestank des Auswurfs 0824
Begleitende Beschwerden 0825

▲ Luftwege
Kehlkopf 0826
Luftröhre 0827
Schleim-Absonderung 0828
Stimme erhöht 0829
Heiserkeit 0830
Stimme hohl 0831
Stimme klanglos 0832
Stimme krächzend 0833
Stimme kreischend 0834
Stimme leise 0835
Stimmlosigkeit 0836
Stimme murmelnd 0837
Stimme näselnd 0838
Stimme rauh 0839
Stimme tief 0840
Stimme umschlagend 0841
Stimme unrein 0842
Stimme unterbrochen 0843
Stimme zischend 0844
Stimme zitternd 0845

▲ Äußerer Hals
Hals 0846
Nacken 0847
Hals- und Unterkieferdrüsen 0848
Schilddrüse, Kropf 0849

▲ Äußerer Hals: Hals und Nacken
Linke Seite 0850
Rechte Seite 0851

▲ Brust
Innere Brust 0852
Oberer Teil 0853
Unterer Teil 0854
Brustbein und Brustbeingegend 0855
Herz und Herzgegend 0856
Herzklopfen 0857
Herzklopfen mit Angst 0858
Herzschlag aussetzend 0859
Zitternder Herzschlag 0860
Äußere Brust (Rippen und Muskeln) . . . 0861
Brustdrüsen 0862
Brustwarzen 0863
Milch-Vermehrung 0864
Milch-Verminderung 0865
Milch-Verdorbenheit 0866
Linke Seite 0867
Rechte Seite 0868

▲ Rücken
Schulterblätter 0869
Zwischen den Schulterblättern 0870
Rücken im Allgemeinen 0871
Rückengegend 0872
Kreuz-, Lenden und Sacralgegend 0873
Steiß 0874
Linke Seite 0875
Rechte Seite 0876

▲ Obere Extremität
Schulter (Achsel) 0877
Achselhöhle 0878
Oberarm 0879
Unterarm 0880
Hand 0881
Handrücken 0882
Hohlhand 0883
Finger 0884
Fingerspitzen 0885
Zwischen den Fingern 0886
Fingernägel 0887
Gelenke der oberen Extremität im Allgemeinen 0888
Schultergelenk 0889
Ellbogenbeuge 0890
Ellbogengelenk 0891
Ellbogenspitze 0892
Handgelenk 0893
Fingergelenke 0894
Knochen der oberen Extremität im Allgemeinen 0895
Links 0896
Rechts 0897

▲ Untere Extremität
Lenden, Hüftgegend 0898
Hinterbacken, Gesäß 0899
Oberschenkel 0900
Vorderseite der Oberschenkel 0901
Rückseite der Oberschenkel 0902
Außenseite der Oberschenkel 0903
Innenseite der Oberschenkel 0904
Unterschenkel 0905
Unterschenkel, Schienbein 0906
Unterschenkel, Waden 0907
Unterschenkel, Achillessehne 0908
Fuß 0909
Ferse 0910
Fußrücken 0911
Fußsohle 0912
Zehen 0913
Große Zehe 0914
Zehenspitzen 0915
Zehenballen 0916

Zehennägel 0917

▲ **Untere Extremität: Gelenke**
Im Allgemeinen 0918
Hüftgelenk 0919
Kniegelenk 0920
Kniekehle 0921
Kniescheibe 0922

Fußgelenk 0923
Zehengelenke 0924

▲ **Untere Extremitäten: Knochen**
Im Allgemeinen 0925
Links 0926
Rechts 0927

3 Empfindungen und Beschwerden

▲ **Äußere und innere Körperteile im Allgemeinen**
Abgelöstheitsgefühl der Gelenke 0928
Allgemeine Abmagerung 0929
Abmagerung einzelner Teile 0930
Abmagerung der leidenden Teile 0931
Abreißungsgefühl 0932
Körperliche Abspannung 0933
Absterben einzelner Teile 0934
Ängstlichkeitsgefühl im Körper 0935
Ätzender Schmerz 0936
Anfälle von Unwohlsein 0937
Anfressen 0938
Nicht ansehen lassen 0939
Angewachsenheitsgefühl innerer Teile
(Gefühl von Festsitzen) 0940
Gefühl, von Wind angeweht, angeblasen
zu werden 0941
Gefühl von Aufblasen 0942
Aufgedunsenheit 0943
Gefühl von Aufheben 0944
Nervöse Aufregung 0945
Aufsteigerungsgefühl 0946
Auf- und Niederbewegen 0947
Auftreibungsgefühl 0948
Ausstrecken der Glieder 0949
Wie ein Band, Reif darum
(Umwickeln, Umklammern) 0950
Behaglichkeitsgefühl 0951
Beißender Schmerz 0952
Beklemmender Schmerz 0953
Beschwerden der äußeren Teile herrschen vor . 0954
Beschwerden der inneren Teile herrschen vor . 0955
Betäubender Schmerz 0956
Zu große Beweglichkeit 0957
Bewegung erschwert 0958
Konvulsivische Bewegungen, Konvulsionen . . 0959
Unwillkürliche Bewegungen 0960
Neigung zu Bewegung 0961

Widerwillen gegen Bewegung 0962
Bewegungsgefühl 0963
Bewegungslosigkeit (Unbeweglichkeit) der
leidenden Teile 0964
Blausucht 0965
Bleichsucht, Blutarmut 0966
Blutungen aus inneren Teilen 0967
Blutunterlaufungsgefühl 0968
Bohren 0969
Bohren auswärts 0970
Bohren einwärts 0971
Brennen äußerer Teile 0972
Brennen innerer Teile 0973
Brummen (Sausen, Summen, Wummern)
im Körper 0974
Dehnen (Ausdehnen) der Glieder 0975
Drängen 0976
Drehen (Winden) 0977
Dröhnen 0978
Drücken (einfaches) in äußeren Teilen 0979
Drücken (einfaches) in inneren Teilen 0980
Drücken von Außen herein 0981
Drücken von Innen heraus 0982
Drücken wie von einer Last 0983
Zusammendrücken 0984
Drücken (einfaches) in den Muskeln 0985
Drücken in den Gelenken 0986
Reißendes Drücken in den Muskeln 0987
Drücken in den Gelenken 0988
Stechendes Drücken in den Muskeln 0989
Dumpfer Schmerz 0990
Tiefe Eindrücke von Instrumenten 0991
Eingeschlafenheit einzelner Teile 0992
Einziehen weicher Teile 0993
Gefühl von Einziehen weicher Teile 0994
Gefühl, wie ein durchgestoßenes heißes Eisen . 0995
(Über-) Empfindlichkeit äußerer Teile 0996
Empfindlichkeit innerer Teile 0997
Emfindlichkeit gegen Schmerz
(Überempfindlichkeit) 0998

Entzündungen äußerer Teile	0999
Entzündungen innerer Teile	1000
Entzündungen der Schleimhäute	1001
Erfrorene Teile	1002
Ermüdungs-Gefühl	1003
Erschütterungen	1004
Erschütterungs-Schmerz	1005
Erstarrung (Steifheit)	1006
Erstarrungs-Gefühl	1007
Erweichung innerer Teile	1008
Erweiterungs-Gefühl innerer Teile	1009
Gefühl wie von einem Faden	1010
Leichtes Fallen	1011
Fallsucht (Epilepsie)	1012
Epileptoide Krämpfe mit Bewußtsein	1013
Epileptoide Krämpfe ohne Bewußtsein	1014
Fallsucht (Epilepsie) mit Konvulsionen	1015
Fallsucht (Epilepsie) mit Starrheit	1016
Gefühl von Unerträglichkeit der Kleider	1017
Fettsucht (Dickwerden)	1018
Fippern in äußeren Teilen	1019
Fippern in inneren Teilen	1020
Flockenlesen	1021
Fressen (Nagen) in äußeren Teilen	1022
Fressen (Nagen) in den Gelenken	1023
Fressen (Nagen) in inneren Teilen	1024
Gefühllosigkeit (Bollheit, Taubheit, Schmerzlosigkeit)	1025
Gefühllosigkeit innerer Teile	1026
Gefühllosigkeit der leidenden Teile	1027
Gefühlstäuschungen	1028
Geschwürschmerz in äußeren Teilen	1029
Geschwürschmerz innerer Teile	1030
Geschwulst im Allgemeinen	1031
Entzündliche Geschwulst	1032
Geschwulst der leidenden Teile	1033
Gichtartige (Gelenk-) Schmerzen	1034
Gichtartige, von einer Stelle zur anderen springende Schmerzen	1035
Gluckern, glucksen	1036
Graben	1037
Greifen (Raffen)	1038
Gefühl wie von einem Haar	1039
Hacken, wie mit einem Beil	1040
Hämmern	1041
Halbseitige Beschwerden	1042
Halbseitige Beschwerden links	1043
Halbseitige Beschwerden rechts	1044
Halbseitige Beschwerden, gekreuzt links oben und rechts unten	1045
Halbseitige Beschwerden, gekreuzt links unten und rechts oben	1046
Haltlosigkeit des Körpers	1047
Gefühl einer über innere Teile gezogenen Haut / Pelz	1048
Gefühl wie eine loshängende Haut	1049
Gefühl von Herabziehen	1050
Gefühl von Herausfallen innerer Teile	1051
Gefühl von Herausreißen	1052
Hölzernheitsgefühl	1053
Hüpfen in inneren Teilen	1054
Hypochondrie (und Hysterie)	1055
Jucken, Kitzeln innerer Teile	1056
Gefühl, kalt angeweht zu werden	1057
Kaugebärde	1058
Wie ein Keil	1059
Klamm in den Muskeln	1060
Klamm in den Gelenken	1061
Klamm in inneren Teilen	1062
Wie von eisernen Klammern	1063
Wie eine Klappe, ein Ventil im Hals	1064
Gefühl, kleiner zu werden	1065
Klemmender Schmerz in äußeren Teilen	1066
Klemmender Schmerz in inneren Teilen	1067
Klopfen in äußeren Teilen (incl. Pulsieren)	1068
Klopfen in inneren Teilen	1069
Klopfen in den Gelenken	1070
Knacken der Gelenke	1071
Gefühl von Knacken in inneren Teilen	1072
Wie ein Knäuel, Klump in inneren Teilen	1073
Knarren der Gelenke	1074
Kneifen in äußeren Teilen	1075
Kneifen in inneren Teilen	1076
Gefühl von Knistern	1077
Kräftigkeitsgefühl, Gefühl von Kraft	1078
Krämpfe im Allgemeinen	1079
Hysterische Krämpfe	1080
Krämpfe in inneren Teilen	1081
Klonische Krämpfe	1082
Tonische Krämpfe	1083
Kraftlosigkeit, Hinfälligkeit, Mattigkeit, Schwäche	1084
Kraftlosigkeit der Gelenke	1085
Krankheitsgefühl, Gefühl von Unwohlsein	1086
Kribbeln in äußeren Teilen	1087
Kribbeln in inneren Teilen	1088
Kriechen wie ein Tier	1089
Krummziehen der Glieder	1090
Wie eine Kugel in inneren Teilen	1091
Lähmiger, lähmender Schmerz	1092
Lähmender Schmerz in den Gelenken	1093
Lähmige, lähmende Schwäche	1094
Lähmigkeitsgefühl innerer Teile	1095
Lähmungen der Glieder	1096
Halbseitige Lähmungen	1097
Schmerzlose Lähmungen	1098
Lähmungen der Organe	1099
Lähmungen innerer Teile	1100
Wie von harter Lage	1101
Laufen in den Gliedern, wie eine Maus	1102
Lebendigkeitsgefühl	1103
Leerheitsgefühl (Hohlheitsgefühl)	1104
Gefühl von Leichtigkeit in den Gliedern	1105
Neigung zum Liegen	1106
Abneigung gegen freie Luft	1107
Neigung zu freier Luft	1108
Muskelschlaffheit	1109

Muskelstraffheit	1110
Muskelverhärtung (Hartspann)	1111
Muskelverkürzung	1112
Muskelzucken, Sehnenhüpfen, Flechsenzucken	1113
Mutterkrämpfe (vgl. mit hysterischen Krämpfen)	1114
Nervenschwäche	1115
Ohnmacht	1116
Wie ein Pflock (Nagel) in den äußeren Teilen	1117
Wie ein Pflock (Nagel) in den inneren Teilen	1118
Picken	1119
Polype(n)	1120
Prickeln in äußeren Teilen	1121
Prickeln in inneren Teilen	1122
Gefühl von (Empor-) Quellen im Inneren	1123
Quetschungen	1124
Quetschungsschmerz	1125
Quetschungsschmerz äußerlich	1126
Quetschungsschmerz innerlich	1127
Quetschungsschmerz in Gelenken	1128
Rauheitsgefühl innerer Teile (wie innen wund)	1129
Reißen (Ziehen) in äußeren Teilen	1130
Reißen (Ziehen) in inneren Teilen	1131
Reißen (Ziehen) abwärts	1132
Reißen (Ziehen) aufwärts	1133
Reißen in den Muskeln	1134
Reißen in den Gelenken	1135
Brennendes Reißen in den Muskeln	1136
Brennendes Reißen in den Gelenken	1137
Drückendes Reißen in den Muskeln	1138
Drückendes Reißen, Ziehen in den Gelenken	1139
Klammartiges Reißen, Ziehen in den Muskeln	1140
Klammartiges Reißen (Ziehen) in den Gelenken	1141
Lähmiges Reißen, Ziehen in den Muskeln	1142
Lähmiges Reißen, Ziehen in den Gelenken	1143
Stechendes Reißen, Ziehen in den Muskeln	1144
Stechendes Reißen, Ziehen in den Gelenken	1145
Zuckendes Reißen, Ziehen in den Muskeln	1146
Zuckendes Reißen, Ziehen in den Gelenken	1147
Zu große körperliche Reizbarkeit	1148
Körperliche Reizlosigkeit, Reizbarkeit	1149
Renken (Recken) und Dehnen der Glieder	1150
Gefühl von Rollen	1151
Rucke in inneren Teilen	1152
Rucke in den Muskeln	1153
Rucke in den Gelenken	1154
Schaben	1155
Scheintod	1156
Schlagfluß, Apoplex	1157
Schlagfluß, Blutfluß	1158
Schlagfluß, Nervenfluß	1159
Schlagschmerz	1160
Vermehrte Schleimabsonderung	1161
Schneiden in äußeren Teilen	1162
Schneiden in inneren Teilen	1163
Schwarzwerden äußerer Teile	1164
Schweregefühl äußerer Teile	1165
Schweregefühl innerer Teile	1166
Schwerfälligkeit des Körpers	1167
Schwindsucht überhaupt	1168
Neigung zum Sitzen	1169
Skorbut	1170
Spannen in äußeren Teilen	1171
Spannen in den Gelenken	1172
Spannen in inneren Teilen	1173
Gefühl wie von Spinnweben	1174
Gefühl wie von einem eingestoßenen Splitter	1175
Starrkrampf	1176
Starrkrampf mit Rückwärtsbiegung	1177
Wie Staub in inneren Teilen	1178
Stechen in äußeren Teilen	1179
Stechen in inneren Teilen	1180
Stechen von Außen herein	1181
Stechen von Innen heraus	1182
Stechen aufwärts	1183
Stechen abwärts	1184
Stechen in die Quere	1185
Stechen in den Muskeln	1186
Stechen in den Gelenken	1187
Brennendes Stechen in den Muskeln	1188
Brennendes Stechen in den Gelenken	1189
Drückendes Stechen in den Muskeln	1190
Drückendes Stechen in den Gelenken	1191
Kribbelndes Stechen	1192
Reissendes, ziehendes Stechen in den Muskeln	1193
Reißendes, ziehendes Stechen in den Gelenken	1194
Spannendes Stechen	1195
Zuckendes Stechen	1196
Stöße (Stoßschmerz)	1197
Stumpfer Schmerz	1198
Taumeln (Schwanken, Wanken im Gehen)	1199
Verlangen, getragen zu werden (bei Kindern)	1200
Gefühl von Tröpfeln	1201
Trockenheit innerer, sonst feuchter Teile	1202
Trockenheitsgefühl innerer Teile	1203
Trockenheitsgefühle der Gelenke	1204
Ungelenkheit (der Gelenke) der Glieder	1205
Körperliche Unruhe	1206
Eiterungsschmerz	1207
Verbranntheitsschmerz	1208
Verbrennungen	1209
Verdrehungen der Glieder	1210
Verengungen (nach Entzündungen)	1211
Verhärtungen (nach Entzündungen)	1212
Leichtes Verheben	1213
Verkältlichkeit, Anfälligkeit für Verkühlungen	1214
Leichtes Verrenken (Ausrenken)	1215
Verrenkungsschmerz äußerer Teile	1216
Verrenkungsschmerz der Gelenke	1217
Verrenkungsschmerz innerer Teile	1218
Verrenkungen	1219
Verstopftheitsgefühl innerer Teile	1220
Vertrocknen der Handteller und der Fußsohlen	1221
Vollheitsgefühl äußerer Teile	1222
Vollheitsgefühl innerer Teile	1223
Vollsaftigkeit	1224
Gefühl von Vorfallen in inneren Teilen	1225

Schmerz wie von Wachsen	1226
Wärmegefühl	1227
Wallen im Körper	1228
Scheu vor Waschen	1229
Wasserscheu (Hundswut)	1230
Wassersucht äußerer Teile	1231
Wassersucht innerer Teile	1232
Gefühl von Wasseranschlagen in inneren Teilen	1233
Wehenartiger Schmerz	1234
Weichheitsgefühl harter Teile	1235
Weichheitsgefühl	1236
Weißwerden roter Teile	1237
Wellenartiger Schmerz	1238
Wirbeln	1239
Gefühl von Wogen	1240
Wühlen	1241
Würgender Schmerz	1242
Wundheitsschmerz (Schrunden) äußerer Teile	1243
Wundschmerz innerer Teile	1244
Zerbrochenheitsschmerz	1245
Zerbrochenheitsschmerz der Gelenke	1246
Zermalmender Schmerz	1247
Zereißungsschmerz	1248
Zerren	1249
Zersprengungsschmerz, auseinander drängen, drücken, pressen	1250
Zittern (Beben) äußerer Teile	1251
Zittern innerer Teile, innerliches Beben, Zittergefühl	1252
Zuckender Schmerz in äußeren Teilen	1253
Zuckender Schmerz in inneren Teilen	1254
Zuckungen	1255
Gefühl von Zupfen	1256
Zurückziehen (weicher Teile)	1257
Zusammendrehen (Zusammenwickeln)	1258
Zusammenfahren, aufschrecken, zusammenschrecken	1259
Zusammenkneipen	1260
Zusammenkrümmen des Körpers	1261
Zusammenschnüren, zusammenziehen äußerer Teile	1262
Zusammenschnüren der Gelenke	1263
Zusammenschnüren innerer Teile	1264
Zusammenschrauben	1265
Zusammenschrumpfen	1266
Zusammenzucken	1267
Zuschnüren der Öffnungen	1268
Zwängen	1269
Zwicken	1270

▲ Drüsen

Bohren	1271
Brennen	1272
Drücken	1273
Drücken von Außen herein	1274
Drücken von Innen heraus	1275
Eiterung	1276
Empfindlichkeit	1277
Entzündung	1278
Fippern	1279
Fressen (Nagen)	1280
Geschwüre	1281
Krebsartige Geschwüre	1282
Schwammige, krebsartige Geschwüre	1283
Geschwürschmerz	1284
Geschwulst	1285
Bläuliche Geschwulst	1286
Entzündliche Geschwulst	1287
Harte Geschwulst	1288
Heiße Geschwulst	1289
Kalte Geschwulst	1290
Schmerzhafte Geschwulst	1291
Schmerzlose Geschwulst	1292
Geschwulst wie knotige Stränge	1293
Geschwulstgefühl	1294
Jucken	1295
Kitzeln	1296
Klemmen	1297
Klopfen	1298
Kneipen	1299
Kribbeln	1300
Wie Laufen darin	1301
Lebendigkeitsgefühl	1302
Gefühl wie Luftdurchfahrten	1303
Quetschungsschmerz	1304
Reißen, Ziehen	1305
Schlaffheit (Verwelken, Atrophie)	1306
Schmerzhaftigkeit überhaupt	1307
Schneiden	1308
Schweregefühl	1309
Spannen	1310
Stechen	1311
Stumpfer Schmerz	1312
Taubheitsgefühl	1313
Verhärtung, Knoten	1314
Verletzungen	1315
Wühlen	1316
Würgender Schmerz	1317
Wundheitsschmerz (Schründen)	1318
Zuckender Schmerz	1319
Zusammenziehen	1320

▲ Knochen

Auflockerung	1321
Wie ein Band darum	1322
Bohren	1323
Brandigwerden (Nekrose)	1324
Brennen	1325
Einfaches Drücken	1326
Reißendes Drücken	1327
Stechendes Drücken	1328
Eiterung (Knochenfraß, Karies, Geschwürigkeit)	1329
Eiterung der Knochenhaut	1330
Empfindlichkeit	1331

Empfindlichkeit der Knochenhaut 1332
Entzündung 1333
Entzündung der Knochenhaut 1334
Langsames Erhärten der Knochenbrüche ... 1335
Erweichung (Osteomalacie) 1336
Fleisch wie losgeschlagen von den Knochen . 1337
Fressen (Nagen) 1338
Geschwürschmerz 1339
Geschwulst 1340
Geschwulst der Knochenhaut 1341
Geschwulstgefühl 1342
Gichtknoten 1343
Jucken 1344
Kältegefühl 1345
Klemmen 1346
Klopfen 1347
Kribbeln 1348
Lähmiger Schmerz 1349
Gefühl wie Gerinnen im Mark 1350
Gefühl von Marklosigkeit 1351
Reißen (Ziehen) 1352
Brennendes Reißen 1353
Drückendes Reißen 1354
Klammartiges Reißen 1355
Lähmiges Reißen 1356
Stechendes Reißen 1357
Zuckendes Reißen 1358
Reißen in der Knochenhaut 1359
Rucke 1360
Schaben auf der Knochenhaut 1361
Schaben in der Knochenröhre 1362
Schneiden in den Knochenröhren 1363
Schmerzhaftigkeit im Allgemeinen 1364
Schmerzhaftigkeit der Knochenhaut 1365
Spannen 1366
Stechen 1367
Brennendes Stechen 1368
Drückendes Stechen 1369
Reißendes (ziehendes) Stechen 1370
Verletzungen 1371
Wühlen 1372
Wundheitsschmerz 1373
Zerbrochenheitsschmerz 1374
Zerschlagenheitsschmerz 1375
Ziehen wie von einem Faden durch den
Knochenschaft 1376
Zuckender Schmerz 1377
Zusammenschnüren (Zusammenziehen) ... 1378

▲ Haut und Äußeres

Ablösung verhärteter Hautstücke 1379
Abschälungsgefühl 1380
Abschuppung der Haut 1381
Ameisen-Laufen, Kriechen in der Haut 1382
Aufspringen der Haut (Hautrisse, Schrunden,
Rhagaden) 1383
Tiefes, blutiges Aufspringen 1384

Aufspringen der Haut nach Waschen 1385
Aufgedunsenheit 1386
Ausdünstungsmangel (Trockene Haut,
Schweißmangel) 1387
Ausdünstungsmangel mit Hitze,
trockenes Brennen der Haut 1388
Ausschlag im Allgemeinen 1389
Sich abschälender, abschuppender Ausschlag 1390
Ausschlag, nur an bedeckten Teilen 1391
Ausschlag an behaarten Teilen
(außer dem Kopf) 1392
Beißender Ausschlag 1393
Blasenartiger Ausschlag 1394
Blasiger, blauer Ausschlag 1395
Blasiger, blutgefüllter Ausschlag 1396
Blasiger, brandiger (gangränöser) Ausschlag . 1397
Ausschlag, Blattern, Pocken 1398
Ausschlag schwarze Blattern 1399
Ausschlag, Blüten überhaupt 1400
Ausschlag, Blut-Beulen 1401
Ausschlag, Blut-Beulen, Schwären, Furunkel .. 1402
Ausschlag - große Schwären, Furunkel 1403
Ausschlag - kleine Schwären, Furunkel 1404
Ausschlag, Brand-Beulen 1405
Brennender Ausschlag 1406
Durchscheinender Ausschlag 1407
Eitriger Ausschlag 1408
Eiterbeulen, Abscesse 1409
Feiner (miliarer) Ausschlag 1410
Feuchter, nässender Ausschlag 1411
Flacher Ausschlag 1412
Um sich fressender Ausschlag 1413
Ausschlag, Friesel 1414
Ausschlag, Purpur-Frieseln 1415
Ausschlag, Scharlach-Frieseln 1416
Ausschlag, Weiße Frieseln 1417
Frieselartige Haut, Gänsehaut im Freien 1418
Gänsehaut in der Stube 1419
Gelblicher Ausschlag 1420
Ausschlag mit Geschwürschmerz 1421
Ausschlag mit Geschwulst 1422
Griesiger Ausschlag 1423
Ausschlag am Gürtel (Zoster) 1424
Harter Ausschlag 1425
Hirsekornartiger Ausschlag 1426
Juckender Ausschlag 1427
Ausschlag, Knoten, Beulen, Quaddeln 1428
Ausschlag, rosenrote Knoten (Erythem) 1429
Ausschlag, Krätze 1430
Ausschlag, blutende Krätze 1431
Ausschlag, fette Krätze 1432
Ausschlag, nässende Krätze 1433
Ausschlag, trockene Krätze 1434
Ausschlag, unterdrückte, verschmierte Krätze . 1435
Krätze unterdrückt, verschmiert mit Merkur
und Schwefel zugleich 1436
Kupferiger Ausschlag 1437
Masernartiger Ausschlag (Masern) 1438

Ausschlag, Milchschorf	1439	Entzündlichkeit der Haut	1492
Ausschlag, Mitesser	1440	Entzündung	1493
Nesselartiger Ausschlag	1441	Farbe der Haut, bläulich	1494
Ausschlag, Pusteln	1442	Farbe der Haut, bleich	1495
Reißender, ziehend schmerzender Ausschlag	1443	Farbe der Haut, gelb (Gelbsucht)	1496
Ausschlag, Röteln	1444	Farbe der Haut, rot	1497
Ausschlag, Rotlauf, Erysipel	1445	Farbe der Haut, schmutzig	1498
Ausschlag, Rotlauf (Erysipel) mit Blasen	1446	Farbe der Haut, schwärzlich	1499
Ausschlag, brandiger Rotlauf (Erysipel)	1447	Festsitzen der Haut	1500
Ausschlag, Scharlachfarbiger Rotlauf (Erysipel, Scharlachfieber)	1448	Festsitzen der Haut an Knochengeschwüren	1501
Ausschlag, scharlachfarb. glatter Rotlauf (echtes Scharlachfieber)	1449	Fettige Haut	1502
		Feuchten (Nässen) der Haut	1503
		Flechten im Allgemeinen	1504
Ausschlag, Rotlauf (Erysipel) mit Geschwulst	1450	Brennende Flechten	1505
Schmerzhafter Ausschlag	1451	Eiternde Flechten	1506
Schmerzloser Ausschlag	1452	Feuchtende (nässende) Flechten	1507
Schorfiger Ausschlag (Schorfe)	1453	Um sich fressende Flechten	1508
Schrundiger (in Schrunden aufreißender) Ausschlag	1454	Gelbliche Flechten	1509
		Gelbbraune Flechten	1510
Schuppiger Ausschlag	1455	Graue Flechten	1511
Schwärzlicher Ausschlag	1456	Juckende Flechten	1512
Spannender Ausschlag	1457	Kleieartige Flechten (Mehlflechten)	1513
Ausschlag, Spitzpocken (Varicellen, Wasserpocken)	1458	Krustige (schorfige) Flechten	1514
		Weißliche, weißkrustige Flechten	1515
Stechender Ausschlag	1459	Reißende (ziehende) Flechten	1516
Traubiger Ausschlag (in Gruppen stehend)	1460	Ringflechte (Hunderinge)	1517
Trockener Ausschlag	1461	Rote Flechten	1518
Nicht heilender (eiternder) Ausschlag	1462	Schrundige Flechten (mit Hautrissen)	1519
Weißlicher Ausschlag	1463	Schuppige Flechten	1520
Ausschlag mit weißen Spitzen	1464	Stechende Flechten	1521
Wundschmerzender (schründender) Ausschlag	1465	Trockene Flechten	1522
Zuckend schmerzender Ausschlag	1466	Zuckende Flechten	1523
Zusammenfließender Ausschlag	1467	Blaue Flecken	1524
Auswüchse, Balggeschwulst	1468	Blaurote Flecken	1525
Blutschwamm	1469	Blutflecken (Petechien)	1526
Auswüchse, Feigwarzen (Condylome)	1470	Brandige Flecken	1527
Fleischartige Auswüchse	1471	Braunrötliche Flecken	1528
Auswüchse, Gliedschwamm	1472	Brennende Flecken	1529
Hornartige Auswüchse	1473	Flecken wie Flohstiche	1530
Auswüchse, Markschwamm	1474	Gelbe Flecken	1531
Auswüchse, Muttermale	1475	Grünliche Flecken	1532
Auswüchse, Polypen	1476	Juckende Flecken	1533
Auswüchse, Überbeine	1477	Leberflecken (braun, leberfarbig)	1534
Auswüchse, entzündete Wülste	1478	Rote Flecken	1535
Beißen in der Haut	1479	Blaßrote Flecken (hell-rosenrote)	1536
Blutschwitzen	1480	Rote Flecke, blaßwerdend in der Kälte	1537
Blut-Unterlaufung	1481	Feurige, rote Flecken	1538
Feuchter Brand (Gangrän)	1482	Rot-kupferige Flecken	1539
Heißer Brand	1483	Scharlachflecken, rot	1540
Kalter Brand	1484	Rote Flecken, wie von rotem Wein	1541
Brand-Wunden (Verbrennungen oder gangränöse Geschwüre)	1485	Rot-violette Flecken	1542
		Schwarze Flecken	1543
Brennen in der Haut	1486	Sommersprossen-Flecken	1544
Brennen wie mit Flammen	1487	Stechende Flecken	1545
Brennen wie von Funken	1488	Totenflecken (bei Greisen)	1546
Tiefe Eindrücke von Instrumenten	1489	Flecken, wie verbrannt	1547
Elastizitätsmangel der Haut	1490	Weiße Flecken	1548
Empfindlichkeit der Haut im Allgemeinen	1491	Wundschmerzende Flecken	1549

Zusammenfließende Flecken	1550
Fressen (Nagen) in der Haut	1551
Frostbeulen	1552
Blasenartige Frostbeulen	1553
Blaue Frostbeulen	1554
Entzündete Frostbeulen	1555
Kribbelnde Frostbeulen	1556
Schmerzhafte Frostbeulen	1557
Gefühllosigkeit (Taubheit) der Haut	1558
Geschwüre im Allgemeinen	1559
Alte, wieder aufbrechende Geschwüre	1560
Ausschlag um Geschwüre	1561
Beißende Geschwüre	1562
Geschwüre mit Blasen umher	1563
Bläuliche Geschwüre	1564
Geschwüre mit Blüten umher	1565
Blutende Geschwüre	1566
An den Rändern blutende Geschwüre	1567
Bohrende Geschwüre	1568
Brennende Geschwüre	1569
In den Rändern brennende Geschwüre	1570
Im Umfang brennende Geschwüre	1571
Drückende Geschwüre	1572
Eiternde Geschwüre	1573
Geschwüre mit blutigem Eiter	1574
Geschwüre mit bräunlichem Eiter	1575
Geschwüre mit dünnem Eiter	1576
Geschwüre mit fressendem (scharfem) Eiter	1577
Geschwüre mit gallertartigem Eiter	1578
Geschwüre mit gelbem Eiter	1579
Geschwüre mit grauem Eiter	1580
Geschwüre mit grünlichem Eiter	1581
Geschwüre mit jauchigem Eiter	1582
Geschwüre mit käsigem Eiter	1583
Geschwüre mit zu vielem (kopiösem) Eiter	1584
Geschwüre, Eiter mit Maden	1585
Geschwüre mit sauerriechendem Eiter	1586
Geschwüre mit schwarzfärbendem Eiter	1587
Geschwüre mit stinkendem Eiter	1588
Geschwüre, Eiter stinkend wie Heringslake	1589
Geschwüre, Eiter stinkend wie alter Käse	1590
Geschwüre mit talgartigem Eiter	1591
Geschwüre mit wäßrigem Eiter	1592
Geschwüre mit weißlichem Eiter, wie Milch	1593
Geschwüre mit zu wenig (stockendem) Eiter	1594
Geschwüre mit zähem Eiter	1595
Empfindliche (schmerzhafte) Geschwüre	1596
Geschwüre, empfindlich an den Rändern	1597
Im Umfang empfindliche Geschwüre	1598
Entzündete Geschwüre	1599
Faule Geschwüre	1600
Fistulöse Geschwüre (Fisteln)	1601
Flache (oberflächliche) Geschwüre	1602
Fleckige Geschwüre	1603
Fressend- (nagend) schmerzende Geschwüre	1604
Geschwollene Geschwüre	1605
Geschwüre rings umher geschwollen	1606
An den Rändern geschwollene Geschwüre	1607
Harte Geschwüre	1608
Geschwüre, harte Ränder	1609
Geschwüre, im Umfang hart	1610
Harte, juckende Geschwüre	1611
Geschwüre, hart ringsumher	1612
Geschwüre mit Kältegefühl	1613
Klopfende Geschwüre	1614
Krebsartige Geschwüre	1615
Kribbelnde Geschwüre	1616
Krustige Geschwüre	1617
Geschwüre mit hohen, harten Rändern	1618
Reißende (ziehende) Geschwüre	1619
Reizlose (indolente) Geschwüre	1620
Geschwüre mit Röte im Umfang	1621
Salzflußartige Geschwüre (Salzflüsse)	1622
Schmerzlose Gechwüre	1623
Schneidende Geschwüre	1624
Schwammige Geschwüre	1625
Geschwüre, schwammig an den Rändern	1626
Schwarzwerdende Geschwüre	1627
Geschwüre, auf dem Boden schwarzwerdend	1628
Geschwüre, an den Rändern schwarzwerdend	1629
Spannende Geschwüre	1630
Im Umfang spannende Geschwüre	1631
Speckige Geschwüre	1632
Auf dem Boden speckige Geschwüre	1633
Stechende Geschwüre	1634
Geschwüre, in den Rändern stechend	1635
Geschwüre, im Umfang stechend	1636
Geschwüre, mit Stößen darin	1637
Tiefe Geschwüre	1638
Nicht heilende Geschwüre	1639
Eiternde, schmerzende Geschwüre	1640
Varicöse Geschwüre	1641
Geschwüre, wie verbrannt	1642
Geschwüre mit weißen Stellen	1643
Geschwüre mit Wildfleisch darin	1644
Wühlende Geschwüre	1645
Wundschmerzende (schrundende) Geschwüre	1646
Geschwüre mit zackigen Rändern	1647
Geschwüre mit Zerschlagenheitsschmerz	1648
Zuckende Geschwüre	1649
Geschwürschmerz in der Haut	1650
Äußere Geschwulst im Allgemeinen	1651
Blasse Geschwulst	1652
Blauschwarze Geschwulst	1653
Brennende Geschwulst	1654
Entzündete Geschwüre	1655
Glänzende Geschwulst	1656
Harte (gespannte) Geschwulst	1657
Kalte Geschwulst	1658
Kribbelnde Geschwulst	1659
Geschwulst an den leidenden Teilen	1660
Schwammige Geschwulst	1661
Stechende Geschwulst	1662
Wassersüchtige Geschwulst	1663
Weiße Geschwulst	1664
Geschwulstgefühl	1665

Haarausfall auf dem Kopfe 1666
Büschelweise Haarausfall auf dem Kopf 1667
Haarausfall am Hinterkopf 1668
Haarausfall auf dem Scheitel 1669
Haarausfall am Vorderkopf 1670
Haarausfall an den Seiten 1671
Haarausfall an den Schläfen 1672
Haarausfall aus den Augenbrauen 1673
Haarausfall aus dem Backenbart 1674
Haarausfall aus dem Lippenbart 1675
Haarausfall aus den Nasenlöchern 1676
Haarausfall am Schamhügel 1677
Haarausfall am ganzen Körper 1678
Gefühl von Ziehen an den Haaren 1679
Härte der Haut 1680
Haut, hart wie Pergament 1681
Harte Haut mit Verdickung 1682
Harte Haut mit schwielenartiger Verdickung . . 1683
Hühneraugen (Leichdorne) 1684
Bohrende Hühneraugen 1685
Brennende Hühneraugen 1686
Drückende Hühneraugen 1687
Empfindliche Hühneraugen 1688
Entzündete Hühneraugen 1689
Hornartige Hühneraugen 1690
Klopfende Hühneraugen 1691
Reißende Hühneraugen 1692
Hühneraugen mit Rucken darin 1693
Stechende Hühneraugen 1694
Wundschmerzende Hühneraugen 1695
Insektenstiche 1696
Jucken im Allgemeinen 1697
Beißendes Jucken 1698
Brennendes Jucken 1699
Fressendes Jucken 1700
Kitzelndes Jucken 1701
Kribbelndes Jucken 1702
Kriechendes (laufendes) Jucken 1703
Reißendes Jucken 1704
Stechendes Jucken 1705
Wollüstiges Jucken 1706
Wundschmerzendes Jucken 1707
Zuckendes Jucken 1708
Jucken, ändert beim Kratzen den Ort
des Juckreizes 1709
Jucken, von Kratzen unverändert 1710
Jucken, nach Kratzen
Ausschlag im Allgemeinen 1711
Jucken, nach Kratzen Beißen in der Haut . . . 1712
Jucken, nach Kratzen Beulen (Quaddeln) . . . 1713
Jucken, nach Kratzen Blasen 1714
Jucken, nach Kratzen Blüten 1715
Jucken, nach Kratzen Blut-Ausschwitzen 1716
Jucken, nach Kratzen blutrünstig werden . . . 1717
Jucken, Brennen nach Kratzen 1718
Jucken, nach Kratzen einfacher, unbestimmter
Schmerz 1719
Jucken, nach Kratzen Feuchten (Nässen)
der Haut 1720
Jucken, nach Kratzen Flecken 1721
Jucken, nach Kratzen Fressen (Nagen) 1722
Jucken, nach Kratzen Friesel
(ähnlich Gänsehaut) 1723
Jucken, nach Kratzen Geschwüre 1724
Jucken, nach Kratzen Geschwürschmerz . . . 1725
Jucken, nach Kratzen Geschwulst 1726
Jucken, nach Kratzen hautlose Stellen 1727
Jucken, nach Kratzen Hautverdickung 1728
Jucken, nach Kratzen Kitzeln 1729
Jucken, nach Kratzen weiße Knötchen 1730
Jucken, nach Kratzen Pusteln 1731
Jucken, nach Kratzen Reißen 1732
Jucken, nach Kratzen Röte der Haut 1733
Jucken, nach Kratzen Rotlauf 1734
Jucken, nach Kratzen rote Striemen 1735
Jucken, nach Kratzen Schorfe 1736
Jucken, nach Kratzen Spannen der Haut . . . 1737
Jucken, nach Kratzen Stechen 1738
Jucken, nach Kratzen Taubheitsgefühl 1739
Jucken, nach Kratzen (Eiterungs-) Schmerz . 1740
Jucken, nach Kratzen Wundheitsschmerz . . . 1741
Äußerliche Kälte 1742
Läusesucht 1743
Allgemeine Beschwerden in den Nägeln 1744
Nagelabbröckeln 1745
Nagelabfallen 1746
Nagelabschilfern 1747
Aufspalten der Nägel 1748
Blauwerden der Nägel 1749
Dickwerden der Nägel 1750
Nägel wachsen ein 1751
Nägel empfindlich 1752
Nägel fleckig 1753
Nägel gelb 1754
Schwärende Nägel 1755
Nägel mit Geschwürschmerz 1756
Nägel mißfarbig 1757
Nägel rippig 1758
Nägel im Allgemeinen schmerzhaft 1759
Nägel fühlen sich an,
als sei ein Splitter darunter 1760
Nägel verkrüppelt 1761
Nägel langsam wachsend 1762
Nägel wundschmerzend 1763
Nägel zuckend 1764
Neidnägel 1765
Prickeln 1766
Quetschungsschmerz 1767
Rauhheit 1768
Runzelige Haut 1769
Schlaffheit der Haut 1770
Schneiden in der Haut 1771
Schwarze Schweißlöcher 1772
Spannen 1773
Stechen in der Haut 1774

Brennendes Stechen	1775
Straffheit der Haut	1776
Unheilsamkeit der Haut (Haut heilt nicht)	1777
Untätigkeit der Haut	1778
Warzen	1779
Blutende Warzen	1780
Brennende Warzen	1781
Eiternde Warzen	1782
Entzündete Warzen	1783
Warzen mit Geschwürkreis ringsherum	1784
Gestielte Warzen	1785
Große Warzen	1786
Harte Warzen	1787
Hornartige Warzen	1788
Kleine Warzen	1789
Klopfende Warzen	1790
Glatte Warzen	1791
Stechende Warzen	1792
Zackige Warzen	1793
Welke Haut	1794
Wunden	1795
Stark blutende Wunden	1796
Geschnittene Wunden	1797
Gequetschte Wunden	1798
Gestochene Wunden	1799
Wunden mit Drüsenverletzung	1800
Wunden mit Knochenverletzung	1801
Wunden mit Muskelverdrehung	1802
Geheilte Wunden, wieder aufbrechend	1803
Wundheitsgefühl	1804
Wundwerden, Aufliegen, Durchliegen (Decubitus)	1805
Wundwerden bei Kindern	1806
Zusammenziehen der Haut	1807

4 Schlaf und Träume

▲ Schlaf

Gähnen im Allgemeinen	1808
Gähnen ohne Schläfrigkeit	1809
Gähnen mit Dehnen und Recken	1810
Krampfhaftes Gähnen	1811
Versagendes Gähnen	1812
Spätes Einschlafen	1813
Kann nach Erwachen nicht wieder einschlafen	1814
Beschwerden verhindern Einschlafen	1815
Erwachen mit Angst	1816
Erwachen öfters in der Nacht	1817
Zu frühes Erwachen	1818
Zu spätes Erwachen	1819
Betäubter Frühschlaf	1820

▲ Schlaf: Lagen im Schlaf

Eine Hand über der andren unter dem Kopf	1821
Arme und Hände über dem Kopf	1822
Arme und Hände unter dem Kopf	1823
Arme und Hände auf dem Unterleib	1824
Auf Händen und Knien	1825
Bauchlage	1826
Beine ausgestreckt	1827
Beine herangezogen	1828
Ein Bein herangezogen, ein Bein ausgestreckt	1829
Beine übereinander geschlagen	1830
Knie ausgespreizt	1831
Knie gebogen	1832
Kopf rückwärts gebeugt	1833
Kopf auf die Seite gelehnt	1834
Kopf vornüber geneigt	1835
Kopf tief	1836
Rückenlage	1837
Seitenlage	1838
Sitzend	1839

▲ Schlaf

Schläfrigkeit am Tage überhaupt	1840
Schläfrigkeit morgens	1841
Schläfrigkeit vormittags	1842
Schläfrigkeit nachmittags	1843
Schläfrigkeit abends	1844
Schläfrigkeit begleitende Beschwerden	1845
Schläfrigkeit veranlassende Beschwerden	1846
Ängstlicher Schlaf	1847
Betäubter Schlaf	1848
Fester, tiefer Schlaf	1849
Unerquicklicher Schlaf	1850
Unruhiger Schlaf	1851
Schlafsucht	1852
Schlaftrunkenheit	1853
Schlafwachender Zustand	1854
Schlaflosigkeit im Allgemeinen	1855
Schlaflosigkeit vor Mitternacht	1856
Schlaflosigkeit nach Mitternacht	1857
Schlaflosigkeit bei Schläfrigkeit	1858
Beschwerden, die Schlaflosigkeit verursachen	1859

▲ Träume

Träume im Allgemeinen	1860
Ängstliche Träume	1861
Ängstliche Träume von Dieben	1862
Ängstliche Träume von Fallen	1863
Ängstliche Träume von Feuer	1864
Ängstliche Träume von Gespenstern	1865
Ängstliche Träume von Gewittern	1866
Ängstliche Träume von Krankheiten	1867
Ängstliche Träume vom Krieg	1868
Ängstliche Träume von Schießen	1869
Ängstliche Träume von Tieren	1870
Ängstliche Träume von Toten	1871
Ängstliche Träume von Unglücksfällen	1872
Ängstliche Träume von Vergiftung	1873
Ängstliche Träume mit Verlegenheit	1874
Ängstliche Träume von Wasser	1875
Ängstliche Träume von Zank und Streit	1876
Ärgerliche Träume	1877
Ärgerliche Träume mit Beschämung	1878
Ärgerliche Träume mit Drängen und Treiben	1879
Ärgerliche, ekelhafte Träume	1880
Ärgerliche Träume von Hoffnungstäuschungen	1881
Ärgerliche Träume von Kränkungen	1882
Ärgerliche Träume von Ungeziefer	1883
Angenehme Träume	1884
Angenehme Träume von Feierlichkeiten	1885
Angenehme Träume von Geld	1886
Angenehme Träume von gelehrten Dingen	1887
Angenehme, lustige Träume	1888
Angenehme Träume, voll Phantasien	1889
Angenehme Träume von Reisen	1890
Angenehme, schwärmerische Träume	1891
Angenehme Träume vom Tanzen	1892
Angenehme, verliebte Träume	1893
Anhaltende Träume	1894
Fortdauernde Träume nach dem Erwachen	1895
Anhaltende Träume mit Fortsetzung früherer Gedanken	1896
Geistanstrengende Träume	1897
Geistanstrengende Träume mit Überlegung	1898
Geschichtliche Träume	1899
Gleichgültige Träume	1900
Gleichgültige Träume von Tagesgeschäften	1901
Lebhafte Träume	1902
Unerinnerliche Träume	1903
Verworrene Träume	1904
Wachende Träume	1905

5 Fieber

▲ Blutlauf

Aderauftreibung	1906
Ader-Brennen	1907
Ader-Entzündung	1908
Kältegefühl in den Adern	1909
Aderklopfen	1910
Krampfadern (Varicen)	1911
Ader-Netze, wie marmoriert	1912
Aderstechen	1913
Blut-Drang zu einzelnen Teilen (Congestion)	1914
Blut-Fülle (Plethora)	1915
Blut-Mangel (Anämie)	1916
Blutsammlung im Inneren	1917
Blutstockungsgefühl	1918
Blutwallung (Orgasmus)	1919
Puls im Allgemeinen verändert	1920
Puls unverändert	1921
Puls aussetzend	1922
Puls ungleich (unregelmäßig)	1923
Puls zu schnell	1924
Puls schneller als der Herzschlag	1925
Puls zu langsam	1926
Puls langsamer als der Herzschlag	1927
Puls groß, voll	1928
Puls klein	1929
Puls hart	1930
Puls weich	1931
Puls nicht zu fühlen	1932
Puls zitternd	1933

▲ Frost

Frost im Allgemeinen	1934
Frost einzelner Teile	1935
Innerlicher Frost	1936
Frostigkeit (leichtes Frieren)	1937
Halbseitiger Frost	1938
Frost mit Durst	1939
Frost ohne Durst	1940
Frost mit Gänsehaut	1941
Frost mit Schütteln, Schüttelfrost	1942
Frost mit Zittern	1943
Begleitende Beschwerden	1944

▲ Hitze

Hitze im Allgemeinen	1945
Äußere Hitze	1946

Innere Hitze 1947
Hitze einzelner Teile 1948
Hitze äußerer Teile 1949
Hitze einzelner innerer Teile 1950
Halbseitige Hitze 1951
Ängstliche Hitze 1952
Fliegende Hitze (Hitzeüberlaufen) 1953
Hitze mit Durst 1954
Hitze ohne Durst 1955
Hitze mit Neigung zu Entblößung 1956
Hitze mit Scheu vor Entblößung 1957
Begleitende Beschwerden 1958

▲ Kälte
Kälte im Allgemeinen 1959
Kälte einzelner Teile 1960
Halbseitige Kälte 1961
Kältegefühl äußerer Teile 1962
Kältegefühl innerer Teile 1963

▲ Schauder
Schauder im Allgemeinen 1964
Schauder an einzelnen Teilen 1965
Halbseitiger Schauder 1966

▲ Schweiß
Schweiß im Allgemeinen 1967
Schweiß einzelner Teile 1968
Halbseitiger Schweiß 1969
Schweiß halbseitig links 1970
Schweiß halbseitig rechts 1971
Schweiß auf der Vorderseite des Körpers .. 1972
Schweiß auf der Rückseite des Körpers ... 1973
Schweiß am Oberkörper 1974
Schweiß am Unterkörper 1975
Leichtes Schwitzen 1976
Ängstlicher Schweiß 1977
Ermattender, schwächender Schweiß 1978
Heißer Schweiß 1979
Kalter Schweiß 1980
Fettiger Schweiß 1981
Klebriger Schweiß 1982
Blutiger Schweiß 1983
Färbender Schweiß 1984
Fleckiger Schweiß 1985
Gelber Schweiß 1986
Roter Schweiß 1987
Riechender Schweiß 1988
Schweiß, nach Bisam riechend 1989
Schweiß, bitter riechend 1990
Schweiß, wie Blut riechend 1991
Schweiß, brenzlich riechend 1992
Schweiß, dumpfig riechend 1993
Schweiß, faulig riechend 1994
Schweiß, wie faule Eier riechend 1995

Schweiß, gewürzhaft, aromatisch riechend ... 1996
Schweiß, wie Holunderblüten riechend 1997
Schweiß, wie Honig riechend 1998
Schweiß, wie Käse riechend 1999
Schweiß, wie Kampher riechend 2000
Schweiß, wie Rhabarber riechend 2001
Schweiß, sauer riechend 2002
Schweiß, scharf riechend 2003
Schweiß, wie Schwefel riechend 2004
Schweiß, wie Schwefelwasserstoff riechend .. 2005
Schweiß, stinkend 2006
Schweiß, süßlich riechend 2007
Schweiß, süßlich-sauer riechend 2008
Schweiß, urinartig riechend 2009
Schweiß, wie Pferdeurin riechend 2010
Schweiß, wie Zwiebeln riechend 2011
Schweiß mit Durst 2012
Schweiß ohne Durst 2013
Schweiß mit Neigung zu Entblößung 2014
Schweiß mit Scheu vor Entblößung 2015
Begleitende Beschwerden 2016

▲ Zusammengesetzte Fieber
Zusammengestzte Fieber im Allgemeinen ... 2017
Frost, dann Hitze 2018
Frost, dann Schweiß 2019
Frost, dann Hitze, dann Frost 2020
Frost, dann Hitze, dann Schweiß 2021
Frost mit gleichzeitiger Hitze 2022
Äußerer Frost mit innerer Hitze 2023
Innerer Frost mit äußerer Hitze 2024
Frost mit Hitze und Schweiß 2025
Frost mit Schweiß 2026
Frost, dann Hitze mit Schweiß 2027
Frost mit Hitze wechselnd 2028
Frost mit Schweiß wechselnd 2029
Hitze, dann Frost 2030
Hitze, dann Frost, dann Hitze 2031
Hitze, dann Frost, dann Hitze, dann Schweiß .. 2032
Hitze, dann Frost, dann Schauder 2033
Hitze, dann Frost, dann Schweiß 2034
Hitze, dann Frost, dann Schweiß, dann Frost .. 2035
Hitze mit Schauder 2036
Hitze mit Schweiß 2037
Hitze, dann Frost, dann Frösteln 2038
Hitze mit Schauder wechselnd 2039
Hitze mit Schweiß wechselnd 2040
Schauder, dann Frost 2041
Schauder, dann Hitze 2042
Schauder, dann Schweiß 2043
Schauder mit Schweiß 2044
Schweiß, dann Frost 2045
Schweiß, dann Frost, dann Schweiß 2046
Schweiß, dann Hitze 2047

▲ Begleitende Beschwerden

Vor dem Fieber 2048
Während des Fiebers 2049

▲ Zusammengesetzte Fieber: Begleitende Beschwerden
Nach dem Fieber 2050
Fieber-Erscheinungen, linke Seite 2051
Fieber-Erscheinungen, Rechte Seite 2052

6 Änderung des Befindens

▲ Verschlimmerung nach der Zeit
Tagsüber 2053
Morgens 2054
Vormittags 2055
Mittags 2056
Nachmittags 2057
Abends 2058
Nachts 2059
Vor Mitternacht 2060
Nach Mitternacht 2061
Periodisch 2062

▲ Verschlimmerung nach Lage und Umständen
Nach dem Abendessen 2063
In der Abendluft 2064
Beim Alleinsein 2065
Von Aneinanderhalten der Teile 2066
Beim Anfassen eines Gegenstandes 2067
Beim Anfassen eines kalten Gegenstandes . . 2068
Auf einer Anhöhe 2069
Beim Anlegen des Säuglings 2070
Beim Anlehnen 2071
Beim Anlehnen an eine scharfe Kante . . . 2072
Beim Anlehnen rückwärts 2073
Nach Anlehnen 2074
Durch Annäherung, Furcht vor Annäherung . 2075
Beim Anreden 2076
Beim Anstoßen 2077
Von Anstrengung des Geistes 2078
Von Anstrengung des Körpers 2079
Beim Anziehen der Stiefel oder der Strümpfe . 2080
Von Arsenikdämpfen 2081
Von Atem-Anhalten 2082
Außer dem Atmen 2083
Beim Atmen 2084
Beim Ausatmen 2085
Beim Einatmen 2086
Beim Tief-Atmen 2087
Vom Auflegen (Aufstützen) des Gliedes . . . 2088
Beim Aufrichten 2089
Beim Aufstehen aus dem Bett 2090
Nach dem Aufstehen aus dem Bett 2091
Beim Aufstehen vom Sitz 2092
Nach dem Aufstehen vom Sitz 2093
Von Aufstoßen 2094
Von (hart) Auftreten 2095
Von Augenaufheben 2096
Von Augendrehen 2097
Von Augenöffnen 2098
Von Augenschließen 2099
Nach dem Auskleiden 2100
Nach unterdrückten Ausschlägen 2101
Von geschlechtlichen Ausschweifungen . . . 2102
Von Ausspucken 2103
Von Ausstrecken des Gliedes 2104
Von Ausstrecken der Beine 2105
Von Baden 2106
Von kaltem Baden 2107
Vom Baden in der See 2108
Von Bauch-Aufblasen 2109
Von Bauch-Einziehen 2110
An bedeckten Teilen 2111
An unbedeckten Teilen 2112
Vor Beginn einer Arbeit, Reise, Unternehmung . 2113
Beim Beischlaf 2114
Nach dem Beischlaf 2115
Wenn beobachtet von Anderen 2116
Von Berührung 2117
Von leiser Berührung 2118
Von Fremdenbesuch 2119
Bei Bewegung 2120
Bei anfangender Bewegung 2121
Bei falscher Bewegung 2122
Bei Bewegung der Arme 2123
Bei Bewegung der Augen 2124
Bei Bewegung der Augenlider 2125
Bei Bewegung des Kopfes 2126
Bei Bewegung des leidenden Teils 2127
Nach der Bewegung 2128
Bei halbem Bewußtsein 2129
Beim Biegen oder Drehen 2130
Beim Biegen oder Drehen des leidenden Teils . 2131
Beim Biegen nach Auswärts 2132

Beim Biegen nach Einwärts 2133
Beim Drehen nach Rechts 2134
Biegen rückwärts 2135
Biegen rückwärts und vorwärts 2136
Biegen seitwärts 2137
Biegen vorwärts 2138
Von gebogen halten 2139
Nach Blähungsabgang 2140
Von Brechwürgen 2141
Von Brillen 2142
Beim Bücken 2143
Nach (langem) Bücken 2144
Von Bügeln 2145
Von China, ohne Chinasiechtunm 2146
Von China-Mißbrauch 2147
Nach Konzert 2148
In der Abenddämmerung 2149
Von Dehnen und Recken 2150
Beim Denken daran (an ihre/seine Krankheit) . 2151
Beim Denken an etwas anderes 2152
Beim Denken an Speisen (die er/sie gern hat) . 2153
Von äußerem Druck 2154
Von Druck auf die entgegengesetzte,
schmerzlose Seite 2155
Von Druck der Kleider 2156
Im Dunkeln 2157
Von Durchnässung 2158
Von Schweiß durchnäßt 2159
Von Durchnässung des Kopfes 2160
Von Durchnässung der Füße 2161
Von Warm-Einhüllen 2162
Vor dem Einschlafen 2163
Von Entblößung 2164
Von Entblößung eines Teiles 2165
Nach Entblößung 2166
Von Erbrechen 2167
Von Erfrierung 2168
Von Erhitzung 2169
Von Erhitzung am Feuer 2170
Nach Erkältung 2171
Nach Erkältung des Kopfes 2172
Nach Erkältung der Füße 2173
Von Ermüdung 2174
Von Erschlaffung der schmerzhaften Muskeln . 2175
Von Erschütterung 2176
Beim Erwachen 2177
Von angreifenden Erzählungen 2178
Vor dem Essen 2179
Beim Essen 2180
Nach dem Essen 2181
Nach Sattessen 2182
Von Schnell-Essen 2183
Von unregelmäßigem Essen 2184
Vom Fahren im Wagen 2185
Nach Fahren im Wagen 2186
Von Fahren in der Eisenbahn 2187
Von Fahren zu Schiffe 2188
Im Federbett 2189

Durch Fehltritt 2190
Von Festhalten eines Dinges 2191
Von Feuerschein 2192
Im Freien 2193
Zwischen fremden Menschen 2194
Im Frühjahr 2195
Nach dem Frühstück 2196
Beim Gähnen 2197
Nach Gähnen 2198
Im Gedränge 2199
Bei angehendem Gehen 2200
Während des Gehens 2201
Beim Gehen gebückt 2202
Beim Gehen in der Ebene 2203
Beim Gehen im Freien 2204
Beim schnellen Gehen 2205
Beim Gehen über einen schmalen Steg 2206
Beim Gehen auf Steinpflaster 2207
Beim Gehen am oder über Wasser 2208
Beim Gehen im Wind 2209
Durch Geldverluste 2210
Von Gemütsbewegungen 2211
Von Ärger 2212
Von Ärger mit Angst 2213
Von Gemütsbewegungen, Ärger mit Heftigkeit . 2214
Von Gemütsbewegungen mit Indignation . . . 2215
Von Gemütsbewegungen mit Schreck 2216
Von Gemütsbewegungen mit stillem Verdruß
und Gram 2217
Gemütsbewegung von Eifersucht 2218
Gemütsbewegung von übermäßiger Freude . . 2219
Von Gemütsbewegung mit Gram und Kummer 2220
Von Gemütsbewegungen von Kränkung,
Beleidigung 2221
Von Gemütsbewegungen von
unglücklicher Liebe 2222
Von Gemütsbewegungen von
Schreck, Angst, Furcht 2223
Von Gemütsbewegungen von Unarten Anderer 2224
Von Gemütsbewegungen nach Vorwürfen . . . 2225
Von Gemütsbewegungen nach Widerspruch . 2226
Von Gemütsbewegungen nach Zorn 2227

▲ Schlimmer durch verschiedene Speisen und Getränke

Anblick von Speisen und Getränken 2228
Austern 2229
Backwerk 2230
Bier 2231
Frisches Bier 2232
Saures Bier 2233
Birnen 2234
Blähende Speisen 2235
Branntwein 2236
Brot 2237
Schwarzes (Roggen-) Brot 2238
Buchweizen 2239

Butter	2240
Buttermilch	2241
Butterbrot	2242
Kakao	2243
Schokolade	2244
Zitronenschale	2245
Eier	2246
Eiergeruch	2247
Eis	2248
Eiswasser	2249
In Eisen Gekochtes	2250
Erdbeeren	2251
Essig	2252
Feste Speisen	2253
Fettes	2254
Fische	2255
Verdorbene Fische	2256
Schellfische	2257
Fleisch	2258
Faules Fleisch	2259
Frisches Fleisch	2260
Geräuchertes Fleisch	2261
Fleischgeruch	2262
Fleischbrühe	2263
Gefrorenes	2264
Geistige Getränke überhaupt	2265
Grüne Gemüse	2266
Geräuchertes	2267
Kaltes Getränk	2268
Gewürze	2269
Gurken	2270
Hammelfleisch	2271
Heißes	2272
Honig	2273
Hülsenfrüchte	2274
Käse	2275
Verdorbener Käse	2276
Kaffee	2277
Denken an Kaffee	2278
Kaffeegeruch	2279
Kalbfleisch	2280
Kaltes	2281
Kartoffeln	2282
Knoblauch-Geruch	2283
Kohl	2284
Kuchen	2285
Warmer Kuchen	2286
Limonade	2287
Mehlspeisen	2288
Melonen	2289
Milch	2290
Muscheln	2291
Obst	2292
Saures Obst	2293
Öl	2294
Pastete	2295
Pfannkuchen	2296
Pfeffer	2297
Pfirsiche	2298
Pflanzenkost	2299
Pökelfleisch	2300
Pudding	2301
Reis	2302
Rosinen	2303
Weiße Rüben	2304
Salat	2305
Salziges	2306
Saures	2307
Sauerkraut	2308
Saure Gerüche	2309
(Fettes) Schweinefleisch	2310
Schweinefleischgeruch	2311
Schwere Speisen	2312
Selterswasser	2313
Speisegeruch (auch von Getränken und vom Kochen)	2314
Speisekrümchen	2315
Süßes	2316
Warme Suppen	2317
Tabak	2318
Tabakkauen	2319
Tee	2320
Grüner Tee	2321
Trockenes	2322
Ungekochtes (Rohes)	2323
Unverdauliches	2324
Vegetabilien	2325
Warmes	2326
Warmes Getränk	2327
Kaltes Wasser	2328
Wein	2329
Bleihaltiger Wein	2330
Geschwefelter Wein	2331
Roter Wein	2332
Saurer Wein	2333
Verdorbene Würste (Wurstgift)	2334
Wurzeln (Möhren, Gelbe Rüben)	2335
Zucker	2336
Zwiebeln	2337

▲ Verschlimmerung nach Lage und Umständen

Von Geräusch	2338
Von starken Gerüchen	2339
Durch Geschäftssorgen	2340
Von Geschlechtstriebaufregung	2341
Von Geschlechtstriebunterdrückung	2342
In Gesellschaft	2343
Nach Gesellschaft	2344
Von Gesichtsmuskel verziehen	2345
Vor Gewitter (Gewitterluft)	2346
Bei Gewitter	2347
In Gewölben (Kirche, Keller)	2348
Beim Gurgeln	2349
Von Haareberühren	2350

Von Haareschneiden	2351
Von Haare zurückstreichen	2352
Von Arbeit mit den Händen	2353
Von Hände überstreichen	2354
Beim Hängenlassen des Gliedes	2355
Bei Berühren des Halses	2356
Beim Hals drehen	2357
Von Heben (Verheben)	2358
Von Heben des Armes	2359
Von Heben des leidenden Gliedes	2360
Bei heiterem Wetter	2361
Von Heranziehen des Gliedes	2362
Im Herbst	2363
Von Holzgeruch	2364
Beim Hunger	2365
Vor dem Husten	2366
Nach dem Husten	2367
Nach Hustenauswurf	2368
Von Hutdruck	2369
Impfung (Kuhpocken I.)	2370
Von Kämmen der Haare	2371
Von Kälte überhaupt	2372
Beim Eintritt in die Kälte	2373
Von Kaltem zum Warmen und umgekehrt	2374
Bei kalter Luft	2375
Bei nasser Luft	2376
Bei kalter, trockener Luft	2377
Beim Kaltwerden	2378
Beim Kaltwerden eines Teiles	2379
Beim Kauen	2380
Nach dem Kauen	2381
Bei Kindern (vorzüglich bei Kindern passende Arzneien)	2382
Beim Klavierspielen	2383
Während des Klimakteriums	2384
Beim Knien	2385
Von Kohldampf	2386
Von Kopf anlehnen	2387
Von Kopfbiegen nach rückwärts	2388
Vom Kopfbiegen seitwärts	2389
Von Kopfbiegen vorwärts	2390
Von Kopfdrehen	2391
Von Kopf einhüllen	2392
Von Kopf entblößen	2393
Von Kopf schütteln	2394
Von Kopfwaschen	2395
Von Kratzen	2396
Von Kratzen auf Leinwand	2397
Von Kupferdampf	2398
Von Lachen	2399
Von Läuten	2400
Von unrechter Lage	2401
Von Lageveränderung	2402
Von Laufen	2403
Von Lehnen auf die Seite	2404
Von Lesen	2405
Von lautem Lesen	2406
Von Licht im Allgemeinen	2407
Von Gaslicht	2408
Von Licht der Kerzen (oder der Lampe)	2409
Von Licht der Sonne	2410
Von Licht des Tages	2411
Im Liegen	2412
Im Liegen im Bett	2413
Im horizontal Liegen	2414
Durch Aufliegen (Druck durch Liegen)	2415
Liegen auf dem Rücken	2416
Liegen auf der Seite	2417
Im Liegen, Schmerz auf der Seite, auf der man liegt	2418
Schmerz auf der nicht belegenen Seite	2419
Liegen auf der linken Seite	2420
Liegen auf der rechten Seite	2421
Liegen auf der schmerzhaften Seite	2422
Liegen auf der unschmerzhaften Seite	2423
Im Liegen auf dem Hinterkopf	2424
Im Liegen hoch mit dem Kopf	2425
Im Liegen tief mit dem Kopf	2426
Von Lippen ablecken	2427
Von Luft einziehen	2428
Von kalter Luft einziehen	2429
Von Magen verderben	2430
Entbehren der gewohnten Mahlzeiten	2431
Nach Masern	2432
Von Milzbrandgift	2433
Nach dem Mittagessen	2434
Beim Neumond	2435
Beim Vollmond	2436
Beim abnehmenden Mond	2437
Beim zunehmenden Mond	2438
Im Mondenschein	2439
Von Müßigsein	2440
Beim Mundöffnen	2441
Beim Mundschließen	2442
Von Musik	2443
Von schlechten Nachrichten	2444
Von Nachtluft	2445
Von Nachtschwärmen	2446
Von Nachtwachen	2447
Beim Nähen	2448
Von Nähen mit der Nähmaschine	2449
Von narkotischen Arzneien	2450
Von nassen Aufschlägen	2451
Von nassen Aufschlägen mit Essig	2452
Bei nebligem Wetter	2453
Beim Niederhocken	2454
Nach dem Niederlegen	2455
Nach dem Niederlegen abends ins Bett	2456
Beim Niedersetzen	2457
Von Nießen	2458
Nüchtern vor dem Frühstück	2459
Nach Ohnmacht	2460
Nach Onanie	2461
Vom Orgelspiel	2462
Nach Pollutionen	2463
Von Quecksilberdämpfen	2464

Von Quecksilbermißbrauch	2465
Von Rasieren	2466
Von Rauch	2467
Nach einem Rausch	2468
Von Reiben	2469
Von Reiten	2470
Von Rotzgift	2471
In der Ruhe	2472
Von Säfteverlust	2473
Beim Stillen	2474
Von Saugen am Zahnfleisch	2475
Nach Scharlachfieber	2476
Von Schaukeln	2477
Von Schießen	2478
Am Anfang des Schlafs	2479
Während des Schlafs	2480
Von Schlaf, schläft sich in die Verschlimmerung hinein	2481
Nach dem Schlaf	2482
Nach langem Schlaf	2483
Nach Schlafen nachmittags	2484
Beim Schlingen	2485
Beim leeren Schlingen, oder auch des Speichels	2486
Beim Schlingen der Speisen	2487
Beim Schlingen der Getränke	2488
Nach dem Schlingen der Speisen	2489
Von Schluchzen	2490
Bei Schneeluft	2491
Beim Schneuzen	2492
Von unterdrücktem Schnupfen	2493
Beim Schreiben	2494
Von Schultern einziehen	2495
In der Schwangerschaft	2496
Von Seitswärtsschreiten	2497
Beim Schwindel	2498
Nach Schwitzen	2499
Von unterdrücktem Schweiß	2500
An der Seeküste	2501
Beim angestrengten (scharfen) Sehen	2502
Beim Sehen auf einen sich drehenden Gegenstand	2503
Beim Sehen in die Ferne	2504
Beim Sehen über eine große Fläche	2505
Beim Sehen geradeaus	2506
Beim Sehen glänzender Dinge	2507
Beim Sehen ins Helle	2508
Beim Sehen nach unten	2509
Beim Sehen nach oben	2510
Beim Sehen zur Seite	2511
Beim langen Sehen auf Etwas	2512
Beim Sehen auf (fließendes) Wasser	2513
Beim Sehen auf Weißes	2514
Beim Singen	2515
Nach Singen	2516
Im Sitzen	2517
Im aufrechten (geraden) Sitzen	2518
Im krummen Sitzen	2519
Beim Sitzen auf einem hartem Gegenstand	2520
Beim Sitzen mit ausgestrecktem Bein	2521
Für Säufer	2522
Im Sommer	2523
In der Sonne	2524
Von Sonnenbrand	2525
Nach Sonnenaufgang	2526
Nach Sonnenuntergang	2527
Von eingestoßenen Splittern	2528
Von Sprechen	2529
Von Sprechen Anderer	2530
Von Sprechen über Unangenehmes	2531
Von Springen	2532
Von Staub	2533
Im Stehen	2534
Vom Steigen, Treppensteigen	2535
Beim Hochsteigen	2536
Beim Heruntersteigen	2537
Für Steinhauer	2538
Beim Stiefelausziehen	2539
Von sich Strecken	2540
In der Stube	2541
In der mit Menschen gefüllten Stube	2542
In der warmen Stube	2543
Beim Stuhlpressen (Stuhlgang)	2544
Bei Verstopfung (Obstipation)	2545
Beim Tanzen	2546
Nach Tanzen	2547
Bei Temperaturwechsel	2548
Nach dem Theater	2549
Beim Trinken	2550
Nach dem Trinken	2551
Von kaltem Trinken	2552
Von schnellem (hastigen) Trinken	2553
Nach Trostzuspruch	2554
Von Übereinanderlegen der Glieder	2555
Beim Umdrehen	2556
Beim Umdrehen auf die rechte Seite	2557
Beim Umdrehen im Bett	2558
Beim Umsehen	2559
An unbedeckten Teilen	2560
Von Unreinlichkeit	2561
Von Verbrennung	2562
Von Verletzungen (Fall, Stoß, Quetschung)	2563
Von Verletzung mit Bluterguß	2564
Von stark blutender Verletzung	2565
Von Schnittverletzungen	2566
Von Quetschverletzungen	2567
Von Stichverletzungen	2568
Von Weichteilverletzungen	2569
Von Gehirnverletzungen	2570
Verletzung der Nerven	2571
Verletzung des Rückgrats	2572
Von Geigespielen	2573
Von Wärme überhaupt	2574
Von Wärme des Feuers (Strahlende Wärme)	2575
Von Warm zu kalt	2576
Warme Tage, kalte Nächte	2577

Bei warmer Luft 2578
Beim Warmwerden im Bett 2579
Beim Warmwerden im Freien 2580
Vom Waschen im warmem Wasser (Wäschewaschen) 2581
Von Wasser und Waschen 2582
Von lauem Wasser 2583
Von Wasser sehen oder laufen hören 2584
Von Arbeitem im Wasser 2585
Vom Eintauchen der Hände in kaltes Wasser . 2586
Vom Eintauchen der Hände in warmes Wasser 2587
Vorzugsweise beim weiblichen Geschlecht .. 2588
Von Weinen 2589
Bei heißem Wetter 2590
Bei heißem und nassem (schwülem) Wetter .. 2591
Bei kaltem, trockenem, klarem und schönem Wetter 2592
Bei kaltem, nassem Wetter 2593
Bei nassem Wetter 2594
Vor Regenwetter 2595
Bei trockenem Wetter 2596
Bei windigem (stürmischem) Wetter 2597
Im Wind 2598
Bei Nordwind 2599
Bei Ostwind 2600
Beim Südwind 2601
Beim Westwind 2602
Bei trockenem, kaltem Wind 2603
Im Winter 2604
Bei Witterungswechsel 2605
Vorzugsweise bei Wöchnerinnen 2606
Von Zähneputzen 2607
Von Stochern in den Zähnen 2608
Von Zähnezusammenbeißen 2609
Von Zugwind 2610
Von Zugreifen 2611
Von gütlichem Zureden 2612
Von Zurückziehen des Gliedes 2613
Von Zusammenziehen 2614
Durch Ablenkung (Zerstreuung) 2615
Beim Anfassen eines Gegenstandes 2616
Beim Anlehnen 2617
Beim Anlehnen an Hartes 2618
Von Anstrengung des Geistes 2619
Von Anstrengung des Körpers 2620
Von Atemanhalten 2621
Beim Ausatmen 2622
Beim Einatmen 2624
Von Einatmen kalter Luft 2625
Beim Tiefatmen 2626
Von Auflegen des Gliedes 2627
Beim Aufmerken darauf 2628
Beim Aufrichten 2629
Beim Aufstehen aus dem Bett 2630
Beim Aufstehen vom Sitz 2631
Nach dem Aufstehen vom Sitz 2632
Vom Aufstoßen 2633
Von Aufstützen des Gliedes auf die Knie ... 2634

Von (hart) Auftreten 2635
Von Augenblinzeln 2636
Von kalt Baden 2637
Von Befeuchten des leidenden Teils 2638
Nach Beischlaf 2639
Durch Beißen 2640
Von Berührung 2641
Von fortgesetzter Bewegung 2642
Von Bewegung des leidenden Teiles 2643
Von fortwährender Bewegung der Füße ... 2644
Beim Biegen (oder Drehen) des leidenden Teils 2645
Von Einwärtsbiegen (oder -drehen) des leidenden Teils 2646
Beim rückwärts Biegen (oder -drehen) des leidenden Teils 2647
Von Seitwärtsbiegen (oder -drehen) des leidenden Teils 2648
Von Vorwärtsbiegen (oder -drehen) des leidenden Teils 2649
Von Gebogen Halten 2650
Nach Blähungsabgang 2651
Nach Bluten des leidenden Teils 2652
Von Bohren des Kopfes in den Kissen 2653
Beim Bücken 2654
In der Dämmerung 2655
Von Dehnen und Recken 2656
Beim Denken daran 2657
Beim Drechseln 2658
Von äußerem Druck 2659
Im Dunkeln 2660
Vom Bohren mit dem Finger in Ohr oder Nase . 2661
Beim Einschlafen 2662
Von Einziehen des Bauches 2663
Von Einziehen des leidenden Teils 2664
Von Eis 2665
Von Entblößung beim Schwitzen 2666
Nach Erbrechen 2667
Beim Erwachen 2668
Beim Essen 2669
Nach dem Essen 2670
Nach dem Sattessen 2671
Von Fächeln 2672
Beim Fahren im Wagen 2673
Von Festbinden (fest einwickeln bandagieren) . 2674
Nach Gähnen 2675
Beim Gehen 2676
Beim gebückten Gehen 2677
Beim Gehen im Freien 2678
Bei schnellem Gehen 2679
Beim Gehen nach dem Essen 2680
Von Äpfeln 2681
Von Bier 2682
Von Branntwein 2683
Von Brot 2684
Von Eis (Gefrorenes) 2685
Durch Essig 2686
Von festen Speisen 2687
Von Fleisch 2688

Von Gewürzen	2689
Kaffee	2690
Von schwarzem Kaffee	2691
Von Milch	2692
Von heißer Milch (Milchsuppe)	2693
Von Obst	2694
Von Salzigem	2695
Von Saurem	2696
Von Speck	2697
Von Suppe	2698
Von Tabak	2699
Von Tee	2700
Von kaltem Wasser	2701
Von warmem Wasser	2702
Wein	2703
Von Geräusch	2704
Von Geschlechtstriebunterdrückung	2705
Von Haaraufbinden	2706
Von Haareschneiden	2707
Im Halbschlaf	2708
Von Handauflegen	2709
Von reichlichem Harnen	2710
Nach dem Harnen	2711
Im Hellen	2712
Beim Hungern (Fasten)	2713
Durch Husten	2714
Von kalten Umschlägen	2715
Beim Kaltwerden	2716
Von Kauen	2717
Von Lösen der Kleider	2718
Durch Klopfen der schmerzenden Teile	2719
Durch Kneten	2720
Durch Knieaufsetzen auf einen Stuhl	2721
Durch Knieen	2722
Durch Hin- und Herbewegen des Kopfes	2723
Beim Rückwärtsbiegen des Kopfes	2724
Vom Seitwärtsbiegen des Kopfes	2725
Vom Vorwärtsbiegen des Kopfes	2726
Vom Legen des Kopfes auf den Tisch	2727
Vom Legen des Kopfes auf die Seite	2728
Vom Anlehnen des Kopfes	2729
Beim Kopfschütteln	2730
Nach einem Krampfanfall	2731
Von Kratzen	2732
Von Lageveränderung	2733
Von Laufen	2734
Durch Lecken mit der Zunge	2735
Von Lesen	2736
Von Licht	2737
Im Liegen	2738
Im Bett liegen	2739
Auf dem Bauch liegen	2740
Von Liegen auf dem Gesicht	2741
Vom Liegen in Knie-Ellenbogenlage	2742
Im Liegen auf dem Rücken	2743
Von flach auf dem Rücken liegen	2744
Vom Liegen auf dem Rücken mit angezogenen Beinen	2745
Vom auf der Seite Liegen	2746
Im Liegen mit angzogenen Knien	2747
Besserung im Liegen auf der aufliegenden Seite	2748
Besserung im Liegen auf der schmerzhaften Seite	2749
Liegen auf der schmerzhaften Seite mit angezogenen Knien	2750
Im Liegen auf der nicht schmerzenden Seite	2751
Im Liegen auf Hartem	2752
Im mit dem Kopf niedrig Liegen	2753
Im horizontal Liegen	2754
Im Krummliegen	2755
Von Mesmerismus	2756
Während der Menstruation	2757
Nach der Menstruation	2758
Nach Nasenbluten	2759
Nach dem Niederlegen	2760
Beim Niedersetzen	2761
Beim Nießen	2762
Nüchtern (vor dem Frühstück)	2763
Nach Rasieren	2764
Von Reiben	2765
Von Reiten	2766
Von Saugen mit der Zunge	2767
Von Schaukeln oder Wiegen	2768
Im Schlaf	2770
Nach dem Schlaf	2771
Von Schlingen	2772
Im Schlummer	2773
Nach Schneuzen	2774
Durch Schnupfen	2775
Von Schreiben	2776
Von Schulter zurückbiegen	2777
Beim Schweiß	2778
Bei kaltem Schweiße	2779
Durch starken Schweiß	2780
Nach Schwitzen	2781
Auf der See	2782
Bei angestrengtem Sehen	2783
Bei Geradaussehen	2784
Bei nach unten Sehen	2785
Bei in die Höhe sehen	2786
Bei Seitwärtssehen	2787
Im Sitzen	2788
Im Stillsitzen	2789
Im Sitzen mit hochliegenden Beinen	2790
Im Sonnenschein	2791
Von Sprechen	2792
Im Stehen	2793
Beim Heraufsteigen	2794
Von Stiefeldruck	2795
Durch sich Strecken	2796
Durch Strecken und Anspannen der Muskeln	2797
Beim Stricken	2798
Bei regelmäßigem Stuhlgang	2799
Bei hartem Stuhlgang	2800
Bei weichem Stuhlgang	2801

Nach dem Stuhlgang 2802
Bei Stuhlverstopfung 2803
Von Tanzen 2804
Von Tragen (des Kindes auf dem Arm) 2805
Beim Trinken 2806
Nach dem Trinken 2807
Von Trostzuspruch 2808
Bei trüber Luft 2809
Von Übereinanderlegen der Glieder 2810

Beim warmen Ofen 2811
Von Waschen 2812
Von Waschen des Gesichts 2813
Durch Eintauchen der Füße in eiskaltes Wasser 2814
Von Weinen 2815
Im Wind 2816
Von Wischen mit der Hand 2817
Beim Warmwerden im Bett 3000

Bönningbase PC

Klassisch–homöopathische Repertorisation nach dem besten System mit moderner Computerhilfe

Dieses Buch basiert auf dem von uns entwickelten Programm Bönningbase PC.

Die klassische Repertorisation nach Bönninghausen ist per Hand sehr umfangreich und aufwendig. Es muß jedes Mittel eines jeden Symptoms per Hand in Listen eingetragen und dann zusammengerechnet werden. Im Gegensatz zu Kent, wo Sie die Möglichkeit haben, von vorneherein nur einige Mittel zu bewerten.

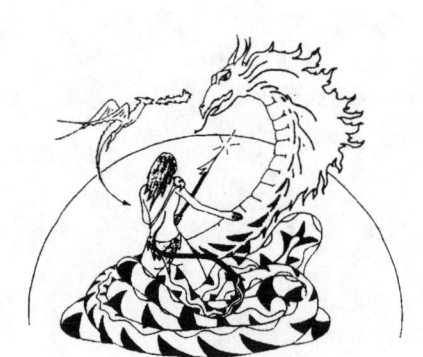

Moderne Computer leisten genau das, was Sie brauchen:

- geringstmögliche Tipparbeit
- schnellste Auswertung
- Lesbarer Ausdruck
- Stichwortdatei mit über 17.000 Stichworten zum Suchen
- Auswertung einzeln oder im großen Stapel

Dragon House Bönningbase PC öffnet Ihnen die Tür zur völlig neuen, alten homöopathischen Repertorisation.

Dragon House Bönningbase PC ist schnell.

Dragon House Bönningbase PC ist einfach zu bedienen.

Dragon House Bönningbase PC hilft Ihnen bei der Repertorisation.

Gerne übersenden wir Ihnen ausführliche Informationen und eine Demodiskette (Disk gg. Unkostenbeitrag) mit dem aktuellen Preis.

Dragon House für Naturheilpraxis Inhaber Michael Hoffmann Hölderlinstraße 1 O-6018 Suhl

Ggf. aktuelle Adresse über Verlag erfragen.